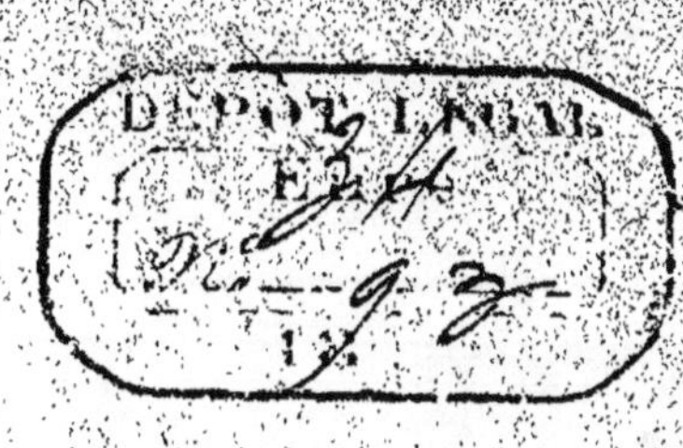

NOUVEAUX ÉLÉMENTS

DE

PETITE CHIRURGIE

NOUVEAUX ÉLÉMENTS

DE

PETITE CHIRURGIE

(PANSEMENTS, BANDAGES ET APPAREILS)

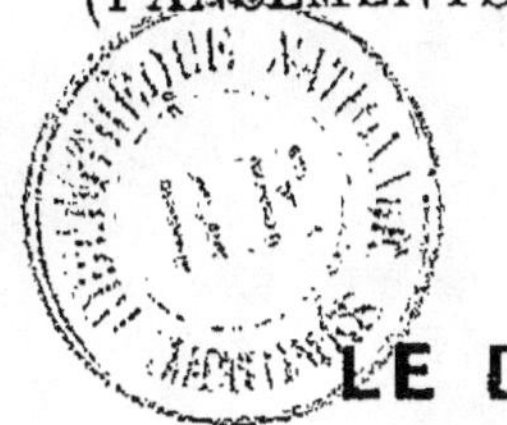

PAR

LE Dr P. CHAVASSE

MÉDECIN-MAJOR DE 1re CLASSE

PROFESSEUR AGRÉGÉ DU VAL-DE-GRACE

MEMBRE CORRESPONDANT DE LA SOCIÉTÉ DE CHIRURGIE

DE PARIS

Avec 533 figures dans le texte

TROISIÈME ÉDITION, REVUE, MODIFIÉE ET AUGMENTÉE

PARIS

OCTAVE DOIN, ÉDITEUR

8, PLACE DE L'ODÉON, 8

1893

PRÉFACE DE LA PREMIÈRE ÉDITION

La partie de la thérapeutique chirurgicale connue en France sous le nom de petite chirurgie, décrite à l'étranger dans les traités de chirurgie générale, comprend l'art de préparer et d'appliquer les pansements et les appareils, et d'exécuter des opérations d'ordre tout à fait secondaire. L'introduction de la méthode antiseptique lui a fait subir une transformation complète, en même temps qu'elle lui donnait une importance capitale dans la chirurgie journalière. Cependant jusqu'à ce jour, dans la littérature médicale française, aucun ouvrage élémentaire n'a présenté sous une forme à la fois pratique et classique les progrès considérables accomplis dans cette voie, tant en France qu'à l'étranger. C'est cette lacune que nous avons tenté de combler, en laissant de côté toute digression ou discussion théorique. Cet ouvrage n'est du reste, pour la majeure partie, que la reproduction d'un enseignement dont nous sommes chargé depuis quelques années à l'école du Val-de-Grâce.

Le volume est divisé en quatre parties : 1° Les *pansements* proprement dits occupent la première partie ; la méthode antiseptique et ses divers modes d'application y sont l'objet d'une description aussi complète que possible, faite en vue d'initier l'étudiant à la pratique de l'antisepsie, chaque médecin devant aujourd'hui savoir préparer lui-même antiseptiquement ses matériaux de pansements.

2° Dans la deuxième partie, consacrée aux *bandages*, nous avons insisté particulièrement sur les bandages classiques les plus simples et les plus pratiques, en ne conservant que ceux dont la connaissance est nécessaire pour appliquer convenablement, dans chaque cas particulier, un appareil remplissant les indications voulues, qu'il soit exécuté avec des bandes ou des linges de toile ou fait avec des bandes de gaze si employées aujourd'hui.

3° La plupart des *appareils*, décrits dans la troisième partie, ont été choisis parmi ceux que leur simplicité permet au chirurgien de fabriquer lui-même ou de faire fabriquer facilement par le premier ouvrier venu ; leur nombre est assez considérable pour que chacun puisse opter suivant ses préférences particulières et les ressources dont il disposera. Une large place a été accordée aux appareils plâtrés dont l'usage se généralise de jour en jour.

Les appareils forment deux sections distinctes : la première section comprend les appareils destinés aux fractures ; la deuxième, ceux spécialement applicables aux résections et aux lésions articulaires. En outre, pour chaque catégorie de fractures, un paragraphe a été réservé à l'étude des appareils qui nous ont semblé le mieux convenir au traitement antiseptique des fractures compliquées de plaie. Les appareils orthopédiques et prothétiques n'ont pu trouver place dans ce livre, en raison des développements fort étendus qu'aurait nécessités leur description.

4° Enfin, dans la quatrième partie, sont exposées les opérations et les pratiques spéciales de petite chirurgie, mises en accord avec l'emploi de l'antisepsie et au courant des derniers progrès réalisés. L'anesthésie générale, bien que ne rentrant pas dans le cadre de ces opérations, est décrite dans un article spécial.

Ce livre est un ouvrage de vulgarisation. Nous nous estimerons heureux si nos efforts ont abouti à produire une œuvre utile.

P Chavasse.

Paris, 16 novembre 1886.

PRÉFACE DE LA DEUXIÈME ÉDITION

Nous remercions le public médical de l'accueil si favorable qu'il a fait à ce petit volume. Dans cette nouvelle édition, sans rien changer au plan général de l'ouvrage, nous avons apporté de nombreuses et importantes modifications, particulièrement dans les chapitres consacrés à l'antisepsie et à l'anesthésie locale, de manière à mettre le lecteur au courant des derniers progrès accomplis.

P. Chavasse.

Paris, le 15 décembre 1888.

PRÉFACE DE LA TROISIÈME ÉDITION

La faveur marquée avec laquelle étudiants et praticiens ont accueilli les deux premières éditions de ces éléments de petite chirurgie a été, pour nous, en même temps qu'un motif de satisfaction bien légitime, la preuve indiscutable de l'utilité de cet ouvrage et la meilleure récompense de nos efforts. Elle nous donne aussi le droit d'espérer le même accueil bienveillant pour cette troisième édition, reproduction fidèle de sa devancière immédiate comme plan général, mais s'en écartant sensiblement par les additions et les remaniements apportés aux chapitres de la première partie réservés à l'exposé des pansements, et à quelques chapitres de la quatrième partie. Les progrès réalisés dans les applications de la doctrine listérienne par la substitution progressive de l'asepsie à l'antisepsie, de la désinfection par les agents physiques, et en particulier par la chaleur, à la désinfection par les antiseptiques chimiques, moins sûrs et moins efficaces, ont eu pour conséquence des modifications importantes de la technique générale des pansements. Nous avons accordé à ces modifications une place aussi étendue que possible, sans perdre de vue le but pratique et élémentaire de cet ouvrage.

P. Chavasse.

Janvier 1893.

NOUVEAUX ÉLÉMENTS

DE

PETITE CHIRURGIE

PANSEMENTS, BANDAGES ET APPAREILS

PREMIÈRE PARTIE

DES PANSEMENTS

CHAPITRE PREMIER

CONSIDÉRATIONS GÉNÉRALES — ANTISEPSIE ET ASEPSIE

Un *pansement*, dans la plus large acception du terme, est l'application méthodique des moyens propres à amener la guérison d'une lésion organique ou traumatique et à la protéger contre les violences extérieures. Restreignant dans une certaine mesure le sens absolu du mot pansement, afin de lui donner une signification plus précise, acceptée du reste aujourd'hui par la majorité des chirurgiens, nous le définirons « *l'application méthodique des moyens propres à amener la guérison d'une plaie en la protégeant contre l'accès ou le développement des germes infectieux et contre les violences extérieures* ».

Le pansement d'une plaie comporte : 1° l'application de matériaux désignés sous les noms de matières, substances et tissus à pansements, destinés à protéger la plaie, à en absorber les sécrétions et à servir, dans un grand nombre de cas, d'excipient à des topiques médicamenteux antiseptiques; 2° l'emploi de moyens de fixation ; ces derniers, en raison de leur importance et des indications fort diverses qu'ils sont appelés à remplir, seront décrits dans une partie spéciale de cet ouvrage.

Tout pansement doit être exécuté suivant les principes de la méthode antiseptique que nous considérons, avec Chauvel et Bousquet, comme « un ensemble de mesures ayant pour but de mettre les plaies à l'abri des germes », c'est-à-dire de réaliser l'asepsie. Cette méthode est d'origine récente, mais on doit reconnaître que l'emploi de substances aujourd'hui regardées comme douées de propriétés antiseptiques, c'est-à-dire capables de détruire les germes infectieux ou d'entraver leur développement, remonte à la plus haute antiquité (vins, alcoolatures et teintures, baumes, camphre, etc.); toutefois les procédés d'application étaient absolument empiriques et ne donnaient que des résultats nuls ou médiocres, car les chirurgiens ignoraient les véritables causes de la putridité du pus et des accidents des plaies. Il faut arriver aux travaux de Pasteur sur les fermentations et la putréfaction, pour trouver le point de départ de la doctrine rationnelle sur laquelle s'est fondée la méthode antiseptique. S'inspirant de ces découvertes, le chirurgien anglais Lister institua, dès 1865, une série de recherches sur le traitement des plaies le plus apte à les prémunir contre les germes causes d'infection, et aboutit, en 1871, à la création de la méthode antiseptique qui a révolutionné la chirurgie et lui a imprimé un essor prodigieux. A côté de Lister, se place A. Guérin qui, conduit par sa théorie miasmatique de l'infection purulente, mit à profit les qualités filtrantes du coton démontrées par Pasteur et Tyndall, et inventa, en 1871, le pansement ouaté, remarquable progrès de la thérapeutique chirurgicale et complément, aujourd'hui classique, de l'antisepsie et de l'asepsie.

Le pansement-type de Lister, après avoir régné en maître absolu, a disparu de la pratique chirurgicale pour faire place à des procédés plus efficaces dans la lutte contre les germes, mais la doctrine fondamentale est restée intacte dans son essence et dans ses principes.

Lister avait choisi l'acide phénique comme le meilleur agent pour réaliser l'antisepsie, c'est-à-dire pour détruire les germes et empêcher leur développement. Prenant, en outre, à ses devanciers, ce qu'il y avait de bon dans leur pratique, il fit ressortir l'importance fondamentale des conditions suivantes pour prévenir la suppuration dans les plaies, opératoires ou autres, susceptibles de se réunir par première intention : éviter la tension des tissus et la rétention des liquides par une hémostase, des sutures et un drainage soigneusement exécutés, éloigner toute irritation directe des tissus vivants par des matériaux de pansement appropriés et rendus antiseptiques. Avant Lister, Sédillot et Chassaignac avaient déjà appelé l'attention sur les dangers de la rétention des sécrétions des plaies et sur les moyens de la prévenir.

Les résultats obtenus avec le pansement de Lister, incomparablement supérieurs à ceux donnés par les anciennes méthodes, n'étaient pas toujours parfaits, aussi les chirurgiens recherchèrent-ils des antiseptiques plus puissants ou d'un maniement plus facile que l'acide phénique. Ces recherches furent singulièrement facilitées par les progrès accomplis dans les études bactériologiques.

L'on vit bientôt apparaître dans les pansements l'iodoforme, les sels de mercure, l'acide salicylique, le thymol, l'acétate d'alumine, le salol, le naphtol, etc., etc. Lister lui-même, cherchant à perfectionner son œuvre, employa le sel alembroth et, plus récemment, le cyanure de mercure et de zinc. A la gaze de Lister, on substitua des substances absorbantes permettant des renouvellements de pansements moins fréquents : charpie et ouate de bois, coton et étoupe hydrophiles, produits de la tourbe, etc., etc. Le drainage a été également l'objet de modifications, et même, dans ces dernières années, on est arrivé à le supprimer dans les plaies aseptiques d'affrontement facile, dans les laparotomies, etc., etc.

Les inconvénients nombreux des antiseptiques chimiques n'avaient pas tardé à frapper l'attention des chirurgiens : ils sont irritants pour les tissus sains dont ils peuvent même compromettre la vitalité ; leur application détermine généralement, par irritation, une sécrétion abondante qui gêne la réunion primitive ; leur action sur les germes ou les spores est irrégulière, infidèle, fort souvent incomplète, soit par une insuffisance de la dose maniable, soit parce que les bactéries s'enveloppent, dans les tissus, de substances grasses qui leur permettent de s'y soustraire ; enfin, et ce n'est pas le moindre de leurs inconvénients, ils ont un pouvoir toxique qui a été la cause d'accidents généraux plusieurs fois suivis de mort. On a donc cherché à se soustraire à leur emploi, dans certaines conditions des plaies, et, de nos jours, sous l'influence de Neuber, Tripier, Gr. Bantock, etc., on tend à les remplacer par les procédés de désinfection physiques fournis par l'utilisation de la chaleur sèche ou humide (eau bouillante, étuves sèches, autoclaves), dont l'action sur les germes est plus sûre, plus puissante : à l'antisepsie on substitue l'*asepsie*, c'est-à-dire que tout ce qui doit approcher la plaie ou être mis en contact avec elle est privé de germes par une stérilisation préalable.

Cette évolution de la méthode antiseptique est la plus considérable qu'elle ait subie depuis sa création. Toutefois, comme nous l'exposerons dans le chapitre de la technique des pansements, la substitution de l'asepsie à l'antisepsie ne peut être complète ; l'asepsie absolue a des indications limitées aux opérations à pratiquer sur des régions ou des organes indemnes de toute infection primitive ; dans tous les autres cas, il faut recourir, pour tout ou partie du pansement, aux antiseptiques chimiques qui, seuls, peuvent exercer une action efficace sur les germes existants dans les plaies. Dans la chirurgie des champs de bataille, comme dans la pratique journalière des villes et des campagnes, l'emploi des antiseptiques chimiques s'impose également d'une manière à peu près absolue. En pratique, on associera dans la plus large mesure possible l'asepsie à l'antisepsie.

Classification des pansements. — Nous adoptons la division suivante, basée sur la présence ou l'absence d'un agent antiseptique actif dans le pansement.

1° *Pansements antiseptiques.*

Pansement à l'acide phénique ;
— aux sels de mercure ;
— à l'iodoforme ;
— à l'acide salicylique ; au salol, etc.

2° *Pansement aseptique et ses similaires.*

1° Pansement aseptique type ;
2° Pansement ouaté d'A. Guérin ;
3° Pansement à découvert.

Dans les chapitres suivants, nous étudierons successivement les matières à pansement, la technique générale de l'antisepsie et de l'asepsie, les modes de pansements ; cette première partie sera terminée par un chapitre sur les soins à donner aux malades et aux blessés, sur leur couchage et sur les lits mécaniques.

CHAPITRE II

DES MATIÈRES ET OBJETS A PANSEMENT

ARTICLE PREMIER

MATIÈRES ET TISSUS A PANSEMENT

§ I. — Pièces de linges, compresses

Les compresses sont des pièces de linge, de dimensions variables, qu'on emploie soit simples, soit repliées en plusieurs doubles, c'est-à-dire un certain nombre de fois sur elles-mêmes. Elles sont généralement taillées dans des pièces de toile, de lin, de coton, etc., neuves ou demi-usées, et seront toujours soumises au lessivage et à une désinfection complète. Ces linges doivent être assez fins et ne présenter ni coutures ni ourlets. Aujourd'hui, les compresses ne sont plus appliquées directement sur les plaies et servent soit de moyens de contention, soit à faire des lotions, des fomentations, des cataplasmes ; la gaze ou tarlatane fine les remplace le plus souvent dans les pansements.

Dans les hôpitaux, les compresses sont préparées d'avance sur un type donné ; ainsi, dans les hôpitaux militaires, elles sont désignées suivant leurs dimensions sous les noms de compresses grandes, moyennes et petites :

La compresse grande a une long. de $0^m,70$ et une larg. de $0^m,40$.
— moyenne — $0^m,50$ — $0^m,30$.
— petite — $0^m,40$ — $0^m,20$.

D'après leurs formes, les compresses sont désignées sous le nom de compresses carrées, longuettes, triangulaires, graduées, etc.

La *compresse longuette* (fig. 1) est une compresse ordi-

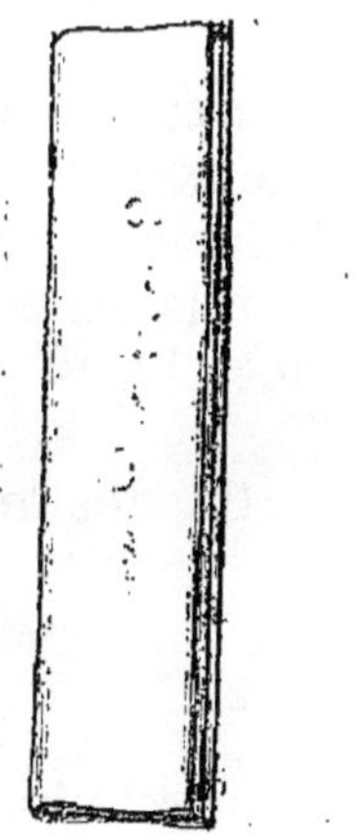

Fig. 1. — Compresse longuette.

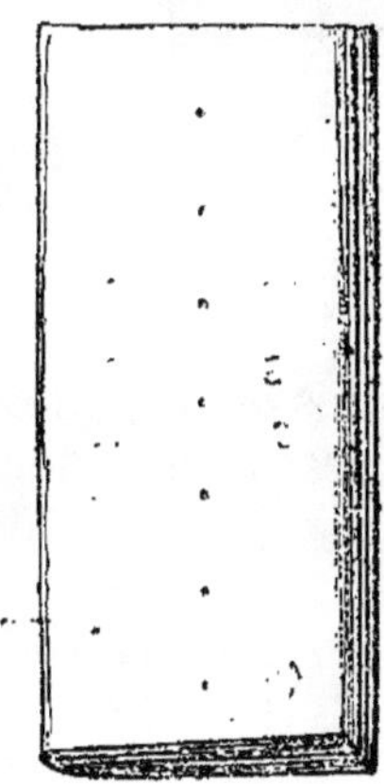

Fig. 2. — Compresse graduée régulière.

naire pliée quatre fois sur elle-même dans le sens de sa longueur. La *compresse graduée* est faite avec une compresse ordinaire repliée un certain nombre de fois sur elle-même : si les plicatures se superposent régulièrement, on a la *compresse graduée régulière* (fig. 2); si les plicatures constituent, en se superposant, des gradins ou degrés, la compresse est dite *graduée prismatique*, dont il existe deux variétés (fig. 3 et 4). Les replis sont fixés par quelques

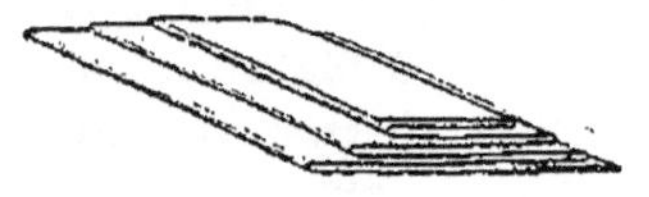

Fig. 3. — Compresse graduée prismatique, 1re variété.

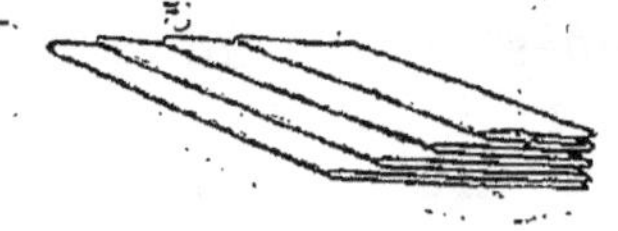

Fig. 4. — Compresse graduée prismatique, 2e variété.

points de fils traversant toute l'épaisseur de la compresse. Les compresses graduées servent soit à établir une compression sur le trajet d'un vaisseau, soit dans les fractures pour maintenir les espaces interosseux ou les fragments en place.

La *croix de Malte* (fig. 5) est un linge carré, fendu sur ses quatre angles; elle est employée pour maintenir les pansements sur les moignons, l'épaule, le talon, etc., les fentes permettant de la mouler sur les régions saillantes.

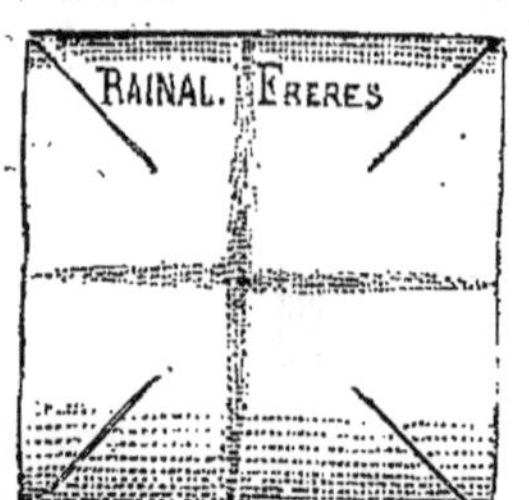

Fig. 5. — Croix de Malte.

La *compresse fendue* est celle qui a été divisée une ou deux fois sur une certaine étendue dans le sens de sa longueur (à deux ou trois chefs); elle sert pour protéger les chairs pendant la section des os dans les amputations.

Les *bandes* seront décrites dans la partie destinée aux bandages.

§ II. — Gaze ou tarlatane

La gaze, mousseline ou tarlatane, joue un rôle important dans la pratique des pansements. Math. Mayor avait dit, il y a déjà longtemps, qu'elle méritait d'être introduite dans les hôpitaux non seulement pour recouvrir les cataplasmes, mais pour les pansements des plaies et ulcères. Elle est plus ou moins fine et constituée par un tissu à trame lâche, en fil de coton, apprêté au moyen d'un bain d'amidon dont elle contient environ un cinquième de son poids. Elle renferme donc des impuretés et des matières fermentescibles qu'il est nécessaire de faire disparaître, quand on veut l'employer en application sur les plaies et avant d'y incorporer des substances antiseptiques. L'apprêt, au contraire, est une ressource précieuse lorsqu'on se sert de la gaze taillée en bandes ou en feuilles pour maintenir des pansements ou appareils : dans ce cas, il suffit de plonger la bande dans l'eau pure ou antiseptique au moment de s'en servir, de l'exprimer et de l'appliquer immédiatement.

La gaze est actuellement livrée par le commerce, soit apprêtée, soit privée de son apprêt; cette dernière, seule, doit être mise en contact avec les plaies, l'autre servant à faire des bandes ou des appareils.

Préparation de la gaze hydrophile. — M. Thomas, pharmacien militaire, qui s'est occupé si soigneusement de la préparation des matériaux de pansement, indique le procédé suivant pour débarrasser la gaze de son apprêt et la rendre hydrophile : Plonger la gaze dans de l'eau à 80° centig. et agiter par intervalles ; la retirer au bout de 24 heures, l'exprimer et l'immerger dans une solution d'hypochlorite de soude à 2°,5 de l'aréomètre Baumé. Après une demi-heure de séjour, la sortir de ce bain et la laver à grande eau jusqu'à réaction négative sur le papier de tournesol.

Après l'avoir exprimée de nouveau, la mettre pendant une demi-heure dans une solution d'acide chlorhydrique à 1/20, d'où on la retire pour la laver à grande eau jusqu'à ce qu'elle ne rougisse plus le papier de tournesol ; alors elle est exprimée et suspendue pour obtenir sa dessiccation, qui est ensuite achevée à l'étuve.

La même préparation peut servir pour nettoyer les bandes ordinaires en toile, lin ou coton.

§ III. — Charpie

La charpie est abandonnée comme matière à pansement, en raison de son faible pouvoir absorbant, de la difficulté de son application et de l'impossibilité d'exercer, avec elle, une compression méthodique favorable à la réunion primitive.

La charpie était employée sous forme de *plumasseaux* et *gâteaux*, *bourdonnets*, *mèches*, *tampons*, etc., que l'on peut facilement préparer avec certaines des matières à pansement usitées actuellement (étoupe, coton, lin, etc.).

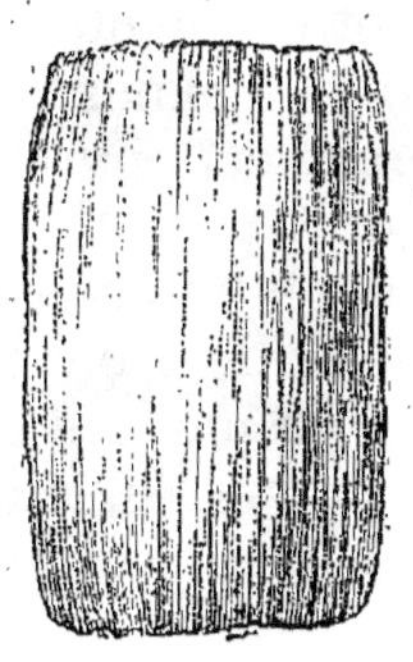

Fig. 6. — Plumasseau.

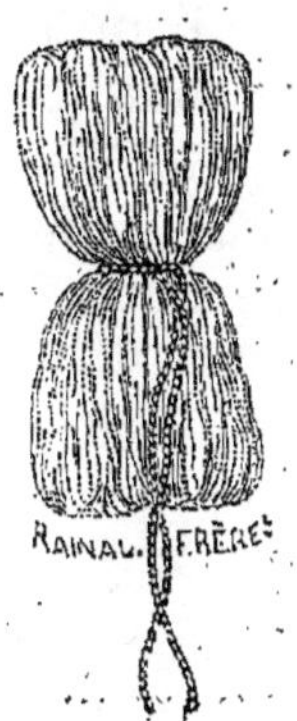

Fig. 7. — Bourdonnet.

Le *plumasseau* (fig. 6) est constitué par une couche ayant environ 3 travers de doigt de largeur et 4 à 6 de longueur. Le *gâteau* est un très grand plumasseau ; les *bourdonnets* (fig. 7) sont des plumasseaux liés par leur milieu avec un fil ; les *mèches* (fig. 8) sont formées de long brins disposés parallèlement. On fabrique encore des *tampons*, soit en liant un petit plumasseau près de ses deux extrémités,

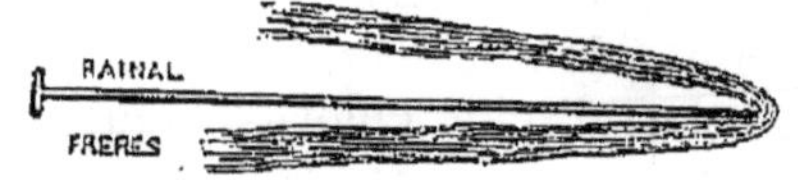

Fig. 8. — Mèche montée sur un porte-mèche.

soit en l'enfermant dans une petite enveloppe de gaze qu'on lie avec un fil.

§ IV. — Coton ou ouate

Le coton est utilisé sous deux formes : le coton cardé et le coton hydrophile.

1° *Coton cardé ou ouate ordinaire.* — Le coton cardé non dégraissé s'emploie soit comme topique immédiat, dans les brûlures par exemple, dans le pansement d'A. Guérin dont il constitue la base essentielle, soit comme remplissage pour les gouttières, attelles, appareils, etc., soit comme moyen de protection des pansements et agent de compression, etc. Son action irritante sur les plaies est réelle, mais il ne faut pas en exagérer la portée. On l'utilise encore sous forme de tampons et de pelotes, en guise d'éponge, pour nettoyer le pourtour des plaies : pour cela le tampon, plus ou moins volumineux, est enveloppé d'un morceau de gaze fixé par un fil et doit préalablement séjourner pendant un certain temps dans une solution antiseptique ou être aseptisé au moment de s'en servir ; le coton hydrophile est préférable pour ce mode d'emploi.

Pour découper le coton en bandes, carrés, etc., il faut déchirer la pièce dans le sens de sa longueur ou la tailler avec des ciseaux.

Les expériences de Pasteur et de Tyndall ayant démontré la propriété que possède le coton de purifier l'air qui le traverse en retenant les germes et poussières, il est absolument nécessaire de le conserver roulé dans du fort papier ou dans des boîtes et de ne jamais le laisser traîner dans les salles de malades ou d'opérations ; on n'ouvrira les paquets qu'au moment de s'en servir et on les refermera aussitôt après. Lorsqu'on applique le coton directement sur une plaie, on doit toujours rejeter une légère épaisseur de la couche qui peut avoir été en contact avec l'air.

2° *Coton hydrophile.* — La chirurgie est redevable de cette préparation à M. Tourainne. On l'obtient en faisant bouillir pendant quelques instants de la ouate ordinaire, de bonne qualité, dans une solution de soude à 25 ou 30 p. 100 et en l'y laissant macérer une heure ; puis on lave à grande eau et on carde après dessiccation.

Le procédé indiqué par M. Thomas pour préparer l'étoupe hydrophile donne ici d'excellents résultats.

M. Gaujot, après avoir longuement expérimenté ce produit, est arrivé aux conclusions suivantes : préparé avec soin, le coton hydrophile est une substance blanche, soyeuse, légère, élastique, se laissant facilement et rapidement imbiber par toutes les solutions aqueuses, alcooliques ou antiseptiques, etc., et s'imprégnant également bien des produits de sécrétion organique, pus, sérosité, etc. Il se prête à toutes les formes exigées pour les pansements : gâteaux, plumasseaux, etc. Son contact est très doux pour la surface des plaies et les téguments excoriés ; cependant lorsqu'une plaie marche vers la guérison, il est parfois un peu trop irritant. Employé sec, il est compressible et jouit d'une assez grande élasticité, mais, sous cette forme, il offre l'inconvénient de se durcir au contact de la plaie par la coagulation et la dessiccation des liquides sécrétés. Aussi faut-il soit l'employer humide, soit interposer entre lui et la plaie un morceau de protective ou quelques feuilles de gaze absorbante. Il ne peut remplir tous les usages du coton ordinaire. Il doit être parfaitement blanc, tenace, constitué par des filaments de 3 centimètres au moins.

§ V. — Lint

Le lint ou tissu-charpie, charpie anglaise, est une sorte d'étoffe composée de fibres de coton, de lin ou de chanvre, lâche, épaisse et moelleuse, dont une des faces est généralement lisse et gommée, l'autre rendue tomenteuse par le cardage ; parfois il est tomenteux sur ses deux faces. On le trouve en longues pièces roulées, comme la ouate, dans lesquelles on taille avec des ciseaux des morceaux de la grandeur nécessaire. C'est une bonne matière à pansement, très employée en Angleterre.

§ VI. — Lin

Makuschina et Medwedew ont proposé le lin comme matière à pansement. Pour le rendre hygroscopique, on le divise en petites bandes, on le cuit pendant trois heures dans une lessive de cendres et on l'y laisse macérer huit ou dix heures, puis on le lave six à sept fois à grande eau, on le sèche et on le carde. Le produit obtenu est blanc, doux et très hydrophile. Outre son prix peu élevé, il aurait sur le coton hydrophile l'avantage de ne pas adhérer aux plaies et de se laisser imprégner très facilement par les sécrétions.

§ VII. — Étoupe ; oakum ; étoupe purifiée

L'étoupe brute, renfermant beaucoup de brins de tiges de chanvre ou chènevottes, est impropre aux pansements et ne convient que comme moyen de remplissage.

Pendant la guerre de Sécession, les chirurgiens américains, sur la proposition de Sayre, utilisèrent sous le nom d'*oakum* l'étoupe fabriquée avec de vieux cordages goudronnés ou calfat et n'eurent qu'à se louer de son emploi.

Le seul produit employé aujourd'hui est l'étoupe purifiée ou hydrophile préparée suivant le procédé de Weber et Thomas.

Préparation de l'étoupe hydrophile ou purifiée. — Préparer d'abord les solutions suivantes : 1° une solution de soude caustique marquant 5° à l'aréomètre Baumé, obtenue en mélangeant 12 kg. de carbonate de soude avec 4 kg. 800 de chaux vive et en ajoutant suffisamment d'eau pour avoir 100 litres de solution ; — 2° une solution d'hypochlorite de soude préparée en épuisant 5 kg. de chlorure de chaux sec à 85° chlorométriques par 70 kg. d'eau froide : la solution décantée est mélangée avec 10 kg. de carbonate de soude cristallisé, dissous dans 30 litres d'eau ; laisser déposer, décanter, laver le dépôt et ajouter les eaux de lavage à la liqueur décantée, de manière à obtenir 100 litres d'hypochlorite à 5° Baumé ; — 3° une solution d'acide chlorhydrique au 1/20 : 50 à 60 litres.

L'étoupe, époussetée et réunie en paquets de 250 gr. entourés de liens, est trempée dans l'eau pendant 24 heures ; puis l'exprimer et la mettre dans une marmite en fonte où l'on verse la solution de soude caustique. Chauffer celle-ci à ébullition pendant une demi-heure, retirer ensuite l'étoupe, la jeter dans l'eau froide et la laver à grande eau jusqu'à ce qu'elle soit sans action sur le tournesol. Exprimer l'étoupe et la plonger pendant une demi-heure dans l'hypochlorite de soude liquide ; la retirer, la laver à grande eau et la laisser tremper pendant 24 heures dans l'eau pure, l'exprimer et la plonger ensuite dans la solution chlorhydrique au 1/20 pendant une demi-heure ; on la lave alors à grande eau et on la laisse séjourner dans l'eau pendant 24 heures. Enfin, après avoir exprimé l'étoupe, on la met sur des claies dans un séchoir et on la carde après dessiccation.

Il faut pour 10 kg. d'étoupe { 60 litres de solution de soude ; 40 litres d'hypochlorite liquide ; 40 litres de solution chlorhydrique.

L'étoupe ainsi préparée est chimiquement pure, d'une blancheur parfaite, douce, soyeuse, élastique, très absorbante et facile à imprégner par les antiseptiques. Elle ne doit pas contenir de poussières ; ses fibres auront 6 à 8 centimètres de long et seront assez résistantes ; dans le cas contraire, c'est qu'elle a subi trop longtemps l'action des alcalis ou du chlore et alors elle se feutre facilement. Le commerce livre des étoupes purifiées qui parfois ont été mal préparées et ne possèdent qu'une faible capacité d'absorption ; il faut donc vérifier si cette substance présente les qualités énoncées plus haut et s'assurer en outre de son pouvoir absorbant, en roulant assez mollement une petite boulette que l'on projette à la surface d'un verre plein d'eau : elle doit plonger très rapidement au fond du récipient.

La *ramie*, plante textile dont la culture est peu répandue en France, peut être soumise à la même préparation et donne aussi un bon produit de pansement.

La *jute*, fibre végétale extraite du *Corchorus capsularis*, est actuellement délaissée.

§ VIII. — Matériaux tirés du bois

Ils sont surtout employés en Allemagne; en France, quelques chirurgiens en font usage.

1° *Sciure de bois.* — La sciure de bois de sapin (*Pinus picea*) a été recommandée par Neuber et Porter. Tirée directement d'une scierie, libérée par le crible de ses souillures accidentielles et des gros fragments, elle est tout à fait apte aux pansements; on peut la chauffer à l'étuve à 110° pour achever sa purification. Elle est très absorbante, et peut facilement être imprégnée d'antiseptique. On l'emploie sous forme de sachets ou coussins plus ou moins gros faits avec une enveloppe de gaze et on la sépare de la plaie par deux ou trois épaisseurs de gaze antiseptique.

2° *Charpie de bois* (laine de bois, paille de bois, coton de bois). — Elle est constituée par de petits morceaux de bois extrêmement fins, effilochés et réduits en charpie. Elle provient des différentes opérations que l'on fait subir au bois pour l'utiliser dans la fabrication du papier; il est donc facile de s'en procurer. La meilleure est celle tirée du sapin, parce qu'elle contient très peu de résine et conserve à l'état sec tout son pouvoir absorbant. Elle est légère, élastique, extrêmement absorbante et permet de faire des pansements compressifs, secs et durables, car sa structure spongieuse favorise l'évaporation des liquides absorbés. On l'emploie comme la sciure, sous forme de coussins à enveloppe de gaze.

Port conseille, en temps de guerre, de fabriquer de la charpie de bois en grattant et ratissant avec un couteau des branches de bois vert; le meilleur bois à employer est le sureau, qui, gratté frais avec un couteau ou un fragment de verre, se réduit en filaments ténus; on doit l'employer après l'avoir humectée d'antiseptique, et sous forme de coussins, comme ci-dessus.

3° *Ouate de bois.* — Elle est le résultat d'un mélange de 20 p. 100 de coton hydrophile avec la charpie de bois, de manière à obtenir une substance douée d'une plus grande cohésion; elle s'emploie en coussins, comme la charpie de bois, à laquelle elle est inférieure.

La sciure de bois est en quelque sorte un pansement de nécessité ; la charpie de bois, au contraire, constitue une matière à pansement excellente et peu dispendieuse.

§ IX. — Tourbe, sphaigne, mousses

1° La *tourbe* et sa poussière ont été d'abord employées par Neuber. En France, M. Redon est arrivé par un mode de fabrication spécial à obtenir un produit, dit *ouate de tourbe*, qui constitue une excellente matière à pansement. Cette ouate de tourbe est souple, compressible et élastique, et douée d'un pouvoir absorbant suffisant pour la pratique courante ; elle s'imprègne facilement d'un antiseptique. On l'emploiera le plus souvent sous forme de coussins enveloppés de gaze.

2° La *sphaigne* (mousse des marais, mousse de tourbe, mousse des bois). — Il existe un grand nombre d'espèces de sphaigne ou sphagnum ; la plus répandue est le sphagnum acutifolium ; c'est à la présence de cette mousse que la tourbe doit ses capacités absorbantes. Le sphagnum constitue la mousse de tourbe blanche, légère, qui se trouve dans les couches superficielles des tourbières. La mousse recueillie dans les tourbières des forêts de sapins de la Suède, de l'Allemagne du Nord et de la Suisse est une des plus employées.

Hagedorn, Neuber, Gafky recommandent de la laver à grande eau dans un récipient où on la brasse longuement (dans les usines on la brasse dans de grandes cuves avec des roues armées de longues tiges) pour la débarrasser de ses souillures ; mais elle doit avoir subi un triage préalable afin d'en séparer les aiguilles de pins, les coléoptères et autres animaux qui y sont mélangés. Elle est ensuite desséchée à la chaleur à 110°, puis soumise à un jet de vapeur et enfin séchée à l'étuve à 110° centigrades. Ainsi préparé, le sphagnum s'emploie, comme les produits du bois, sous forme de coussins et constitue alors le *feutre végétal*.

Leisrink se sert de plaques de ce feutre végétal obtenues en soumettant la sphaigne nettoyée, lavée et foulée, à l'action de presses particulières. Ces plaques ont une coloration vert clair ou grise et une épaisseur variable ; elles sont toujours très poreuses et spongieuses. Hagedorn emploie aussi le sphagnum sous la forme de plaques ou carton de mousse (moospappe).

Le sphagnum constitue une bonne matière à pansement et a donné d'excellents résultats soit à l'étranger, soit à l'hôpital de Montpellier, où il a été essayé ; en Allemagne, il est d'un usage courant. Cette substance est moins absorbante que les produits du bois.

§ X. — Qualités et choix des matières a pansement

Les principales qualités d'une matière à pansement sont d'être aisément maniable, non irritante pour les plaies, facile à aseptiser ou à imprégner d'antiseptiques, de permettre une compression facile et uniforme, d'avoir un pouvoir absorbant considérable ; cette dernière qualité est une des plus précieuses, car elle permet d'éviter le séjour des sécrétions à la surface des plaies et de rendre les pansements de plus en plus rares, durables en un mot. Le repos des plaies est en effet un des meilleurs antiphlogistiques et l'absorption des sécrétions une des principales conditions de l'antisepsie.

Le chirurgien doit s'assurer de la qualité des matériaux qui lui sont fournis par les fabricants, qualités fort variables pour la même substance suivant les soins apportés à sa préparation. Les renseignements donnés à propos de l'examen des diverses matières à pansement l'aideront dans cette tâche ; quant à l'appréciation du pouvoir absorbant, les procédés suivants lui fourniront des données suffisamment approximatives.

1° Une petite boulette, mollement serrée, de la substance à examiner, est projetée doucement à la surface d'un verre rempli d'eau ; si elle est douée d'un pouvoir absorbant convenable, elle s'imbibe promptement de liquide et tombe en quelques secondes au fond du vase. Ce moyen donne un aperçu approximatif de la rapidité d'absorption.

2° *Procédés de Rönnberg*. 1° Une quantité déterminée, en poids, de matière à pansement (40 gr. par ex.) est placée dans un récipient à fond arrondi, comme celui d'un mortier, de manière à assurer le décantage exact du liquide non absorbé. On l'arrose abondamment avec de l'eau, et, dès que par une pression légère avec le bout du doigt on s'aperçoit qu'elle est pénétrée mollement, on décante l'excédent de liquide en inclinant le vase. Lorsqu'aucune goutte d'eau ne s'écoule plus, l'accroissement de poids de la substance indique la quantité absorbée. Rönnberg est ainsi arrivé aux chiffres suivants pour 10 gr. de substance : le coton hydrophile a absorbé 250 gr., la ouate de cellulose 230 gr., la ouate de bois 150 gr., le coton de bois 106 gr., la gaze 96 gr., la mousse de tourbe 82 gr., la sciure de peuplier 73 gr., la jute 70 gr., la sciure de sapin 53 gr., les cendres de houille 21 gr. Nous avons répété ces expériences sur quelques substances et nous avons obtenu les résultats suivants : étoupe purifiée de Weber et Thomas (fabr. Froger) 210 gr., ouate de bois 195 gr., coton hydrophile 170 gr., la ouate de tourbe 80 gr. ; une étoupe dite hygrophile (et non hydrophile) a absorbé seulement 60 gr. Les différences présentées par la même substance, au point de vue de l'absorption, sont dues évidemment au plus ou moins de soins apportés à sa préparation. Avec le pus nous sommes arrivé à des chiffres analogues dans leurs rapports, quoique un peu faibles. Ce procédé indique la somme du pouvoir absorbant, mais ne donne aucun renseignement sur la rapidité de l'absorption.

2° Pour déterminer la rapidité de l'absorption et se rapprocher le plus possible de ce qui se passe dans nos pansements, Rönnberg a opéré comme il suit : dans un cylindre en verre, de 45 millim. de diamètre, haut de 24 centim., ouvert à ses deux extrémités et dont l'ouverture inférieure est fermée par de la gaze, on introduit une couche de 12 centim. de haut de la substance à examiner et on la comprime avec 500 gr. de grenaille de plomb. Le cylindre fixé sur le bras mobile d'un support est alors descendu de manière à mettre son extrémité inférieure en contact avec la surface de l'eau contenue dans un vase ; la durée du contact est exactement mesurée, et, pendant cette durée, on examine de temps à autre (de 25 en 25 secondes par ex.) la hauteur d'ascension de la colonne liquide afin de reconnaître la rapidité de l'absorption. L'expérience est terminée lorsque la colonne liquide reste en équilibre et ne monte plus. Dans cette expérience, la gaze et la substance représentent le pansement, le plomb la pression des bandes fixatrices. Les résultats de cet expérimentateur lui ont permis d'établir la classification suivante au point de vue de la rapidité d'absorption dans un temps donné qui n'a pas dépassé 6 minutes et demie. Par ordre décroissant : la ouate de cellulose, la mousse de tourbe humide, la ouate de bois, le coton de bois, la ouate hydrophile, l'asbeste, la charpie, la sciure de bois. La jute, l'étoupe, la mousse de tourbe sèche n'auraient aucun pouvoir absorbant dans ces conditions. Après avoir consciencieusement répété ces expériences pour quelques substances, j'ai obtenu des résultats concluants pour l'étoupe purifiée : en prenant pour type la ouate de bois qui a fait monter la colonne liquide à 5 centim. en 4 minutes, j'ai trouvé que l'étoupe avait absorbé l'eau à cette hauteur en 8 minutes, différence insignifiante, mais qui s'est accentuée avec des étoupes de provenances diverses dont quelques-unes ont donné des résultats presque négatifs.

On peut conclure de ces recherches que la ouate et la charpie de bois, le coton hydrophile, l'étoupe purifiée, la ouate de tourbe constituent d'excellentes matières à pansement au point de vue de leur capacité d'absorption ; ce pouvoir peut être accru en imbibant la surface qui sera au contact de la plaie avec de la glycérine antiseptique ou en la mouillant avec une solution antiseptique au moment de s'en servir. C'est donc sur ces matériaux, en y joignant la gaze, que portera le choix du chirurgien. Il est bien évident que l'emploi d'une stricte antisepsie joue le rôle capital dans le pansement ; aussi chacun doit-il savoir incorporer les divers antiseptiques aux matériaux que nous venons d'indiquer ou savoir les rendre absolument aseptiques afin de ne rien laisser au hasard et d'avoir toujours des matières à pansement fraîches ; nous indiquerons la manière de procéder avec chaque type de pansement.

ARTICLE II

SUBSTANCES DE PROTECTION DES PLAIES ET DES PANSEMENTS

Elles sont destinées à être placées directement sur les plaies pour les protéger contre l'action irritante des principes antiseptiques ou sur les pansements pour empêcher leur évaporation. Ces substances tendent à être délaissées aujourd'hui avec les antiseptiques fixes, iodoforme et sublimé. Mais, dans tous les cas, on doit tout au moins recouvrir la plaie d'une ou deux couches de gaze lorsqu'on emploie l'étoupe, le coton de bois, la sphaigne, etc. L'enveloppe imperméable du pansement n'est généralement conservée que pour les matériaux phéniqués et pour les pansements humides.

1° *Protective* (silk protective). — Le protective de Lister, qui s'applique directement sur les plaies, est une étoffe de soie très mince, huilée et revêtue d'une couche de vernis copal ; après dessiccation du vernis, la soie est enduite sur ses deux faces avec une mince couche du mélange suivant :

Dextrine.	7	parties.
Amidon pulvérisé	2	—
Solution froide phéniquée à 1/40 . .	16	—

La coloration du protective devient alors verte. Le prix élevé de cette substance lui a fait préférer par beaucoup de chirurgiens le *papier de soie* ou *à cigarette huilé*, la *baudruche*, la *gutta-percha laminée ;* d'autres fort nombreux ont renoncé à son emploi, l'accusant d'être un obstacle à l'écoulement des liquides ; employé fenêtré, dans les plaies très vastes, il empêche une absorption trop rapide et trop grande des produits antiseptiques.

2° *Mackintosh.* — C'est une étoffe de coton ou de toile imperméabilisée en l'enduisant d'une mince couche liquide de caoutchouc. Le mackintosh, généralement coloré en rose, très souple, s'applique sur le pansement pour empêcher l'évaporation de l'antiseptique et assurer l'occlusion de la plaie. Il peut resservir plusieurs fois à la condition de le passer après chaque pansement dans une eau savonneuse et de le laisser séjourner ensuite plusieurs heures dans une solution phéniquée à 5 p. 100 et de le faire sécher.

3° La *gutta-percha laminée* en feuilles très minces se prête aux mêmes usages que le mackintosh et le protective et les remplace souvent. Elle est de conservation très difficile.

4° Le *taffetas gommé*, fabriqué avec une gaze de soie ou de coton enduite d'huile siccative de lin, peut jouer le même rôle que le mackintosh et est beaucoup moins dispendieux ; il est fréquemment employé. Comme tous les matériaux préparés à l'huile siccative, il finit par s'altérer lorsqu'on le conserve longtemps en approvisionnement.

5° Le *papier ciré* se prépare en plongeant une feuille de papier dans la cire fondue dans un vase chauffé au bain de sable ; après l'avoir retiré, on le fait égoutter et sécher en le suspendant pendant quelques heures dans un lieu froid.

Le *papier parcheminé*, employé par J. Bœckel, s'obtient par l'imbibition du papier avec l'acide sulfurique.

Kenn a préparé un papier imperméable en traitant le papier par un mélange de caoutchouc et de paraffine.

Ces papiers sont suffisamment imperméables pour être employés comme revêtement des pansements phéniqués.

ARTICLE III

AGGLUTINATIFS : COLLODION, SPARADRAPS

Le collodion, les sparadraps agglutinatifs, le diachylon remplissent des rôles assez variés dans la pratique des pansements : tantôt ils servent à occlure directement une plaie, constituant ainsi tout le pansement, tantôt on les emploie pour aider au rapprochement des lèvres d'une plaie sous forme de suture sèche, ou encore comme moyen de fixation, etc., etc.

§ I. — Collodion

Le collodion est le résultat de la dissolution de la pyroxyline ou fulmi-coton dans un mélange d'alcool et d'éther. Découvert en 1847 par Maynard (de Boston), il se présente sous forme d'un liquide sirupeux qui, par son exposition à l'air, laisse comme résidu une matière sèche et blanc grisâtre ; on doit par conséquent le conserver dans des flacons hermétiquement clos.

Le meilleur mode de préparation consiste à dissoudre 5 gr. de pyroxyline dans 75 gr. d'éther à 0,92 et 20 gr. d'alcool absolu (la pyroxyline s'obtient par l'action de 50 gr. d'acide nitrique et de 100 gr. d'acide sulfurique sur 55 parties de coton cardé pur et séché à 100°). Ce collodion a l'inconvénient, en vertu de sa rétraction, d'attirer trop fortement les tissus à son pourtour et, par suite, de les exulcérer ; en outre il se fendille peu de temps après son application. On lui préfère généralement le collodion élastique obtenu en ajoutant 1 partie d'huile de ricin à 10 gr. de collodion ordinaire (de Latour).

On applique le collodion au moyen d'un pinceau en crin ou fait avec des brins de charpie fixés autour de l'extrémité d'une petite baguette.

Lorsqu'on se sert de collodion comme moyen d'occlusion, pour les petites plaies et exulcérations, pour fermer la piqûre due à l'introduction d'un trocart, etc., il faut, suivant le conseil de Guyon, l'incorporer à de petits flocons de ouate. On préférera dans ces cas le collodion iodoformé (10 d'iodoforme pour 100 gr. de collodion). L'emploi du collodion, recommandé pour l'occlusion des fractures compliquées de petites plaies, est une pratique dangereuse à laquelle on doit préférer le pansement antiseptique qui prévient la rétention possible des liquides.

Le collodion est aussi employé pour appliquer des sutures sèches qui seront décrites ultérieurement.

On s'en sert encore comme agent de compression à la phériphérie de l'érysipèle, sur le scrotum dans l'orchite, en larges couches sur l'abdomen pour combattre la péritonite (R. de Latour), etc., etc.; dans ce dernier cas, à son action compressive s'ajoute l'immobilisation des parois abdominales.

Divers agents médicamenteux ont été incorporés au collodion : iode, tannin, iodoforme ; nous ne pouvons insister sur ces préparations, dont le mode d'emploi n'a rien de spécial.

§ II. — Sparadraps emplastiques

Les sparadraps les plus employés sont le diachylon, le taffetas d'Angleterre, la percaline agglutinative, la baudruche gommée, etc.

1° Le *diachylon*, sparadrap emplastique, est préparé en étalant avec une large spatule sur une toile bien tendue (tissu de chanvre, de lin, de coton, ou de calicot écru) l'emplâtre diachylon à la litharge, ramolli par la chaleur sans dépasser le point de fusion. La couche doit être bien égale, adhérente. et le sparadrap obtenu assez souple pour se rouler facilement.

On reconnaît que le sparadrap est de bonne qualité en le pliant sur lui-même du côté de sa face emplastique et en pressant l'une contre l'autre, avec les doigts, les deux surfaces juxtaposées : si, en les séparant brusquement, le diachylon laisse toute sa surface emplastique sur un seul côté, c'est qu'il est de mauvaise qualité ; de même, en appliquant la face emplastique contre la face non emplastique, la première ne doit pas se dépouiller de son emplâtre au profit de la seconde (Chassaignac). Préparé depuis longtemps, il s'altère, devient sec et cassant.

Lorsqu'on roule une pièce de sparadrap, il faut disposer préalablement sur la face emplastique une feuille de papier ciré ou paraffiné pour empêcher l'adhérence de l'emplâtre au dos de l'étoffe.

Pour couper une bandelette de diachylon, la feuille choisie est exactement tendue par un aide qui en saisit une extrémité entre ses deux mains ; le chirurgien saisit l'autre extrémité entre le pouce et l'index gauche, et tenant des ciseaux à demi ouverts de la main droite, il les fait marcher dans l'étoffe par une simple pression, sans chercher à couper. La bandelette est ainsi taillée uniformément dans toute sa longueur, sur la largeur choisie. On peut aussi la préparer en déchirant le diachylon entre les doigts après avoir incisé légèrement le point de départ sur le bord de l'étoffe, mais elle est ainsi moins régulière et souvent l'emplâtre s'écaille.

Au moment d'appliquer une bandelette, on la chauffe légèrement soit devant un foyer de chaleur, soit en la faisant glisser rapidement entre les doigts, de manière à la rendre plus adhérente par le ramollissement léger de l'emplâtre.

Le diachylon, sous forme de bandelettes, constitue la base essentielle du pansement par occlusion de Chassaignac ; on les applique aussi sur les plaies atoniques, les ulcères, etc.; elles servent à faire des sutures sèches. Les bandelettes sont imbriquées sur les plaies, c'est-à-dire que chacune d'elles se recouvre sur la moitié ou le tiers de sa largeur. Sur les escarres de décubitus, on applique des carrés de diachylon taillés en croix de Malte. Il est préférable dans tous ces cas de se servir de diachylon antiseptique préparé à l'iodoforme.

Les bandelettes de diachylon sont encore employées comme moyen de compression dans les cas d'affection du testicule, en entourant le scrotum du côté affecté dans une sorte de cuirasse ou coque composée de tours croisés, longitudinaux et obliques qui enserrent le testicule à travers les tissus. On leur préfère alors généralement les bandelettes de sparadrap *cum mercurio* de Vigo.

Avec de large bandes de diachylon on remplace avantageusement le bandage de corps dans les fractures de côtes. Inutile d'insister davantage sur tous les modes d'emploi de cet agglutinatif.

2° Le *taffetas d'Angleterre* (emplâtre adhésif anglais, percaline agglutinative) est un sparadrap préparé à la colle de poisson ou ichtyocolle qui s'extrait de la vessie natatoire de l'esturgeon et renferme de fortes proportions de gélatine. On fait dissoudre 4 parties en poids d'ichtyocolle dans 40 parties d'eau, on ajoute 48 parties d'alcool à 60° et on passe à travers un linge ; on y joint parfois un peu de glycérine. Le produit obtenu est étalé, tiède, avec un pinceau sur des pièces de taffetas noir, rose ou blanc ; on ajoute une couche concentrée de baume de tolu ou de teinture de benjoin, puis une dernière couche de colle. Pour se servir des bandelettes de taffetas, il faut les humecter d'eau ; elles ne sont guère employées que pour les petites plaies des mains, de la face, et sont très adhésives.

3° La *baudruche*, pellicule de l'intestin de bœuf ou de mouton, se gomme soit avec de la colle de poisson, soit avec une solution de 4 parties de gomme arabique dans 5 parties d'eau et 1 partie de sirop de gomme ; ses usages sont restreints aux petites plaies superficielles.

§ III. — De quelques autres agglutinatifs

Il est encore quelques agglutinatifs employés dans certains modes de pansement ou pour suppléer au collodion.

La *solution de caoutchouc* dans le chloroforme ou dans l'essence de térébenthine a servi à Swédiaur à préparer un sparadrap, peu employé du reste, en y ajoutant de l'huile d'olive et de la cire blanche.

La *solution concentrée de gutta-percha* dans le chloroforme appliquée sur les téguments laisse déposer une mince pellicule qui peut servir soit à occlure de petites plaies, soit à fixer des sutures sèches ; elle est moins adhésive que le collodion. On emploie beaucoup aujourd'hui la *traumaticine*, solution de 10 grammes de gutta-percha dans 100 grammes de chloroforme, dans certaines affections cutanées telles que le psoriasis, pour fixer à la surface de la lésion des substances médicamenteuses (acide chrysophanique, pyrogallique, etc.).

ARTICLE IV

DRAINS ET DRAINAGE CHIRURGICAL

Le drainage chirurgical, inventé par Chassaignac, a pour but de faciliter l'écoulement continu des sécrétions des plaies et de s'opposer à la rétention du pus et aux accidents qu'elle entraîne. Borné d'abord aux cavités des abcès, le drainage fut appliqué aux plaies par J. Roux et Arnaud en 1859, et actuellement, depuis la méthode antiseptique, il a pris une extension considérable. Les mèches dont on se servait autrefois ne constituaient qu'un procédé empirique et mauvais.

Le moyen le plus usité pour appliquer le drainage est le *tube en caoutchouc* ou *drain de Chassaignac;* depuis quelques années on a cherché à lui substituer les tresses de catgut, les crins de cheval, les fils de verre tressés, les tubes résorbables en os décalcifié, les tubes de caoutchouc durci ou ébonite, les tubes de métal, de verre, des drains constitués par un fil d'argent roulé en spirale de manière à former un tube, etc., mais cela sans avantages réels, sauf pour certains cas particuliers.

§ I. — Drains

I. *Tubes en caoutchouc.* — Ces tubes, dont l'emploi est général, sont en caoutchouc gris, noir ou rouge, découpé à la scie dans un bloc de la substance, puis vulcanisé et convenablement désulfuré. D'après Nicaise, un bon tube doit : 1° présenter des stries correspondantes aux traits de scie ; ce caractère est important à cause des falsifications nombreuses dont le caoutchouc est l'objet : les tubes sans stries ne sont pas découpés à la scie et sont faits de débris de caoutchouc avec lesquels on forme une pâte molle que l'on passe au laminoir ; on remplit ensuite avec de l'oxyde de zinc les vides qui existent dans la lamelle de caoutchouc ainsi préparée ; ce caoutchouc impur présente alors des taches blanches, se casse facilement et reste gris après son lavage dans une lessive alcaline ; — 2° flotter sur l'eau ; — 3° être assez élastique pour être allongé de trois fois sa longueur sans se rompre.

Tout tube qui ne présente pas ces qualités est chargé, c'est-à-dire que le caoutchouc a été mélangé avec divers corps étrangers (blanc de zinc, vermillon et minium pour le caoutchouc rouge) ne servant qu'à augmenter le poids marchand.

a. *Tube gris.* — Il renferme un excédent de soufre qui vient à la surface sous forme de poussière fine, blanchâtre, irritante pour les plaies et pouvant gêner la réunion par première intention. Pour enlever à ce tube son excès de soufre, on le fait digérer dans une lessive de soude :

Carbonate de soude pur . . . . 1 kilogr.
Eau. 10 —

on met 10 kilogr. de tubes pendant trois heures dans cette solution chauffée à 60° ou 80° ; on obtient ainsi le *tube noir* désulfuré et non irritant pour les plaies.

b. Le *tube rouge* doit sa couleur à la combinaison de sulfure d'antimoine au caoutchouc pendant la vulcanisation. Il faut le désulfurer comme le précédent pour lui faire perdre ses propriétés irritantes.

On peut durcir les drains en les laissant, pendant cinq minutes, dans une solution concentrée d'acide sulfurique ; puis on les lave avec de l'alcool à 75°.

Dumouthiers conseille le procédé suivant pour obtenir l'*asepsie* des tubes en caoutchouc : On fait à l'ébullition une solution de permanganate de potasse à 1/15 qu'on jette bouillante sur les tubes préalablement pesés en prenant autant de fois 15 gr. qu'on a de grammes de caoutchouc ; on laisse en contact 15 jours en flacon bouché ; le permanganate se réduit et on enlève l'oxyde déposé sur les tubes par des lavages répétés à l'eau bouillie. Ensuite on les traite par une solution de bisulfite de soude du commerce à laquelle on ajoute 10 cc. d'acide chlorhydrique ; on laisse en contact pendant 10 minutes, on lave à l'eau bouillie et on conserve dans une solution de sublimé à 1 p. 500.

On emploiera de préférence des tubes rouges ou noirs, à parois épaisses pour qu'ils ne s'affaissent pas, et d'un calibre approprié à la quantité des sécrétions et à l'étendue des cavités : les gros tubes de 1 centimètre et demi à 2 centimètres de diamètre conviennent aux articulations et aux plaies d'amputation des membres. On les fenêtrera largement et on les conservera dans une solution phéniquée au vingtième, contenue dans un bocal en verre bouché, et renouvelée tous les dix à quinze jours. Lucas-Championnière emploie souvent des tubes en caoutchouc durci (fig. 9), de forme conique, percés de nombreux trous, et très résistants.

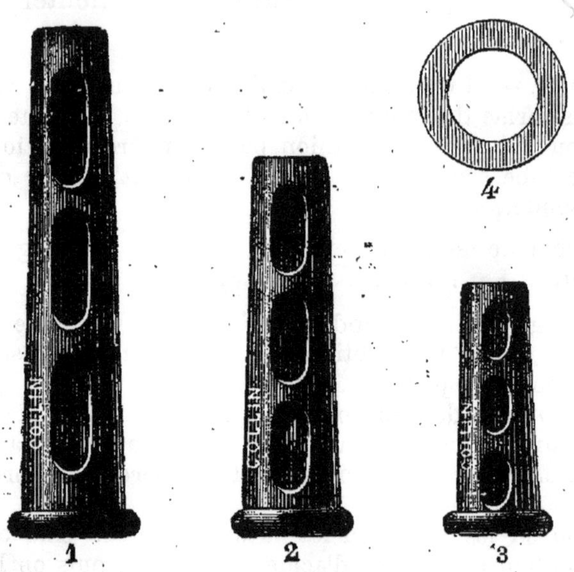

Fig. 9. — Drains en caoutchouc durci.

II. *Crins de cheval, catgut.* — Withe (de Nottingham) proposa, en 1876, les crins de cheval, dégraissés par le lavage dans une forte solution de soude ou de potasse, puis conservés dans l'eau phéniquée. On choisit des crins noirs et gros dont on forme, en les liant ensemble, un faisceau de grosseur convenable. Le crin ne se gonfle pas et ne s'altère pas. D. Mollière s'en est servi avec de bons résultats : il diminue progressivement la grosseur du faisceau en supprimant quelques fils à chaque pansement.

Chienne d'Édimbourg (1876) a employé le catgut en faisceaux de 15 ou 20 fils, qui ont l'inconvénient de se résorber trop rapidement. C'est un moyen inférieur au précédent.

III. *Bandelettes de silk protective, de gaze, etc.* — Nussbaum emploie pour certaines plaies cavitaires de simples bandelettes en silk protective ayant séjourné pendant plusieurs jours dans une solution de sublimé à 1 p. 1000. Robert Morris recommande, particulièrement pour l'abdomen, une mèche constituée par un petit rouleau de gaze au sublimé, autour duquel sont enroulées deux épaisseurs de silk protective huilé ; la gaze doit déborder les deux extrémités ; quelques trous sont percés dans le protective pour permettre à la sérosité d'atteindre la gaze ; le silk a pour but d'éviter toute adhérence de la gaze.

IV. *Drains résorbables en os décalcifiés, etc.* — Trendelenburg s'est servi d'os de chiens et d'oiseaux ; Neuber a préparé ses tubes en les taillant dans des os de bœuf ou de cheval, et en les plongeant ensuite pendant dix heures dans une solution d'acide chlorhydrique pour les décalcifier (1 d'acide pour 2 parties d'eau) ; on les conserve dans l'eau phéniquée à 10 p. 100. Ces tubes ne se résorbent pas toujours.

Beyer a proposé l'emploi de drains résorbables constitués par des artères d'animaux, particulièrement des artères du bœuf.

V. *Drains en verre.*— Schede se servait de tresses faites avec du coton ou fil de verre ; Leisrinck et Burchardt ont employé des tubes en verre, bien émoussés, et percés de trous. Ces derniers sont faciles à tenir propres.

VI. *Tubes métalliques.* — Hueter les avait essayés ; Lucas-Championnière s'est servi de tubes en aluminium, fenêtrés. Les Anglais emploient actuellement des tubes constitués par un fil d'argent roulé en spirale : ces drains sont doués d'une certaine élasticité et les liquides passent à travers les tours de la spire.

En somme, le meilleur drain est encore le drain en caoutchouc rouge, à parois épaisses, à diamètre assez grand, et ne s'affaissant pas par la pression des tissus ; les tubes en caoutchouc durci donnent de bons résultats, en les combinant judicieusement avec les tubes élastiques.

§ II. — Du drainage

Les drains doivent être placés aux parties déclives et en nombre suffisant. On ne les dispose plus en anse dans les cavités, du moins en général, mais on les enfonce à une profondeur variable en les multipliant; leur présence détermine ainsi moins d'irritation, tout en assurant l'écoulement des liquides.

Chassaignac avait imaginé, pour placer les drains dans les grandes cavités purulentes, des *trocarts* longs, droits ou courbes, dont le poinçon présentait en arrière de la pointe une encoche pour fixer le tube à introduire, une fois la contre-ponction exécutée ; ces instruments sont délaissés aujourd'hui. On arrive aussi facilement au même résultat en glissant, dans la cavité de la plaie, un long stylet aiguillé et boutonné ou une sonde cannelée, percée d'un chas près de son extrémité, qui va soulever la peau au point choisi pour la contre-ouverture; les tissus étant incisés de dehors en dedans sur ce guide, on fait saillir l'instrument sur lequel on fixe le drain au moyen de deux fils passés dans une de ses fenêtres; en retirant l'instrument, on fait pénétrer avec facilité le drain dans la cavité. D'autre fois la peau est incisée sur une sonde cannelée ordinaire sur laquelle est ensuite glissé un stylet aiguillé armé du drain. Une longue pince à pansement peut rendre les mêmes services.

P. Bruns a inventé une sonde terminée par un bouton

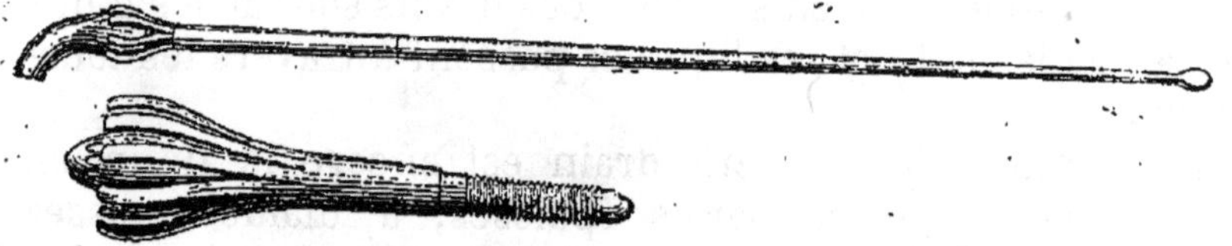

Fig. 10. — Sonde à drains de P. Bruns.

olivaire (fig. 10) sur lequel viennent s'appuyer de petites griffes; cette sonde sert à pratiquer la contre-ouverture et on engage ensuite un drain entre les griffes et l'olive pour le maintenir et l'attirer dans la cavité.

Un instrument plus simple est la sonde de Maurer terminée par deux renflements séparés par une gorge sur laquelle on fixe le tube (fig. 11). Notre maître Servier se sert depuis longtemps de la longue sonde de poitrine dont l'extrémité boutonnée est suffisamment volumineuse pour que le bout du tube puisse être fixé solidement par un fil en arrière d'elle.

Billroth emploie une longue pince dont les mors peuvent glisser l'un sur l'autre; un des mors se termine en fer de lance. La pince étant introduite fermée dans la cavité, on fait saillir la branche portant le fer de lance qui traverse par pression les tissus de dedans en dehors au point choisi pour la contre-ouverture; ceci fait, un glissement en sens inverse ferme la pince et permet de saisir le drain, qui est attiré ainsi dans la cavité.

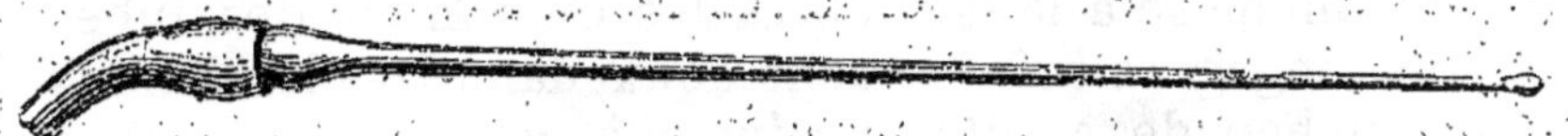

Fig. 11. — Sonde à drains de Maurer.

Lorsque le drain est placé en anse, on fixe à chacune de ses extrémités saillantes un fil antiseptique dont les chefs sont liés ensemble de manière à assurer le maintien des bouts du drain au dehors de la cavité. Si, au contraire, il est simplement enfoncé dans la plaie, son extrémité extérieure est coupée transversalement à 1 ou 2 centimètres des téguments et maintenue soit par un fil antiseptique passé dans une fenêtre, soit par une épingle anglaise de sûreté; dans ce dernier cas, il faut avoir le soin de mettre un peu de gaze antiseptique entre les téguments et les bouts de l'épingle pour empêcher l'excoriation des tissus.

Dans les plaies traitées par la réunion, telles que les moignons d'amputation, les drains sont placés debout aux angles de la ligne de réunion et souvent au centre, mais toujours sans atteindre le fond de la cavité, puis coupés au ras de la peau et fixés comme ci-dessus. Lister a proposé, pour l'introduction des tubes dans ces plaies, une pince spéciale, à mors très effilés; on peut facilement la remplacer par une pince à dissection ou à forcipressure.

L'extrémité interne des tubes est ordinairement coupée en biseau.

Après certaines opérations sur de vastes cavités, telles que la vessie, on applique le drainage en canon de fusil, c'est-à-dire constitué par deux gros drains accolés, de manière à assurer l'évacuation des sécrétions pour le cas où l'un des tubes viendrait à s'oblitérer.

Houzel a proposé un moyen analogue pour les cavités des abcès froids : il y enfonce deux tubes en caoutchouc fenêtrés, de calibre proportionné à l'abondance de la suppuration, accolés en canon de fusil si la plaie est étroite, ou divergents si la cavité est vaste. A l'orifice extérieur de la plaie, les tubes sont accolés, entourés d'iodoforme et d'une collerette de ouate un peu tassée afin d'obturer la plaie cutanée : leurs extrémités externes doivent dépasser les téguments de 15 à 20 centim. On applique le pansement de manière à laisser libres les extrémités des tubes qui sont engagées à frottement doux dans les deux trous d'un bouchon de caoutchouc jusqu'à ce que ce bouchon affleure le pansement sur lequel il est fixé par une ou deux épingles ; les tubes sont alors enfermés dans une vessie aplatie en caoutchouc, contenant un peu d'acide phénique pur ou de chlorure de zinc, vessie qui, par élasticité, vient se fixer dans une rainure ménagée autour du bouchon. Ces siphons-drains ont donné d'excellents résultats à l'auteur, en les plaçant après désinfection préalable de la cavité, et sont très recommandables.

Dujardin-Beaumetz préconise pour le drainage de la plèvre des tubes accolés en flûte de Pan (fig. 12) ; ce procédé est aussi applicable aux autres cavités. Les tubes traversent une mince rondelle en caoutchouc et le tout est fixé par un bandage de corps perforé.

Certaines plaies, particulièrement si elles sont septiques, seront drainées à l'aide de lanières étroites de gaze iodoformée.

Les plaies peu profondes, résultant d'opérations délicates sur des régions à peau fine et sensible, se trouvent bien d'un drainage fait de préférence avec un faisceau de 10 à 15 crins de cheval dont on retire 4 à 5 crins tous les trois jours (D. Mollière).

De la suppression du drainage. — Dans ces dernières années, Neuber, Esmarch, Kocher, considérant le drainage comme une cause d'irritation des plaies opératoires, ont cherché à le supprimer.

Kocher s'est adressé à la suture secondaire, qui consiste à placer les sutures après l'opération, mais à les fermer seulement 24 ou 48 heures plus tard, lorsque tout suintement a disparu. Actuellement certains chirurgiens, partisans de cette méthode, tamponnent la plaie avec de la gaze iodoformée pendant 24 ou 36 heures. On obtient ainsi d'excellents résultats, surtout si l'hémostase laisse à désirer et si l'on a des doutes sur l'asepsie de la plaie.

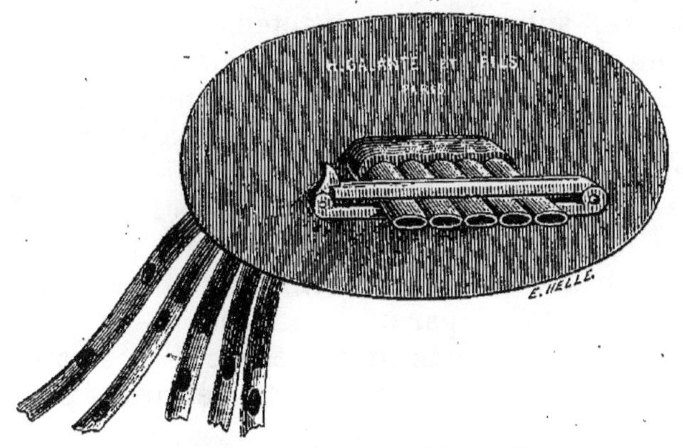

Fig. 12. — Drains en flûte de Pan.

Esmarch, dans le même ordre d'idées, a cherché à supprimer tout espace libre dans une plaie opératoire, afin d'empêcher l'accumulation et la rétention des sécrétions, et, pour cela, il fait un large emploi des sutures superficielles et profondes, à étages. Il est même allé, pour les nécrotomies, jusqu'à détacher légèrement les lèvres de l'incision cutanée et à les déprimer en doigt de gant dans la profondeur de la cavité osseuse, où il les fixe avec de fortes épingles ou des sutures en les unissant l'une à l'autre, épiderme contre épiderme. Maydl, qui a suivi cette méthode, en y joignant l'immobilisation absolue du moignon avec application d'un pansement compressif, n'a pas obtenu des résultats encourageants : pour les amputations de jambe et pour les plaies du scrotum, il a échoué dans la plupart des cas. Cependant, grâce au perfectionnement des sutures, à des compressions bien dirigées, à une asepsie absolue, on est arrivé de nos jours à des résultats excellents.

Neuber a renoncé à sa méthode de drainage par perforation de la peau, décrite dans nos éditions précédentes ; sa pratique est actuellement la suivante : après l'opération, il remplit la plaie de gaze stérilisée (iodoformée dans le cas de tuberculose), suture ensuite exactement les parties incisées, sauf en un ou deux points où il laisse une ouverture longue d'un centimètre et demi ; puis, pendant qu'un aide comprime vigoureusement l'ensemble de la plaie avec des éponges, en appliquant les deux lèvres l'une contre l'autre, il retire de force la gaze par les ouvertures laissées libres ; si ces ouvertures ne se referment pas bien, il les clôt par un ou deux points de suture ; la compression ne doit jamais cesser et est maintenue par un bandage.

Le pansement de Schede, qui recherche la cicatrisation sous les caillots sanguins et que nous décrirons plus loin, tend au même but.

Il est évident que le drain constitue un corps étranger susceptible d'entraver la réunion primitive. Aussi, après les opérations où une asepsie complète a été obtenue, lorsqu'on peut par des sutures à étages et par une compression régulière, aidée surtout par les éponges, obtenir un affrontement exact des parties en supprimant toute cavité, il y a tout avantage à ne pas drainer. En tous cas, les drains doivent être laissées en place le moins longtemps possible.

Toutefois, le drainage conserve toute sa valeur pour les plaies infectées, pour celles dont l'asepsie reste douteuse, pour les plaies cavitaires, et enfin pour les plaies dans lesquelles l'affrontement exact des surfaces sanglantes ne peut être obtenu.

ARTICLE V

DES MATÉRIAUX DE LIGATURE ET DE SUTURE. DES SUTURES SIMPLES

§ I. — Fils a ligature

Les fils employés pour la ligature des vaisseaux sont le catgut, la soie et le crin de Florence.

1° Le *catgut* (corde à boyau, corde à violon), préconisé par Lister, est fabriqué avec des intestins de mouton ; il en existe de différentes grosseurs appropriées à l'importance des vaisseaux à lier. Quelques chirurgiens préfèrent la soie pour les vaisseaux de gros calibre en raison de son moins de tendance à glisser et parce qu'elle divise mieux les tuniques internes. Choisir, pour sa préparation, des cordes à violon, non blanchies, pas trop vieilles ni trop sèches.

2° Les *fils de soie* (soie plate, tressée, soie ronde) de divers numéros ;

3° Le *crin de Florence* (Silkwormgut), qui est formé par la glande sétigère du ver à soie et de son contenu extraits lorsque la larve est arrivée à son complet développement, a été proposé par Parsavant (de Francfort, 1865). Il est surtout employé pour la suture des plaies. Barwel s'est servi (1879) de la tunique moyenne de l'aorte du bœuf ; Pollock des tendons de la queue des kanguroos, etc., etc.

Les fils à ligature seront préparés antiseptiquement selon la manière indiquée à propos de chaque pansement. Les meilleurs sont le catgut et les fils de soie.

§ II. — Matériaux de sutures ; des sutures simples

La réunion des lèvres d'une plaie non contuse peut être obtenue ou facilitée, suivant les cas, soit par des sutures sèches, soit par des sutures sanglantes ; le bandage unis sant des plaies est abandonné. Les sutures doivent être placées lorsque la plaie est exsangue, et on doit affronter exactement les bords de la solution de continuité.

I. **Sutures sèches.** — Les matériaux employés pour ces sutures sont les agglutinatifs, diachylon et collodion, des bandelettes de toile ou de tarlatane, les fils élastiques.

1° *Sutures sèches au diachylon* (pour les plaies longitudinales des membres). — On taille des bandelettes de diachylon larges de 1 centim. environ et assez longues pour faire une fois et demie le tour du membre ; puis, les lèvres de la plaie étant rapprochées et séchées, on commence l'application des bandelettes par l'angle inférieur de la division de manière que la partie moyenne corresponde à la ligne de réunion, tandis que les chefs sont conduits de chaque côté autour du membre, entre-croisés sur la partie opposée à la plaie et fixés latéralement par une simple pression. Les bandelettes sont successivement placées de la même manière en se recouvrant par leurs bords, c'est-à-dire en s'imbriquant.

Dans le cas de plaie transversale des membres ou du tronc, ce moyen est insuffisant, car les chefs des bandelettes ne peuvent trouver un point d'appui solide; il vaut mieux employer les sutures sèches au collodion, les sutures élastiques ou même les sutures sanglantes.

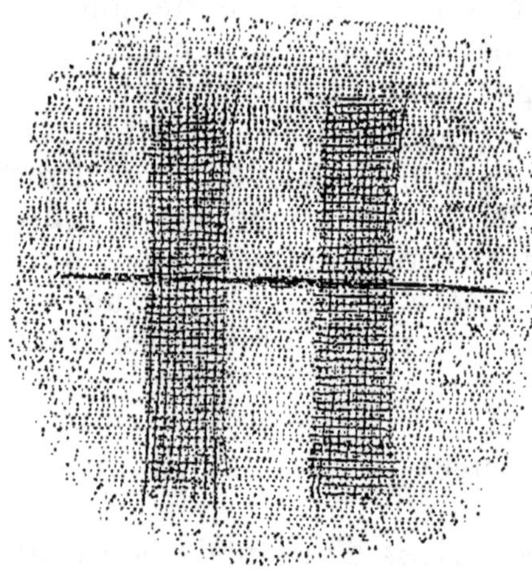

Fig. 13. — Suture sèche avec des bandelettes et du collodion.

Pour les plaies de la face, du cou, il est préférable de se servir de la percaline agglutinative, ou taffetas anglais, qu'on taille en bandelettes assez longues pour dépasser de 3 à 4 centim. les limites de la plaie : il sera bon d'assurer leurs chefs par une couche de collodion. Ce moyen cède toujours le pas aux sutures sanglantes pour les plaies un peu profondes.

2° *Sutures sèches avec les bandelettes de gaze et le collodion.* — On prépare des bandelettes de gaze, larges de 1 centimètre et assez longues pour dépasser de 4 à 5 centimètres les limites de la plaie ; du collodion riciné iodoformé à 10 p. 100 ; des crochets-agrafes suivant les cas.

Il existe de très nombreux procédés d'application des sutures à l'aide de ces bandelettes et du collodion (Vésigné, Goyrand d'Aix). Le procédé suivant est le plus simple (fig. 13) : chaque bandelette est d'abord placée par une de ses extrémités qu'on enduit de collodion, à 4 ou 5 centim. d'un des bords de la plaie ; quand elle est solidement adhérente par la dessiccation du collodion, les lèvres de la plaie sont rapprochées et l'extrémité libre de chaque bandelette est saisie, tendue au-devant de la plaie et fixée, symétriquement à l'autre extrémité, avec le collodion. Les bandelettes ne doivent pas s'imbriquer. On assure leur solidité en recouvrant leurs chefs, longitudinalement et de chaque côté, par une autre bandelette collodionnée.

3° *Sutures à agrafes.* — Layet a décrit une suture fort ingénieuse.

Des agrafes sont fixées de chaque côté et à une cer-

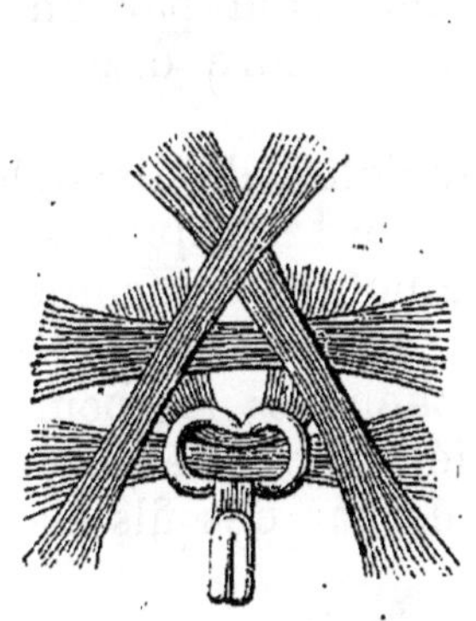

Fig. 14. — Agrafe fixée par des bandelettes collodionnées.

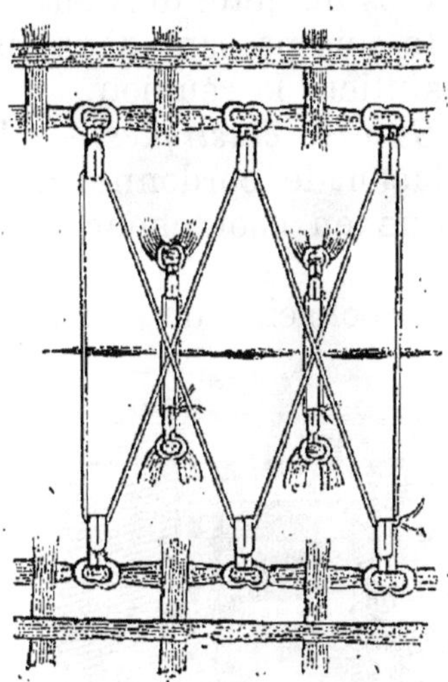

Fig. 15. — Suture de Layet.

taine distance des lèvres de la plaie au moyen de faisceaux de fils collodionnés passant dans leurs œillères ; les extrémités de ces faisceaux doivent dépasser l'agrafe de 2 à 3 centim. ; après les avoir étalées en éventail, on assure leur fixité en appliquant perpendiculairement sur elles d'autres fils collodionnés ou des bandelettes de gaze (fig. 14). Lorsque toutes les agrafes sont posées, un fil de coton solide et résistant passe comme un lacet dans tous les crochets et par une tension appropriée rapproche les lèvres de la plaie en attirant l'une vers l'autre les deux séries d'agrafes ; ou bien on relie seulement et successivement par un fil les agrafes disposées vis-à-vis l'une de l'autre (fig. 15). Ce procédé est susceptible de donner d'excellents résultats lorsque les sutures sanglantes sont contre-indiquées ; il peut aussi servir de renforcement à ces dernières, surtout dans les autoplasties, pour aider à maintenir rapprochés des lambeaux fortement tendus. Il est en outre applicable à toutes les régions du corps y compris le cuir chevelu.

Baumgarten conseille de tailler deux bandelettes de toile, de coudre sur un de leurs bords une série de crochets-agrafes, et de les fixer, par le collodion, le long et à une certaine distance de la plaie ; on rapproche ensuite les lèvres de cette dernière, et au moyen de deux cordonnets de soie passant dans les crochets, comme ci-dessus, on maintient la réunion.

4° *Sutures élastiques.* — Dans la suture à agrafes, en remplaçant le cordonnet de soie ou de coton par un fil élastique en caoutchouc, on obtient une suture dite élastique.

Vogel conseille de se servir de bandelettes de diachylon près du bord desquelles on perce de petites boutonnières qui reçoivent des doubles boutons de chemise ; les boutons sont reliés d'un côté à l'autre de la plaie par des fils élastiques.

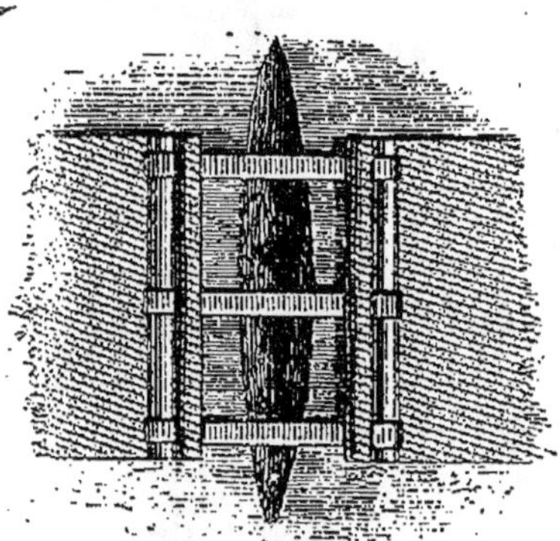

Fig. 16. — Suture de Degive.

Degive indique le procédé suivant : prendre deux bandelettes agglutinatives, les plier en double et les coller une de chaque côté de la plaie. Pour relier aux bandes agglutinatives les liens élastiques, qui sont des anneaux de caoutchouc, on les fait passer dans des ouvertures pratiquées près du bord libre de ces dernières ; ils sont maintenus en place au moyen de deux petites chevilles en bois ou en caoutchouc ou en sparadrap, placées sur la face externe des bandes. Pour donner au bord de la bande une résistance suffisante, on introduit dans le pli qu'il forme une mince cheville en bois ou un fêtu de paille. Les bandes et les liens élastiques sont préalablement reliés entre eux; ensuite on colle les deux chefs de la bande, d'abord ceux d'un côté, ensuite ceux de l'autre, en exerçant une traction suffisante pour la coaptation (fig. 16). Cette suture est plus compliquée que les précédentes et ne nous paraît pas avoir sur elle des avantages sérieux.

II. **Sutures sanglantes.** — Les fils de catgut, la soie, le crin de Florence, le crin de

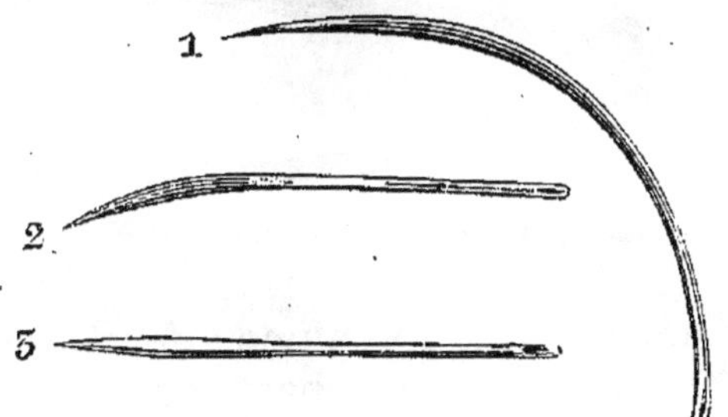

Fig. 17. — Aiguilles à suture.

cheval, les fils d'argent sont les matériaux généralement utilisés. Le catgut est un moyen assez infidèle ; le crin de Florence, le crin de cheval et les fils d'argent sont préférables ; la soie a ses indications particulières dans le cas où les tissus sont peu résistants, car elle ne les coupe pas comme les fils précédents, mais elle est parfois mal tolérée. Pour les os, préférer les fils d'argent et de platine.

Les instruments qui servent à introduire les fils sont fort variés : aiguilles à sutures de formes diverses (fig. 17), aiguille de Reverdin (fig. 18), de V. Bruns, l'aiguille tubulée de Startin, etc. (Voy. les traités de médecine opératoire.)

On employait encore fréquemment, il y a quelques années, des épingles particulières,

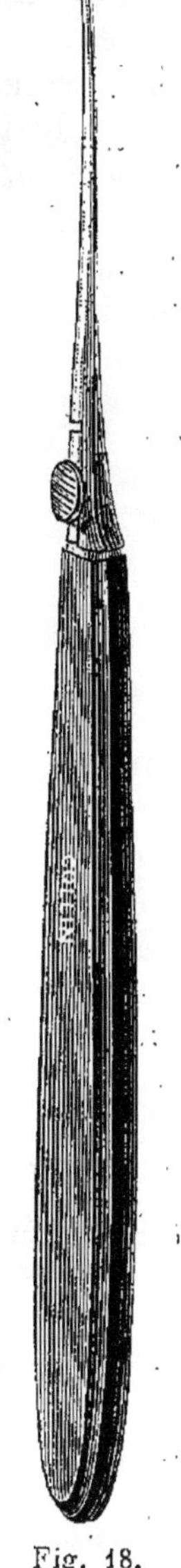

Fig. 18. Aiguille de Reverdin.

dites à insectes, pour l'application de la suture entortillée, presque abandonnée aujourd'hui.

La description des différentes sutures, si variées dans leur exécution suivant les organes auxquels elles s'adressent, est du ressort des traités de médecine opératoire. Nous devons nous borner à mentionner les sutures les plus simples destinées aux solutions de continuité superficielles : la *suture entrecoupée* et la *suture entortillée.*

a). *Suture entrecoupée.* — Elle s'exécute à l'aide de fils et d'aiguilles à suture. Si l'on se sert d'aiguilles à suture ordinaires, on s'aidera, pour les faire pénétrer dans les tissus, soit d'une pince à verrou ou du porte-aiguille de

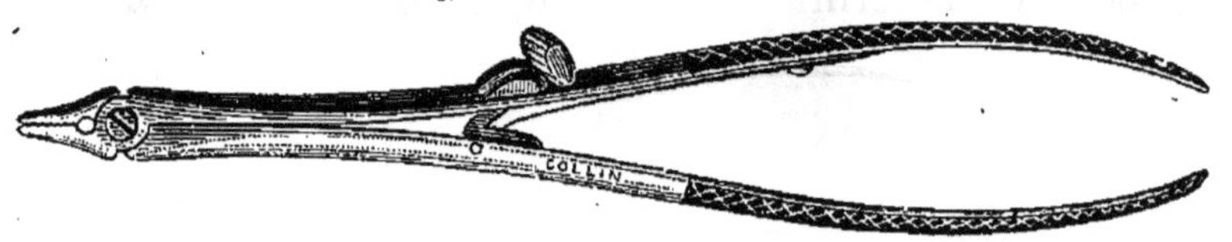

Fig. 19. — Pince porte-aiguille de Collin.

Collin (fig. 19) ou de Roux, soit d'une pince à forcipressure qui saisira l'aiguille en avant de son chas pour ne pas la briser; on peut encore tenir l'aiguille entre le pouce et l'index.

L'aiguille, armée de son fil et solidement fixée par un des moyens précédents, est enfoncée de dehors en dedans dans l'épaisseur de la peau à un demi-centimètre ou 1 centimètre d'une des lèvres de la plaie tendue soit entre les doigts d'un aide, soit avec deux pinces, soit avec une pince spéciale à mors double ; on commence généralement par l'un des angles. Conduite dans l'épaisseur des téguments jusqu'au-dessous de la face profonde de la peau, elle traverse la plaie et pénètre dans la face cruentée de l'autre bord pour venir sortir, de dedans en dehors, à 1 centimètre ou un demi-centimètre de ce bord. Pour faciliter la sortie de l'aiguille, on déprime, avec les extrémités d'une pince à dissection légèrement entr'ouverte, la peau autour de la saillie que fait la pointe de l'aiguille en cherchant à traverser les tissus ; on a aussi inventé dans ce but des instruments spéciaux. Lorsque tous les fils sont placés, on en saisit les chefs entre le pouce et l'index de chaque main, en commençant par un des angles de la plaie, en général, et on les noue (nœud de chirurgien) ou on les tord l'un sur l'autre (fils d'argent) de manière que le nœud se trouve sur un des côtés de la ligne de réunion et non sur elle

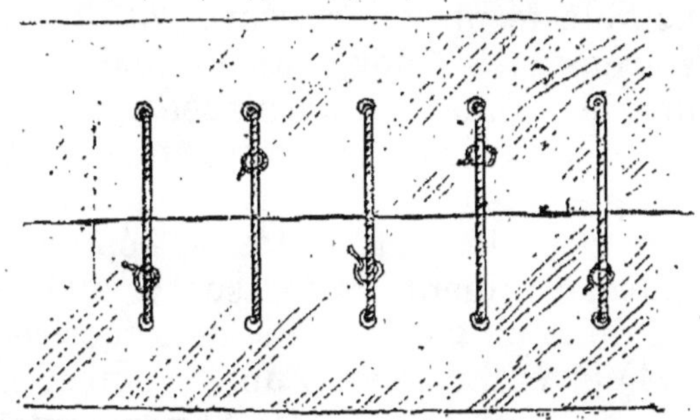

Fig. 20. — Suture entrecoupée (Chalot).

(fig. 20), puis on coupe les bouts au ras du nœud. Les aiguilles de Startin et de Reverdin sont plus commodes pour les grandes solutions de continuité et les plaies à lambeaux.

Pour enlever les sutures, on soulève un peu le fil avec une pince à mors fins et on le coupe près de son nœud; puis on le retire avec précaution à l'aide de la pince, en maintenant avec un doigt les lèvres de la plaie afin de les empêcher d'être tiraillées.

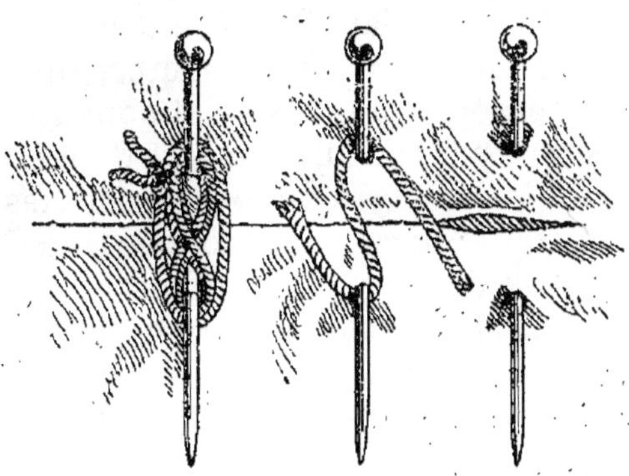

Fig. 21. — Suture entortillée (Chalot).

b). *Suture entortillée.* — Il faut, pour l'appliquer, des épingles à insectes, une pince à verrou ou à pansement à cran d'arrêt avec rainure spéciale sur les mors, et des fils de soie.

L'épingle, fixée par la pince, est introduite, comme il a été dit pour les aiguilles, en commençant par le point où la réunion semble le plus nécessaire ; on la maintient en place provisoirement à l'aide d'un fil disposé en anneau. Lorsque toutes les épingles sont placées, on coupe la tête et la pointe avec des ciseaux ordinaires ou la cisaille coupe-net. On applique ensuite le fil en engageant en anse sa partie moyenne sous les extrémités de l'épingle ; puis les chefs sont alternativement croisés sur la plaie et conduits sous les bouts de l'épingle de manière à décrire un huit de chiffre (fig. 21) et enfin noués l'un à l'autre. Le procédé qui consiste à se servir du même fil pour entortiller chacune des épingles en le conduisant successivement de l'une à l'autre est justement condamné par la majorité des chirurgiens : chaque épingle doit être fixée par un fil indépendant.

ARTICLE VI

OBJETS ET APPAREILS POUR LE NETTOYAGE ET LE LAVAGE DES PLAIES

§ I. — Éponges ; Compresses-éponges

L'emploi des éponges dans les pansements nécessite les plus grandes précautions, car elles s'imprègnent facilement des produits de sécrétion des plaies et constituent alors des sources d'infection par inoculation fort dangereuses.

Les éponges dites éponges de toilette sont les meilleures. On les emploie soit entières, soit coupées en fragments et fixées à l'extrémité de baguettes de bois au moyen d'un fil ou bien encore saisies entre les mors d'une pince à pansement à arrêt : dans ce dernier cas, on les nomme *éponges montées* et elles servent pour assécher les cavités (bouche, rectum, vagin, etc.).

Dans les opérations importantes, il faut, autant que possible, se servir d'éponges neuves ; du reste, celles qui ont servi pour des sujets atteints d'affections septiques doivent être détruites.

Préparation et nettoyage des éponges. — 1° *Éponges neuves.*

Procédé de Vercamer et Terrier : 1° Battre les éponges avec un maillet pour les débarrasser du sable et des débris calcaires qu'elles contiennent, puis les laver à grande eau et les exprimer ; 2° les traiter alors par l'acide chlorhydrique à 1 p. 50 pendant une heure, laver ensuite à grande eau jusqu'à réaction neutre : ce temps n'est pas indispensable ; 3° les tremper pendant 15 à 20 minutes dans une solution de permanganate de potasse à 5 p. 1000, dans laquelle chaque éponge sera lavée séparément ; — puis, lavage à grande eau ; 4° les blanchir en les plongeant dans une solution de bisulfite de soude à 2 p. 100, additionnée d'un peu d'acide chlorhydrique (2 gr. p. 500 de solution), pour dégager l'acide sulfureux; ou encore suivant la pratique de Billroth, les tremper dans une solution d'hyposulfite de soude à 1 p. 100 additionnée d'un cinquième d'une solution d'acide chlorhydrique à 8 p. 100 dans laquelle on les laisse pendant quelques minutes jusqu'à ce qu'elles soient blanchies. Enfin laver les éponges à grande eau bouillie et filtrée, et les placer dans une solution antiseptique qui sera renouvelée tous les 8 jours.

Poupinel conseille de stériliser les éponges ainsi blanchies en les plaçant après expression, mais encore humides, dans un bocal de verre stérilisé par lavage au sublimé. Le bocal, fermé avec un tampon de ouate, est soumis pendant 45 minutes à une température de 60 à 80° dans l'étuve sèche, à doubles parois, des laboratoires. Au bout de 24 heures et de 48 heures, on chauffe de nouveau à 80° le bocal et son contenu pendant 45 minutes chaque fois. Puis le tampon de ouate est renforcé d'un couvercle imperméable, permettant la conservation des éponges ainsi préparées.

2° *Désinfection des éponges ayant servi.* — Le mieux est de restreindre leur emploi aux plaies septiques et de ne jamais les utiliser en cas d'opération ou de plaie récente.

H. Kümmell affirme, mais cette assertion est mise en doute par des expérimentateurs, que des éponges sales, même putrides, ont pu être désinfectées complètement en quelques minutes et débarrassées de tous leurs germes : il les lave avec du savon de potasse et de l'eau aussi chaude que possible, les plonge ensuite pendant 1 à 2 minutes dans de l'eau chlorée ou une solution de bichlorure de mercure à 1 p. 1000 ; après cette préparation, il n'a jamais pu obtenir de cultures de bactéries.

M. Rœser, pharmacien militaire, a proposé le procédé suivant qui peut également être employé pour blanchir les éponges neuves débarrassées de leur sable et des débris calcaires (*Archives de médecine militaire*, août 1891). Les éponges sont lavées à l'eau distillée additionnée de 20 gouttes par litre d'une solution de soude caustique au dixième, rincées plusieurs fois à l'eau distillée chaude de 40 à 45° ou à l'eau bouillie, mais en forçant alors un peu la dose de soude.

Après les avoir bien pressées, on les plonge, sans les tasser, dans des bocaux contenant de l'eau bromée préparée ainsi : ajouter, par litre d'eau distillée, 30 grammes d'eau saturée de brome qui s'obtient en versant dans un flacon de 45 c. c. 10 c. c. de brome et 30 c. c. d'eau ; agiter à plusieurs reprises et décanter au moment du besoin, après dépôt de l'excès de brome au fond du flacon. On les laisse dans l'eau bromée jusqu'à décoloration de l'eau, on les retire, on les exprime et on recommence un second et même un troisième traitement avec de nouvelle eau bromée, jusqu'à ce que l'éponge soit devenue complètement blanche. De l'eau distillée chaude, ou même l'exposition au soleil, active et complète l'action du brome. Au sortir de l'eau bromée et après expression, on les met dans de l'eau légèrement alcalinisée, 20 gouttes de la solution de soude caustique au dixième par litre d'eau distillée, et on les lave à l'eau distillée ou bouillie jusqu'à ce qu'elles n'offrent plus aucune odeur de brome. On les conserve dans la solution de sublimé à 1 p. 1000, additionnée de 3 gouttes d'acide chlorhydrique par litre.

Les éponges servent pendant les opérations à aider l'hémostase en asséchant le champ opératoire, plutôt par frottement que par pression ; on les exprime préalablement. On les utilise aussi soit comme agent compressif, en les intercalant dans les pièces de pansement, particulièrement pour soutenir les lambeaux, soit comme moyen de tamponnement dans certaines cavités (vagin, rectum), etc., etc.

Pour nettoyer les plaies sanieuses, il est préférable de se servir de tampons de ouate ou d'étoupe purifiée entourés de gaze, ainsi qu'il a été dit.

Compresses-éponges. — On les prépare comme il suit :

Un morceau de gaze hydrophile est plié sur lui-même, de manière à former un carré de 20 à 25 centimètres de côté, composé de sept à huit épaisseurs de gaze dont on ourle les bords à grands points. On fait ensuite bouillir ces carrés pendant deux heures, soit dans une solution phéniquée à 5 p. 100, soit dans le sublimé à 1 p. 1000.

On les conserve dans la liqueur antiseptique. Avant de s'en servir, on les passe dans une solution fraîche et on les exprime fortement. On les stérilise facilement à l'autoclave à 110°. Les compresses-éponges sont très employées dans la chirurgie abdominale ; plusieurs chirurgiens les substituent même aux éponges pour toutes les opérations.

§ II. — Appareils a irrigation des plaies et a pulvérisation

I. **Irrigateurs des plaies.** — *L'irrigateur d'Esmarch* se compose d'un récipient en métal ou en verre (le verre doit être employé avec les solutions au sublimé) de la contenance d'un litre à un litre et demi, muni à sa partie inférieure d'un tube en caoutchouc dont le bout libre est terminé par une canule en ébonite, verre ou métal, qui sert à diriger le jet liquide (fig. 22). La pression du jet dépend à la fois de l'élévation donnée au récipient tenu par un aide et de la compression exercée sur le tube par l'opérateur ; elle est ainsi facile à régler. On arrête à volonté l'écoulement du liquide en serrant fortement le tube, ou mieux en le relevant pour le fixer au récipient. Certains appareils sont munis de robinets qui risquent de s'encrasser et sont difficiles à nettoyer ; d'autres fonctionnent au moyen d'une soufflerie de Richardson, etc.

M. Galante a construit un petit appareil, dit *vide-bouteilles* (fig. 23), qui permet d'utiliser pour l'irrigation et le lavage une bouteille quelconque, et qui se compose d'un tube d'écoulement en caoutchouc. Une des extrémités du tube est constituée par une capsule souple coiffant le goulot de la bouteille ; à l'autre extrémité se fixent les canules ou embouts divers. L'arrêt du liquide se fait à volonté à l'aide d'un compresseur spécial, dit pince *presse-tube*, qui s'adapte sur n'importe quel tube en caoutchouc (fig. 24). On peut soit tenir la bouteille à la main, soit la fixer à l'aide d'un système à suspension fort simple.

II. Les **seringues** en métal ou en ébonite sont repoussées par la plupart des chirurgiens, parce que le jet, étroit, frappe toujours fortement les plaies, et aussi à cause de la difficulté d'assurer leur propreté.

Pour aspirer le pus des foyers anfractueux, on a proposé des poires en caoutchouc munies d'un embout effilé ; elles n'ont aucun avantage et sont très vite infectées.

III. **Pulvérisateurs.** — Les pulvérisateurs trouvent leur

place dans la catégorie qui nous occupe, car ils agissent par un lavage lent et l'imprégnation de la surface et des alentours des plaies, grâce à la condensation des vapeurs antiseptiques.

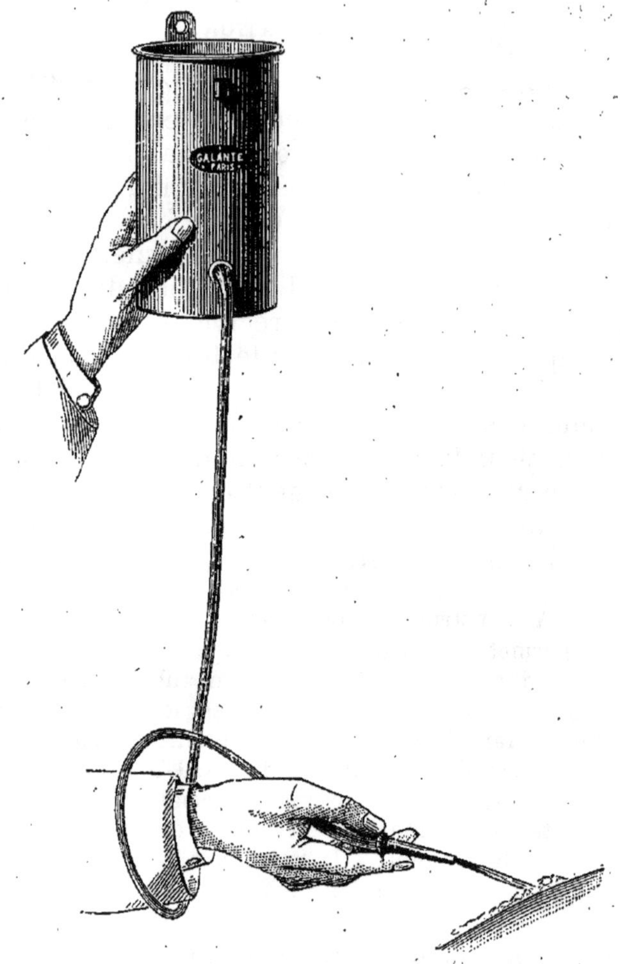

Fig. 22. — Irrigateur d'Esmarch.

On peut employer le petit pulvérisateur à main de Richardson, mais il n'est pas pratique pour une opération tant soit peut longue. Le *pulvérisateur à vapeur* est le seul en usage, en raison de sa commodité ; il en existe plusieurs modèles.

Le *pulvérisateur de Lucas-Championnière*, dont le modèle construit par Collin est des plus répandus, est constitué (fig. 25) par une chaudière sphérique munie à sa partie supérieure d'une soupape de sûreté et de deux tubes A, B, destinés à la sortie de la vapeur, mobiles de haut en bas et *vice versa*, pour permettre de

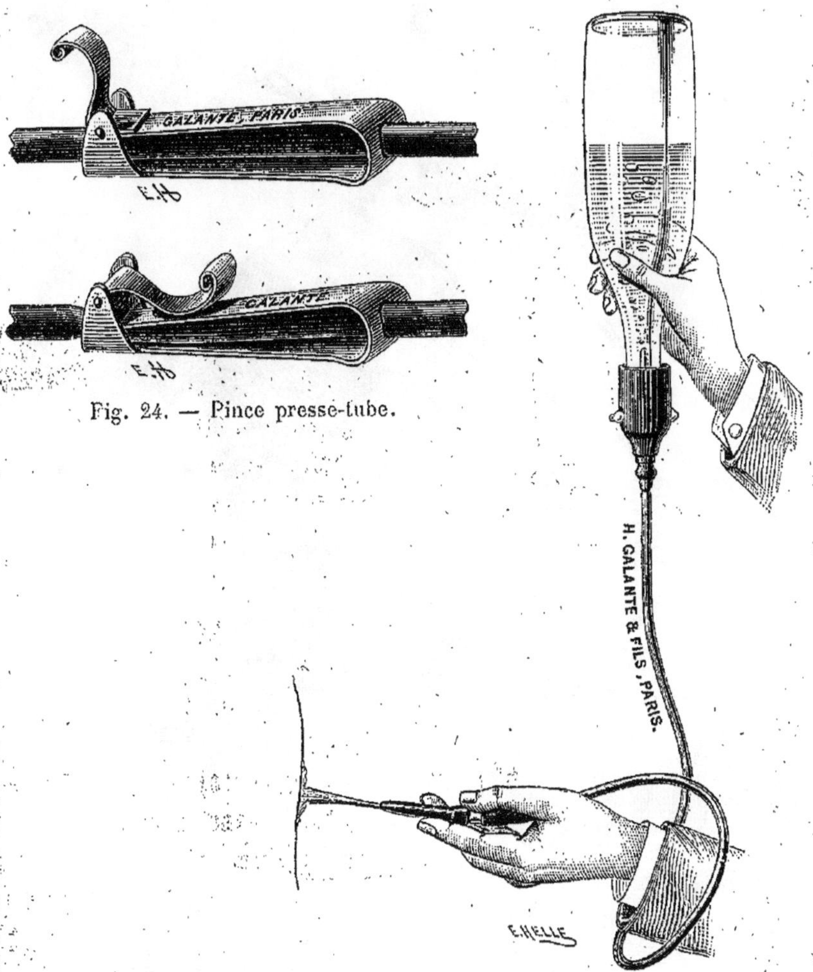

Fig. 24. — Pince presse-tube.

Fig. 23. — Vide-bouteilles.

diriger le jet. Ces deux tubes sont fixés chacun à angle droit en présence de l'orifice des tubes servant à l'évaporation par aspiration du liquide phéniqué, qui est contenu dans un récipient en verre situé en avant de l'appareil sur le socle duquel il est porté.

Mode d'emploi. — Après avoir enlevé le bouchon vissé en C, remplir la chaudière, jusqu'à ce que le liquide affleure, avec de l'eau simple, bouillante pour abréger le temps de chauffe, et tenir fermés les deux tubes à robinet en les plaçant verticalement. La lampe à alcool aura été préalablement remplie par un orifice latéral. Emplir ensuite le vase du liquide à pulvériser. La lampe étant

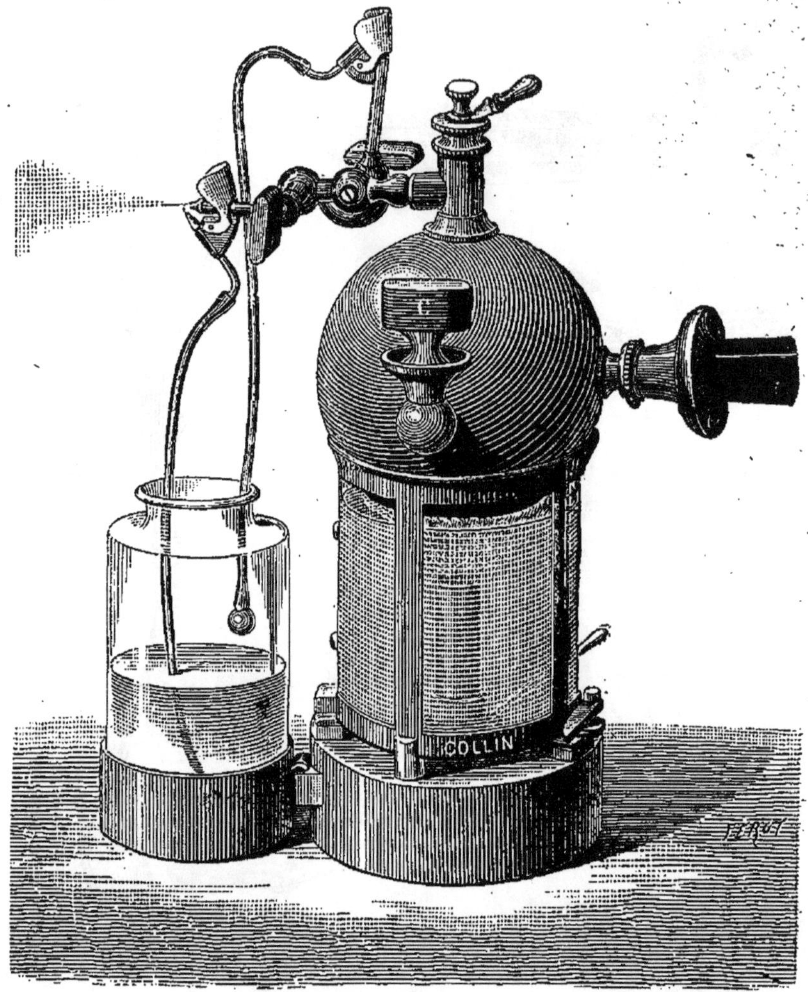

Fig. 25. — Pulvérisateur de Lucas-Championnière.

allumée, lorsque le liquide est sous pression et que la vapeur sort bleue et chasse bien le jet à distance, ouvrir définitivement un des robinets ; il ne faut pas abaisser à la fois les deux robinets, car la pression deviendrait bientôt insuffisante. Pendant le fonctionnement de l'appareil, la lampe est employée avec toute sa flamme.

Pour arrêter la pulvérisation, relever le bec, et, si on veut maintenir l'appareil sous pression, diminuer la flamme en abaissant le levier à cet usage. Si, pendant le repos, la pression s'élève trop dans la chaudière, presser un peu sur la soupape. Pendant son fonctionnement, l'appareil est disposé sur un meuble quelconque, à environ un mètre ou un mètre et demi du champ opératoire, et à l'abri d'un courant d'air.

Si le jet de vapeur venait à cesser par manque d'eau dans la chaudière (ce qu'on ne doit pas confondre avec l'absence de pression), on éteindrait la lampe pour ne pas altérer la paroi de la chaudière.

Quand on veut cesser de se servir du pulvérisateur, on abaisse les deux becs, on éteint la lampe et un peu plus tard on dévisse le bouchon.

Le petit appareil de ce modèle fonctionne pendant une heure ; le grand appareil, préférable, pendant quatre à cinq heures. On a aussi construit de très grands appareils chauffés au gaz, employés surtout dans les maternités.

Nous étudierons le plus ou moins d'utilité du spray avec les modifications apportées au pansement de Lister.

ARTICLE VII

MATÉRIEL ACCESSOIRE

Ce matériel comprend : 1° les *alèzes* ou draps hors de service et bien lessivés, les toiles cirées, caoutchoutées, etc., destinées à être placées sous le malade pendant les opéra-

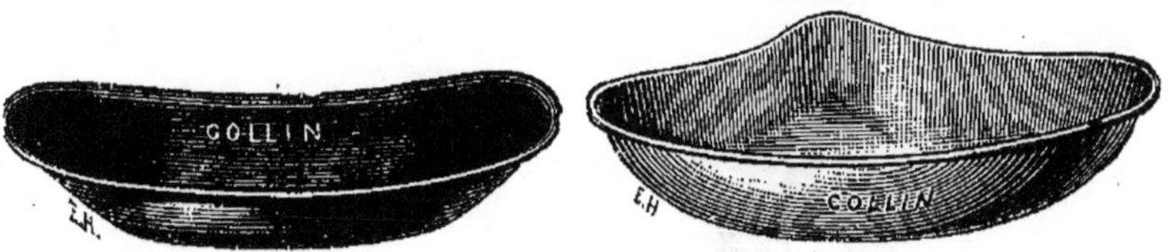

Fig. 26. Fig. 27.

Vases à pansement.

tions et pansements ; 2° les *vases divers* pour retenir les liquides pendant le lavage des plaies et dont la forme doit être assez variée pour pouvoir s'accommoder à celle des régions ; ils sont en étain, cuivre, caoutchouc durci (fig. 26 et 27) ; 3° les vases et récipients destinés à recevoir les solutions médicamenteuses et les instruments (en cuivre, fer émaillé, porcelaine, verre, etc.) ; le sublimé altère les vases métalliques.

Nous ne pouvons insister sur les appareils roulants qui servent à transporter dans les salles d'un hôpital les objets de pansement, ni sur l'installation des salles d'opération pour l'application rigoureuse de la méthode antiseptique.

CHAPITRE III

DES PROCÉDÉS DE L'ANTISEPSIE ET DE L'ASEPSIE

La méthode antiseptique, qui comprend à la fois l'antisepsie et l'asepsie, a pour but de protéger les plaies contre l'accès ou le développement des germes infectieux. D'une part, il faut lutter contre les causes habituelles d'infection des plaies, d'autre part on doit appliquer aux plaies un mode de pansement susceptible d'assurer leur protection. Nous exposerons dans ce chapitre les moyens dont dispose la chirurgie pour remplir la première de ces indications.

L'infection d'une plaie peut s'opérer de deux manières : 1° soit indirectement par l'air, 2° soit directement par le contact. L'infection indirecte par l'air est celle qui est le moins à craindre ; il est même moins dangereux de laisser une plaie exposée à l'air libre (pansement ouvert) que de la laver avec de l'eau ordinaire et de la recouvrir d'un linge quelconque. L'infection directe est la plus fréquente et la plus redoutable ; elle peut s'effectuer par les mains du chirurgien ou de ses aides, par les instruments et les matériaux à pansement, par la région malade elle-même ; c'est surtout contre elle que l'on doit combattre avec les ressources les plus puissantes de la méthode antiseptique.

Cette lutte contre les germes infectieux a comme moyens d'action : 1° les antiseptiques chimiques, antisepsie ; 2° les procédés de stérilisation physiques et mécaniques, l'asepsie par la chaleur.

On combine souvent ces deux ordres de moyens, surtout dans la pratique journalière de la chirurgie.

I. **Des antiseptiques chimiques.** — Les antiseptiques sont des substances chimiques capables de détruire les germes infectieux, ou tout au moins d'entraver leur développement. Beaucoup d'entre eux agissent sur les bacilles, mais n'ont aucune action sur les spores, d'où l'irrégularité des résultats obtenus. On les emploie tantôt sous forme liquide, en solution, tantôt sous forme de poudre, soit seuls, soit incorporés à des matières à pansements. Leur nombre est des plus considérables. On s'est livré à des expériences bactériologiques multipliées, afin de connaître leur mode d'action et leur puissance individuelle. En ce qui concerne leur mode d'action, tout ce que l'on sait, c'est qu'ils sont toxiques pour le microbe, mais qu'ils le sont également pour l'homme, aussi leur emploi doit être surveillé et nécessite une certaine prudence ; ils ont, en outre de leur pouvoir germicide ou bactéricide, une influence assez fâcheuse sur les tissus vivants dont ils peuvent parfois, par leur action caustique, compromettre la vitalité ; leur action, avons-nous dit, est souvent infidèle.

Les expérimentateurs sont loin d'être d'accord sur la puissance individuelle des antiseptiques. Comme cette puissance varie suivant le microbe, suivant sa manière d'être, bacille ou spore, suivant le milieu dans lequel il se trouve, et surtout suivant le mode d'étude de l'expérimentateur, on est arrivé aux résultats les plus variés et parfois les plus opposés ; c'est ainsi que, à l'encontre de la plupart des expérimentateurs, Mertens et Senger ont trouvé que l'acide phénique à 5 p. 100 et même à 3 p. 100 tuait le staphylococcus aureus beaucoup plus rapidement que le sublimé ; de même, les expériences de laboratoire ont dénié à l'iodoforme un pouvoir antibacillaire, alors que la pratique des chirurgiens en démontrait l'existence.

D'une manière générale, la puissance des antiseptiques a été estimée trop haut (Schimmelbusch, *Aseptik,* 1892). La durée du contact dans un laboratoire est toute différente de celle exigée dans les tissus où les bacilles sont défendus par des substances grasses contre l'action de l'antiseptique, et, en outre, se dérobent à cette action en s'infiltrant profondément dans les parois malades. On ne saurait exactement conclure du laboratoire à la pratique, et il nous paraît inutile de chercher à classer les antiseptiques par ordre de puissance ; mieux vaudrait, comme le dit Duclaux, les inscrire par ordre alphabétique. Il suffit, au point de vue pratique, de savoir que le sublimé est le plus puissant de tous et le plus employé aujourd'hui, toutefois qu'il agit mal sur les plaies saignantes ou sur les plaies putrides, et qu'il altère les instruments ; que l'acide phénique convient mieux aux instruments et aux plaies putrides, de concert, pour ces dernières, avec le chlorure de zinc et l'acétate d'alumine ; que l'iodoforme, le salol ont une indication nette dans le traitement des plaies cavitaires et spécialement, pour l'iodoforme, dans les lésions tuberculeuses ; que pour les muqueuses on préfère l'acide borique et l'eau naphtolée.

Le mode d'emploi des antiseptiques les plus usuels sera étudié dans le chapitre réservé aux pansements divers. Il est reconnu que leur puissance est exaltée par l'élévation de température de leur solution, et que le mélange de plusieurs antiseptiques est plus actif que l'un de ces agents pris isolément.

II. **De la stérilisation par les procédés physiques. Asepsie par la chaleur.** — Si, dans certaines conditions et pour quelques pratiques des pansements, les antiseptiques chimiques permettent de réaliser la stérilisation, l'asepsie, il faut reconnaître qu'ils sont le plus souvent insuffisants ; aussi doit-on avoir recours à la stérilisation par les procédés physiques, surtout en ce qui concerne les instruments et les objets de pansement à mettre en contact avec une plaie.

Les procédés physiques usités pour obtenir l'asepsie sont tous basés sur l'emploi de la chaleur soit humide, soit sèche. Ce sont : 1° l'ébullition ; 2° la vapeur d'eau sous pression ; 3° la vapeur d'eau courante ou circulante ; 4° la chaleur sèche, le flambage.

1° *Ebullition.* — L'ébullition est le procédé le plus simple et le plus pratique pour réaliser l'asepsie de certains objets (instruments, fils de soie, fils métalliques, gaze, etc.). On utilise soit l'eau ordinaire, ou mieux l'eau filtrée au filtre Chamberland, soit l'eau additionnée de substances salines pouvant élever son point d'ébullition en même temps qu'elles servent à empêcher l'oxydation des instruments, soit des liquides à point d'ébullition élevé avec lesquels la stérilisation est plus sûre.

L'ébullition doit se faire, surtout pour l'eau, dans un récipient muni d'un couvercle, sans cela la température du liquide n'est pas uniforme.

a.) *Eau bouillante*. — Le maintien des objets dans l'eau bouillante ordinaire donne déjà, d'après Pasteur, une stérilisation acceptable, surtout si l'ébullition est prolongée pendant une demi-heure. L'emploi de l'eau ordinaire a l'inconvénient d'oxyder fortement les instruments, inconvénient qu'on peut diminuer en se servant d'eau venant de subir une première ébullition et refroidie.

b.) *Eau additionnée de carbonate de soude*. — L'addition de 1 gramme de carbonate de soude pour 100 grammes de liquide élève légèrement le point d'ébullition de l'eau (104° environ), et augmente son action antiseptique en dépouillant les germes des matières grasses qui les protègent. Ce moyen, conseillé par Schimmelbusch (*Aseptik*, 1892), est d'un usage courant à la clinique de Bergmann ; les instruments ne sont ni altérés, ni oxydés.

c.) *Liquides à point d'ébullition élevé*. — Ils donnent toute certitude sur l'efficacité de la stérilisation par la haute température qu'on peut atteindre ; c'est grâce à leur emploi que les chirurgiens lyonnais ont fait disparaître de leurs salles la septicémie gangréneuse dont les germes sont si résistants, surtout s'ils sont desséchés (Vinay, *Manuel d'asepsie*). Ils s'appliquent surtout à la stérilisation des instruments que nous étudierons plus loin.

Tripier a conseillé un bain d'huile portée à 130° ; A. Poncet, de Lyon, préfère soit la glycérine dont le point d'ébullition est à 280°, soit mieux, la pétrovaseline bouillant vers 200° ; il suffit d'élever ces substances à la température de 120°-130° pendant vingt minutes.

Redard recommande un mélange de 40 grammes de chlorure de sodium pur pour 100 grammes de glycérine, dont l'ébullition se fait à 110°.

2° *Vapeur sous pression*. — La vapeur d'eau sous pression à 110 ou 115°, agissant pendant 15 à 20 minutes, détruit tout ce qui a vie (Straus). Ce mode de stérilisation convient surtout aux matériaux de pansement.

Plusieurs systèmes d'étuves ou d'autoclaves, modifications de l'autoclave de Chamberland employé dans les laboratoires de bactériologie, ont été construits spécialement en vue de la stérilisation chirurgicale. Les plus connus sont ceux de Redard, de Sorel, de Geneste et Herscher.

Dans l'emploi de ces autoclaves, il faut avoir le soin, si l'on veut que la stérilisation soit complète, de chasser parfaitement l'air. Heydenreich et Quénu ont insisté sur ce point de pratique, souvent mal exécuté ; s'il reste de l'air et si le robinet d'échappement est fermé trop tôt, il arrive que doué de plus de force expansive que la vapeur, à température égale, l'air fait monter le manomètre à une pression à laquelle est censée répondre une température donnée ; or, les indications fournies par les tables ne sont exactes que si la vapeur est expurgée d'air ; aussi M. Quénu a proposé de vérifier si la température voulue a été atteinte à l'aide d'un alliage, bismuth et étain, à point de fusion déterminé, enfermé dans un petit tube de verre qu'on introduit dans l'autoclave avec les objets à stériliser.

a). *Autoclave de Redard* (fig. 28). Cet autoclave, construit par Wiesneg, se compose : 1° d'un cylindre en cuivre fermé par un couvercle à écrou ; ce cylindre constitue l'autoclave proprement dit ; 2° d'un manomètre M gradué à trois atmosphères, indiquant le rapport de la pression et de la température ; 3° d'un robinet R destiné à chasser l'air, perdre un excès de vapeur ou éviter le vide du refroidissement ; 4° d'une soupape de sûreté S ; 5° d'une enveloppe en tôle sur laquelle repose l'autoclave et dont la poignée D permet le transport de tout l'appareil ; 6° d'une lampe à alcool L, à plusieurs mèches, au-dessus de laquelle se trouve une plaque de tôle percée de trous correspondant aux axes des mèches et destinée à activer le tirage en même temps qu'à préserver la lampe du rayonnement de l'autoclave ; 7° de deux paniers en toile métallique placés dans l'autoclave, destinés à recevoir le matériel à stériliser.

Une certaine quantité d'eau, un litre environ, est versée dans le récipient en cuivre et ne doit pas dépasser un certain niveau ; les objets à stériliser sont ensuite placés dans ce récipient et l'eau ne doit pas les baigner ; le couvercle est fixé et on allume la lampe ; au bout d'un certain temps, on laisse échapper, par le robinet R, une certaine quantité d'air.

Lorsque le manomètre indique la température désirée, il suffit, pour la maintenir, de diminuer le feu de la lampe en fermant un certain nombre de becs.

Pour obtenir une désinfection absolue, il suffit de maintenir les objets pendant une demi-heure dans l'appareil.

Des appareils du même genre, mais plus grands et destinés aux services hospitaliers, ont été construits par MM. Geneste et Herscher, dont la grande étuve à désinfection peut également être utilisée.

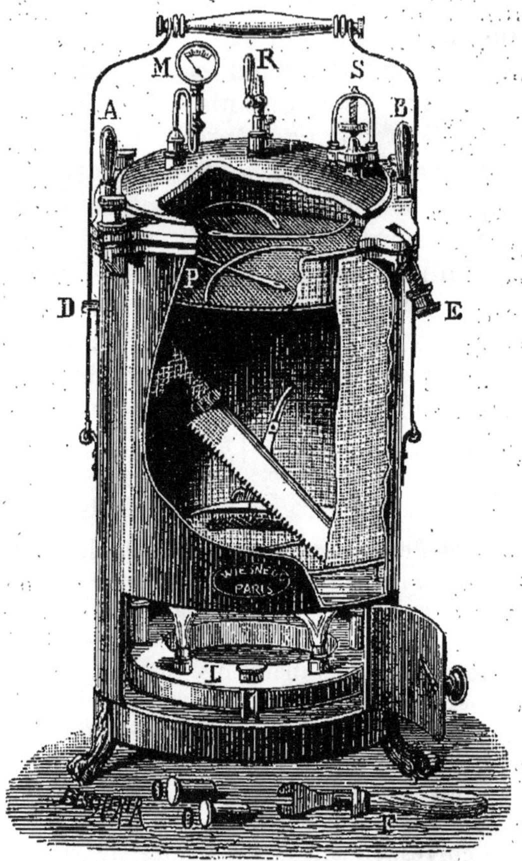

Fig. 28. — Autoclave de Redard.

b). L'*étuve de Sorel*, préconisée par M. Quénu, a, sur la précédente, l'avantage de pouvoir, grâce à une disposition ingénieuse, dessécher les objets après la stérilisation. Cette étuve se compose d'une sorte d'autoclave dans lequel on introduit un cylindre en laiton dont le fond, à jour, est seulement muni d'un grillage métallique; en haut, le cylindre porte une collerette qui fait joint sur deux caoutchoucs de sorte que la vapeur ne peut s'échapper que par l'intérieur du cylindre à travers les substances à purifier. Dans le fond de l'autoclave existe une rigole annulaire qui reçoit de l'eau. Les parois de l'autoclave sont creuses et renferment de la glycérine; elles sont chauffées par le gaz; la température du bain est maintenue constante par un régulateur d'Arsonval. La rigole de l'autoclave étant remplie d'eau et l'appareil chauffé, on introduit le cylindre contenant les objets à stériliser, puis on ajuste le couvercle en bronze en laissant ouvert le robinet qu'il porte à son sommet pour permettre à l'air de s'échapper; le robinet est ensuite fermé. La pression s'élève rapidement et se fixe à 2 kg. 2/3 correspondant à 130°.

Au bout de dix minutes, l'opération est arrêtée, la stérilisation est accomplie.

Dans un deuxième acte, on dessèche les objets stérilisés; pour cela, on ouvre un robinet, qui fait communiquer l'autoclave avec un tuyau vertical d'assez gros calibre, situé en dehors de l'appareil et dans lequel on fait couler de l'eau froide; cette eau aspire et condense la vapeur dégagée par les tissus mouillés; ceux-ci étant maintenus chauds par le rayonnement de l'enveloppe laissent rapidement évaporer l'eau et lorsque le manomètre accuse le vide, les tissus sont secs.

Il ne reste plus qu'à rendre l'air pour ouvrir l'appareil. Comme garantie, on fait rentrer l'air à travers un tube de platine enroulé en spirale et porté au rouge grâce à un petit bec à gaz. Alors on ouvre l'autoclave et on fixe les couvercles du cylindre.

Des expériences de laboratoire ont démontré la parfaite stérilisation obtenue avec cet appareil.

3° *Stérilisation par la vapeur courante ou circulante.* — Ce procédé consiste à soumettre les objets à stériliser à un simple courant de vapeur d'eau; il est très employé en Allemagne, parce qu'il dérive du stérilisateur à vapeur ou marmite de Koch.

La stérilisation est plus longue à obtenir que par la vapeur sous pression.

Les principales étuves employées sont celles de Lautenschläger, de Rietschel et Henneberg. Il y a toujours dans ces appareils un certain degré de pression.

Un courant de vapeur d'eau se dégage d'un récipient, ou petite chaudière en ébullition, et traverse l'étuve dans laquelle sont disposés les objets. La stérilisation est plus sûre et plus prompte, l'élévation de température plus rapidement obtenue quand la vapeur arrive de haut en bas dans l'étuve.

L'*appareil de Lautenschläger* (fig. 29) est employé par Bergmann ; nous en empruntons la description à la monographie de Schimmelbusch sur l'asepsie. Il se compose de deux cylindres en cuivre MN fixés l'un dans l'autre, entourés d'un revêtement d'asbeste laqué comme les locomotives. L'espace O, large de plusieurs centimètres, qui existe entre les deux cylindres de cuivre, est rempli d'eau par l'intermédiaire du tube W, jusqu'à moitié de sa hauteur. Cette eau peut être portée à l'ébullition par un brûleur spécial F. La vapeur monte dans l'espace O et arrive par les ouvertures V à la partie supérieure de l'appareil dans l'intérieur du cylindre de cuivre interne qui est disposé pour recevoir les objets à stériliser. Le couvercle D étant fermé, la vapeur est forcée de descendre dans le cylindre, sort du stérilisateur par le tube R et va se condenser dans un vase extérieur rempli d'eau. Le couvercle, solidement fixé par des vis, porte en son milieu un thermomètre T.

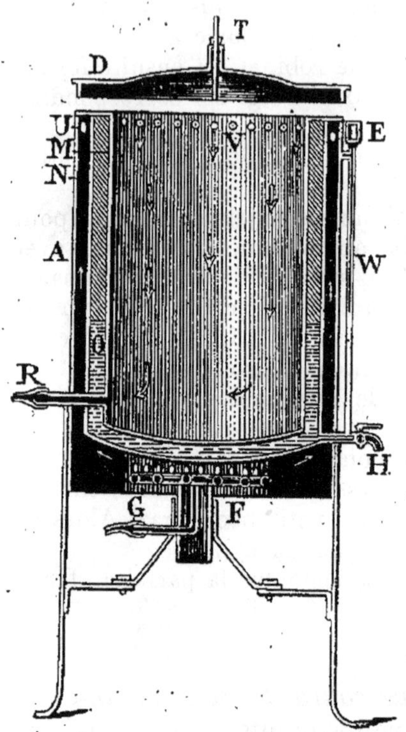

Fig. 29. — Appareil de Lautenschläger.

Lorsque l'eau est échauffée en O, avant la formation des vapeurs, l'espace interne de l'étuve et les objets à stériliser sont déjà chauffés au moment où la vapeur les atteint, ce qui évite la formation et la chute de l'eau de condensation et fait que les objets sont peu humides après la stérilisation.

Cet appareil peut être chauffé au gaz ou à l'alcool. Les objets à aseptiser sont contenus dans des boîtes dont le couvercle et les parois sont percés de trous ; au moment de retirer les boîtes, on ferme hermétiquement ces trous par un mécanisme fort simple.

4° *Stérilisation par la chaleur sèche.* — Ce procédé est beaucoup moins efficace et moins rapide que les précédents, et exige l'emploi d'une température plus élevée que celle des étuves à vapeur. Il s'applique tout particulièrement aux instruments, les tissus à pansements ne supportant pas les hautes températures nécessaires (180-200°). Avec la chaleur sèche, il faut plusieurs heures pour que la température centrale d'un objet volumineux atteigne le degré désiré.

a). *Etuves à air chaud.* — Le système le plus connu est le stérilisateur de Poupinel (fig. 30) d'un modèle analogue à celui usité dans les laboratoires. Il est constitué par une étuve en tôle ou en

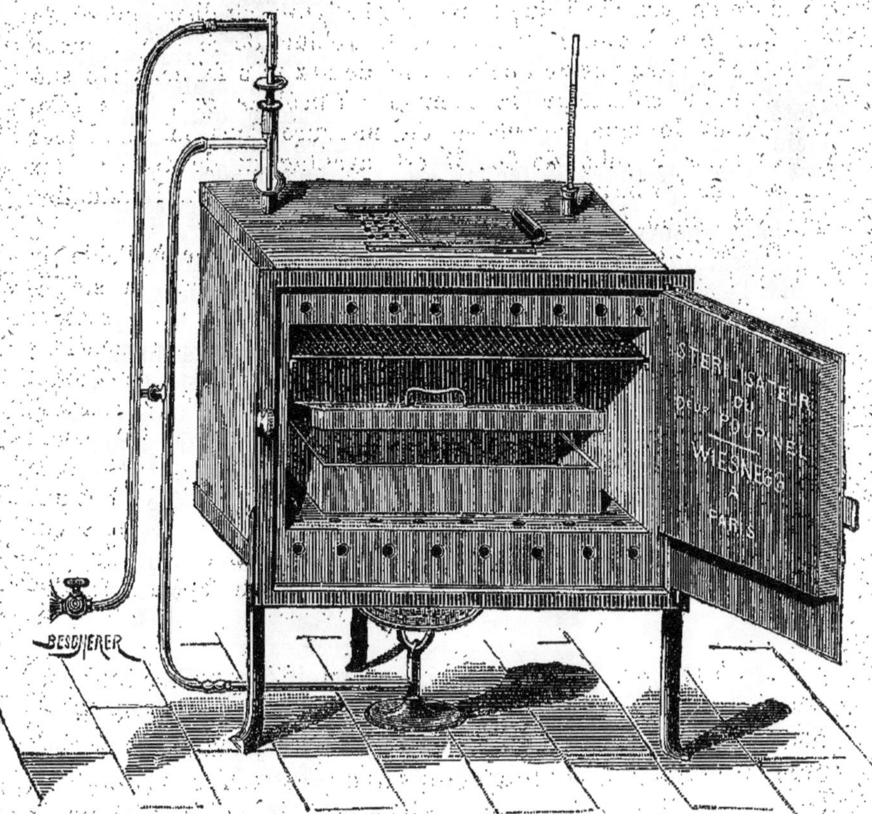

Fig. 30. — Stérilisateur de Poupinel.

cuivre à doubles parois, chauffée soit au gaz, soit à la lampe à alcool, et dans l'intérieur de laquelle sont disposées des boîtes en métal (nickel pur ou cuivre rouge brasé), sans soudures, munies d'un couvercle à fermeture hermétique, destinées à recevoir les objets à stériliser.

L'appareil est réglé une fois pour toutes de la manière suivante :

1° faire arriver le gaz d'éclairage au brûleur sans passer par le régulateur et porter ainsi le stérilisateur à la température de 180° lue au thermomètre qu'il importe de faire descendre jusqu'au contact de la paroi inférieure de l'étuve ; 2° au bout d'un certain temps, le régulateur étant comme l'étuve à 180°, verser dans celui-ci, sans le déplacer, une quantité de mercure exactement suffisante pour venir obturer l'orifice inférieur du tube de fer taillé en biseau. Le réglage ainsi fait, on peut augmenter la précision en faisant exécuter quelques tours au tube de fer muni à cet effet d'un pas de vis ; 3° relier le régulateur au brûleur et au robinet d'arrivée de gaz, ainsi que le montre la figure, en disposant sur le trajet du gaz le rallumeur. Placer le robinet de ce rallumeur de façon qu'il laisse passer une quantité de gaz très faible, juste suffisante pour entretenir la flamme du brûleur qui, sans cela, s'éteindrait lorsque l'ascension du mercure dans le régulateur vient fermer le tube de fer. Il est avantageux de tracer deux repères sur les branches du rallumeur pour indiquer la situation que doit toujours conserver la clef du robinet.

Stérilisation. — 1° Allumer le brûleur ; modérer à l'aide du robinet l'arrivée du gaz ; 2° placer à l'étage inférieur du stérilisateur la boîte spéciale contenant les instruments bien secs, et ouverte ; 3° à l'étage supérieur un morceau d'ouate de dimensions suffisantes pour pouvoir ultérieurement recouvrir les objets à aseptiser ; 4° fermer la porte du stérilisateur et laisser l'appareil à la température de 180° pendant 50 minutes comptées depuis le moment d'introduction des objets dans le stérilisateur ; 5° au bout de ce temps, éteindre le brûleur, ouvrir le stérilisateur, prendre avec une pince flambée et stérilisée l'ouate et la disposer en couvercle sur les instruments. Refermer le stérilisateur et laisser refroidir, puis placer, par-dessus l'ouate, le couvercle métallique après refroidissement.

b. *Flambage.* — Le flambage, conseillé par Pasteur, ne convient qu'aux instruments auxquels il donne une stérilisation parfaite ; mais pour être efficace, la flamme doit être en contact assez longtemps avec les surfaces (Redard). On le pratique, soit en maintenant les objets dans la flamme de l'alcool, soit en les plongeant dans une certaine quantité d'alcool qu'on enflamme ensuite et qu'on laisse flamber pendant trois à quatre minutes.

CHAPITRE IV

TECHNIQUE GÉNÉRALE DES PANSEMENTS

Tout pansement doit être exécuté d'après les principes de la méthode antiseptique. En préservant de toute infection une plaie aseptique, c'est-à-dire indemne de germes, opératoire ou accidentelle, le chirurgien recherche la guérison sans suppuration ; en s'opposant au développement des germes infectieux ou en les détruisant dans une plaie déjà contaminée, il s'efforce soit de transformer immédiatement cette plaie infectée en une plaie aseptique pour en obtenir la guérison par première intention, soit de réduire à leur minimum les phénomènes de la suppuration, de rendre le pus inoffensif et d'empêcher toute intoxication générale du blessé.

Qu'il s'agisse d'une plaie récente aseptique ou d'une plaie infectée, les règles générales de la méthode restent les mêmes, sauf des modifications de détail ; elles sont exactement applicables aux pansements et aux opérations.

D'après les principes de la doctrine de Lister, on peut classer sous trois chefs principaux les règles générales des pansements : 1° destruction des germes avant les pansements ou les opérations, réalisation de l'asepsie de tout ce qui doit approcher la plaie ou la région malade, de la plaie ou de la région malade elle-même ; 2° éviter, pendant le pansement ou l'opération, la contamination de la plaie ; détruire les germes dans la plaie si elle est infectée ; ménager la vitalité des tissus ; 3° assurer par un pansement approprié la permanence de l'antisepsie ou de l'asepsie.

L'application de la méthode antiseptique ne réside donc pas dans l'emploi de tel ou tel antiseptique chimique ou dans telle pratique donnant l'asepsie, mais bien dans un ensemble de mesures concourant toutes au même but, l'asepsie et la protection de la plaie.

Cette application, faite à l'aide des antiseptiques chimiques, est à la portée de tous les praticiens par sa simplicité, et elle est suffisante dans la plupart des interventions courantes. L'emploi de l'asepsie pure nécessite un outillage compliqué et dispendieux, et sera, longtemps encore, l'apanage des services hospitaliers. Toutefois, il est facile, dans la pratique journalière, d'associer dans une certaine mesure l'asepsie à l'antisepsie en ayant recours à l'eau bouillante pour la désinfection si importante des instruments et de certains objets de pansements.

I. **Destruction des germes avant les pansements et les opérations. — Asepsie et antisepsie préventives.** — Ces mesures préventives, les plus importantes, concernent : 1° le chirurgien et ses aides ; 2° l'eau et les solutions diverses; 3° les instruments ; 4° les matières et les objets à pansements; 5° les salles et les tables d'opérations et de pansements; 6° le malade et le champ opératoire. Pour éviter des redites et toute confusion, nous exposerons ici, en détail, les mesures de désinfection applicables au chirurgien, aux instruments, au matériel de suture, de ligature, de drainage, mesures qui s'appliquent indifféremment quel que soit le mode de pansement employé.

I. *Chirurgien et ses aides ; désinfection des mains.* — Le chirurgien et ses aides doivent porter un vêtement d'hôpital facile à nettoyer par le lessivage ou à aseptiser par la chaleur humide, la toile est préférable aux tissus de caoutchouc préconisés par quelques-uns ; l'usage de manchettes spéciales est inutile, et il est plus simple de laisser les bras nus jusqu'à hauteur du coude.

On évitera d'une manière absolue d'approcher d'un blessé avec un vêtement porté dans une salle d'autopsie ou de dissection, et, surtout dans le cas d'opération importante ou de grand pansement à pratiquer, on s'abstiendra de faire des autopsies ou des exercices de médecine opératoire au moins pendant quarante-huit heures avant, car la désinfection des mains est alors très difficile à obtenir.

En principe, dans un service hospitalier, les opérations et les grands pansement doivent se faire avant la visite dans les salles de malades. Les blessés atteints d'infections chirurgicales, érysipèle, lymphangite etc., doivent être pansés ou examinés après tous les autres malades ou bien leur pansement sera confié à un aide spécial.

La *stérilisation des mains*, si importante et si difficile à réaliser, sera obtenue en se conformant aux règles suivantes basées sur les expériences de Kümmel et de Furbringer : 1° nettoyage à sec des ongles et de leur rainure; 2° lavage et brossage à fond, pendant une ou deux minutes, avec du savon et de l'eau aussi chaude que possible, en insistant au niveau des ongles; c'est là la partie la plus importante de l'opération; 3° lavage pendant une minute avec de l'alcool à 80° qui permet à l'antiseptique d'agir plus rapidement, on peut frotter les mains avec un tampon imbibé d'alcool; 4° enfin, lavage pendant une minute avec une solution antiseptique dont la meilleure est celle de sublimé à 1 p. 1000. Ensuite essuyer les mains avec un linge sec aseptisé, ou à son défaut s'abstenir de s'essuyer. Si les mains ont été infectées par une autopsie ou une opération antérieure, le brossage à l'eau chaude et au savon durera cinq minutes et le brossage à la solution antiseptique deux minutes; le mieux serait de recommencer deux fois la procédure générale.

Les chirurgiens et leurs aides doivent se débarrasser de leurs bagues.

Le savon de toilette et le savon mou de potasse sont excellents; le savon dur de Marseille, préparé avec de vieilles graisses, doit être rejeté. Quant aux différents savons dits antiseptiques, ils constituent une superfétation.

On doit veiller spécialement à l'*asepsie des brosses* qui servent soit aux mains, soit aux instruments. Il faut les stériliser en les faisant bouillir soit dans l'eau ordinaire, soit dans une solution de carbonate de soude à 1 p. 100 (Berg-

4

mann) et les conserver dans un petit récipient contenant une solution de sublimé à 1 p. 1000. Neuber emploie des brosses en fibres de bois qui sont jetées après chaque usage.

Après les pansements et les opérations, surtout si l'on a fait usage des antiseptiques, on se lavera les mains avec un savon de toilette onctueux, on les séchera soigneusement, puis on les frottera avec une petite quantité de lanoline aromatisée avec 1 gramme de vaniline pour 50 grammes dont on enlèvera l'excédent avec un linge fin (G. Mayer).

II. *Eau et solutions antiseptiques.* — L'eau destinée soit au lavage des plaies, des mains, instruments, etc., soit à la préparation de solutions antiseptiques, devra être stérilisée. Pour cela, on prend de l'eau filtrée au filtre Chamberland, et on la fait bouillir pendant un quart d'heure; la répétition de l'ébullition est une excellente mesure surtout si l'on n'a pas d'eau filtrée; les spores qui survivent à cette opération sont inoffensives. Tripier et Poupinel ont imaginé des appareils spéciaux pour stériliser l'eau par la vapeur sous pression; leurs procédés n'ont pas de valeur pratique car on ne peut agir que sur de trop petites quantités d'eau à la fois.

D'après Tavel (de Berne), l'eau contenant 1 p. 100 de sel marin tue, en cinq minutes d'ébullition, les spores qui résistent à deux heures d'ébullition avec de l'eau simple.

Quant aux solutions antiseptiques, leur mode de préparation sera indiqué dans la description des divers pansements.

Tous ces liquides, eau stérilisée et solutions antiseptiques, seront conservés dans des récipients bien clos; pour les obtenir tièdes, on plongera les flacons dans un vase contenant de l'eau chaude.

III. *Stérilisation des instruments.* — Les instruments doivent être entièrement métalliques, en acier poli ou nickelé, avec des manches absolument polis sans gravures ni ornements; les lames seront unies au manche sans ciment pour permettre la stérilisation par la chaleur.

La stérilisation s'obtient, soit par les antiseptiques chimiques, soit par la chaleur, mais, quel que soit le mode employé, il faut procéder à un long et minutieux brossage avec l'eau chaude stérilisée et le savon mou de potasse; on ne saurait attacher trop d'importance à ce point. Toutefois, il faut être ménager du brossage pour les lames des bistouris ou des couteaux : un frottement un peu prolongé avec un tampon d'ouate hydrophile ou un linge fin imbibé d'alcool, d'éther ou de chloroforme, suffit à les mettre à même de subir la stérilisation par la chaleur ou les antiseptiques. On trouvera au chapitre du *Cathétérisme* les procédés usités pour les sondes diverses.

A. *Stérilisation par les antiseptiques.* — Ce procédé, qui appartient au pansement listérien, ne donne aucune certitude sur la perfection de l'asepsie. Les germes de la septicémie gangréneuse et même de la pourriture d'hôpital résistent à son emploi. La sécurité est donc relative et les expériences de Kümmel et Gartner ont été démontrées erronées. Après brossage à l'eau chaude et au savon, les instruments sont placés dans une solution phéniquée à 3 ou 5 p. 100, 10 minutes ou un quart d'heure avant l'opération et frottés avec un linge imprégné du liquide (Lister). Un lavage, préalable à l'immersion, fait avec l'éther ou le chloroforme, contribue à assurer l'asepsie des instruments ayant servi ou des instruments compliqués.

Les solutions phéniquées, nécessaires, ont l'inconvénient d'altérer le tranchant des bistouris.

B. *Stérilisation par la chaleur.* — En raison de sa sûreté, elle sera toujours préférée.

1° *Ebullition* (*eau pure*, *eau additionnée de carbonate de soude*). — C'est le procédé le plus simple ; comme outillage, un plat quelconque, une marmite suffisent. Il est à la portée de tous les praticiens et on ne saurait trop le leur recommander. On pourra disposer dans le fond du récipient soit un morceau de liège, soit un treillis métallique, soit un linge déjà aseptisé un peu épais pour ménager les pointes et les tranchants des bistouris.

Si l'on se sert d'eau ordinaire ou d'eau filtrée, il sera bon de la faire bouillir une première fois afin de réduire les chances d'oxydation des instruments qui, brossés et savonnés, n'y seront plongés que lorsque la deuxième ébullition sera en pleine activité. Le récipient sera muni d'un couvercle. L'ébullition sera prolongée pendant 10 minutes. Ensuite les instruments seront placés dans des cuvettes contenant de l'eau bouillie, tiède pour faciliter leur nettoyage pendant l'opération (Terrier). Un des promoteurs de l'asepsie, Neuber, pour éviter des manipulations, enveloppe ses instruments dans une serviette, les fait bouillir pendant une demi-heure et les place ensuite dans une solution phéniquée à 1 p. 100.

L'ébullition dans de l'eau contenant une addition de 1 p. 100 de carbonate de soude est encore préférable, car, outre que la température s'élève à 104°, ce qui assure l'asepsie, les instruments ne s'y rouillent pas comme avec l'eau ordinaire. Bergmann, d'après Schimmelbusch, n'emploie que ce procédé. L'ébullition est prolongée pendant 10 à 15 minutes. Les instruments sont ensuite placés, pendant l'opération, dans une solution de même nature ayant bouillie et qu'on peut additionner de 1 p. 100 d'acide phénique.

2° *Liquides à point d'ébullition élevé.* — Tripier, de Lyon, a employé le bain d'huile. Une caisse en laiton divisée en plusieurs compartiments de grandeur différente suivant les instruments, chauffée par un brûleur à gaz avec régulateur d'Arsonval, sert à la stérilisation; les compartiments communiquent entre eux à l'aide d'un double fond dont la partie supérieure est percée de trous, de manière à équilibrer la température du bain ; on peut encore disposer les instruments dans de petits paniers en fil de fer recuit. La température est portée et maintenue à 120-130° pendant 10 minutes, la durée totale de l'opération est de trois quarts d'heure. Les instruments sont ensuite placés dans une solution phéniquée à 5 p. 100, à une température de 70-80°, pour éviter la détrempe (l'eau stérilisée chaude peut suffire).

A. Poncet a utilisé la glycérine qui bout à 280°. On se sert d'une marmite de cuivre munie d'un thermomètre et chauffée par un réchaud à gaz. Les instruments disposés dans un panier en cuivre grillagé sont maintenus dans le bain dont la température doit être élevée à 120-130° pendant 20 minutes ; puis ils sont immergés dans la solution phéniquée forte. La glycérine a l'inconvénient d'émettre des vapeurs désagréables, aussi A. Poncet a cherché à la remplacer par de la pétrovaseline qui bout vers 200°.

M. Redard conseille le moyen suivant : un mélange de chlorure de calcium sec (chimiquement pur et débarrassé de son cuivre par un courant d'hydrogène sulfuré 40 gr.) et glycérine 100 gr., est mis dans un récipient en porcelaine ou un vase étamé, et l'ébullition qui se produit à 110° est prolongée pendant une demi-heure ; il faut remplacer de temps à autre le liquide évaporé pour empêcher la formation de cristaux.

3° La *vapeur sous pression* a le grave inconvénient de rouiller les instruments et de les altérer à la longue, aussi a-t-on renoncé à son usage.

4° La *chaleur sèche* fournie par des étuves spéciales, telles que l'étuve de Poupinel (V. page 57), est un excellent moyen, qui a toutefois l'inconvénient de détériorer les instruments tranchants. On la réservera pour les instruments solides (pinces, rugines, etc., etc.).

L'opération exige une durée de 45 minutes environ. Les instruments exactement desséchés sont placés dans des boîtes métalliques, sans soudures, et portés dans l'étuve qu'on maintient à 180° pendant trois quarts d'heure.

Le *flambage à l'alcool* sera réservé aux cas d'urgence ; il a été exposé page 58.

Après toute opération, les instruments subiront un nettoyage minutieux ; brossage à l'eau chaude et au savon de potasse, rinçage à l'eau bouillie, lavage à l'acool s'il est nécessaire, puis sécher avec un linge aseptique.

IV. *Matières et objets à pansement.* — Les matériaux à pansement proprement dits, gaze, coton, étoupe, etc., etc., seront aseptisés ou antiseptisés comme nous l'indiquerons à propos de la technique spéciale des pansements. Ces matériaux seront conservés dans des récipients hermétiquement clos; les matériaux antiseptisés seront en outre enveloppés dans du papier parcheminé imperméable. Les récipients ne seront ouverts qu'au moment de l'opération ou du pansement. Autant que possible, pour les malades à panser dans les salles, on préparera le pansement dans un local spécial de manière à éviter dans la salle des manipulations de matériaux.

Les préparations ne devront pas être trop anciennes, car il est reconnu que les substances aseptisées ou imprégnées d'antiseptiques depuis longtemps contiennent des microorganismes, et parfois même ces dernières ne présentent plus aucune trace d'antiseptique. Si, en pratique courante, on a des doutes sur ce point, on plongera ces substances avant de s'en servir dans une solution antiseptique fraîche.

Il sera toujours utile, pour les pansements à faire dans les salles, d'avoir en permanence une certaine quantité de matières, telles que coton hydrophile, gaze, compresses, dans des récipients contenant une solution antiseptique, sublimé à 1 p. 1000 ou acide phénique à 5 p. 100.

Lorsqu'on a en vue une opération, ou un grand pansement, il est nécessaire de préparer un certain nombre de compresses destinées à recouvrir les régions entourant le champ opératoire. Ces compresses seront aseptisées soit à l'autoclave, soit par ébullition, pendant une demi-heure, dans une solution de sublimé à 1 p. 1000 ; ces dernières peuvent être conservées dans des bocaux bien bouchés contenant une solution de sublimé renouvelée tous les huit jours, et, si l'on a des craintes sur leur asepsie au moment d'agir, on les soumettra encore à l'ébullition (Terrillon).

Les *éponges*, préparées comme il a été dit page 40, seront conservées dans des solutions antiseptiques, acide phénique à 5 p. 100, ou sublimé à 1 p. 1000. La préparation des éponges datera au moins de 8 jours ; les solutions seront souvent renouvelées. Les *compresses-éponges*, les tampons de gaze et de coton, seront stérilisés à l'autoclave ou soumis à l'ébullition pendant une heure dans une solution de sublimé ; on les conserve comme les éponges.

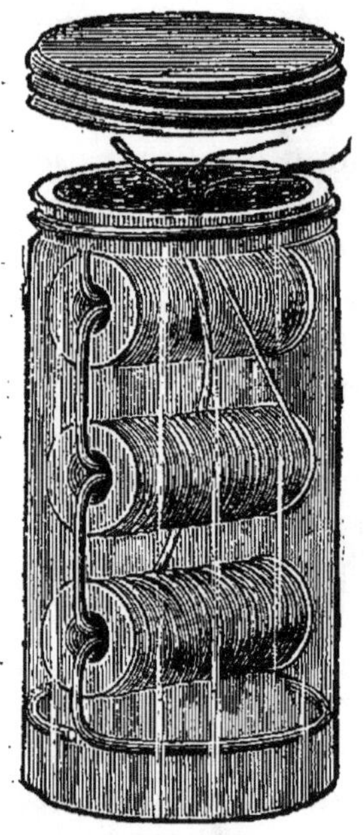

Fig. 31.
Dévidoir en verre.

Les *drains en caoutchouc* sont maintenus dans la solution phéniquée à 5 p. 100. La solution de sublimé colore en noir les tubes mal désulfurés (comme elle le fait pour les éponges), et finit par les altérer. On peut assurer leur asepsie en les soumettant, pendant dix minutes, soit à l'ébullition dans une solution antiseptique ou de carbonate de soude à 1 p. 100, ou même dans de l'eau simple, soit à la vapeur d'eau.

Fils à ligature et à suture. — Le catgut, la soie, enroulés sur des bobines en verre, sont tenus dans des flacons contenant soit une solution antiseptique soit de l'alcool. On a construit des dévidoirs en verre (fig. 31) de modèles variés, destinés à faciliter leur emploi tout en les mettant à l'abri des souillures. Les bobines et les flacons seront préalablement stérilisés à l'eau bouillante.

1° *Catgut.* — Le nombre des procédés conseillés pour la stérilisation du catgut montre combien cette opération est difficile ; certains chirurgiens ont même renoncé à son emploi auquel ils attribuaient divers accidents (suppuration, pustule maligne).

L'asepsie du catgut se recherche soit par les antiseptiques chimiques, soit par la chaleur.

Asepsie du catgut par les antiseptiques chimiques. — La première formule de Lister était la suivante :

Acide phénique	20 grammes.
Eau	2 —
Huile d'olives	100 —

Plonger le rouleau de catgut dans cette solution de manière qu'il ne touche pas le fond du flacon et l'y laisser séjourner six mois.

Il substitua ensuite la préparation par l'acide chromique ; le catgut est plus aseptique, plus solide, mais se résorbe moins facilement.

Acide chromique	1 partie
Acide phénique pur	200 —
Eau.	4000 —
Catgut.	200 —

Retirer le catgut après quarante-huit heures, l'étendre soigneusement et le faire sécher et le conserver dans la solution phéniquée comme ci-dessus.

Avant l'emploi, il est bon de frotter légèrement les fils avec une compresse aseptique ou imbibée d'une solution antiseptique pour les débarasser de l'huile, et de les tremper pendant quelques instants dans une solution antiseptique. Lucas-Championnière conseille avec raison au chirurgien de préparer son catgut lui-même, avec des cordes sèches achetées dans le commerce.

C. Roux laisse séjourner le catgut pendant huit jours dans l'essence de térébenthine, le lave ensuite pendant un quart d'heure dans l'éther absolu. Ce procédé est assez rapide et donne un bon résultat.

Braatz conseille de le plonger, pour le dégraisser, pendant douze heures dans l'éther, puis pendant douze heures dans l'alcool absolu, et de là dans une solution de sublimé à 1 p. 1000 pendant vingt-quatre heures ; on conserve ensuite dans l'acool absolu.

Brunner dégraisse le catgut au savon ou à la lessive de soude, le met pendant une demi-heure dans l'éther, puis pendant vingt-quatre heures dans la solution suivante : sublimé 1 gr., alcool absolu 700 gr., glycérine 100 gr., on le conserve dans cette solution ou dans l'alcool absolu.

Bergmann emploie un procédé analogue : vingt-quatre heures dans l'éther, puis séjour dans une solution de sublimé 1 p., alcool absolu 80 p., eau distillée 20 p., qu'on renouvelle tous les deux jours jusqu'à ce que le liquide, qui se trouble au début, reste clair, et enfin conservation dans l'alcool à 90°. Les deux derniers procédés méritent la préférence ; les essais bactériologiques ont montré l'asepsie du catgut ainsi préparé.

Asepsie du catgut par la chaleur. — Reverdin a montré que le secret de la stérilisation du catgut par la chaleur, sans qu'il soit altéré, est le dégraissement absolu des cordes avant la mise à l'étuve. D'après Vinay, la chose la plus importante serait de placer les catguts dégraissés dans une étuve large, permettant la volatilisation facile de l'eau contenue dans les interstices de la fibre, et de les dessécher graduellement et lentement. La dessiccation produite par le maintien à l'étuve affaiblit toujours la résistance du catgut. On ne peut employer que l'étuve sèche.

Reverdin libère le catgut de sa graisse par quelques bains de lessive de soude, et le maintient à l'étuve à air chaud pendant quatre heures à une température de 140° graduellement obtenue. On conserve dans l'alcool et on passe avant de s'en servir dans la solution de sublimé chaude.

M. Larochette, de Lyon, procède de la manière suivante : on emploie un bocal de grande capacité, à large ouverture fermée par un bouchon de liège, et dans le fond duquel on place un peu de coton et, par-dessus, le catgut. Trois ouvertures pratiquées dans le bouchon permettent l'introduction d'un thermomètre, d'un tube recourbé pour assurer l'évaporation de l'eau contenue dans les cordes, d'un régulateur pour régler la température. Le bocal-étuve est placé dans un bain d'huile, qu'on chauffe modérément de façon à élever graduellement la température et à permettre à l'eau des fibres de catgut de se vaporiser facilement ; on chauffe pendant deux heures à 140°. On conserve ensuite le catgut soit dans l'alcool absolu, soit dans la pétrovaseline stérilisée par le chauffage ; cette dernière a l'avantage de rendre au catgut une partie de la souplesse et de la force que lui fait perdre le chauffage.

Pozzi dégraisse le catgut à l'éther, l'aseptise à l'étuve sèche à 120-140° pendant une heure (temps un peu court), puis le conserve dans l'alcool rectifié additionné d'un dixième d'essence de bois de genévrier.

2° *Soie.* — On la stérilise, soit en la faisant bouillir pendant une heure dans une solution de sublimé à 2 p. 1000, soit en la faisant séjourner pendant huit jours dans la même solution ; on conserve ensuite, soit dans l'alcool absolu après lavage à l'éther (Roux), soit même dans une solution de sublimé à 1 p. 1000. Lorsque la préparation est déjà un peu ancienne, il est indispensable de faire bouillir de nouveau pendant une demi-heure environ, avant de s'en servir, soit dans la solution de sublimé à 1 p. 1000, soit dans de l'eau stérilisée ou ayant déjà bouilli.

L'ébullition rend la soie cassante. On peut également se servir de l'étuve sèche à 120-130° ou des étuves à vapeur courante ou à vapeur sous pression. On conserve ensuite dans l'alcool absolu ou dans une solution alcoolique de sublimé à 1 p. 1000.

3° *Crins de Florence, crins de cheval.* — Les crins de Florence, dépouillés de leur chevelu, doivent séjourner pendant quinze à vingt jours dans l'eau phéniquée à 5 p. 100 ou dans la solution de sublimé à 1 p. 1000. On les conserve dans une solution semblable et on peut, par mesure de précaution, les faire bouillir avant l'opération. Les crins de cheval sont traités et conservés de la même manière après avoir été dégraissés par un lavage à l'eau chaude et au savon ou par une lessive de soude.

4° *Fils d'argent.* — Ils se stérilisent facilement par l'ébullition, le flambage, par la vapeur sous pression ou par le séjour à l'étuve sèche. On les conserve dans l'alcool absolu ou dans la glycérine phéniquée à 10 p. 100. Avant l'opération, on les plonge dans une solution phéniquée à 1 p. 50.

V. *Salles et tables d'opérations.* — La description des salles et des tables d'opérations ne peut trouver place dans un ouvrage élémentaire comme celui-ci; elle est plutôt du ressort des traités de médecine opératoire.

La salle d'opération sera nettoyée plusieurs heures avant, de manière à éviter les poussières et les germes flottants. Avant les grandes opérations, les laparotomies en particulier, quelques chirurgiens ont l'habitude de pratiquer dans la salle, pendant une demi-heure environ, une pulvérisation faite avec de l'eau phéniquée ou de l'eau stérilisée pour abattre les poussières. Les murs, suivant leur revêtement, et le sol, seront fréquemment frottés avec des éponges ou des linges imbibés de la solution de sublimé à 1 p. 1000; le sol sera nettoyé après chaque opération. Si les murs ne se prêtent pas à la désinfection par le frottage, on dirigera contre eux une pulvérisation antiseptique.

Les tables d'opérations sont pour la plupart d'un nettoyage facile par l'eau savonneuse chaude suivie d'un lavage avec une solution antiseptique. Si l'on se sert d'une table improvisée, on lui fera subir une désinfection soigneuse et on la garnira soit d'un petit matelas peu épais, soit de quelques draps repliés en plusieurs doubles, le tout protégé par une toile cirée bien désinfectée.

VI. *Désinfection du malade et du champ opératoire.* — Les malades doivent toujours être tenus dans le plus grand état de propreté par des bains et des lavages fréquents, surtout la veille d'une opération. Immédiatement avant l'opération, on rase, s'il y a lieu, puis on désinfecte le champ opératoire. Lister est convaincu que le nettoyage pratiqué un peu durement avec une éponge imprégnée de la solution phéniquée à 5 p. 100 tiède est suffisant, car le liquide pénètre ainsi facilement l'épiderme ; cependant, si la région est sale, il faut d'abord la laver et la brosser à l'eau chaude et au savon, parfois même on est obligé de recourir à l'éther ou à l'essence de térébenthine, et on achève l'asepsie par le lavage à l'eau phéniquée à 5 p. 100 ou au bichlorure de mercure à 1 p. 1000. Lorsque le patient a une plaie purulente ou putride, celle-ci doit être désinfectée avec soin et recouverte d'un linge antiseptique pendant la durée de l'opération. Une excellente précaution consiste à placer, dès la veille de l'opération, des compresses au sublimé sur la région à opérer.

Les muqueuses seront désinfectées en les frottant avec un linge ou un tampon aseptique pour enlever mécaniquement les mucosités, puis on pratiquera des injections ou des lavages avec de l'eau bouillie, salée ou boriquée.

Avant de commencer le pansement ou l'opération, le chirurgien s'assurera que toutes les mesures antiseptiques ont été prises et que tous les objets nécessaires sont prêts et à portée de la main.

II. **Antisepsie et asepsie pendant les pansements et les opérations.** — Les mesures précédentes prises, le chirurgien dispose ses aides, en nombre suffisant, donne au blessé une position commode qu'il puisse conserver pendant toute la durée du pansement ou de l'opération, et se place lui-même de manière à avoir la liberté de ses mouvements. S'il s'agit d'un pansement ordinaire, une alèze pliée en plusieurs doubles et une toile cirée (nettoyée fréquemment) sont étendues sous les parties malades, pour éviter la souillure du lit. S'il s'agit d'une opération ou d'un grand pansement, le blessé est installé sur la table d'opération garnie de son matériel habituel ; on peut recouvrir le patient soit d'un vêtement en caoutchouc, désinfecté, qui le garantit des liquides et du refroidissement, soit d'un drap stérilisé. Il faut, aussi, prendre le soin de ne pas découvrir le malade outre mesure ; dans les opérations de longue durée, particulièrement dans celles pratiquées sur l'abdomen, on évite le refroidissement en enveloppant les membres inférieurs avec une pièce de laine ou une couche de ouate maintenue par des bandes.

Des compresses, aseptisées à l'autoclave ou par l'ébullition dans de l'eau ordinaire ou dans une solution de bichlorure de mercure à 1 p. 1000, sont disposées tout au tour de la région sur laquelle porte l'opération.

Les pulvérisations phéniquées ou spray de Lister sont abandonnées.

Un aide sera chargé du nettoyage des éponges qu'il effectuera avec de l'eau bouillie ou une solution de sublimé à 1 p. 2000, chaudes. L'aide auquel sera confiée l'anesthésie veillera à ce que le blessé, s'il vient à cracher ou à vomir, ne souille pas le voisinage de la plaie ; il sera muni, dans ce but, de compresses aseptiques.

1° *Plaie opératoire.* — Pendant l'opération, le chirurgien nettoie de temps à autre ses mains souillées de sang dans les liqueurs antiseptiques ou dans de l'eau tiède stérilisée, et y plonge les instruments dont il ne se sert plus, en évitant de les disposer sur le lit, la table d'opération, ou le corps du blessé. Autant que possible, il prend lui-même ses instruments dans leur récipient et veille à ce qu'aucun des objets qui lui sont passés ne frôle les vêtements d'un aide. S'il est obligé de s'arrêter un instant, il recouvre la plaie d'une compresse ou d'une éponge antiseptiques. Il faut éviter, en règle générale, les lavages prolongés, et se borner au strict nécessaire pour nettoyer la plaie à la fin de l'opération, de préférence avec de l'eau stérilisée ou une solution de chlorure de sodium à 6 p. 1000. L'aide chargé d'éponger la plaie aura le soin de bien exprimer préalablement les éponges.

Quand tout est terminé et que l'hémostase est rigoureusement faite, l'opérateur agit différemment suivant qu'il recherche ou non une réunion immédiate. Dans le premier cas, il affronte exactement les parties superficielles et profondes par un ou plusieurs plans de sutures (sutures à étages), place des drains s'il le juge nécessaire (voy. *Drainage*) ; pour les plaies à lambeaux, et pour celles dont les bords ont été largement disséqués, il favorise l'accolement des tissus par une compression élastique exercée à l'aide de larges éponges ou de tampons aseptiques placés sur les premières couches du pansement.

Max Schede, en 1886, a conseillé, pour obtenir la cicatrisation rapide, immédiate, des cavités opératoires produites dans les os, et même pour les résections du genou, du coude, du poignet, une méthode spéciale de *cicatrisation par les caillots sanguins*. Étant donné que le sang est un milieu favorable au développement des micro-organismes, une asepsie absolue est nécessaire. La désinfection par le sublimé lui a permis d'appliquer son procédé avec avantage. La cavité étant aseptisée avec le sublimé à 1 p. 1000, il suture la peau en ne laissant qu'une ou deux petites fentes suffisantes pour permettre le départ du sang en excès, puis il applique un large fragment de protective qui doit déborder la plaie et a pour but d'assurer le remplissage complet de celle-ci par le sang, en même temps que son dessèchement et la dispersion de l'excédent dans le pansement ; pas de drainage, pansement épais au sublimé. De deux à six semaines, suivant l'importance du cas, tout est fini, le plus souvent sous un seul pansement. D'autres chirurgiens ont obtenu de bons résultats par cette méthode, qui, je le répète, exige une asepsie parfaite, sous peine de devenir dangereuse.

Dans quelques cas, spécialement si l'antisepsie est douteuse, si l'hémostase est imparfaite, on emploiera le procédé de réunion immédiate secondaire de Kocher; les sutures sont placées et non serrées, la plaie est tamponnée avec la gaze iodoformée; 24 ou 48 heures plus tard, on ferme les sutures.

Si la réunion ne peut être obtenue, et lorsque la plaie n'est pas trop étendue, on cherche à obtenir une guérison sous-crustacée à l'aide de l'iodoforme ou de tout autre pansement analogue.

2° *Plaie accidentelle.* — S'il s'agit d'un premier pansement, procéder avec la plus grande douceur pour enlever les vêtements sans imprimer de secousses au blessé; les découdre, si c'est nécessaire. Laver et nettoyer antiseptiquement la partie blessée, sans brusquerie, raser les poils avec soin ; puis, si l'on cherche une réunion immédiate, appliquer les sutures et placer un pansement, sinon tamponner à la gaze iodoformée.

Dans le cas de fracture compliquée récente, avec petite plaie, on agit de même en nettoyant soigneusement les alentours et en appliquant un pansement composé de gaze iodoformée et de matériel absorbant; également, pour les fractures par armes à feu sans fracas trop comminutif, sauf indications spéciales du ressort des traités de chirurgie d'armée. Nous regardons comme très utile pour ce dernier genre de lésions la pratique conseillée par Mosetig-Moorhof qui, tout en donnant l'occlusion de la plaie, permet d'éviter une rétention des sécrétions par formation de croûtes; la plaie est recouverte de 3 à 4 feuilles de gaze iodoformée, la débordant de deux centimètres environ, et d'un tissu imperméable de dimensions un peu plus étendues, puis, par-dessus, application d'un pansement fait de matériaux absorbants.

Si la fracture s'accompagne de plaie étendue, après un lavage modéré avec de l'eau bouillie chaude ou une solution antiseptique, un nettoyage avec des tampons-éponges, et l'ablation des esquilles libres, on fait un tamponnement aussi complet que possible à la gaze iodoformée. Dans ces cas, surtout dans les cas de grand fracas des membres, Forgue et Reclus (*Thérapeutique chirurgicale*, 1892) recommandent, après un minutieux lavage à l'eau très chaude, à 50 ou 55°, préalablement bouillie, d'embaumer la cavité de la plaie en la bourrant avec de la gaze iodoformée, imprégnée de la pommade suivante : acide borique porphyrisé 5 gr., analgésine 5 gr., iodoforme 1 gr., vaseline 50 gr.

En règle générale, on doit s'abtenir de toute exploration inutile des plaies de peur d'y porter l'infection; dans les cas où cette exploration est reconnue nécessaire, on la pratique avec toutes les précautions de l'asepsie la plus rigoureuse, sans cela, il vaut mieux s'abstenir.

3° *Plaie suppurante, septique.* — Le nettoyage antiseptique exige beaucoup de soins : il faut absterger la plaie dans toutes ses anfractuosités, la débarrasser de ses souillures avec des tampons de ouate imprégnés d'une solution phéniquée à 5 ou même 10 p. 100, ou d'acétate d'alumine à 1 p. 100, ou de chlorure de zinc à 8 p. 100 (cette dernière peut être dangereuse au voisinage des vaisseaux un peu importants); parfois il est utile de la gratter avec la curette de Volkmann ; ensuite assécher avec de la gaze hydrophile aseptique ou antiseptique. Généralement, l'asepsie des plaies enflammées et suppurées n'est obtenue qu'après plusieurs jours d'un traitement régulier.

Le tamponnement à la gaze iodoformée, combiné ou non

avec le drainage, est le meilleur mode de pansement à appliquer; on le recouvre ensuite de matériaux aseptiques ou antiseptisés, dont la qualité essentielle doit être leur pouvoir absorbant de manière à disséminer dans leur trame et à dessécher les sécrétions, ce qui est le plus sûr moyen de réaliser l'asepsie cherchée. Si les sécrétions purulentes sont épaisses, si la plaie est très enflammée, le mieux sera d'employer la gaze iodoformée humectée de solution antiseptique et un pansement antiseptique humide recouvert d'un imperméable. Dans certains cas, les pulvérisations phéniquées prolongées, conseillées par Verneuil, les bains locaux ou l'irrigation continue antiseptique rendront les plus grands services.

Le pansement humide est celui qui convient le mieux aux plaies contuses et septiques jusqu'à ce que l'asepsie ait été réalisée.

III. **Assurer la permanence de l'asepsie. Application du pansement.**— Pour assurer la permanence de l'asepsie obtenue, on procède à l'application régulière du pansement choisi qui doit maintenir la plaie dans des conditions telles que les germes infectieux ne puissent pas s'y développer et qu'il n'y ait pas de rétention des sécrétions; abstraction faite bien entendu du pansement à l'air ou à découvert, les pièces de pansement doivent déborder la plaie dans une large mesure. On se conformera, pour l'étendue à donner au pansement, aux indications de Lister : pour les opérations sur les extrémités (résection, etc.), entourer avec le pansement toute la circonférence du membre ; pour les plaies de poitrine, envelopper à peu près tout le thorax y compris l'aisselle du côté malade; pour l'abdomen, tout le ventre ; pour les lésions de la hanche, le tiers supérieur de la cuisse et le bassin jusqu'à la ligne blanche en avant et le rachis en arrière ; pour l'épaule, une partie du cou et du thorax; pour le cuir chevelu, toute la tête; pour la région scrotale, tout le scrotum, y compris la verge pour laquelle on ménage une ouverture, le périnée et la région hypogastrique (on emploiera, pour le scrotum, des solutions antiseptiques faibles comme application permanente, en raison de sa susceptibilité).

Il est d'une excellente précaution de mettre toujours de

la gaze (2 à 3 feuilles) en contact immédiat avec la plaie pour empêcher l'adhérence des matériaux absorbants tels que le coton hydrophile, l'étoupe, la tourbe, etc.

Les pansements seront exécutés avec beaucoup de douceur, mais néanmoins avec une certaine rapidité pour ne pas laisser les plaies trop longtemps exposées à l'air; si le malade manifeste une douleur vive, il faut s'arrêter un instant et le rassurer par quelques paroles.

Après son application, le pansement est fixé à l'aide d'un bandage approprié qui doit exercer un certain degré de compression pour que l'air qui arrive jusqu'à la plaie soit obligé de traverser une couche antiseptique ou aseptique compacte où ses germes seront arrêtés et pour favoriser la réunion des parties.

On met ensuite le blessé dans la position la plus favorable pour sa plaie : pour les membres, ce sera une élévation modérée obtenue au moyen de coussins de balle d'avoine recouverts de toile cirée ou au moyen d'alèzes repliées sur elles-mêmes. Dans le cas de lésion grave, plaie opératoire ou accidentelle, il faut toujours assurer l'immobilisation des parties avec une gouttière ou tout autre moyen. L'*immobilité et le repos des plaies sont les aides les plus sûrs d'un pansement.*

Le lit sera garanti par un drap d'alèze avec ou sans toile cirée suivant l'abondance de la suppuration.

La région malade sera protégée par un cerceau contre le poids des draps et des couvertures.

Un pansement bien appliqué ne doit pas faire souffrir le blessé; dans le cas de souffrances vives, c'est au chirurgien à en rechercher les causes et à examiner si elles ne proviendraient pas d'une application défectueuse du pansement.

IV. **Renouvellement des pansements.** — Avec les anciens modes de traitement des plaies, on était obligé de changer les pansements tous les jours et quelquefois deux fois par jour, ce qui était une source d'irritation constante et de danger pour la plaie.

Actuellement, grâce aux perfectionnements apportés à l'hémostase et à la réunion des plaies, grâce surtout à l'emploi de l'asepsie, des antiseptiques fixes et des matériaux absorbants en couches suffisamment épaisses, on est arrivé à constituer des *pansements durables, secs* (pansements dits aussi *par dessiccation*) qui peuvent rester en place de une à cinq semaines et même plus. Il est évident que ce laps de temps variera suivant la nature de l'opération, le genre de plaie et l'état du blessé. Lorsque les couches externes du pansement sont souillées, on les enlève et on les remplace par des matériaux neufs (déjà, A. Guérin laissait son pansement en place trois à quatre semaines). Ces pansements absorbants, rares, permettent aussi de ne pas entraver le processus naturel de réparation des plaies par des irritations répétées, et, en outre, par l'absorption des sécrétions, ils enlèvent les milieux de cultures des micro-organismes.

Le pansement aseptique d'une plaie sera changé lorsque se montreront les signes d'une infection locale signalée par le thermomètre et les douleurs ressenties par le sujet; lorsqu'il prendra de l'odeur, sera souillé par les sécrétions et ne pourra plus les contenir; lorsqu'on voudra enlever les drains et les sutures.

Les pansements phéniqués purs et les pansements humides seront changés moins rarement et dans un espace de temps assez rapproché de l'opération (48 heures au plus).

Il est évident que les plaies à suppuration abondante exigent un renouvellement fréquent du pansement, soit chaque jour, soit même deux fois par jour.

Avant de procéder au changement du pansement, le chirurgien se conformera aux règles indiquées pour son application, relativement à l'antisepsie. Il faut imprimer le moins possible de secousses au blessé. Les bandes sont enlevées en les réunissant en paquet au fur et à mesure qu'on les déroule et en faisant passer successivement cette pelote d'une main dans l'autre ; si l'on s'est servi de bandes de tarlatane mouillées, il vaut mieux les couper sur un point opposé à la plaie. On retire avec précaution les autres pièces du pansement en se servant de pinces et non pas de ses doigts. Les pièces collées sur la plaie si elles ne cèdent pas à une traction légère, seront imbibées d'eau tiède antiseptique, pour éviter non seulement de la douleur au blessé, mais des déchirures partielles de la surface bourgeonnante, déchirures qui donnent lieu à de petites hémorragies et sont fréquemment la porte d'entrée des germes infectieux de l'érysipèle, de la lymphangite, de la septicémie. Verneuil a souvent appelé l'attention sur ce dernier point et recommandé de s'abstenir le plus possible, pour la même raison, des explorations au stylet.

Les alentours de la plaie sont ensuite nettoyés de leurs concrétions sanguines ou purulentes. *Il faut, en principe, s'abstenir de laver la plaie elle-même*, surtout si l'on a pratiqué la réunion immédiate ; les lavages l'irritent et gênent le processus réparateur en enlevant une partie de ses matériaux. On évacue le pus qui séjourne dans les cavités au moyen de douces pressions ou de boulettes de ouate employées comme il a été dit. Le lavage n'est autorisé que dans les cas de foyers profonds, inaccessibles, dans lesquels le pus stagne ; on se sert alors d'irrigateurs en donnant une force modérée au jet de liquide et en évitant d'introduire directement la canule dans la cavité sans l'avoir préalablement munie d'un bout de tube à drainage. On lave, à la solution phéniquée forte à 5 p. 100, les plaies dont l'antisepsie n'a pas encore été obtenue.

A chaque pansement, les tubes à drainage sont retirés, nettoyés ou changés, raccourcis et replacés doucement ; on les supprime dès que la sécrétion devient peu abondante, et, dans le cas où la réunion par première intention réussit, on peut les retirer définitivement vers le sixième ou le septième jour. Avec les pansements absorbants, durables, les drains peuvent même être laissés en place pendant une, deux et même quatre semaines, sans trop grands inconvénients. Il est évident qu'il vaut mieux s'en passer ou s'en débarrasser le plus tôt possible.

En résumé, une propreté exquise, une asepsie ou une antisepsie absolue sont les règles fondamentales de tout pansement digne de ce nom.

CHAPITRE V

TECHNIQUE DES PANSEMENTS

ARTICLE PREMIER

PANSEMENTS ANTISEPTIQUES

§ I. — Pansement de Lister. Pansement a l'acide phénique

Lorsque Lister commença, en 1865, les recherches qui devaient aboutir à son pansement complet, il choisit parmi les désinfectants connus l'acide phénique, comme le plus puissant et le plus apte au traitement des plaies et à la destruction des germes. L'acide phénique, découvert par Runge sous le nom d'acide carbolique, étudié en 1841 par Laurent qui signala ses propriétés désinfectantes, a été introduit dans la thérapeutique chirurgicale par Lemaire (1860), et employé successivement par Déclat, Petit, Tillaux, etc. La poudre au coaltar de Corme et Demeaux, dont on se servait déjà auparavant (1859), ne devait ses propriétés qu'à l'acide phénique contenu dans le coaltar. Mais comme cet agent de pansement était mis en usage d'une façon empirique, les résultats obtenus n'étaient pas de nature à frapper l'attention des chirurgiens. Ainsi que le font remarquer Chauvel et Bousquet, « si les pansements phéniqués existaient avant Lister, ce chirurgien a fondé la méthode du traitement des plaies par l'acide phénique ».

Le pansement-type de Lister et l'emploi de matériaux à pansements imprégnés d'avance d'acide phénique ont disparu de la pratique pour les motifs signalés dans les chapitres précédents. On n'utilise aujourd'hui que les solutions phéniquées combinées avec l'emploi d'autres types de pansement, et, dans quelques cas, le pansement phéniqué humide. L'acide phénique se prête mal aux pansements rares et secs en raison de sa volatilité.

I. Préparation des matériaux de pansement. — L'acide phénique cristallisé doit seul être employé ; on le liquéfie en plongeant dans un bain-marie à 50° le récipient qui le contient. Il se dissout dans l'eau par l'addition d'un peu d'alcool ou de glycérine.

1° **Gaze phéniquée.** — Il ressort des expériences de Jalan de la Croix et de Münnich que de la gaze phéniquée à 6 ou 7 p. 100, lors de sa préparation, ne possède plus que 1,40 à 0,80 p. 100 d'acide au bout de quatre semaines si on la laisse à l'air libre, et 5,10 à 5,20 p. 100 si elle est enfermée dans du papier parcheminé ; cette dernière même n'en contiendrait plus que 1,40 p. 100 après huit semaines. C'est donc une préparation infidèle, souvent mal fabriquée : aussi le chirurgien doit-il la préparer ou la faire préparer sous ses yeux en quantité simplement suffisante pour un mois environ ; puis il la tiendra pliée dans du papier parcheminé ou du taffetas gommé (à l'huile siccative) et renfermée, en outre, dans des boîtes bien closes. La gaze préparée à la stéarine est celle qui subit le moins de déperdition par l'évaporation.

On emploiera soit de la gaze dépouillée de son apprêt, soit de la gaze purifiée et rendue hydrophile par le procédé indiqué page 8. On peut encore la laver avec de l'eau chaude pour enlever l'apprêt, la tremper ensuite dans une solution de carbonate de soude à 2 p. 100 pour la dégraisser, la rincer à fond et la sécher enfin à l'étuve. (Lister.) Il sera bon, avant l'imprégnation, de l'aseptiser par la vapeur d'eau surchauffée à 110-120° centig. dans un autoclave.

Nous ne décrirons que le procédé de Münnich.

Gaze de Münnich. — Pour 25 mètres de gaze ou 1 kilogr., il faut environ :

Alcool	1,200	grammes.
Colophane	0,400	—
Glycérine	0,080	—
Acide phénique	0,100	—
Stéarine	0,060	—

Dissoudre d'abord la colophane et la stéarine dans l'alcool, ajouter ensuite la glycérine et l'acide phénique, puis y tremper la gaze pendant un quart d'heure. On fait sécher ensuite la gaze dans un local modérément chauffé, et on l'enferme, avant dessiccation complète, dans du papier parcheminé ou dans des boîtes de fer-blanc ou de carton bien closes.

2° **Étoupe, coton hydrophile phéniqués.** — Le procédé de Münnich est applicable à l'étoupe purifiée, au coton hydrophile et aux autres matériaux de même nature.

Pour 1 kilogr. de substance, prendre :

Acide phénique.	50 grammes.		
Glycérine . . .	250 —	ou bien	Stéarine. . 50 gr. Glycérine . 200 —
Colophane. . .	200 —		
Alcool	550 — (1/2 litre).		

Plonger le coton ou l'étoupe dans ce mélange, l'imprégner et laisser sécher pendant 3 heures en été, 24 heures en hiver.

Procédé de Weber et Thomas. — Trouvant avec raison que la méthode par voie humide prive les substances d'une partie de leurs avantages, MM. Weber et Thomas ont indiqué le procédé suivant pour imprégner d'acide phénique leur étoupe purifiée ou hydrophile.

Acide phénique liquéfié au bain-marie.	3 parties (en poids).
Alcool.	2 —

La quantité d'acide employée sera à peu près double de celle dont on veut imprégner l'étoupe : 150 gr. environ pour 1 kilogr. d'étoupe si on la veut à 10 p. 100.

Arroser avec la solution des feuilles de papier à filtrer entre lesquelles on place l'étoupe et les disposer ensuite dans une boîte ou une caisse, de façon à alterner les feuilles de papier avec les couches de l'étoupe. Au bout de 48 heures, à une température de 20 à 30°, l'acide est évaporé et l'étoupe en est imprégnée.

Pour opérer sur de grandes quantités d'étoupe, il faut se servir d'une caisse en bois dont les joints seront calfeutrés en y collant, à l'extérieur et à l'intérieur, des bandes de papier. Cette caisse est divisée en plusieurs compartiments par des cadres en bois garnis de ficelle. Sur ces cadres, étendre les feuilles de papier qu'on arrose de la solution et les recouvrir ensuite d'une couche d'étoupe aussi peu comprimée que possible : disposer alternativement une feuille de papier et une couche d'étoupe sans les tasser et sans remplir entièrement les compartiments afin de laisser des espaces libres pour la circulation des vapeurs phéniquées ; fermer ensuite hermétiquement la caisse. Sur son couvercle, on a préalablement pratiqué une ouverture dans laquelle se place un bouchon traversé par un tube à bout effilé pour permettre le dégagement de l'air et des vapeurs d'alcool pendant la première journée de l'opération. Le lendemain, quand les vapeurs phéniquées remplissent la boîte, le tube est retiré et remplacé par un bouchon plein.

L'appareil reste exposé à une douce chaleur pendant environ deux jours.

L'étoupe ainsi préparée est enfermée dans du papier parcheminé ou du taffetas gommé ; elle doit rester blanche. C'est une excellente matière à pansement, mais en raison de l'évaporation lente de l'acide phénique, elle ne saurait, pas plus que les autres préparations phéniquées, servir à constituer des approvisionnements restant longtemps en réserve.

M. Thomas, dans une note manuscrite, nous a indiqué le moyen suivant pour obtenir rapidement l'étoupe phéniquée.

Étendre sur une table une feuille de taffetas gommé sur laquelle on étale une couche d'étoupe purifiée (ou de coton hydrophile) dont on a déterminé le poids ; recouvrir l'étoupe de papier à filtrer qu'on arrose au moyen d'une pipette avec la quantité voulue d'acide phénique préalablement liquéfié au bain-marie et étendu de son volume d'alcool à 90°. Ceci fait, enrouler l'étoupe avec la feuille de papier, envelopper le rouleau dans la feuille de taffetas gommé, ficeler le paquet et le placer dans un endroit sec (armoire ou tiroir). Au bout de 48 heures, l'étoupe est également imprégnée d'acide phénique dans toute sa masse. N'opérer autant que possible que sur 500 gr. d'étoupe par rouleau, pour lesquels il faudra 40 gr. d'acide et 40 gr. d'alcool.

Ce dernier procédé se recommande à l'attention des praticiens en raison de sa simplicité ; le taffetas gommé sert à compléter le pansement.

3° **Bandes à pansement.** — Les bandes à pansement sont taillées dans la gaze phéniquée ; on se sert aussi fréquemment de bandes de gaze pure ou encore chargée de son apprêt qu'on trempe extemporanément dans la solution phéniquée forte.

Les bandes de toile peuvent aussi convenir à la condition d'être préalablement aseptisées ou antiseptisées.

4° **Fils à ligature et à suture.** — Leur mode de préparation a été indiqué page 67.

5° **Le silk protective** et le **mackintosh** ont déjà été étudiés (p. 19).

6° **Solutions antiseptiques.** — a. *Phéniquées.* — Lister emploie deux solutions phéniquées, une forte, l'autre faible.

1° Solution forte à 1 p. 20	Acide phénique.	50 gr.
	Alcool ou glycérine. . . .	50 —
	Eau	1000 —

Elle est destinée à désinfecter la peau, les plaies, les instruments, les mains, avant l'opération. On la colore en rose avec le carmin.

2° Solution faible à 1 p. 40	Acide phénique.	25 gr.
	Alcool	25 —
	Eau	1000 —

Elle sert pour le spray, le lavage de la plaie, des éponges et des mains pendant l'opération.

L'acide phénique dissout dans l'alcool ou la glycérine est moins irritant et moins caustique qu'en solution aqueuse de même force.

3° Solution à 3 p. 100	Acide phénique.	33 gr.
	Alcool	33 —
	Eau	1000 —

Cette solution doit être préférée à celle à 1 p. 40 pour les pulvérisateurs à vapeur. En outre, d'après Gartner, elle est généralement suffisante pour la désinfection des instruments polis dont elle altère bien moins le tranchant que la liqueur à 5 p. 100.

b. *Solution au chlorure de zinc.* — 8 gr. de sel pour 100 gr. d'eau ; Lister la recommande pour les plaies septiques et Volkmann pour rendre aseptiques les fractures exposées.

c. *Huile, glycérine, vaseline phéniquées.* — Les solutions de 5 à 10 gr. d'acide pour 100 gr., soit d'huile, soit de glycérine ou de vaseline, servent à lubrifier les doigts (toucher rectal, vaginal), les instruments de cathétérisme, les trocarts, les mèches à pansement, etc.

7° **Onguents antiseptiques.** — L'onguent boriqué sert dans les cas où le pansement phéniqué ordinaire détermine de l'irritation cutanée au pourtour des plaies.

Paraffine.	100 gr.
Vaseline	50 —
Acide borique pulvérisé	30 —

Ou encore acide borique 15 à 20 gr. pour 100 gr. de vaseline.

Cet onguent, étalé en mince couche sur de la gaze ou de la ouate hydrophile, est excellent pour panser les petites plaies.

II. Application du pansement. — Les considérations dans lesquelles nous sommes entré, à propos des règles générales des pansements, nous permettent d'être bref sur beaucoup de détails.

A. **Dans les plaies opératoires.** — 1° *Destruction des germes avant l'opération.* — On se conformera aux règles générales indiquées plus haut (voy. p. 59) ; emploi de la solution forte à 5 ou 3 p. 100 pour les instruments et pour nettoyer le champ opératoire ; la solution faible sert pour les mains.

2° *Destruction des germes pendant l'opération.* — Fonctionnement du pulvérisateur dont le récipient est rempli d'eau phéniquée à 3 p. 100 ; si la pulvérisation s'arrête, placer sur la plaie une compresse de gaze imprégnée de solution phéniquée faible. Les instruments sont passés par un aide ou placés à portée de la main de l'opérateur et remis dans la solution dès qu'on ne s'en sert plus. Pendant l'opération, les éponges sont imbibées de solution à 2,5 p. 100 et exprimées au moment de s'en servir.

3° *Assurer la permanence de l'asepsie après l'opération.* — Faire une hémostase rigoureuse avec les fils de catgut coupés au ras de la ligature ; laver la plaie avec l'eau phéniquée à 5 p. 100 ; exécuter les sutures avec des fils d'argent (ou de crin de Florence), et opérer, suivant le cas, un drainage soigneux en plaçant, d'après les dimensions de la plaie, un ou plusieurs tubes à drainage aux points déclives (pour un moignon d'amputation 1 au centre et 2 aux angles).

Une fois la plaie réunie, appliquer un morceau de protective passé à l'eau phéniquée à 2,5 ou 3 p. 100, taillé juste assez grand pour ne pas trop dépasser la ligne des sutures ; il a pour but d'éviter l'irritation directe de la ligne de réunion par l'acide phénique du pansement.

S'il est nécessaire d'exercer une certaine compression pour favoriser une réunion profonde (plaies à lambeaux), appliquer une éponge phéniquée, plate, pas trop épaisse et exprimée, immédiatement sur le protective ou entre les premières couches du pansement. Sinon, on place sur le protective quelques fragments de gaze antiseptique qu'on passe encore dans la solution faible ; puis on dispose huit feuilles de gaze phéniquée assez grandes pour déborder largement en tous sens la surface traumatique, et, entre les 7e et 8e couches superficielles, on glisse le mackintosh ou imperméable avec sa face lisse tournée du côté de la plaie.

Pour l'étendue à donner aux pansements, on se reportera aux indications de la technique générale, (p. 74).

Souvent on recouvre ce pansement, ou tout au moins on le borde avec de la ouate pure, afin d'empêcher les bords de se soulever et de former des vides, particulièrement à la racine des membres, au cou, dans le dos, etc.

On applique ensuite des bandes préparées comme il a été dit, ou, à leur défaut, des bandes de tarlatane ordinaire qu'on plonge dans l'eau phéniquée à 5 p. 100, au moment de s'en servir. Lister emploie souvent deux bandelettes de caoutchouc qu'il dispose aux extrémités du pansement, de manière à compléter l'occlusion de la cuirasse pour empêcher le passage de l'air.

Dès que la plaie est recouverte, on supprime le spray.

Renouvellement du pansement. — 24 ou 48 heures après l'opération, parfois plus tard, on renouvelle le pansement avec les même précautions et sous le spray. Retirer les drains et par une douce pression expulser les caillots et les liquides qui ont pu s'accumuler sous les sutures ; Lister recommande même, s'il y a un caillot sanguin, d'en attendre l'organisation, et de ne pas retirer le tube. On lave le pourtour de la plaie, mais on doit absolument s'abstenir de laver la plaie elle-même ; les sutures sont examinées, relâchées ou coupées s'il y a lieu, puis on refait le pansement type.

L'époque des pansements ultérieurs varie avec l'abondance des sécrétions ; si celles-ci apparaissent à l'extrémité du pansement, il faut le renouveler ; de même s'il survient de l'œdème, des douleurs vives, une fièvre persistante. En général, les pansements ne doivent pas être laissés en place plus de 5 à 6 jours, à cause de la volatilité de l'acide phénique. A chaque pansement, on retire les tubes à drainage, on les nettoie à l'eau phéniquée forte et on les raccourcit ; on les enlève définitivement quand il ne s'écoule plus de sérosité, le plus souvent au troisième ou quatrième pansement.

Ce mode de pansement est continué jusqu'à cicatrisation complète. Cependant vers la fin, il est quelquefois utile de toucher les bourgeons charnus avec la pierre infernale ou une solution de nitrate d'argent à 1 p. 40, ou même de panser à l'onguent boriqué ou à la solution de sulfate de zinc à 1 p. 100.

B. **Plaies accidentelles récentes.** — Il est rare que ces plaies n'aient pas été salies. Lavage à la solution forte à 5 p. 100, et même à 10 p. 100 si elles sont anfractueuses, surtout dans les fractures exposées ; le lavage de ces plaies anfractueuses se fait en injectant doucement le liquide avec l'aide d'une sonde ou d'un bout de tube en caoutchouc. Réunir ensuite s'il y a lieu, drainer et appliquer le pansement ci-dessus. L'acide phénique à 10 p. 100 agit comme caustique; le chlorure de zinc à 8 p. 100 est préférable si la plaie est très anfractueuse, comme offrant moins de danger d'intoxication.

C. **Plaies suppurées, septiques.** — D'abord raclage avec la curette de Volkmann, puis injecter doucement une solution de chlorure de zinc à 8 p. 100 et appliquer le pansement habituel sans chercher la réunion, car ces plaies nécessitent ordinairement un traitement assidu de plusieurs jours pour arriver à l'asepsie ; le pansement humide sera préféré. Pour ces plaies enflammées, Verneuil a préconisé les pulvérisations phéniquées prolongées; d'autres chirurgiens emploient l'irrigation continue antiseptique. Dans les suppurations chroniques (abcès froids tuberculeux, ostéites, etc.), l'iodoforme est préférable à l'acide phénique.

Modifications principales du pansement listérien. — Le pansement type de Lister n'existe plus aujourd'hui dans la pratique chirurgicale.

Le spray est abandonné pendant les opérations, comme inutile. Les résultats des opérations ont été aussi bons sans spray qu'avec son usage. Nous conseillons cependant de le conserver pour les pansements sérieux à exécuter dans des salles encombrées de blessés.

La gaze phéniquée est fort souvent remplacée par l'étoupe,

le coton hydrophile, qui offrent plus de sécurité pour la conservation de l'antiseptique dans leur tissu; le protective peut être supprimé ou suppléé par le papier à cigarette imbibé d'huile phéniquée et même par la gutta-percha laminée; le mackintosh est économiquement remplacé par la gutta-percha laminée, le taffetas gommé, le papier parcheminé imperméable. Lorsqu'on se sert de l'étoupe ou du coton hydrophile, il est nécessaire de protéger la plaie par une ou deux couches de gaze.

Le pansement phéniqué est généralement combiné avec de l'iodoforme dont on saupoudre la plaie ou la ligne de réunion, pour assurer l'antisepsie. Il est inapplicable aux plaies cavitaires (bouche, rectum, vagin) et doit être remplacé par l'iodoforme.

III. Pansement phéniqué humide. Bains, pulvérisations prolongées. — Le pansement phéniqué humide proposé par Bardeleben a été avantageusement modifié par E. Bœckel.

Les matériaux nécessaires sont de la gaze ou du coton hydrophile et un imperméable en taffetas gommé ou en gutta-percha laminée ou bien encore en papier parcheminé.

La gaze, découpée en morceaux de grandeur variable, est plongée dans la solution phéniquée à 5 p. 100 additionnée de 100 gr. de glycérine.

On l'y laisse macérer pendant 8 à 12 jours. Au moment de l'application, retirer le morceau de gaze choisi, le passer à l'eau phéniquée à 1 p. 100 et l'exprimer de manière à le débarrasser de l'excédent d'acide phénique pour éviter une irritation trop grande de la plaie. Si l'on prévoit une suppuration abondante ou si le pansement doit rester en place plusieurs jours, appliquer sur la plaie un fragment de tarlatane traité comme ci-dessus, et le recouvrir de plusieurs couches de tissu telles qu'elles sortent de la solution, bien entendu après les avoir exprimées. Les bords du pansement sont garnis de coton pour filtrer l'air; le tout est recouvert d'un imperméable, puis serré à l'aide d'une bande de gaze ordinaire trempée extemporanément dans l'eau phéniquée à 5 p. 100.

Seules les plaies larges sont recouvertes de silk fenêtré.

Les plaies septiques seront toujours préalablement désinfectées d'après le mode indiqué.

Le *pansement ouvert de Verneuil* est surtout excellent contre les plaies enflammées, septiques (phlegmons, etc.). Ce chirurgien place dans toutes les anfractuosités de la plaie de petits carrés de mousseline trempés dans l'eau phéniquée, la recouvre ensuite de 8 à 10 doubles d'une feuille de gaze phéniquée, et complète le pansement avec une feuille de ouate et un imperméable. Toutes les heures ou toutes les deux heures, suivant la gravité du cas, on soulève la ouate et la feuille de gaze et l'on arrose la couche profonde de tarlatane avec la solution phéniquée à 3 p. 100.

Bains et pulvérisations antiseptiques. — Verneuil a aussi obtenu d'excellents résultats avec les bains locaux antiseptiques prolongés, pour les lésions graves et septiques de l'avant-bras ou du pied. Ce bain est composé soit d'eau phéniquée à 2 p. 100, soit d'hydrate de chloral à 1 p. 100. Le membre y reste deux à trois heures et peut y être plongé deux ou trois fois par jour.

Il s'est également servi de la *pulvérisation prolongée* avec le spray à vapeur, pendant 2 à 3 heures, en renouvelant les séances plusieurs fois dans la journée. Ce procédé convient spécialement aux plaies contuses septiques et suppurées siégeant dans des points pour lesquels les bains locaux sont inapplicables.

En résumé, les pansements humides phéniqués sont excellents pour les plaies septiques, les plaies enflammées, contuses.

IV. Mode d'action de l'acide phénique. Inconvénients des pansements phéniqués. — 1° *Mode d'action.* — D'après les recherches de Gosselin et Bergeron, l'acide phénique agit comme germicide, coagule les albumines des tissus et détermine aussi une coagulation intra-vasculaire ; il est donc antiputrescible et procure aux plaies de ce que Gosselin a appelé la *frigidité*.

2° *Inconvénients ; accidents.* — L'acide phénique produit des accidents locaux et des accidents généraux. Les accidents locaux apparaissent de préférence chez les sujets à peau fine et sous forme d'érythème, d'eczéma, parfois d'éruption vésiculeuse généralisée ; les mains du chirurgien et des aides n'échappent pas à cette irritation. On les a attribués à la résine et à la paraffine contenues dans la gaze de Lister ; Lucas-Championnière les rapporte à des pulvérisations faites de trop près ou à l'emploi de solutions trop fortes.

L'intoxication générale est aiguë ou chronique. Un de ses premiers symptômes est la coloration olive, verdâtre des urines, dont la quantité est diminuée et le poids spécifique augmenté.

L'intoxication aiguë, légère, se manifeste par de la céphalée, de l'anorexie, des nausées suivies quelquefois de vomissements. Dans la forme grave, les symptômes cérébraux prédominent et les accidents sont parfois foudroyants : collapsus, coma, interrompus par des convulsions cloniques généralisées ou partielles ; vomissements noirâtres ; diarrhée fétide ; sueurs abondantes ; respiration anxieuse, irrégulière ; pouls petit et précipité ; température abaissée (35°) ; parfois ictère, pneumonie. Cet empoisonnement a entraîné la mort, un certain nombre de fois.

L'intoxication lente, chronique, produit surtout chez les enfants des troubles qui consistent en agitation vive suivie de collapsus ; chez les adultes, du malaise, de l'anorexie, de la céphalée, de l'abattement ; les urines sont rares, foncées, parfois sanguinolentes ; quelquefois nausées, vomissements, de la fièvre, se manifestant surtout après chaque pansement.

Il faut cependant reconnaître qu'un certain nombre de cas de mort, dus au choc post-opératoire ou même à la septicémie, ont été attribués à l'acide phénique.

Prophylaxie des accidents. — Éviter d'irriguer les grandes cavités, plèvres, vastes abcès par congestion, ou du moins n'y pratiquer le lavage qu'avec des solutions faibles, 2 p. 100 au plus ; dans les opérations sur le péritoine, ne faire pénétrer aucun liquide dans la cavité, mais l'assécher avec des éponges phéniquées bien exprimées. Éviter les solutions fortes dans les régions à peau fine (scrotum, cou-de-pied, coude, etc.). Chez les malades très affaiblis, user de grandes précautions ; de même chez les enfants qui sont très susceptibles à cet agent et pour lesquels Chauvel et Bousquet repoussent même son emploi. L'acide phénique et les autres antiseptiques, sublimé, iodoforme, sont à redouter dans les cas d'affections rénales (Brun).

Traitement. — Le sulfate de soude à 5 p. 100, pris à l'intérieur, a été préconisé par Baumann et Sonnenburg ; son action paraît illusoire. — Supprimer le pansement phéniqué et le remplacer par un autre antiseptique.

Contre l'hypothermie et le collapsus : injection d'éther, linges chauds, frictions excitantes, stimulants diffusibles, respiration artificielle, inhalations d'oxygène, lait en boisson. Nüssbaum préconise les injections de sulfate d'atropine, la faradisation des nerfs phréniques et l'enveloppement hydropathique.

§ II. — Pansement au bichlorure de mercure

Le bichlorure de mercure était depuis longtemps connu et employé comme parasiticide, lorsque Davaine démontra, en 1874 et 1880, son pouvoir destructeur sur les microbes par des expériences que suivirent de près en Allemagne celles de Koch. Il est entré définitivement dans le domaine chirurgical à la suite de la publication des résultats cliniques obtenus par V. Bergmann (1878), Schede et Kümmell (1881), et depuis cette époque son emploi s'est généralisé.

Grâce à sa fixité, on est parvenu, en l'associant à des substances éminemment absorbantes, telles que les divers produits du bois, le coton hydrophile, l'étoupe purifiée, à rendre les pansements de plus en plus rares, sans danger de rétention des sécrétions des plaies. Ces sécrétions sont absorbées par les matériaux du pansement au fur et à mesure de leur production, et la présence du sublimé permet leur dessiccation tout en les empêchant de se décomposer et de se putréfier. C'est ainsi que s'est constitué ce que les Allemands appellent le *pansement sec, durable*, sur lequel P. Bruns a le premier appelé l'attention en 1884, et qui, depuis, a conquis la faveur des chirurgiens.

I. Préparation des matériaux de pansement. — Le sublimé, antiseptique le plus efficace à très faible dose, se transformant en albuminate de mercure, peu actif, au contact des principes albumineux des sécrétions, il est nécessaire d'employer des matériaux imprégnés au moins à 2 p. 1000 et des solutions à 1 p. 1000, 2000 ou 5000 suivant les indications. L'addition de 5 grammes d'acide tartrique pour 1 gramme de sublimé (E. Laplace) permet d'obvier à cet inconvénient ; il est vrai que la solution irrite alors plus facilement la peau.

Tous les matériaux seront conservés dans du papier parcheminé et dans des boîtes de bois bien closes.

1° Gaze, étoupe, coton hydrophile. — Ces produits sont préalablement aseptisés, si on le peut, à la vapeur d'eau surchauffée à 110-120°. Lorsqu'on n'aura pas d'eau distillée pour faire les solutions, on devra ajouter 1 gramme de chlorure de sodium par gramme de sublimé afin d'éviter des précipités insolubles (Schillinger).

a. *Procédé de Bergmann* (c'est celui adopté par l'armée allemande pour préparer son matériel à pansement).

Sublimé	8 à 10	grammes
Alcool	1000	—

Après dissolution, ajouter :

Glycérine	500	grammes
Eau.	1500	—

Faire tremper dans ce liquide 70 mèt. de gaze pendant une demi-heure ou 1 kilogr. d'étoupe, coton ou jute, pendant 4 jours, faire sécher dans une chambre à 20° environ.

Schede trouve la proportion de sublimé trop forte et conseille seulement de la faire à 2 p. 1000, c'est-à-dire de la réduire à 5 gr. dans la formule ci-dessus.

D'après le conseil de Laplace, on peut ajouter au liquide 5 gr. d'acide tartrique pour 1 gr. de sublimé, mais alors ne pas mettre de chlorure de sodium.

b. *Procédé de Thomas.* — Grâce à la présence de la gomme dans la solution, le sublimé est enrobé, à l'état colloïde pour ainsi dire, et sa déperdition par volatilisation serait insignifiante :

Bichlorure de mercure.	1	gramme
Gomme du Sénégal	10	—
Glycérine	10	—
Alcool à 80°	100	—

Eau distillée, q. s. pour obtenir 3 litres de liqueur.

Cette solution est trop faible pour les matériaux à employer après dessiccation et seulement bonne pour l'emploi extemporané de substances humides. Si donc on veut préparer, pour un approvisionnement, de l'étoupe ou du coton, il faut, pour la même quantité d'eau et d'alcool, mettre 4 à 5 gr. de bichlorure, 40 à 50 gr. de glycérine et 40 à 50 gr. de gomme.

La gomme est préalablement lavée et séchée, puis dissoute dans environ 10 fois son poids d'eau distillée, et le tout est filtré à travers une flanelle propre pour enlever toutes les poussières.

Faire dissoudre ensuite le bichlorure dans l'alcool, ajouter la glycérine, puis la solution de gomme et enfin l'eau distillée.

Pour obtenir l'imprégnation régulière des substances, il faut agir sur de petites quantités : on prend 300 centim. cub. de la liqueur pour imprégner 100 gr. d'étoupe, gaze, coton hydrophile : exprimer et replonger plusieurs fois, déplier le tissu et le faire sécher sur des cordes ou des claies. On peut cependant agir sur

250 gr. d'étoupe ou 5 mèt. de gaze à la fois, ce qui est plus expéditif.

Ce procédé est réglementaire dans l'armée française.

2° **Produits du bois ; ouate de tourbe ; mousses et sphaignes.** — Les produits du bois et la ouate de tourbe s'imprègnent d'après les procédés ci-dessus et, en raison de leur faible cohérence, s'emploient sous forme de coussins entourés de gaze au sublimé.

Les mousses, sphaignes, seront trempées dans la solution à 1 p. 1000 seulement au moment de s'en servir.

La ouate de tourbe et le coton ou charpie de bois ou de cellulose sont, dans cette catégorie, les produits les plus absorbants.

Malgré la fixité du sublimé, les substances imprégnées longtemps à l'avance et conservées dans les approvisionnements perdent une partie de leur principe soit par évaporation, soit par décomposition, soit par désagrégation en poussière. La perte est moindre pour l'étoupe, la ouate de tourbe, que pour la gaze. Des recherches faites sur des matériaux conservés depuis un an (Löffler) ont montré cependant, que, même pour la gaze, la quantité restante de sublimé est suffisante pour l'antisepsie, lorsque la proportion primitive était de 3 à 4 p. 1000.

M. Guillot a décrit dans les *Archives de médecine militaire*, en 1890, un procédé pour faire ces recherches.

Des expériences, faites pour s'assurer si des micro-organismes existaient, après un an, dans les divers matériaux de pansements antiseptiques, ont montré la réalité du fait d'une manière presque constante pour les substances phéniquées, iodoformées, etc. Les produits du sublimé n'en présentaient que dans la minorité des cas (Schlange, de Berlin ; Poncet, de Cluny).

Toutes ces raisons ont contribué à faire adopter le pansement au sublimé pour la constitution des approvisionnements destinés à la chirurgie de guerre. A l'avenir de démontrer ce que donnera leur conservation prolongée durant des années.

3° **Le catgut, la soie, le crin de Florence.** — *Les tubes à drainage, les éponges* seront préparés suivant les indications données page 66.

4° **Solutions nécessaires.** — *a.* Solution phéniquée à 5 p. 100 pour les instruments.

b. Solution de bichlorure à 1 p. 1000.

Bichlorure de mercure	1	gramme
Alcool	10	—
Eau	1000	—
Il est bon d'ajouter acide tartrique	5	—

Si l'eau n'est pas filtrée, au lieu d'acide tartrique, ajouter 1 gr. de chlorure de sodium.

Colorer avec la fuchsine ou avec le carmin.

Elle sert pour le nettoyage du champ opératoire et des mains.

c. Solution à 1 p. 5000 ; destinée à laver la plaie pendant l'opération, ainsi qu'à laver les éponges ; on emploie souvent aussi la solution à 1 p. 2000.

Les solutions de sublimé exigent l'emploi de récipients en verre, porcelaine ou tôle émaillée. Leur coloration permettra de ne pas les confondre avec les solutions phéniquées.

II. Application du pansement au sublimé. — *a*). **Plaies opératoires.** — La technique ne diffère pas de celle décrite pour les pansements en général. La solution de sublimé à 1 p. 1000 sert à tous les usages sauf pour les instruments pour lesquels on emploie la solution phéniquée à 3 ou 5 p. 100.

Appliquer immédiatement sur les sutures deux couches de gaze purifiée, plongées dans la solution à 1 p. 2000 et exprimées, puis recouvrir ensuite avec des matériaux absorbants, secs, contenant 3 à 4 p. 1000 de sublimé et constituant une couche qui doit largement déborder la plaie. Employer, pour cela, soit 7 à 8 doubles de gaze, soit du coton hydrophile ou de l'étoupe, soit de larges gâteaux de ouate de tourbe, de sphaigne ou de charpie de bois. Fixer le pansement par des tours serrés d'une bande de gaze sèche au sublimé ou trempée depuis vingt-quatre heures dans une solution à 1 p. 1000.

On ne met pas d'imperméable pour obtenir la dessiccation des sécrétions, et en outre parce que le sublimé est peu volatil.

Renouvellement du pansement. — Le premier pansement pour les plaies réunies reste en place au moins une semaine, souvent deux. Dans les cas de grande plaie, au bout de 2 ou 3 jours, les sécrétions le pénètrent, mais cela n'indique pas qu'il y ait lieu de le changer ; si l'imprégnation est considérable, on ajoute une couche d'étoupe, de ouate au sublimé, ou un coussin de ouate de bois ou de tourbe. Les drains sont retirés au premier ou au deuxième pansement suivant les circonstances.

Lors du renouvellement du pansement, on doit toujours se conformer aux prescriptions de la méthode : les environs de la plaie sont lavés avec la solution à 1 p. 1000 ; pas d'injection, ni de lavages sous la ligne de réunion. Si la suppuration s'est produite, il faut préférer pour le lavage la solution phéniquée à 5 p. 100.

Ce pansement, de même que celui de Lister, n'est pas applicable aux plaies cavitaires, pour lesquelles l'iodoforme est l'antiseptique de choix.

b). **Plaies accidentelles récentes susceptibles ou non de réunion.** — Il est rare qu'elles ne soient pas infectées : les laver à la solution à 1 p. 1000 et appliquer le pansement ci-dessus.

c). **Plaies enflammées suppurées, septiques.** — Pour nettoyer ces plaies et les rendre aseptiques, on les lave à fond avec la solution à 1 p. 1000 additionnée d'acide tartrique, après les avoir grattées avec la curette tranchante, si besoin est. Les solutions phéniquées à 5 p. 100 ou de chlorure de zinc à 8 p. 100 valent souvent mieux.

Pansement humide. — Ce pansement, employé au début par Bergmann, a été mis en pratique avec de bons résultats par Richet et Gosselin. On trempe 5 à 6 couches de gaze dans une solution à 1 p. 1000 et on les place sur la plaie ; l'étoupe, le coton hydrophile conviennent également bien. Il est inutile de mettre un imperméable, bien qu'il soit employé par un certain nombre de chirurgiens. Dans le cas de plaies contuses suppurées, Gosselin et Richet ajoutent un quart ou un tiers d'alcool pur ou camphré pour 1000 grammes de la solution de sublimé à 1 p. 1000.

Freudenberg se loue des bons résultats obtenus de l'*irrigation continue* faite avec la solution à 1 p. 5000 dans des cas de phlegmon : c'est un moyen qui nous paraît dangereux, au point de vue de l'intoxication ; les bains phéniqués ou l'irrigation au permanganate de potasse sont préférables.

III. Pansements aux divers sels mercuriques. — Le *biiodure de mercure* a été préconisé par Panas pour la chirurgie oculaire et par Pinard pour le lavage de l'utérus. La solution suivante est suffisante en chirurgie générale (Trélat) :

Biiodure de mercure.	0 gr. 05 centigr.
Alcool à 90°.	20 —
Eau.	1000 —

On prépare aussi des matériaux de pansement au biiodure. Cet antiseptique nous paraît inférieur au sublimé pour la pratique courante.

J. Lister, après avoir essayé le pansement séro-sublimé, l'a abandonné pour le sel alembroth (chlorure d'ammonium et chlorure mercurique). La solution à 1 p. 2000 sert pour les lavages et pour l'imprégnation des matériaux du pansement. Il a également préconisé, en 1889, une sorte de cyanure double de mercure et de zinc préparé en ajoutant à une solution saturée à froid de cyanure de mercure et de potassium une solution saturée à froid de sulfate de zinc, à équivalents égaux ; le précipité est lavé à l'eau froide jusqu'à ce que celle-ci ne dissolve plus rien, puis, après dessiccation, on le triture avec une solution de sublimé à 1 p. 4000 (3 grammes de sel pour 1000 grammes de solution) et on imprègne immédiatement les matières à pansement qui doivent être employées le plus fraîches possibles. Nous avons essayé ces préparations qui ne présentent aucun avantage sur le sublimé et sont assez compliquées comme manipulations.

IV. Inconvénients du sublimé. — Comme l'acide phénique, le bichlorure de mercure en solution produit de la rudesse de l'épiderme des mains du chirurgien et des aides, parfois de l'eczéma et de l'érythème sur le blessé. Mais il a occasionné des accidents plus graves : on a signalé, en effet, un assez grand nombre de cas d'intoxication générale qui se sont terminés par la mort (presque tous en Allemagne, du reste, comme avec l'acide phénique et l'iodoforme, employés trop largement). Cette intoxication se manifeste par de la stomatite dans les cas légers ; dans les cas graves, l'entérite du gros intestin avec diarrhée sanguinolente domine la scène et s'accompagne parfois d'urines albumineuses, d'agitation et de délire (Maurer). Les urines sont albumineuses et rougeâtres. La plupart de ces intoxications ont été observées dans la chirurgie obstétricale et gynécologique, après des irrigations vaginales ou intra-utérines, faites à 1 ou 0,5 p. 1000; Schede en a cité deux cas après l'ovariotomie. Il faut donc être prudent dans le maniement de cet agent, surtout si le malade est atteint de lésions rénales.

On combattra les accidents en supprimant immédiatement le pansement et en administrant à l'intérieur de l'iodure de potassium et de la digitale ; la stomatite et l'entérite sont justiciables des moyens habituels.

§ III. — Pansement a l'iodoforme

L'iodoforme, découvert en 1822 par Serullas, se présente sous la forme de paillettes cristallines, de couleur citrine, à odeur pénétrante, spécifique ; il est peu soluble dans l'eau, l'alcool, mais l'éther, le chloroforme, les huiles grasses le dissolvent facilement ; la lumière et le soleil l'altèrent, aussi doit-il être conservé dans des vases colorés. Etudié par Bouchardat, en 1836, essayé ensuite dans le pansement des plaies et ulcères atoniques par Morétin, Féréol, etc., il n'est entré réellement dans la pratique chirurgicale qu'à la suite des résultats remarquables obtenus par Moleschott (1878), Mosetig-Moorhof (1880) et Mikulicz (1881).

I. Préparation des matériaux. — Les modes d'emploi de l'iodoforme varient suivant les indications à remplir.

1° Iodoforme en poudre. — On l'emploie soit en cristaux naturels, soit en poudre finement porphyrisée. On l'associe parfois à d'autres poudres désinfectantes pour masquer son odeur et aussi par mesure d'économie.

Lucas-Championnière préconise la formule suivante :

Iodoforme tamisé.	à parties égales.
Poudre de quinquina	
Poudre de benjoin	
Poudre de carbonate de magnésie saturée d'essence d'eucalyptus. . . .	

Cette poudre est excellente et s'emploie en sachets formés de gaze antiseptique ; elle a l'inconvénient de coller sur l'épiderme voisin de la plaie ; pour les abcès, les ostéites et les ulcères de nature tuberculeuse, il faut lui préférer l'iodoforme pur.

Gilette et Fourmont ont conseillé les préparations suivantes :

Iodoforme	30 grammes.
Poudre de charbon	60 —
Sulfate de quinine.	10 —
Essence de menthe	1 —

Ou encore :

Camphre	5 grammes.
Charbon	10 —
Iodoforme	15 —

Oppler a fait des essais avec un mélange d'iodoforme et de poudre de café torréfié à parties égales et le recommande comme un antiseptique très économique pour la chirurgie de guerre.

Pour répandre la poudre d'iodoforme sur les plaies, une spatule suffit, mais on a moins de pertes en employant un saupoudreur ayant la forme d'un sablier ordinaire. On a construit dans ce but des insufflateurs composés d'une poire en caoutchouc munie d'une canule; ils ont l'inconvénient de s'obstruer assez facilement.

2° **Gaze iodoformée.** — Se servir, pour la préparer, de gaze désapprêtée, soit phéniquée ou bichlorurée, soit stérilisée par la vapeur d'eau à 110-120°.

Après avoir essayé la plupart des procédés décrits, nous conseillons celui employé par M. Nicaise à l'hôpital Laënnec :

Prendre 20 mètres de gaze à mailles assez fines, les tremper dans la glycérine phéniquée à 5 ou 10 p. 100 (1 litre environ), exprimer le tissu le plus possible et avec le plus grand soin. Étaler ensuite la gaze par 2 mètres repliés en double, la saupoudrer d'iodoforme avec un tamis et bien malaxer le tout, de manière à répartir également l'antiseptique (600 à 700 gr. d'iodoforme pour les 20 mètres). La gaze ainsi préparée est pliée et conservée dans du papier parcheminé ou du taffetas gommé et placée dans une boîte.

Si l'on veut obtenir une gaze adhésive, préférable pour les plaies cavitaires et les tamponnements, ajouter à la glycérine, pour les 20 mètres, 20 gr. de colophane dissous dans 100 gr. d'alcool.

Mosetig-Moorhof imbibe sa gaze avec une solution d'iodoforme dans l'alcool et l'éther : 5 p. d'iodoforme, 25 p. d'éther, et 100 p. d'alcool ; faire préalablement dissoudre l'iodoforme dans l'éther, ajouter l'alcool, tremper la gaze, la faire sécher, puis renouveler l'imprégnation. L'iodoforme est ainsi mieux réparti dans le tissu, mais il est moins adhérent.

M. David a décrit le procédé suivant employé dans les hôpitaux militaires : pour 5 mètres de gaze de 55 centimètres de largeur, employer le mélange suivant dont les doses varient suivant la proportion :

Iodoforme pulvérisé	10 gr. —	20 gr. —	30 gr. —	40 gr. —	50 gr.
Vaseline liquide	10 gr. —	10 gr. —	10 gr. —	10 gr. —	10 gr.
Éther rectifié	200 cc. —	200 cc. —	270 cc. —	360 cc. —	450 gr.
Alcool à 95° q. s. p^r	300 cc. —	p^r 300 cc. —	p^r 425 cc. —	p^r 500 cc.	

On opère en malaxant un mètre de gaze à la fois dans une petite terrine ; dessécher à l'abri de la lumière (45 minutes en été, 4 à 5 heures en hiver).

3° **Sparadrap** (*emplâtre à l'iodoforme*). — Destiné à remplacer le diachylon. Formule de J. Port :

Dissoudre 5 gr. de gélatine pure dans 25 gr. d'eau chaude, ajouter 1 gr. d'iodoforme, et étendre en plusieurs couches sur du calicot. Pour l'usage, mouiller légèrement avec de l'eau phéniquée.

4° **Collodion iodoformé.**

Iodoforme	10 grammes.
Collodion.	100 —

Il s'emploie comme le collodion ordinaire et doit lui être préféré, soit pour occlure une petite plaie, soit pour exécuter des sutures sèches, soit encore pour protéger la ligne des sutures d'une autoplastie.

5° **Emulsions et solutions.** — Elles sont destinées à être injectées dans les cavités des plaies et des abcès tuberculeux.

Iodoforme	10 à 15 grammes.
Glycérine.	25 grammes.
Eau	25 —
Gomme adragante	0 gr. 25.

ou plus simplement :

Iodoforme	10 à 20 grammes.
Glycérine	100 grammes.

Verneuil a recommandé les solutions éthérées qu'il a employées avec succès pour la cure des abcès froids.

Iodoforme	4 à 20 grammes suivant les cas.
Éther.	100 grammes.

Certains chirurgiens préfèrent l'huile à la glycérine et à l'éther.

Iodoforme.	5 grammes.
Huile d'olives stérilisée	25 —

6° **Pommades.**

Iodoforme	1 à 2 grammes.
Vaseline	10 grammes.

7° **Crayons ou bougies d'iodoforme.** — On obtient des crayons mous en mélangeant 8 p. d'iodoforme avec 1 p. 50 de gomme adragante et 1 p. de beurre de cacao ; des crayons durs avec iodoforme 4 p., gélatine 1 p. Billroth, les prépare comme il suit :

Iodoforme pulvérisé.	20 grammes.
Gomme arabique	āā 2 grammes.
Glycérine.	
Amidon	

Ces crayons sont destinés à être introduits dans les orifices fistuleux ; parfois ils déterminent de l'irritation, probablement par suite d'une préparation défectueuse.

Partsch prépare de la *soie iodoformée* en faisant tremper de la soie blanche dans une solution éthérée d'iodoforme à 10 p. 100, pendant deux jours ; la soie est ensuite placée pendant quelques heures entre deux feuilles de papier buvard dans un endroit sec, puis conservée dans une petite boîte en bois.

Pour rendre antiseptiques les tiges de *laminaria* et les éponges préparées, on les plonge pendant quelques jours dans l'éther iodoformé à 1/10e.

II. Application du pansement. — Le pansement à l'iodoforme constitue en somme un pansement mixte, car l'acide phénique ou le bichlorure y jouent leur rôle.

L'antisepsie avant et pendant l'opération ou le pansement est obtenue comme il a été indiqué à la technique générale.

1° **Plaies opératoires.** — a). *Réunion par première intention.* — Le silk protective est inutile ; on saupoudre légèrement la ligne de réunion d'une mince couche de 1 à 2 millimètres d'épaisseur d'iodoforme pur ou mélangé aux poudres indiquées, ou bien l'on applique directement 4 à 6 couches de gaze iodoformée que Mikulicz recommande de passer préalablement dans l'eau phéniquée à 5 p. 100 pour assurer une antisepsie parfaite. Sur cette gaze, qui doit dépasser la plaie de 3 à 4 centimètres, on applique une couche de matériaux aseptisés ou antiseptiques. Le pansement est ensuite fixé au moyen de bandes ordinaires ou en tarlatane mouillées à l'eau phéniquée ou bichlorurée.

Certains chirurgiens, dans les plaies opératoires susceptibles de réunion, lorsqu'il y a à redouter des hémorragies capillaires, imitent la conduite de Kocher en appliquant le tamponnement iodoformé et la suture secondaire ; c'est-à-dire que, l'opération terminée, les sutures sont placées sans être serrées, la plaie est bourrée de gaze iodoformée, puis 24 à 48 heures après, cette gaze est retirée et les sutures sont alors fermées, sans installation de tubes à drainage.

Lors du renouvellement du pansement, si l'iodoforme a produit de l'érythème, on enduit le pourtour de la plaie avec de la vaseline boriquée.

b). *Pas de réunion possible.* — La plaie est remplie, après le lavage antiseptique, avec des fragments de gaze iodoformisée portés dans toutes les anfractuosités, puis le pansement est fait comme ci-dessus sans exercer de compression. On doit ici tout particulièrement éviter de fortes doses d'iodoforme (ne jamais dépasser 10 à 15 grammes), et pour ce motif la gaze est préférable à la poudre, surtout dans les régions riches en tissu graisseux, en raison de leur pouvoir absorbant.

2° **Plaies accidentelles récentes.** — Après désinfection, panser comme ci-dessus avec ou sans réunion suivant l'état de la plaie.

3° **Plaies suppurées, septiques, ulcères, abcès.** — Désinfection préalable avec la solution phéniquée à 5 p. 100, ou le chlorure de zinc à 8 p. 100. L'iodoforme doit ici être porté dans les anfractuosités les plus reculées, soit en poudre, soit en émulsion, soit incorporé à la gaze si la plaie est vaste. Le pansement ordinaire est ensuite appliqué sans être serré. Dans les cas de fracture avec broiement et large plaie, il faut préférer la gaze adhésive iodoformée à la poudre, afin d'éviter une intoxication ; on se trouvera bien de l'emploi de la pommade antiseptique décrite page 73.

Mosetig-Moorhof conseille pour la *chirurgie de guerre* d'employer toujours le pansement humide. La plaie opératoire ou accidentelle, lavée à l'eau salée à 0,6 p. 100 ou avec une solution de permanganate de potasse, est recouverte de 3 à 4 feuilles de gaze iodoformée, puis d'un imperméable, et enfin d'une épaisse couche de matériel absorbant. Il évite ainsi la rétention des sécrétions par formation de croûtes. Si la plaie suppure beaucoup, renouveler le pansement tous les jours.

La poudre d'iodoforme est excellente dans les plaies fongueuses, dans les ulcères tuberculeux ; elle excite la formation de bourgeons de bonne nature. Verneuil a obtenu de remarquables résultats par les injections d'éther iodoformé à 4 ou 10 p. 100 dans les cavités des abcès tuberculeux : le pus étant évacué avec le trocart n° 3 de l'appareil aspirateur de Potain ou de Dieulafoy, on injecte de 15 à 60 grammes de la solution, suivant la dimension de la poche ; si la poche est petite, on emploie une solution forte à 10 p. 100 ; la guérison exige en moyenne de 2 à 4 injections répétées à longs intervalles. Si la tension de la poche par les vapeurs d'éther semble trop forte, on la combat par l'application de compresses imbibées d'eau froide ou en la ponctionnant avec une petite aiguille creuse. On a également employé l'huile et la glycérine iodoformées.

Appliqué sur les ulcères cancéreux, l'iodoforme en atténue l'odeur infecte, mais l'eau de Labarraque est préférable.

Dans les plaies cavitaires, c'est le seul pansement possible ; pour le tamponnement dirigé contre les hémorragies, la gaze ou la ouate iodoformée sont des substances de choix. On a aussi proposé un mélange avec parties égales de tanin.

L'iodoforme, en raison de la facilité de son mode d'emploi et de la fixité de son action, est l'antiseptique le mieux approprié à la chirurgie de guerre.

III. Mode d'action de l'iodoforme. Inconvénients. — 1° *Mode d'action.* — L'action antiseptique de l'iodoforme a fait l'objet de nombreuses discussions. Aux dénégations opposées, les faits cliniques répondent mieux que les expériences de laboratoire. C'est un antiseptique lent, mais puissant par sa fixité et la persistance de son action. Il agirait en se décomposant au contact des ptomaïnes produites par les micro-organismes et en les rendant ainsi inoffensives (de Ruyter). Trélat, Ledentu, ont émis l'opinion que l'iodoforme, outre son action germicide, forme en se mélangeant au pus, une couche protectrice et isolante, au-dessous de laquelle se fait une véritable cicatrisation sous-crustacée.

2° *Inconvénients.* — L'iodoforme détermine parfois de l'érythème, de l'irritation locale auxquels on remédie par la vaseline boriquée. Il produit aussi des phénomènes généraux graves qui ont amené un certain nombre de cas de mort. Ces accidents mortels ont surtout été observés en Allemagne, alors qu'au début des essais de cet antiseptique, on en employait des masses considérables. Dans les cas légers, on constate du malaise général, de l'inappétence, de la dépression, de la céphalée, parfois des vomissements ; de l'insomnie, de l'agitation ; Poncet (de Lyon) a signalé le goût d'iodoforme qui apparaît surtout par l'application d'une cuiller d'argent sur la langue ; l'urine prend la couleur d'infusion de thé. Dans les formes graves le pouls devient petit et fréquent ; des désordres cérébraux se manifestent sous la forme, soit de délire, de divagation, soit de méningite, phénomènes auxquels peuvent succéder le collapsus, le coma et enfin la mort.

On évitera le plus souvent ces intoxications, en ne se servant que de doses modérées : 10 à 15 gr. au maximum. Si la plaie est vaste, sanieuse, sanglante, dans une région chargée en graisse, ou si c'est une plaie osseuse, si les reins sont malades, la plus grande circonspection est nécessaire et on préférera la gaze à la poudre d'iodoforme. Chez le vieillard et l'enfant, on sera très prudent.

Lorsque les accidents se développent, on doit enlever immédiatement le pansement, nettoyer la plaie, et donner au malade des stimulants diffusibles (acétate d'ammoniaque, inhalations de quelques gouttes de nitrite d'amyle, injections sous-cutanées d'éther), ou une solution à 5 p. 100 de carbonate de potasse. Dans les formes graves, les phénomènes d'intoxication continuent souvent malgré tous les moyens employés.

§ IV. — Pansement a l'acide salicylique

Thiersch a été, en 1875, le promoteur du pansement à l'acide salicylique sous l'inspiration de Kolbe. Cet agent est peu actif, peu soluble dans l'eau (1 p. 300 d'eau), et Salkowski a montré que cette solution n'empêchait pas la production des germes. Par suite de son peu de solubilité, il n'est guère utilisable que sous forme de pansement sec, soit en poudre, soit généralement incorporé à la gaze ou à l'étoupe.

I. Préparation des matériaux (gaze, étoupe, coton salicylés). — Thiersch employait une solution obtenue avec des quantités considérables d'alcool. Il est beaucoup plus économique et plus simple de faciliter la dissolution par le borate de soude.

M. Thomas, pour retenir plus facilement l'acide salicylique dans les mailles du tissu, conseille la préparation suivante :

Acide salicylique	5 grammes.
Borate de soude.	4 —
Gomme du Sénégal	10 —
Eau distillée, q. s. pour obtenir 300 cent. cubes de liqueur.	

Cette quantité servira pour 100 gr. de substance à pansement. Le borate est d'abord dissous à chaud dans 150 c.c. d'eau distillée, puis on ajoute l'acide salicylique et on procède comme il a été dit à propos du pansement au bichlorure de mercure.

II. Pansement. — Il ne diffère pas de ce qui a été décrit à propos des pansements précédents. On applique le silk protective, ou bien une à deux feuilles de gaze phéniquée, puis l'étoupe salicylée, et par-dessus le tout un imperméable.

Neudorfer, qui s'est servi avec succès de cet agent pendant la guerre russo-turque, recommande de bourrer les plaies contuses de poudre salicylique.

L'acide salicylique est très irritant ; il a occasionné aussi quelques cas d'intoxication. Son emploi ne s'est pas généralisé.

§ V. — Pansements antiseptiques divers

Le nombre des antiseptiques, proposés et utilisés depuis l'adoption de la méthode de Lister, est considérable et ne fait que s'accroître. Il est évident qu'une bonne part des succès obtenus tient autant à leur action locale sur les germes qu'aux soins extraordinaires de propreté que prennent les chirurgiens, au repos aussi absolu que possible laissé aux plaies, à l'hémostase et à l'affrontement des tissus, etc. Nous nous bornerons à signaler quelques-uns des agents les plus connus.

I. **Acide borique.** — Antiseptique faible, mais ni irritant ni toxique. Il s'emploie en solution à 3 ou 4 p. 100 pour le lavage des cavités muqueuses (vessie, rectum, nez, oreille, etc.).

Chez les enfants, chez les blessés qui s'intoxiquent facilement, sur les régions à peau très délicate, on s'en servira sous forme de pansement, soit humide avec imperméable, soit sec.

Les matériaux à employer humides seront imprégnés en les trempant, soit dans une solution à 10 p. 100 faite à 80° et en les laissant refroidir, soit dans un solution à 50 ou 100 p. 1000, obtenue en ajoutant 1 gr. 25 ou 1 gr. 50 de magnésie qui augmente la solubilité de l'acide (Scholtz). Les substances à conserver sèches après imprégnation seront préparées suivant la formule de M. Thomas :

Acide borique cristallisé	100 grammes.
Glycérine	100 —
Gomme du Sénégal lavée	20 —
Eau	2 kg. 500.

Pour 1 kg. de substance :

L'acide borique est ainsi plus adhérent aux fibres et a moins de tendance à tomber en poussière pendant les manipulations.

Nous avons indiqué, page 82, les divers onguents boriqués préparés à 10 ou 20 p. 100 avec la vaseline.

La *boroglycérine*, très soluble dans l'eau, a été employée par quelques chirurgiens. On la prépare en chauffant de la glycérine avec l'acide boriqué dans les proportions suivantes : acide borique 62 gr., glycérine 92 gr., jusqu'à ce qu'il y ait perte d'un certain poids d'eau, et on coule sur des plaques huilées.

II. **Acétate d'alumine**. — Excellent antiseptique pour les plaies infectées (Burow). Laver la plaie avec une solution à 2, 5 p. 100 ; appliquer ensuite, après l'avoir exprimée et passée dans la solution à 2,5 p. 100, de la gaze ou de la ouate hydrophile, ayant séjourné plusieurs jours dans une solution à 5 p. 100 ; compléter le pansement par un imperméable et une bande. Cet agent est excellent contre le pus bleu.

III. **Sous-nitrate de bismuth**. — Il a été employé en 1882 par Kocher (de Berne) et conseillé en 1885 par Marc Sée dont la pratique est la suivante : Précautions antiseptiques ordinaires. La plaie opératoire est saupoudrée d'une mince couche de bismuth, puis fermée par des sutures à étage ;

sur la ligne de réunion, couche de bismuth. Drains maintenus par une épingle anglaise à laquelle est attaché un fil qui devra dépasser les bords du pansement. Coussins de cellulose au sublimé fixés par une bande de tarlatane et une bande de caoutchouc. Dès qu'on suppose que l'écoulement séro-sanguin est arrêté, vers le 5e ou le 6e jour, on enlève les drains en tirant sur les fils et en soulevant un peu le pansement sans le défaire. Le pansement est renouvelé vers le 8e ou le 10e jour, et on retire alors les sutures.

Le bismuth forme des concrétions dans les plaies, et a produit des accidents d'intoxication, stomatite, néphrite, dépôt noir dans les urines, par suite de sa décomposition au contact des sécrétions des plaies. Langhans a déterminé chez les animaux, par des injections sous-cutanées, des lésions rénales et intestinales, ces dernières surtout marquées dans le cæcum. Il y a donc lieu de ne pas dépasser les doses moyennes, 4 à 6 gr. environ.

IV. **Créoline.** — Liquide brun clair, sirupeux, extrait du goudron, contenant du phénol, facilement soluble, préconisé par Esmarch, Kortüm, etc. La solution à 2 p. 100 sert à désinfecter les mains, les instruments et le champ opératoire, celle à 0,5 p. 100 pour laver la plaie, et enfin celle à 2 ou 3 p. 100 à imprégner la gaze ou le coton hydrophile qu'on applique humide ; un imperméable et une bande complètent le pansement. La créoline a une action hémostatique ; c'est un désodorisant énergique recommandé aussi à 1 p. 100 pour les lavages vaginaux, articulaires, etc. Elle ne serait pas toxique à ces doses.

V. **Essence d'eucalyptus.** — L'essence d'eucalyptus, recommandée par Guibert (1870), pour les plaies contuses, les coups de feu, etc., est soluble dans l'alcool et miscible en certaines proportions à l'huile, à la paraffine, à l'axonge, etc.

Pour le lavage des plaies on se sert de la solution à 1 p. 100 avec addition de 15 grammes d'alcool. On peut employer des substances imbibées de la solution à 1 p. 100 et les appliquer directement sur la plaie. L'imperméable doit être repoussé pour éviter l'action irritante de l'eucalyptol.

VI. **Iodol.** — Découvert par Silber et Ciamician, il se présente sous la forme d'une poudre cristalline, brune, presque inodore, moins toxique que l'iodoforme. Il est peu soluble dans l'eau : 1 p. 5000 ; à 1 p. 3 dans l'alcool, d'avantage dans l'éther. On l'emploie soit en poudre, soit incorporé à la gaze de la même manière que l'iodoforme dont les divers modes d'emploi sont applicables, soit en pommade avec l'axonge, la paraffine (la vaseline l'altère).

VII. **Naphtaline.** — E. Fischer et Lücke (1881) ont préconisé cet agent après avoir reconnu son pouvoir antifermentescible. La naphtaline est soluble dans l'alcool et l'éther, mais s'emploie le plus souvent à l'état pulvérulent, soit pour les plaies réunies, soit surtout pour les plaies contuses, suppurées, etc.

On étend sur la ligne de réunion une couche de naphtaline d'un centimètre et demi ; on la recouvre de coton hydrophile ou de jute et on fixe par une bande ; la poudre sera enveloppée dans de la gaze, en forme de coussinet, pour rendre son application facile. L'imperméable est inutile.

Les plaies non réunies seront saupoudrées directement avec l'antiseptique porté dans toutes leurs cavités.

E. Fischer a aussi associé la naphtaline avec le sucre, l'iodoforme : la couche de poudre enveloppée de gaze aura un demi-centimètre ; puis ouate hydrophile, imperméable et bande.

Le même chirurgien a encore employé le sucre seul ; cet agent ne vaut rien pour les plaies très sécrétantes.

La naphtaline est irritante pour les plaies, en partie à cause de sa forme cristalline ; elle peut former des croûtes dangereuses par la rétention des liquides ; elle convient surtout aux plaies contuses, aux ulcères atoniques.

VIII. **Naphtol.** — Le naphtol (α et β) a été préconisé par le professeur Bouchard. Les principales préparations employées sont les suivantes :

Eau naphtolée : Naphtol 0,20 à 0,30 par litre, en laissant macérer un certain temps :

Ou encore : Naphtol β. . . . . 40 grammes,
Alcool à 90° q. s. pour 100 centimètres cubes.

On ajoute 5 à 10 cent. cubes de cette solution alcoolique à

10 litres d'eau bouillante, et on filtre après refroidissement. Cette eau est employée pour le lavage de la peau, de la bouche, pour les injections vaginales, intra-utérines.

On emploie également la solution alcoolique pour nettoyer les régions pileuses (sauf le scrotum) 5 gr. de naphtol pour 1 litre d'alcool à 60°.

Pour les injections dans les cavités closes ou interstitielles, on a conseillé : naphtol β 5 gr., alcool à 90° 33 gr., eau distillée chaude q. s. pour 100 cent. cubes ; injecter avec une seringue chaude pour éviter la précipitation du naphtol. — On peut également préparer la gaze naptholée avec cette solution en ajoutant un peu de glycérine.

Le naphtol camphré : naphtol β 10 gr., camphre 20 gr., a été conseillé en injections interstitielles contre les adénites chroniques suppurées (Reboul) ou en pansement dans les plaies septiques.

IX. **Salol ou salicylate de phényle.** — Ce corps, découvert par Nencki (1885), préconisé par Sahli, Périer, Gross, est une poudre cristalline, blanche, à odeur aromatique faible, mais très persistante. Insoluble dans l'eau, peu soluble dans l'alcool, facilement dans l'éther. On l'emploie comme l'iodoforme, soit en poudre, soit incorporé à la gaze, soit en solution dans l'éther ou en émulsion dans la glycérine (mêmes formules que pour l'iodoforme). Il est peu toxique. Cependant nous avons observé, comme Périer, la coloration des urines due à la décomposition en acide phénique et en acide salicylique. A recommander comme antiseptique surtout lorsque l'iodoforme est contre-indiqué.

X. **Thymol.** — Le thymol a été employé comme pansement désinfectant par Paquet et Giraldès en 1868. Lewin en 1875, Ranke (1878) ont fait ressortir ses propriétés antiseptiques et publié de nombreux et excellents résultats obtenus par son emploi.

La solution à 1 p. 1000 s'obtient en ajoutant 10 gr. d'alcool et 20 gr. de glycérine à 1000 gr. d'eau. La gaze sèche se prépare en l'imprégnant avec un mélange de 16 p. de thymol, 50 p. de résine et 500 gr. de spermaceti (pour un kg. de gaze).

Le pansement ne nécessite qu'un renouvellement peu fréquent.

Le thymol doit être réservé aux plaies de peu d'étendue ; l'huile thymolée à 1 p. 100 a été recommandée contre les brûlures. Braun préfère la solution de thymol pour les lavages intra-utérins et vaginaux, car cet agent ne fait courir aucun risque d'intoxication.

L'action antiseptique du thymol est puissante. Le thymol sert à préparer l'*aristol* conseillé comme antiseptique.

XI. **Sels de zinc.** — a. *Chlorure de zinc.* — Concentré, c'est un caustique énergique et un puissant désinfectant. La solution à 8 p. 100 est un des meilleurs auxiliaires pour désinfecter les foyers de fractures suppurées, les plaies septiques ou atteintes de pourriture d'hôpital.

Campbell et Kocher l'ont conseillé comme pansement humide : la plaie lavée avec la solution à 1 p. 100 (plaie opératoire) ou 8 p. 100 (plaie septique) est recouverte d'un silk protective et de gaze ou de ouate hydrophile imprégnée d'une solution variant de 2 à 10 p. 1000 ; un imperméable et une bande complètent le tout. C'est un pansement médiocre.

Bardeleben avait proposé un pansement sec avec des matériaux imprégnés d'avance ; mais ceux-ci sont bientôt détériorés par l'acide chlorhydrique mis en liberté.

b. *Oxyde de zinc.* — Hamilton et Pétersen l'ont employé dans les mêmes conditions que le bismuth en poudre ou en émulsion.

c. *Sulfate de zinc.* — C'est surtout un excellent agent pour activer la cicatrisation des plaies atoniques qu'on recouvre de gaze ou d'étoupe imbibées de la solution à 1 ou 2 p. 100.

XII. **Mélanges antiseptiques.** — On a proposé des mélanges de plusieurs antiseptiques comme plus puissants que chaque agent pris isolément.

Rotter conseille le mélange suivant, excellent contre les plaies septiques :

POUR UN LITRE D'EAU	Sublimé.	0,05 centigrammes.
	Chlorure de sodium . . .	0,25 —
	Acide phénique	2 grammes.
	Chlorure et sulfo-phénate de zinc . . . . âa	5 —
	Acide borique.	3 —
	— salicylique.	0, 6 décigrammes.
	— citrique.	0, 1 —
	Thymol.	0, 1 —

Christmas propose le mélange suivant appelé phéno-salyl :

Acide phénique.	9	grammes.
— salicylique	1	—
— lactique	2	—
Menthol.	0,10	centigrammes.

Chauffer les 3 acides jusqu'à liquéfaction. Le mélange est très soluble dans la glycérine ; on peut l'employer dissout dans l'eau en solution à 4 p. 100.

XIII. — Parmi les autres antiseptiques, nous mentionnerons :

1° Le *chloral*, dont la solution à 1 ou 2 p. 100 est très utile pour laver les cavités muqueuses ou pour préparer des bains locaux dans le cas de lésion des extrémités ;

2° L'*eau chlorée officinale*, qui convient particulièrement pour la désinfection des mains.

3° Le *chlorure de sodium :* 1 à 3 p. 100 en solution pour les plaies suppurées ;

4° Le *permanganate de potasse*, dont les solutions à 0,5 ou 1 p. 500 servent à désinfecter les cavités muqueuses ;

5° Le *café torréfié*, en poudre (Oppler) ;

6° La *pyoctanine*, violet de méthyle, à la dose de 1 p. 10000 ; cette substance est irritante et tache le linge.

7° L'*alcool*, peu antiseptique, mais coagulant fortement les substances albuminoïdes des tissus qu'il rend imputrescibles, a été jadis fort employé pour panser les plaies de toute nature, surtout les plaies contuses. Dans le cas de gangrène d'un membre, à odeur infecte, l'enveloppement avec un linge imbibé d'alcool pur nous a paru avoir une action momifiante très efficace.

ARTICLE II

PANSEMENT ASEPTIQUE ET SES SIMILAIRES

§ I. — Pansement aseptique proprement dit

Ce pansement, dans lequel l'emploi des antiseptiques est réduit à un minimum borné à la désinfection des mains et de la peau et de quelques rares objets de pansement, ne s'est pas constitué d'un seul bloc comme le pansement de Lister. Il est dû à l'abandon progressif des antiseptiques pour des moyens de désinfection plus puissants et moins dangereux pour les plaies et pour le blessé. Ce mode d'application de la méthode antiseptique tend à se généraliser en subissant des perfectionnements successifs et il est aujourd'hui en honneur dans beaucoup de grandes cliniques hospitalières, tant en France qu'à l'étranger [1]. Il nécessite un outillage compliqué, qui entrave sa diffusion dans la pratique journalière ou du moins y réduit son emploi à l'usage de l'ébullition.

I. **Préparation des matériaux de pansement.** — Pour les fils à ligatures et à sutures, les éponges, drains, etc., on se reportera à la technique générale des pansements ; on insistera sur la stérilisation par l'ébullition et par les étuves à vapeur décrites au chapitre III.

Les matières à pansement, gaze, coton, étoupe, bandes, seront stérilisées par la vapeur sous pression à l'autoclave de Redard, de Sorel, ou à l'étuve de Genéste et Herscher, ou par la vapeur courante. Dans les cas urgents, l'ébullition pendant une demi-heure dans l'eau ordinaire ou filtrée sera employée.

Il est d'une importance essentielle d'éviter les manipulations des objets depuis leur mise à l'étuve jusqu'au moment de l'emploi afin d'éviter une contamination possible. Pour cela, avant de les soumettre à l'étuve, on les dispose dans des boîtes spéciales, métalliques (en zinc par exemple), percées de trous faciles à fermer, après désinfection, par un mécanisme fort simple et dont il existe plusieurs modèles. M. Fournie, pharmacien en chef des hôpitaux de Lyon, a imaginé une série de boîtes cylindriques en zinc munies d'un couvercle réalisant la fermeture dite à baïonnette ; l'un des types porte sur le rebord du couvercle un trou circulaire correspondant à une ouverture de même diamètre pratiquée dans le corps de la boîte. La coïncidence des deux évents s'établit à volonté par un simple mouvement de rotation et permet la libre circulation de la vapeur, lors du séjour dans l'autoclave.

Si l'étuve ne permet pas la dessiccation de ces matériaux après asepsie, on est obligé de transporter les boîtes dans une étuve à air chaud ; l'étuve de Sorel est très avantageuse, en ce sens qu'elle permet les deux opérations dans le même appareil.

1. Vinay. *Manuel d'asepsie*, Lyon, 1890. — Schimmelbusch. *Aseptik*, Berlin, 1892.

Les boîtes, une fois fermées après asepsie, ne sont plus ouvertes qu'au moment du pansement.

Liquides et solutions. — Eau filtrée au filtre Chamberland et bouillie. — Une solution de bichlorure de mercure à 1 p. 1000 pour les mains et la peau ; parfois eau salée à 0,6 p. 100 ou boriquée.

II. **Application du pansement.** a. *Plaies opératoires.* 1° *asepsie anté-opératoire.* — Désinfection des instruments, des mains et de la région, comme il a été dit à la technique générale ; pour les muqueuses, frotter avec un tampon ou un linge stérilisé et laver à l'eau bouillie. Les matelas et linges sur lesquels repose le blessé auront été aseptisés.

2° *Asepsie opératoire* — Le champ de l'opération est entouré de compresses aseptisées par l'ébullition ou à l'étuve. Le chirurgien passe de temps à autre les mains dans l'eau bouillie chaude et tient ses instruments dans le même liquide ou dans la solution de carbonate de soude à 1 p. 100. Les éponges sont lavées dans l'eau stérilisée bouillie, tiède. S'abstenir du lavage de la plaie, qui sera nettoyée avec des éponges ou des tampons imbibés d'eau bouillie.

Hémostase, sutures et drainage (le moins possible), comme d'habitude, avec des matériaux aseptiques.

3° *Asepsie post-opératoire.* — Si la plaie a été réunie, appliquer quelques couches de gaze stérilisée et par-dessus un pansement constitué par des matériaux stérilisés et très absorbants, car ici la dessiccation des sécrétions joue le rôle le plus important ; la gaze a pour but d'empêcher le coton et autres similaires d'adhérer et de coller autour de la plaie, ce qui pourrait gêner l'issue des sécrétions. Exercer une compression soignée ; si la plaie n'a pas été réunie, la combler avec de la gaze stérilisée, qui sera remplacée par de la gaze iodoformée pour les tuberculoses locales.

Ce pansement, grâce à l'exclusion des lavages antiseptiques irritants pour la plaie, peut rester en place huit à quinze jours ; si on a été obligé de drainer, on le renouvelle vers le 7e ou le 8e jour pour retirer les drains. Le plus souvent, à la levée du premier pansement, vers le 8e ou le 9e jour, on peut enlever les sutures, la réunion est obtenue. Si, par suite d'une asepsie incomplète, quelques points de sutures suppurent, on les extrait et, au lieu de gaze aseptique, on met de la gaze iodoformée, le restant du pansement continuant à être fait de matériaux aseptiques.

b. *Plaies récentes.* — La même procédure sera employée ; si l'on a des doutes sur l'asepsie de la plaie, bien la nettoyer avec des tampons imbibés d'eau bouillie et tamponner à la gaze iodoformée, puis application d'un matériel aseptique.

c. *Plaies infectées, plaies suppurées.* — Les nettoyer avec la curette, les tampons, les laver à l'eau très chaude, puis avec la solution de sublimé tartrique à 1 p. 1000 ou mieux d'acétate d'alumine à 1 p. 100, et tamponner à la gaze iodoformée. Les matériaux de pansement absorbant seront aseptisés, leur imprégnation par les antiseptiques étant peu utile pourvu que la dissémination des sécrétions dans le pansement et leur dessiccation s'exécutent facilement.

Dans le cas de suppuration très épaisse, on préférera un pansement antiseptique humide.

Mode d'action. — Le pansement aseptique agit en écartant toute infection des plaies par contact, en réduisant les sécrétions le plus possible par suite de la non-irritation des plaies par les antiseptiques, en recevant les sécrétions dans un matériel absorbant où elles se dessèchent et qui enlève aux germes tout milieu de culture (Pasteur), et en assurant aux plaies le repos par la nécessité d'un renouvellement rare.

§ II. — Pansement ouaté d'A. Guérin

A. Guérin, pendant le siège de Paris en 1870, voyant tous ses amputés emportés par la septicopyohémie, fut conduit par sa doctrine miasmatique de l'infection purulente à prémunir les plaies contre le contage des germes. La ouate, que les expériences de Pasteur et de Tyndall avaient montrée comme un filtre excellent de l'air, lui parut remplir toutes les conditions désirables pour atteindre son but. Outre son action de filtrage de l'air, cette substance permettait d'exercer une compression élastique, d'entretenir sur la plaie et le membre une température constante, et de revenir aux pansements rares, c'est-à-dire d'assurer le repos des plaies. On connaît les beaux résultats qu'il obtint par cette méthode.

Pour appliquer ce pansement, il suffit d'avoir de la ouate et des bandes en grande quantité.

La ouate doit être pure, vierge et n'avoir ni été exposée à l'air, ni séjourné dans une salle de malades ; le paquet sera ouvert au moment de l'application.

I. **Pansement d'une plaie d'amputation avec réunion par première intention.** — A. Guérin, au début, n'osait pas rechercher la réunion par première intention ; Désormeaux et d'autres chirurgiens l'ayant depuis réalisée, il l'a adoptée en principe.

On prend les précautions antiseptiques ordinaires ou de grands soins de propreté ; la plaie est lavée avec une solution phéniquée à 3 ou 5 p. 100, puis on la réunit par quelques points de suture, en tendant lâchement les lambeaux. Quand on craint de ne pas obtenir une réunion dans toute l'étendue de la plaie, soit parce que les tissus ne paraissent pas dans de bonnes conditions, soit parce que l'hémostase ne semble pas parfaite, on s'abstient de réunir les lambeaux ou la manchette dans toute leur étendue et on introduit entre les lèvres de la plaie, au point le plus déclive, une petite mèche de ouate. (On préférera une mèche de gaze stérilisée ou antiseptique.) A. Guérin repousse le drainage comme inutile, le tube mou devant forcément être comprimé et fermé.

Pour prévenir la torsion ultérieure des lambeaux pendant l'application de l'appareil et maintenir leur coaptation, on place sur leur face extérieure une plaque de ouate assez épaisse pour donner à cette partie un volume égal à celui du reste du membre ; ces plaques sont fixées par un aide.

On applique alors sur le moignon un large carré de ouate dont les bords sont ramenés vers l'origine du membre, puis on enroule un large rouleau de ouate qu'on fait remonter jusqu'à la racine du membre, en une couche égale partout ; au lieu d'un seul rouleau, on peut en faire deux dont le maniement est plus facile. L'aide qui tient les plaques fixant les lambeaux ne doit retirer ses mains que lorsque le rouleau de ouate les a recouvertes plusieurs fois. Pendant l'application de la ouate, il est très important que le membre soit maintenu dans une immobilité absolue en le serrant « comme dans un étau doublé de velours ».

Ce maintien du membre par les aides est encore plus important pendant l'application des bandes. La première bande est appliquée lâchement, en spirale à jets écartés, sans tirer sur elle pour qu'elle ne se corde pas en enfonçant dans la ouate ; s'il est nécessaire, on applique deux ou trois bandes de la même manière. Ceci fait, on décrit un bandage récurrent du moignon, avec une bande qui passe dans la longueur du membre en formant des espèces de fronde (fig. 32) ou anses dont la partie moyenne corres-

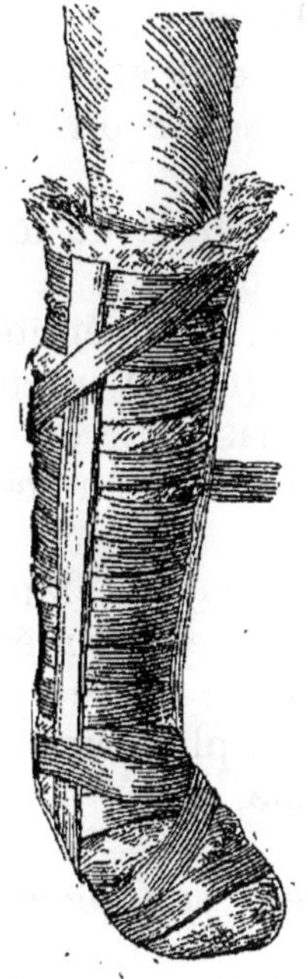

Fig. 32. — Pansement d'A. Guérin pour fracture de jambe.

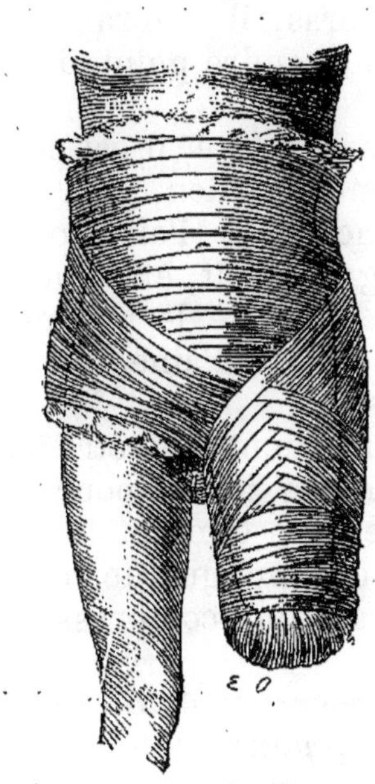

Fig. 33. — Pansement d'A. Guérin pour amputation de cuisse.

pond à la face libre du moignon, et dont les chefs sont fixés par des tours circulaires faits avec une autre bande. On commence alors à serrer les bandes qu'on applique de bas en haut de manière que les jets se recouvrent suffisamment sans faire de renversés : le chirurgien a besoin de toute sa force pour comprimer le membre avec elles. Afin d'éviter, pendant cette application, d'imprimer au pansement et aux parties sous-jacentes un mouvement de torsion, il faut avec une main chercher à donner au membre un mouvement en sens inverse de celui que sollicite la main qui enroule la bande.

On ne cesse de mettre des bandes que lorsqu'on reconnaît au membre une densité suffisante, par suite du tassement de la ouate : en pressant fortement le membre, la main doit rencontrer une résistance assez grande pour que le malade n'ait pas conscience de la pression exercée, et cela dans toute l'étendue de l'appareil.

Pour la cuisse, le pansement doit aller entourer le bassin (fig. 33) ; pour la jambe, il remonte jusqu'à l'origine de la cuisse ; pour l'avant-bras jusqu'à la racine du bras ; pour le bras, il embrasse l'épaule, le cou et la poitrine en allant prendre point d'appui sur l'aisselle du côté opposé.

L'appareil placé, il est nécessaire de donner au moignon une bonne situation, pour empêcher que le pus ne vienne au contact avec l'air : pour la cuisse, l'extrémité libre du moignon doit être plus déclive que la racine du membre afin que le pus ne se fasse pas jour au dehors vers le pli de l'aine, en frayant ainsi un chemin aux miasmes.

Le pansement doit être surveillé, surtout pendant les 4 à 5 premiers jours, pour remédier au relâchement des bandes et à la diminution de densité de la ouate : suivant les cas, on applique de nouveau une ou plusieurs bandes en exerçant une compression vigoureuse.

II. **Pansement d'une plaie destinée à suppurer** (*plaie opératoire*, *plaies accidentelles*, *contuses*, etc.). — Mêmes précautions que ci-dessus ; laver la plaie à l'eau phéniquée. Avec de la ouate ou mieux avec de la gaze stérilisée ou iodoformée on comble la cavité de la plaie, et, s'il s'agit d'une amputation circulaire, on remplit la manchette dont les bords seront tendus par un aide ; on met ensuite un carré de ouate et le rouleau qui doit envelopper tout le membre, en opérant comme il a été dit pour les plaies réunies.

Renouvellement du pansement. — L'élévation de la température, l'accélération du pouls et surtout la douleur sont des conditions qui réclament impérieusement que l'on dépanse le blessé, que l'on ait réuni ou non la plaie. Tant que la température ne s'élève pas à 39° après une amputation, il n'y a pas lieu de s'inquiéter ; si elle dépasse ce chiffre, mais si en même temps il y a absence de douleur, d'agitation, si le malade dort, ne se plaint pas d'un malaise insupportable, il faut attendre. Dans le cas contraire, on doit supposer que les lambeaux sont tiraillés, que du sang ou du pus s'est accumulé dans la plaie ; l'expérience ne tardera du reste pas à servir de guide au chirurgien.

Le renouvellement du pansement s'exécutera dans les mêmes conditions que son application : ouate vierge, transport du malade hors de la salle, etc. Si la plaie a été réunie, on change le pansement à la fin du deuxième septénaire ; si la réunion n'a pas été tentée, du 25e au 30e jour. Dans cet intervalle, l'appareil ne doit pas être défait en dehors des indications précédentes et à moins d'imprégnation trop grande avec mauvaise odeur ; si le pus traverse seulement sur certains points, on se contente de laver les taches à l'eau phéniquée à 10 p. 100 et d'ajouter de nouvelles couches de ouate. En défaisant le pansement, on détache avec attention les couches de ouate collées sur la plaie ; si elles résistent, on les humecte d'eau phéniquée tiède, en évitant des tiraillements ; si, malgré ces précautions, on ne réussit pas, on doit, pour prévenir des tractions brusques, les abandonner sur la plaie, car elles se détacheront ultérieurement d'elles-mêmes. Le deuxième pansement, lorsque la réunion a réussi, n'a pas besoin d'être aussi volumineux que le premier

III. **Pansement des fractures compliquées.** — Lorsque la coaptation est obtenue, laver la plaie avec une solution phéniquée au 1/40, en verser dans le foyer de la fracture, et, au moment d'appliquer la ouate, faire un dernier lavage avec la solution au 1/20 sans toucher la plaie avec une éponge ou un tampon quelconque. Appliquer alors sur les fragments de petits flocons de ouate avec la plus grande délicatesse, « comme s'il s'agissait d'emballer un objet précieux », mais en n'interposant pas de ouate entre eux bien entendu. Remplir ensuite la plaie de plusieurs couches de ouate, de manière à leur faire dépasser un peu le niveau des bords ; préférer le tamponnement à la gaze iodoformée. Le membre est alors enveloppé d'une feuille de ouate taillée assez grande pour le recouvrir d'un seul bloc de son extrémité, doigts compris, jusqu'à sa racine. La ouate, avant d'être tassée par les bandes, doit doubler au moins le volume du membre et empêcher de reconnaître sa forme par la pression des mains. Sur les membres à deux os, prendre la précaution de disposer au niveau de l'espace interosseux une attelle de ouate roulée.

On applique alors les bandes comme il a été dit à propos du pansement des plaies : il faut environ 12 bandes de 10 mètres pour une fracture de jambe.

Pour une fracture de cuisse, le bandage doit comprendre le bassin (on s'aidera du pelvi-support pour l'application) ; pour une fracture de jambe, il remonte jusqu'à la racine de la cuisse ; pour le bras, une fois celui-ci recouvert ainsi que l'épaule et le haut du thorax, fléchir l'avant-bras, rapprocher du tronc le membre ainsi disposé, envelopper toute la poitrine de ouate, et appliquer une bande comme dans le bandage de Velpeau.

On agit de même dans les résections, dans les brûlures (le laisser 15 jours à 3 semaines), etc.

A. Guérin repousse absolument toutes les modifications qui ont été proposées : les bandes silicatées qui ne permettent plus de resserrer la ouate, quand l'appareil se relâche, n'ajoutent aucune solidité et privent en outre du filtrage complet de l'air ; la ouate salicylée qui n'offre aucun avantage, etc.

Bon nombre de chirurgiens recouvrent les pansements antiseptiques ordinaires d'une assez grande quantité de ouate pour assurer à la plaie une compression régulière, une température constante.

IV. **Inconvénients.** — Le grave inconvénient de ce pansement est la grande quantité de ouate et de bandes qu'il nécessite, ainsi que le temps assez long exigé par son application. Cette considération a pris d'autant plus de valeur que le pansement de Lister et ses dérivés ont permis d'arriver aux mêmes résultats avec plus de sécurité. En chirurgie d'armée, la masse de ouate et de bandes exigées, le soin et le temps nécessités par son application, étant donné la presse qui suit un grand combat, restreignent considérablement son emploi : il est vrai que pour les évacuations il assure aux membres blessés une immobilisation plus complète que par tout autre pansement, ce qui est un grand avantage dans les cas où l'on est privé d'appareils convenables. Nous croyons donc qu'il ne peut être qu'un pansement d'exception, depuis que les pansements antiseptiques ont pu être simplifiés sans rien perdre de leur valeur.

V. **Mode d'action.** — Verneuil l'a expliqué par les considérations suivantes : 1° soustraction de la plaie à l'action incessante de l'air et aux dangers de l'absorption des principes délétères du milieu ; 2° compression régulière étendue, continue, modifiant l'afflux du sang et prévenant les congestions vers la plaie ; 3° température constante offrant les avantages de l'incubation ; 4° suppression des petites blessures secondaires dans le foyer traumatique par la rareté des pansements ; 5° immobilisation rigoureuse de la région blessée ; 6° modification particulière de la plaie, c'est-à-dire accélération des phénomènes protecteurs, retard des phénomènes destructeurs, d'où l'absorption septique nulle ou minime et l'absence ou pour le moins le peu de gravité des phénomènes généraux.

A. Guérin a surtout insisté sur l'action de filtration de l'air par la ouate, car son pansement n'est pas un pansement par occlusion. Ce filtrage de l'air a été fortement combattu et contesté par Gosselin, Verneuil, etc., à cause des germes trouvés sous le pansement ; et, du reste, on sait qu'il n'y a pas de suppuration sans germes et que très souvent les plaies ainsi pansées fournissent du pus. Pasteur a cherché à mettre d'accord la présence des germes avec la marche régulière des plaies, en disant que la ouate empêche la fermentation en absorbant les parties liquides du pus et en réduisant ainsi les vibrions à l'inaction ; c'est encore ici le principe de la concentration par la dessiccation des milieux de culture.

§ III. — Pansement ouvert ou a découvert

Cette méthode, qui est l'absence de tout pansement, consiste à laisser les plaies accomplir à l'air libre leur évolution naturelle vers la guérison. Vincens v. Kern l'avait employée en 1809, mais il faut arriver à Hermann Vézin (1858), pour la voir appliquer d'une manière régulière par un certain nombre de chirurgiens, tels que Burow, Passavant, Rose, Hewett, Le Fort, etc.

Application. — Au début, on ne tentait pas la réunion immédiate, la regardant comme impossible à obtenir ; les résultats de la pratique de Kostareff et d'autres chirurgiens russes ont montré la possibilité de la réunion, lorsque les conditions hygiéniques étaient favorables.

Les précautions antiseptiques ordinaires sont prises pendant l'opération ou pour le nettoyage de la plaie : lavage de la plaie à la solution phéniquée au 1/40, sutures profondes et superficielles, s'il y a lieu. Le membre est ensuite placé sur un ou deux coussins en balle d'avoine ou à eau recouverts d'une toile cirée, et est immobilisé aussi bien que possible au moyen d'attelles ou d'un appareil plâtré, particulièrement pour les résections ; une compresse en fil de lin ou en tarlatane est jetée sur la plaie pour la défendre contre les mouches ; un cerceau empêche le poids des draps et des couvertures de porter sur le membre. Au-dessous de la plaie est placée une capsule quelconque renfermant un liquide désinfectant et destinée à recevoir les produits des sécrétions de la plaie qui y sont conduits par un morceau de taffetas gommé ou de gutta-percha laminée disposé *ad hoc* (fig. 34). C'est du reste à l'ingéniosité du

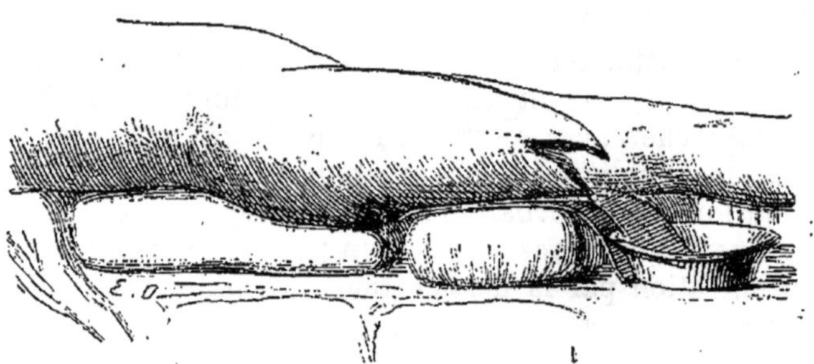

Fig. 34. — Pansement à découvert pour l'amputation de la cuisse.

chirurgien de trouver la meilleure situation à donner au membre pour favoriser l'écoulement des liquides. Pour le membre supérieur, un gros morceau de ouate phéniquée ou au sublimé placé au bas de la plaie peut remplacer le récipient.

On évite ensuite de toucher à la plaie et de changer la partie blessée de place, on la lave cependant, une à deux fois par jour, avec de l'eau phéniquée à 1 p. 100, quand le pus prend une odeur infecte ou vient d'une plaie de mauvaise nature. Si, dans le cas où l'on a pratiqué la suture, la suppuration se produit, on met un tube à drainage. Lorsqu'une plaie non réunie marche vers la cicatrisation, on affronte ses lèvres avec des bandelettes de diachylon,

Les fenêtres de la salle seront fréquemment ouvertes pour permettre l'aération.

La fièvre traumatique manque assez souvent, malgré les phénomènes inflammatoires qui se passent du côté de la plaie.

Indications. — On avait cru ce mode de traitement des plaies inapplicable dans les hôpitaux, en temps de guerre, à cause de l'encombrement et de l'infection des salles. S. Sokolow à Groznaïa (1875 et 1878), Bruns à Souranu (1875), ont obtenu, dans les hôpitaux les plus malsains, des résultats excellents qui ont montré l'inanité de cette objection. Cette méthode peut donc, en temps de guerre, rendre de grands services et trouve ses indications dans les plaies d'où s'écoulent des sécrétions naturelles, dans les plaies du scrotum, du périnée, dans les amputations des membres, dans les plaies très septiques. On doit assurer absolument l'immobilisation de la partie malade.

Théorie de la méthode. — Elle agit : 1° par l'exposition à l'air, et le facile écoulement des sécrétions ; 2° par l'immobilité de la région blessée. Il est admis, d'après les doctrines de Pasteur, que l'air extérieur, à la condition d'être constamment renouvelé, en contact libre avec une plaie, rend inoffensifs les agents de la putréfaction et de la septicémie, soit parce que l'oxygène qu'il renferme les tue, soit parce que, grâce à son renouvellement incessant, il entraîne les gaz et produits divers qui se forment à la surface des plaies (Kostareff) ; en outre, l'écoulement assuré des sécrétions de la plaie enlève aux microbes leur milieu de culture.

Pansement par occlusion de Chassaignac

Le pansement de Chassaignac, modifié par quelques précautions antiseptiques, est susceptible de rendre de bons services dans certaines plaies contuses des extrémités.

Les plaies, désinfectées par un liquide antiseptique, sont recouvertes de bandelettes de diachylon ordinaire ou iodoformé, qui s'imbriquent, se croisent en X, en formant une cuirasse dépassant notablement les limites de la lésion, sans jamais entourer le membre circulairement pour éviter l'étranglement.

Sur les membres, on dirige alternativement les bandelettes en deux sens obliques opposés de manière à les croiser en X et à former ainsi deux couches emplastiques superposées.

Pour les doigts, on prend des bandelettes très étroites que l'on pose d'abord dans le sens longitudinal de façon à recouvrir tout le doigt comme une cloche (d'où le nom de pansement en cloche) ; puis on applique d'autres bandelettes, un peu moins étroites, par-dessus les premières, en les dirigeant obliquement de haut en bas et les entrecroisant avec les autres.

Sur la cuirasse, on dispose de la gaze enduite d'une bonne couche de vaseline ou d'axonge iodoformée ou boriquée, et un gâteau d'étoupe purifiée ou de coton hydrophile. Le corps gras a pour but d'entretenir la souplesse du diachylon et de permettre l'issue facile des sécrétions de la plaie.

Ce pansement doit rester en place 8 à 10 jours ; si la suppuration souille l'appareil, on renouvelle le pansement externe sans toucher au diachylon ; si la cuirasse s'affaiblit, on la renforce par l'addition de quelques bandelettes. Pour enlever le pansement, on coupe le diachylon avec des ciseaux.

Le sparadrap de Vigo remplacera avantageusement le diachylon ordinaire dans certaines plaies contuses atoniques des membres.

CHAPITRE VI

APPLICATION DE LA MÉTHODE ANTISEPTIQUE A LA CHIRURGIE SPÉCIALE

I. **Chirurgie abdominale.** — Dans les opérations qui se pratiquent sur l'abdomen, les précautions de la plus stricte asepsie sont de rigueur et doivent même être portées à l'exagération ; l'asepsie sera toujours préférée à l'antisepsie en raison de la capacité d'absorption du péritoine et de l'altération de son épithélium par les liquides antiseptiques.

On n'oubliera pas la veille de l'opération d'évacuer l'intestin par un purgatif. Si l'estomac doit être intéressé, un lavage préalable est indiqué ; si l'intestin doit être ouvert, l'administration interne des antiseptiques intestinaux aura lieu pendant 3 à 4 jours avant l'opération ; pour le gros intestin, vider le rectum avec des lavements d'eau bouillie simple ou boriquée ; si les organes génitaux internes de la femme sont l'objet de l'opération, l'asepsie du vagin aura dû être obtenue comme il sera dit plus loin.

Le nettoyage de la paroi abdominale sera minutieusement fait, surtout au niveau de la dépression ombilicale encombrée de déchets épithéliaux.

La salle d'opération sera chauffée à 25° pour éviter le refroidissement de l'opéré, dont les membres inférieurs seront entourés de ouate ou de couvertures de laine ou de flanelle. Des linges chauds et rendus aseptiques, prêts en permanence, s'appliquent sur les parties voisines du champ opératoire ; les intestins attirés au dehors sont de même recouverts soit avec des compresses aseptiques chaudes, soit avec de larges éponges trempées dans de l'eau bouillie stérilisée, chaude, et bien exprimées.

La cavité péritonéale ne doit pas être lavée avec les solutions antiseptiques. Les uns l'assèchent et la débarrassent du sang et des liquides épanchés avec des éponges aseptiques et rendues presque sèches par l'expression, ou avec des compresses-éponges (Pozzi) ; les autres (L. Tait, Terrillon, etc.) emploient de grands lavages avec plusieurs litres d'eau à 30° préalablement filtrée et bouillie, lavages qui auraient en outre l'avantage de remédier au collapsus. On tend aujourd'hui à abandonner ces lavages. S'il y a péritonite septique, on lavera la cavité avec de l'eau thymolée ou salicylée à 1 p. 100 ou simplement bouillie.

Le drainage ne sera employé que s'il y a péritonite ; on le pratique soit avec des tubes en caoutchouc ou en verre, soit d'après le procédé de Morris indiqué page 27. Après suture de la plaie, on saupoudre d'iodoforme la ligne de réunion (certains chirurgiens s'en abstiennent). On applique quelques couches de gaze aseptique et un pansement absorbant également aseptique épais, maintenu par une couche d'ouate et un bandage de corps.

II. **Opérations sur certaines cavités muqueuses (bouche, fosses nasales, urètre, vessie et rectum).** — L'asepsie de ces cavités ne sera jamais que relative, mais on doit toujours tendre à la perfection.

1° *Cavité buccale.* — Insister sur le nettoyage des dents (IVe partie), gargarismes fréquents à l'eau naphtolée ou au borate de soude, la veille de l'opération. Avant l'opération, frotter avec un tampon aseptique les dents et toute la cavité buccale, rinçage à l'eau bouillie. Après l'opération, si les os maxillaires ont été intéressés et si la plaie est laissée béante, tamponnement iodoformé ; si on a amputé la langue, ou fait une opération intra-buccale, nous conseillons de maintenir dans la bouche un petit tampon de gaze iodoformée fixé extérieurement par un fil pour empêcher sa déglutition ; lavages fréquents à l'eau naphtolée ou à la solution de permanganate de potasse à 1 p. 1000 ; si après l'ablation de la langue on introduit un tube œsophagien à demeure dans une des fosses nasales, l'asepsie buccale devient assez facile à réaliser.

2° *Fosses nasales.* — Irrigations fréquentes pendant 2 à 3 jours avant l'opération, avec l'eau boriquée chaude ou une solution de chloral. Après l'opération, application d'un tamponnement lâche à la gaze iodoformée.

3° *Rectum.* — Antisepsie interne par le naphtol, l'eau sulfo-carbonée ; purgatif la veille ; lavements avec l'eau bouillie stérilisée ou boriquée avant l'opération, de manière à obtenir une évacuation complète de l'S iliaque et du rectum.

Après l'opération, continuer l'antisepsie intestinale, mèche de gaze iodoformée oblitérant bien la plaie ; s'il y a lieu de tamponner, introduire, suivant le conseil d'Allingham et de Tripier, un gros tube en caoutchouc au milieu du tampon de gaze iodoformée pour permettre l'issue des gaz intestinaux. (Voir *Tamponnement*, IVe partie.)

4° *Urètre et vessie.* — Leur antisepsie sera décrite à l'article *Cathétérisme* de la Ve partie.

III. **Gynécologie et obstétrique.**— La désinfection vulvo-vaginale est la manœuvre la plus importante dans tous les cas. Les mains et surtout les doigts seront minutieusement désinfectés avant toute exploration, ainsi que les instruments employés.

1° *Gynécologie.* — L'asepsie vaginale devra être poursuivie pendant plusieurs jours avant toute opération pour être menée à bien ; la vulve sera rasée ou les poils seront coupés ras, puis elle sera désinfectée comme tout champ opératoire. La cavité vaginale, ses culs-de-sac, et le col seront journellement frottés avec des tampons aseptiques ou imprégnés d'une solution faible (permanganate de potasse 0,5 p. 1000 ou sublimé 1 p. 3000) et soumis à une irrigation faite avec de l'eau bouillie simple ou boriquée, après quoi, on laissera à demeure une petite mèche de gaz iodoformée. Pendant l'opération, irrigation à l'eau bouillie.

Si l'on doit agir sur l'utérus (ablation de polypes, curettage), la cavité de cet organe sera désinfectée au moment de l'opération par une injection avec l'eau bouillie tiède ou une solution de permanganate de potasse à 0, 50 p. 1000 (voir pour la pratique de ces injections la IVe partie) ; le récipient du liquide sera tenu au plus à

$0^m,30$ au-dessus du niveau du bassin. Après l'opération, nouvelle irrigation, et désinfection locale de la muqueuse utérine, en la touchant avec la solution suivante conseillée par Auvard (antisepsie en gynécologie et en obstétrique, 1891) : créosote, alcool et glycérine, parties égales, dont on imbibe un écouvillon ou un petit tampon d'ouate.

Après les opérations, tampon de gaze iodoformée dans le vagin, pas trop serré pour laisser passer les sécrétions ; les lavages vaginaux ultérieurs sont inutiles si on a obtenu l'asepsie, mais il faut surveiller la propreté de la vulve qu'on recouvrira d'un pansement.

2° *Obstétrique.* — Dans la pratique des accouchements, ce qu'il y a le plus à redouter (comme pour les opérations de chirurgie générale), c'est l'infection par les mains de l'accoucheur ou de la sage-femme, par les instruments, par des injections faites avec des appareils malpropres.

L'introduction de l'antisepsie en obstétrique a eu des résultats merveilleux sur la diminution de la mortalité des femmes en couches. Les principes de son emploi ont été nettement posés par Tarnier.

Dans les maternités, les salles sont fréquemment lavées à l'eau phéniquée au 1/20, désinfectées par les vapeurs sulfureuses de temps à autre.

Les femmes sont soumises aux soins de la propreté la plus stricte, particulièrement au point de vue des parties génitales externes, qui doivent être journellement savonnées et nettoyées. Les injections vaginales tièdes seront faites dans les 8 à 10 derniers jours avec de l'eau bouillie tiède en ne négligeant pas de frotter la muqueuse avec l'index ; les solutions de permanganate de potasse à 0, 5 p. 1000 (Tarnier) ou de sublimé à 1 p. 4000, ou d'acide phénique à 1 p. 100 seront employées, s'il existe un écoulement leucorréique abondant, particulièrement chez les multipares. On ne recourra au sublimé que tout à fait exceptionnellement, en raison des dangers d'intoxication ; Tarnier tend à abandonner, pour ce motif, cet antiseptique.

Toute personne qui entre dans la salle d'accouchements doit se savonner et se brosser les mains et les laver ensuite avec une solution de bichlorure de mercure à 1 p. 1000.

L'examen par l'accoucheur ou la sage-femme nécessite

une antisepsie absolue des mains et doit être précédé et suivi d'un lavage vaginal avec une solution antiseptique tiède. On n'omettra pas d'essuyer la vulve avec un linge ou un tampon aseptique. Pour pratiquer le toucher, l'index (après asepsie) sera simplement humecté avec de l'eau bouillie ou lubrifié avec de la vaseline boriquée.

La désinfection des instruments ne présente rien de spécial ; en cas d'urgence, ébullition ou flambage, surtout pour le forceps ; les tubes et les irrigateurs en caoutchouc sont conservés dans une solution antiseptique.

Dès que la femme est en travail, on pratique un lavage vaginal avec une solution de sublimé à 1 p. 4000 ou plus simplement avec de l'eau bouillie, un à deux litres par séance (voir pour le manuel opératoire la IVe partie) ; ce lavage n'est répété que si on est obligé de recourir fréquemment au toucher ou s'il existe des lésions vaginales ou vulvaires ; nettoyer souvent la vulve. Vider le rectum par un ou deux lavements avec de l'eau boriquée ; veiller, pendant le travail, à ce que des matières fécales expulsées involontairement ne viennent pas souiller la vulve.

L'accouchement terminé, si tout a eu lieu sans incident, lavage vagino-vulvaire avec la solution de sublimé à 1 p. 4000 (formule de l'académie : sublimé 0,25, acide tartrique 1 gr. solution alcoolisée de carmin d'indigo sec à 5 p. 100, une goutte, pour un litre d'eau), ou même avec de l'eau bouillie simple ou salée (à 0,6 p. 100) ; Auvard conseille l'emploi d'une solution phéniquée à 1 p. 200, à 40 ou 45°. Ensuite application d'un pansement externe aseptique avec introduction d'un tampon dans l'orifice vulvaire, mais sans gêner l'issue des lochies. L'injection intra-utérine ne sera faite que si l'on a été obligé d'introduire la main ou des instruments dans l'utérus, s'il y a eu expulsion d'un fœtus mort ou macéré, s'il y a rétention du placenta ; on emploiera l'eau bouillie ou le permanganate de potasse, de crainte d'intoxication par le sublimé ou par l'acide phénique.

Si tout marche bien, on se contente ultérieurement des soins antiseptiques externes. Si, au contraire, il y a rétention des lochies avec odeur fétide, si l'enfant est mort-né ou s'il existe des escarres vulvaires, on pratiquera des lavages vaginaux chaque jour. Il faut se méfier dans ces cas, surtout chez les albuminuriques, des accidents d'intoxication et n'employer que le permanganate de potasse ou la créoline ou même l'eau bouillie.

Dans la pratique urbaine, les lavages vaginaux à l'eau bouillie ou boriquée sont suffisants, surtout chez les femmes à peau délicate.

Dans les cas de rétention de lambeaux des membranes, des cotylédons placentaires, avec lochies fétides et fièvre, signes de septicémie, il faut pratiquer des injections intra-utérines 2 à 3 fois par jour ; s'il y a absence de fièvre et de fétidité marquée, les injections vaginales suffisent. Spath conseille l'introduction dans l'utérus de crayons d'iodoforme après les accouchements laborieux.

Lorsque apparaissent des signes d'infection, insister sur les irrigations utérines abondantes. On n'aura recours à l'irrigation continue préconisée par Pinard que dans des cas exceptionnels en raison des douleurs qu'elle impose aux femmes et de la difficulté de l'exécuter régulièrement.

Les hémorragies *post partum* exigent les injections intra-utérines avec de l'eau bouillie portée à une température de 45 à 50° ; sous l'influence de cette haute température, des contractions utérines énergiques se produisent et l'hémorragie s'arrête.

IV. **Chirurgie oculaire.** — Les instruments seront aseptisés soit par l'ébullition avec de l'eau distillée ayant bouilli déjà une fois, pure ou additionnée de carbonate de soude à 1 p. 100, soit par la mise à l'autoclave ou suivant les pratiques déjà indiquées. Les couteaux employés en oculistique ne supportent pas les antiseptiques ; cependant d'après Chibret, l'oxycyanure de mercure à 1 p. 1000 (ou le cyanure) n'altérerait pas les instruments et serait excellent pour les stériliser ; le cyanure altère le nickel.

La désinfection du champ opératoire portera sur les voies lacrymales et sur les culs-de-sac de la conjonctivite. Gayet a montré combien l'asepsie était difficile à obtenir ; elle nécessite plusieurs jours. L'antiseptique employé pour ce nettoyage varie suivant les opérateurs, mais est presque toujours un sel de mercure et la solution est à dose faible en raison de la sensibilité de ces régions.

On peut employer soit l'eau bouillie chaude, surtout pendant les opérations, soit une solution de sublimé à 1 p. 4000 ou p. 5000, soit une solution boriquée concentrée à 4 p. 100. Les instillations antiseptiques intra-oculaires, si en vogue à un moment donné après les opérations de cataracte, sont abandonnées aujourd'hui ; on se borne à un lavage cornéen à l'eau bouillie. Le pansement ne présente rien de spécial, et ne doit pas gêner l'issue des larmes ; préférer l'ouate boriquée ou salicylée avec interposition de gaze aseptique entre elle et les paupières.

CHAPITRE VII

MOYENS ACCESSOIRES DE PANSEMENTS

§ I. — Onctions, embrocations, frictions

Ces différents termes désignent une série de pratiques qui ont pour but de faire agir certains médicaments à travers l'épaisseur du revêtement cutané.

L'*onction* se pratique en étalant avec douceur une couche plus ou moins épaisse d'un médicament de consistance huileuse (liniment), ou d'une pommade, sur une région douloureuse.

L'*embrocation* diffère peu de l'onction : on l'exécute en exprimant au-dessus d'une partie malade une compresse ou une éponge imbibée d'un liquide médicamenteux généralement huileux, et en laissant ensuite appliquée sur la région la pièce à pansement dont on vient de se servir.

La *friction* est humide ou sèche ; cette dernière appartient aux procédés de la révulsion cutanée avec lesquels elle sera étudiée. La *friction humide* a pour but de provoquer l'absorption d'un médicament (liniment ou pommade) à travers l'épiderme. Pour la pratiquer, on nettoie d'abord la région avec de l'eau savonneuse, puis, par des mouvements de va-et-vient faits avec la main à nu ou armée d'un petit tampon de flanelle imprégné du topique, on agit sur la peau en exerçant un frottement modéré pendant 8 à 15 minutes, suivant le médicament. La friction terminée, on applique une couche de ouate et une bande de flanelle légèrement serrée.

§ II. — Cataplasmes et fomentations, enveloppement caoutchouté

1. **Cataplasmes.** — Ce sont des préparations de consistance molle, gélatineuse, qu'on applique froides ou chaudes suivant les indications fournies par la région malade. Les cataplasmes sont le plus souvent préparés avec des substances émollientes (*cataplasme simple*) ; parfois on y incorpore des principes médicamenteux (*cataplasme composé*).

1° *Cataplasmes simples ou émollients.* — Les substances le plus généralement employées sont la farine de lin, la fécule de pomme de terre sous forme d'amidon, des feuilles d'espèces émollientes et de *Fucus crispus*, etc.

A. *Farine de lin.* — Elle doit être fraîchement moulue, car son huile essentielle fermente rapidement et pourrait déterminer des accidents d'irritation locale.

On prépare le cataplasme en mélangeant la farine à l'eau de manière à obtenir une pâte moyennement épaisse, et on chauffe à la température bouillante en ayant soin d'agiter continuellement la pâte avec une spatule ou une cuiller en bois. Si le cataplasme est destiné à être mis sur une plaie, on peut le préparer avec de l'eau boriquée ou phéniquée à 2 p. 100 ; on étendra, en outre, sur la plaie une gaze imbibée de vaseline boriquée ou un fragment de silk protective.

Le cataplasme s'applique soit à nu, soit entre deux linges. Dans le premier cas, on étale une couche de pâte, épaisse d'un travers de doigt environ, sur le milieu d'une compresse de grandeur appropriée, puis, en repliant successivement les côtés de la compresse sur la pâte, on aplanit celle-ci convenablement avec la main en une couche uniforme ; ceci fait, on étale bien la compresse et on relève chacun de ses bords dans l'étendue de 3 à 4 centim., de manière à former un encadrement à la pâte. Pour appliquer le cataplasme, on saisit entre les mains la compresse par deux côtés opposés ou bien l'on glisse les mains au-dessous si le cataplasme est grand, et on l'étend ensuite sur la région du côté de la pâte avec soin et sans le traîner ; on ne doit pas, en le transportant, le replier sur lui-même pour éviter une répartition inégale de la pâte.

Il est plus propre d'appliquer le cataplasme entre deux linges : on l'étale d'abord sur une compresse, puis on étend sur la pâte une gaze ou un linge fin qu'on fixe en relevant en encadrement les bords de la compresse ; on l'applique comme ci-dessus.

Les cataplasmes sont parfois employés froids contre les contusions, les arthrites traumatiques, etc. ; ils se réchauffent rapidement au contact des tissus et doivent être souvent renouvelés.

En général, le cataplasme est appliqué chaud, à la température de 30 à 35° centigr. Comme il agit surtout par l'eau qu'il renferme, il est nécessaire d'empêcher celle-ci de s'évaporer afin d'éviter la dessiccation rapide et le refroidissement de la masse ; pour cela, on le recouvre d'une feuille de taffetas ciré ou gommé ou de gutta-percha laminée.

On renouvelle les cataplasmes deux fois par jour, quelquefois trois, suivant les indications.

B. *Cataplasme d'amidon.* — On le préférera au précédent pour les régions à peau fine, telles que la face.

Il se prépare de la manière suivante :

Amidon ou fécule.	100	grammes.
Eau	1000	—

Délayer la fécule dans un peu d'eau froide, puis projeter la pâte dans le restant de l'eau et faire bouillir pendant quelques minutes.

Ce cataplasme a l'inconvénient de se dessécher rapidement, et il ne faut pas omettre de le recouvrir d'un imperméable.

C. *Cataplasmes préparés secs.* — On trouve actuellement dans le commerce toute une série de préparations sèches de cataplasmes qui offrent, sur les précédents, l'avantage d'être propres et de ne pas fermenter au contact de la peau : tels sont le cataplasme Lelièvre, composé de *Fucus crispus ;* le cataplasme Hamilton, sorte de tissu duveteux ; la spongiopiline anglaise, composée d'éponge feutrée sous forme de coussin plat dont une face est perméable et l'autre imperméable, etc. Avant de les appliquer, on les laisse tremper dans l'eau chaude, pure ou médicamenteuse, pendant deux à trois minutes, jusqu'à imbibition complète, sauf pour la spongiopiline, on les recouvre ensuite extérieurement d'une feuille de gutta-percha. Les cataplasmes Lelièvre conservés longtemps en approvisionnement finissent par s'altérer.

2° *Cataplasmes composés.* — Ils se préparent en mêlant aux cataplasmes ordinaires des principes médicamenteux : huile, sels divers, camphre, jusquiame, etc. ; il vaut mieux étaler ces substances à la surface du cataplasme.

Le cataplasme rubéfiant ou sinapisme sera décrit ultérieurement. (V. *Rubéfaction.*)

II. **Fomentations.** — La fomentation, en principe, est l'application locale de la chaleur sèche ou humide ; on a étendu cette désignation à l'application de linges mouillés froids.

1° *Fomentations sèches.* — Elles ont pour but de réchauffer une partie ayant subi l'influence du froid ou présentant une tendance à la gangrène ; leur emploi est fréquent dans les douleurs, arthralgies ou myodynies rhumatismales. On les pratique en appliquant sur les régions malades des linges très chauds, des briques chauffées et entourées d'un linge, des sachets de sable fin, des cruchons ou des sacs en caoutchouc remplis d'eau chaude.

2° *Fomentations humides.* — Elles sont froides ou chaudes.

a. Les fomentations *froides* sont aussi désignées sous le nom d'irrigation ou d'arrosion intermittente. On recouvre la partie malade de linges imbibés d'eau froide, à la température de 12 à 20° centigr., renouvelés dès qu'ils s'échauffent ou arrosés de temps à autre ; l'eau dont on se sert est pure ou mélangée de liquides résolutifs : alcool camphré, eau végéto-minérale, etc. On les emploie particulièrement dans les contusions, les entorses ; elles offrent l'inconvénient, malgré les soins pris, de faire passer la région malade par des alternatives de chaud et de froid qui peuvent être nuisibles. On applique parfois des fomentations alcooliques froides en imbibant des linges avec de l'alcool concentré.

b. Les fomentations *humides chaudes* peuvent remplacer avantageusement les cataplasmes. On emploie comme liquide soit l'eau pure, soit l'eau chargée de principes médicamenteux (eau phéniquée, boriquée, eau de sureau, eau de mauve, etc.), soit encore des alcoolés aromatiques ; dans ce dernier cas, les fomentations sont dites alcooliques et elles ont une action excitante.

On imbibe avec le liquide choisi un linge un peu épais, tomenteux, de la flanelle par exemple, qu'on recouvre, après application sur la peau, d'une étoffe ou taffetas imperméable afin d'empêcher le refroidissement et l'évaporation. L'imbibition doit être renouvelée de temps à autre, soin dont on peut charger le malade.

III. **Enveloppement caoutchouté.** — L'enveloppement immédiat des régions malades par des tissus imperméables constitue une véritable fomentation émolliente. Il est surtout utilisé contre les affections cutanées et a été préconisé en 1886 par Colson (de Beauvais) ; ce moyen est ici bien supérieur aux cataplasmes.

Le caoutchouc vulcanisé, en feuilles, le taffetas gommé, la gutta-percha laminée servent à l'application de cette méthode ; chez les enfants à peau fine, le caoutchouc détermine souvent de l'irritation et doit être remplacé par le taffetas imperméable. On emploie ces tissus sous forme de calotte, masque, gants, etc., suivant la forme de la région à envelopper. On les place immédiatement sur la partie malade, sans intermédiaire et sans exercer de compression; chaque jour, on les enlève, on les nettoie à l'eau savonneuse et on les fait sécher avant de les réappliquer.

L'action thérapeutique produite est due à l'occlusion, à l'uniformité de la température, à l'hypersécrétion cutanée avec accumulation sur place des liquides : c'est un véritable bain permanent.

§ III. — Fumigations, inhalations, pulvérisations

I. **Fumigations.** — Elles s'emploient sèches ou humides et sont locales et générales.

1° *Fumigations sèches.* — Elles se pratiquent soit, mais très rarement, avec de l'air chaud, soit le plus souvent avec des principes médicamenteux volatilisés par la chaleur ; elles sont bien supportées jusqu'à la température de 55 à 60° centigrades.

Pour administrer une *fumigation générale* ou *étuve médicamenteuse*, on peut procéder de la manière suivante : au moyen d'une boîte de tôle divisée en deux compartiments superposés et séparés par une plaque de même métal découpée à jour, on détermine la volatilisation de la substance médicamenteuse (copeaux résineux, etc.), à l'aide d'une lampe à alcool à trois becs ; cette lampe est placée dans le compartiment inférieur et la substance médicamenteuse est disposée dans le compartiment supérieur sur une grille qui est elle-même supportée par une brique en terre réfractaire d'épaisseur moyenne, destinée à empêcher la combustion de la substance lorsque la plaque de séparation vient à rougir. Le malade, dépouillé de tous ses vêtements, est assis sur une chaise en bois à claire-voie et entouré d'une couverture sous laquelle on dispose l'appareil. Si le principe médicamenteux doit être inhalé en même temps, il est facile au malade, en écartant légèrement la couverture fixée autour de son cou, d'aspirer à volonté la vapeur.

En adaptant un tuyau à l'appareil ci-dessus, on peut

donner la fumigation au malade couché dans son lit L'appareil de Duval (fig. 35) est un des mieux appropriés à ce genre de fumigation.

Au lieu du réchaud précédent, on peut se contenter à la rigueur d'une pelle rougie sur laquelle on projette par fragments la matière à volatiliser.

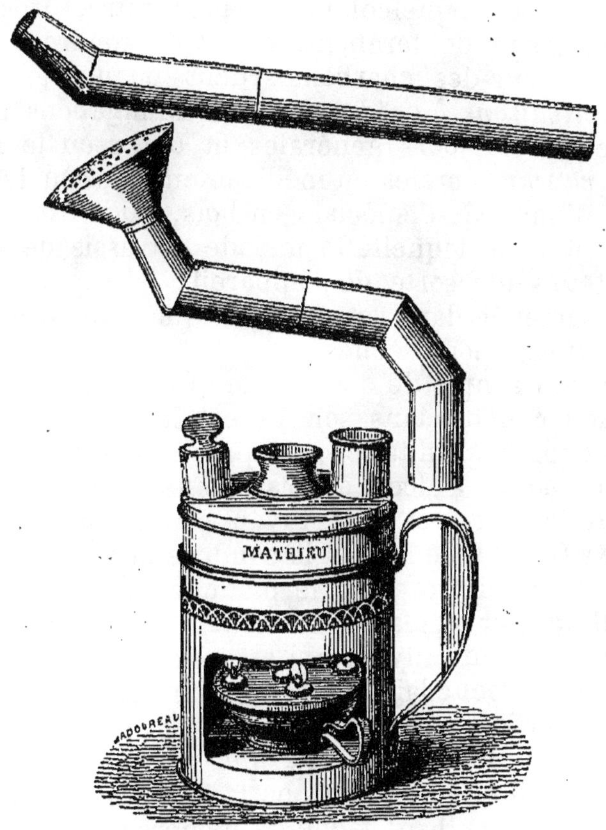

Fig. 35. — Appareil à fumigation de Duval.

Pour localiser les fumigations à une région du corps, ce qui est spécialement le cas dans les fumigations de cinabre jadis si employées, le patient est assis sur une chaise en bois et enveloppé d'une couverture qui se fixe au-dessus du point que ne doit pas dépasser l'action médicamenteuse, et qui a pour but d'empêcher la diffusion des vapeurs; sous cette couverture on introduit avec précaution une pelle rougie sur laquelle on projette le cinabre à la dose moyenne de 1 gramme.

La pratique qui consiste à faire dégager des vapeurs sèches, médicamenteuses, dans une chambre, afin d'en déterminer l'aspiration, a reçu aussi le nom de fumigation ; c'est à la fois une fumigation locale et une inhalation. On fait brûler la substance soit directement en l'enflammant sur un récipient quelconque (papier nitré, trochisques divers, mélange de térébenthine et de goudron), soit en la projetant sur des charbons ardents ou une tôle rougie.

2° *Fumigations humides.* — Les fumigations humides sont presque toujours générales et ont reçu le nom de *bains de vapeur* simples ou médicamenteux. On les donne à l'aide d'une caisse spéciale en bois, qu'il est inutile de décrire, et dans laquelle le malade est assis de manière que sa tête seule sorte de l'appareil ; la vapeur est produite ou amenée dans cette caisse qui peut servir aussi pour des fumigations sèches.

Un moyen simple de donner une fumigation générale à un malade couché dans son lit est le suivant, employé dans les hôpitaux militaires : l'appareil nécessaire se compose d'une lampe à alcool à trois mèches, de la contenance d'environ 200 gr., et d'un tuyau coudé dont la coudure verticale a 0 m. 70 de long et la coudure horizontale 0 m. 30 à 0 m. 40. On dispose sur le plancher, au pied du lit, la lampe allumée et on place au-dessus l'extrémité libre de la portion verticale du tuyau, qui est entaillée à son pourtour et assez large pour laisser passer l'air extérieur ; l'extrémité de la portion horizontale aboutit sous les couvertures maintenues soulevées par un grand cerceau. Afin d'éviter de brûler la literie, le tuyau horizontal est entouré d'un manchon en bois. Il est facile de modérer l'intensité de la fumigation en allumant tout ou partie des mèches.

Les fumigations humides locales se pratiquent en général soit sur les yeux, soit dans les cavités et conduits de l'oreille. Pour les yeux il suffit de diriger sur eux des vapeurs dégagées dans un flacon à ouverture convenable.

Les fumigations de la cavité de l'oreille moyenne sont des douches médicamenteuses et seront décrites ultérieurement.

II. **Inhalations. Pulvérisations.** — L'inhalation ou aspiration de vapeurs médicamenteuses se pratique soit sur les vapeurs dégagées par l'élévation de température d'un liquide médicamenteux ou par la combustion de substances spéciales, soit sur les liquides pulvérisés au moyen d'appareils spéciaux ; c'est un moyen de pansement des cavités respiratoires. Nous avons traité, à propos des fumigations, de la combustion immédiate des substances médicamenteuses.

1° *Inhalation de vapeurs et de gaz.* — Le procédé le plus simple consiste à chauffer au bain-marie ou à l'aide d'une

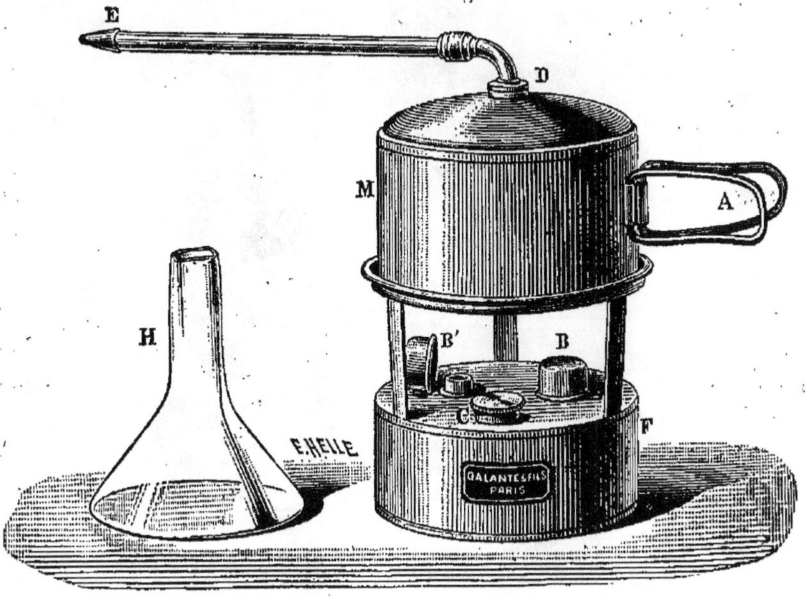

Fig. 36. — Petit appareil de Landry.

lampe à alcool le liquide contenu dans un vase à goulot suffisamment grand : un cornet en papier fort, ouvert à ses deux extrémités, ou un entonnoir, est placé au-dessus du vase et recueille les vapeurs, qu'on respire ainsi facilement.

Landry a imaginé pour ces inhalations un petit appareil constitué par une chaudière M, munie d'un long tuyau de dégagement D, une lampe à alcool et une embouchure en verre H. Pour faire fonctionner l'appareil, on dévisse le tube de dégagement D, on introduit dans la chaudière le liquide médicamenteux, puis on revisse le tube et on chauffe sur la lampe à alcool. Dès que la vapeur sort par l'embout E, le patient se place en face de l'appareil en tenant l'embouchure du verre entre les lèvres et respire longuement.

On emploie aussi, dans certains cas, un flacon à trois tubulures : la tubulure médiane sert à l'introduction du liquide et est fermée par un bouchon ; des deux tubulures latérales l'une porte un tube qui plonge dans le liquide

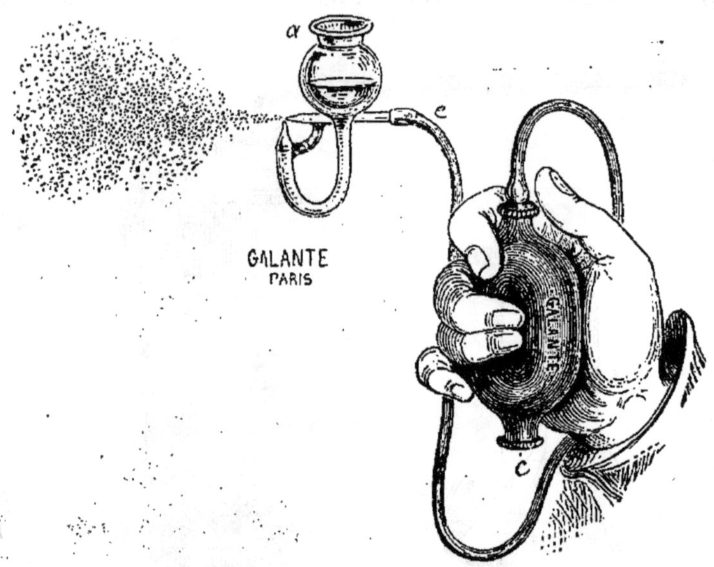

Fig. 37. — Petit pulvérisateur à main.

par une de ses extrémités et est relié par l'autre bout à une poire à insufflation ou à un soufflet à main ; l'autre tubulure livre passage à un tube court, n'atteignant pas le niveau du liquide, et portant à son extrémité extérieure un appareil à embouchure dans laquelle le malade aspire la vapeur entraînée par la poire à insufflation : le flacon sera chauffé au bain-marie.

Les inhalations d'oxygène se font au moyen d'appareils spéciaux parmi lesquels nous signalerons les appareils de Limousin, de Dupont, etc. Le gaz est livré dans un sac en caoutchouc muni d'un tube à robinet : ce tube aboutit à une tubulure d'un flacon laveur dont l'autre tubulure porte un tube en caoutchouc terminé par l'embouchure d'inhalation.

2° *Inhalation de liquides pulvérisés.* — Elle nécessite

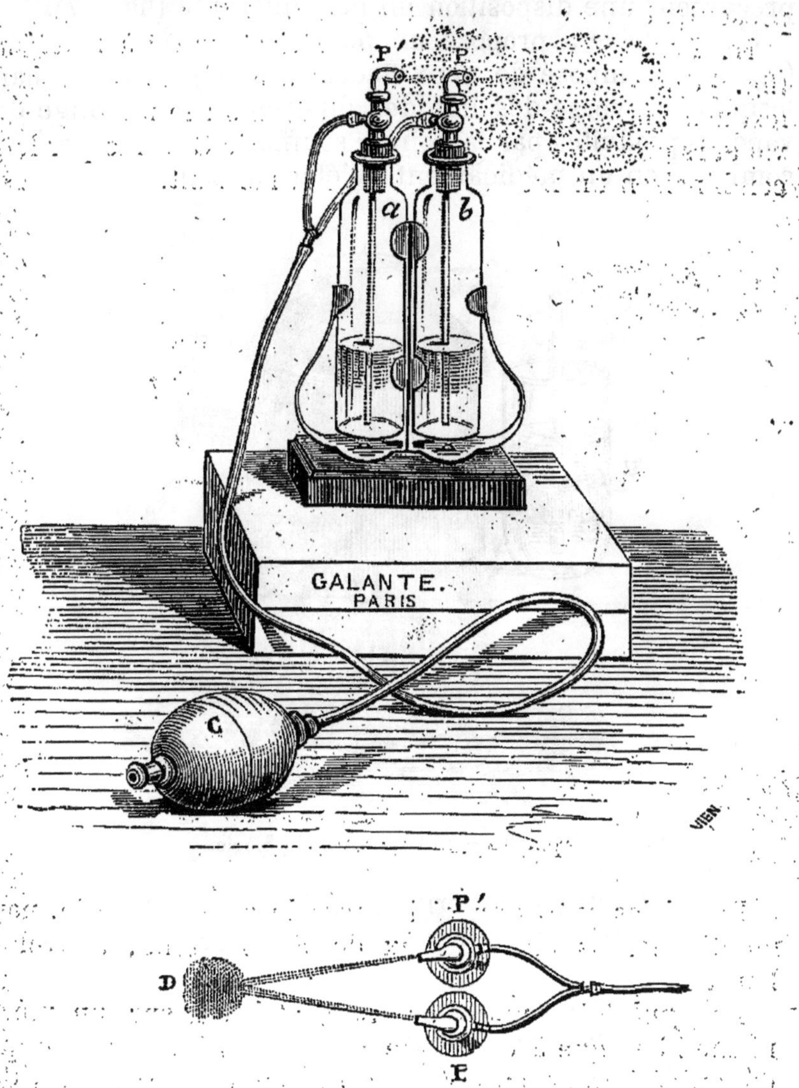

Fig. 38. — Pulvérisateur à réactions, de Rengade.

l'emploi d'appareils spéciaux dits *pulvérisateurs* dont le nombre est considérable. Ils sont basés sur la pulvérisation des liquides produite, soit par l'arrivée d'un courant d'air projeté par une soufflerie, soit par un jet de vapeur.

Les *pulvérisateurs par projection d'air* sont pour la plupart d'une construction assez analogue à celle de l'appareil de Richardson employé pour l'anesthésie locale ; d'autres présentent une disposition un peu différente (fig. 37).

M. Rengade a proposé un pulvérisateur dit à *réactions* (fig. 38), composé de deux flacons *a* et *b* juxtaposés dans lesquels on verse des liquides différents : le mélange des vapeurs produites par la poire à soufflerie C forme par leur combinaison un médicament à l'état naissant.

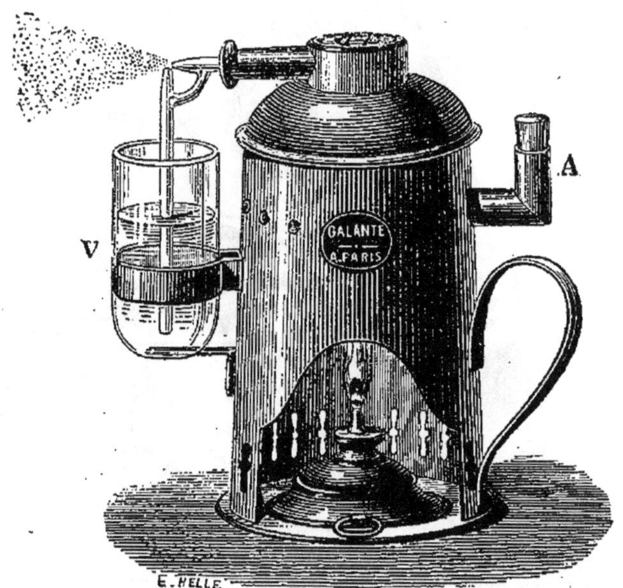

Fig. 39. — Pulvérisateur de Siègle.

Parmi les autres pulvérisateurs de cette catégorie, nous mentionnerons encore ceux de Sales-Girons, Fauvel et Laurès.

Les *pulvérisateurs à vapeur* sont basés sur un mécanisme identique à celui que nous avons indiqué à propos du pulvérisateur antiseptique qui en est dérivé. Un des plus anciens et des plus répandus est celui de Siègle (fig. 39) :

On remplit par le tube A la chaudière avec de l'eau ordinaire qu'une lampe à alcool, placée dans le bas de l'appareil, porte à l'état de vapeur ; cette vapeur sort par le tube horizontal effilé à son extrémité et détermine l'ascension et la pulvérisation du liquide médicamenteux contenu dans le vase en verre qui se trouve en avant de l'appareil. M. Nicaise est parvenu à doser la quantité du liquide médicamenteux pulvérisée, en disposant un robinet sur le trajet du tube aspirateur, ce qui a son importance pour les solutions très actives.

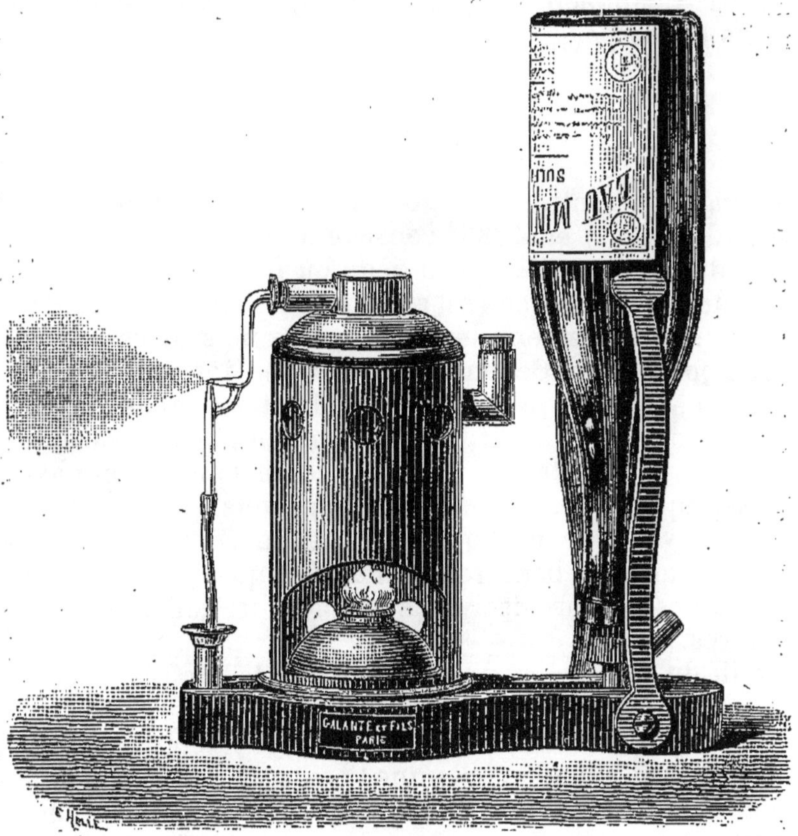

Fig. 40. — Pulvérisateur de Galante.

Galante, sur le même modèle, a construit un pulvérisateur permettant d'utiliser directement une bouteille d'eau minérale d'un quart de litre dont le contenu vient automatiquement alimenter le pulvérisateur (fig. 40) ; la température de la pulvérisation peut varier entre 15 et 30° centigr. Il est inutile de décrire ici les pulvérisateurs installés dans les établissements thermaux.

Quel que soit l'appareil employé pour l'inhalation, le malade sera assis, la tête légèrement inclinée en arrière, respirant naturellement, mais avec des inspirations profondes et en évitant la respiration nasale ; la bouche sera placée à environ 2 à 3 centimètres en avant du tube à pulvérisation ; la durée sera de 12 à 13 minutes par séance.

La pulvérisation au moyen de ces appareils ou de celui de Lucas-Championnière peut être appliquée à toutes les régions du corps.

§ IV. — Irrigation continue

L'irrigation continue, érigée en méthode par Bérard et Josse (d'Amiens) en 1835, consiste à faire arriver sur une partie du corps un filet d'eau tiède ou froide d'une manière continue. Cette méthode est aujourd'hui bien délaissée, surtout pour le traitement des plaies ; elle ne s'adresse guère qu'aux contusions. Cependant, faite avec des liquides antiseptiques, elle trouve encore des indications, mais elle sort alors de son but primitif, car elle est simplement destinée dans ces cas à mettre les plaies en contact permanent avec l'antiseptique et à enlever leurs sécrétions.

Les moyens de pratiquer l'irrigation sont assez nombreux ; nous nous bornerons à indiquer quelques manières fort simples d'improviser un système à irrigation pour les membres.

Le lit du malade est protégé par une toile cirée disposée de façon à conduire l'eau dans un récipient placé sur le parquet, près du lit ; la partie à irriguer doit aussi être mise dans une situation telle que l'eau n'ait pas de tendance à aller mouiller le reste du corps. Cette dernière condition, difficile à remplir, borne l'emploi de l'irrigation à la main et à l'avant-bras, au pied et à la jambe.

On dispose ensuite près du lit du patient, à une hauteur suffisante, un vase quelconque, de dimensions convenables, placé sur un meuble ou un escabeau, ou fixé à un clou fiché dans le mur, etc., etc. Mathias Mayor conseille de percer le fond du récipient d'un ou plusieurs trous destinés à recevoir autant de bouts de ficelle d'un volume un peu moindre. Le liquide introduit dans le vase glisse le long de ces cordons jusque sur les parties malades ; plus la ficelle est filiforme, plus le courant augmente de volume. Si le récipient a une canule à robinet, on obture en partie celle-ci avec une ficelle ou bien on l'entoure avec une bande ou une lanière de tissu aboutissant à la région malade. Lorsque le vase n'a pas de robinet et qu'on ne peut y percer des trous, on établit un siphon, soit avec un tube en caoutchouc, soit avec un siphon métallique ordinaire. Thiersch recommande l'emploi d'une bouteille dont on perce le fond et dont on ferme le goulot au moyen d'un bouchon foré d'un trou pour le passage d'une ficelle ou d'un tuyau de caoutchouc.

Une compresse à laquelle aboutissent les fils ou les lanières de linge est étendue sur la plaie ou la région, de manière à disséminer l'eau uniformément. Mayor a justement fait remarquer que l'eau ne doit jamais tomber de haut, mais arriver inaperçue. Suivant l'étendue de la surface à irriguer, on fera arriver sur elle plusieurs ficelles ou lanières, de façon qu'elle soit humectée simultanément dans tous ses points par le liquide à une température égale.

Les avis ont été très partagés au sujet de la température à donner au liquide, tous les blessés ne supportant pas également bien le froid ; Amussat n'employait que de l'eau de 18 à 25° centigr. On commencera avec le liquide à la température de 20 à 25° centigr. et on le refroidira progressivement sans cependant atteindre le point où il déterminerait de la douleur.

Suivant les cas, on se servira d'eau pure, très propre, ou de solutions antiseptiques faibles (plaies).

L'emploi de cette méthode nécessite une grande surveillance pour qu'il n'y ait pas d'intermittences et que la température de l'eau se maintienne égale, sans quoi l'on ferait courir au patient des risques de gangrène. L'irrigation sera prolongée jusqu'à ce que toute crainte d'inflammation ait disparu, à moins que l'apparition de douleurs violentes n'oblige à la suspendre. Elle ne doit jamais être cessée brusquement : on élève d'abord progressivement la température du liquide, on diminue sa quantité et, pour terminer, on remplace l'irrigation par des fomentations froides avec des compresses mouillées renouvelées à des intervalles de plus en plus longs. Si l'on s'est servi d'eau tiède, l'on doit, d'après Amussat, prolonger son emploi pendant 15 à 20 jours.

L'irrigation continue, froide, agit par soustraction de chaleur et en empêchant aussi l'afflux sanguin par contraction des vaisseaux (Malgaigne) : c'est donc un antiphlogistique. Mais, comme l'a fait observer Amussat, à cette action s'ajoutent le maintien des parties à une température constante, et s'il y a plaie, l'entraînement continu des sécrétions.

§ V. — Immersion et balnéation

L'immersion est locale ou générale et s'administre sous forme de *bains locaux* et de *bains généraux*. Les liquides, eau simple ou médicamenteuse, s'emploient à des températures diverses : le bain est froid à 20° centigr., frais de 20 à 25°, chaud de 25 à 35°.

I. **Bains locaux.** — Les bains locaux sont employés surtout pour les plaies enflammées, phlegmoneuses (nous

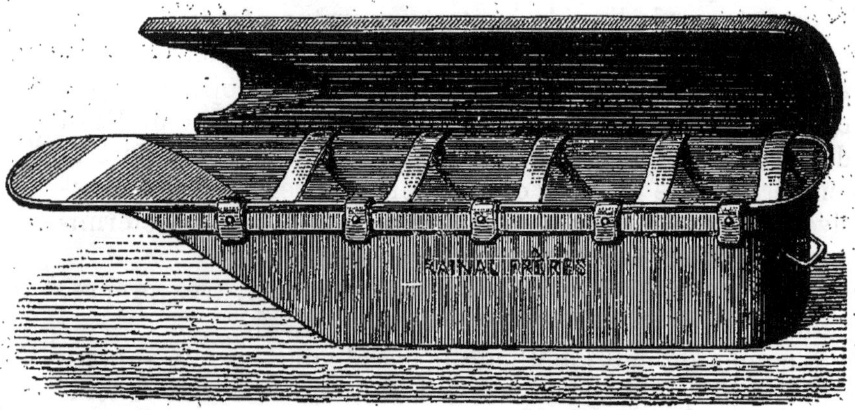

Fig. 41. — Appareil pour bain de bras.

laissons de côté ce qui a trait aux bains révulsifs) ; nous avons déjà indiqué l'emploi des bains locaux antiseptiques. Ils agissent par leur température, par l'enlèvement des sécrétions, et directement par l'antiseptique en dissolution.

Les récipients employés ont reçu le nom de : 1° *manuluve* ou bain de la main et de l'avant-bras ; 2° *pédiluve* ou bain de pied ; 3° *bain de siège*, etc. ; ils sont en bois ou en zinc. Un système ingénieux est celui représenté ci-contre (fig. 41) : des lanières, fixées par leurs extrémités à des boutons placés sur les bords du bassin, supportent le membre de manière qu'il baigne en tous sens dans le liquide ; un couvercle sert à empêcher le refroidissement de l'eau.

Lorsqu'il est nécessaire de baigner la cavité vaginale, on place la malade dans un bain de siège ou un grand bain, et on introduit dans le vagin un spéculum fenêtré ou grillagé (fig. 42).

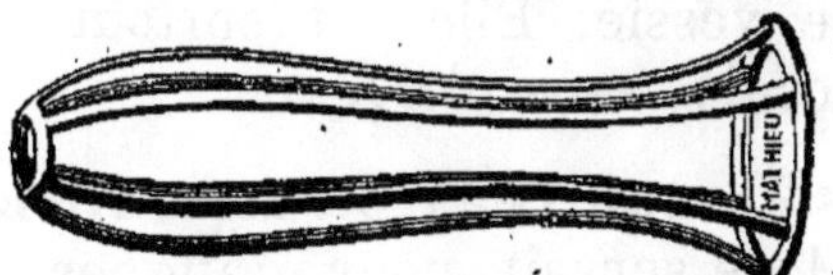

Fig. 42. — Spéculum grillagé pour bain local.

Dans certaines affections de l'œil, on administre un bain local au moyen de petits appareils en porcelaine hémisphériques, qui s'appliquent exactement au pourtour de l'organe.

La température du liquide employé pour les bains est variable, généralement 30° ; les bains antiseptiques sont donnés pendant une à deux heures, et répétés deux à trois fois dans le courant de la journée.

II. **Bains généraux.** — Ils ont été employés contre les brûlures étendues, les suppurations de longue durée, et par Hebra contre certaines dermatoses. Sonnenburg les a appliqués au traitement de la taille hypogastrique et des autres opérations pratiquées sur les parties génitales de l'homme et de la femme, pour lesquelles l'antisepsie est difficile à obtenir. On a pu les faire supporter pendant un laps de temps considérable, de 20 jours à plusieurs mois, mais alors avec des intermittences à cause des douleurs dues au gonflement de l'épiderme des pieds et des mains. Pour les plaies, la température de l'eau sera de 25 à 30° centigr. ; pour les affections cutanées, on a employé l'eau froide ; les baignoires sont organisées de telle sorte que le renouvellement du liquide soit constant.

Le malade est suspendu dans la baignoire au moyen d'un drap, ou de sangles fixées par leurs extrémités sur les bords du récipient. L'eau doit arriver par en bas : une soupape d'échappement placée à 20 centimètres du bord supérieur limite son niveau d'élévation ; un couvercle empêche le refroidissement trop rapide du bain.

§ VI. — Réfrigération locale médiate

La réfrigération locale médiate s'obtient soit au moyen de l'eau enfermée et circulant dans des appareils tubulaires spéciaux, soit au moyen de glace pilée ou concassée contenue dans une vessie. Elle est surtout applicable aux inflammations locales sans plaie.

I. **Réfrigération par l'eau ou Irrigation médiate.** — Gariel, dès 1851 se servait, pour pratiquer la réfrigération par l'eau sur la tête, d'un bonnet spécial en caoutchouc à double paroi et muni de tubes pour l'apport et l'échappement de l'eau. Petitgand, en 1859, eut le premier l'idée de faire circuler un courant d'eau froide dans un appareil tubulaire afin de déterminer la réfrigération des parties enflammées : son système fort simple consistait en un tube en caoutchouc à parois épaisses qui s'enroulait en serpentant autour de la région malade et avec lequel on établissait un siphon (fig. 43). Les tubes avaient 5 à 6mètres de longueur, 10 à 12 millimètres de diamètre et 1 à 2 millimètres d'épaisseur ; par suite de l'épaisseur nécessaire pour empêcher l'aplatissement des parois, l'action réfrigérante était très diminuée de puissance. Pour éviter ce dernier inconvénient, M. Galante a construit, d'après les mêmes principes (1868), une série d'appareils tubulaires susceptibles de s'adapter aux diverses régions du corps : les tubes sont très minces et forment des spires reliées entre elles par deux bandes de caoutchouc inextensible disposées en croix (fig. 44) ; au lieu de tubes en caoutchouc, on se sert dans certains appareils de tubes métalliques en étain, mais l'appareil est alors très lourd.

Clément, de Lyon, a employé (1878), pour obtenir la réfrigération de l'abdomen dans la fièvre typhoïde, une ceinture à double paroi, en caoutchouc vulcanisé, assez longue et assez large pour entourer le tronc, couvrir la partie inférieure du thorax, l'abdomen jusque sur la racine des cuisses, et, en arrière, la région fessière. Quatre tubes en caoutchouc sont destinés à la circulation du liquide : deux, placés au bord supérieur, sont adaptés comme des siphons à un récipient élevé au-dessus du lit et conduisent l'eau dans la ceinture ; les deux autres, insérés au bord inférieur, servent à décharger l'appareil ; ils sont munis de robinets qui règlent l'apport et le départ du liquide.

Sur les indications de Dumontpallier, M. Galante a construit des appareils tubulaires susceptibles de recouvrir, sous forme de ceinture ou de coussin, une grande partie de la surface du corps (fig. 45).

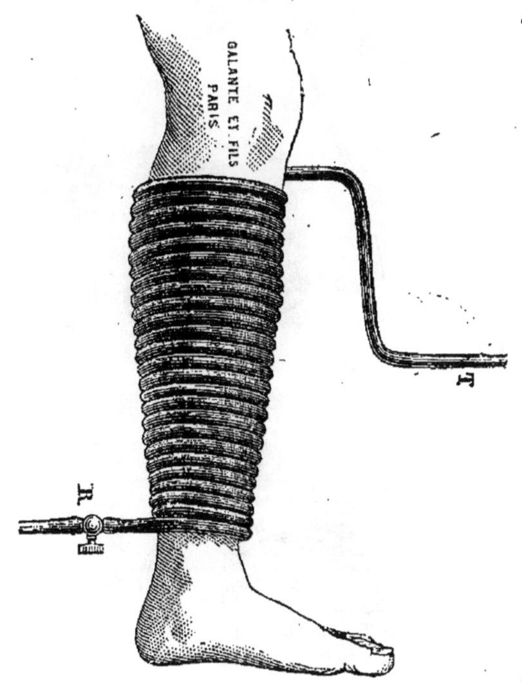

Fig. 43. — Appareil tubulaire de Petitgand pour réfrigération locale.

L'irrigation médiate peut s'appliquer à la cavité vaginale au moyen d'un spéculum de Hamon, formé de tubes contournés sur l'extrémité desquels on amorce un siphon.

II. **Réfrigération par la glace.** — Lorsqu'on veut obtenir une réfrigération intense, on emploie la glace pilée ou concassée. Cette méthode, si vigoureusement défendue par Baudens, n'est plus en usage aujourd'hui que dans quelques cas spéciaux : traumatismes graves du pied, méningite, péritonite, etc. ; les Allemands l'appliquent encore contre les arthrites traumatiques ; Diday recommande la

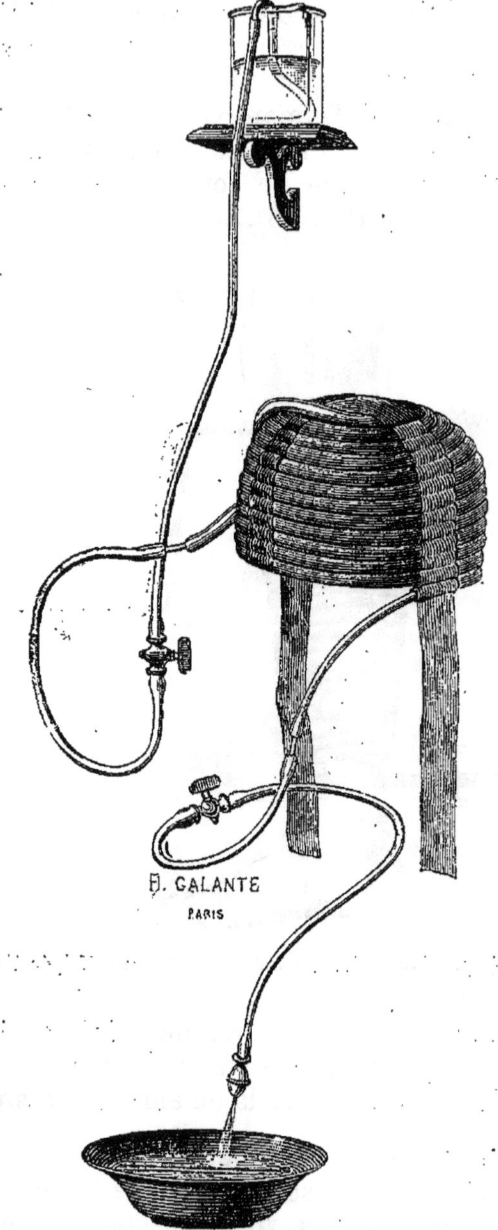

Fig. 44. — Appareil tubulaire pour réfrigération locale de la tête (calotte).

glace pour combattre l'épididymite blennorrhagique et la prostatite.

Ce moyen de traitement demande à être surveillé avec la plus grande attention, car, longtemps prolongé sur une partie, il pourrait en déterminer la gangrène par congélation.

La glace concassée ou pilée est enfermée dans une vessie de porc ou de baudruche qu'on applique sur la région

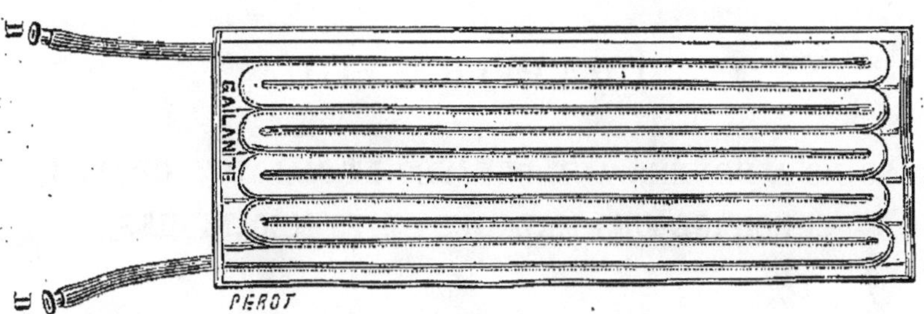

Fig. 45. — Coussin réfrigérant à tubulures, de Dumontpallier.

malade ; avec les vessies de caoutchouc, la réfrigération obtenue est moins intense, cette substance ayant un faible pouvoir conducteur pour la chaleur. Lorsqu'on veut employer la glace pour combattre la prostatite, on en introduit dans le rectum de gros fragments à angles émoussés avec soin (Diday).

Les applications de glace ne doivent jamais être suspendues brusquement ; lorsqu'on les interrompt, on les remplace par des fomentations froides pour éviter une réaction vive pouvant aller jusqu'à la mortification.

CHAPITRE VIII

SOINS A DONNER AUX BLESSÉS ET MALADES GRAVES COUCHAGE DES MALADES ; LITS MÉCANIQUES

§ I. — Soins a donner aux blessés

Il ne sera question dans ce paragraphe que des soins principaux exigés par un malade atteint d'une lésion grave, accidentelle ou opératoire.

Le premier besoin d'un blessé est un repos absolu du corps et de l'esprit. On devra donc, après l'avoir déshabillé, en se conformant, s'il y a fracture ou luxation, aux règles qui seront données à ce propos, le coucher dans une chambre à une température modérée, d'environ 16° centigrades, sur un lit recouvert d'une alèze ou d'une toile cirée suivant la lésion, panser convenablement sa blessure, empêcher tout bruit et toute agitation autour de lui, et par quelques paroles encourageantes le rassurer sur son état. L'administration d'une potion calmante à l'opium ou au chloral, une injection de morphine, sont souvent nécessaires.

S'il y a une lésion grave d'un membre, celui-ci est placé dans la position la moins douloureuse pour le malade ; on le cale avec des alèzes ou des coussins remplis de sable et on le protège contre le poids des couvertures au moyen d'un cerceau.

Si le blessé a perdu beaucoup de sang, il éprouve une soif intense qu'il faut calmer avec de l'eau, soit pure, soit aromatisée avec quelques gouttes d'alcool, soit acidulée, prise à doses modérées, mais répétées s'il est nécessaire ; les alcooliques purs seront proscrits.

Lorsque le malade est dans un état de *choc dépressif* intense, on doit avant toutes choses le ranimer. On le couche, la tête basse, dans une chambre et un lit chauds ; on le réchauffe en l'entourant de linges chauds, en pratiquant des frictions sèches ou aromatiques sur tout le corps et en lui administrant par petites gorgées du café, du thé, une boisson alcoolisée ou contenant 8 à 10 grammes d'acétate d'ammoniaque. La révulsion sera faite par l'application de rubéfiants (sinapismes, marteau de Mayor) sur le creux épigastrique et les extrémités inférieures. On cherchera à obtenir l'excitation générale par une ou deux injections sous-cutanées d'éther ; parfois, il sera nécessaire de recourir aussi à la respiration artificielle, à l'électrisation des nerfs phréniques par les courants continus et faradiques.

Certains chirurgiens ont recommandé, dans les cas de prolongation du choc, les injections sous-cutanées de sulfate de strychnine ; d'autres, l'administration de 1 à 2 grammes de teinture de digitale ou les injections sous-cutanées de digitaline et d'atropine à doses élevées (la dose maxima tout d'abord), répétées toutes les deux heures, pour agir sur les nerfs vaso-moteurs et la pression sanguine ; on a aussi employé l'injection intra-veineuse de chlorhydrate d'ammoniaque. Si le choc est dû à l'hémorragie, la transfusion sanguine ou l'injection de sérum artificiel dans les veines pourront être indiquées.

Dès que la réaction se produit, on cesse les stimulants tout en continuant de veiller sur le pouls ; on administre alors du bouillon concentré, du thé de bœuf, un peu d'opium s'il y a des douleurs intenses et persistantes.

Dans les cas de *choc éréthique*, avec excitation considérable, tremblements nerveux tétaniformes, les injections sous-cutanées de morphine sont indiquées.

On ne doit jamais oublier de veiller à l'état de la vessie et de l'intestin ; le cathétérisme est assez souvent nécessaire dans les traumatismes graves.

Soins après une opération. — On se conforme aux principales indications données ci-dessus : lit chaud, repos absolu, bonne position du membre, parfois un peu d'opium à l'intérieur ou injections sous-cutanées de morphine.

Lorsque le chloroforme détermine des nausées ou des vomissements, on attend au moins 5 à 6 heures après l'opération avant d'administrer une nourriture quelconque qui consistera alors en bouillon ou lait froid, boissons froides, etc. ; en tout cas, le malade pourra sucer de petits fragments de glace.

Les patients qui ont perdu beaucoup de sang se trouvent souvent bien d'un vin cordial pris par petites gorgées peu après l'opération.

Lorsque l'acte opératoire est suivi d'un état de dépression considérable, choc opératoire ou chloroformique, on procédera comme il a été indiqué pour le choc traumatique dépressif.

De même que pour les traumatismes, on doit s'enquérir, dans la journée de l'opération, du fonctionnement de la vessie et pratiquer le cathétérisme en cas de besoin.

§ II. — Couchage des malades

Le lit destiné à un malade doit être modérément dur, accessible de tous côtés et peu élevé ; les matelas de laine et de crin sont les meilleurs ; s'il y a fracture, on supprime le sommier ou l'on glisse une planche entre lui et le matelas. On veille à ce que les draps ne fassent pas de plis et on dispose des alèzes ou une toile cirée. Si l'affection dont est atteint le patient, blessure ou maladie, paraît nécessiter un décubitus horizontal de longue durée, il faut se préoccuper de la formation possible d'escarres, particulièrement au sacrum ; les coussins à air ou à eau, le matelas à eau, les lits mécaniques rendront dans ces cas d'excellents services ; on pourra toujours, à défaut de ces systèmes, rembourrer les saillies d'une couche de ouate. Des soins d'une extrême propreté seront journellement donnés au malade.

Changement de lit. — Pour changer un malade de lit, il est certaines précautions à prendre. Le lit à occuper doit toujours être préalablement préparé et chauffé si cela est nécessaire. Lorsque le patient n'est ni trop lourd ni atteint d'une lésion grave de la colonne vertébrale ou des membres inférieurs, un seul aide vigoureux peut suffire à le transporter : l'aide, se mettant à la gauche du malade, passe son bras droit autour du thorax, en arrière des épaules, la main allant se glisser sous l'aisselle du côté opposé, tandis qu'avec le bras gauche il embrasse la face postérieure des cuisses ; soulevant alors le patient, il le transporte ainsi dans le lit préparé. Parfois il faut qu'un autre aide soutienne la tête du malade si celui-ci ne peut s'aider en passant ses bras autour du cou du premier aide.

Lorque l'un des membres inférieurs est atteint d'une affection grave (arthrite, fracture, etc.), deux aides sont nécessaires : l'un se place, par exemple, en cas de fracture, près de la poitrine du malade, du côté droit, et le saisit avec un bras passé sous les épaules, l'autre bras entourant le bassin, tandis que le blessé lui jette les bras autour du cou ; l'autre aide soutient le membre sain, et le chirurgien maintient le membre affecté de manière à empêcher tout mouvement dans le foyer de la lésion. Au signal donné par le chirurgien, le malade est soulevé de son lit, par-dessus le pied duquel on le fait passer ; on est de même obligé de le faire passer par-dessus le pied de la nouvelle couche qui lui est destinée.

Quand le malade est fort lourd, les deux aides se placent chacun d'un côté de la poitrine, qu'ils embrassent avec un bras, tandis qu'ils entre-croisent l'autre bras au-dessous du siège du patient, puis ils le font passer par-dessus le pied du lit, le malade s'aide, s'il le peut, en saisissant les porteurs autour du cou, ou bien on lui soutient la tête.

Sangle-hamac (fig. 46). — Notre maître, le Pr Servier, recommande, pour changer les blessés de lit, une sorte de sangle-hamac qui se compose d'une hampe, de deux solides baguettes de bois et d'une large sangle. La hampe a 1 m. 50 de long et 5 centim. de diamètre ; elle présente de chaque côté, à 50 centim. de ses extrémités, deux trous écartés chacun de 9 cent. et destinés à recevoir de forts clous mobiles. Les deux baguettes de bois, de 3 centim. de diamètre, ont 60 centim. de long. La sangle, en fort coutil, a 1 m. 05 de longueur, 52 centim. de largeur ; sur le milieu de ses bords longitudinaux, les moins larges, existe de chaque côté une fente qui se prolonge sur une longueur de 20 centim. transformant ainsi la sangle en une sorte de fronde à deux chefs ; en outre, sur chacun de ses bords, on forme une coulisse pour recevoir les baguettes.

Pour se servir de cet appareil, on glisse d'abord la sangle sous le malade de manière que sa partie moyenne corresponde au siège ; les baguettes de bois sont engagées dans les coulisses, et au-dessous d'elles, à travers la fente qui existe à chaque extrémité, on fait passer la hampe qui se trouve ainsi en avant du malade ; les baguettes sont alors glissées le long de la hampe, jusqu'à ce qu'elles se trouvent entre les deux trous dont celle-ci est percée de chaque

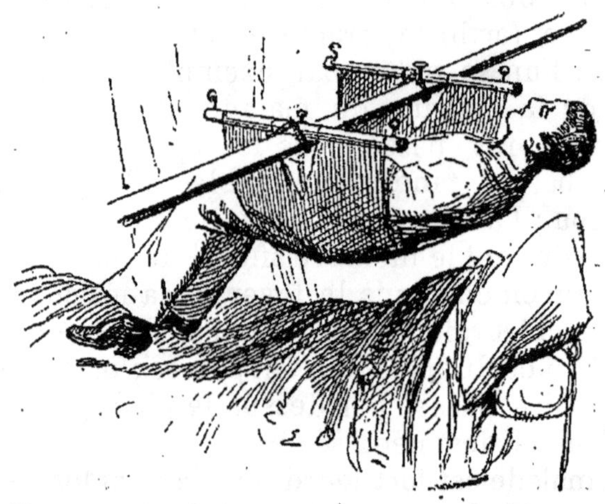

Fig. 46. — Sangle-hamac de Servier (d'après Robert).

côté et dans lesquels on introduit deux gros clous qu'on fixe avec des rubans et qui ont pour but d'empêcher la sangle de se déplacer par l'effet du poids du blessé. A un signal donné, les deux aides qui tiennent les extrémités de la hampe enlèvent le blessé et le font passer par-dessus le pied du lit ; un aide est en outre nécessaire pour maintenir la tête ; le chirurgien soutient le membre.

Cet appareil permet d'enlever et de transporter les malades sans secousses.

On peut aussi se servir de l'appareil élévateur décrit page 157.

§ III. — Lits mécaniques; appareils élévateurs de malades matelas hydrostatiques

Lits mécaniques. — Pour éviter les changements de lit, toujours fâcheux, et pour faciliter l'accomplissement des besoins naturels et l'application des pansements, on a inventé toute une série de lits mécaniques. Comme le fait remarquer avec raison Gaujot, la plupart de ces lits spéciaux, tels que ceux de Knoll, Braun, Earle, etc., sont à peu près actuellement délaissés dans les cas de fracture depuis l'adoption des appareils inamovibles. Cependant, pour ces blessés et pour les malades dont l'affection entraîne un long décubitus dorsal avec immobilité forcée, on se sert avec grand avantage des lits dits de soulagement. Les modèles de ces derniers sont assez nombreux (lits de Lesdig, Daujon, Gros, nosophore Rabiot et Gellé, lit de Thomas, etc., etc.), et nous renvoyons à l'excellent ouvrage de Gaujot, dans lequel se trouve leur description détaillée. Nous nous bornerons à signaler ici deux modèles fort commodes et des plus pratiques.

1° *Lit de Dupont.* — C'est un perfectionnement du lit ou nosophore de Rabiot-Gellé.

Il se compose essentiellement de deux montants doubles avec pieds à roulettes : chaque paire de montants supporte un treuil qui se meut au moyen d'une manivelle : l'adaptation d'une vis d'Archimède permet d'arrêter la manivelle à volonté et de la faire fonctionner sans bruit. Les montants correspondent à la tête et au pied du lit ordinaire ; ils sont reliés par deux barres longitudinales, qui forment les longs côtés du cadre et peuvent, en raison de leur mode de fixation, être placées à différentes hauteurs sur les montants verticaux, auxquels elles sont encore reliées à volonté par deux tringles assurant leur solidité. Cette mobilité de ces barres longitudinales permet l'abord facile du malade pendant les pansements ; il suffit de faire descendre vers le bas des montants celles du côté où l'on veut approcher. Il est cependant nécessaire, lorsqu'on soulève le patient avec les sangles, de les placer toujours en haut (fig. 47).

Sur les treuils se fixent les cordes qui soutiennent, soit le cadre en fer, soit le hamac à sangles.

Le cadre en fer se compose de deux barres transversales et de deux latérales se vissant ensemble par des écrous de cuivre. Il est garni de sangles au nombre de 12, qui se fixent par leurs extrémités au moyen de pattes et de boucles sur les barres latérales. Ce cadre a pour but de maintenir la tension des sangles ou de l'alèze dont on peut les recouvrir, de telle sorte que le malade soit soulevé dans la même position qu'il occupe dans le lit. En détachant la sangle qui se trouve placée sous le siège, on crée une ouverture suffisante pour les besoins naturels.

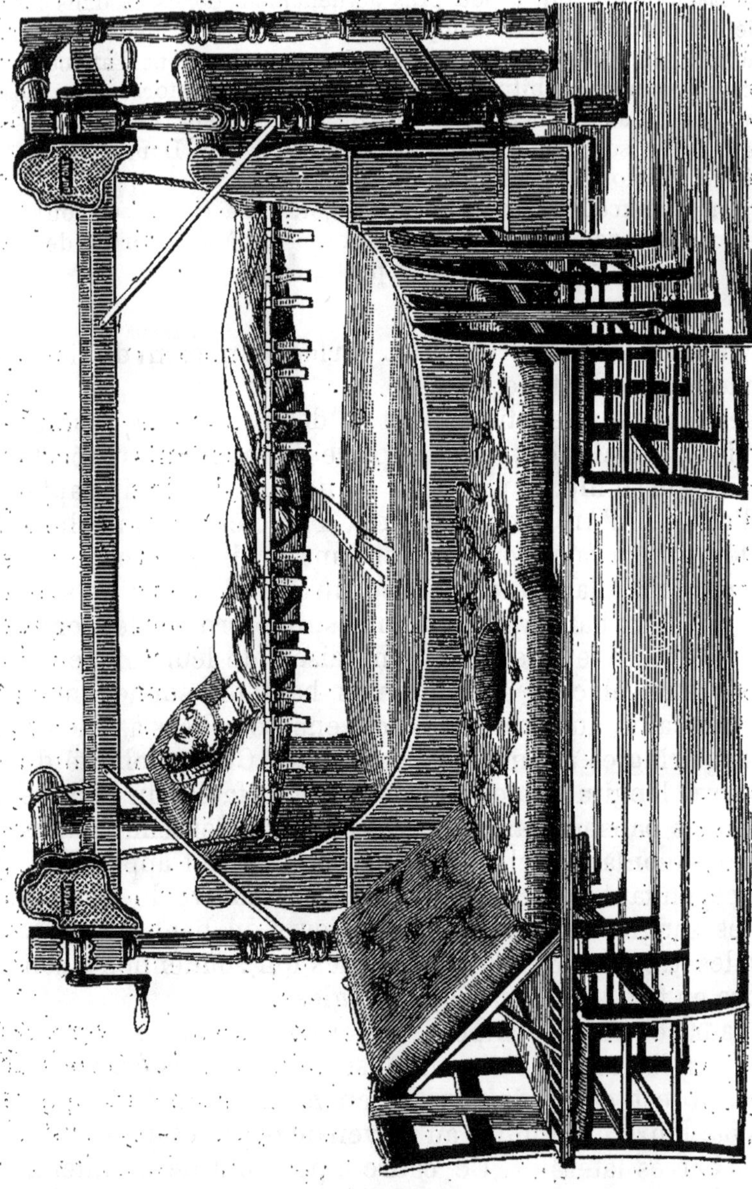

Fig. 47. — Lit Dupont.

Le hamac à cordes est composé de six sangles unies par leurs extrémités sur deux cordes longitudinales qui se fixent sur les treuils. On glisse d'abord les sangles sous le malade, séparément, une sous l'oreiller, deux sous le siège, etc. ; puis on passe les cordes dans les coulisses qui se trouvent à leurs bouts, et on les fixe aux treuils. Ce hamac permet de soulever le malade pour le panser, le mettre dans un fauteuil, dans un bain, etc.

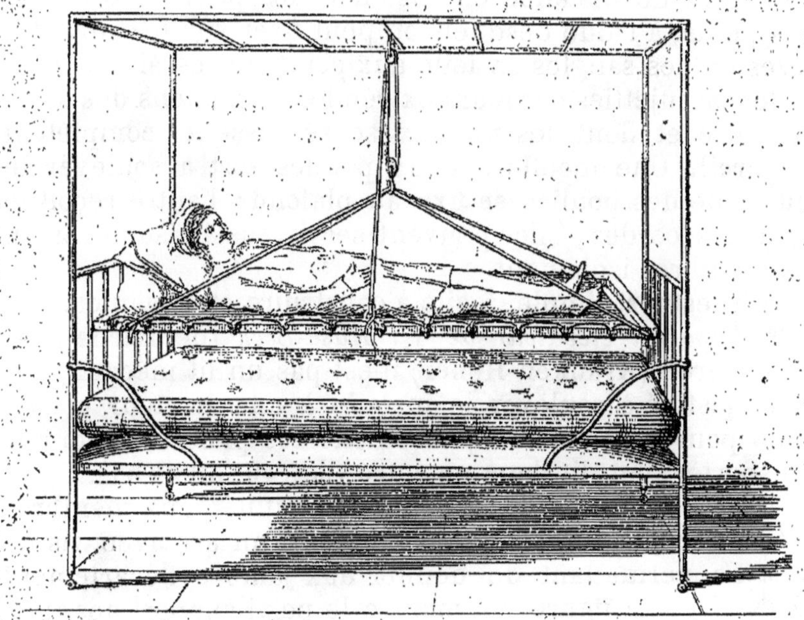

Fig. 48. — Lit des hôpitaux de Paris, d'après Gosselin.

En outre, un grand cadre en bois à fond de toile se place directement sur le sommier du lit ; vers sa partie supérieure il présente un appareil à pupitre pour former dossier ; à sa partie moyenne il est percé d'un orifice pour les excrétions. Sur ce cadre on dispose un matelas présentant également une ouverture correspondant à celle du cadre.

Ce lit, en raison des roulettes dont sont munis les pieds des montants, peut servir à plusieurs malades de la même salle.

2° *Lit des hôpitaux de Paris* (fig. 48). — Ce lit ressemble beaucoup à celui de Gros (de Dijon). Il se compose d'un cadre rectangulaire en bois de chêne de la grandeur du matelas ; à l'union du quart supérieur avec les trois quarts inférieurs de ses bords longitudinaux se trouve adapté, à l'aide d'une charnière, un autre cadre plus petit sur lequel est clouée une forte toile. Ce cadre peut se mouvoir comme un pupitre autour d'un axe fictif représenté par le bord tendu de la toile. Les coins du grand cadre sont munis de forts pitons ouverts ou à crochets ; les côtés portent également de distance en distance des pitons à crochets plus petits, à l'aide desquels on peut fixer sur le cadre des alèzes ou des sangles en toile aux points nécessaires. Deux cordes, assujetties par leurs extrémités aux pitons des coins du cadre et dont les milieux se réunissent, complètent l'appareil. Une moufle à deux poulies sert à soulever le tout : une des poulies se fixe au plafond ; l'autre reçoit le plein des cordes ; elles peuvent servir aussi à soulever un des membres isolément.

Ce lit est fort simple, facile à construire et à manier.

3° *Appareil élévateur de P. Hase-Beck* (de Berne). — Cet appareil (Kranken-Heber) n'est pas un lit mécanique ; il est destiné à soulever le malade à une hauteur convenable pour procéder au pansement des plaies ou pour le transporter d'un lit dans un autre (fig. 49, 50 et 51).

La figure 50 représente la pince destinée aux membres inférieurs ; les branches sont munies d'un arc avec vis de pression permettant de donner aux jambes l'écartement nécessaire. La figure 51 montre le pelvi-support adapté à l'appareil par Niehans et dont il n'est pas besoin de faire ressortir les avantages.

La partie essentielle de l'élévateur de Hase, modifié par Beck, consiste dans l'emploi de pinces d'acier, à bras inégaux, rembourrées et légèrement recourbées en forme de cuillers, qui saisissent le tronc, les fesses, les cuisses et les jambes du malade. Ces pinces, dont la figure 49 fait facilement saisir le fonctionnement, sont au nombre de quatre, et, de même qu'une sangle supplémentaire rembourrée destinée à la nuque, elles sont suspendues à un levier horizontal sur lequel elles peuvent glisser à volonté. Ce levier métallique est muni à chacune de ses extrémités d'une poulie servant à le suspendre à la potence de l'appareil roulant. La potence, solide, est formée de deux tiges de soutien verticales, qui reposent sur le sol par des roulettes et dont les extrémités supérieures sont réunies par un tube en fer creux ; ce dernier est disposé de telle sorte que l'écartement des supports verticaux puisse varier à volonté suivant la longueur du lit. Les roulettes dont son munies les tiges de soutien permettent de rouler l'appare

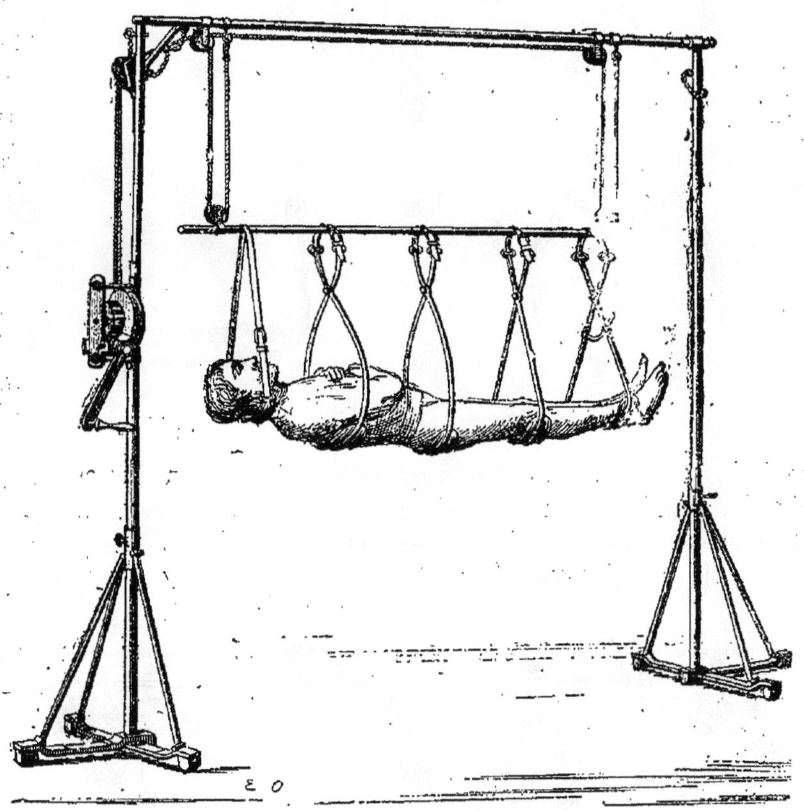

Fig. 49. — Appareil élévateur pour malades, de Hase-Beck.

d'un lit à l'autre, soit pour transporter le blessé, soit pour opérer sur un autre malade. Une de ces tiges verticales supporte un cabestan avec vis sans fin, une roue dentée et un tambour pour enrouler la corde qui élève l'appareil.

Il est inutile d'insister sur les avantages d'un semblable appareil dans une salle d'hôpital ; nous avons pu apprécier sa valeur à l'hôpital du Val-de-Grâce, où il a été mis à l'essai.

4° *Matelas hydrostatiques.* — Les matelas hydrostatiques, inventés par W. Hooper, ont pour but de prévenir chez les

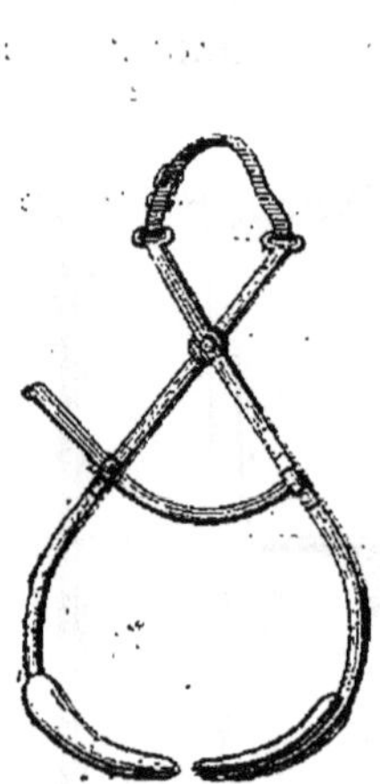

Fig. 50. — Pince.

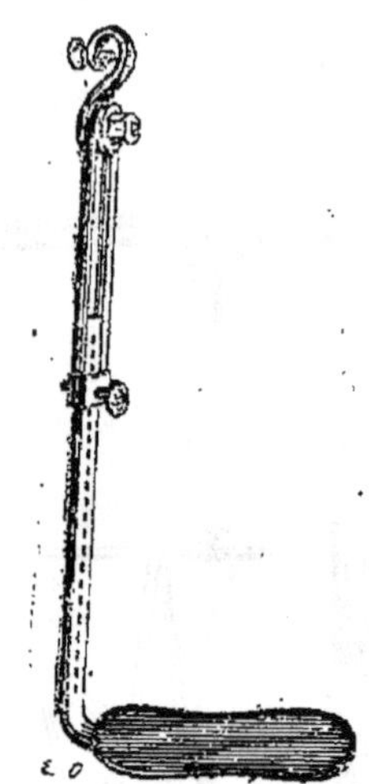

Fig. 51. — Pelvi-support.

malades atteints d'affections graves la formation des escarres de décubitus ou bien d'atténuer leurs conséquences. Ils peuvent s'adapter à tous les lits. Un des plus employés est celui de Galante (fig. 52) : il se compose de deux

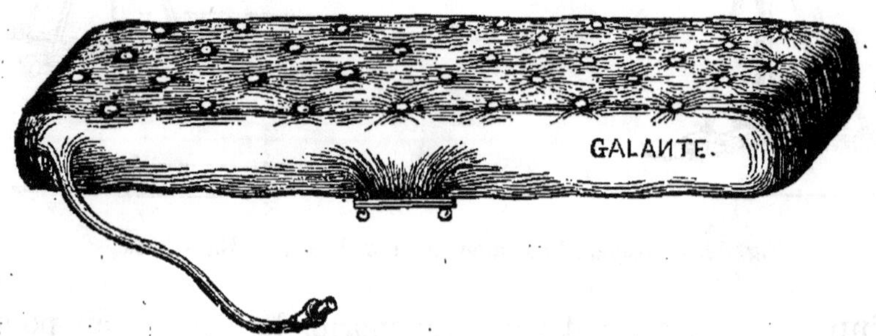

Fig. 52. — Matelas hydrostatique.

lames de caoutchouc soudées l'une à l'autre et réunies entre elles de distance en distance sur leurs faces au moyen de capitons qui permettent au matelas de conserver sa forme après avoir été rempli d'eau ; il peut être muni d'un orifice central pour faciliter les besoins naturels du malade. On le dispose d'abord vide sur une alèze étendue à terre et on le remplit d'eau à 30°, sans cependant distendre la paroi supérieure ; deux aides saisissent ensuite les quatre coins de l'alèze et transportent ainsi le matelas sur le lit. On doit le recouvrir d'une alèze en toile cirée ou caoutchoutée pour le protéger contre les souillures. Ce matelas rempli pèse 80 kg. et l'eau s'y maintient à la même température pendant un mois environ. Un de ses grands inconvénients est la facilité avec laquelle il peut être accidentellement crevé ; il en résulte alors une véritable inondation, ainsi que nous avons pu le constater une fois.

Nélaton improvisait un matelas, destiné aux mêmes usages, en mettant dans un sac de toile six vessies de porc insufflées et contenant en outre chacune un demi-verre d'eau.

On utilise aussi fréquemment de petits coussins ronds, à air ou à eau, pour empêcher l'action des pressions prolongées sur le sacrum.

DEUXIÈME PARTIE

DES BANDAGES

CHAPITRE PREMIER

§ I. — Classification des bandages

Les bandages sont les moyens méthodiques employés pour fixer les objets de pansement, exercer une compression sur une région ou sur tout un membre, maintenir certaines parties dans une attitude particulière, et, enfin, empêcher l'issue de certains organes viscéraux par des orifices naturels ou artificiels. On les englobait jadis sous le nom de *Déligation chirurgicale*, aujourd'hui tombé en désuétude.

La connaissance des bandages classiques est indispensable au médecin soucieux de son art ; elle lui servira de guide dans la pratique usuelle en lui permettant d'en déduire les variétés nécessaires au but à remplir.

La classification établie par Gerdy est encore actuellement une des plus rationnelles, aussi l'avons-nous adoptée en lui faisant subir quelques modifications dont la principale a consisté à en exclure les appareils à fractures et de ceux destinés aux résections et lésions articulaires. Ces appareils en effet, malgré leurs liens de parenté, souvent éloignée, avec les bandages proprement dits, nous ont semblé en raison de leur nombre, de leur importance et de leurs indications, devoir constituer une partie absolument distincte.

Nous diviserons les bandages en deux classes principales :

1re CLASSE. *Bandages proprement dits, ou bandages faits avec des pièces de linge.*

2e CLASSE. *Bandages mécaniques.*

Les *bandages proprements dits* sont exécutés au moyen de pièces de linge affectant des formes variées : bandes, compresses, cravates, etc., etc.

Les *bandages mécaniques* sont des bandages complexes constitués par l'assemblage de tissus élastiques, de ressorts, vis, pelotes, courroies, etc., etc.

Ces deux classes comprennent chacune un grand nombre de genres dont ceux que nous avons cru devoir conserver se groupent de la manière suivante :

1re CLASSE. — BANDAGES PROPREMENT DITS

Groupe	Catégorie	Variété
1er GROUPE. *Bandages simples.*	1re *catégorie :* Bandages faits avec des bandes seules.	1re variété : Bandages circulaires ;
		2e — Bandages obliques ;
		3e — Bandages spiraux ;
		4e — Bandages croisés ou en 8 de chiffre ;
		5e — Bandages récurrents.
	2e *catégorie :* Bandages faits avec des pièces de linges entières	Bandages pleins.
2e GROUPE. — *Bandages composés.*		1re variété : Bandages en T ;
		2e — Bandages en + ;
		3e — Bandages carrés ;
		4e — Frondes ;
		5e — Suspensoirs ;
		6e — Liens et nœuds divers.

2e CLASSE. — BANDAGES MÉCANIQUES

1re variété : Bandages bouclés et lacés ;
2e — Bandages élastiques ;
3e — Bandages herniaires ou contentifs des hernies ;
4e — Bandages à plaques, ceintures ;
5e — Bandages contentifs de l'utérus, pessaires.

Dans cette dernière classe rentrent les appareils compressifs des vaisseaux et les bandages contentifs des sondes, qui seront étudiés dans la partie afférente aux opérations spéciales de petite chirurgie ; quant aux appareils orthopédiques, le genre de cet ouvrage ne nous permet pas de les décrire.

§ II. — Règles générales pour l'application et l'enlèvement des bandages

Le chirurgien doit : 1° s'assurer que le bandage choisi est apte au but auquel il le destine ;

2° Disposer le malade et ses aides dans la situation qu'il jugera la plus favorable et se placer lui-même de manière à pouvoir agir sans gêne d'aucune sorte et sans avoir à se déranger ultérieurement ; en règle générale, pour les membres, il se mettra en dehors et aura toujours la face plus ou moins tournée vers le malade ;

3° Appliquer le bandage avec légèreté, dextérité, sans secousses, le serrer d'une manière égale et suffisamment pour que les mouvements du malade ne le dérangent pas ; cette règle ne peut s'apprendre que par une pratique assez prolongée, et son exécution est très importante : trop lâche, le bandage se desserre, ne tient pas ; trop serré, il peut produire de graves accidents pouvant aller jusqu'à la gangrène ; Gerdy rapelle à ce sujet le fait cité par Percy d'une mortification du cuir chevelu consécutive à l'application d'une simple capeline trop serrée par un aide inexpérimenté ;

4° Appliquer sur les membres les bandages faits avec des bandes toujours de bas en haut, c'est-à-dire de l'extrémité vers le tronc, afin d'éviter une gêne de la circulation et la production d'un œdème ;

5° Pour enlever le bandage, disposer les aides et le malade comme lors de l'application ; les pièces d'appareil seront enlevées doucement, sans brusquerie, et en sens inverse de leur mode d'application.

PREMIÈRE CLASSE

BANDAGES PROPREMENT DITS

CHAPITRE II

PREMIER GROUPE : BANDAGES SIMPLES

PREMIÈRE CATÉGORIE : **Bandages faits avec des bandes seules.**

§ I. — GÉNÉRALITÉS SUR LES BANDES ; PRÉPARATION ET APPLICATION

Les bandes sont des pièces de linge ou parfois de tissu élastique longues, minces et étroites, qu'on emploie généralement roulées sur elles-mêmes. On les prépare avec des tissus divers, toile, coton, flanelle, calicot, tarlatane ou mousseline, caoutchouc, etc. Le choix de la matière n'est pas indifférent : la toile et le coton conviennent lorsqu'on veut faire un bandage solide, contentif et compressif; les bandes de flanelle sont destinées à exercer une compression douce et uniforme ; celles de tarlatane servent aujourd'hui à fixer les pièces de pansement ; les bandes élastiques sont utilisées dans des cas particuliers pour exercer une compression énergique, soutenue, sur un membre, soit aussi pour occlure hermétiquement les bords d'un pansement antiseptique, etc.

Les substances journellement employées sont la toile et la tarlatane ou gaze. On fabrique aujourd'hui des bandes avec une sorte de tarlatane, sans apprêt, à tissu fort, qui sont souples, poreuses, à trame modérément serrée, très résistantes, se prêtant mieux que les bandes de toile à l'application des pansements antiseptiques et des appareils inamovibles. Les bandes en gaze ou tarlatane ordinaire ne sauraient au contraire remplir toutes les indications des tissus serrés de toile ou de coton en raison de leur faible résistance à une traction un peu vigoureuse.

1° **Préparation des bandes.** — a. *Bandes de toile.* — La longueur et la largeur des bandes variant suivant les usages auxquels on les destine, il est nécessaire d'en avoir de plusieurs dimensions. La largeur sera de 2 à 8 centimètres, la longueur de 12 mètres au maximum, la longueur moyenne est de 5 mètres ; trop longues ou trop larges, elles sont difficilement tenues en main et par suite s'appliquent mal. Les bandes larges serviront pour le tronc, la cuisse ; les moyennes, pour la jambe, le pied, le bras, l'avant-bras, la tête ; les petites, pour les doigts.

On prépare une bande en la taillant avec des ciseaux dans des draps ou linges demi-usés ; on doit la couper à droit fil, c'est-à-dire qu'on fait suivre aux ciseaux le même fil dans toute la longueur de la pièce de manière à sectionner au même niveau tous les fils transversaux ou obliques ; ensuite, si quelques brins sont inégaux et dépassent, on les régularise avec quelques coups de ciseaux.

Dans les grands hôpitaux on emploie des machines spéciales, compliquées, pouvant découper 10 à 15 bandes à la fois dans une pièce de linge.

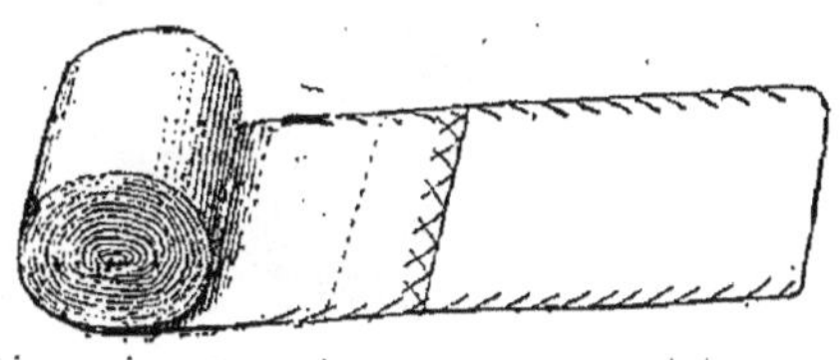

Fig. 53. — Bandes ajoutées.

Lorsqu'on veut *ajouter* deux bandes l'une à l'autre, on place chaque bout l'un sur l'autre et on les fixe sur les deux faces par des points croisés (fig. 53), dits aussi points de chausson.

Le calicot, dont on pourrait se servir à la rigueur, donne

des bandes qui glissent et s'appliquent mal ; on les prépare en déchirant l'étoffe longitudinalement sur la largeur voulue.

b. *Bandes de tarlatane ou gaze.* — La tarlatane, gaze ou mousseline, se trouve dans le commerce en pièces longues de 60 à 65 mèt. et larges d'environ 60 à 70 centim. Les bandes de tarlatane doivent avoir au minimum 5 à 6 centim. de largeur, le plus souvent 8 à 12 centim., et une longueur de 6 à 15 mèt. ; plus étroites, elles se cordent en les appliquant, surtout si on les mouille préalablement, car alors elles perdent le quart et même le tiers de leur largeur.

La bande se taille dans l'étoffe avec un couteau, comme une bande de papier ; il est très facile d'en préparer plusieurs à la fois. La pièce de tarlatane est repliée sur elle-même dans le sens de sa longueur un certain nombre de fois, de manière à lui donner la largeur que doivent avoir les bandes ; elle est ensuite placée sur une table, et on lisse le pli formé dans lequel on fait alors marcher le couteau ; quelques coups de ciseaux régularisent les bords de la bande ainsi taillée. On peut encore rouler en cylindre serré une pièce de tarlatane d'une longueur déterminée et la découper en tranches de la largeur voulue à l'aide d'un rasoir ou d'un bon couteau.

2° **Manière de rouler les bandes.** — Une bande, préparée comme il vient d'être expliqué, présente deux ex-

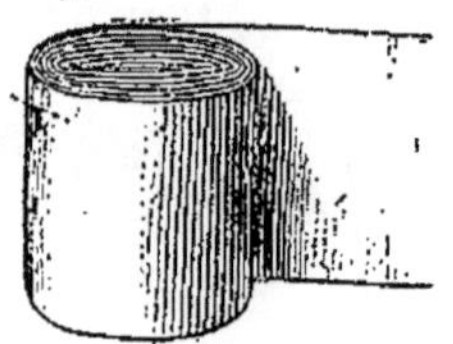

Fig. 54. — Bande à un globe.

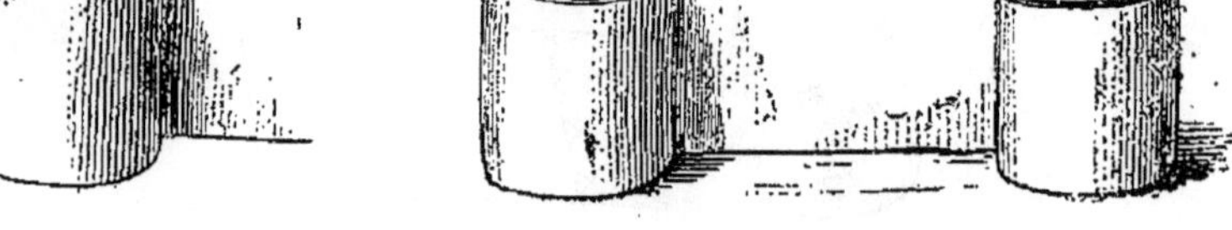

Fig. 55. — Bande roulée à deux globes.

trémités et une partie intermédiaire : les extrémités sont dites *chefs de la bande*, la partie intermédiaire constitue le *plein*. Lorsqu'elle est roulée, le chef qui est à l'intérieur du cylindre formé prend le nom de *chef terminal*, celui qui est à l'extérieur est appelé *chef initial ;* celui-ci s'applique le premier.

Une bande est dite *roulée à un globe* lorsqu'elle représente un seul cylindre (fig. 54) ; à *deux globes* lorsqu'elle est constituée par deux cylindres unis entre eux (fig. 55) ; ces dernières sont fort peu employées aujourd'hui.

Pour rouler une bande, prendre un des chefs qui va constituer le chef terminal, le replier un certain nombre de fois sur lui-même de manière à former une sorte de petit rouleau assez résistant (fig. 56) ; saisir ce rouleau de la

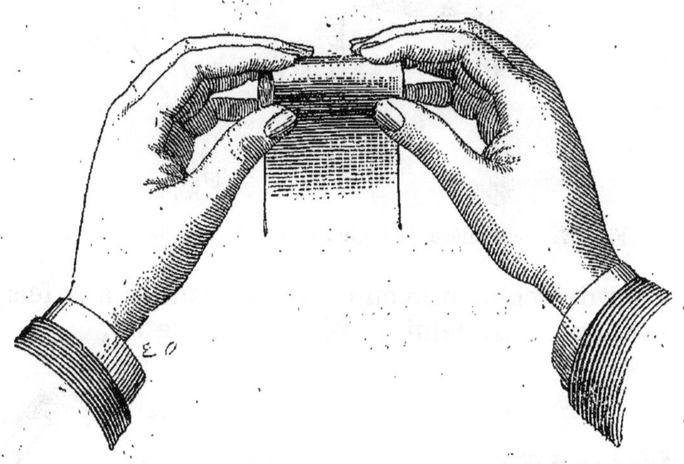

Fig. 56. — Formation du pivot.

main gauche entre l'extrémité du pouce d'un côté et celle de l'index et du médius de l'autre, de façon à ce que l'angle formé par ce pivot et la partie libre de la bande regarde en bas (fig. 57) ; prendre alors la partie libre ou plein de la bande entre les faces correspondantes du pouce et de l'index de la main droite, sur le dos de laquelle passe le plein de la bande, tandis que les autres doigts vont embrasser légèrement le cylindre par leur face palmaire et lui impriment le mouvement de rotation de droite à gauche nécessaire à l'enroulement. Il faut toujours de temps à autre exercer une traction en sens inverse entre le rouleau et la partie libre de la bande pour arriver à serrer suffisamment le globe.

Cette manœuvre est très importante et mérite qu'on y attache beaucoup de soins : *d'une bande bien roulée dépend la bonne application d'un bandage.*

Dans les hôpitaux, où l'on a journellement un grand nombre de bandes à rouler, on se sert d'appareils qui

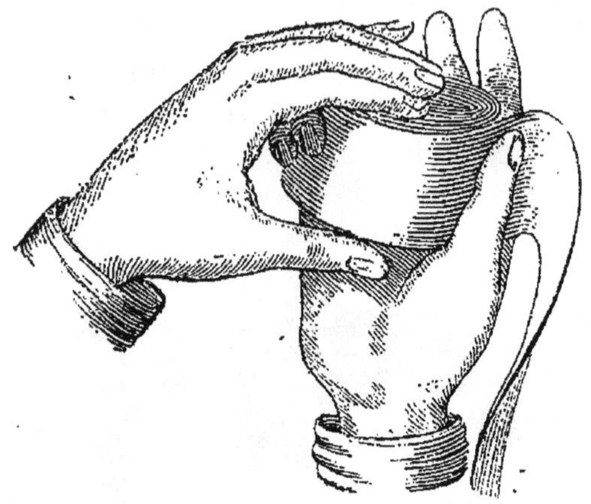

Fig. 57. — Manière de tenir une bande pour la rouler.

permettent de rouler une ou plusieurs bandes à la fois ; un des plus simples est celui représenté figure 58.

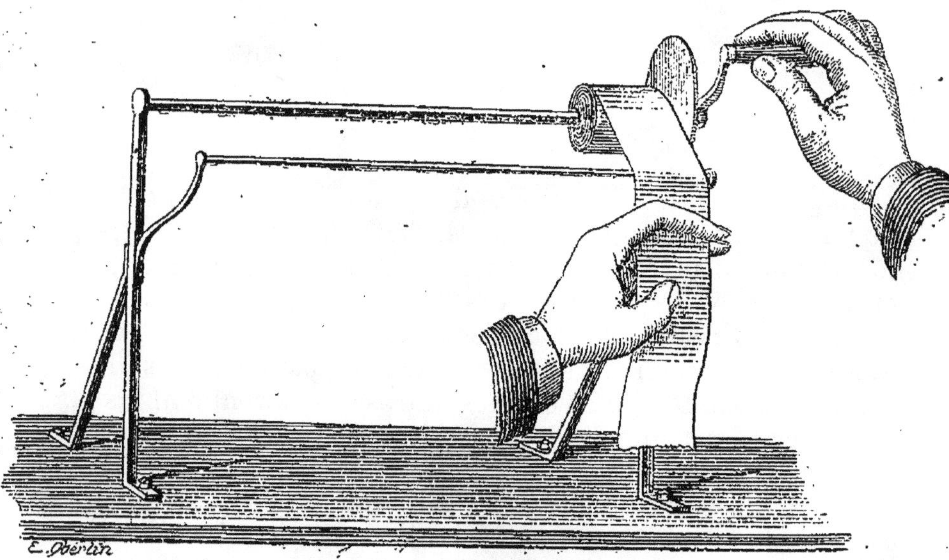

Fig. 58. — Appareil pour rouler les bandes.

La *bande à deux globes* se roule d'après les mêmes règles, seulement on doit rouler successivement les deux chefs sur la même face de la bande jusqu'à ce que les cylindres formés se rencontrent : un des cylindres est souvent, à dessein, plus gros que l'autre ; la partie intermédiaire aux deux globes prend le nom de *plein*. On peut encore les préparer en fixant ensemble les chefs initiaux de deux bandes à un globe, soit par une épingle, soit mieux par quelques points de couture.

3° **Application des bandes.** — a. *Bande à un globe.* — Pour appliquer une bande à un globe, saisir les extrémités

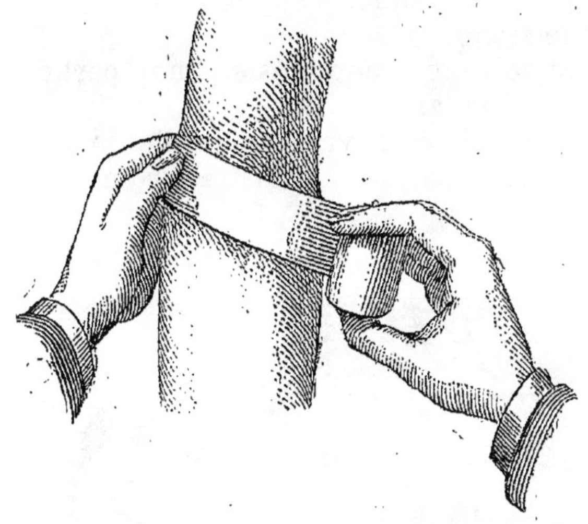

Fig. 59. — Manière de placer le chef initial.

du cylindre qu'elle représente de la main droite entre le pouce placé en bas et l'index et le médius placés en haut (les bandes, larges de 10 à 12 centimètres, seront saisies à pleine main, le pouce en avant, les autres doigts en arrière du globe) ; avec les doigts de la main gauche dérouler quelques centimètres du chef initial, qu'on applique alors par sa face externe sur la région à couvrir et qu'on y maintient provisoirement fixé avec le pouce gauche. Il faut avoir soin de placer le chef initial un peu obliquement (fig. 59) au-dessus du point où l'on va faire rouler la bande, afin de le fixer solidement par le premier tour circulaire ; on peut encore le fixer en en laissant pendre une certaine longueur (25 à 50 centimètres suivant le cas) qu'on maintient en partie par les circonvolutions du bandage, puis l'extrémité pendante est relevée et fixée sur le bandage même, soit avec des épingles, soit encore en la nouant avec le chef terminal.

Le chef initial placé et maintenu, on fait tourner la bande autour du membre en la passant successivement d'une main dans l'autre et en évitant de la lâcher, ce qui occasionnerait un déroulement et par suite une perte de temps. On doit serrer suffisamment chaque tour de bande pour empêcher le bandage de glisser après son application. Sur les membres, les bandes s'appliquent toujours de l'extrémité vers le tronc.

Les tours de bandes enroulés sur une partie cylindrique se nomment *circulaires*.

Si la bande doit recouvrir une partie conique comme la jambe, la cuisse, etc., les circulaires ordinaires ne suffisent

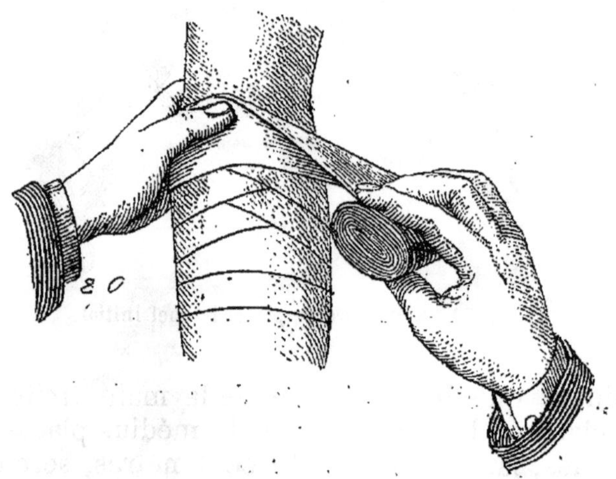

Fig. 60. — Manière de faire un renversé.

plus ; les jets de bande ne se moulent pas régulièrement sur les régions et bâillent en formant des *godets*, c'est-à-dire qu'un des bords de la bande est appliqué contre les téguments, tandis que l'autre bord s'en écarte, flotte. Il est nécessaire dans ces cas de pratiquer des *renversés* en repliant le jet de bande sur lui-même de la manière suivante : fixer avec le pouce de la main gauche le jet de bande sur le milieu de la face antérieure du membre, dérouler 7 à 8 centimètres du globe tenu entre le pouce droit placé sur sa face antérieure et les autres doigts de la même main placés sur la face postérieure ; alors, relâchant légèrement la partie déroulée, faire exécuter à la main qui tient le globe un mouvement de pronation forcée, c'est-à-dire une rotation d'un demi-tour d'arrière en avant et de haut en bas, de manière que le bord supérieur de la bande devienne inférieur (fig. 60) ; quand le renversé est ainsi terminé, la main droite tire sur le globe pour tendre un peu la bande, en même temps que le pouce gauche glisse sur le renversé pour aplanir le pli formé : cette petite manœuvre est appelée vulgairement le *coup de pouce*. Les renversés suivants s'exécuteront de la même manière, et il est facile de les faire sur la même ligne verticale, en plaçant toujours exactement le pouce sur cette ligne à mesure que le bandage s'élève sur le membre.

Qu'il s'agisse de circulaires, spiraux ou croisés, la seule

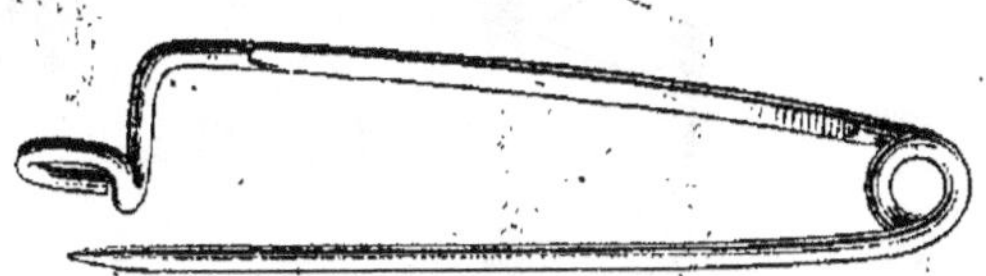

Fig. 61. — Épingle anglaise.

manière d'obtenir un bandage régulier et de belle apparence, c'est de faire en sorte que chaque tour de bande recouvre le précédent de la même quantité : 1/3, 1/2, 2/3 suivant les cas.

Le bandage appliqué, on *fixe le chef terminal* soit avec une épingle ordinaire ou une épingle anglaise (fig. 61), dite épingle à nourrice ou de sûreté, qu'on place perpendiculairement à la longueur de la bande, soit en fendant longitudinalement l'extrémité de ce chef en deux lanières conduites en sens inverse autour du membre et nouées ensuite l'une à l'autre (fig. 64), soit en le fixant par un point de couture. Si l'on a laissé le chef initial pendant, on le relève et on le noue avec le chef terminal par un nœud en rosette. Le chef terminal sera toujours fixé loin des plaies et des parties soumises aux pressions ; on le replie sur lui-même si c'est nécessaire. Les épingles ordinaires seront piquées de manière à avoir leur pointe engagée dans l'épaisseur du bandage par mesure de précaution.

Lorsque, pendant l'application d'un bandage, une bande est épuisée et qu'il est nécessaire d'en employer une deuxième, il faut user d'un petit artifice pour relier le chef

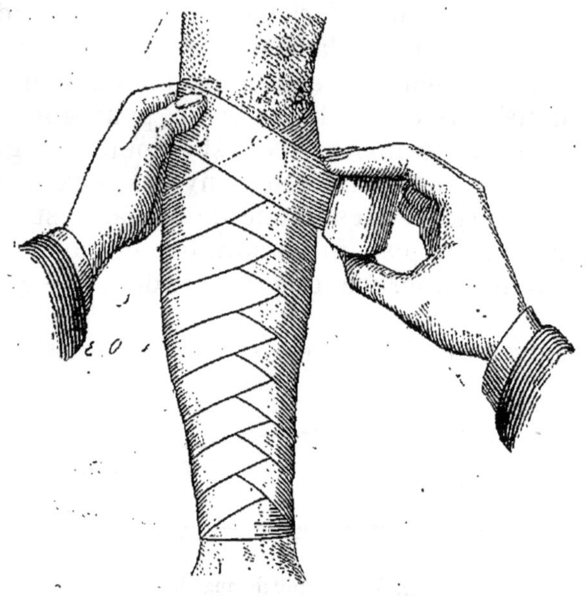

Fig. 62. — Manière de disposer le chef terminal d'une bande épuisée et le chef initial de la suivante.

terminal de l'une et le chef initial de l'autre, afin que la solidité du bandage ne soit pas compromise. Le chef terminal de la bande précédemment appliquée sera placé très obliquement sur le membre en décrivant un demi-tour ou un tour de spire très allongé ; le chef initial de la suivante sera placé aussi très obliquement et en décrivant un demi-tour de spire allongé en sens inverse du précédent (fig. 62), puis on continue l'application de cette nouvelle bande en recouvrant par des jets circulaires ou des doloires les deux chefs ainsi placés. Ce procédé est préférable à celui qui consiste à unir les deux chefs avec une épingle.

Le *mode d'application des bandes de tarlatane* est à peu près identique à celui des bandes de toile : lorsqu'elles sont encore imprégnées de leur apprêt amidonné, il est préférable de les passer un instant dans l'eau et de les exprimer immédiatement avant de les appliquer ; on obtient ainsi des bandages fort solides, grâce à l'agglutination produite par l'amidon entre les divers tours de bande ; les renversés sont généralement inutiles, les circulaires mouillés s'aplanissant facilement avec le plat de la main.

b. *Bandes à deux globes.* — Elles s'appliquent en saisissant un globe dans chaque main et en plaçant d'abord sur la région à découvrir le plein intermédiaire ; les deux globes sont ensuite conduits en arrière, chacun d'un côté, vers le point diamétralement opposé au lieu d'application ; là on les entre-croise, soit en les faisant passer simplement à côté l'un de l'autre, soit en renversant un des chefs sur l'autre, ensuite on les ramène en avant, ou bien, suivant le cas, l'un d'eux continue à être appliqué circulairement, tandis que l'autre fait ce que nous apprendrons à connaître sous le nom de *jets récurrents.*

4° **Manière d'enlever une bande.** — Les bandes doivent être enlevées en sens inverse de la manière dont on les a appliquées ; au fur et à mesure qu'on en détache les tours, il faut les réunir en masse dans la main et passer successivement d'une main dans l'autre la pelote ainsi formée. Quant aux bandes de tarlatane qui ont été appliquées humides, il est beaucoup plus simple de les couper avec des ciseaux.

5° **Influence exercée par le nombre des tours d'une bande appliquée sèche ou mouillée.** — Cette influence a été étudiée par A. Bérard, qui est arrivé aux conclusions suivantes : 1° la pression exercée par une bande quelconque augmente avec le nombre des tours ; 2° une bande mouillée presse plus fortement qu'une bande sèche ; 3° toute bande se relâche graduellement, plus rapidement et plus complètement si elle a été mouillée, de sorte que dans ce dernier cas la pression est inégale ; 4° une bande appliquée sèche, mouillée ensuite sur place, se resserre rapidement et la pression nouvelle dépasse celle qui existait lors de l'application.

§ I. — *Première variété :* BANDAGES CIRCULAIRES

Les bandages de cette variété sont constitués par des tours de bande qui entourent circulairement une partie du corps en se recouvrant complètement ou à peu près. Les plus employés sont : 1° le *circulaire du front ;* 2° les *circulaires des doigts et des membres ;* 3° le *circulaire du bras pour la saignée.* Nous ne décrirons que le circulaire du front, qui nous servira de type ; le bandage avant la saignée trouvera sa place naturelle au chapitre de cette opération.

Circulaire du front.

Pour tous les bandages de la tête, il est nécessaire d'appliquer préalablement une pièce de linge ou un serre-tête quelconque afin d'empêcher le glissement des tours de bande que facilitent la conformation de la région et la présence des cheveux ; il faut en outre éviter de comprimer les oreilles entre la bande et le crâne.

Pièces du bandage. — Bande de toile longue de 2 mèt., large de 5 centim., ou une bande de tarlatane longue de 3 mèt., large de 6 à 7 centim.

Application. — Placer le chef initial sur une des régions temporales, le fixer par des tours de bande qui contournent la tête horizontalement de gauche à droite, en passant en arrière et un peu au-dessous de la protubérance occipitale, et se recouvrent les uns les autres ; terminer en fixant le chef terminal sur la région frontale.

Usages. — Ce bandage sert à maintenir, soit un pansement sur une partie quelconque du pourtour du crâne, soit une pièce de linge destinée à recouvrir les yeux.

§ II. — *Deuxième variété :* BANDAGES OBLIQUES

Ils sont formés de circulaires obliques qui se recouvrent à peu près complètement ; le plus employé est l'oblique du cou et de l'aisselle.

Oblique du cou et de l'aisselle.

Pièces du bandage. — Bande de 6 mèt. de long, large de 6 centim., ou une bande de tarlatane longue de 8 mèt., large de 8 à 10 centim.

Application. — Mettre le chef initial sur le devant de la poitrine, puis diriger le globe vers un des côtés du cou, descendre derrière le dos pour gagner l'aisselle opposée, remonter en avant de la poitrine, regagner le dessus de l'épaule et ainsi de suite (fig. 63) ; fixer le chef terminal sur le devant de la poitrine.

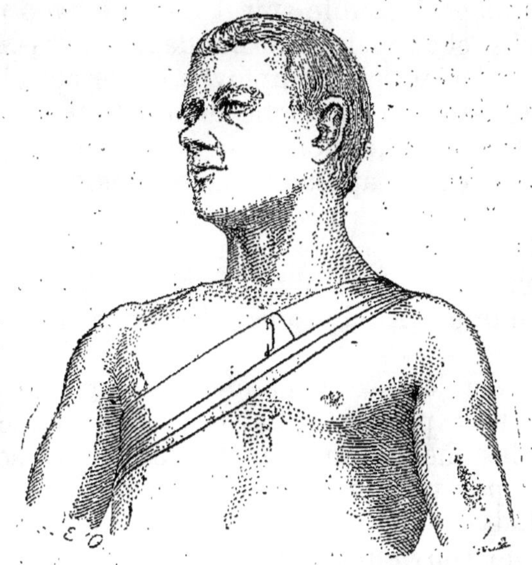

Fig. 63. — Oblique du cou et de l'aisselle.

Usages. — Sert à maintenir des topiques dans l'aisselle ou sur une partie latérale et inférieure du cou, ou encore à y exercer une compression. Il se relâche assez facilement et se ramasse en corde dans l'aisselle ; il faut avoir le soin de mettre un peu de poudre de bismuth ou d'oxyde de zinc dans cette dernière pour éviter les excoriations. Un bandage analogue avec adjonction d'une compresse graduée placée sur la clavicule servait autrefois pour la saignée de la veine jugulaire externe.

§ III. — *Troisième variété :* BANDAGES SPIRAUX

Les bandages spiraux, nommés aussi *bandages roulés*, sont constitués par des tours de bande formant une spire autour de la partie sur laquelle ils sont appliqués. Ils servent à maintenir les pansements ou à exercer une compression, soit sur tout un membre ou un segment de membre, soit sur le trajet d'un vaisseau et alors avec adjonction de compresses graduées.

Gerdy les a divisés en *spiral imbriqué*, *contigu ou mousse*, *écarté*, suivant que les tours de bande se recouvrent à moitié ou se touchent par leurs bords ou bien sont écartés. Le *spiral* est dit *ascendant* ou *descendant* : *ascendant* lorsque les jets se recouvrent de l'extrémité du membre vers sa racine, *descendant* dans le cas inverse. Guillemin a décrit un bandage à double spiral exécuté avec une bande à deux globes et rappelant le bandage Palma-habema de Galien. La variété la plus employée est le spiral imbriqué fait avec une bande à un globe dont les tours de spire se recouvrent des deux tiers ou de la moitié suivant la région. Les bandages roulés appliqués avec des bandes de toile doivent être renouvelés presque chaque jour, car ils se dérangent facilement par les mouvements du malade ; on peut y remédier, dans de certaines limites, en les recouvrant d'une grande pièce de toile fixée par des épingles.

Lorsqu'on emploiera des bandes de tarlatane ordinaire, en raison de leur peu de résistance et de la facilité avec laquelle on les moule sur le membre, si elles sont mouillées, il est à peu près inutile de faire des renversés, sauf avec des bandes de 11 à 12 centim. de large. Nous avons dit qu'elles ne conviennent pas dans les cas où l'on veut exercer une compression.

1. — Spiraux des membres

A. SPIRAUX DU MEMBRE SUPÉRIEUR

1° *Spiral d'un doigt.*

Pièces du bandage. — Bande longue de 1 m. 50 au plus, large de 2 à 3 centim.

Application. — La main mise en pronation, fixer le chef initial autour du poignet par un ou deux circulaires, puis conduire le globe sur la face dorsale de la main, gagner par un long tour de spire l'extrémité du doigt à recouvrir et commencer là des tours imbriqués remontant jusqu'à la base du doigt avec les renversés nécessaires ; le doigt recouvert, ramener le globe par la face dorsale de la main jusqu'au poignet, où l'on termine par un circulaire en fixant ensuite le chef terminal par une épingle, ou en le fendant en deux lanières (fig. 64).

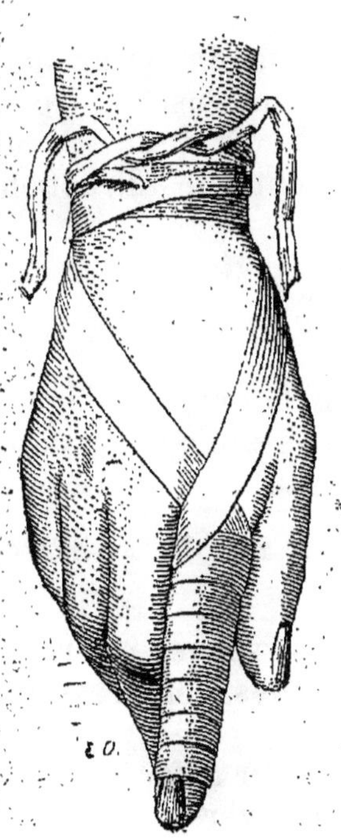

Fig. 64. — Spiral d'un doigt.

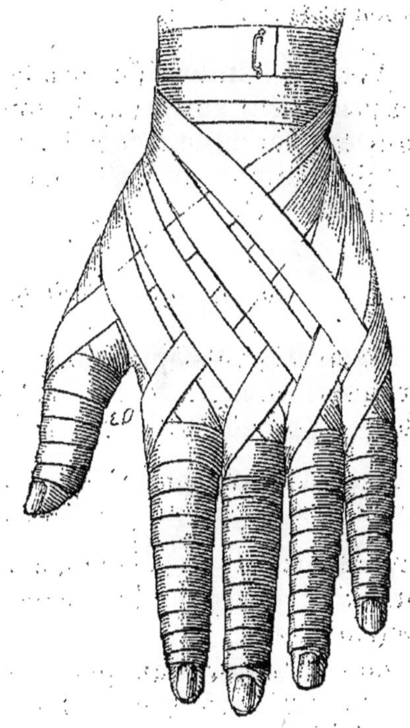

Fig. 65. — Gantelet.

2° *Gantelet ou spiral de tous les doigts*

Pièces du bandage. — Bande de 10 mèt. de long et de 2 centim. de large.

Application. — Ce bandage s'applique pour chaque doigt exactement comme le précédent ; commencer par l'auriculaire pour la main droite et par le pouce pour la gauche. Chaque fois qu'un doigt est recouvert, on regagne le poignet, où l'on fait un tour circulaire avant de rejoindre l'extrémité du doigt suivant (fig. 65).

D'une manière générale, dans la plupart des bandages des doigts et de la main, les jets de bande doivent toujours passer sur la face dorsale de cette dernière, qui sera maintenue en pronation pendant l'application.

Usages. — Ils servent à maintenir les pansements ou à exercer une compression. Le gantelet est surtout préconisé dans les cas de brûlure pour tenir les doigts écartés et s'opposer à une cicatrisation vicieuse.

Avec les bandes de tarlatane il est assez facile de fixer un pansement sur la main tout entière sans s'astreindre au gantelet classique, car la souplesse de ce tissu, rendu humide, lui permet de se mouler dans toutes les directions voulues.

3° *Spiral de tout le membre supérieur*

Ce spiral peut s'appliquer en commençant par l'exécution du gantelet, mais cela n'est souvent pas indispensable et alors on procédera de la manière suivante.

Pièces du bandage. — Plusieurs bandes de 2 m. 50 à 5 mèt. de long et de 4 à 5 centim. de large.

Application. — Garnir d'abord tous les espaces interdigitaux avec de la ouate pour empêcher des compressions douloureuses.

Le chef initial étant placé obliquement sur la face dorsale de la main, conduire le globe de la bande vers l'extrémité des doigts et commencer à ce point des spires ascendantes se recouvrant à moitié et englobant les quatre derniers doigts jusqu'à la commissure du pouce et de l'index ; recouvrir alors le pouce d'un spiral isolé, puis continuer le bandage autour de la main, de l'avant-bras et du bras et gagner ainsi progressivement l'épaule en faisant les renversés nécessaires sur le côté externe du membre. Le chef initial sera fixé à la racine du bras, ou conduit pardessus l'épaule du côté du malade pour aller, selon le côté soit en avant, soit en arrière de la poitrine dans l'aisselle opposée et revenir ensuite vers l'épaule du côté malade sur laquelle on le fixe (fig. 66).

Usages. — Contention des pansements ou compression du membre. On emploie suivant les cas tout le bandage ou seulement une de ses parties (*spiral de la main, de l'avant-bras ou du bras*).

Bandage roulé compressif. — Lorsqu'on veut appliquer un bandage roulé compressif sur le membre supérieur, comme aussi sur l'inférieur, il faut préalablement envelopper le membre d'une épaisse couche de ouate, afin de répartir également la compression et de la rendre régulière et élastique.

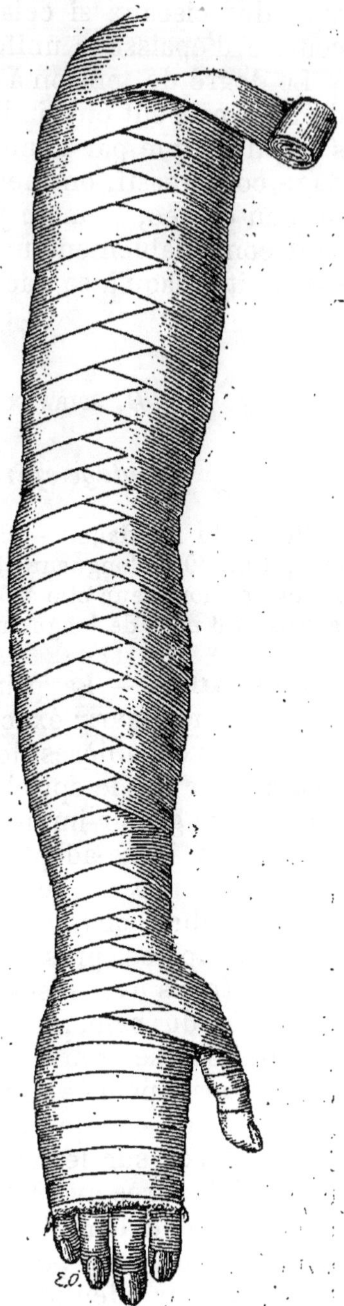

Fig. 66. — Spiral du membre supérieur.

La *ouate* peut s'employer de deux manières, soit en *bandes* soit en *feuilles*. Dans le premier cas, on découpe suivant le sens de la longueur d'une grande pièce de ouate, avec des ciseaux ou en les déchirant avec les mains, une série de bandes larges de 12 à 15 centim. ; puis on enroule ces bandes autour du membre en ayant soin que la couche soit partout égale et présente une épaisseur suffisante. Si on préfère se servir d'une feuille de ouate, on taille dans la pièce un morceau assez grand pour recouvrir le membre dans toute sa longueur et dans toute sa largeur ; on l'applique ensuite de manière que les deux longs bords de la feuille soient exactement contigus, en les ébarbant avec des ciseaux si cela est nécessaire pour obtenir une couche d'épaisseur uniforme.

Le degré de tension à donner à chaque tour de la bande de toile ne peut être indiqué d'une manière précise et ne s'acquiert que par l'habitude. Après l'application du bandage compressif, on mettra le membre dans une situation un peu élevée, la main plus haute que l'épaule, en disposant convenablement un ou plusieurs coussins depuis son extrémité jusqu'à sa racine.

B. SPIRAUX DU MEMBRE INFÉRIEUR

Bandage spiral du membre inférieur

Pièces du bandage. — Bandes de dimensions variées : pour le pied, 2 m. 50 de longueur et 4 centim. de largeur ; pour la jambe, 5 mèt. de longueur et 5 à 6 centim. de largeur ; pour le genou et la cuisse, 6 mèt. de longueur et 6 à 7 centim. de largeur.

Application. — La principale difficulté de ce bandage consiste à recouvrir exactement le talon. On conseille dans ce but deux manières de faire : les uns recommandent de commencer par le spiral du pied avant de passer au talon ; d'autres de garnir immédiatement le talon avant de recouvrir le pied. Nous adopterons ce dernier mode d'application qui donne un bandage plus solide et d'aspect plus régulier.

Le membre convenablement soutenu par un aide, l'opérateur se place près du pied, la face tournée vers le malade (nous avons souvent vu faire l'inverse au grand détriment du bandage) : il applique le chef initial sur la malléole qui se trouve à sa gauche (externe pour le pied droit, interne pour le gauche), conduit la bande sur la face antérieure du cou-de-pied, de là sur la malléole opposée, la fait passer sur le sommet du talon et vient couvrir le chef initial, après avoir décrit un tour circulaire ; il exécute ensuite un deuxième tour de bande semblable au premier dont il recouvre un peu plus du tiers supérieur, puis un troisième tour identique recouvrant le tiers inférieur du premier jet. Le talon est ainsi masqué et il ne s'agit plus que de fixer ces trois tours circulaires superposés : le globe se trouvant alors devant le cou-de-pied est conduit obliquement sur la malléole à droite de l'opérateur, puis en arrière sur le tendon d'Achille en y recouvrant le godet supérieur formé par les jets de bande précédents, ensuite presque transversalement sous la malléole de gauche et de là directement sous la plante du pied (fig. 67). La bande passe transversalement sous cette dernière en recouvrant le godet inférieur, contourne le bord du pied, traverse la face dorsale, se dirige vers la malléole de gauche qu'elle

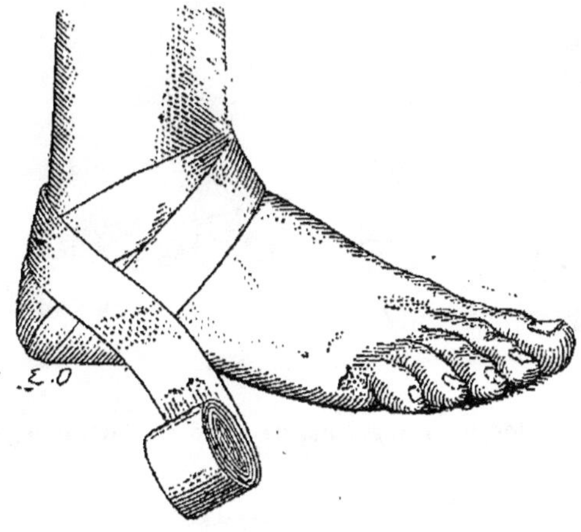

Fig. 67. — Enveloppement du talon : circulaires et jet oblique sous la malléole.

couvre, va en arrière sur le tendon d'Achille, est ramenée d'arrière en avant obliquement sous la malléole de droite, et de là gagne directement la face plantaire qu'elle croise transversalement ; elle contourne de nouveau le bord du pied, remonte sur la face dorsale et se dirige vers la malléole de droite, sur le tendon d'Achille, puis sur la malléole de gauche et va enfin gagner l'extrémité du pied en croisant la face dorsale (fig. 68).

On commence alors sur la racine des orteils le bandage spiral qui va envelopper le pied, en faisant les renversés nécessaires sur le milieu de l'axe dorsal et en recouvrant à moitié ou même aux deux tiers chaque tour de spire ; le pied une fois enveloppé, on croise avec la bande le devant du cou-de-pied, et on l'arrête par deux tours circulaires autour de la région sus-malléolaire si le bandage doit se terminer là : on a ainsi le *spiral du pied*. Sinon, on continue les tours de spire sur la jambe, en faisant les renversés sur la crête du tibia, chaque tour se recouvrant à moitié ; en général au-dessus du mollet les renversés sont peu nécessaires : on obtient de cette manière le *spiral de la jambe*.

Lorsque le bandage doit envelopper entièrement le membre inférieur, il faut, pour recouvrir convenablement le genou, se conformer aux indications précises données

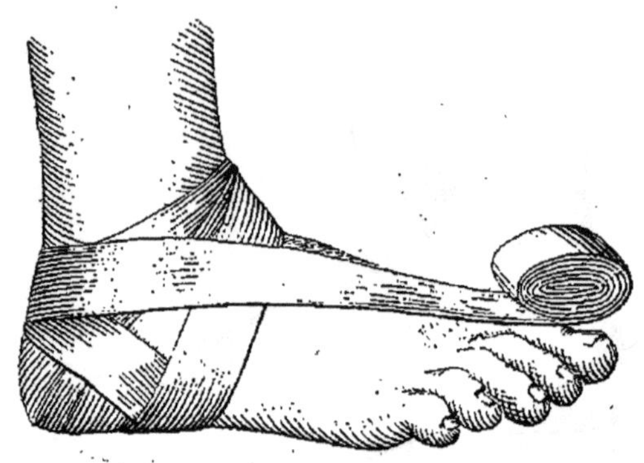

Fig. 68. — Talon recouvert. Bande gagnant l'extrémité du pied.

par Goffres : « La rotule doit être recouverte par des croisés supérieurs et inférieurs en dirigeant obliquement la bande de bas en haut de la partie supérieure et externe de la jambe vers le sommet de la tubérosité interne du tibia (il s'agit ici du membre droit), et gagner obliquement, en croisant au-dessous de la rotule l'oblique précédent, la partie supérieure et interne de la jambe ; répéter deux ou trois fois ces jets de bande, puis gagner, en traversant obliquement le creux poplité, la face externe et inférieure de la cuisse, que l'on entoure d'un circulaire horizontal. Revenir à la face externe et inférieure de la cuisse, descendre obliquement vers le condyle interne du fémur, contourner le genou en arrière, recouvrir le condyle fémoral externe et gagner, en croisant obliquement de bas en haut au-dessus de la doloire précédente, la face inférieure de la cuisse ; faire ainsi deux ou trois croisés qu'on réunit aux croisés inférieurs à l'aide d'une doloire, qui, du jarret, viendra couvrir circulairement la rotule et remontera en arrière jusqu'à la partie inférieure et externe de la cuisse. »

On remonte ensuite par des tours de spire avec renversés jusqu'à la racine de la cuisse et on termine par deux circulaires faits autour du bassin pour rendre le bandage plus solide (fig. 69).

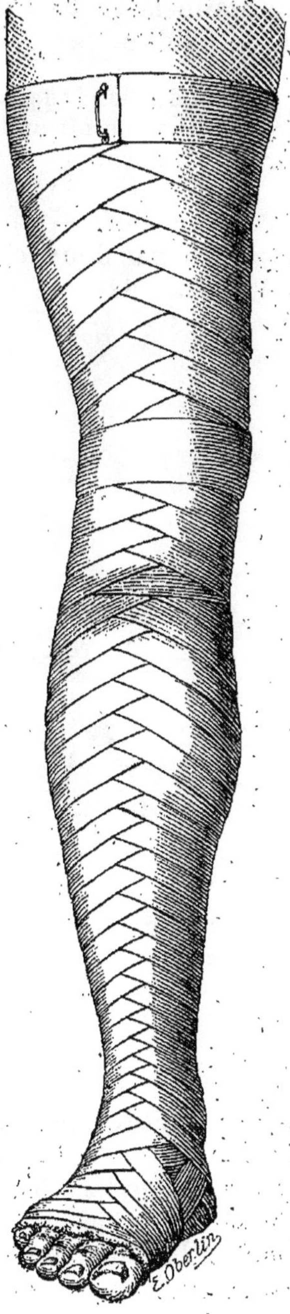

Fig. 69. — Bandage roulé du membre inférieur.

Usages. — Contention des pansements et surtout compression ; les diverses parties du bandage peuvent s'employer isolément, mais le pied doit toujours être enveloppé. Le bandage compressif du membre inférieur se fait, comme celui du membre supérieur, avec interposition de ouate appliquée ainsi qu'il a été dit à ce propos ; le membre est ensuite placé dans une gouttière qu'on dispose au moyen de coussins, de manière que le pied soit plus élevé que la racine de la cuisse.

Le spiral de tout le membre inférieur a été employé par *Theden* dans le traitement des tumeurs anévrismales en disposant au préalable des compresses graduées longitudinalement sur le trajet du vaisseau ; le même moyen peut être appliqué dans certains cas d'hémorragie.

II. — **Bandages spiraux du tronc.**

Spiral contentif de la poitrine.

Ce bandage est souvent remplacé par le bandage de corps, cependant pour la contention des pansements antiseptiques il est préférable à ce dernier, et on l'appliquera alors avec une bande de tarlatane large de 12 centimètres et mouillée pour obtenir de la solidité.

Pièces du bandage. — Bande de toile longue de 10 mèt., large de 8 centim., ou mieux bande de tarlatane longue de 10 à 12 mèt., large de 12 centim.

Application. — On peut, comme Gerdy, commencer le bandage par deux circulaires obliques du cou et de l'aisselle pour fixer le chef initial. Mais il est préférable de

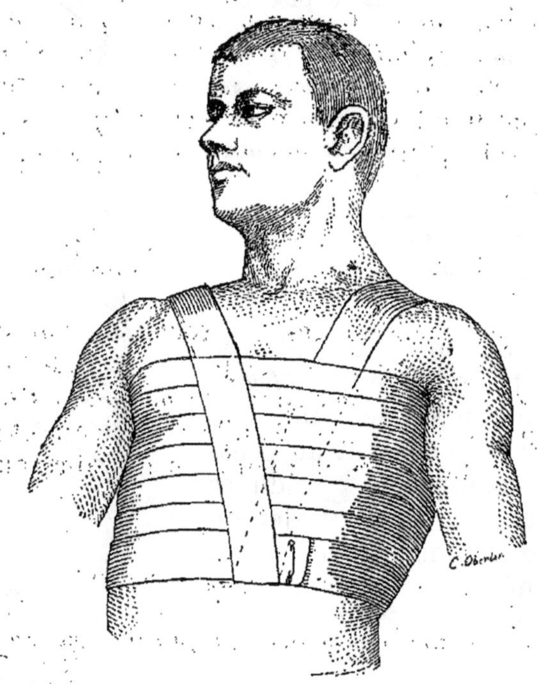

Fig. 70. — Spiral contentif de la poitrine.

laisser pendre au-devant de la poitrine 1 mètre environ de la bande dont le globe sera porté ensuite sur l'épaule gauche, derrière la poitrine, et reviendra en avant, en passant sous l'aisselle droite, pour décrire les spirales de haut en bas autour du thorax en recouvrant le chef initial ; ce dernier est, après terminaison du bandage, relevé vers l'épaule droite et conduit comme une bretelle à la partie postérieure du bandage, où on le fixe (fig. 70).

Usages. — Contention des pansements des fractures de côtes. Chez les femmes, on garnira de ouate l'intervalle des mamelles pour éviter une compression pénible et une mauvaise application du bandage.

§ IV. — *Quatrième variété :* BANDAGES CROISÉS OU EN HUIT DE CHIFFRE

Ils sont ainsi nommés parce que la disposition et le croisement des tours de bande figurent assez exactement un 8 de chiffre. On peut les appliquer avec des bandes à un ou à deux globes, mais comme on se sert généralement de la bande à un seul globe, dont le maniement est beaucoup plus facile, nous ne décrirons que ce mode d'application. On emploie ce bandage, soit pour maintenir des pièces de pansement, soit pour exercer une compression sur une région limitée.

I. — **Bandages croisés des membres.**

Beaucoup de ces bandages ont reçu le nom de *spica*, parce que l'entre-croisement des jets de bande représente une sorte d'épi. Les *spicas* sont dits *ascendants* ou *descendants*, suivant que les jets de bande se croisent et se recouvrent en remontant vers la racine du membre ou en s'en éloignant.

A. CROISÉS DU MEMBRE SUPÉRIEUR

1° *Spica du pouce ou croisé du poignet et du pouce.*

Pièces du bandage. — Bande de toile de 1 m. 50 de longueur et 2 centim. de largeur, ou bande de tarlatane longue de 2 mèt., large de 5 à 6 centim.

Application. — *Main gauche :* la main tenue en demi-pronation, fixer le chef initial par un ou deux circulaires autour du poignet, conduire la bande par la face dorsale dans le premier espace interdigital, contourner la face palmaire du pouce, puis venir sur son bord externe croiser la partie descendante du jet précédent et regagner le poignet, en passant sur le dos de la main ; faire un demi-circulaire autour du poignet, regagner le pouce et ainsi de suite (fig. 71). On fixera le chef terminal autour du poignet, soit au moyen d'une épingle, soit en le fendant longitudinalement en deux lanières qu'on porte en sens inverse l'une de l'autre et qu'on noue ensuite.

Pour la main droite, les jets de bande obliques, qui du poignet vont gagner le pouce, contourneront d'abord le bord radial du premier métacarpien et du pouce, de là passeront sous la face palmaire de ce doigt, puis dans le premier espace interdigital et reviendront au poignet en croisant le jet descendant.

L'entre-croisement des tours de bande, ou croisés, se fait sur le bord externe du pouce et du métacarpien.

Usages. — Contention des pansements sur l'articulation métacarpo-phalangienne, qu'on peut aussi immobiliser par ce moyen.

On exécutera à peu près de même les croisés des autres doigts, en passant dans les espaces interdigitaux correspondants, et en disposant les entre-croisements des jets sur le dos de la main.

2° *Croisé du poignet et de la main.*

Les croisés ont lieu soit sur la face dorsale de la main (*croisé postérieur*), soit sur la face palmaire (*croisé antérieur*) ; le pouce est laissé en dehors en bandage.

Pièces du bandage. — Bande de 2 mèt., large de 4 centim. ; en tarlatane, 3 mèt. sur 6 centim.

Application. — Fixer le chef initial autour du poignet par un à deux circulaires, puis gagner, *pour la main gauche*, par la face dorsale, le côté cubital de la racine du petit doigt, faire un tour circulaire complet passant en dehors entre le pouce et l'index et recouvrant la racine des doigts, regagner le poignet en partant du premier espace interdigital et en croisant sur le dos de la main le premier jet de bande, faire un demi-tour au poignet et revenir à la base des doigts, etc. ; terminer par un ou deux circulaires autour du poignet (fig. 72). *Pour la main droite*, le premier jet va passer dans le premier espace interdigital.

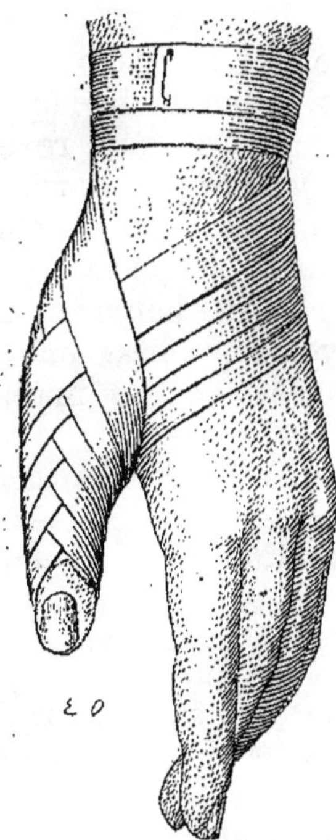

Fig. 71. — Spica du pouce.

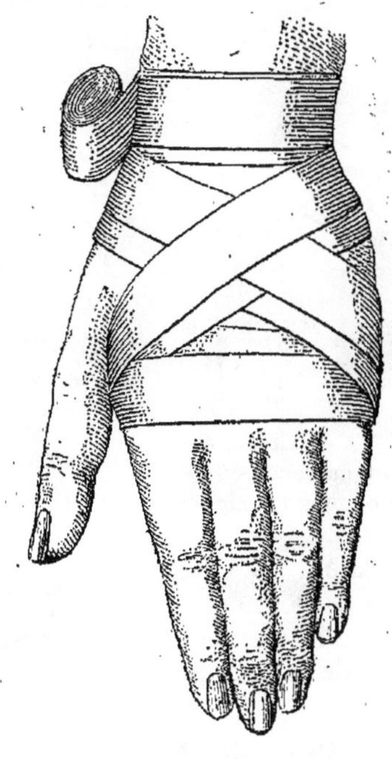

Fig. 72. — Croisé postérieur du poignet et de la main.

Dans le cas de 8 antérieur, les jets de bande passent sur la face palmaire, où ils s'entre-croisent.

Usages. — Contention de pansements et immobilisation des articulations du poignet.

3° *Croisé du coude (antérieur, postérieur).*

Le croisé ou 8 antérieur du coude est aussi appelé *bandage de la saignée du bras.*

Pièces du bandage. — Une bande de 5 centim. de large, longue de 2 m. 50 : si c'est après une saignée, avoir en outre un tampon de substance antiseptique.

Application. — Fléchir le bras au quart environ ; fixer le chef initial par deux circulaires entourant la partie supérieure de l'avant-bras, remonter ensuite en avant du pli du coude, gagner le bord interne ou externe (suivant le côté) de la partie inférieure du bras, autour de laquelle on décrit un circulaire, puis revenir sur la face antérieure de l'articulation, croiser le premier jet montant, regagner la partie supérieure de l'avant-bras, faire un nouveau tour circulaire et revenir au bras en continuant les croisés de la manière indiquée (fig. 73).

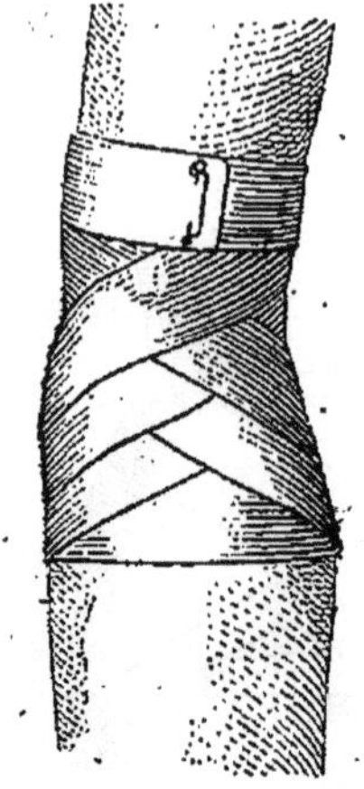

Fig. 73. — Croisé antérieur du coude ou bandage après la saignée.

Pour le 8 *postérieur*, on procède de même, seulement les croisés se font sur la face postérieure du coude.

Usages. — Contention des pansements. Pour arrêter le sang après la saignée, placer le petit tampon antiseptique sur la plaie et le maintenir par des croisés. Ce bandage peut aussi servir dans le cas de tamponnement pour hémorragie artérielle.

4° *Spica de l'épaule ou 8 de l'épaule et de l'aisselle opposée.*

Pièces du bandage. — Bande de 10 mèt., large de 5 à 6 centim. ; en tarlatane, largeur de 8 à 9 centim.

Application. — Mettre préalablement de la poudre d'oxyde de zinc ou de bismuth et une couche de coton dans l'aisselle. Placer le chef initial au-dessous de la clavicule du côté malade, porte ensuite le globe en avant, sur et derrière l'épaule malade, revenir sous l'aisselle du même côté, remonter de nouveau sur l'épaule pour croiser le jet précédent et aller gagner l'aisselle saine en passant derrière le dos, traverser cette aisselle d'arrière en avant, monter sur le devant de la poitrine pour revenir sur l'épaule malade, puis sous l'aisselle du même côté, et continuer le bandage comme ci-dessus en décrivant une série de 8 dont les croisés se font sur l'épaule malade en se recouvrant à moitié à mesure qu'ils approchent du cou et dont les anneaux se trouvent dans les deux aisselles (fig. 74). Le chef terminal est ensuite fixé par une épingle.

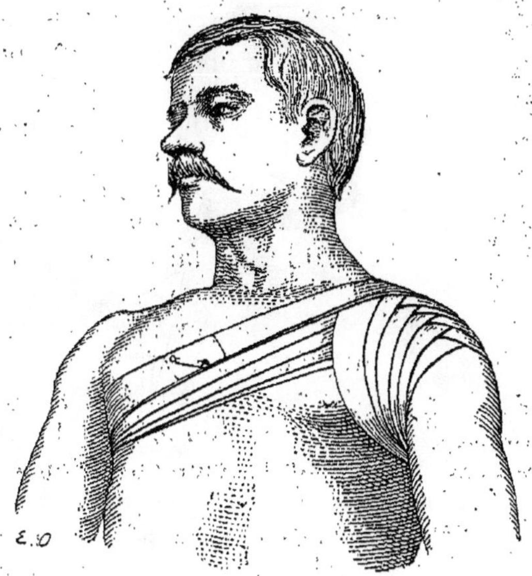

Fig. 74. — Spica de l'épaule.

Nous préférons cette manière de faire à celle qui consiste à fixer préalablement le chef initial par deux ou trois circulaires à la partie supérieure du bras, du côté malade, ce qui constitue une gêne inutile.

Usages. — Contentif de topiques et pansements ; il peut être aussi légèrement compressif. Un de ses inconvénients, c'est que les bandes, surtout celles de tarlatane, se cordent facilement dans l'aisselle.

5° *Croisé du cou et de l'aisselle.*

Pièces du bandage. — Bande de 5 mèt., large de 5 centim. ; en tarlatane, longueur de 7 mèt., largeur de 10 centim.

Application. — Placer le chef initial sur la clavicule, puis porter le globe sur l'épaule malade, derrière elle, dans l'aisselle du même côté, remonter en avant de cette épaule pour aller passer derrière le cou, l'entourer, revenir, en avant, croiser le jet précédent sur l'épaule malade, descendre derrière elle, contourner l'aisselle de ce côté d'arrière en avant et continuer le bandage comme ci-dessus

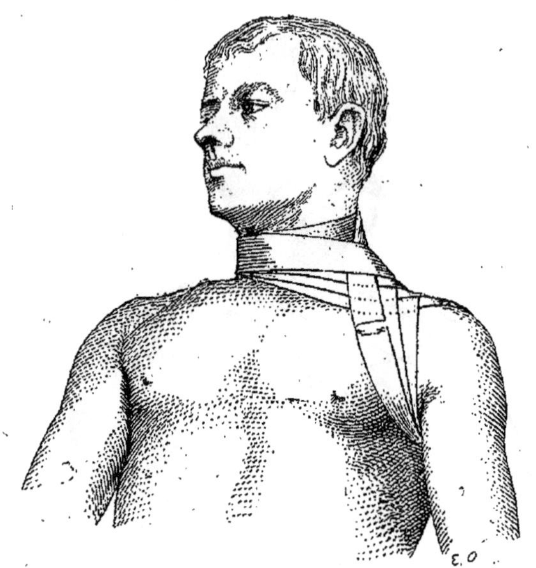

Fig. 75. — Croisé du cou et de l'aisselle.

(fig. 75). Le chef terminal sera fixé sur le devant du bandage.

Usages. — Assez commode pour maintenir les pansements sur les faces latérales du cou.

B. BANDAGES CROISÉS DU MEMBRE INFÉRIEUR

1° *Croisé ou huit d'un orteil.*

On procédera comme pour les doigts ; les tours circulaires seront fixés autour du pied en arrière de la saillie de la base des métatarsiens.

2° *Croisé du cou-de-pied. Étrier.*

Pièce du bandage. — Bande de 2 m. 50, large de 5 centim.

Application. — Fixer le chef initial par un ou deux tours circulaires autour de la partie inférieure de la jambe, conduire ensuite le globe sur le dos du pied et aller gagner la plante en passant sur le bord interne ou externe (suivant le côté) en arrière de la base des métatarsiens, remonter sur le dos du pied, y croiser le jet précédent, aller de nouveau contourner le cou-de-pied et revenir sur le dos, la plante, etc., en faisant une série de 8 dont les croisés se recouvriront à moitié en remontant sur la ligne médiane dorsale du pied (fig. 76).

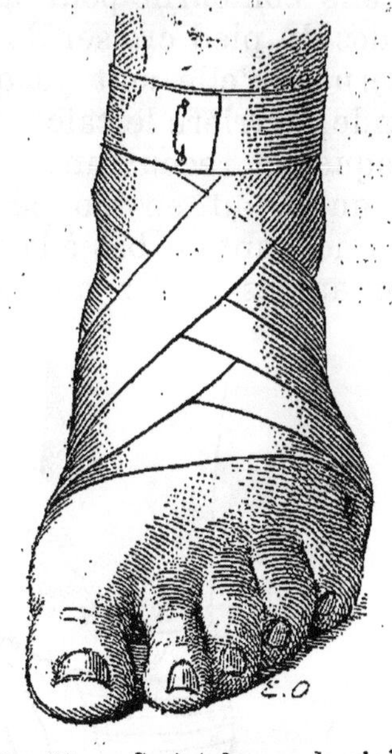

Fig. 76. — Croisé du cou-de-pied.

Usages. — Sert à maintenir des pièces de pansement. On l'applique aussi après la saignée des veines saphènes ; nous conseillons dans ce cas, après avoir placé un tampon antiseptique, de commencer le bandage par le pied et non par la partie inférieure de la jambe.

3° *Bandage de Baudens pour l'entorse.*

Pièces nécessaires. — Ouate ; trois compresses de toile pliées en double, larges de deux travers de doigt et longues de 20 centim. ; une bande de toile large de 3 centim., longue de 7 mèt. Baudens conseillait une solution aqueuse de gomme très concentrée, de consistance de bouillie, qui est aujourd'hui avantageusement remplacée par le silicate de potasse.

Application. — Placer de petits coussinets de ouate dans les dépressions périmalléolaires et les maintenir par les trois compresses longuettes dont le milieu est appliqué par échelons derrière le calcanéum et le tendon d'Achille, et dont les chefs descendent sur le dos du pied, où ils s'entre-croisent.

On applique alors, s'il s'agit du *pied droit*, le bout de la bande derrière le calcanéum, le plus bas possible, puis elle est conduite sur la face externe du pied en se rapprochant le plus possible de la face plantaire jusqu'à la naissance du petit orteil ; arrivée là, elle remonte oblique ment sur la face dorsale du pied, près de la racine des orteils, puis elle descend carrément sous la face plantaire qu'elle contourne pour aller de nouveau en diagonale sur le dos du pied croiser le jet précédent et gagner le bord interne qu'elle suit jusqu'à la rencontre du chef de la bande, derrière le calcanéum. On continue ainsi les croisés, chaque jet recouvrant la moitié du jet précédent, jusqu'à ce qu'on ait enveloppé le pied d'un véritable cothurne commençant en bas à la naissance des orteils, s'arrêtant en haut au-dessus des malléoles (fig. 77).

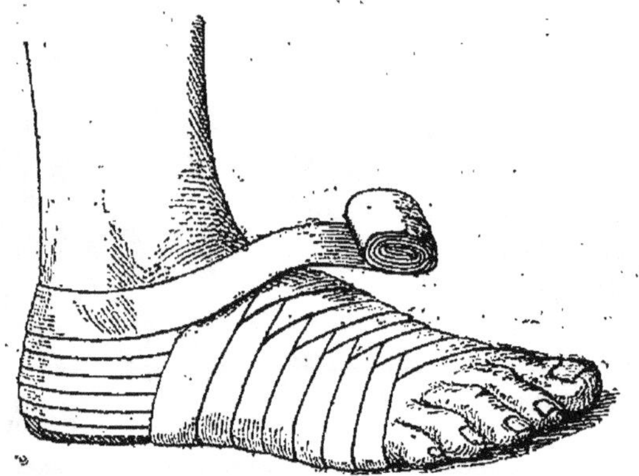

Fig. 77. — — Bandage de Baudens pour l'entorse.

Sur le *pied gauche* on commencerait l'application par le bord interne.

Lorsqu'on se sert de la solution gommée, on en enduit le bandage une fois terminé ; avec le silicate, il faut appliquer d'abord les bandes sèches, puis les recouvrir, en reproduisant le bandage, avec une bande de toile ou mieux de tarlatane trempée préalablement dans le liquide.

Usages. — Ce bandage, excellent pour l'entorse, l'est aussi pour immobiliser les diverses articulations du pied.

4° *Croisé du genou (antérieur, postérieur).*

Pièces du bandage. — Bande de 4 mèt., large de 5 centim. ; en tarlatane, longueur 6 mèt., largeur 7 à 8 centim.

Application. — Faire deux circulaires au-dessous du genou pour fixer le chef initial, remonter obliquement en avant sur la rotule de manière à aller gagner le côté interne ou externe de la partie inférieure de la cuisse (suivant le membre), y décrire un circulaire, redescendre obliquement au-devant de la rotule, sur laquelle on croise le jet précédent, venir entourer la partie supérieure de la jambe par un tour circulaire, puis continuer le bandage comme ci contre (fig. 78).

Le *huit postérieur* s'applique en sens inverse, les croisés sur le creux poplité.

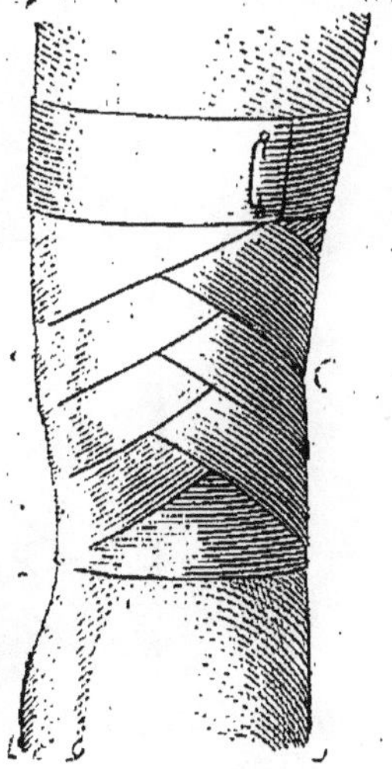

Fig. 78. — Croisé antérieur du genou.

Usages. — Il sert surtout à maintenir des pansements. On a conseillé le 8 postérieur pour comprimer le creux poplité ; il est de beaucoup préférable d'appliquer un bandage roulé enveloppant le pied et la jambe et se terminant au-dessus du genou.

5° *Spica de l'aine ou croisé de l'aine* (*simple, double*).

a. *Spica simple.* — C'est un bandage en 8 qui embrasse par ses anneaux la cuisse et le bassin et dont les croisés se trouvent sur le pli de l'aine.

Pièces du bandage. — Bande de 8 à 10 mèt. de long, large de 6 à 8 centim. ; en tarlatane, longueur 10 à 12 mèt., largeur 10 centim.

Application. — Le chef initial est fixé par deux circulaires autour du bassin au-dessous de la crête iliaque ; le globe de la bande est alors conduit obliquement en bas et en avant sur l'aine malade, vers le côté interne ou externe de la cuisse (suivant qu'on opère à droite ou à gauche), puis contourne la cuisse en arrière, au-dessous du pli fessier, est ramené obliquement sur le pli inguinal où il croise le jet précédent en allant entourer le bassin par un demi-circulaire, redescend sur le pli inguinal, vient entourer la cuisse et ainsi de suite ; les croisés qui se font sur le milieu du pli de l'aine doivent se recouvrir aux deux tiers en remontant vers le bassin (fig. 79).

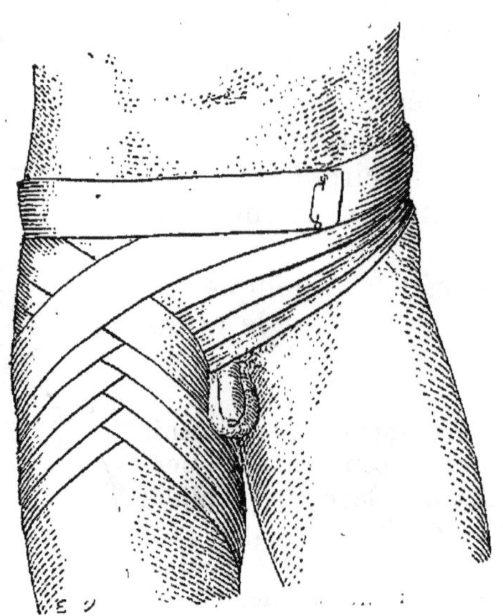

Fig. 79. — Spica simple de l'aine.

Usages. — Ce bandage, fréquemment employé, sert, soit à maintenir des topiques, soit à exercer une compression sur l'aine, et, alors, avec interposition d'un épais tampon de ouate.

b. *Spica double.* — Deux bandes de 10 mèt., larges de 6 à 8 centim. On peut aussi faire ce bandage avec une bande roulée à deux globes, mais il est alors difficile à bien appliquer et ne présente en outre aucun avantage.

Application. — Fixer le chef initial autour du bassin par deux circulaires, au-dessous de la crête iliaque ; puis, partant de l'épine iliaque droite, faire descendre la bande obliquement en bas, en avant de l'hypogastre, au-dessus de la racine de la verge, croiser le pli inguinal gauche, gagner la partie supérieure et externe de la cuisse de ce côté, contourner sa face postérieure, sa face interne, remonter sur le pli inguinal en y croisant le jet précédent, et en se dirigeant vers le côté gauche du bassin qu'on contourne en arrière pour venir atteindre le dessous de l'épine iliaque du côté droit ; de ce dernier point, descendre obliquement sur le pli inguinal droit passer sur la face interne de la cuisse, contourner ses faces postérieure et externe, remonter sur le pli inguinal où l'on croise le jet précédent, et diriger le globe au-dessus de la racine de la verge vers

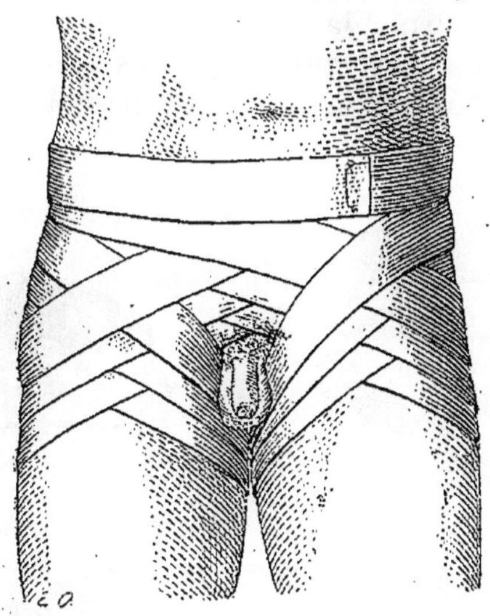

Fig. 80. — Spica double de l'aine.

l'épine iliaque gauche, contourner le bassin, revenir à l'aine gauche et ainsi de suite. On terminera par un ou deux circulaires embrassant le bassin (fig. 80).

II. — **Bandages croisés de la tête.**

On n'oubliera pas que, pour tous les bandages appliqués sur la tête, afin d'éviter des compressions douloureuses, il ne faut jamais faire passer les bandes sur les oreilles, à moins de les entourer d'une couche de ouate.

1° *Croisé d'un œil ou monocle.*

Pièces du bandage. — Bande de toile ou mieux de flanelle longue de 5 mèt., large de 4 centim. ; ou bande de tarlatane longue de 7 mèt., large de 6 centim.

Application. — Ce bandage doit toujours s'appliquer sur un pansement ou un agent compressif, tel qu'un tampon de ouate comblant le creux orbitaire.

Pour l'*œil gauche*, faire autour de la tête deux circulaires passant de gauche à droite sur le front, au-dessus des oreilles et au-dessous de la nuque, afin de fixer le chef initial; puis diriger le globe du front sur l'angle interne de l'œil, de là sous l'oreille gauche pour gagner la nuque, contourner la tête à droite et revenir sur l'œil; répéter 3 à 4 fois ces tours obliques et terminer par des circulaires autour de la tête pour fixer la bande (fig. 81).

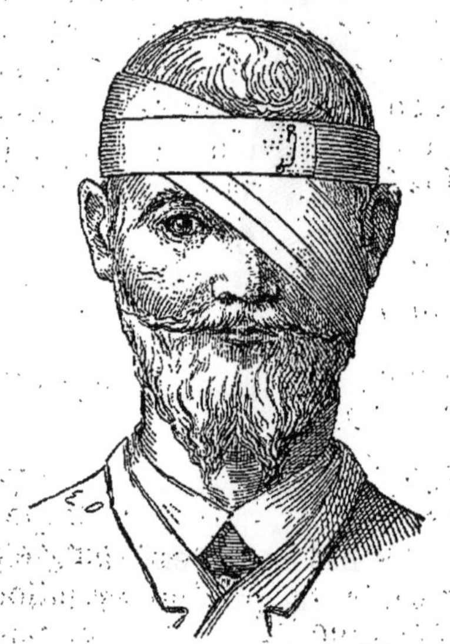

Fig. 81. — Monocle.

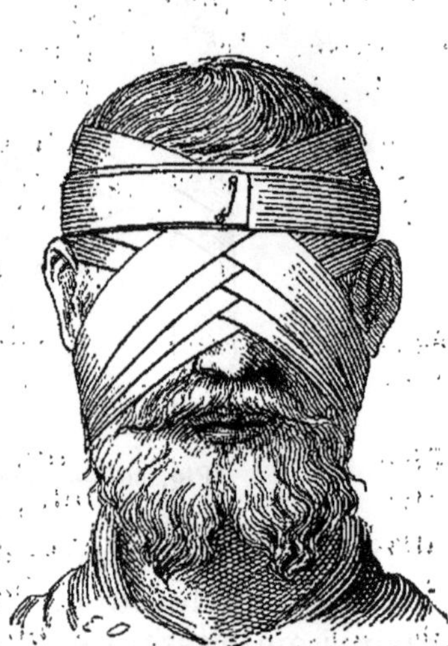

Fig. 82. — Binocle.

En remontant assez haut sur les côtés de la tête, les renversés recommandés sur le front sont inutiles et du reste ils nuisent à la solidité du bandage.

Pour l'*œil droit*, après la fixation du chef initial autour de la tête par deux circulaires, on partira de la nuque pour diriger le globe sous l'oreille droite et de là sur l'œil, puis sur le côté gauche du front, etc., c'est-à-dire qu'on recouvre l'œil d'arrière en avant et de bas en haut; mais on peut aussi faire les circulaires autour de la tête à l'inverse du sens habituel, c'est-à-dire de droite à gauche, et alors on descend directement du front sur l'œil, puis sous l'oreille, etc.

Usages. — Contention de topiques et compression sur l'œil.

2° *Croisé double des yeux ou binocle.*

Nous ne décrirons que celui à un seul globe.

Pièces du bandage. — Bande de 8 mèt., large de 4 centim.; ou une bande de tarlatane de 10 mèt., large de 6 centim.

Application. — Faire deux circulaires horizontaux autour de la tête, puis, arrivé à la nuque, conduire la bande sous l'oreille droite et de là sur l'œil droit tout à fait sur la racine du nez, gagner le côté gauche du front, contourner circulairement la tête d'avant en arrière et revenir au front, descendre sur l'œil gauche, sous l'oreille de ce côté, aller à la nuque, faire un circulaire complet, revenir à la nuque, et recommencer les jets de bande pour l'œil droit comme ci-dessus (fig. 82).

3° *Croisé de la tête et de la mâchoire inférieure.*

Pièces du bandage. — Bande de 6 mèt., large de 5 centim.; en tarlatane large de 8 mèt., large de 6 centim.

Application. — Commencer par deux circulaires horizontaux autour de la tête, puis, arrivé à la région temporale droite, faire un renversé qu'on fixe avec une épingle; conduire verticalement en bas le globe en avant de l'oreille, sur la joue, sous le menton, remonter à la région temporale gauche, sur le sommet de la tête, redescendre sur la tempe et sur la joue droite, passer sous le menton et revenir à la région temporale gauche où l'on fait un renversé pour recommencer autour de la tête un circulaire destiné à fixer les jets verticaux, et continuer le bandage comme ci-dessus jusqu'à épuisement de la bande (fig. 83). Terminer toujours par un ou deux circulaires horizontaux.

Usages. — Contention de topiques sur la région temporale, sur les côtés de la face ou sous le menton; ce bandage est peu solide.

4° *Chevestre simple ou croisé simple de la mâchoire inférieure.*

On a décrit deux variétés de chevestres, le simple et le double; ce dernier, fort compliqué, n'est plus usité aujourd'hui, car, outre sa difficulté d'application, il remplissait assez mal son but, qui était la contention des fragments dans les fractures du maxillaire inférieur. Nous décrirons seulement le chevestre simple, facile à appliquer, suffisamment solide et excellent aussi pour maintenir des pièces de pansement sur un seul côté de la face.

Pièces du bandage. — Bande de 6 mèt., large de 5 centim.; en tarlatane, longueur de 8 mèt., largeur de 7 centim.

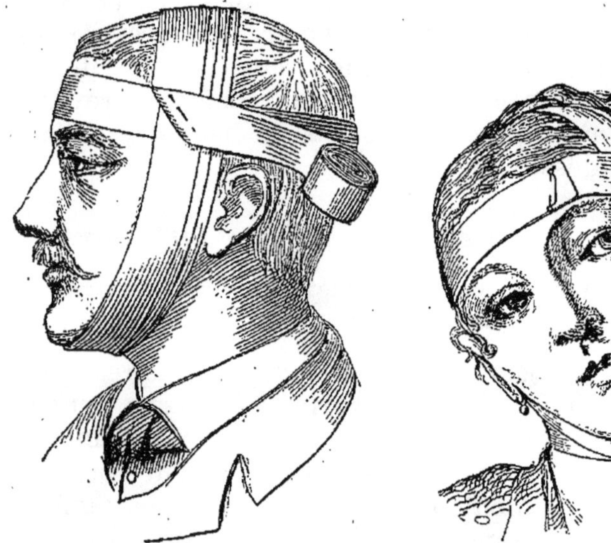

Fig. 83. — Croisé de la tête et de la mâchoire inférieure.

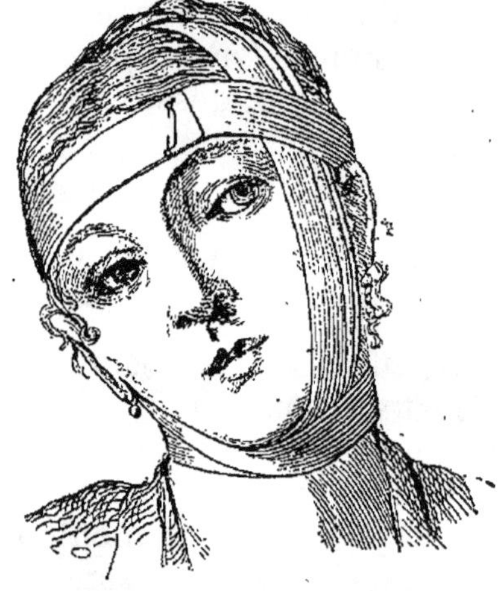

Fig. 84. — Chevestre simple.

Application. — Fixer le chef initial par deux circulaires horizontaux autour de la tête, de gauche à droite si la maladie est à gauche, et *vice versa* si elle est à droite ; arrivé à la nuque, conduire le globe sous l'oreille du côté sain, sous le menton, puis sur l'angle de la mâchoire du côté malade, remonter sur la joue, sur la tempe, traverser obliquement le sommet de la tête pour aller descendre derrière l'oreille du côté sain, revenir sous le menton, remonter sur la joue du côté malade et faire ainsi trois ou quatre circulaires verticaux. Pour terminer le bandage après avoir appliqué les jets verticaux, il faut soit faire un renversé sur une des tempes et conduire la bande horizontalement autour de la tête, soit, arrivé au menton, diriger directement la bande à la nuque, en passant sous l'oreille du côté malade, et terminer par des circulaires horizontaux de la tête (fig. 84).

Usages. — Ce bandage, médiocre dans les cas de fractures du maxillaire, est au contraire très avantageux pour maintenir un pansement sur l'un des côtés de la face.

III. — Bandages croisés du tronc.

Parmi ces croisés, les seuls usités sont les 8 antérieur et postérieur des épaules et les croisés des mamelles.

1° *Huit ou croisé antérieur des épaules.*

Ce bandage, qui a pour but d'attirer les épaules en avant, est constitué par un 8 dont les anneaux embrassent les épaules et dont les croisés se font sur la poitrine.

Pièces du bandage. — Bande de 10 mèt., large de 7 centim.

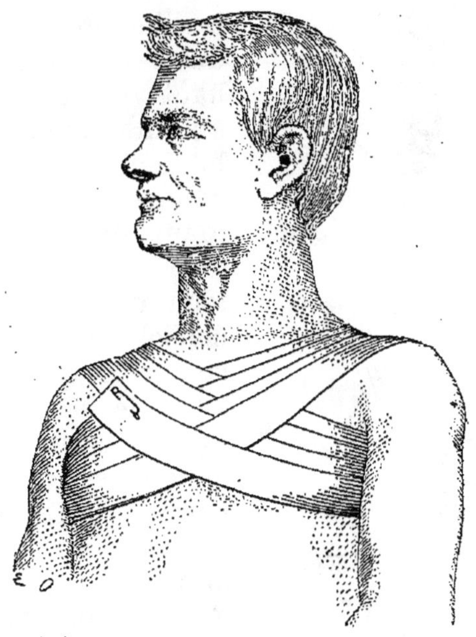

Fig. 85. — Croisé antérieur des épaules.

Application. — Placer le chef initial en avant de la

poitrine et diriger obliquement le globe sur l'épaule gauche, la contourner en arrière, passer d'arrière en avant dans l'aisselle de ce côté, conduire alors la bande sur le devant de la poitrine en croisant le premier jet, atteindre l'épaule droite qu'on contourne en arrière, ramener la bande dans l'aisselle du même côté, croiser obliquement de nouveau sur la poitrine en allant vers l'épaule gauche et continuer alors comme au début (fig. 85). On peut laisser d'abord pendre le chef initial et le relever ensuite pour le fixer sur la partie antérieure du bandage.

Le *croisé postérieur* s'applique en sens inverse ; les entre-croisements des jets de bande ont lieu sur la partie postérieure du thorax.

2° *Croisé ou suspenseur d'une mamelle.*

Pièce du bandage. — Bande de 10 mèt., large de 6 centim.

Application. — *Sein droit.* Faire un circulaire autour de la poitrine au-dessous des mamelles pour fixer le chef initial, puis, conduire le globe de bas en haut vers l'épaule gauche en embrassant exactement le sein droit, faire descendre le globe obliquement derrière le dos et décrire un circulaire autour de la poitrine pour consolider le jet oblique, remonter ensuite de nouveau de bas en haut sous le sein droit, sur l'épaule gauche, et continuer en recouvrant la mamelle par des tours ascendants et en alternant les jets obliques ou suspenseurs avec les tours circulaires (fig. 86).

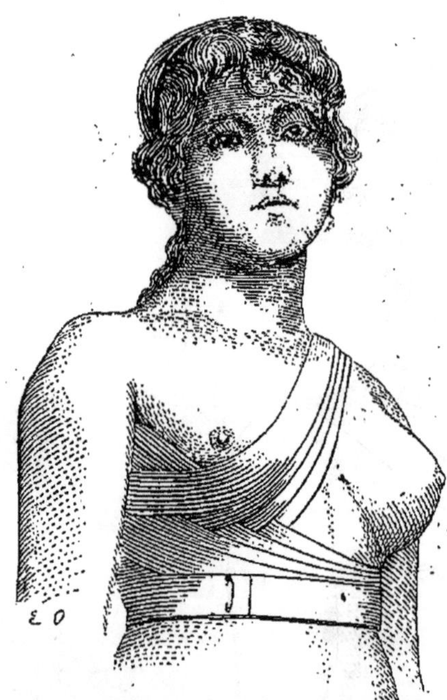

Fig. 86. — Croisé d'une mamelle.

On fait aussi un *croisé double* en suivant les mêmes indications, mais la bande destinée au côté gauche passera sous la mamelle de haut en bas et non plus de bas en haut.

Usages. — Ces bandages, bons pour la compression, sont inférieurs aux triangles pour la contention des pansements.

§ V. — *Cinquième variété* : BANDAGES RÉCURRENTS

Gerdy les définit « des bandages formés par des circonvolutions paraboliques et récurrentes maintenues chacune en particulier par une circonvolution circulaire ». La plupart de ces bandages, dont un des plus souvent cités est la capeline d'Hippocrate, sont délaissés aujourd'hui et remplacés par les bandages pleins, plus solides et d'une exécution plus rapide. Nous ne décrirons que le bandage récurrent des moignons encore usité quelquefois et en particulier dans les pansements ouatés d'A. Guérin.

Bandage récurrent des moignons.

Pièce du bandage. — Bande à deux globes, de longueur variable suivant le volume du membre, large de 4 à 5 centim.

Application. — Placer le plein intermédiaire des bandes sur la face antérieure du membre, à 8 à 10 centimètres au-dessus du moignon, diriger ensuite circulairement, chacun d'un côté, les globes en arrière où on les entrecroise, puis les ramener en avant de manière que l'un d'eux soit supérieur à l'autre ; renverser alors le globe supérieur sur l'inférieur et le conduire verticalement en bas sur le moignon, et de là rejoindre sur l'autre face du membre le point opposé au départ ; faire à ce moment décrire à l'autre globe un circulaire horizontal pour fixer les deux extrémités du jet vertical du globe inférieur, qui est de nouveau conduit en bas verticalement sur le moignon, de manière à recouvrir la moitié du premier jet récurrent, puis remonte sur la face antérieure du membre, tandis que l'autre continue son mouvement circulaire en fixant les jets récurrents jusqu'à épuisement. Le premier jet récurrent passe sur le milieu du moignon ; les suivants seront disposés successivement, l'un à droite, l'autre à gauche, se recouvrant tous à moitié, jusqu'à ce que le moignon soit complètement enveloppé ; quant aux tours circulaires, on devra les décrire en les rapprochant peu à peu de la plaie pour assurer la solidité du bandage et éviter une trop grande accumulation de jets de bandes sur le même point (fig. 87).

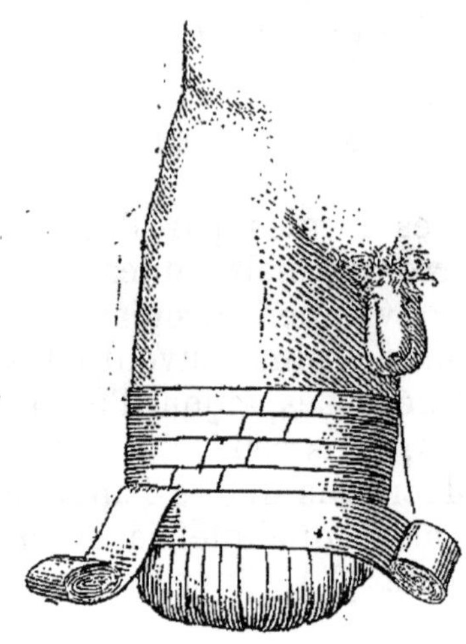

Fig. 87. — Bandage récurrent des moignons.

Ce bandage peut aussi s'exécuter avec une *bande à un globe :* fixer le chef initial par deux circulaires horizontaux, puis faire avec le plein de la bande, sur le milieu de la face antérieure du membre, un renversé que l'on maintient avec le pouce de la main gauche, diriger verticalement le globe en bas sur le moignon, remonter sur la face postérieure du membre au point opposé au départ, pratiquer là un nouveau renversé, et, au moyen d'un circulaire horizontal exécuté à ce moment, passer sur les deux renversés pour les fixer solidement, et continuer l'application du bandage de la même manière par des récurrents et des circulaires successifs ; quelques épingles assurent la solidité du bandage.

CHAPITRE III

Deuxième catégorie. — Bandages pleins, système de Mayor.

Les bandages pleins sont exécutés avec des pièces de linge entières, sans division d'aucune espèce, auxquelles on donne, en les repliant sur elles-mêmes, des formes variées : cravates, écharpes, triangles, etc., etc.

C'est à Mayor (de Lausanne) que l'on doit la plupart des bandages pleins usités aujourd'hui ; avant lui on n'utilisait que le plein triangulaire de la tête, le plein quadrilatère de la tête ou grand couvre-chef, le bandage de corps et les écharpes. Mayor, dont l'ouvrage respire un enthousiasme extraordinaire, voulut faire surtout de la *délégation populaire* en proposant un système facile et partout applicable. Pour lui, le mouchoir devait suffire à tout et remplacer tous les bandages faits avec des bandes. Tout en rendant justice au grand mérite de cet auteur dont beaucoup de bandages sont restés classiques, il faut reconnaître qu'emporté par son ardeur, il est allé trop loin, et que la plupart des bandages faits avec des bandes remplissent des indications (compression, contention des pansements antiseptiques) auxquelles ne peuvent suffire le mouchoir et la serviette qui resteront des moyens provisoires, excellents en campagne.

Le mouchoir ou linge carré est donc la base fondamentale du système de Mayor. Il peut être instantanément changé en quatre autres liens qui ne sont que ses dérivés et qu'il nomme : *carré long*, *triangle* ou *fichu*, *cravate* et *corde*.

1° Le *carré long* est formé par le mouchoir plié sur lui-même un certain nombre de fois de manière à obtenir un lien quadrangulaire plus ou moins long, large et épais (fig. 88).

2° Le *triangle* ou *fichu* s'obtient en pliant le mouchoir diagonalement ou en le coupant en deux dans le sens de la diagonale ; la *base* est la ligne la plus longue du triangle,

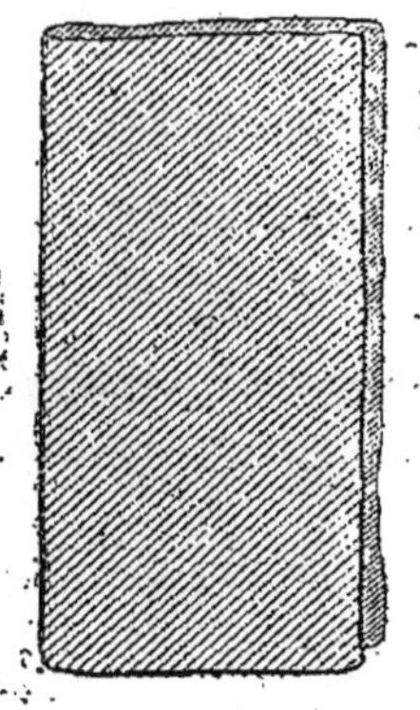

Fig. 88. — Carré long.

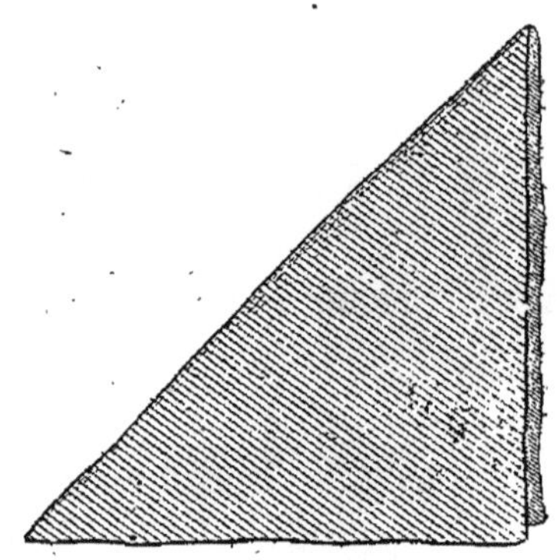

Fig. 89. — Triangle.

les *chefs* sont les bouts des extrémités de cette ligne, la *pointe* ou *sommet* est l'angle opposé à la base (fig. 89).

Les triangles seront de grandeur variée.

3° La *cravate* est constituée par le triangle plié sur lui-même un certain nombre de fois dans le sens de sa base (fig. 90).

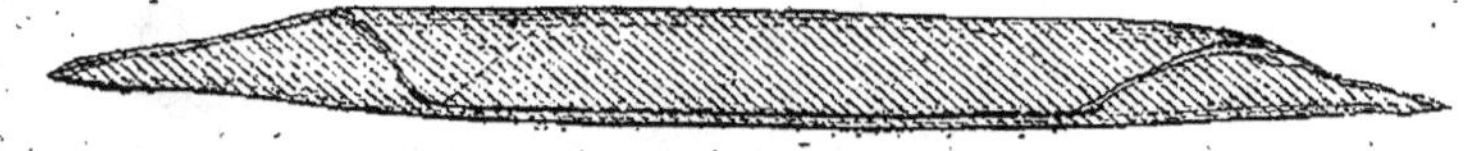

Fig. 90. — Cravate.

4° La *corde* se fait soit avec la cravate tordue sur elle-même, soit encore en tordant un carré.

Mayor, délaissant les vieilles dénominations, a adopté une nomenclature spéciale qu'il appelle systématique et rationnelle, basée sur l'anatomie, et établie de telle sorte que la désignation du bandage (il a remplacé ce mot par celui de lien) indique en même temps son mode d'application. Il place à la suite des mots triangle, cravate, écharpe, etc., d'abord le nom de la région sur laquelle s'applique le plein, et, après, le nom de la partie sur laquelle vont s'entre-croiser les extrémités ou chefs : ainsi, le triangle occipito-frontal est celui dans lequel la base du triangle se place à l'occiput, les chefs se croisant sur le front.

A côté du système de Mayor, il faut mentionner celui de Rigal (de Gaillac) dont les triangles se fixent au moyen de tissus ou fils de caoutchouc placés à leurs extrémités ; ce dernier système s'est peu répandu et ne nous paraît pas présenter de grands avantages. Cependant nous en avons conservé quelques types d'une application commode et pratique.

Nous avons classé les bandages faits avec les bandes suivant leur variétés, car chacune d'elles correspond à un but distinct, et ne peut être en général substituée à une autre ; il n'en est plus de même pour les bandages pleins dont les diverses variétés peuvent convenir à une même indication et que, pour ce motif, nous étudierons d'après l'ordre anatomique des grandes régions du corps.

I. — **Bandages pleins des membres.**

A. — Bandages pleins du membre supérieur

Des Écharpes.

Les écharpes sont des bandages pleins destinés à soutenir le membre supérieur et, dans certaines variétés, à le fixer en même temps contre le tronc.

1° *Petite écharpe ou petit plein de l'avant-bras et de la main.*

Plier une compresse longuette ou un mouchoir en travers sur la longueur, de manière à former une anse dans laquelle sont placés la main et le poignet et dont les extrémités sont fixées aux vêtements par des épingles (fig. 91).

Usages. — Ce bandage peut servir à soutenir la main et le poignet après application d'un pansement ou de certains appareils pour fracture de la clavicule.

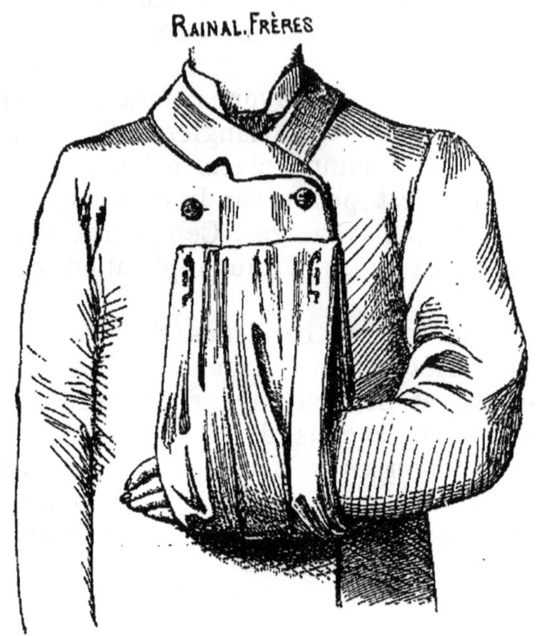

Fig. 91. — Petite écharpe.

2° *Moyenne écharpe ; écharpe ordinaire, ou plein de l'avant-bras et du coude.*

Pièces du bandage. — Triangle ou pièce de linge pliée en triangle d'environ 1 m. 20 de base et 65 centim. de hauteur.

Application. — Placer sous la main du côté malade le milieu de la base, le sommet dirigé vers le coude (dans toutes les applications d'écharpes triangulaires le sommet sera toujours dirigé vers le coude), conduire les extrémités derrière le cou, l'antérieure passant sur l'épaule du côté sain, la postérieure sur celle du côté malade, et les fixer ensuite ensemble avec un nœud ou mieux des épingles (fig. 92). Le sommet est replié entre le plein du bandage et l'avant-bras ou bien sur la face postérieure du bandage où on le fixe.

Usages. — Cette écharpe sert à maintenir la main, l'articulation du poignet et l'avant-bras ; elle est fréquemment employée.

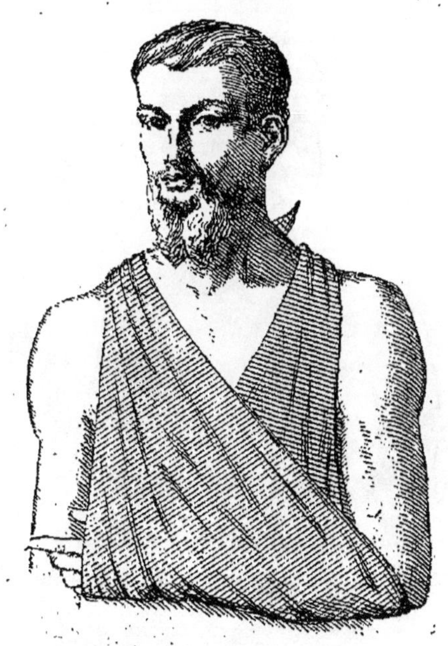

Fig. 92. — Moyenne écharpe.

3° *Grande écharpe triangulaire du bras et de la poitrine ou grand plein triangulaire du bras et de la poitrine*

Pièces du bandage. — Pièce de linge coupée ou pliée en triangle de 1 m. 20 de longueur à la base et de 80 centim. de hauteur du sommet à la base ; ou un carré plié en triangle.

Application. — Placer horizontalement contre la poitrine la base du triangle au-dessus du sein du côté du bras malade et conduire les deux extrémités autour du thorax, pour aller les fixer ensemble derrière l'omoplate du côté sain. L'avant-bras malade est alors fléchi et appliqué contre la base du bandage. Relevant le sommet du triangle, on le conduit en avant de l'avant-bras et du coude, qui sont ainsi embrassés dans une sorte de gouttière, et on va le fixer, en passant par-dessus l'épaule malade, à la partie postérieure horizontale du bandage, au moyen de l'adjonction d'un lacs ou d'un bout de bande s'il n'est pas assez long (fig. 93).

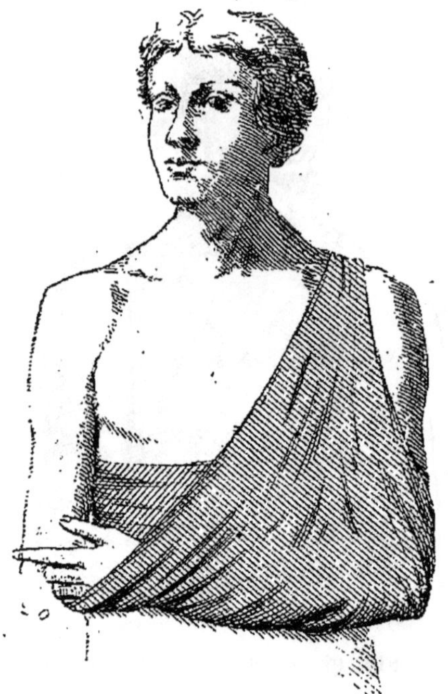

Fig. 93. — Grande écharpe triangulaire du bras et de la poitrine.

Usages. — Ce bandage, très solide, maintient le membre supérieur contre le tronc et immobilise l'articulation du coude.

4° *Grande écharpe oblique du bras et de la poitrine ou grand plein oblique* (appelée aussi grande écharpe).

Pièce du bandage. — Linge de 1 mètre carré au moins, plié en triangle.

Application. — L'avant-bras étant fléchi à angle droit ou un peu aigu au-devant de la poitrine, placer le plein de la base du triangle sous la main, le sommet étant tourné vers le coude, porter obliquement le chef antérieur sur l'épaule du côté sain en recouvrant la face antérieure de l'avant-bras ; contourner avec l'autre chef la face inférieure de l'avant-bras dans une petite étendue, le faire passer en arrière du coude pour aller remonter obliquement le long du dos jusque sur l'épaule du côté sain, où on le fixe avec le chef antérieur. Le sommet du triangle peut être abandonné ou mieux replié en avant et fixé avec une épingle à la partie antérieure du bandage (fig. 94).

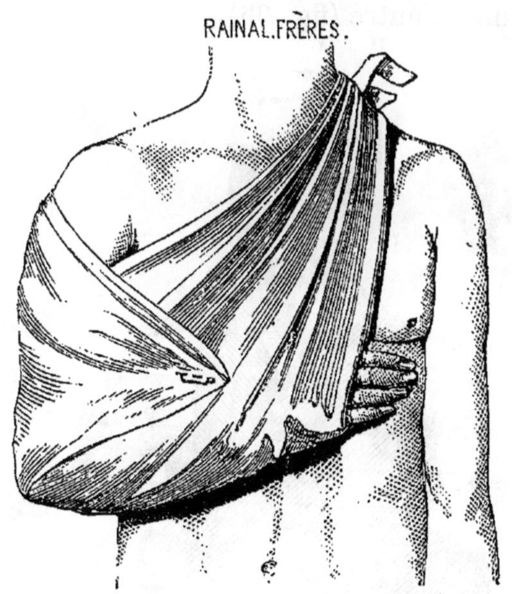

Fig. 94. — Grande écharpe oblique.

Usages. — Maintient solidement le membre supérieur contre la poitrine, et, en outre, sert à soulever l'épaule ; aussi cette écharpe et les bandages similaires jouent-ils un grand rôle dans le traitement des fractures de la clavicule.

5° *Écharpe de J.-L. Petit, modifiée par Jourdan.*

Linge carré de 1 m. 20, plié en triangle.

Application. — Fléchir l'avant-bras à angle droit ; placer le plein du triangle de manière que la base corresponde un peu en arrière du poignet, son sommet étant tourné vers le coude ; conduire alors le chef postérieur entre le membre et la poitrine sur l'épaule du côté sain, et diriger l'autre sur la partie antérieure de l'avant-bras, puis sur l'épaule du côté malade pour l'attacher au premier en arrière du cou. Saisir ensuite isolément les deux angles du sommet et les séparer en les tirant, l'inférieur du côté de la main, le supérieur vers le coude, de manière à étaler complètement ce qui constituait la base du triangle ; puis on les porte horizontalement en arrière de la poitrine pour les réunir l'un à l'autre (fig. 95).

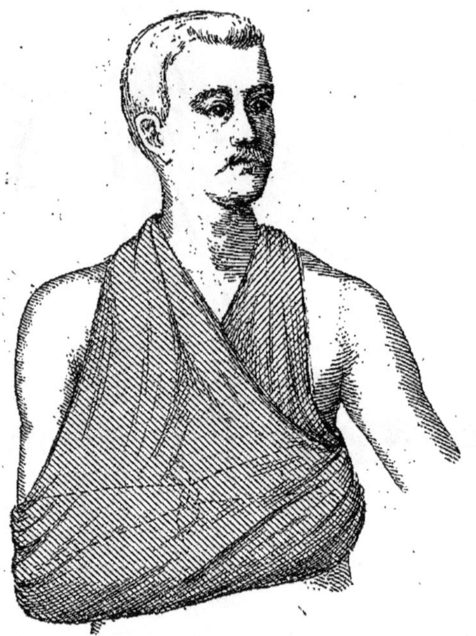

Fig. 95. — Écharpe de J.-L. Petit, modifiée.

Usages. — Immobilise et soutient bien le membre supérieur ; à conseiller après la réduction des luxations de l'épaule.

6° *Grand plein qnadrilatère du bras et de la poitrine.*

Pièces du bandage. — Serviette ou pièce de linge longue de 1 mèt. environ suivant la corpulence du sujet, et large de 90 centim. ; ce sont là les dimensions convenables pour une stature moyenne.

Application. — Un des longs bords de la pièce de linge entoure la poitrine immédiatement au-dessous des seins, le plein du bandage pendant au-devant de l'abdomen ; les extrémités de ce long bord étant fixées en arrière avec un nœud, ou mieux une épingle, vers l'angle inférieur de l'omoplate du côté sain, on fléchit l'avant-bras à angle droit en l'appliquant contre la partie horizontale du bandage. Saisissant alors par ses deux angles le bord inférieur de la partie pendante ou étalée du bandage, on la relève de

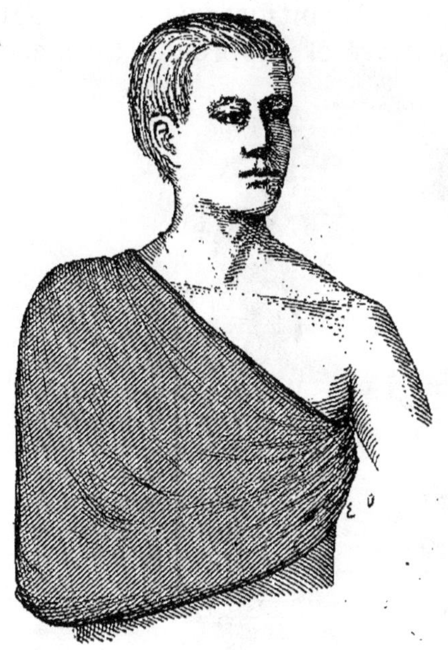

Fig. 96. — Grande écharpe quadrilatère.

manière à embrasser et à recouvrir tout le membre supérieur malade, puis on conduit les deux angles ou chefs l'un sur l'épaule malade, l'autre sous l'aisselle du côté sain et on va les nouer l'un à l'autre en arrière de la poitrine. Il est presque toujours nécessaire de plier ou de rouler ce bord inférieur sur lui-même pour appliquer régulièrement cette écharpe, qui est en somme facile à bien exécuter (fig. 96).

Usages. — Elle sert pour immobiliser le membre supérieur tout entier dans les cas de fracture ou de luxation de la clavicule, ou encore pour recouvrir certains appareils destinés aux fractures de cet os ; on lui préfère généralement l'écharpe de Mayor.

7° *Echarpe de Mayor* (*triangle cubito-bi-scapulaire*).

Pièce du bandage. — Pièce de linge carrée d'environ 90 centim. pliée en triangle de manière que les deux sommets ne se correspondent pas.

Application. — L'avant-bras étant préalablement fléchi à angle droit, soulevé et rapproché du sternum, on place

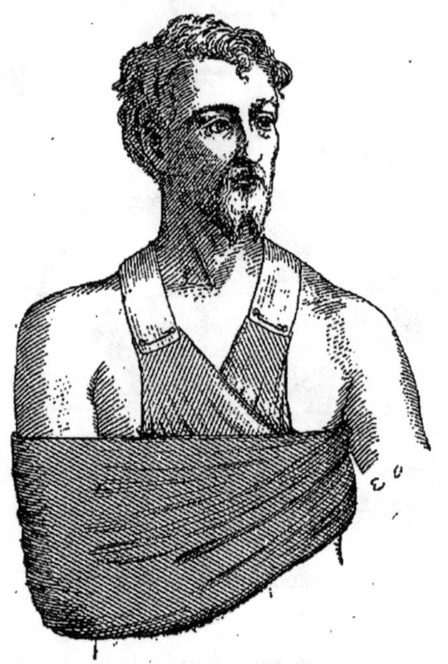

Fig. 97. — Écharpe de Mayor.

la base du triangle vers le tiers inférieur du bras, un peu au-dessus de la face antérieure de l'avant-bras, les deux sommets pendant au-devant de l'abdomen, et on dirige les deux extrémités, dont l'une recouvre le coude et l'autre la main, horizontalement en arrière pour aller les nouer ensemble à la partie postérieure du thorax ; saisissant ensuite les deux sommets pendants, on les fait passer derrière le coude en les glissant de bas en haut en arrière de l'avant-bras, entre lui et la poitrine, puis on les sépare l'un de l'autre et on les porte, le postérieur sur l'épaule saine, l'antérieur sur l'épaule malade, pour aller les fixer à la partie postérieure du bandage ; comme ils sont généralement trop courts pour aller rejoindre cette dernière, on les allonge avec des bouts de bandes. On empêche la gouttière formée par l'écharpe de bâiller en réunissant son bord à la partie ascendante au moyen d'épingles ou de quelques points de couture (fig. 97).

Usages. — Cette écharpe est très employée dans le traitement des fractures de la clavicule, avec quelques légères modifications.

8° *Cravate bi-axillaire* (Mayor).

Pièce de bandage. — Triangle de 1 mètre de long et 50 centim. de haut, plié en cravate.

Application. — Le plein de la cravate est appliqué sous

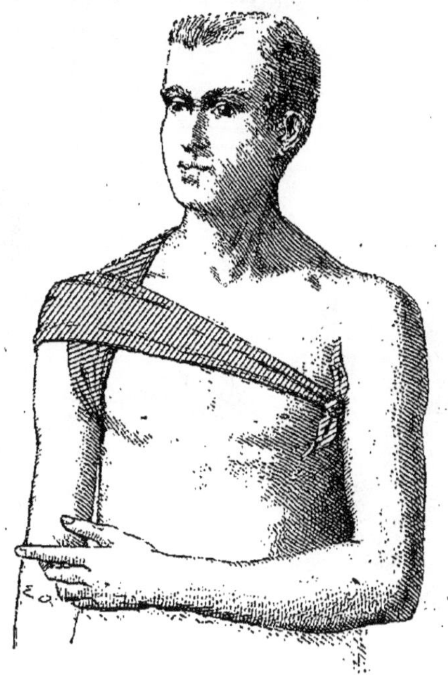

Fig. 98. — Cravate bi-axillaire.

l'aisselle malade ; les deux extrémités sont relevées et croisées sur l'épaule du même côté et conduites ensuite, l'une en avant, l'autre en arrière de la poitrine dans l'aisselle opposée, un peu en avant de laquelle on les noue ensemble (fig. 98).

Usages. — Contention des pansements de l'aisselle et de l'épaule; ne pas oublier de garnir ces régions avec de la ouate pour rendre la pression supportable.

B. Bandages pleins du membre inférieur

1° *Bonnet du talon* (Mayor).

Un mouchoir ordinaire replié en triangle est suffisant.

Application. — Placer le plein de la base du triangle sous la plante du pied en avant du talon, tandis que le sommet est porté en arrière; relever alors les deux extrémités de la base sur les bords interne et externe du pied, les entre-croiser en avant du cou-de-pied et de là aller les fixer en arrière à la partie postérieure de la jambe.

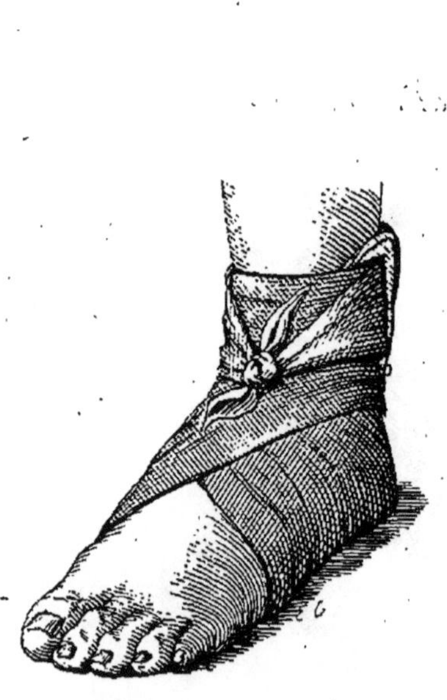

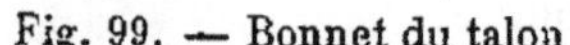

Fig. 99. — Bonnet du talon.

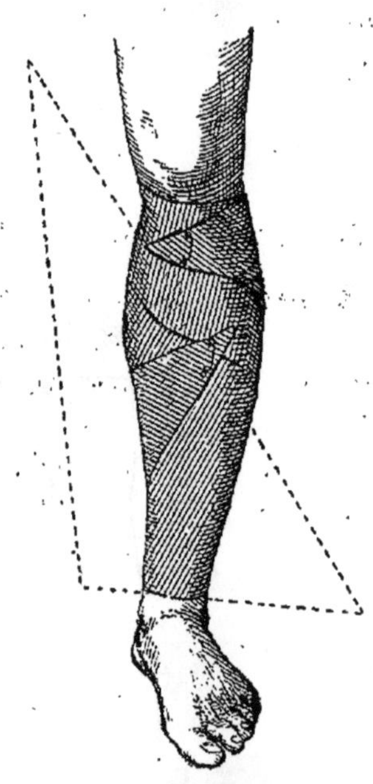

Fig. 100. — Triangle jambier.

Le sommet du triangle est relevé sur le talon et la partie inféro-postérieure de la jambe, et est engagé sous le point de jonction des deux chefs sur lesquels on le fixe en le repliant de haut en bas (fig. 99).

Usages. — Bon moyen de contention des pansements du talon.

2° *Triangle jambier ou tibial* (Mayor).

Pièce du bandage. — Un mouchoir replié en triangle ou un linge triangulaire à base longue d'euviron 0 m. 20.

Application. — Etendre obliquement la base sur la jambe avec laquelle elle formera un angle d'environ 45° ; coucher le sommet autour des malléoles ; porter l'extrémité inférieure de la base autour de la partie inférieure de la jambe en recouvrant ce sommet ; ramener l'extrémité supérieure par un renversé au niveau du jarret, et la coucher en sens inverse de la précédente, en forme de jarretière au-dessus du mollet. Ces deux extrémités, ou chefs, sont ensuite fixées isolément sur le bandage au moyen d'épingles (fig. 100).

3° *Cravate inguinale* (Mayor).

Pièce du bandage. — Une cravate de 1 m. 60 de long.

Application. — Placer le plein de la cravate en arrière de la cuisse, immédiatement au-dessous du pli fessier, ramener les chefs en avant, chacun d'un côté du membre, les croiser sur le pli inguinal et aller les fixer horizontalement autour du bassin. On peut aussi placer le plein à la région sacrée, venir croiser les chefs sur le pli inguinal, contourner la cuisse en dehors et en dedans avec chacun d'eux pour les fixer ensuite en avant, au niveau de l'entre-croisement (fig. 101).

Usages. — Elle peut remplacer le spica d'une aine pour la contention des pansements.

4° *Cravate sacro-bi-crurale* (Mayor).

Pièces du bandage. — Soit une cravate de 2 m. 50 au moins, soit deux cravates de 1 m. 50 ajoutées bout à bout.

Application. — Appliquer horizontalement le plein de la cravate à la région lombaire, ramener les chefs en avant de chaque côté du bassin, conduire isolément chacun des chefs, en passant sur le pli de l'aine, vers la face interne de la cuisse correspondante, contourner cette dernière en arrière, et venir fixer chaque chef sur la partie de la cravate qui a croisé le pli inguinal de ce côté.

Usages. — Mêmes usages que le spica double, auquel elle est inférieure.

C. Triangle-bonnet des moignons (Mayor).

Les dimensions du triangle varieront avec le volume du membre.

Application. — La base est placée sur la face postérieure du membre à une distance convenable au-dessus de l'ex-

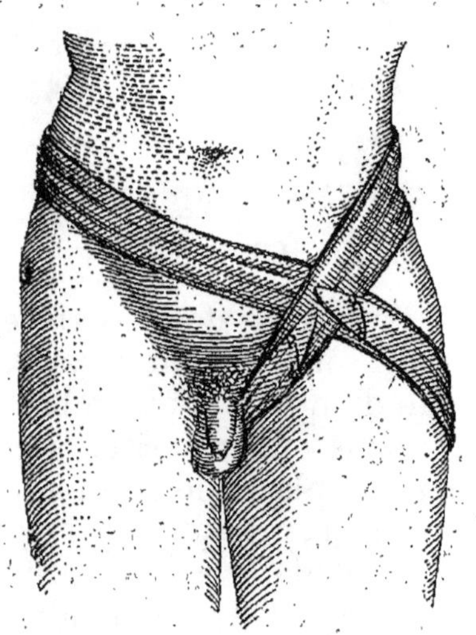

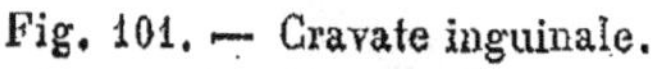

Fig. 101. — Cravate inguinale.

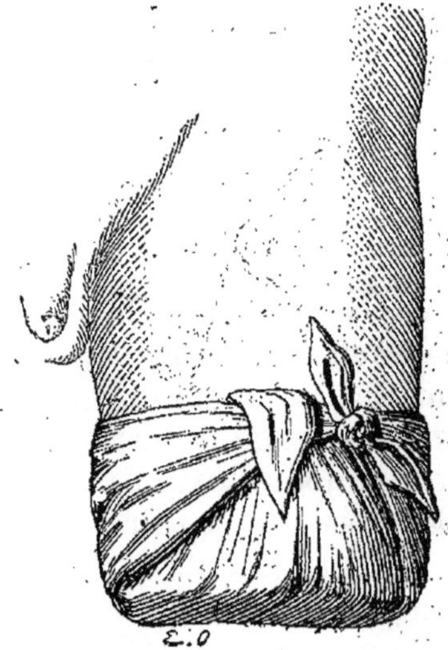

Fig. 102. — Triangle-bonnet des moignons.

trémité du moignon ; le sommet est ramené d'arrière en avant en recouvrant le moignon ; les deux chefs de la base sont conduits horizontalement en avant, se croisent sur le sommet qu'ils maintiennent, et sont ensuite noués, ou fixés avec des épingles (fig. 102).

Usages. — Ce bandage est plus simple que le récurrent et doit lui être préféré ; cependant l'emploi des bandes de gaze a bien simplifié la contention des pansements sur les moignons.

On peut employer un triangle disposé de la même manière pour envelopper *la main* ou *le pied* (*triangles de la main ou du pied*).

II. — Bandages pleins de la tête.

1° *Triangle-bonnet fronto-occipital* (Mayor).

Pièces du bandage. — Linge ou mouchoir de 80 centim., carré, plié en triangle.

Application. — La base du triangle est placée sur le

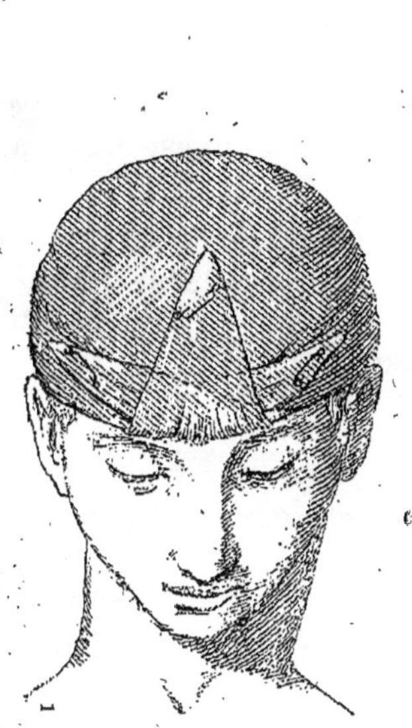

Fig. 103. — Triangle occipito-frontal.

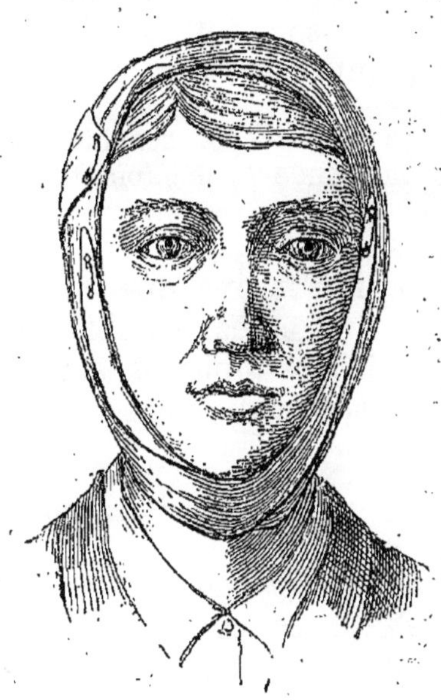

Fig. 104. — Triangle occipito-mentonnier.

front, le sommet est replié en arrière vers la nuque, où vont le fixer, en s'entre-croisant, les chefs conduits horizontalement à droite et à gauche, puis ramenés latéralement en avant pour être noués ensemble ou mieux fixés avec des épingles. Appliqué en sens inverse, c'est-à-dire la base à la nuque et le sommet rejeté vers le front, il constitue le triangle *occipito-frontal* (fig. 103).

Usages. — Ce bandage maintient assez bien les pansements sur le crâne et peut remplacer avantageusement la capeline, etc.

2° *Triangle occipito-mentonnier* (Mayor).

Pièce du bandage. — Triangle long de 1 mèt., haut de 50 centim.

Application. — Mettre la base du triangle sur la partie postéro-supérieure du crâne, le sommet tourné en arrière, conduire les deux extrémités en bas et les croiser au-devant et au-dessous du menton pour les assujettir ensuite, chacune d'un côté, sur les régions temporales ou auriculaires ; le sommet est alors replié latéralement, soit en avant, soit en arrière, et fixé par une épingle (fig. 104).

Usages. — Mayor considère ce triangle comme devant remplacer la fronde du menton et les chevestres, ce qui est une exagération.

Nous ne ferons que mentionner le triangle *occipito-auriculaire* assez semblable au précédent et destiné à maintenir des topiques sur les régions temporale, parotidienne, sous-maxillaire.

3° *Bandeau mono et binoculaire.*

Le *bandeau monoculaire*, qui se fait avec un mouchoir plié en cravate, est connu de tout le monde et ne mérite pas description.

Le *bandeau monoculaire*, décrit par Guillemin, nous paraît préférable à tous ceux proposés : Prendre une bande de 7centim. de largeur et assez longue pour faire une fois et demi le tour de la tête; pratiquer sur son bord inférieur et à égale distance des deux extrémités une fente verticale de 2 centim. On place alors le bandeau au-devant des yeux de manière que la fente corresponde à la racine du nez, puis les deux extrémités sont conduites vers l'occiput, où on les entre-croise pour les fixer ensuite avec des épingles (fig. 105).

4° *Couvre-chef* (Guillemin).

Pièce du bandage. — Mouchoir carré de 60 centim. de côté.

Application. — Poser le mouchoir sur la tête de manière que le bord antérieur, placé horizontalement, tombe jusqu'à l'extrémité du nez ; relever et replier ce bord de telle sorte que le repli corresponde à la base du front, puis en conduire les deux angles à la partie postérieure de la tête,

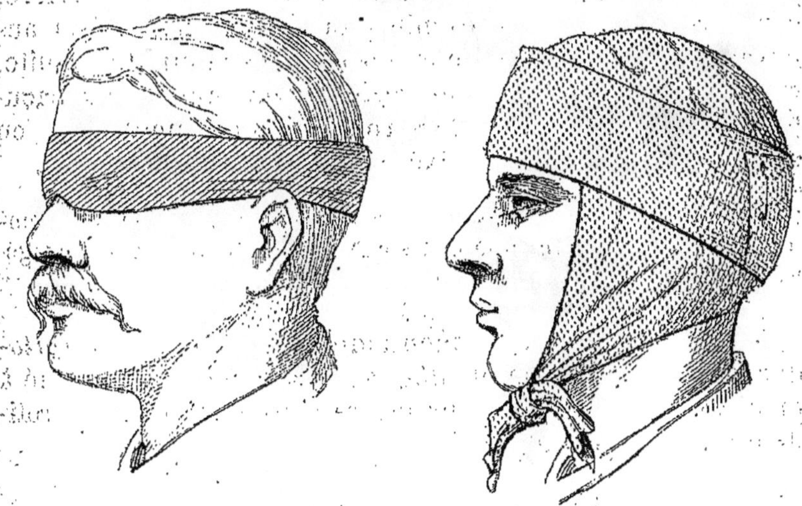

Fig. 105. — Bandeau binoculaire. Fig. 106. — Couvre-chef arabe.

où ils sont fixés l'un à l'autre avec une épingle. Prendre ensuite les deux angles postérieurs et les ramener en avant sous le menton, où on les réunit l'un à l'autre par un nœud (fig. 106).

Usages. — Ce bandage est à préférer au grand plein quadrilatère de la tête ou grand couvre-chef, lourd, difficile à bien appliquer et à supporter, et dont nous ne parlerons pas.

III. — Bandages pleins du tronc.

a. THORAX

1° *Cravate dorso-bis-axillaire* (Mayor).

Pièce du bandage. — Cravate de 1 mètre.

Application. — Placer obliquement le plein entre les deux épaules et diriger le chef le plus élevé sur l'épaule correspondante qu'il va contourner pour revenir en arrière par l'aisselle du même côté, tandis que le chef inférieur

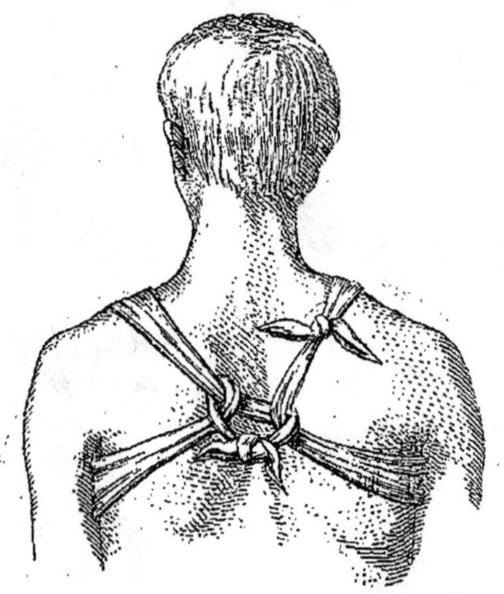

Fig. 107. — Cravate dorso-bis-axillaire.

passe sous l'aisselle de son côté, embrasse l'épaule en la contournant de bas en haut, et revient en arrière ; les deux chefs sont ensuite, soit noués ensemble, soit fixés isolément l'un près de l'autre sur le plein de la cravate.

Lorsqu'on n'a pas à sa disposition une cravate assez longue, on se sert de deux cravates ; une d'elles, la plus courte, entoure une des aisselles, en anneau et est nouée en arrière ; le plein de la seconde est placé verticalement sur la face antérieure de l'autre aisselle et ses deux chefs sont conduits en arrière en passant l'un sur l'épaule, l'autre sous l'aisselle, pour venir se fixer à l'anneau précédent comme l'indique la figure 107.

Usages. — Ce bandage est destiné à attirer les épaules en arrière, spécialement dans les fractures de la clavicule ; il est difficile à supporter lorsqu'il est fortement tendu à cause de la pression qu'il exerce sur les épaules et dans le creux axillaire.

2° *Triangle thoraco-scapulaire* (Mayor).

Pièce du bandage. — Triangle de 90 centim. à 1 mèt. de long. et de 60 centim. de hauteur.

Application. — Placer la base du triangle au bas du thorax et conduire les deux chefs horizontalement autour

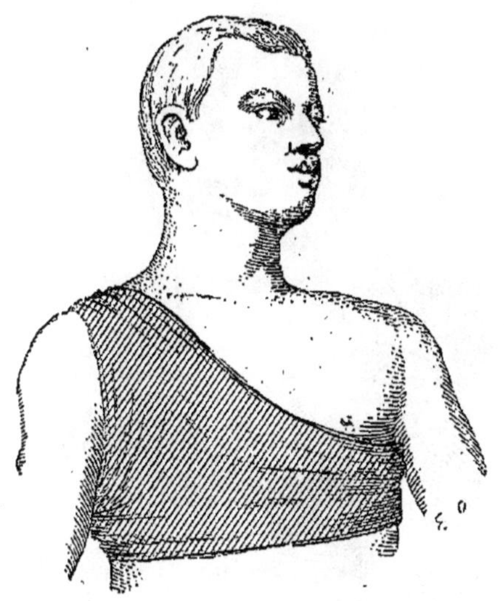

Fig. 108. — Triangle thoraco-scapulaire.

de la poitrine en arrière de laquelle on les fixe un peu sur le côté ; diriger le sommet sur l'une ou l'autre épaule, puis, au moyen de l'adjonction d'un ruban, aller le fixer en arrière à la portion horizontale (fig. 108).

Ce triangle s'applique de même sur la face postérieure de la poitrine qu'il recouvre ; c'est alors le *triangle thoraco-scapulaire postérieur*.

On peut aussi se servir d'un linge carré replié en triangle qu'on dispose comme le triangle thoraco-scapulaire antérieur, seulement le sommet relevé au-devant du sternum est dédoublé et chacun des angles est porté sur un des côtés du cou en arrière duquel on les noue : c'est le *triangle sternal* de Rigal (de Gaillac).

Usages. — Ces triangles servent à maintenir des topiques sur la région antérieure ou postérieure de la poitrine.

3° *Triangle-bonnet du sein* (Mayor).

Pièce du bandage. — Triangle de 1 mèt. de long et de 50 centim. de hauteur.

Application. — Placer obliquement la base du triangle sous le sein malade, diriger l'extrémité inférieure sous l'aisselle correspondante, l'extrémité supérieure sur l'épaule opposée et les réunir derrière le cou ou l'omoplate ; relever ensuite au-devant de la mamelle affectée le sommet du triangle, le porter sur l'épaule et aller le fixer en arrière près de la jonction des deux chefs (fig. 109).

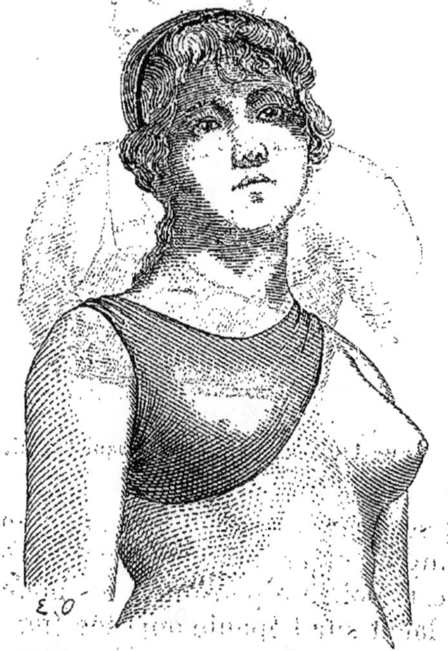

Fig. 109. — Triangle-bonnet du sein.

Usages. — Sert à soutenir les mamelles et à y maintenir des pansements.

4° *Bandage thoracique latéral* (Rigal, de Gaillac).

Pièce du bandage. — Mouchoir ou linge carré plié en triangle.

Application. — Appliquer la base horizontalement sur un des côtés de la partie inférieure du thorax et porter les extrémités autour de la poitrine sur un des côtés de laquelle

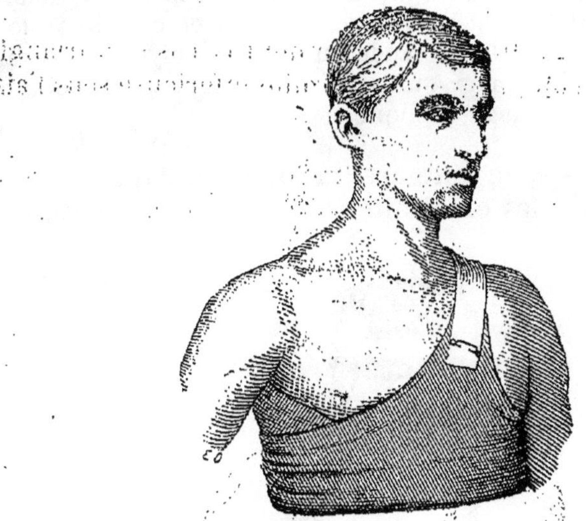

Fig. 110. — Bandage thoracique latéral.

on les noue ; séparer, c'est-à-dire dédoubler les deux sommets du triangle et les faire passer l'un en avant l'autre en arrière de la poitrine pous aller les nouer ou les réunir à l'aide d'un lacet sur l'épaule opposée (fig. 110).

Usages. — Destiné à maintenir des pansements sur les parois latérales du thorax.

5° *Bandage de corps ou plein de la poitrine et de l'abdomen.*

Le bandage de corps est un des bandages les plus fréquemment employés, et, malgré les critiques qui lui ont été adressées, c'est un des plus utiles pour maintenir des pansements autour de la poitrine ou de l'abdomen, ou y exercer une constriction.

Pièces du bandage. — Il est formé d'une pièce de linge représentant un rectangle assez long pour entourer le thorax et proportionnellement large ; une serviette ordinaire pliée dans le sens de sa longueur peut aussi être employée. On fixe sur le milieu du bord supérieur la partie moyenne d'une bande de 1 mèt. de long, repliée en deux sur elle-même : on a ainsi *deux bretelles ou scapulaires ;* si le bandage est destiné à l'abdomen, la bande double devra être fixée sur le milieu du bord inférieur et constitue alors les *sous-cuisses ;* au lieu d'une bande on peut employer la cravate cervico-thoracique de Mayor qui se dispose comme un fichu ou foulard une fois le bandage appliqué.

Application. — On entoure la poitrine avec le linge rectangulaire dont les extrémités sont croisées en avant et

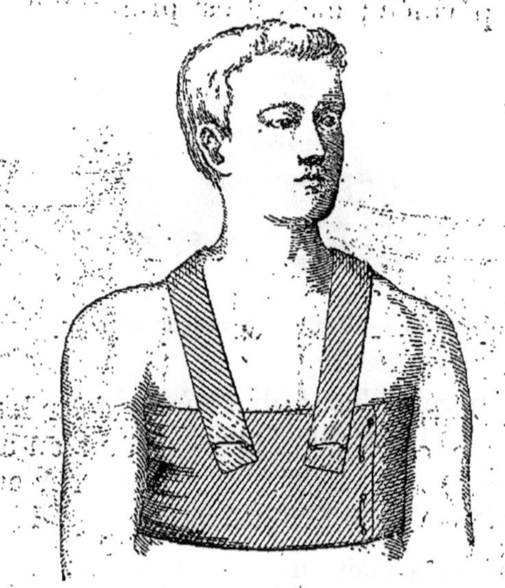

Fig. 111. — Bandage de corps

maintenues l'une sur l'autre par deux ou trois épingles. On conduit alors d'arrière en avant chaque chef de la bande par-dessus l'épaule correspondante et on les fixe sur la partie antérieure du bandage (fig. 111).

Lorsque le bandage enveloppe l'abdomen, les chefs de la bande sont dirigés d'arrière en avant sous le périnée et viennent se fixer sur la partie antérieure du bandage. On peut encore dans ce cas, pour empêcher celui-ci de glisser, le maintenir aussi par un scapulaire.

b. ABDOMEN

Triangle de l'abdomen.

Pièce du bandage. — Triangle d'environ 90 centim. à 1 mèt. de long, et 30 centim. de haut.

Application. — Placer le plein du triangle horizontalement à hauteur de l'ombilic, le sommet pendant en bas, diriger les chefs autour du corps pour aller les nouer sur un des côtés, conduire ensuite le sommet d'avant en arrière sous le périnée ; mais il est préférable de tronquer

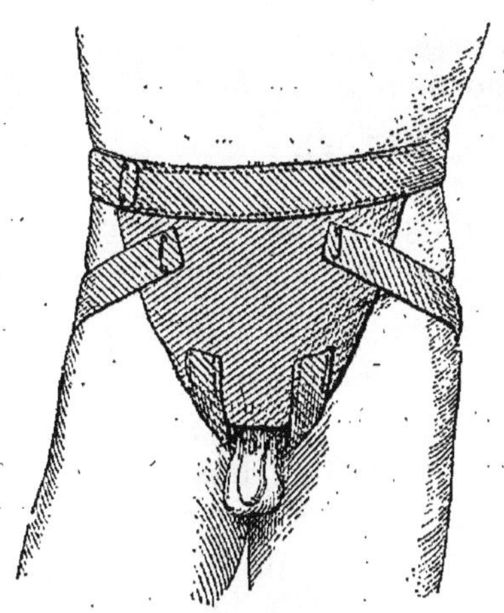

Fig. 112. — Triangle de l'abdomen.

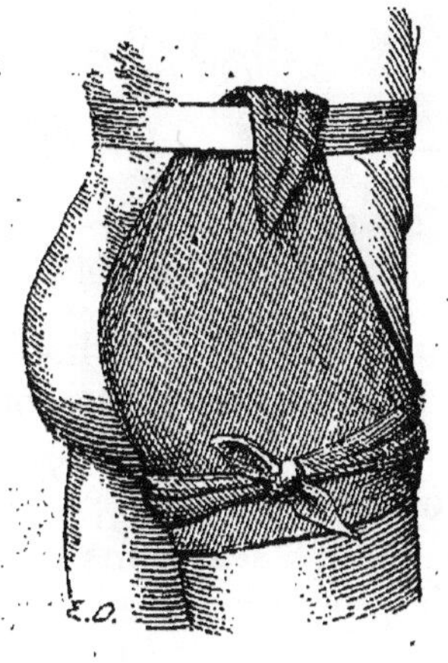

Fig. 113. — Bonnet d'une fesse.

le sommet et d'y fixer un ou mieux deux lacs qui contourneront plus facilement le scrotum et pourront être ramenés sur la face externe de chaque cuisse pour venir s'arrêter sur la partie antérieure du triangle (fig. 112).

C. BASSIN

1° *Triangle coxo-pelvien ou bonnet d'une fesse* (Mayor).

Pièces du bandage. — 1° Cravate longue de 1 m. 50 ; 2° triangle de 1 mèt. de long et 0 m. de hauteur. Ce bandage, très commode, peut facilement se faire avec une ceinture quelconque et un mouchoir.

Application. — Placer la cravate en ceinture (ou encore une bande longue de $1^{m},20$) et la nouer ; appliquer ensuite la base du triangle au-dessous du grand trochanter et conduire les deux extrémités l'une en dehors, l'autre en dedans de la partie supérieure de la cuisse autour de laquelle on les fixe après les avoir entre-croisées si c'est nécessaire ; la pointe du triangle est alors dirigée en haut, engagée sous la ceinture, repliée sur elle et fixée (fig. 113).

2° *Triangle pelvien postérieur ou bonnet des deux fesses* (Mayor).

Pièce du bandage. — Triangle long de 1 m. 20 à 1 m. 50 à la base, et haut de 0 m. 50.

Application. — Placer le plein de la base du triangle horizontalement à la région sacrée et conduire les chefs de chaque côté autour de l'abdomen, sur la partie antérieure duquel on les noue ; le sommet, dirigé en bas, est conduit entre les fesses, sous le périnée, relevé sur le pubis et fixé sur la partie antérieure du bandage avec un bout de bande ou de ruban de fil s'il n'est pas assez long (fig. 114).

Usages. — Ces deux bandages sont extrêmement utiles pour maintenir des pansements sur les régions fessières.

3° *Triangle scroto-lombaire ou bonnet du scrotum ; suspensoir* (Mayor).

Pièces du bandage. — 1° Ceinture ou cravate de 1 m. 20 à 1 m. 50 de long ; 2° petit triangle de 0 m. 70 de long et de 0 m. 40 à 0 m. 50 de haut.

Application. — Placer la ceinture ou cravate autour du bassin et la nouer ; appliquer la base du triangle, tournée en arrière, sous le scrotum, et conduire les chefs chacun d'un côté en haut vers la ceinture qu'ils contournent en pasant d'abord en avant, puis au-dessus, et enfin en arrière entre elle et les téguments ; ceci fait, on attire les extrémités libres de ces chefs en dehors de leur partie ascendante, puis on les ramène l'un vers l'autre en croisant la face antérieure de celle-ci et on les noue sur la ligne médiane (fig. 115).

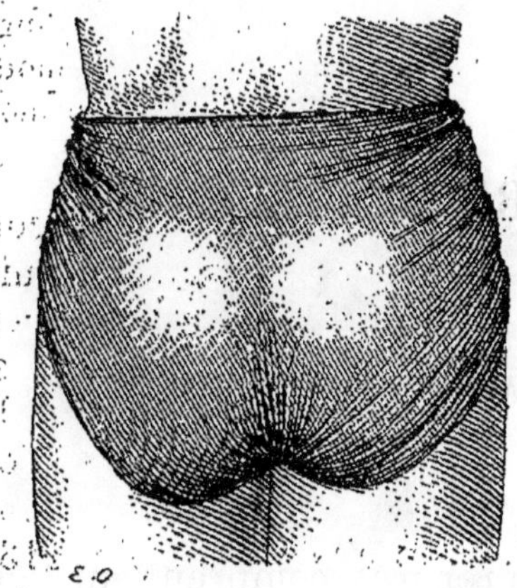

Fig. 114. — Bonnet des deux fesses.

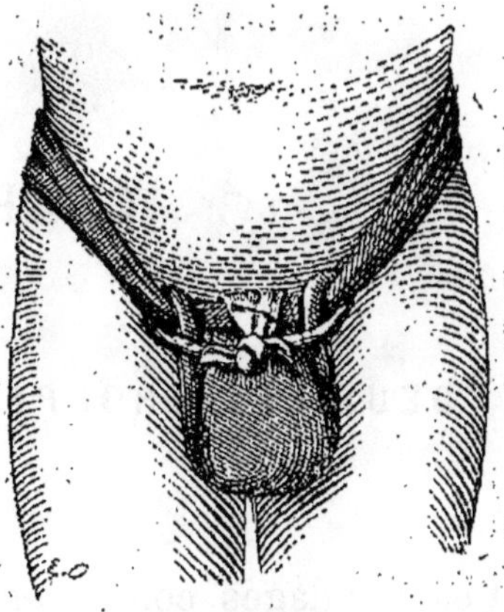

Fig. 115. — Bonnet du scrotum.

Usages. — Suspensoir pratique seulement pour la contention des pansements.

CHAPITRE IV

DEUXIÈME GROUPE : BANDAGES COMPOSÉS

Les bandages composés ou préparés comprennent tous ceux qui sont faits de pièces de linge réunies entre elles ou subdivisées en lanières.

On peut y faire rentrer les bandages dits unissants des plaies en long et en travers, aujourd'hui absolument abandonnés.

On a donné des appellations différentes aux bandages composés d'après la forme des pièces de linge qui les constituent : bandages en T, triangulaires, en croix, carrés, frondes, suspensoirs.

§ I. — *Première variété :* BANDAGES EN T ; BANDAGES TRIANGULAIRES.

Les bandages en T, comme l'indique leur nom, sont formés par la réunion de deux bandes ou pièces de linge fixées l'une à l'autre à angle droit ; le point de jonction d'une extrémité de la bande verticale avec la bande horizontale a lieu, en général, sur la partie moyenne de celui-ci. La branche qui doit agir pour maintenir les pansements sera toujours plus large que l'autre.

Le T est dit simple, double (fig. 116), triple, suivant qu'il a une, deux, trois branches verticales.

Nous décrirons, avec les bandages en T, quelques bandages triangulaires dont la forme est à peu près semblable et qui n'en diffèrent que parce que la partie de la pièce

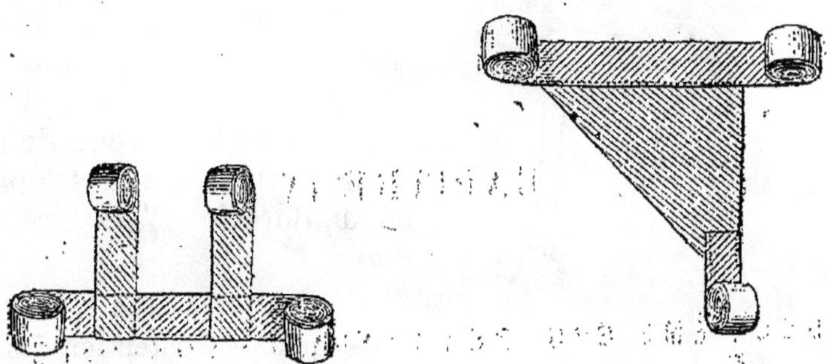

Fig. 116. — T double.

Fig. 117. — Bandage triangulaire.

de linge verticale fixée sur la branche horizontale affecte la forme d'un triangle généralement cousu par sa base et à sommet prolongé par un bout de bande ou un ruban (fig. 117).

I. — Bandage en T des membres.

1° *T double de la main et des doigts.*

Pièces du bandage. — Une bande de 50 centim. destinée à entourer le poignet et sur laquelle on coud perpendiculairement, à la distance de 4 à 5 centim. l'une de l'autre, deux petites bandes étroites de 2 centim., longues de 20 centim.

Application. — Appliquer sur la face dorsale du poignet la bande horizontale de manière que les deux bandelettes correspondent à peu près au premier et au dernier espace interdigital. Conduire la première bandelette entre le pouce et l'index, la seconde entre le petit doigt et l'annulaire, et les amener de là à la face antérieure du poignet, où on les fixe par un circulaire fait avec la bande horizontale. Ramener ensuite ces bandelettes vers la face dorsale du poignet en les faisant passer l'une dans le deuxième espace interdigital, l'autre dans le troisième ; fixer une seule des bandelettes par un circulaire avec la bande horizontale, renverser son extrémité libre et la nouer avec le chef de l'autre bandelette (fig. 118).

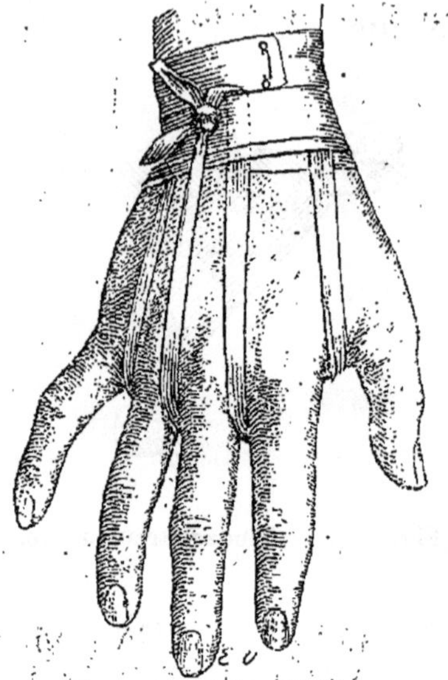

Fig. 118. — T double de la main et des doigts.

On peut remplacer le bandage précédent par une seule pièce de linge longue de 20 centim. et percée de trous pour le passage des doigts ; on a alors le *T perforé de la main*.

Usages. — Contention des pansements sur la main et dans les espaces interdigitaux ; on l'emploie aussi pour empêcher la réunion cicatricielle des doigts ou des orteils dans le cas de brûlure.

2° *T de l'aine. — Bandage triangulaire de l'aine.*

Pièces du bandage. — 1° Bande longue de 2 mèt. ; 2° une autre bande de 50 centim. ; 3° un triangle rectangulaire. Coudre le triangle par le petit côté de l'angle droit vers le tiers de la longueur de la bande de 2 mèt. et fixer à son sommet la bande de 50 centim.

Application. — Placer horizontalement autour du bassin la longue bande de manière que le triangle recouvre l'aine et ait son côté oblique tourné en dehors ; conduire la bande qui prolonge le sommet de ce dernier en dedans, contourner la cuisse en arrière, puis en dehors, et venir fixer le chef sur la partie circulaire du bandage (fig. 119).

Usages. — Ce bandage, peu solide, convient pour la contention des pansements chez les malades alités.

II. — Bandages en T de la tête.

1° *T du crâne.*

Pièces du bandage. — Bande de 1 mèt., large de 5 centim., sur le milieu de laquelle on fixe verticalement l'extrémité d'une autre bande de 50 centim. de longueur et de 6 centim. de largeur.

Application. — Placer le point de jonction du T sur le front, porter la partie verticale en arrière vers l'occiput et conduire circulairement autour de la tête, à droite et à

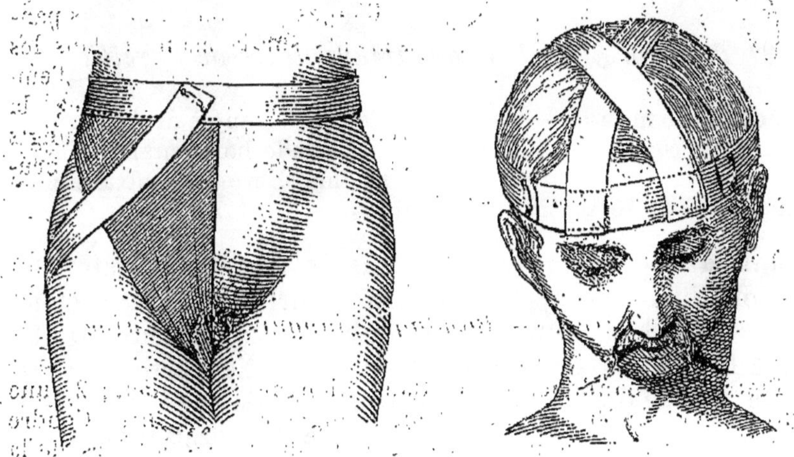

Fig. 119. — Triangle de l'aine. Fig. 120. — T double du crâne.

gauche, les deux chefs horizontaux qui vont se croiser en arrière en passant sur l'extrémité terminale du chef vertical ; relever ensuite ce dernier sur les précédents et fixer les différents chefs avec des épingles. On peut encore placer le point de jonction sur une partie quelconque de la périphérie du crâne et conduire l'extrémité de la bande verticale sur le point diamétralement opposé.

Le *T double* se fait en cousant sur la bande horizontale deux bandes verticales à 3 centim. l'une de l'autre. Pour l'appliquer, le disposer comme le précédent et porter les chefs verticaux en arrière de manière à les croiser sur le vertex ; fixer ensuite celui de droite à gauche de l'occiput et celui de gauche à la droite (fig. 120).

Usages. — Ces deux bandages sont destinés à la contention des pansements de cuir chevelu ; le T double est préférable.

2° *T du crâne et de la face.*

Mêmes pièces de bandage que pour le T simple du crâne.

Le point de jonction sera placé sur la région temporale et la branche verticale conduite vers l'autre tempe en passant autour de la face sous la mâchoire inférieure ; la portion horizontale décrit des circulaires autour de la tête.

3° *T de l'oreille ; bandage triangulaire de l'oreille.*

Pièces du bandage. — Petit triangle coupé à angle droit et cousu par un des côtés de cet angle sur une bande horizontale de 40 à 50 cent. de longeur ; prolonger le sommet libre en y fixant une autre bande de 40 centim. de longueur.

Application. — Placer au-dessus de l'oreille le point de jonction du triangle, l'angle droit tourné en avant et le sommet en bas, conduire circulairement autour de la tête la bande horizontale et diriger la partie verticale vers le côté opposé de la tête en passant sous la mâchoire. S'il est nécessaire de laisser sortir l'oreille, pratiquer à ce niveau une incision dans le triangle (fig. 121).

4° *T double du nez.*

Pièces du bandage. — Une bande, dite horizontale, de 1 m. 40 à 1 m. 50 de longueur ; deux bandes verticales larges de 3 centim., longues de 40 centim., cousues perpendiculairement par une de leurs extrémités à 3 ou 4 centim. l'une de l'autre sur le milieu de la bande précédente.

Application. — Placer le point de jonction du bandage sur la lèvre supérieure de manière que le nez passe entre les deux bandes verticales ; conduire celles-ci sur les parties latérales du nez, les croiser au-dessus de sa racine en faisant passer celle de droite à gauche, et celle de gauche à droite, et les amener par le vertex à l'occiput ; les chefs de la bande horizontale sont alors dirigés chacun d'un côté sous l'oreille correspondante vers l'occiput, où

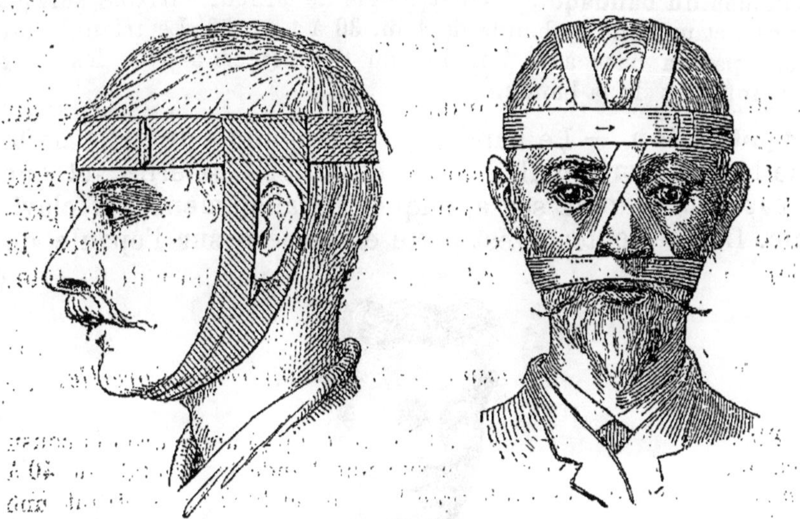

Fig. 121. — T de l'oreille. Fig. 122. — T double du nez.

ils s'entre-croisent sur les bandes verticales pour venir se fixer sur le front ; quant aux extrémités pendantes des bandes verticales, elles sont relevées et fixées au bandage (fig. 122).

On applique encore ce bandage en remplaçant les deux bandes verticales par un petit triangle fixé par sa base à la bande horizontale et au sommet duquel on coud une autre bande qui va à l'occiput rejoindre la portion circulaire. On peut pratiquer dans le triangle une ouverture pour le nez.

Usages. — Très commode pour maintenir des pansements sur le nez et sur la lèvre supérieure.

III. — Bandages en T et bandages triangulaires du tronc et du bassin.

Le bandage de corps, dont nous avons donné la description, ressemble à un bandage en T double, lorsqu'on y joint des sous-cuisses ou des bretelles.

1° *Bandage triangulaire de la région sous-claviculaire* (Guillemin).

Pièces du bandage. — Un triangle de largeur variable suivant les cas, et un bout de bande de 1 m. 30 à 1 m. 50. Le triangle est cousu par sa base à la jonction du tiers externe avec les deux tiers internes de la bande.

Application. — Le bandage est appliqué de telle sorte que le chef horizontal, le plus court, soit externe, et que la base du triangle soit appliquée parallèlement à la clavicule. Le chef externe est porté en arrière sur l'épaule du

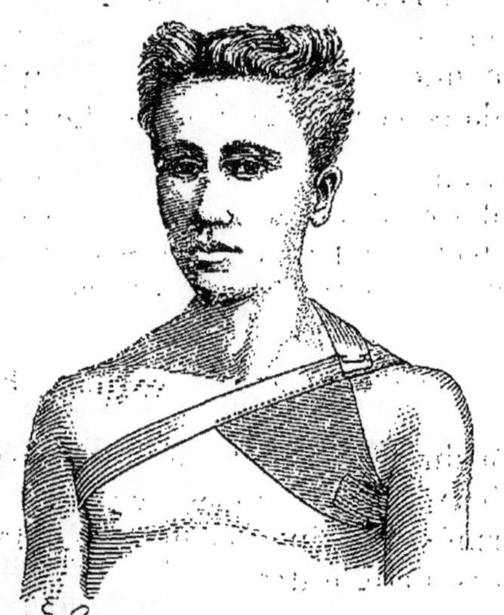

Fig. 123. — Triangle sous-claviculaire.

côté malade, puis sous l'aisselle, ramené en avant et fixé au sommet du triangle. L'autre chef descend obliquement en avant de la poitrine pour gagner l'aisselle du côté sain, sous laquelle il passe, et remonte ensuite, en suivant la partie la plus élevée de la région dorsale, vers l'épaule du côté opposé, où il se fixe à l'angle supérieur et externe du triangle (fig. 123).

On peut se servir de ce bandage pour recouvrir l'omoplate en l'appliquant d'une manière analogue.

Usages. — Contentif de pansement sur la région claviculaire et sur l'omoplate.

2° *T double du bassin et du périnée.*

Pièces du bandage. — Une bande large de 6 à 8 centim., longue de 1 m. 20, sur la partie moyenne de laquelle on coud verticalement, à 4 ou 5 centim. de distance, deux autres bandes de 1 mèt. de longueur environ.

Application. — Placer circulairement autour du bassin la bande horizontale de manière que son point de jonction avec les deux chefs verticaux soit en arrière ; conduire alors ceux-ci d'arrière en avant sous le périnée, où ils se croisent en passant l'un sur l'autre, et venir les fixer en avant à la partie horizontale du bandage.

On peut encore se servir, au lieu des deux bandes verticales, d'une bande large de 10 centim. qu'on divisera en deux lanières dans la plus grande partie de son étendue.

Usages. — Suivant qu'on applique le point de jonction des bandes horizontales et verticales en arrière ou en avant, le bandage sert à maintenir des pièces de pansement sur le périnée, la région coccygienne, le pubis ou sur la région de l'hypogastre.

§ II. — *Deuxième variété :* BANDAGES EN ✠ (CROIX).

Ils sont tantôt simples, tantôt doubles, les premiers étant composés de deux bandes qui se croisent à angle droit, les seconds formés par une ou deux bandes en croisant aussi deux autres à angle droit.

CROIX DE LA TÊTE

Pièces du bandage. — Deux bandes de 1 m. 50, larges de 5 à 6 centim., cousues en croix l'une sur l'autre à leur partie moyenne.

Application. — Placer le point d'entre-croisement sur la région temporale, faire avec les chefs verticaux deux à trois circulaires passant sous le menton et sur le vertex, et avec les chefs horizontaux deux à trois circulaires autour de la tête ; fixer avec des épingles le point de croisement des bandes et leurs extrémités.

Usages. — Les mêmes que le T de la tête.

§ III. — *Troisième variété :* BANDAGES CARRÉS.

Ils sont formés par des pièces de linge carrées ou rectangulaires auxquelles sont fixées des bandes destinées à les maintenir. Ces bandes peuvent être placées de différentes manières, comme l'indique la figure 124 (1, 2, 3). Guille-

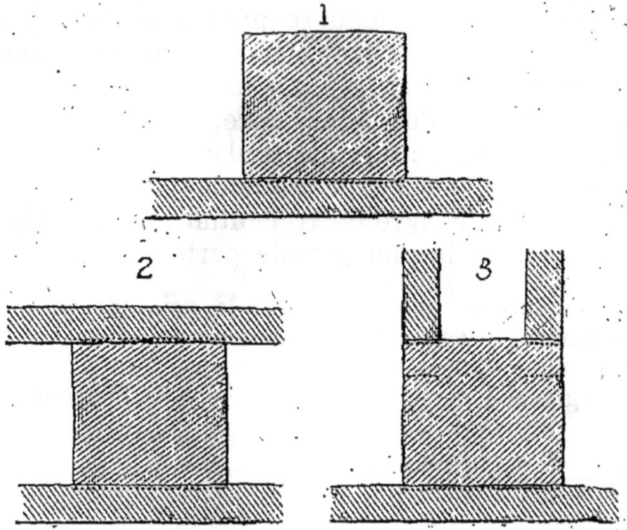

Fig. 124. — Variétés de bandages carrés (d'après Guillemin).

min, dans son ouvrage, a décrit une série de bandages carrés parmi lesquels nous en avons choisi trois qui paraissent devoir rester classiques.

1° *Carré de la nuque et de la partie postérieure du cou* (Guillemin).

Pièces du bandage. — Une compresse rectangulaire et deux bandes de 1 m. 10, cousues par leur partie moyenne à ses bords horizontaux.

Application. — Placer le rectangle à la nuque de manière que les bords garnis de bandes soient l'un supérieur, l'autre inférieur. Les deux chefs de la bande supérieure sont alors conduits sur les côtés de la tête, puis à la région frontale, où ils s'entre-croisent ; de là, ils sont ramenés en arrière de la tête, au niveau du bord supérieur de la compresse, où ils se fixent l'un à l'autre. Chacun des chefs de la bande inférieure contourne la base du cou, et, se portant d'arrière en avant, descend vers la fourchette sternale, où il s'entre-croise avec celui du côté opposé, de telle sorte

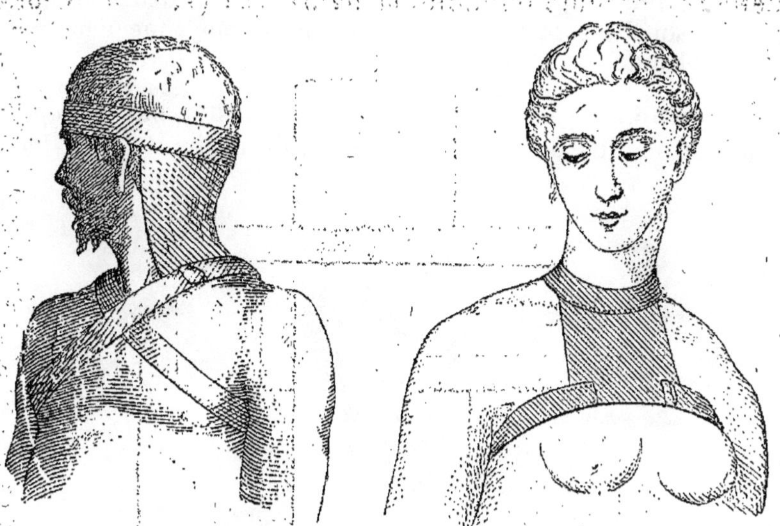

Fig. 125. — Carré de la nuque. Fig. 126. — Carre sus-sternal.

que celui de droite passe à gauche et celui de gauche à droite ; de là chacun d'eux se porte sous l'aisselle et remonte ensuite en arrière de l'épaule, pour venir se fixer à l'angle inférieur correspondant du carré (fig. 125).

2° *Carré de la région sus-sternale* (Guillemin).

Pièces du bandage. — Une compresse en forme de carré ou de trapèze, cousue par un de ses côtés (le plus petit si c'est un trapèze) au milieu d'une bande de 1 m. 60 environ de longueur.

Application. — Appliquer la compresse au-devant du sternum, de manière que le bord où est cousue la bande soit placé horizontalement à la base du cou. Les deux chefs de la bande sont alors conduits à la partie postérieure du cou, où ils s'entre-croisent sur la ligne médiane pour aller passer sous l'aisselle et remonter de là vers le bord inférieur de la compresse, sur lequel on les fixe (fig. 126).

3° *Carré de la région deltoïdienne* (Guillemin).

Pièces du dandage. — Compresse carrée sur deux bords opposés de laquelle sont cousus par leur partie moyenne deux morceaux de bande.

Application. — La compresse est appliquée sur la région deltoïdienne, les bords garnis de bande en haut et en bas;

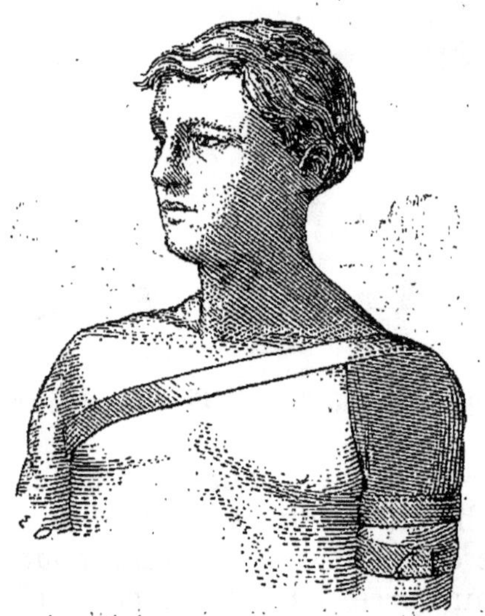

Fig. 127. — Carré de l'épaule.

les deux chefs de la bande du haut se portent directement, en passant, l'un en avant, l'autre en arrière de la poitrine, vers l'aisselle du côté opposé, où ils sont attachés l'un à l'autre; ceux de la bande inférieure entourent le bras, s'entre-croisent à sa face interne et viennent se réunir l'un à l'autre à sa face externe (fig. 127).

4° *Carré de la fesse*.

Pièces du bandage. — Pièce de linge carrée de dimensions suffisantes, sur deux bords opposés de laquelle sont cousus horizontalement, par leur portion moyenne, deux bouts de bande de 1 m. 25.

Application. — Placer le carré de manière que les bords garnis de bandes soient l'un supérieur, l'autre inférieur. Les chefs du haut sont fixés circulairement autour du bassin ; les chefs du bas entourent la cuisse et se fixent sur le bord inférieur du carré.

Il est inutile d'insister sur les usages de ces différents bandages, destinés à maintenir des pièces de pansement.

§ IV. — *Quatrième variété :* Frondes.

Les frondes sont constituées par des pièces de linge plus longues que larges, dont les extrémités sont fendues en

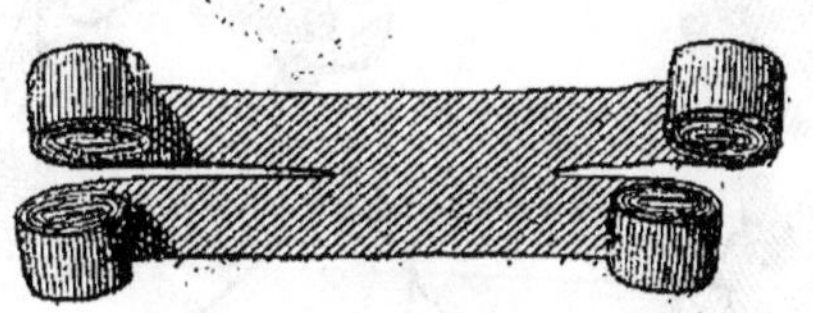

Fig. 128. — Fronde.

deux ou trois lanières ou chefs jusqu'à une certaine dis tance de la partie moyenne, qui constitue alors le plein de la fronde (fig. 128).

Elles ont tiré leur nom de leur vague ressemblance avec l'arme dont autrefois se servaient les guerriers pour lancer des pierres. On les applique toujours par leur plein sur la région malade et on les fixe par leurs chefs.

1° *Fronde de la tête, à six chefs, ou bandage de Galien.*

Ce bandage est aussi appelé *bandage des pauvres.*

Pièces du bandage. — Pièce de linge d'environ 80 centimètres à 90 centim. de longueur et large de 45 centimètres, c'est-à-dire assez longue pour que, une fois en place, les bords latéraux puissent s'entre-croiser suffisamment sous le menton, et les bords antérieur et postérieur atteindre l'un la racine du nez, l'autre venir au-dessous de l'occiput. On fend chacun des bords latéraux en trois lanières, de manière à laisser à la partie médiane de la pièce de linge un plein de 20 centimètres ; les chefs moyens seront les moins larges. Goffres recommande, pour faciliter l'application, de retrancher de chaque côté des chefs moyens un petit triangle large à sa base de 7 centim. et dont le sommet répond aux commissures du bandage.

Application. — Le plein étant placé sur le milieu de la tête, on conduit les chefs médians sous le menton, où on les noue.

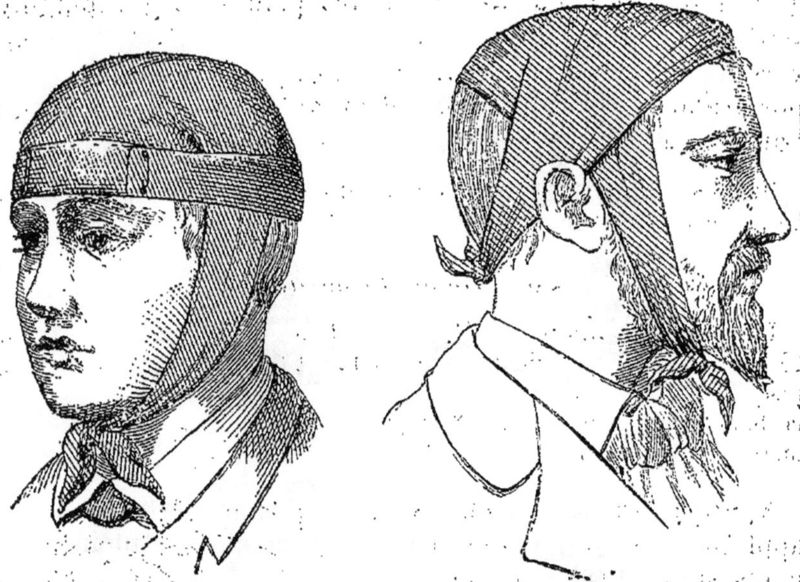

Fig. 129. — Bandage de Galien.

Fig. 130. — Fronde de la tête, à quatre chefs.

Les chefs antérieurs pliés dans le sens de leur longueur, s'il est nécessaire, sont ensuite conduits horizontalement, chacun d'un côté, vers l'occiput, où ils sont entre-croisés et épinglés. Les chefs postérieurs, repliés sur eux-mêmes, sont ramenés horizontalement d'arrière en avant sur le front, où ils sont croisés et fixés par des épingles (fig. 129).

Usages. — Ce bandage peut remplacer le couvre-chef pour maintenir des pansements sur le crâne ; il est d'une commodité réelle.

2° *Fronde de la tête à quatre chefs.*

Pièce du bandage. — Pièce de linge d'environ 80 à 85 centimètres de longueur et large de 35 à 40 centimètres. Enlever dans chacun de ces bords latéraux un triangle à sommet vers le plein et long de 20 à 25 centimètres, de manière à obtenir une fronde à deux chefs, chacun de ceux-ci représentant une forme triangulaire.

Application. — Placer le plein du linge sur le sommet de la tête, de façon que les chefs pendent latéralement ; saisir les chefs antérieurs, les conduire de chaque côté vers l'occiput, sous lequel on les noue ; amener les chefs postérieurs en avant, sous le menton, et les fixer l'un à l'autre (fig. 130).

Usages. — Cette fronde remplacera souvent avec avantage le bandage précédent.

3° *Fronde du menton.*

Pièces du bandage. — Bande de 1 mètre de long et large de 10 centimètres dont chacun des chefs est fendu longitudinalement jusqu'à 4 centimètres du milieu de la bande ; le plein a ainsi 8 centimètres de longueur.

Application. — Le plein est appliqué sur le menton, les chefs supérieurs sont portés à droite et à gauche sous les oreilles, vers la nuque, où on les entre-croise et où on les fait maintenir par un aide. Prenant alors les chefs inférieurs, on les relève sur les côtés des joues, en avant des oreilles, pour aller les croiser et les fixer sur le sommet de la tête. On reprend ensuite les chefs supérieurs, et, les amenant horizontalement en avant autour de la tête, on les fait passer sur les précédents et on les fixe (fig. 131).

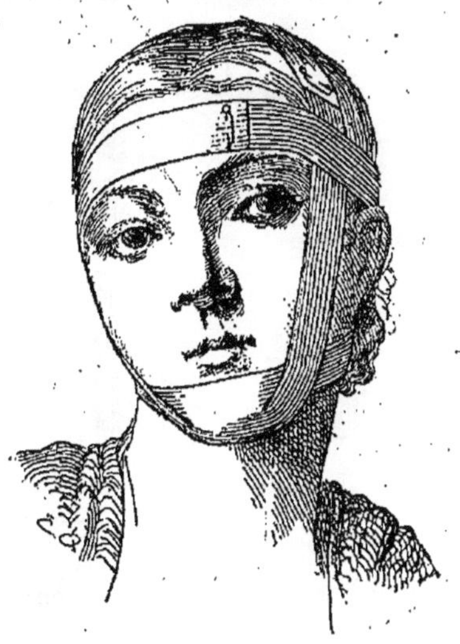

Fig. 131. — Fronde du menton.

Usages. — C'est un des meilleurs bandages de la face, soit pour maintenir des pièces de pansement, soit comme moyen adjuvant de contention des fractures de la mâchoire inférieure.

§ V. — *Cinquième variété :* SUSPENSOIRS ET BOURSES

Ce sont des bandages en sac ou en bourse destinés à être appliqués sur des organes saillants (nez, pénis, mamelles), soit pour les soutenir, soit pour y maintenir des topiques. Nous ne décrirons que celui du scrotum ; ceux du nez (épervier) et des mamelles peuvent avantageusement être remplacés par un des bandages déjà indiqués.

Suspensoir des testicules. — Bourse du scrotum.

Préparation. — 1° Pièce de linge de 7 centimètres sur 10 centimètres, parfois il sera nécessaire de doubler ces dimensions ; 2° une bande de 2 m. 50, large de 6 centimètres ; 3° deux bandes de 60 centimètres, larges de 3 centimètres.

Plier en deux (fig. 132, 1), dans le sens de sa longueur, la pièce de linge, et, avec les ciseaux, arrondir l'angle supérieur de la dupli-

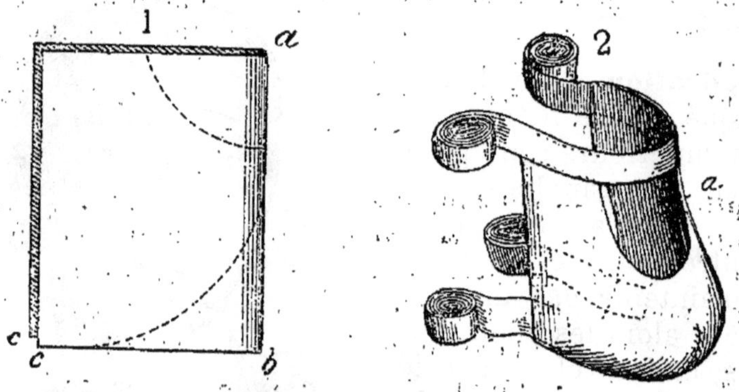

Fig. 132. — Suspensoir des testicules.

cature (*a*) en le rendant concave, et l'angle inférieur (*b*) en le rendant convexe ; coudre ensemble les bords de l'angle inférieur *b* ; fixer ensuite à chacun des angles inférieurs du bord libre de la pièce de linge (*c c*) les courtes bandes par une de leurs extrémités. Ceci fait, plier en deux longitudinalement une bande, introduire dans le pli formé les bords supérieurs de la pièce de linge et coudre chacun de ces bords à la partie correspondante de la bande ; on transforme ainsi l'angle supérieur en un trou pour le passage de la verge (fig. 132, 2).

Application. — On l'applique de manière à envelopper le scrotum et que le pénis passe par l'ouverture *a*. Les chefs supérieurs sont placés horizontalement autour du bassin et les inférieurs (ou sous-cuisses) vont s'enrouler chacun d'un côté sur les cuisses, en les contournant d'avant en arrière et de dedans en dehors pour venir se fixer en avant sur la partie horizontale du bandage.

Usages. — Excellent pour maintenir des topiques ; mais les suspensoirs en tissu léger, mieux conditionnés, qu'on trouve chez les fabricants, sont préférables lorsqu'il s'agit de soutenir les testicules.

Boulle a décrit dans les *Archives générales de médecine*, en 1887, un bandage composé destiné à exercer une compression sur le scrotum en cas d'orchite.

Ce bandage se compose : 1° d'un compresse de 0 m. 50 de long sur 25 à 30 centimètres de large ; 2° de bandes longues de 1 m. 50 à 2 mètres ; 3° de deux bandes de 0 m. 70 devant servir de sous-cuisses. Chacune des bandes est cousue à plat, par son milieu, le long des petits bords de la compresse. Dans la moitié supérieure et médiane de la compresse, on pratique, sans intéresser le bord, une fente longitudinale de 12 à 15 centimètres ; à un travers de doigt au-dessous de cette fente, on coud les sous-cuisses.

Application. — On fait passer bourses et verge à travers la fente dont les bords sont garnis de ouate. On fixe la ceinture autour du bassin et on y rattache les sous-cuisses comme pour un suspensoir ordinaire. Les bourses et la verge se trouvent placés et maintenus en avant du tablier. Le scrotum étant entouré d'une épaisse couche de ouate qu'on peut recouvrir d'un taffetas gommé, on relève, par devant, l'extrémité inférieure de la compresse et on la fixe à la ceinture au moyen de la bande transversale qui y est cousue.

Enfin, on rapproche latéralement les bords de la compresse l'un de l'autre et on les réunit par des épingles. On termine en dégageant la verge par un coup de ciseau donné dans la partie relevée de la compresse.

Ce bandage, inspiré de ceux de Langlebert et de Horand (de Lyon), exerce une douce compression, mais, en somme, un caleçon de bains bien ajusté permet avec de légères modifications d'arriver au même résultat.

§ VI. — *Sixième variété* : LIENS, LACS ET NŒUDS DIVERS.

Les *liens* sont des pièces de tissus divers, toile, ruban de fil, cuir, caoutchouc, etc., garnies ou non de boucles à une de leurs extrémités et servant à fixer les pansements et appareils. Le mot de *lacs* est souvent employé comme

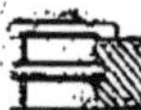

Fig. 133. — Lacs à boucle.

synonyme de lien ; cependant, on le réserve habituellement aux liens disposés d'une façon spéciale autour d'un membre pour y exercer une traction ou bien pour y maintenir les pièces d'un appareil à fracture (fig. 133).

Les liens et les lacs se fixent souvent en unissant leurs extrémités par des *nœuds*, dont il existe un assez grand

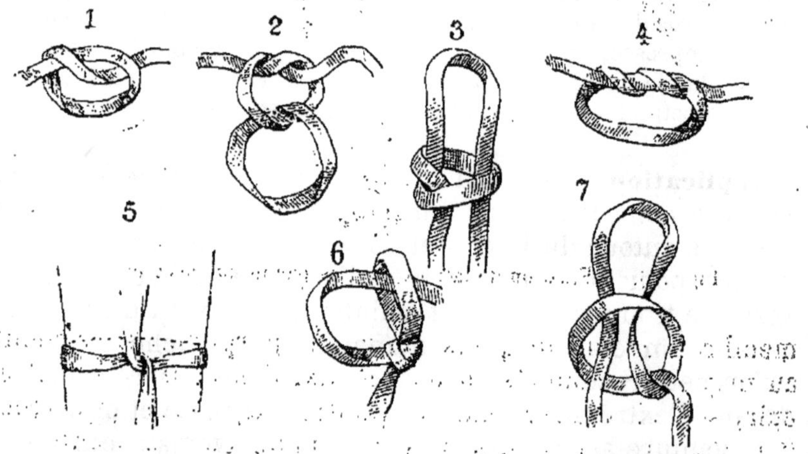

Fig. 134. — Nœuds divers.

1. Nœud simple. — 2. Nœud double. — 3. Rosette simple. — 4. Nœud de chirurgien. — 5. Nœud d'emballeur. — 6. Nœud étranglant. — 7. Nœud coulant.

nombre ; nous signalerons seulement les plus utiles et les plus employés, représentés figure 134, préférable à toute description : 1° nœud simple (1) ; 2° nœud double (2) ; 3° rosette simple (3) ; 4° nœud de chirurgien (4) ; 5° nœud d'emballeur (5) ; 6° lacet ou nœud étranglant (6) ; 7° nœud coulant simple (7) ; 8° nœud d'allonge (fig. 144, 1).

Procédés de fixation des lacs extenseurs. Traction élastique.

On emploie assez fréquemment des bracelets en cuir matelassés, qui se bouclent circulairement autour des

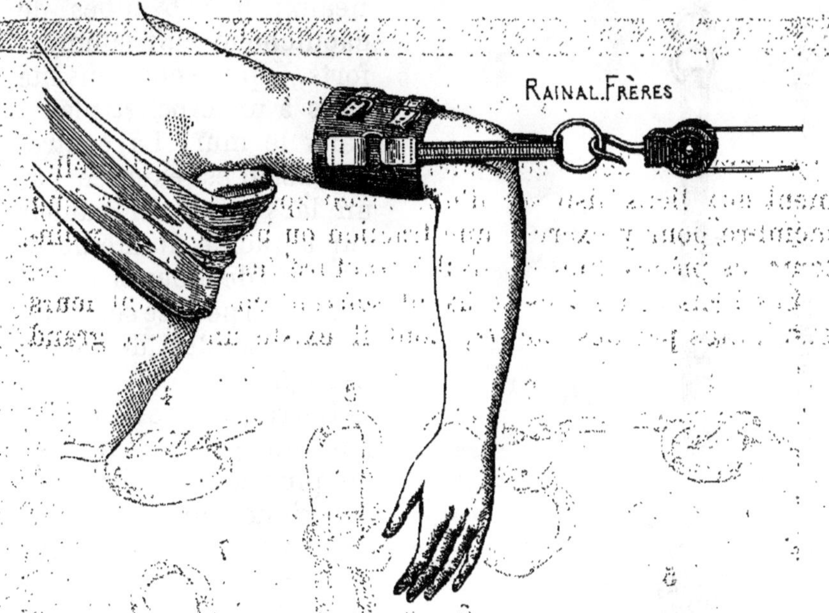

Fig. 135. — Fixation de lacs extenseurs par un bracelet en cuir.

membres et sur lesquels se fixent perpendiculairement, au moyen de boucles ou d'anneaux, des courroies, soit en cuir, soit élastiques, sur lesquelles on exerce la traction (fig. 135). On peut aussi se servir d'anneaux en caoutchouc fixés automatiquement autour du membre, comme dans l'appareil à extension de Galante (fig. 136).

Ch. Legros et B. Anger ont eu l'idée d'exercer des tractions soutenues et élastiques, pour la réduction des luxations, au moyen de tubes en caoutchouc : on applique d'abord longitudinalement sur le membre les deux chefs d'une série de bandelettes de diachylon, de manière à constituer tout autant d'anses libres ; puis, on les fixe par des bandelettes de même nature conduites circulairement autour du membre ; les anses sont réunies en une seule sur laquelle passent, en anneaux, 5 à 6 tubes de caoutchouc suffisamment forts, qui sont ensuite fixés à un crochet planté dans le mur. La contre-extension est exercée par un lacs passé en sautoir sur la racine du membre.

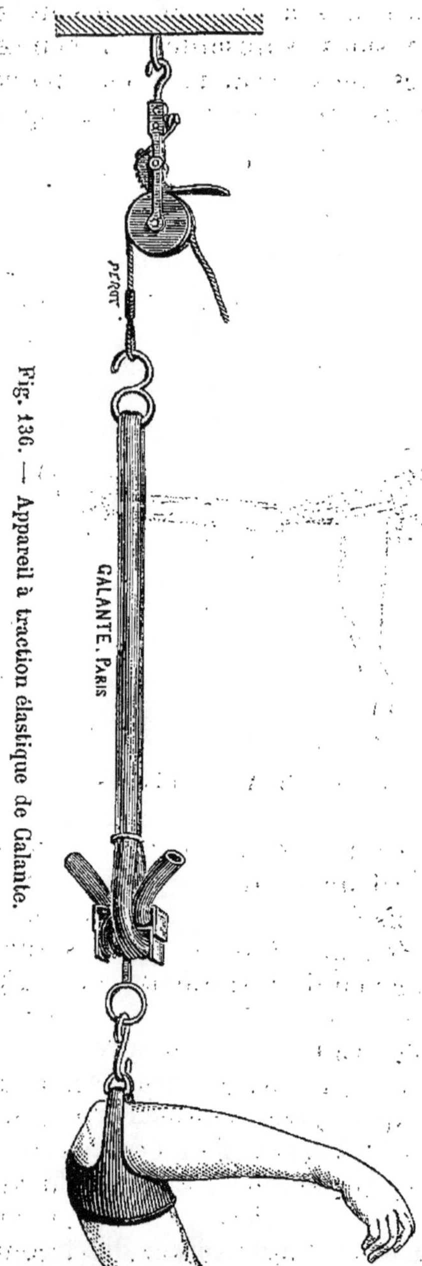

Fig. 136. — Appareil à traction élastique de Galante.

Au lieu de tubes en caoutchouc, on peut se servir de bandes solides de même tissu (fig. 137).

Corre (de Brest) a proposé un appareil composé de plusieurs tubes concentriques en caoutchouc vulcanisé passés dans des anneaux munis de crochets (fig. 138) ; un ruban solidaire de l'appareil donne en kilog. l'indication de l'effort exercé.

Si l'on veut créer extemporanément un appareil extenseur, on recouvre d'abord le membre sur lequel doit s'exercer l'extension d'une grande compresse, en matelassant les saillies avec du coton, puis on applique un bandage spiral ascendant sur une longueur de

12 à 15 centimètres, de préférence avec une bande mouillée ; confiant alors la bande à un aide, on plie en cravate un linge de dimensions suffisantes et l'on en dispose longitudinalement les chefs sur deux faces opposées du membre, de manière qu'ils dépassent le bandage spiral

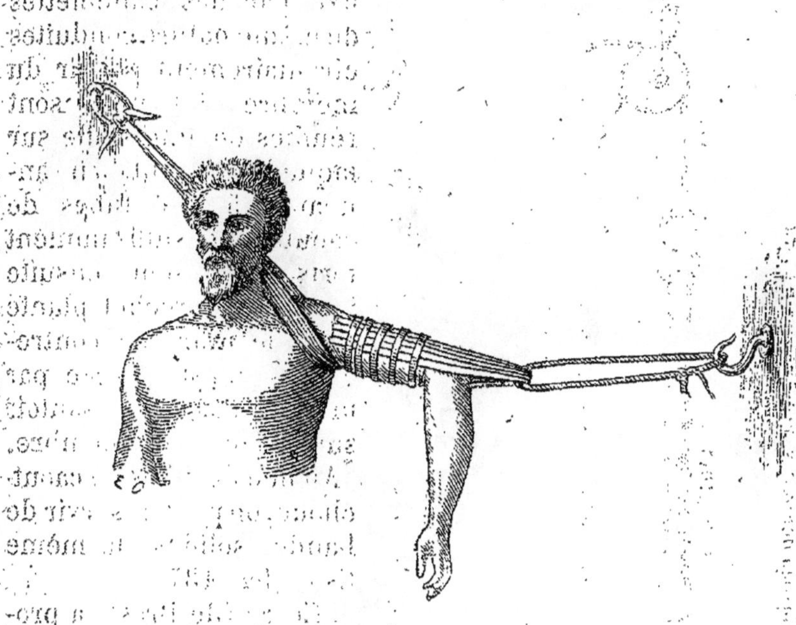

Fig. 137. — Extension élastique B. Anger et Legros.

de 12 à 15 centimètres. On reprend le globe de la bande et on lui fait décrire un spiral descendant qui recouvre et assujettit solidement les chefs de la cravate ; les extrémités libres de ces derniers sont ensuite repliées en bas sur le bandage, et on les fixe au moyen d'un spiral ascendant. On obtient ainsi une anse solidement maintenue, qui permet les tractions nécessaires (fig. 139).

Tourainne a donné le moyen suivant pour fixer des cordes destinées à l'extension et qui n'est autre que le nœud du pêcheur à la ligne : « Près de l'une des extrémités d'une corde, on constitue un nœud de chirurgien, sans le serrer, en passant deux fois le bout libre *a*, le plus court, dans le cercle (fig. 140, 1) ; on a ainsi une circonférence, dont une moitié est simple et l'autre double, par suite de la spirale décrite par l'enroulement du bout *a*. On rapproche alors l'un contre l'autre les points médians opposés de ces demi-circonférences, et, en les tordant l'un

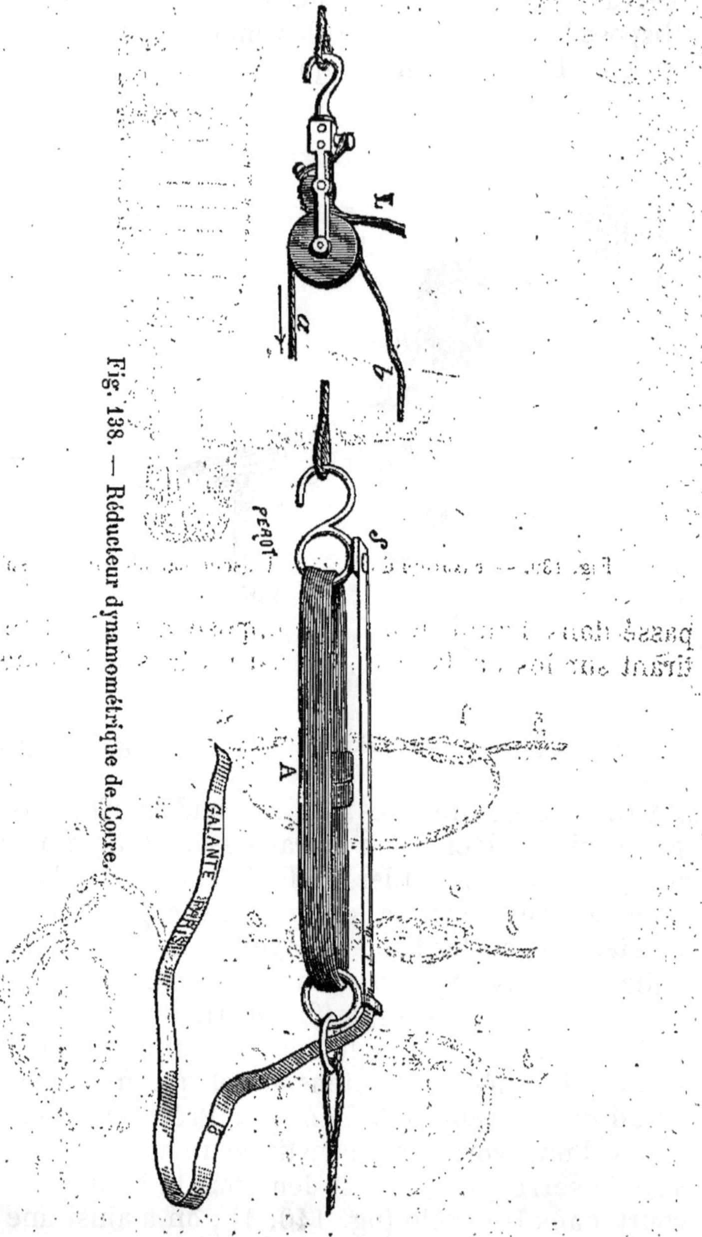

Fig. 138. — Réducteur dynamométrique de Corre.

sur l'autre, on forme un 8 de chiffre (2) ; puis, en juxtaposant les deux anneaux du 8 et en les ramenant l'un vers l'autre, on obtient les formes 3 et 4, c'est-à-dire un nœud constitué par deux anneaux en spirale. Le membre est

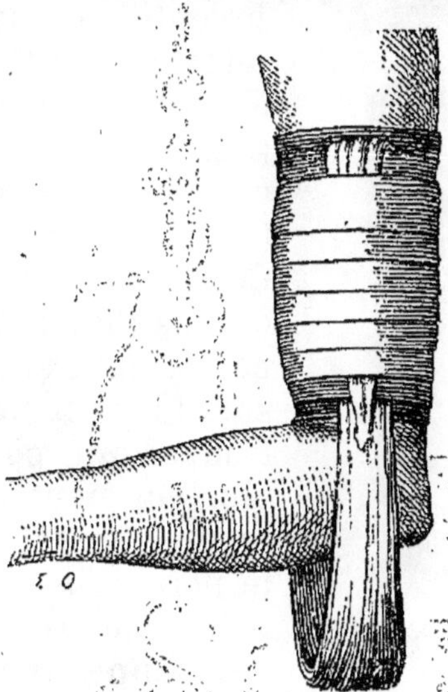

Fig. 139. — Fixation d'un lacs extenseur par un bandage spiral.

passé dans l'anneau du côté opposé à *b* (3), l'on serre en tirant sur les chefs et on a ainsi un lacs solidement fixé. »

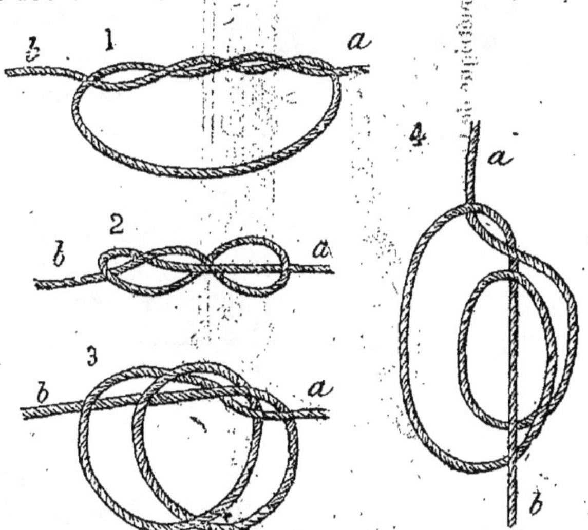

Fig. 140. — Extension improvisée au moyen d'une corde.

Tous les moyens de fixation qui viennent d'être décrits ont surtout en vue la traction appliquée à la réduction de certaines luxations. Il est alors, le plus souvent, nécessaire de faire cesser brusquement l'extension, et pour cela on a

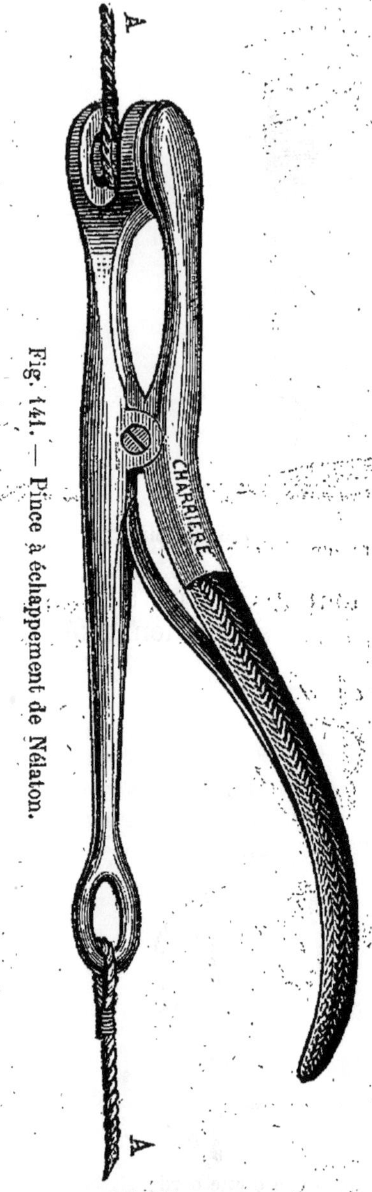

Fig. 141. — Pince à échappement de Nélaton.

inventé un assez grand nombre d'instruments, tels que la pince à échappement de Nélaton (fig. 141), le levier-crochet à échappement de Mathieu (fig. 142). Dans les appareils Corre et Galante, décrits ci-dessus (fig. 136 et 138), on fait cesser la traction en pressant sur le petit levier L, qui se trouve sur la poulie de réflexion, etc. On peut aussi improviser ce que Tourainne a décrit sous le nom de *déclic de campagne* : « Cet appareil se compose de deux anneaux fixes placés chacun à l'extrémité de deux cordes. Chaque anneau peut se fabriquer de différentes manières ; le tout consiste à ce qu'il soit fixe, non coulant : à l'extrémité de la corde, faire un ovale en commençant, comme l'indique la figure 143 (1) ; tirer ensuite dans l'ovale formé la partie *ae*, d'une certaine quantité *c* (2), et serrer l'ovale exactement, ce qui donne le nœud *a*. Avec le court bout *e*, faire un nœud *b* autour de *d*, long bout (2) ; en tirant sur *d* et sur l'anneau *c*, les deux nœuds *a* et *b* se serrent l'un contre l'autre, et l'on obtient *c*, anneau fixe. (Les nœuds n'ont pas été serrés sur la figure.) On fait de même un anneau au bout de l'autre corde. Ensuite, on passe l'anneau *b* dans *a* (3), et, à travers les deux côtés de *b*, on tire les deux côtés de *a*. On obtient ainsi un troisième anneau, dans lequel on passe une cheville de bois quelconque ; on exerce les tractions, et si l'on vient à enlever

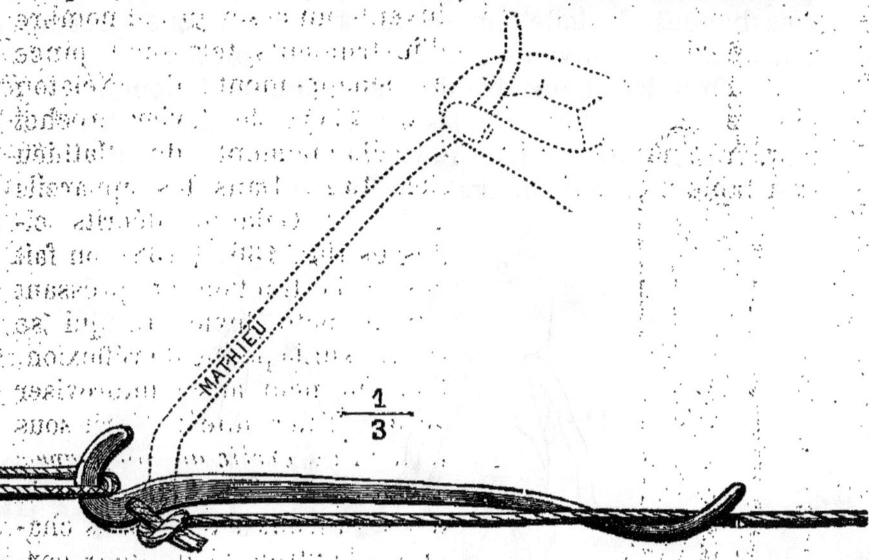

Fig. 142. — Levier-crochet à échappement de Mathieu.

subitement la cheville, ce qui est toujours facile, la désunion est instantanée. »

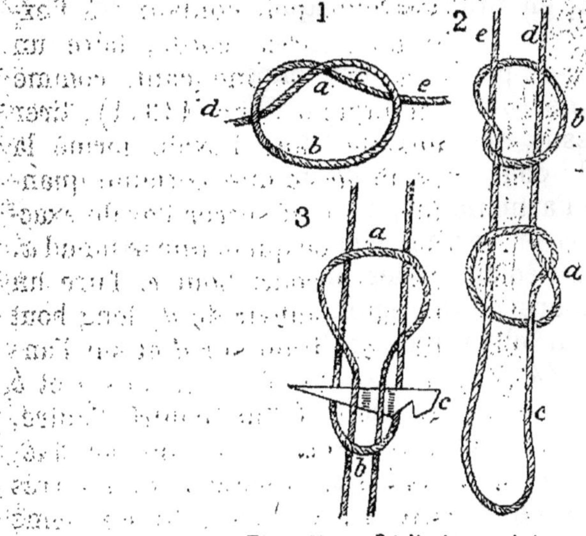

Fig. 143. — Déclic improvisé.

La fixation de lacs extenseurs sur les membres, dans les cas d'arthrites ou de fractures, se pratique généralement aujourd'hui avec le diachylon, comme nous le dirons plus tard. Si l'on est obligé accidentellement de se servir des bandes de toile, on recourra aux anciens procédés, dont les deux suivants sont les plus simples. :

1° Prendre deux bandes suffisamment longues, les plier en anse et réunir les deux anses entre elles de la manière indiquée (fig. 144, 1). Dans l'anneau obtenu (véritable nœud d'allonge), on fixe le poignet, le coude, le

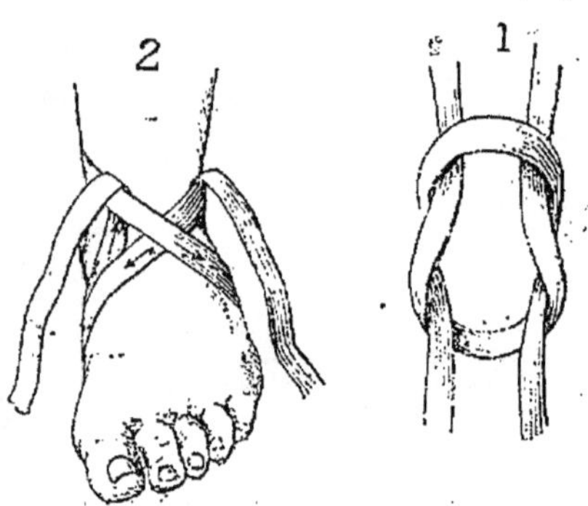

Fig. 144. — Fixation de lacs extenseurs.

cou-de-pied, etc., en tirant de chaque côté sur les chefs libres.

2° Pour le cou-de-pied, on peut encore appliquer, par sa partie moyenne, une bande de 1m,50 sur le tendon d'Achille, au-dessus des malléoles ; on ramène alors les chefs en avant de chaque côté du membre, on les croise sur le devant de l'articulation, puis on les conduit sous la plante du pied ; là on les entre-croise de nouveau, on les relève vers les malléoles, on les engage sous la partie de la bande qui entoure cette région, et, en les renversant ensuite en bas, on obtient deux lacs extenseurs, un de chaque côté (fig. 144, 2).

Dans ces deux bandages, malgré un matelassage soigneux des sailles osseuses, on n'évitera pas des compressions douloureuses et bientôt insupportables.

Nous terminons en décrivant, d'après Tourainne, un nœud utilisé par les Arabes pour maintenir les chevaux attachés au piquet, et qui peut servir aussi à fixer un membre quelconque, le cas échéant : plier une corde comme si on voulait y faire un nœud simple, mais sans l'achever ; attirer alors légèrement à soi (fig. 145, 1) la

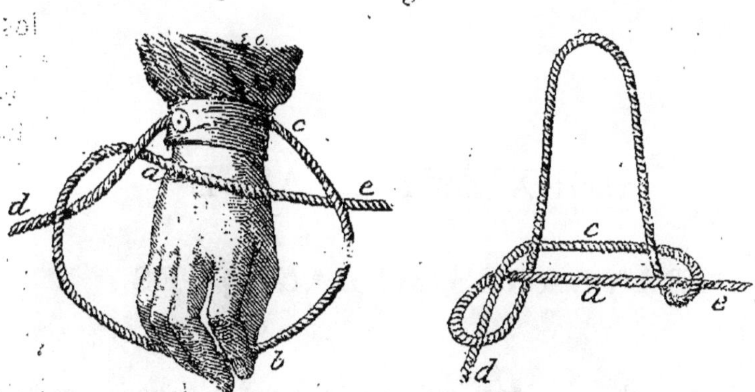

Fig. 145. — Nœud arabe ou nœud d'entrave.

partie *a*, et, passant la main entre *a* et *c*, saisir la partie *b*, que l'on amène en avant, puis tirer sur cette partie et ensuite alternativement sur *d* et *e*; on obtient ainsi le *nœud arabe* (fig. 145, 2).

DEUXIÈME CLASSE

BANDAGES MÉCANIQUES

Sous le nom de *bandages mécaniques* nous décrirons des bandages ou appareils complexes qui empruntent tout ou partie de leurs éléments à des substances autres que les pièces de linge et dont la plupart agissent par leur élasticité naturelle. Nous avons cru pour ce motif devoir faire rentrer dans cette classe les bandages lacés, bouclés et élastiques, considérés par Gerdy comme des bandages proprement dits.

CHAPITRE V

§ I. — *Première variété* : BANDAGES LACÉS ET BOUCLÉS.

Ils sont constitués par des pièces de peau ou de toile présentant, sur les bords qui seront appliqués parallèlement au grand axe du membre ou du tronc, soit une série d'ouvertures ou œillets destinés au passage d'un cordonnet ou lacet, soit des boucles avec lanières opposées.

Parmi ces bandages, un grand nombre sont employés pour la fabrication des appareils orthopédiques, quelques autres sont utilisés pour exercer soit une compression sur une région du corps (bas lacés [fig. 146], lacé de l'abdomen), soit une contention exacte et durable autour d'une articulation (lacé du poignet, genouillère lacée, lacé du cou-de-pied). Nous n'en ferons pas une description spéciale, car, d'un côté, les appareils orthopédiques ne rentrent pas dans notre cadre, et, d'un autre côté, les bandages élastiques ont remplacé presque partout les bandages lacés et bouclés contentifs et compressifs.

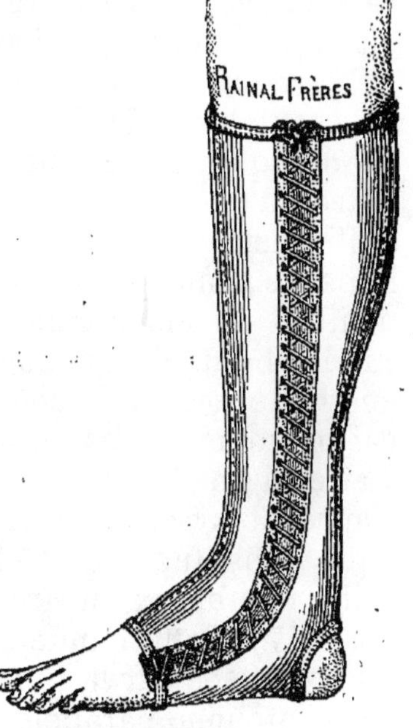

Fig. 146. — Bas lacé.

§ II. — *Deuxième variété* : BANDAGES ÉLASTIQUES.

Le caoutchouc vulcanisé est la base de tous les appareils élastiques ; on sait que cette vulcanisation s'obtient, suivant la méthode de Parkes, en plongeant le caoutchouc dans un mélange de 40 à 50 parties de sulfure de carbone et de 1 partie de chlorure de soufre, et en l'exposant ensuite à une température de 21° jusqu'à volatilisation complète du sulfure de carbone ; on peut aussi arriver à ce résultat en traitant le caoutchouc par le soufre et le chlorure de chaux. Cette préparation fait perdre au caoutchouc brut sa fragilité et lui permet de rester souple et flexible malgré d'assez grandes variations de température.

Le caoutchouc vulcanisé est employé soit en lames taillées à la scie, soit en fils tissés.

En lames taillées à la scie dans un bloc de la substance, il sert à la confection des bandes, tubes, pelotes, etc. Les bandes de caoutchouc sont souvent utilisées pour exercer une compression soutenue et énergique, mais celle-ci ne peut être prolongée longtemps à cause de l'apparition de douleurs qui ne tardent pas à être insupportables ; cette pratique a été recommandée contre les hydarthroses du genou et préconisée par Marc Sée dans le traitement de l'entorse. On applique ces bandes comme celles en toile, mais sans faire de renversés et en ayant le soin d'exercer une traction suffisante sur le globe pour que la compression soit obtenue au degré cherché.

Les diverses pelotes et les lacs extenseurs à insufflation

de Gariel, qui a été un des vulgarisateurs des appareils en caoutchouc, rentrent pour la plupart dans les bandages élastiques, ainsi que l'appareil à hémostase d'Esmarch.

Les *tissus de caoutchouc* se fabriquent en tissant des fils de caoutchouc de dimensions variées avec des fils de soie ou quelquefois de coton qui les enveloppent et les relient entre eux.

Il existe deux variétés principales de ces tissus. Dans l'une, le bandage est constitué par l'assemblage d'un grand nombre de fils parallèles entre eux, dont les bouts situés sur les bords du bandage sont réunis au moyen d'une languette de soie ou de coton perpendiculaire à leur direction ; parfois même le bandage se ferme à volonté par l'intermédiaire d'un lacet. Dans l'autre variété, qui est établie d'après le système Bourjeaurd, une seule bandelette élastique constitue tout le bandage en formant des tours de spire nombreux et très rapprochés les uns des autres (fig. 147). Cette bandelette, d'environ un centim. de large, est composée par la juxtaposition d'une série de 12 à 15 fils de caoutchouc parallèles, réunis entre eux par la trame du tissu ; les bords de chaque tour de spire de cette bandelette sont reliés au suivant par de nombreux points de couture. Quel que soit le tissu employé, l'élasticité s'exerce parallèlement à la direction des fils, qui devront toujours être disposés perpendiculairement à l'axe du membre ou du tronc pour produire une pression circulaire ; le tissu du système Bourjeaurd, dans lequel la bandelette élastique forme un tout continu, donne une compression plus régulière.

Parmi les bandages élastiques nous citerons :

1° Les *bas élastiques* fréquemment employés dans les varices des membres inférieurs ; s'il est nécessaire de pratiquer le pansement d'ulcères variqueux, on combine le bandage avec un système de lacets.

2° Les *genouillères* élastiques qui servent à comprimer d'une manière permanente et à maintenir l'articulation du genou atteinte d'hydarthrose ou de toute autre affection ayant amené un relâchement ligamenteux (fig. 148).

3° Les *ceintures* destinées soit à soutenir les parois abdominales relâchées, soit à empêcher les viscères abdominaux de peser sur l'utérus dévié, soit enfin à immobiliser ce dernier (ceinture de Gallard, fig. 149).

4° Le *bandage élastique contentif des hémorroïdes.* — C'est une sorte de compresseur élastique en T composé d'une ceinture à laquelle sont fixées une ou plusieurs courroies interfessières et périnéales qui supportent une

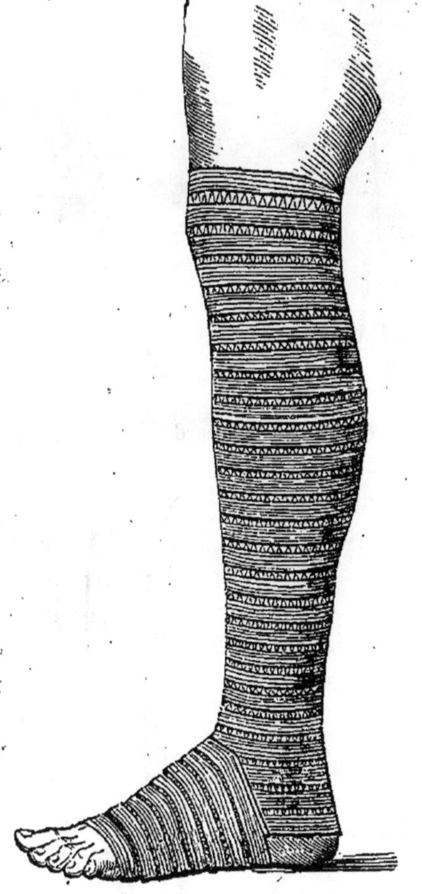

Fig. 147. — Bas élastique (système Bourjeaurd).

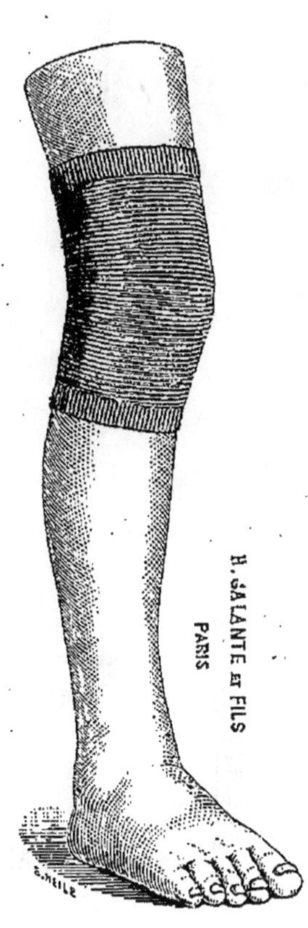

Fig. 148. — Genouillère élastique.

pelote, légèrement conique, percée d'une ouverture centrale pour l'issue des gaz intestinaux ; cette pelote est soit pleine, en caoutchouc durci ou ébonite, en étain, ivoire, buis, etc., soit creuse, en caoutchouc ou pelote à insufflation (fig. 150).

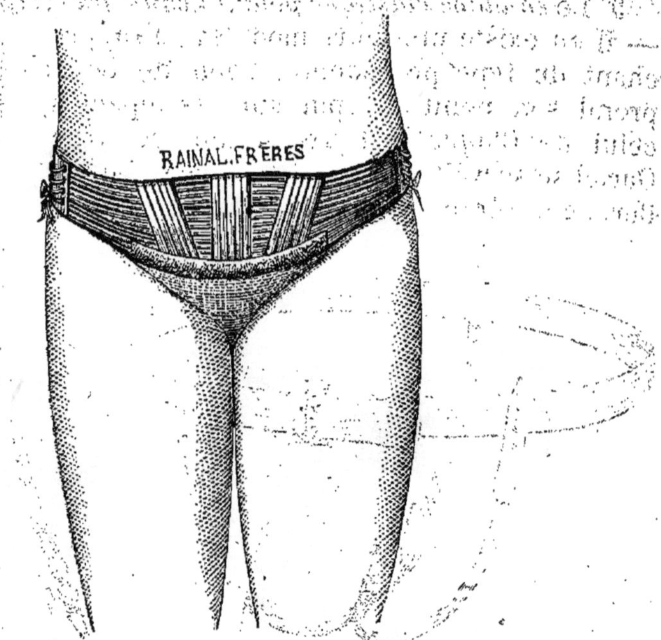

Fig. 149. — Ceinture élastique de Gallard.

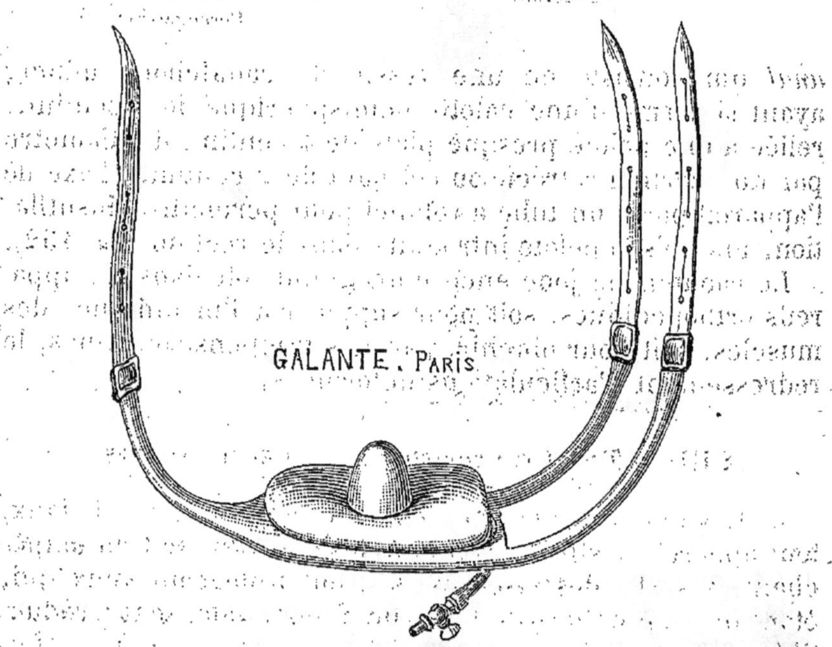

Fig. 150. — Bandage élastique contentif des hémorroïdes.

5° Le *bandage élastique pour la chute du rectum* (fig. 151). — Il en existe plusieurs modèles se rapprochant du type précédent : celui de Boyer prend son point d'appui sur les épaules, celui de Cloquet est fixé à une ceinture, Gariel se servait d'une pelote à insufflation ; Bérenger-Féraud a conseillé un *obturateur*

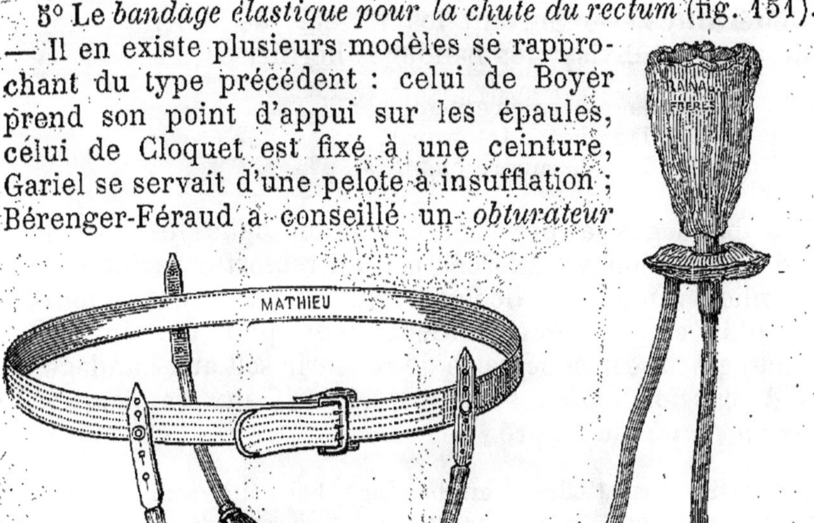

Fig. 151. — Bandage élastique pour la chute du rectum.

Fig. 152. — Obturateur anal à insufflation de Bérenger-Féraud.

anal qui consiste en une vessie de caoutchouc mince, ayant la forme d'une calotte hémisphérique de 5 centim., reliée à une pelote presque plate de 4 centim. de diamètre par une portion rétrécie ou col haut de 2 centim. ; l'axe de l'appareil porte un tube à robinet pour permettre l'insufflation, une fois la pelote introduite dans le rectum (fig. 152).

Le caoutchouc joue encore un grand rôle dans les appareils orthopédiques, soit pour suppléer à l'insuffisance des muscles, soit pour obtenir, par des tractions soutenues, le redressement d'articulations déformées.

§ III. — *Troisième variété :* BANDAGES HERNIAIRES.

« On appelle *brayer* ou bandage herniaire, dit Tillaux, tout appareil destiné à contenir les hernies, soit en empêchant la sortie des viscères, soit en protégeant ceux qui, étant déjà en dehors de la cavité abdominale, sont irréductibles. »

Généralités. — Suivant les variétés de hernie à contenir, on peut diviser les bandages herniaires en :

1° Bandage herniaire inguinal ;
2° Bandage herniaire crural ;
3° Bandage herniaire ombilical.

Les bandages à pression élastique, dans lesquels la force de pression est exercée par un ressort en acier dont l'invention remonte à Nicolas Seguin (1663), sont aujourd'hui d'un emploi général. Cependant, pour certains cas particuliers, il est nécessaire de recourir soit aux bandages dits *à pression molle*, sans ressort, soit aux bandages *à pression rigide* de Dupré.

Les parties essentielles d'un bandage herniaire sont la *pelote* destinée à obturer l'orifice herniaire, et le *ressort* en acier ou ceinture qui maintient la pelote par son élasticité propre ; les parties accessoires sont les *courroies*, *sous-cuisses*, etc.

La *pelote*, actuellement demi-molle, est constituée par une charpente métallique ou *écusson* recouverte du côté où elle doit s'appliquer sur la peau par une couche de crin ou de laine lui donnant une forme bombée ; le tout est enveloppé d'une peau souple, peau de daim, d'agneau le plus souvent, qui parfois laisse à nu la face externe de l'écusson. On ne se sert plus beaucoup aujourd'hui de pelotes dures en bois ou en ivoire, fort utiles cependant dans les pays chauds ; les pelotes élastiques en caoutchouc rempli d'air de Samson et de Cresson, celles à insufflation de Gariel ne sont plus employées, à cause de leur altération rapide.

La forme de la pelote est en général oblongue (fig. 153), ellip-

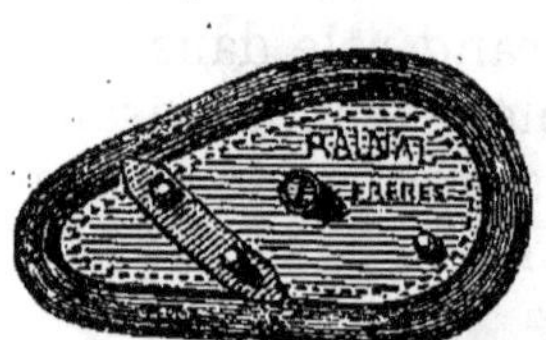

Fig. 153. — Pelote herniaire oblongue.

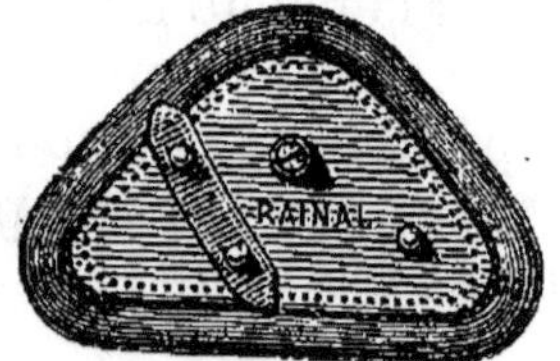

Fig. 154. — Pelote herniaire triangulaire.

tique ou triangulaire (fig. 154), mais parfois, en raison d'indications spéciales à remplir, elle offre soit une échancrure pour protéger certains organes, soit un prolongement en bec de corbin pour exercer une contention plus exacte. Les dimensions en tous sens seront supérieures à celles de l'ouverture à obturer, mais, ainsi que l'a fait remarquer Le Dentu, la pelote doit être d'autant plus allongée que la hernie parcourt un trajet plus oblique et offrir son maximum de longueur dans les hernies inguinales interstitielles. La face agissante, généralement bombée, sera concave pour la contention des hernies irréductibles.

Le *ressort métallique*, en acier recouvert de peau fine, a 1 ou 2 millimètres d'épaisseur, 1 centimètre et demi de largeur, et sera assez long pour embrasser un peu plus de la moitié du bassin; sa force moyenne varie entre 800 grammes pour les enfants et 2000 pour les adultes. Le point où le ressort s'unit à la pelote prend le nom de *collet*. Dans les bandages à pression rigide de Dupré, la pression est exercée non plus par un ressort, mais par des tiges métalliques rigides.

La forme du ressort, sa courbure, son mode de jonction avec la pelote présentent dans les bandages anglais et français des différences essentielles que nous allons examiner dans leur ensemble, renvoyant à la description de chaque variété de bandage pour l'étude de certaines particularités spéciales à chacun de ces systèmes.

a. *Bandages français*. — Le ressort métallique, qui s'applique toujours du côté de la hernie et se moule sur la face externe du bassin, se continue directement par une de ses extrémités avec la pelote, ou bien vient se fixer

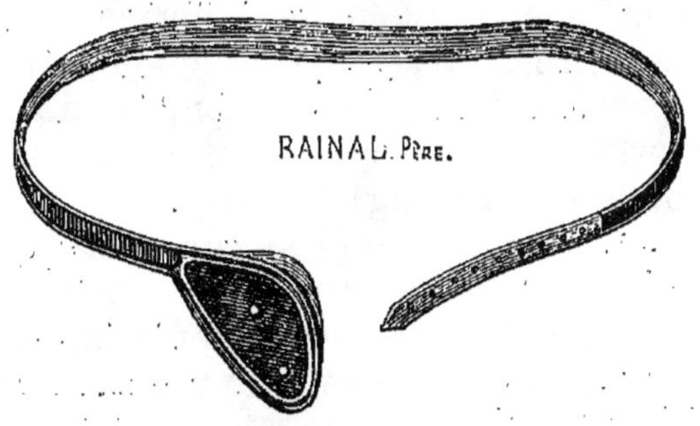

Fig. 155. — Bandage inguinal français.

solidement sur le milieu de l'écusson, de manière que sa force de pression ne soit pas trop amoindrie; à son autre extrémité, la peau dont il est garni se prolonge librement sur une assez grande longueur pour aller entourer en ceinture l'autre moitié du bassin, et se termine par une courroie percée de trous qui se fixe sur un des boutons en saillie de la face externe de la pelote (fig. 155). Les courbures spéciales de ce ressort varient avec les espèces de hernie. Des sous-cuisses sont presque toujours nécessaires pour empêcher l'appareil de remonter dans les mouvements du malade.

b. *Bandages anglais.* — Ce système, inventé par Salmon au commencement de ce siècle, a été perfectionné et introduit en France par Wickham père, en 1816. Le ressort porte une pelote à chacune de ses extrémités.

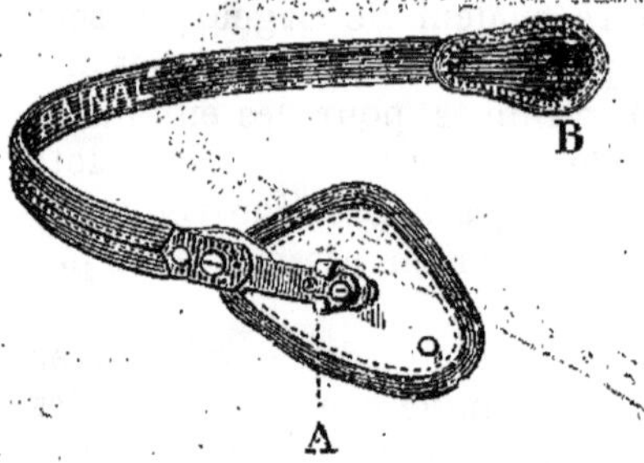

Fig. 156. — Bandage inguinal anglais.

La pelote antérieure qui maintient la hernie était, dans le bandage de Salmon, montée sur un pivot et construite de telle manière que le ressort pouvait se mouvoir dans tous les sens, la plaque restant fixe ; Wickham frères ont perfectionné cette plaque en la rendant fixe et inclinée d'une manière permanente, suivant les indications, sans gêner la mobilité du ressort, au moyen d'une articulation en noix.

Par ce système on peut donner à la pelote l'inclinaison convenable pour la contention de la hernie, cette contention étant nécessaire en bas ou latéralement.

La pelote postérieure, généralement ronde, large, est vissée au ressort de manière à lui laisser toute sa mobilité ; elle se fixe sur le sacrum (fig. 156, B).

Ce bandage ne prend d'appui sur le tronc que par ses deux extrémités, et non plus par le ressort tout entier comme le bandage français, aussi les sous-cuisses sont inutiles. Dans la variété inguinale, le ressort s'applique du côté opposé à la hernie.

c. *Système mixte.* — Charrière a imaginé un bandage mixte moins compliqué que l'anglais, et dans lequel le ressort est réuni à l'écusson par une articulation permettant un va-et-vient plus ou moins étendu (fig. 157). Ce bandage est très employé en France.

De ces divers systèmes, les plus employés sont le bandage français et celui modifié par Charrière, en raison surtout de leur simplicité. Malgaigne et Spillmann sont cependant partisans déclarés du bandage anglais, qui contient mieux les hernies et est en général mieux supporté, car il n'exerce pas une constriction circulaire aussi énergique.

Pour la contention des hernies doubles, on se sert de

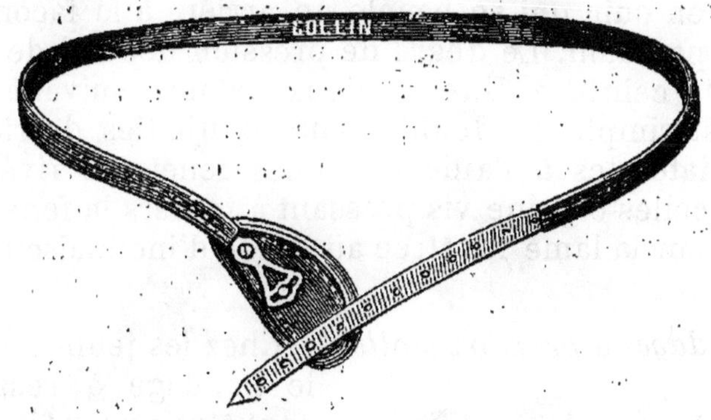

Fig. 157. — Bandage à coulisse ; système mixte (Collin).

bandages dits doubles, soit anglais, soit français, dont la différence essentielle consiste seulement dans l'union du ressort avec la pelote (fig. 161 et 164).

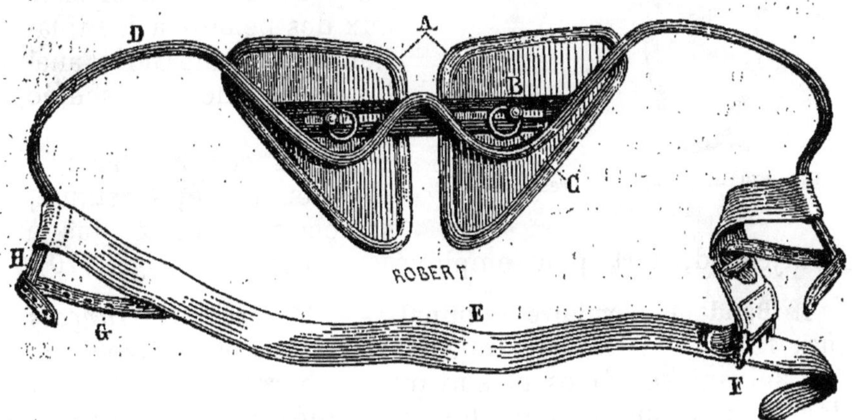

Fig. 158. — Bandage à pression rigide de Dupré.

d. *Bandages à pression rigide de Dupré.* — Ces bandages sont destinés aux hernies inguinales et crurales difficiles à maintenir réduites. Ils se composent d'une tige rigide métallique, cylindrique ou aplatie, disposée horizontalement et présentant trois arcades, l'une médiane à concavité inférieure, les deux autres latérales, à concavité supérieure (fig. 158). Les extrémités de cette tige se recourbent en bas de chaque côté, en se prolongeant de manière à contourner la hanche sans s'y appliquer, et se terminent par les deux moitiés d'une demi-ceinture en cuir qui se boucle en arrière à la façon d'une patte de pantalon. Le degré de pression dépend de la tension de la ceinture. Une ou deux pelotes, suivant que la hernie est simple ou double, sont assujetties derrière les arcades latérales à l'aide de lames fenêtrées rivées aux côtés de celles-ci ; une vis pressant à travers la fenêtre fixe la pelote sur la lame fenêtrée au degré d'inclinaison nécessaire.

e. *Bandages à pression molle.* — Chez les jeunes enfants, le bandage à ressort ne peut être supporté et il faut recourir aux appareils complètement mous, sans ressort, mais de même forme que les bandages français. On peut aussi utiliser chez eux des pelotes à insufflation du système Gariel analogues à celle représentée fig. 159.

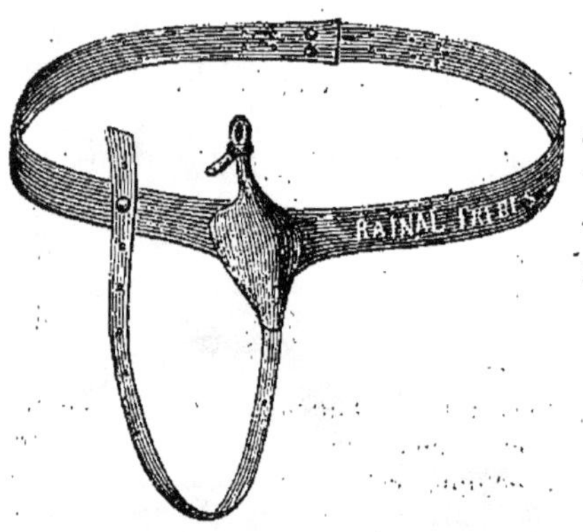

Fig. 159. — Bandage à pression molle, à insufflation.

Parmi ces bandages à pression molle, élastique, se classent ceux dus à Bourjeaurd, fort peu employés aujourd'hui (fig. 170).

I. **Bandage herniaire inguinal.** — 1° *Bandage français* (fig. 155). — Dans ce bandage, le ressort est courbé à la fois suivant ses faces et suivant ses bords, de manière à décrire une spirale dont les extrémités sont écartées en hauteur d'environ 5 à 6 centim. La pelote est fixée au ressort de façon à regarder en haut et en arrière pour presser exactement dans la direction du trajet inguinal. Huguier et A. Richard ont recommandé de la construire de telle sorte qu'elle ne comprime pas l'épine du pubis, afin de rendre l'appareil plus facile à supporter ; Huguier y avait même fait pratiquer dans ce but une échancrure embrassant cette épine dans sa concavité. On doit toujours vérifier le degré d'élasticité du ressort en redressant sa courbure et en s'assurant qu'il reprend ensuite sa forme primitive.

Le volume et la forme de la pelote doivent varier avec les espèces de hernie : ainsi pour les grosses hernies directes, la pelote sera volumineuse et aura la forme d'un triangle dont la base doit être parallèle au pli de l'aine, et dont le sommet sera recourbé en forme de bec vers l'abdomen, d'où le nom de *bandage en bec de corbin*.

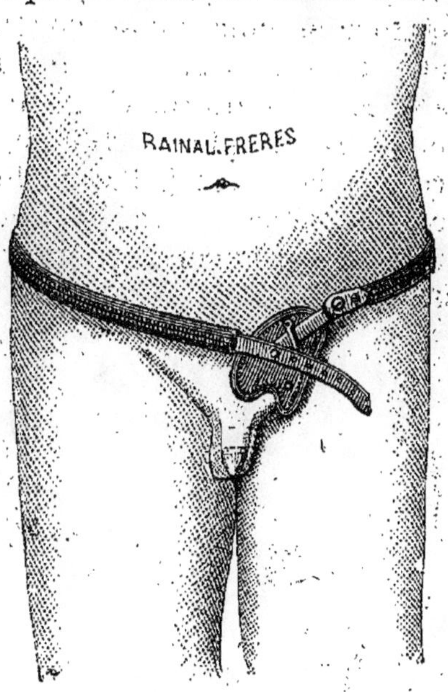

Fig. 160. — Bandage à pelote échancrée pour hernie congénitale avec ectopie testiculaire.

Dans le cas où le testicule est encore retenu dans l'anneau ou dans le canal, chez les jeunes sujets, Debout a proposé l'emploi d'une pelote bifurquée afin de favoriser sa descente. Malgaigne et Gosselin conseillent de s'abstenir de tout appareil et d'attendre la descente définitive de l'organe, si la pelote ne peut être maintenue qu'en le froissant. Dès que la glande est sortie de l'anneau externe, on applique un bandage à pelote échancrée (fig. 160).

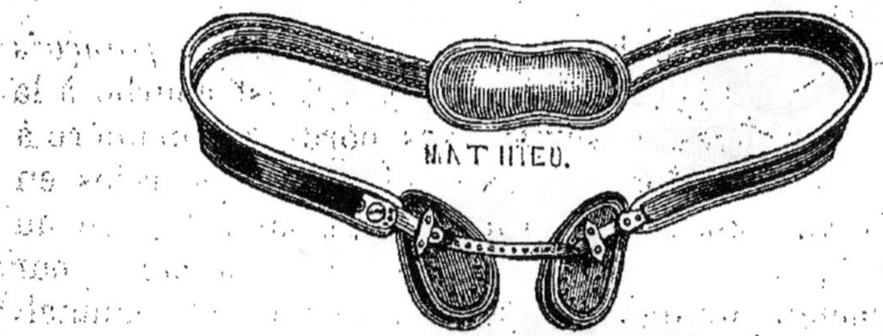

Fig. 161. — Bandage inguinal pour hernie double (français).

Contre la hernie double, le bandage français modifié est excellent (fig. 161).

2° *Bandage anglais.* — Dans la hernie inguinale, le ressort, courbé seulement sur ses faces et terminé par une

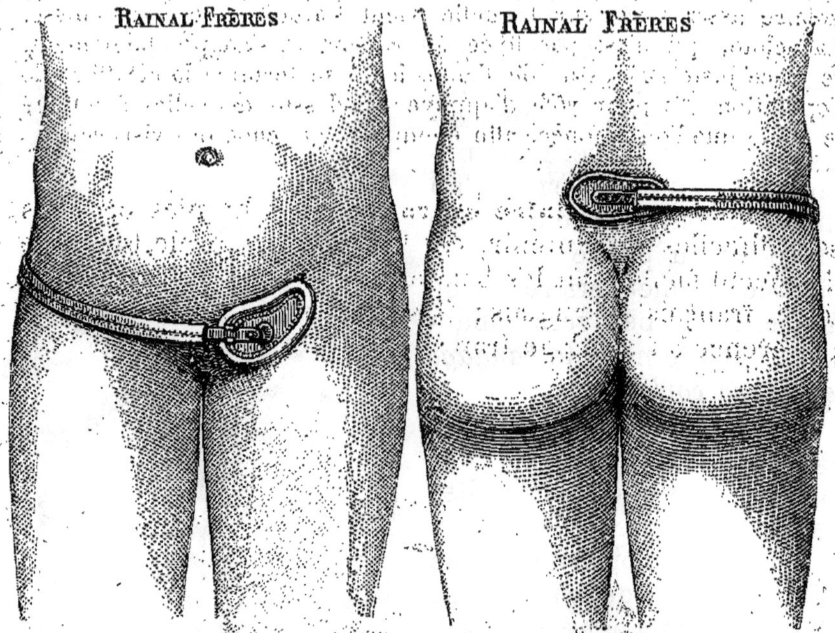

Fig. 162. — Bandage inguinal anglais appliqué (partie antérieure).

Fig. 163. — Bandage inguinal anglais appliqué (partie postérieure).

pelote à chaque extrémité, s'applique sur le côté du bassin opposé à la hernie. Ce bandage ne prend d'appui que par

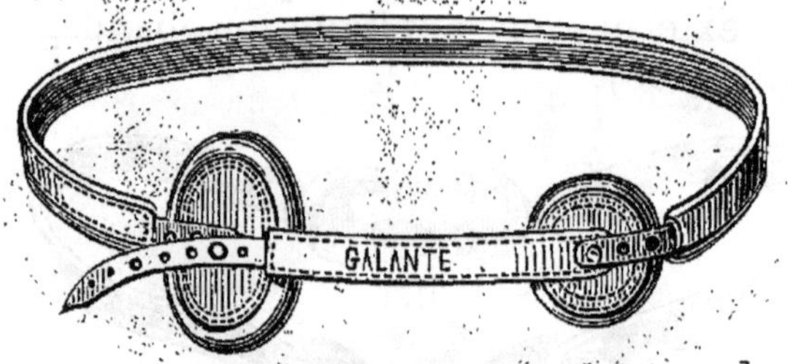

Fig. 164. — Bandage inguinal anglais pour hernie double.

ses deux pelotes, ce qui leur permet de suivre les mouvements du corps sans se déplacer. Les figures 162 et 163 nous dispensent d'entrer dans de plus longs détails.

La figure 164 représente le bandage inguinal anglais pour hernie double.

Bandage après cure radicale de hernie. — Ce bandage, conseillé par Lucas-Championnière, se compose d'une ceinture sans ressort, se plaçant au-dessus de la crête iliaque, munie d'une pelote triangulaire assez large sur laquelle vient s'attacher le sous-cuisse. La pelote, qui n'est pas fixée au ressort et s'adapte facilement, se place juste au-dessus de l'endroit où se termine la cicatrice de l'opération et a pour rôle d'appuyer au-dessus de celle-ci comme le poing que l'on enfonce, afin d'empêcher le choc des viscères.

II. **Bandage herniaire crural.** — Les hernies crurales sont difficiles à maintenir, car les mouvement de la cuisse déplacent facilement les bandages quel que soit leur système, français ou anglais ; Gosselin et Duplay donnent la préférence au bandage français.

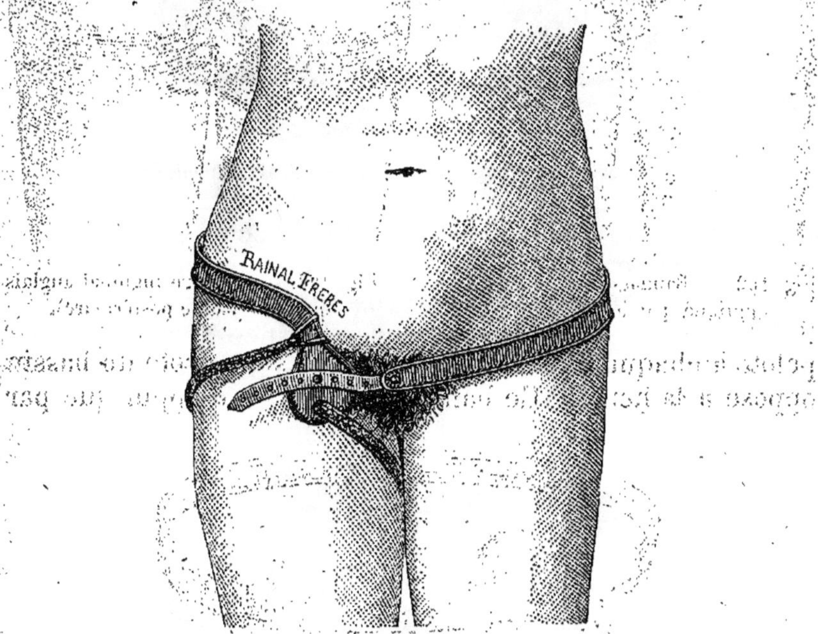

Fig. 165. — Bandage crural, français.

1° *Bandage français.* — L'extrémité antérieure du ressort supportant la pelote présente un coude très marqué à concavité inférieure de manière à arriver au-dessous de l'arcade crurale (fig. 165) ; la pelote ovalaire, plus petite que celle des bandages inguinaux, a sa grosse extrémité dirigée en bas ; les sous-cuisses sont indispensables et doivent être ajustés avec le plus grand soin pour s'opposer au déplacement de la pelote pendant la marche.

2° *Bandage anglais.* — Contrairement au bandage inguinal, le ressort s'applique ici du côté de la hernie en raison de la disposition anatomique des parties ; son extrémité antérieure présente une brisure qui permet de faire varier à volonté son inclinaison.

III. **Bandage herniaire ombilical.** — Ce bandage est aussi applicable aux hernies de la ligne blanche. Le res-

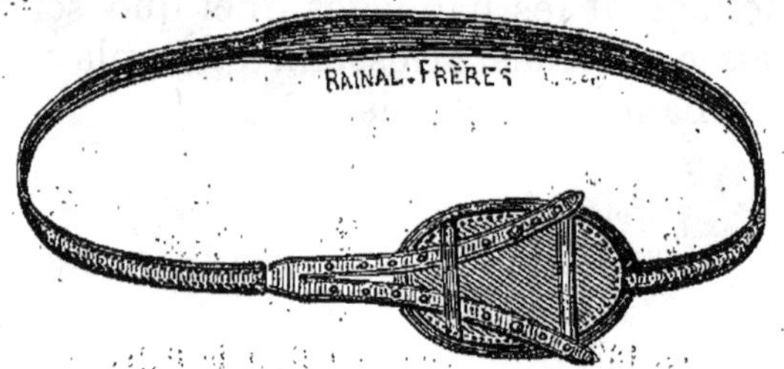

Fig. 166. — Bandage herniaire ombilical (français).

sort représente un demi-cercle et n'est courbé que sur ses faces ; la pelote, fixe ou mobile, doit être large, ronde, très épaisse à son centre, où elle présente le plus souvent une petite éminence destinée à obturer l'orifice herniaire ; une courroie complète la ceinture et unit l'extrémité libre du ressort à la pelote (fig. 166).

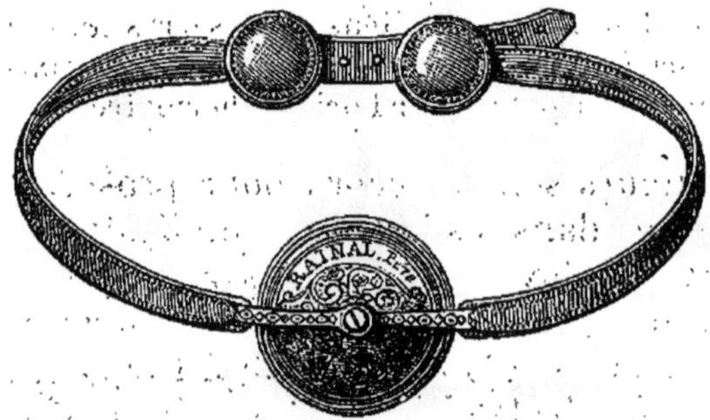

Fig. 167. — Bandage herniaire ombilical (système anglais).

On se sert aussi fréquemment de bandages constitués par deux ressorts qui sont fixés en avant sur la pelote par une articulation mobile, et dont les extrémités postérieures se terminent chacune par une autre pelote qu'on réunit par une courroie (fig. 167). Ce bandage, ne prenant point d'appui que par ces pelotes, est préférable au précédent. Dolbeau a proposé un bandage composé d'un ressort en acier, antérieur, fixé par son milieu sur la pelote et dont les extrémités sont prolongées par un tube en caoutchouc formant ceinture et renfermant dans son intérieur un lacet inextensible destiné à annuler ou du moins à modérer considérablement l'élasticité du caoutchouc (fig. 168).

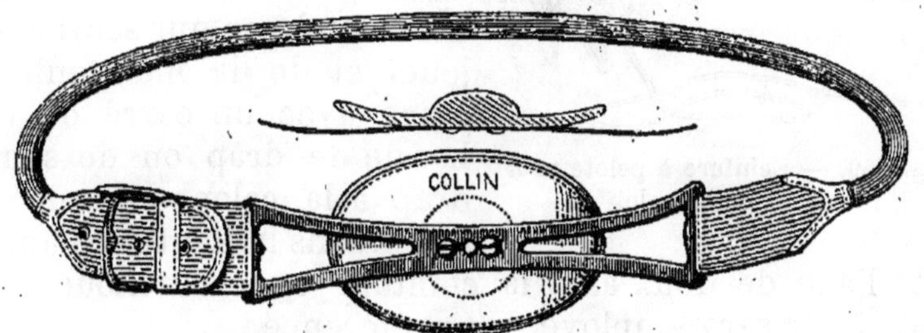

Fig. 168. — Bandage ombilical de Dolbeau.

P. Berger, dans les cas de hernie ombilicale chez les personnes à ventre développé retombant sur les cuisses en forme de tablier, a remarqué que les bandages ordinaires réunissent mal, aussi a-t-il combiné la ceinture ventrière et le bandage de la manière suivante : sur la partie moyenne de la ceinture, qui doit être adaptée aussi exactement que possible au volume et à la forme du ventre à soutenir, il met une pelote analogue à celle du bandage ombilical ordinaire ; sur la base ou face extérieure de la pelote est placé un ressort d'acier en forme d'arc à concavité antérieure aux deux extrémités duquel se fixent des liens qui, serrés autour du ventre, forcent le ressort à se redresser et appliquent par conséquent plus ou moins fortement la pelote sur l'orifice herniaire.

Tous les auteurs sont d'accord pour proscrire les appareils mécaniques dans les hernies ombilicales des enfants.

Demarquay employait une pelote en caoutchouc pleine d'air et maintenue par une bande de diachylon ou de caoutchouc analogue à la ceinture (fig. 169) ; Vidal (de Cassis) se servait d'une plaque ronde en gomme élastique présentant à son centre un mamelon qui s'introduit dans l'anneau ; Sœmmering, d'une plaque de liège hémisphérique. Gosselin, dans ses cliniques, recommande le bandage de Trousseau : il applique, après réduction, une boule de coton au-devant de l'anneau ombilical et enroule ensuite autour de l'enfant une bandelette de diachylon large de 2 centim. et demi, assez longue pour faire trois fois le tour du corps et qui passe au-devant de la boule de coton afin de bien l'assujettir. Poulet et Bousquet proposent d'appliquer sur l'anneau ombilical un bouton métallique ou la moitié d'une des balles de caoutchouc qui servent de jouet et de la maintenir en place avec un carré ou une bande de drap ou de sparadrap à la colophane ou à la glu, moins irritant que l'autre; après l'âge de deux ans, la ceinture en caoutchouc avec pelote à air sera employée de préférence.

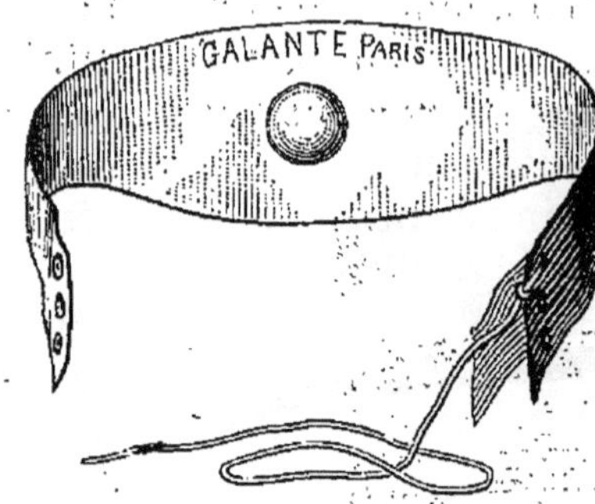

Fig. 169. — Ceinture à pelote pour hernie ombilicale.

J. Thomson recommande chez les adultes le bandage suivant, facile à fabriquer. Il se compose d'une large bande de calicot épais, doublé, faisant presque le tour du corps, lacée par derrière et dans laquelle on pratique, au point correspondant au niveau de l'ombilic, une poche de 6 à 8 centim. de largeur s'ouvrant à l'extérieur; dans cette poche on introduit une plaque de gutta-percha à bords arrondis que la chaleur du corps tient suffisamment molle et on assujettit ensuite le bandage par des bretelles et des sous-cuisses. Au lieu de gutta-percha, on peut avec Gosselin, se servir d'une pelote de coton.

IV. **Hernies obturatrices.** — Le seul bandage qui puisse rendre quelques services, dans ces hernies, est la ceinture compressive de Bourjeaurd. Cet appareil est constitué par une large ceinture hypogastrique, élastique, sous laquelle on introduit un système de pelotes à insufflation (fig. 170).

Application des bandages herniaires. — La hernie sera préalablement réduite, en faisant coucher le malade, si cela est nécessaire, pour obtenir le relâchement des parois abdominales. Plaçant ensuite l'index gauche sur l'orifice herniaire pour s'opposer à l'issue des viscères, on saisit de la main droite le bandage près de la pelote et on applique celle-ci exactement sur l'orifice, en retirant progressivement l'index gauche; tandis que la main droite maintient solidement la pelote, la gauche devenue libre dispose le ressort autour du bassin, à environ 5 à 6 centim. au-dessous de la crête iliaque, et vient fixer l'extrémité de

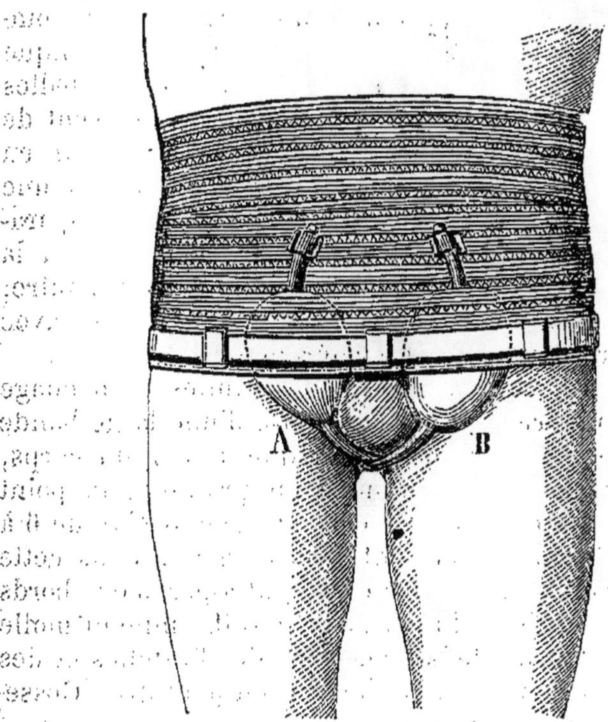

Fig. 170. — Ceinture à pelotes compressives de Bourjeaurd.

la courroie sur les saillies des boutons de la face externe de la pelote; il ne reste plus qu'à disposer convenablement les sous-cuisses (fig. 171). L'application du bandage anglais se fait de la même manière, mais elle est beaucoup plus rapide et facile, car il n'y a pas de courroie à fixer (fig. 162 et 163).

Le bandage, une fois placé, doit maintenir absolument la hernie d'une manière permanente, sans exercer cependant une pression trop forte qui empêcherait le sujet de le supporter. Pour s'assurer qu'il remplit bien son but, on fera marcher le malade et on lui recommandant de tousser, de faire un effort le corps penché en avant ; on vérifiera pendant les manœuvres si la hernie ne fait pas issue sous la pelote. Un bon bandage devrait aussi maintenir la réduction lorsque le porteur, étant accroupi, fait des efforts comme pour aller à la selle ; malheureusement beaucoup

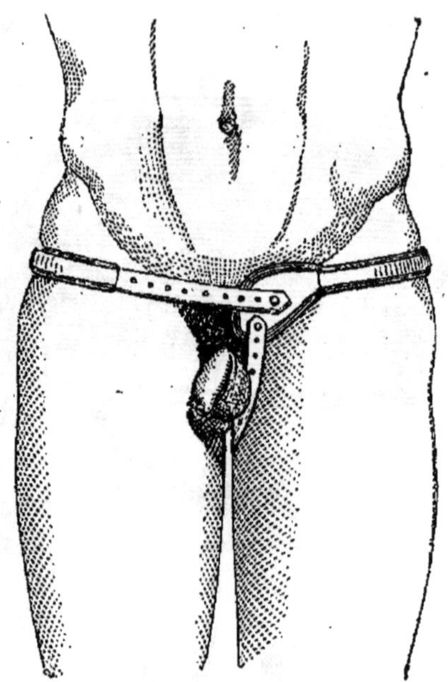

Fig. 171. — Bandage inguinal français appliqué.

ne remplissent pas cette condition, surtout si les anneaux sont très dilatés et la hernie volumineuse.

Les jeunes sujets, chez lesquels on peut espérer la guérison de la hernie, conserveront leur bandage jour et nuit pendant fort longtemps, 7 à 8 ans d'après Gosselin ; quant aux autres malades, sauf les cas de quintes de toux fréquentes, ils pourront ne le porter que dans la journée, mais devront prendre la précaution de le mettre avant de se lever et de ne l'enlever qu'une fois au lit.

Le port d'un bandage herniaire détermine *certains inconvénients et accidents :* pendant les premiers jours il y a une certaine gêne à laquelle s'habituent peu à peu les sujets ; chez certains d'entre eux, surtout chez ceux chargés d'embonpoint, il se produit des excoriations, des eczémas, de l'érythème, contre lesquels on prescrira l'application de poudre d'oxyde de zinc avec interposition d'un linge fin; mais si les accidents augmentent, on devra faire suspendre pendant quelques jours le port du bandage. Nous signalerons encore la gangrène de la peau, le gonflement inflammatoire du cordon qui proviennent d'un bandage trop serré et par conséquent mal choisi.

§ IV. — *Quatrième variété :* CEINTURES; BANDAGES A PLAQUES.

Les ceintures, employées pour la plupart en gynécologie, peuvent se diviser en : 1° *ceintures abdominales*, destinées à soutenir l'abdomen tout entier; 2° *ceintures hypogastriques*, n'agissant que sur l'hypogastre. Elles sont constituées soit par des tissus élastiques, soit par de véritables bandages lacés ou bouclés en coutil ou en laine, soit enfin, surtout pour les ceintures hypogastriques, par une plaque médiane avec ressorts métalliques latéraux.

1° **Ceintures abdominales.** — Elles ont pour but de soutenir l'abdomen dans les cas d'hydropisie, de kystes ovariques volumineux, de grossesse, d'éventration, d'obésité exagérée, etc.

Contre l'*éventration*, outre les ceintures en tissu élastique et les bandages lacés et bouclés dont nous avons parlé plus haut, on peut se servir avantageusement de l'appareil un peu compliqué représenté figure 172. Cette ceinture en coutil souple, rembourrée pour éviter les excoriations, est garnie de trois baleines longitudinales sur sa partie antérieure, qui présente aussi deux bandes élastiques, larges de 6 centim., se fixant au moyen des boucles : des bretelles et des sous-cuisses empêchent le bandage de se déplacer pendant la marche.

Courty a recommandé une ceinture à pression méthodique, excellente pour soutenir l'abdomen : elle est faite dans sa partie postérieure en tissu de coutil et se serre au moyen d'une série de 12 courroies à boucles de même étoffe, mais qu'on peut aussi faire fabriquer en tissu élastique.

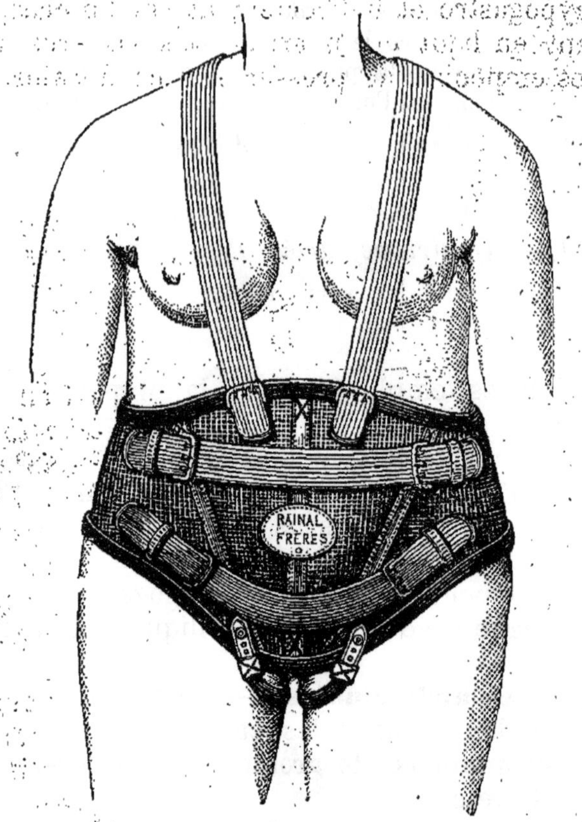

Fig. 172. — Ceinture abdominale pour éventration complète.

Ceintures de grossesse ou eutociques. — Elles ont pour but de soutenir les parois abdominales, lorsque celles-ci ont été relâchées par des grossesses antérieures, ou de maintenir le fœtus dans une bonne position, quand on est parvenu par des manœuvres à transformer en présentation régulière une présentation vicieuse ; elles peuvent encore servir à empêcher les viscères abdominaux de peser sur l'utérus malade ou dévié. Le modèle de Pinard (fig. 173) est constitué par une large bande de tissu élastique entourant les deux tiers postérieurs de la circonférence du tronc tandis que le plastron antérieur est en coutil et se lace avec un cordonnet de soie ou élastique.

2° **Ceintures hypogastriques.** — Les ceintures hypogastriques, ou bandages à plaques, sont destinées à agir sur l'hypogastre et indirectement sur l'utérus, surtout en refoulant en haut et en arrière les viscères abdominaux pour les empêcher de presser sur ce dernier. Elles sont

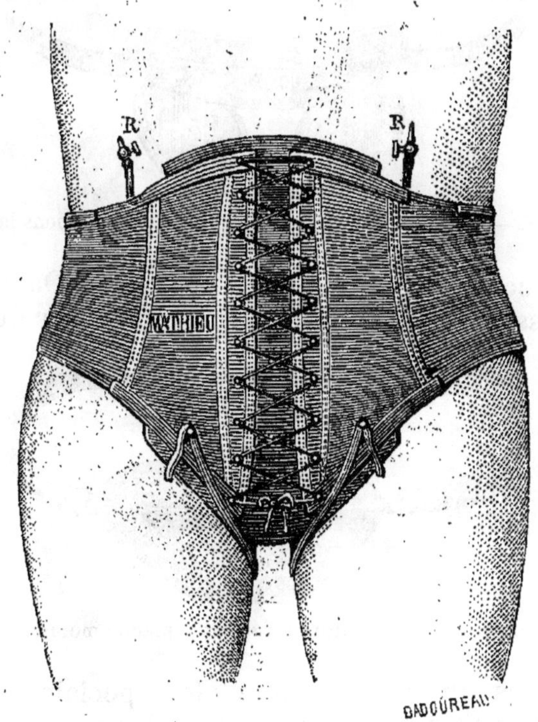

Fig. 173. — Ceinture eutocique de Pinard.

composées essentiellement de deux parties : une plaque et une ceinture.

La *plaque métallique* ou écusson est rembourrée de crin sur la face qui sera en rapport avec les téguments, de manière à former un coussin, résistant, épais, quelquefois élastique, recouvert de peau de daim ou de chamois ; lorsqu'elle est fixée sur le ressort, la face agissante doit regarder en haut et en arrière. Elle peut présenter des formes diverses sur lesquelles il est inutile d'insister.

Dans les cas où la compression médiane est douloureuse, on se servira d'un bandage à deux pelotes qui donnera une pression bilatérale plus facile à supporter (fig. 174).

La *ceinture* est formée soit par des ressorts analogues à ceux des bandages herniaires, soit par des tissus de caout-

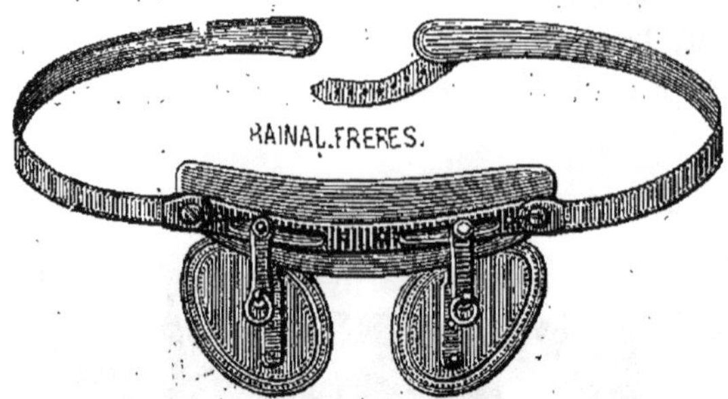

Fig. 174. — Ceinture hypogastrique à pelotes à pressions latérales.

chouc, de coton ou simplement de coutil. Dans les ceintures à ressort (fig. 175), la plaque peut subir des inclinai-

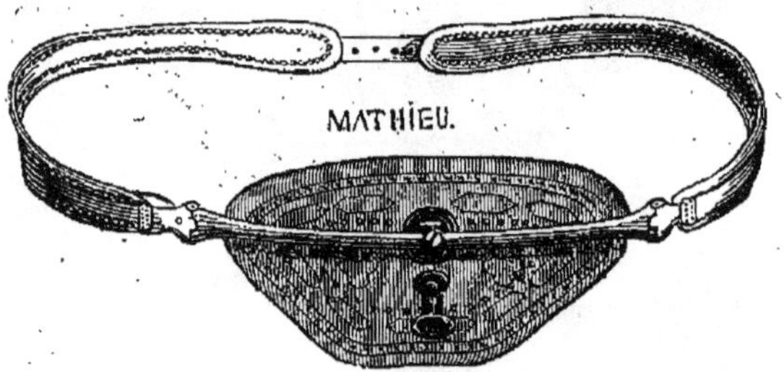

Fig. 175. — Ceinture à ressort à plaque mobile.

sons diverses au moyen d'une clef spéciale, et elle est articulée avec le ressort de manière à ne pas se déplacer

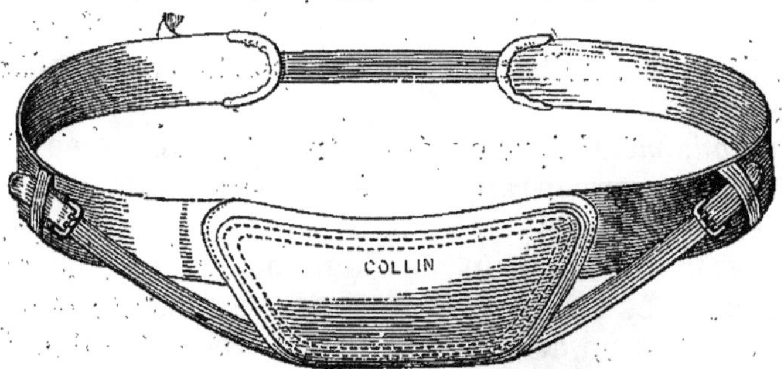

Fig. 176. — Ceinture élastique à plaque, de Pajot.

dans les mouvements de la malade. Parmi les ceintures en tissu, il faut signaler celle de Pajot (fig. 176), qui est constituée par une bande de tissu non élastique, large de 5 à 6 cent., portant la plaque à sa partie médiane ; de la partie inférieure de celle-ci partent deux liens élastiques, qui vont se boucler sur la ceinture et servent à donner à la plaque une inclinaison variable.

Nous rappellerons encore la ceinture élastique de Gallard, étudiée avec les bandages élastiques.

Toutes ces ceintures doivent prendre point d'appui sur le bassin, au-dessous de la crête iliaque, comme les bandages herniaires. Leur emploi est assez souvent combiné avec celui des pessaires.

§ V. — *Cinquième variété :* BANDAGES ET APPAREILS CONTENTIFS DE L'UTÉRUS ; PESSAIRES.

Les pessaires sont des appareils destinés à maintenir l'utérus dans sa position normale, après qu'on a réduit ses déviations ou son prolapsus. Leur nombre est si considérable que nous avons du faire un choix et nous borner à signaler ceux dont l'emploi est le plus général, renvoyant pour plus de détails aux traités de gynécologie.

Les substances employées dans la confection des pessaires sont l'ébonite ou caoutchouc durci, le caoutchouc vulcanisé seul ou entourant des ressorts métalliques, la gomme élastique, sorte

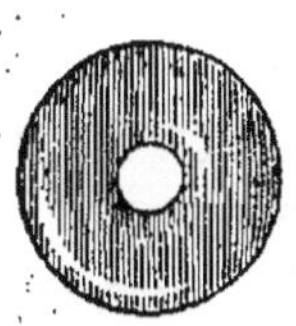

Fig. 177. — Pessaire en gimblette.

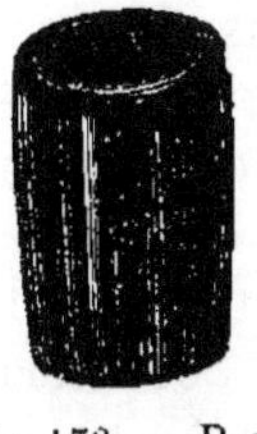

Fig. 178. — Pessaire en bondon.

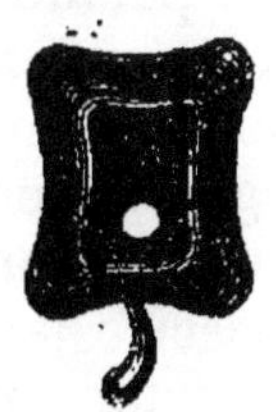

Fig. 179. — Pessaire en raquette.

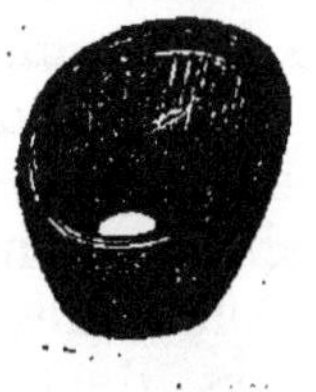

Fig. 180. — Pessaire en entonnoir.

d'étoupe ou feutre recouverte d'huile siccative, le buis, la porcelaine émaillée, l'aluminium, l'ivoire, l'or, etc., etc. ; parfois un simple tampon de coton suffit. La forme de ces appareils est des plus variables et a servi souvent à leur dénomination : pessaires en gimblette (anneau très épais) (fig. 177), en bondon (fig. 178), en sablier, en raquette (fig. 179), en entonnoir (fig, 180), élytroïdes, à air ; les pessaires à anneaux, introduits dans la pratique par Hodge et

Meiggs, sont actuellement les plus employés, car ils présentent l'avantage de ne pas presser sur le col de l'utérus et d'éviter ainsi les ulcérations.

Nous les diviserons, d'après les indications qu'ils sont destinés à remplir, en : 1° *pessaires pour les déviations utérines ;* 2° *pessaires pour le prolapsus de l'utérus*. Les uns, et c'est le plus grand nombre, tiennent dans le vagin sans support extérieur ; d'autres, dits pessaires à tige, sont soutenus par un système de support extérieur avec courroies périnéales ; nous laisserons de côté les pessaires intra-utérins, dont l'emploi est des plus rares, pour ne nous occuper que des pessaires vaginaux.

I. **Pessaires pour les déviations utérines.** — Nous les classons en : *A*. pessaires applicables indifféremment aux diverses variétés de déviation ; *B*. pessaires pour l'antéversion et l'antéflexion ; *C*. pessaires pour la rétroversion et la rétroflexion.

a. Pessaires pour les diverses déviations

1° *Pessaires extemporanés*. — Le plus simple est celui qu'on prépare avec un tampon de ouate, imprégné de vaseline antiseptique ou de toute autre substance médicamenteuse et retenu par un fil ; il doit être renouvelé tous les jours, mais il est souvent insuffisant.

Guéneau de Mussy recommande de se servir, au lieu de ouate, d'une éponge convenablement taillée qu'on imbibe d'abord d'une solution alunée, et dont on plonge le tiers inférieur dans de la cire jaune fondue, les deux tiers supérieurs, destinés à porter sur le col utérin, conservant leur souplesse et leur expansibilité.

2° *Pessaires en gomme élastique, en caoutchouc à air fixe.* — Ils peuvent être ronds (en gimblette) ou ovales et ne sont, en général, que de médiocres appareils.

3° *Pessaires en caoutchouc à réservoir d'air* de Gariel (fig. 181 et 182). — Ce pessaire est constitué par une pelote de caoutchouc, de forme variable, munie d'un tube à robinet qui permet de l'insuffler au moyen d'une poire à air ; il agit plutôt en soutenant l'utérus qu'en le redressant.

On l'introduit replié sur lui-même, lubrifié avec de l'huile ou de la vaseline, puis on le distend une fois en place et on ferme le robinet ; il n'est pas toujours bien supporté et remplit souvent incomplètement son but.

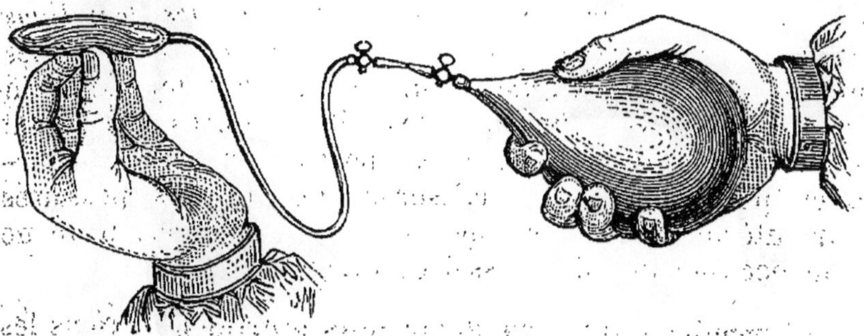

Fig. 181. — Pessaire de Gariel, vide.

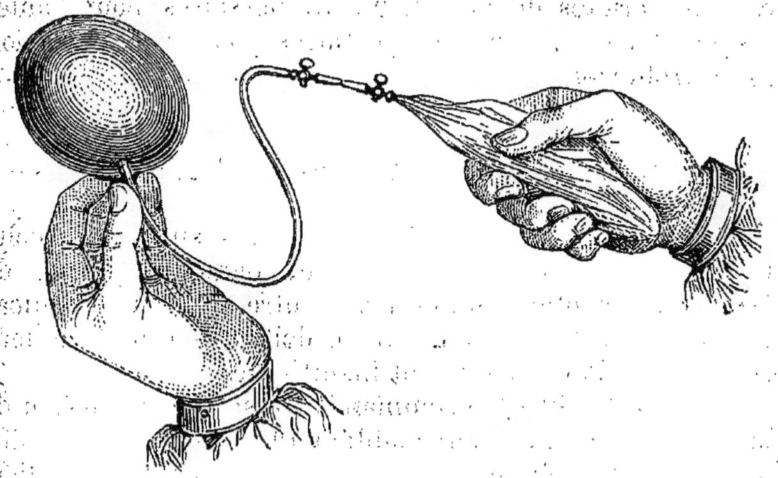

Fig. 182. — Pessaire de Gariel, insufflé.

4° *Anneau-pessaire de Dumontpallier* (fig. 183 et 184). — Il est composé par un ressort élastique recouvert d'une couche épaisse de caoutchouc, et agit surtout en tendant les parois relâchées du vagin ; il en existe de différents numéros (1 à 9) suivant le diamètre de l'anneau. On le place après lui avoir donné une forme allongée d'arrière en avant et en le glissant le long de la paroi postérieure du vagin, et on le dispose horizontalement, de façon qu'il porte dans les culs-de-sac antérieur et postérieur du vagin, en ayant le soin de s'assurer que le col est mobile dans l'anneau et qu'un repli de la muqueuse n'est pas comprimé entre le segment cervical et le bord interne de la circonfé-

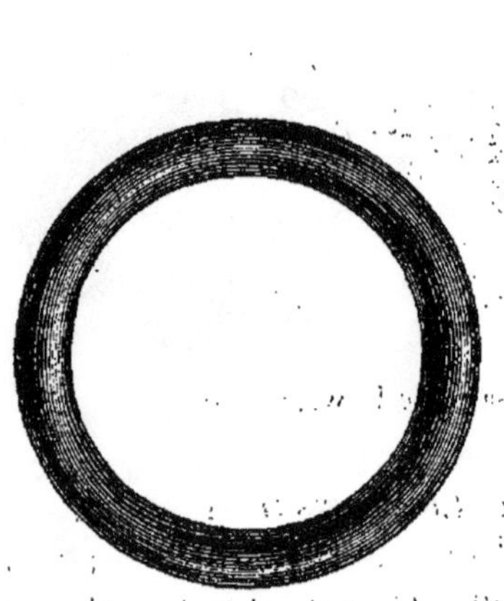

Fig. 183. — Anneau pessaire de Dumontpallier.

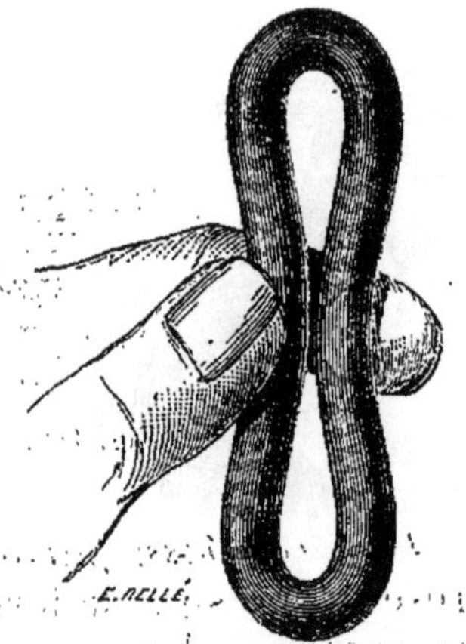

Fig. 184. — Pessaire de Dumontpallier, prêt à être introduit.

rence ; l'anneau ne doit pas appuyer sur les branches descendantes du pubis. Le pessaire sigmoïde simple de

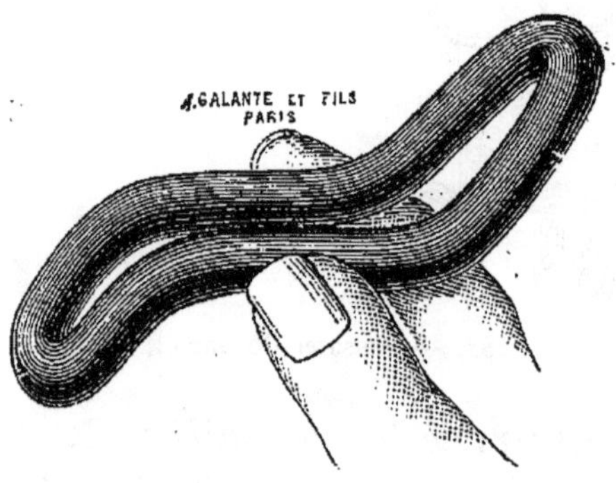

Fig. 185. — Pessaire sigmoïde de Menière.

Menière (d'Angers), analogue au précédent, remplit les mêmes usages (fig. 185).

5° *Pessaire de Fowler* (fig. 186). — Il est en caoutchouc durci et se compose d'une partie excavée destinée à recevoir le col et d'une sorte de bec (B) qui sera placé dans le cul-de-sac vaginal antérieur pour l'antéversion et dans le cul-de-sac postérieur pour la rétroversion, de manière à presser sur la face antérieure ou postérieure de l'utérus.

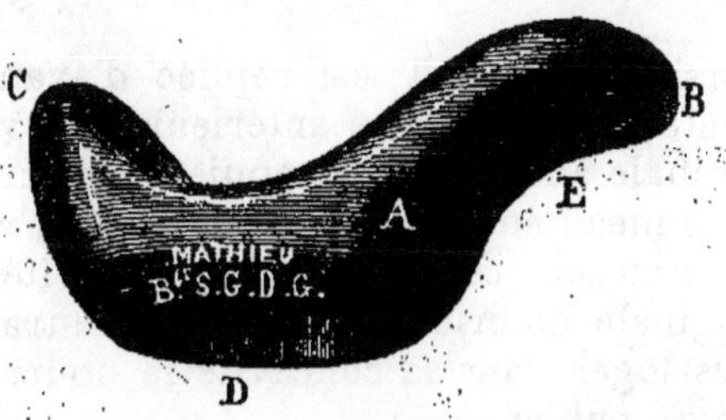

Fig. 186. — Pessaire de Fowler.

6° *Pessaire passe-partout de Landowski* (fig. 187). — Il représente presque la forme d'une clef à double panneton et se compose d'un anneau ouvert, destiné à entourer le col et d'un T dont la transversale vient prendre un point d'appui derrière la symphyse pubienne. Avant de le faire

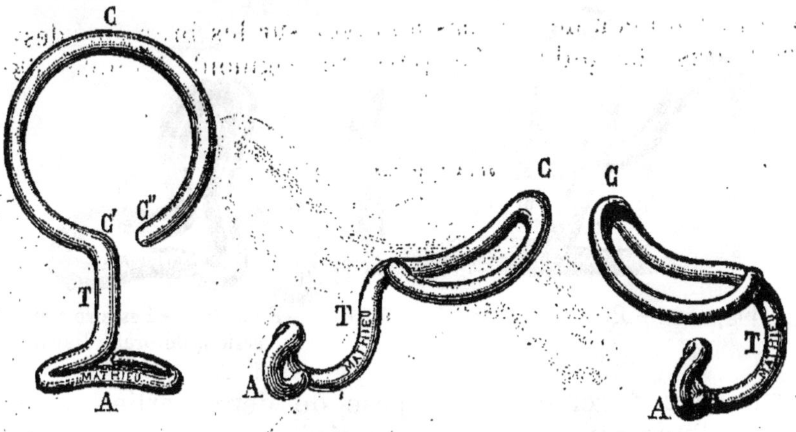

Fig. 187. — Pessaire passe-partout de Landowski.

construire en aluminium, il faut d'abord en fabriquer un modelable en étain. En ouvrant plus ou moins l'anneau, on lui donne la dimension suffisante pour loger le col ; l'angle obtus que cet anneau doit former avec la tige reçoit ensuite l'écartement nécessaire pour que le segment supérieur de l'anneau relève le corps de l'utérus à travers le cul-de-sac correspondant, pendant que le segment inférieur presse sur le col en sens inverse ; il se produit ainsi un mouvement de bascule qui aide l'organe à se replacer dans sa position normale.

Dans l'antéversion, la tige T est repliée d'avant en arrière de manière à présenter une convexité antérieure qui vient en rapport avec la paroi vaginale antérieure et appuie ainsi sur le corps utérin dévié en avant, l'anneau entourant le col. Dans la rétroversion, la tige T est courbée en sens contraire et sa concavité est en rapport avec la paroi vaginale antérieure. L'extrémité transversale de la tige doit toujours loger dans sa concavité le bourrelet charnu qui tapisse la symphyse pubienne.

b. Pessaires pour l'antéversion et l'antéflexion

D'après de Sinéty et Thévenot, les pessaires les mieux appropriés à ces déviations sont ceux de Gaillard Thomas et de Graily Hewitt.

1° Le *pessaire de Gaillard Thomas* (fig. 188) est en

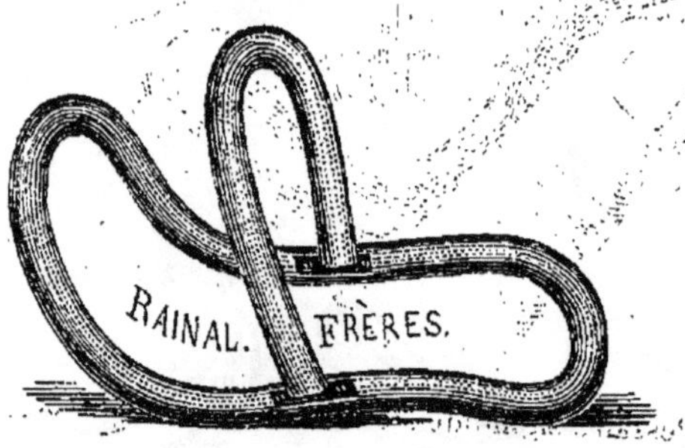

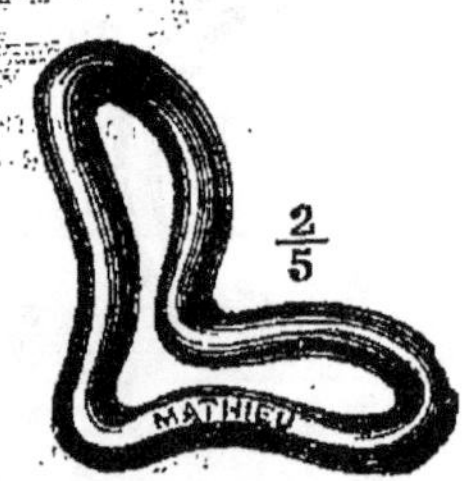

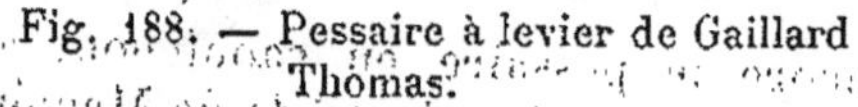

Fig. 188. — Pessaire à levier de Gaillard Thomas.

Fig. 189. — Pessaire à antéversion, de Graily Hewitt.

caoutchouc durci et se compose de deux parties, constituées l'une par un anneau-pessaire sigmoïde, l'autre par un demi-anneau articulé sur le précédent.

Pour l'introduire, on repousse la pièce mobile en arrière contre la partie postérieure de l'anneau principal. Dès que le pessaire est arrivé au fond du vagin, on accroche avec un doigt la partie postérieure du grand anneau, qu'on fait glisser dans le cul-de-sac postérieur. La pièce mobile vient s'insinuer dans le cul-de-sac antérieur et est redressée, s'il le faut, avec un fil, de manière à repousser l'utérus en arrière.

E. Frankel se sert de pessaires de ce genre soit en caoutchouc durci, soit en fil de cuivre flexible et enduit de celluloïde, alors très modelables.

2° *Pessaire de Graily Hewitt* (fig. 189). — Il représente deux demi-anneaux en caoutchouc durci, tantôt continus entre eux de manière à former un seul anneau coudé, tantôt réunis par une plaque légèrement concave.

On l'introduit perpendiculairement, la plaque ou l'angle des anneaux regardant en haut, en suivant la paroi vaginale postérieure jusqu'au cul-de-sac correspondant. On le fait alors basculer de telle sorte que la plaque ou le point d'union des deux anneaux s'engage dans le cul-de-sac antérieur et repousse l'utérus, tandis que l'anneau postérieur entoure le col et que l'antérieur ou vertical s'appuie sur le pubis.

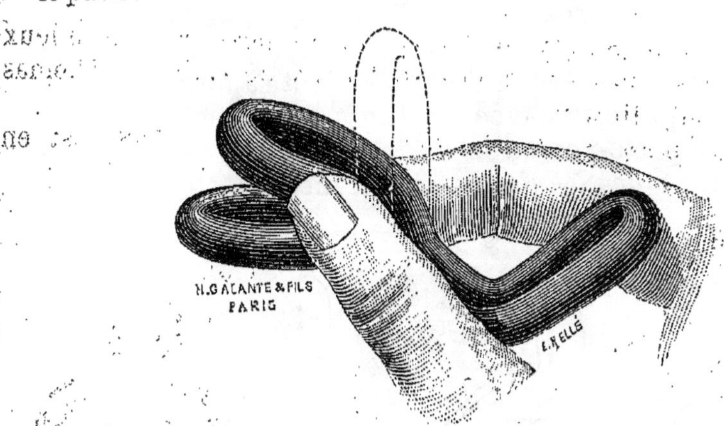

Fig. 190. — Pessaire sigmoïde à antéversion de Menière.

Nous signalerons encore le pessaire en caoutchouc à air *en forme d'anneau* de Gariel, et le *pessaire sigmoïde* de Menière constitué par un ressort entouré de caoutchouc dont l'arc postérieur est bifurqué (fig. 190).

c. Pessaires pour la rétroversion et la rétroflexion

1° Le *pessaire de Hodge* (fig. 191), en aluminium ou en caoutchouc durci, présente la forme d'un U à branches parallèles, courbé sur le plat pour s'accommoder à la forme du vagin. La branche transversale de l'U est poussée en arrière du col de l'utérus, la partie ouverte tournée en avant.

2° *Pessaire de Sims* (fig. 192). Sims a modifié la courbure du pessaire précédent, bien qu'il le trouve excellent, et en a fait un anneau sigmoïde complet. On le modèle préalablement avec de l'étain malléable, puis on le fait fabriquer en aluminium. Ce pessaire peut

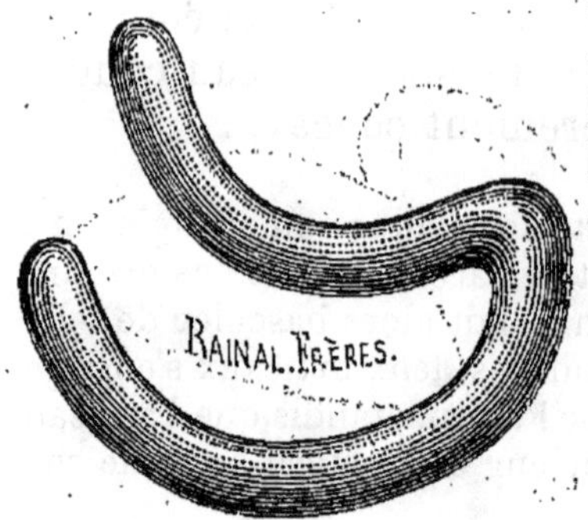

Fig. 191. — Pessaire de Hodge.

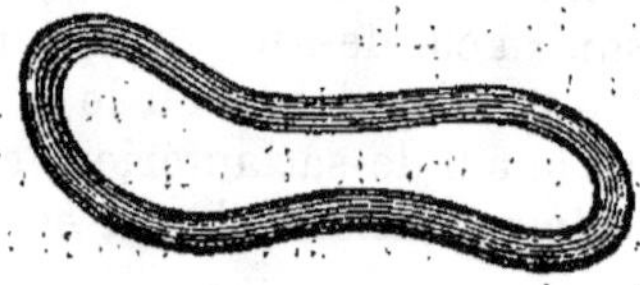

Fig. 192. — Pessaire de Sims.

être utilisé avec l'antéversion en modifiant sa forme suivant le cas. On le place soit avec les doigts, soit avec une pince spéciale dite porte-pessaire.

3° *Pessaires de Schultze.* — Ce gynécologiste est aussi

Fig. 193. Fig. 194. Fig. 195.

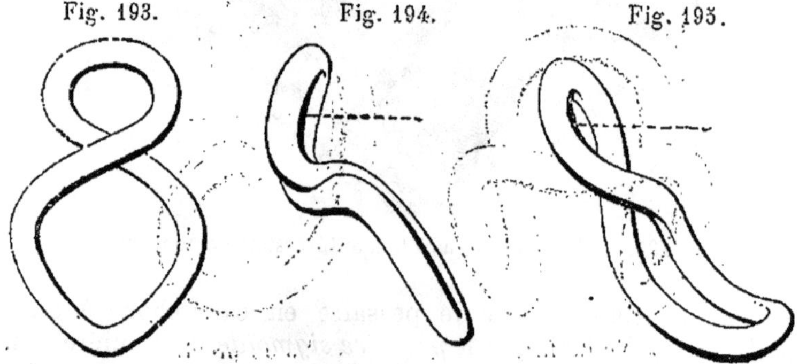

Pessaires en 8 pour la rétroflexion (Schultze).
Fig. 193 : vue de face. — Fig. 194 et 195 : vu de profil à divers degrés de flexion.

d'avis de modeler les pessaires pour les exigences de chaque cas. Dans le but d'assurer au col une situation élevée en arrière dans la cavité pelvienne, il en a choisi deux formes : l'un en 8, l'autre en forme de traîneau. Ces pessaires sont confectionnés avec des anneaux en fil de cuivre mou, recuit, recouverts d'un tube de caoutchouc ; ces anneaux ont une épaisseur variant de 7 à 10 millim., et doivent être faciles à plier pour leur donner la forme voulue.

Les anneaux en 8 (fig. 193, 194 et 195), de 9 millim. de diamètre, sont excellents dans le cas où le vagin n'est pas trop lâche. Le petit anneau embrasse la portion vaginale du col et doit la maintenir, ce dont on s'assure après que la vessie et le rectum auront été alternativement remplis et évacués ; le grand anneau reste dans le vagin.

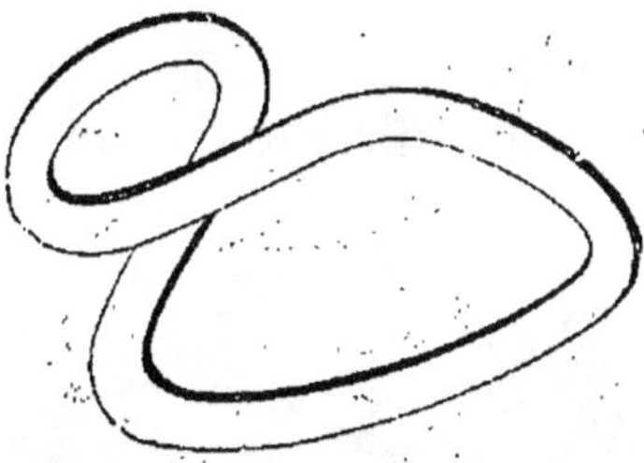

Fig. 196. — Pessaire en 8 excentrique.

Si le col a de la persistance à glisser hors de l'anneau vers un côté, il faut le fixer latéralement avec un pessaire en 8 de forme excentrique (fig. 196).

Chez les femmes dont le plancher du bassin n'a plus la solidité voulue pour donner au pessaire en huit la fixité nécessaire, ni l'élasticité suffisante pour le repousser, après la défécation, dans sa situation première, il faut employer le pessaire en traîneau (fig. 197). Ce pessaire présente une

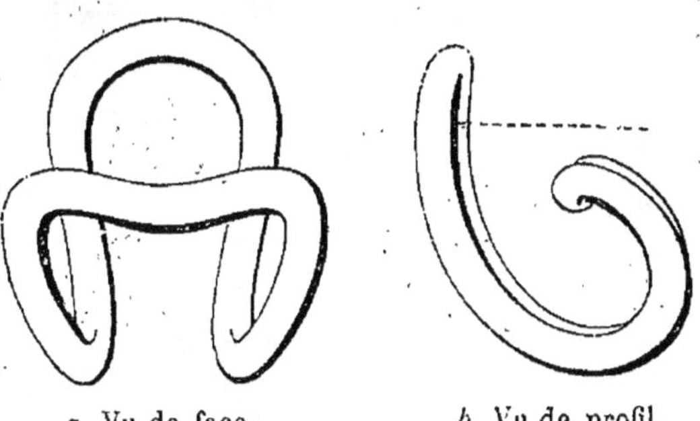

a. Vu de face. *b.* Vu de profil.

Fig. 197. — Pessaire en traîneau.

saillie postérieure, plus longue, qui repose par ses deux branches sur le plancher pelvien et monte plus ou moins haut le long de la paroi postérieure du bassin, et une saillie antérieure, plus courte, dont la terminaison dirigée en arrière force le col à demeurer derrière la moitié postérieure de la cavité pelvienne.

Ces pessaires ne peuvent être bien appliqués que par le chirurgien.

Hergott, trouvant que les anneaux en cuivre recouverts de caoutchouc s'altèrent, finissent par répandre une odeur fétide et se prêtent mal aux soins de propreté, les a fait fabriquer en tubes creux d'étain, de 1 millim. d'épaisseur, remplis de colophane, sur lesquels la forme en 8 aura été ébauchée d'avance par le fabricant.

4° *Pessaire de Courty* (fig. 198). — Il a aussi à peu près la forme d'un traîneau et constitue, avec le précédent,

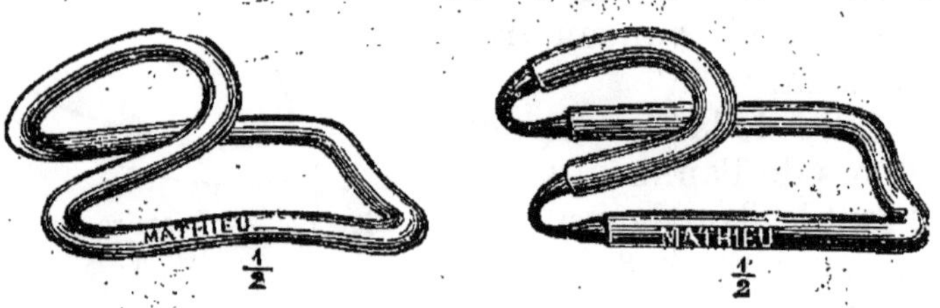

Fig. 198. — Pessaire de Courty.

un des meilleurs appareils à employer, surtout pour la rétroflexion.

II. **Descente et prolapsus de l'utérus.** — La plupart des pessaires simples à anneau décrits dans les catégories précédentes (Hodge, Sims, Dumontpallier, en traîneau de Schultze) sont ceux qui conviennent le mieux pour s'opposer au prolapsus. Ils sont préférables aux pessaires à tiges ou hystérophores préconisés par un certain nombre de gynécologistes, et qui, prenant point d'appui sur un bandage en T fixé à une ceinture, offrent l'inconvénient de transmettre à l'organe les secousses extérieures ; un des moins mauvais est celui de Dumontpallier (fig. 199). Nous ne ferons que signaler les *Pessaires hystérophores* de Franck, Hervez de Chégoin, Kilian, Giardono, etc. Lorsqu'on se sert d'un simple tampon de ouate, on peut aider à son maintien par l'application d'un bandage en T du périnée.

Les pessaires sont heureusement combinés parfois avec des ceintures hypogastriques qui empêchent le poids des viscères de peser sur l'utérus.

Application des pessaires. — Avant d'appliquer un pessaire, on doit s'assurer que l'utérus n'est pas douloureux, que le col ne présente pas d'ulcération, et qu'il n'existe aucune inflammation périutérine aiguë ou subaiguë ; la vessie et le rectum seront vides.

La femme sera couchée sur le dos, dans la position ordinaire pour l'examen au spéculum, les jambes fléchies sur les cuisses, celle-ci écartées suffisamment et fléchies sur le bassin, qui sera sur un plan un peu élevé. L'utérus étant replacé dans sa situation normale,

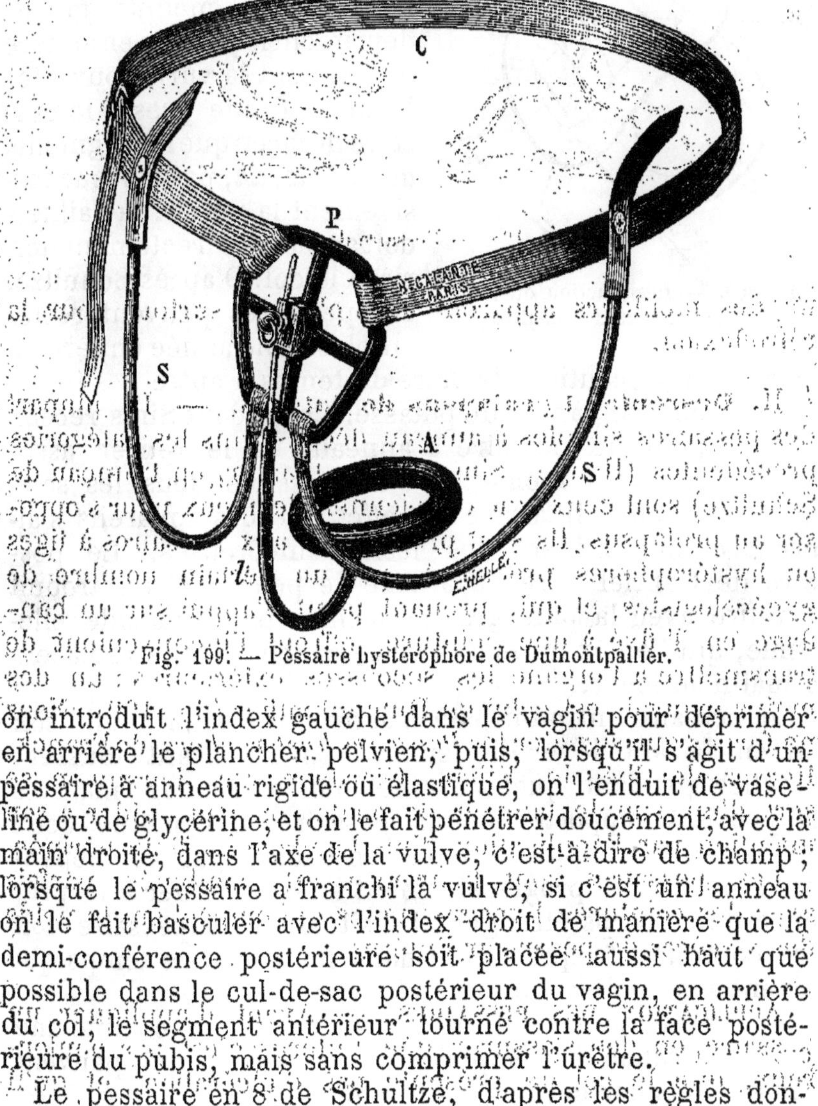

Fig. 199. — Pessaire hystérophore de Dumontpallier.

on introduit l'index gauche dans le vagin pour déprimer en arrière le plancher pelvien, puis, lorsqu'il s'agit d'un pessaire à anneau rigide ou élastique, on l'enduit de vaseline ou de glycérine, et on le fait pénétrer doucement, avec la main droite, dans l'axe de la vulve, c'est-à-dire de champ ; lorsque le pessaire a franchi la vulve, si c'est un anneau on le fait basculer avec l'index droit de manière que la demi-conférence postérieure soit placée aussi haut que possible dans le cul-de-sac postérieur du vagin, en arrière du col, le segment antérieur tourné contre la face postérieure du pubis, mais sans comprimer l'urètre.

Le pessaire en 8 de Schultze, d'après les règles données par cet auteur, est aussi introduit de champ, l'ouverture destinée au col dirigée en avant, puis mise en travers contre l'utérus ; quant à celui en traîneau, il sera saisi entre le pouce, l'index et le médius de la main droite suivant *ah* et *ag* (fig. 200), puis introduit par la saillie *c* en avant dans le vagin, en appuyant contre la paroi gauche de celui-ci ; l'index et le médius gauche dépriment le périnée en arrière et tiennent la vulve ouverte, la main droite presse le pessaire de façon que les segments *ab*, *ad*, *ae*, *ah*, passent successivement la vulve ; la saillie *i* doit se placer directement derrière le col. D'après Schultze, ces pessaires peuvent rester en place une année entière en prenant la précaution de faire de temps à autre des injections de permanganate de potasse. Cependant Sims recommande, pour un pessaire à anneau, de le retirer assez fréquemment, et même, si c'est possible, tous les soirs en se couchant ; il arrive en effet que ces appareils s'altèrent et déterminent des lésions ulcéreuses. Le pessaire de Gabriel offre l'avantage de pouvoir être introduit et retiré avec la plus grande facilité par la malade elle-même, qui l'enlèvera le soir en se couchant et le replacera le matin au lever.

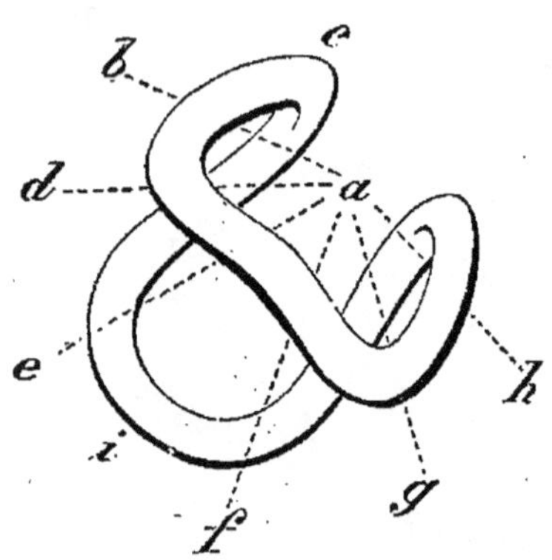

Fig. 200. — Introduction du pessaire en traîneau de Schultze.

Le pessaire introduit, on s'assurera qu'il remplit son but en faisant lever la femme, en la faisant tousser, marcher pendant quelques instants. Certaines malades ne peuvent supporter aucun pessaire, pas même ceux faits avec de simples tampons de ouate ; parfois, cependant, on arrive progressivement à les habituer à la présence de ce corps étranger. La situation du pessaire doit être contrôlée fréquemment dans les premiers temps qui suivent son application.

De Sinéty ne considère pas la grossesse comme une contre-indication à l'emploi des pessaires, qui peuvent même empêcher certains avortements.

Accidents déterminés par les pessaires. — La présence des pessaires détermine assez souvent l'apparition d'*accidents* soit *immédiats*, soit *consécutifs*.

Les *accidents immédiats* sont la constipation, la dysurie, les douleurs lombaires, et parfois l'engourdissement des membres inférieurs. On prescrira le repos, les grands bains, mais on pourra être obligé, dans certains cas, de suspendre l'emploi des pessaires si les phénomènes sont très aigus.

Les *accidents consécutifs* sont dus à l'action prolongée exercée par le pessaire sur le vagin, le col de l'utérus et les régions voisines; on les observe surtout lorsque l'appareil s'incruste de sels calcaires à la suite d'un long séjour, ou lorsque sa substance subit des altérations. On a signalé la vaginite purulente, fétide, des phlegmons du ligament large, des abcès de la fosse iliaque suivis de mort, des ulcérations et de l'inflammation hypertrophique du col, des fistules vésico-vaginales qui guérissent assez souvent après l'ablation du pessaire, même des fistules recto-vaginales; il peut arriver que l'inflammation produise un véritable rétrécissement du conduit vaginal, des adhérences fibreuses qui enveloppent le pessaire et nécessitent une opération pour l'extraire.

L'emploi des pessaires doit donc être surveillé. Si le pessaire s'enlève tous les soirs, la femme le nettoiera avec une solution antiseptique et pratiquera une injection vaginale après l'ablation et avant le remplacement; si le pessaire est inamovible, c'est-à-dire doit rester appliqué pendant plusieurs jours, une injection vaginale antiseptique sera faite matin et soir. Les pessaires en aluminium et en étain s'altèrent très difficilement et après plusieurs mois sont encore intacts; par contre, ceux en caoutchouc doivent être vérifiés de temps à autre et nettoyés toutes les deux à trois semaines.

TROISIÈME PARTIE

DES APPAREILS

Les appareils auxquels nous avons consacré cette troisième partie comprennent l'ensemble des moyens mécaniques applicables à l'immobilisation des fractures et des articulations blessées ou malades. Obligé de faire un choix parmi le nombre considérable d'appareils décrits jusqu'à ce jour, nous avons conservé les plus simples, ceux dont les matériaux sont faciles à se procurer, et que le chirurgien peut préparer lui-même ou faire fabriquer par le premier ouvrier venu, et nous n'avons admis que quelques exceptions en faveur d'appareils mécaniques dont l'emploi, justifié par une pratique étendue, a donné des résultats excellents.

Nous diviserons cette partie en deux grandes sections : la première traitera des appareils à fractures, la seconde des appareils applicables aux résections et au traitement des affections et lésions des articulations.

PREMIÈRE SECTION

APPAREILS A FRACTURES

CHAPITRE PREMIER

CONSIDÉRATIONS GÉNÉRALES

§ I. — Classification

Les appareils à fractures sont les moyens méthodiques employés pour maintenir dans leur rapports normaux, après réduction, les fragments d'une fracture. Tout appareil doit être d'abord *contentif*, c'est-à-dire immobiliser les parties fracturées, mais à l'*immobilisation* se joint souvent l'emploi de deux méthodes adjuvantes : l'*extension* et la *suspension*. La combinaison fréquente de ces trois modes de traitement des fractures nous a déterminé à repousser la classification, admise par un certain nombre de chirurgiens, en *appareils contentifs* ou *de position*, *appareils à extension* et *appareils à suspension* (hypo et épinarthécie).

Nous avons adopté la division suivante :

1re classe : *Appareils improvisés ou irréguliers ;* 2e classe : *Appareils réguliers*. Les premiers sont ceux que le chirurgien peut être appelé à appliquer sur le lieu même de l'accident avec des matériaux quelconques, dont l'emploi est régi par les principes généraux de l'immobilisation. Les appareils de la seconde classe, dont les variétés sont nombreuses, constituent des types déterminés, classiques ; leur préparation et leur application sont soumises à des règles précises.

1re CLASSE : *Appareils improvisés, irréguliers.*

Classe	Catégorie	Variété
2e CLASSE : *Appareils réguliers.*	1er CATÉGORIE : Appareils à attelles; coussins, etc.	
	2e — Gouttières, boîtes, plans inclinés.	
	3e CATÉGORIE Appareils modelés.	1re *variété* : Appareils en métal;
		2e — En carton ;
		3e — En gutta-percha ;
		4e — En feutre plastique.
	4e CATÉGORIE Appareils solidifiables moulés	1re *variété* : Appareils amidonnés;
		2e — — dextrinés;
		3e — — silicatés;
		4e — — plâtrés;
		5e — — à la paraffine, etc.

Après avoir étudié l'ensemble de ces appareils, nous examinerons les méthodes générales de l'extension et de la suspension, la valeur des différents appareils au point de vue de la chirurgie de guerre et du transport des blessés, et enfin nous décrirons d'une manière particulière ceux qui sont spécialement applicables aux diverses fractures simples et compliquées des membres, de la tête et du tronc.

§ II. — Principes généraux du traitement des fractures

On peut résumer en deux mots les indications générales du traitement d'une fracture simple : *réduction* et *contention* ou *immobilisation;* pour les fractures composées, intervient un troisième facteur, l'*antisepsie du foyer* de la fracture.

Comme pratique adjuvante, pour agir sur les parties molles et amener un retour plus rapide de la fonction des membres, on emploiera le *masssage* remis en honneur par Lucas-Championnière ; on l'appliquera surtout aux fractures para et intra-articulaires quelles qu'elles soient et l'on fera une mobilisation précoce. (Voir *Massage*, IVe partie.)

I. **Réduction.** — Réduire une fracture, c'est chercher à rendre à l'os brisé sa longueur, la direction et la forme qu'il avait avant l'accident. Le plus souvent, en effet, les fragments ont subi des déplacements variés suivant la longueur, l'épaisseur, la direction, l'axe de l'os; parfois ils sont écartés l'un de l'autre, ou, au contraire, ils se sont pénétrés réciproquement. On ne discute plus aujourd'hui sur la question de savoir si la réduction doit être pratiquée immédiatement ; tous les chirurgiens sont pour l'affirmative, la réduction étant le meilleur moyen de prévenir l'inflammation. Cependant Spillmann et Valette, admettent, comme contre-indications, un spasme musculaire excessif ou une inflammation vive des parties environnant l'os fracturé, car dans ces conditions l'application d'un appareil ne saurait être tolérée ; Hamilton s'exprime à ce sujet de la manière suivante : « Affirmer que nous ne devons pas replacer les fragments dans leur situation normale pendant la période où l'inflammation est intense, le gonflement très marqué, ou lorsque les muscles sont le siège de contractions spasmodiques, c'est seulement affirmer que nous ne saurions faire ce qui est impossible, ce dont le seul essai ne peut avoir que des conséquences graves » ; et il ajoute qu'il est toujours légitime et obligatoire de remettre les fragments dans une situation meilleure à l'aide de manœuvres de coaptation, d'extension, et de soutiens latéraux. Les seules fractures dans lesquelles il est le plus souvent inutile et même nuisible de tenter les réductions sont celles du fémur au niveau du grand trochanter avec pénétration.

La réduction de la plupart des fractures exige trois manœuvres : 1° l'extension, 2° la contre-extension, 3° la coaptation.

1° *Extension.* — Elle se pratique sur le fragment inférieur et sur la région qui présente le point d'appui le plus commode. Le point d'application de l'extension et la manière de l'exercer ne sont pas indifférents : pour la jambe, le membre sera saisi autour du cou-de-pied et du pied ; pour la cuisse, on portera aussi l'extension sur la partie inférieure de la jambe et sur le pied. Cependant P. Pott et ses disciples recommandent de la faire sur la partie inférieure du fémur, les articulations du membre étant dans une demi-flexion, pour mieux prévenir la résistance des muscles ; dans les fractures de l'avant-bras, le point d'application est au niveau du poignet ; pour l'humérus, on saisit soit le poignet, soit la partie inférieure du bras, le coude étant fléchi. Un seul aide suffit en général : saisissant à pleines mains le membre au point voulu, il exerce une traction lente, continue et progressive, en tirant d'abord dans la direction du fragment déplacé, puis le ramenant progressivement dans l'axe du membre, de manière à replacer les fragments dans leur direction normale.

2° *Contre-extension.* — Cette manœuvre passive a pour but d'empêcher le membre de céder à l'effort extensif : elle s'exerce généralement à la racine du membre, soit par un aide vigoureux, soit au moyen d'un lacs qui va se fixer dans un anneau scellé au lit ou au mur.

3° *Coaptation.* — Pendant la durée des deux manœuvres précédentes, le chirurgien saisit et soutient le membre au niveau de la fracture, en embrassant chaque fragment avec une main jusqu'à ce qu'il trouve suffisant le résultat de l'extension : à ce moment il coapte, c'est-à-dire place bout à bout les extrémités osseuses, le plus souvent en les poussant en sens inverse, tandis que l'aide chargé de l'extension maintient simplement son effort.

Il est évident que pour les fractures de l'olécrâne, de la rotule, la coaptation seule doit être mise en usage ; en outre pour certains os, tels que la clavicule, les côtes le sternum, etc., on emploiera des manœuvres spéciales sur lesquelles nous ne pouvons insister ici.

Par suite de spasmes musculaires excessifs ou de la pénétration de l'extrémité des fragments dans l'épaisseur des parties molles, pour la cuisse par exemple, ces manœuvres de douceur ne réussissent pas malgré tous les soins apportés à leur exécution et bien qu'on ait la précaution de chercher à distraire l'attention du blessé. On est obligé alors de recourir soit aux tractions soutenues et plus fortes exercées par des moufles, soit à l'action des anesthésiques, et, dans ce dernier cas, pendant la période d'excitation, on maintiendra solidement les fragments et on veillera à ce qu'ils ne perforent pas les téguments, puis on appliquera l'appareil contentif avant le réveil du malade. C'est pour vaincre les spasmes musculaires que Broca utilisait la compression élastique faite au moyen d'un appareil ouaté, compression qui désarme les muscles ; dans un cas même, il aboutit en comprimant l'artère fémorale.

On ne réussit pas toujours à obtenir la réduction exacte des fragments ou du moins à la maintenir, soit en raison de l'obliquité du trait de fracture, soit à cause de l'interposition entre eux de fibres musculaires ou aponévrotiques ou d'esquilles ; il faut alors placer les fragments côte à côte et les contenir de préférence avec des appareils à attelles, beaucoup de chirurgiens rejetant, dans ces cas, les appareils inamovibles.

II. **Contention.** — La contention de la fracture s'obtient par l'application d'appareils qui saisissent le membre dans une enveloppe rigide et lui conservent la forme que le chirurgien vient de lui donner.

Fractures compliquées de plaie. — Les manœuvres de réduction et l'application d'un appareil doivent être précédées de la désinfection du foyer de la fracture, en se conformant aux règles données lors de l'étude des pansements ; *cette dernière indication doit tout dominer*. L'appareil devra permettre l'abord facile de la plaie et le renouvellement du pansement, conditions qui seront étudiées ultérieurement.

CHAPITRE II

PREMIÈRE CLASSE. — APPAREILS IMPROVISÉS. — RELÈVEMENT, TRANSPORT ET COUCHAGE DES BLESSÉS ATTEINTS DE FRACTURE.

Sur le lieu de l'accident, le chirurgien, n'ayant pas généralement les moyens d'appliquer un appareil contentif régulier, ne doit pas insister sur les manœuvres de réduction si elles présentent quelques difficultés ; il se contentera d'immobiliser le membre le moins mal possible, souvent par-dessus les vêtements, de manière à éviter au blessé les mouvements qui pourraient se produire dans le foyer de la fracture et à atténuer ainsi les souffrances du transport.

§ I. — Immobilisation improvisée

a. membre supérieur

1° *Avant-bras.* — L'immobilisation est des plus simples et s'obtient en plaçant l'avant-bras fléchi dans le plein d'une petite ou moyenne écharpe fabriquée avec un mouchoir, une serviette, ou une cravate, qui doit aussi soutenir la main. On peut, à défaut d'écharpe, découdre ou fendre la manche de la chemise ou de l'habit et fixer les bords de cette gouttière improvisée sur le devant du vêtement à l'aide de quelques épingles.

Des fragments de store, de gouttière de toiture, de

paillasson ou de grillage de serres, un segment d'écorce fraîche de saule ou de peuplier, etc., etc., placés autour du membre en forme de gouttière ou d'attelles et maintenus par des bouts de ficelle, fourniront un excellent appareil improvisé ; l'avant-bras sera ensuite soit suspendu dans une écharpe, soit soutenu par la main du côté sain.

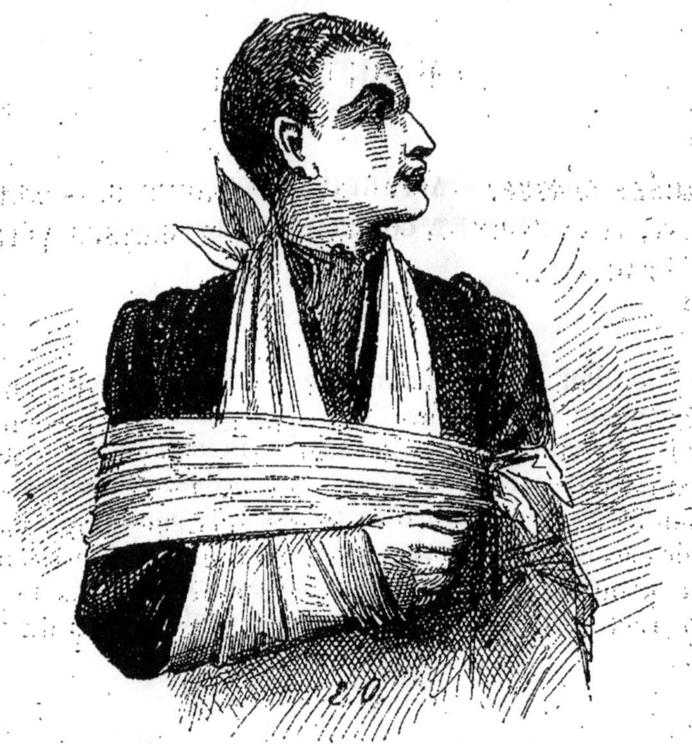

Fig. 201. — Immobilisation improvisée d'une fracture du bras.

2° *Bras.* — Quel que soit le moyen d'immobilisation employé, le bras doit être fixé contre le thorax. L'avant-bras, fléchi à angle droit, est placé dans une écharpe, tandis qu'une large cravate enserre le bras et la poitrine comme un bandage de corps (fig. 201). On peut encore utiliser le procédé suivant, indiqué par Delorme : le vêtement (redingote, veston, tunique, etc.) étant déboutonné de haut en bas jusqu'à la hauteur de la main, on engage avec les plus grandes précautions, sans secousses, la main et le poignet dans l'écartement ainsi produit, puis on les assujettit en boutonnant à nouveau l'habit ; le bras sera ensuite fixé contre la poitrine comme ci-dessus. De même, en disposant l'avant-bras fléchi sur le devant du thorax et en relevant en gouttière le pan du vêtement que l'on fixe avec quelques épingles, on constitue une sorte d'écharpe qui supporte assez bien le membre.

b. MEMBRE INFÉRIEUR

L'immobilisation est ici plus difficile à résoudre et demande toute l'attention du chirurgien. En règle générale, il ne faut jamais faire transporter un blessé de cette catégorie, sans avoir préalablement immobilisé le membre fracturé. Les moyens d'immobilisation sont nombreux, très variés, et le plus souvent on devra s'inspirer des circonstances pour utiliser les objets, à portée, les mieux appropriés au but cherché.

1° *Jambe.* — A défaut de tout autre moyen, on peut se contenter de rapprocher la jambe brisée du membre sain servant d'attelle et de les fixer ensemble avec des mouchoirs, cravates ou courroies dont l'une embrasse à la fois dans un bandage croisé les pieds et le cou-de-pied et dont les autres entoureront les membres au-dessus et au-dessous des genoux. Ce procédé employé seul est des plus insuffisants ; la contention sera bien plus efficace si l'on a préalablement disposé autour de la jambe une ou deux attelles improvisées.

Les écorces d'arbres, de petites branches reliées parallèlement entre elles par des cordelettes, des morceaux de store, de grillage de serre, des fragments de gouttière de toiture, de paillassons, etc., fourniront de bons moyens d'immobilisation, surtout si on les matelasse avec quelques pièces de linge ou bien avec de la mousse, des feuilles, etc. Chez le soldat, on trouve dans les pièces d'armement et d'équipement le matériel nécessaire : le fourreau de sabre ou de baïonnette servira d'attelle en interposant entre lui et le membre un mouchoir replié en plusieurs doubles ou des tresses de paille ; les courroies du sac, la cravate ou la ceinture, constitueront les liens contentifs. On n'oubliera pas de fixer le membre blessé contre le membre sain et de soutenir le pied à angle droit au moyen d'une courroie ou d'une compresse placée en étrier ; les lacs seront glissés sous le membre sans le soulever.

Une couverture de moyenne grandeur, un manteau employés d'après le mode suivant décrit par Tourainne constituent un procédé d'immobilisation provisoire supérieur à ceux qui viennent d'être indiqués : étendre la couverture et la doubler dans le sens de sa longueur de manière qu'elle puisse dépasser le pied de 15 centim. environ et remonter au-dessus du genou. Enrouler ensuite dans chacun des bords latéraux, en serrant autant que possible, un bâton, un fourreau de sabre, de manière que son extrémité inférieure reste distante de 15 centim. du bord inférieur de la couverture ; les deux rouleaux ainsi formés doivent arriver à se joindre vers le milieu de la couverture. L'appareil ainsi préparé est retourné sens dessus dessous et glissé par un aide sous le membre qui est soulevé et maintenu par le chirurgien : la ligne médiane longitudinale doit correspondre à l'axe du membre et le talon doit venir tomber à 15 centim. plus haut que le bord inférieur de la couverture. Le membre est reposé dans cette sorte de gouttière dont on déroule un peu les bords latéraux pour les adapter convenablement le long des faces interne et externe de la jambe. Avec deux liens quelconques, on fixe l'appareil au-dessous du genou et au-dessus des malléoles, et la portion de couverture qui dépasse l'extrémité inférieure de la jambe est ramenée sur les côtés et sous la plante du pied pour les encadrer et les immobiliser ; cette extrémité de la couverture est liée circulairement avec une petite corde ou fixée par des épingles. Cet appareil peut s'appliquer soit par-dessus le pantalon, soit mieux sur le membre à nu après réduction de la fracture (fig. 202).

2° *Cuisse.* — L'immobilisation s'obtient par des moyens analogues à ceux qui viennent d'être décrits, seulement les attelles improvisées devront arriver au-dessus de la crête iliaque pour pouvoir être fixées autour du bassin. La couverture, roulée d'après le procédé de Tourainne, sera employée de préférence. Chez le soldat, le fusil, le sabre, fourniront des attelles résistantes, en glissant entre eux et le membre un matelassage quelconque presque toujours indispensable ; si l'on emploie le fusil, il faut s'assurer qu'il n'est pas chargé et le fixer avec le levier en dehors et la crosse en haut contre le thorax. Le membre malade sera toujours lié au membre sain.

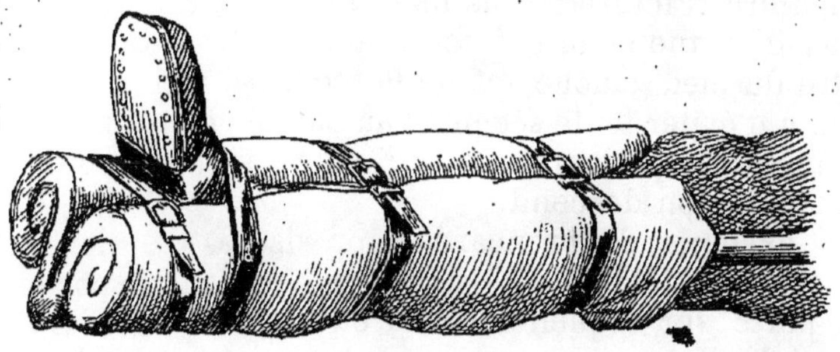

Fig. 202. — Immobilisation du membre inférieur au moyen d'une couverture (procédé Tourainne).

Les fractures des os du tronc et de la face ne nécessitent pas absolument une immobilisation provisoire ; pour le tronc on se contentera de placer une large serviette en bandage de corps ; pour la face un simple mouchoir suffira.

§ II. — Relèvement, transport et couchage

Les blessés atteints de fracture du membre supérieur sont le plus souvent capables de se relever seuls et de se transporter à pied ou en voiture dans le lieu où ils pourront recevoir les soins définitifs nécessaires à leur blessure.

Pour relever un individu ayant une fracture du membre inférieur, le chirurgien dispose ses aides comme il a été dit lorsque nous avons décrit la manière de changer un malade de lit (voy. p. 150), soutient lui-même le membre blessé et donne le signal de l'action, afin d'éviter tout mouvement irrégulier et toute secousse douloureuse.

Lorsque la fracture siège sur la colonne vertébrale, la manière la plus pratique de relever le blessé est de glisser sous lui une couverture, un drap solide, de façon à former un hamac dont les côtés sont saisis par les aides.

Le *transport* en brancard est le meilleur ; le blessé y sera disposé avec soin, et on calera latéralement le membre fracturé pour assurer une immobilité complète. « Les porteurs, dit Malgaigne, doivent être, autant que possible, de la même taille, sinon on met le plus grand du côté des pieds, afin que le poids du corps ne porte pas sur le membre fracturé ; » ils marcheront en rompant le pas, c'est-à-dire que celui qui est en tête partira du pied droit, l'autre du pied gauche, et ne devront pas faire de grands pas afin d'éviter toute secousse au blessé ; dans un escalier, les membres passeront les premiers si l'on monte, les derniers si l'on descend.

Un exemple de brancard improvisé a été donné par P. Pott qui, s'étant brisé la jambe, se fit transporter sur une porte sur laquelle furent cloués deux bâtons ; une large échelle recouverte de planches peut rendre le même service.

Le transport en voiture, pour des blessés n'ayant qu'une immobilisation provisoire, est déplorable ; si l'on est obligé d'y avoir recours, on fera disposer sur le plancher de la voiture un lit de fagots de bois bien serrés les uns contre autres et recouverts d'une épaisse couche de paille. Quant au transport en chemin de fer, en temps ordinaire, pour un blessé isolé, il ne se prête à aucune considération particulière, à condition de bien immobiliser le membre dans un appareil rigide ; pour le temps de guerre, la question est plus complexe et on la trouvera exposée en détail dans les monographies de J. Gross, P. Redard et l'ouvrage de Robert.

Couchage. — Le lit qui va recevoir le blessé doit être absolument découvert, garni d'alèzes, modérément large, accessible de tous côtés et posséder un matelas résistant ; pour les fractures des membres inférieurs, de la cuisse en particulier, il est d'une bonne pratique de glisser une planche sous le matelas ; la tête ne sera pas trop élevée, un simple traversin suffit.

Le blessé étant reposé sur le lit, on retire d'abord son appareil provisoire s'il est disposé par-dessus les vêtements, puis on le déshabille. Lorsque la fracture siège au membre supérieur, on le fait asseoir sur son séant et on enlève ses habits en commençant par la manche du côté sain ; passant ensuite au membre blessé, le chirurgien soutient la fracture et retire ou fait retirer doucement la manche de ce côté, que l'on découdra même si la gravité du cas l'exige. Pour le membre inférieur, on procède de même, en retirant le pantalon d'abord du côté sain ; du côté blessé, on peut le faire glisser avec précaution d'abord de haut en bas, de manière que le chirurgien, engageant ses mains entre le vêtement et le membre, puisse soutenir convenablement les fragments ; mais très souvent il est nécessaire de découdre le pantalon et les chaussures (surtout les bottes).

On procède alors à la réduction de la fracture et à l'application d'un appareil régulier. Ensuite, une brique ou un billot en bois plié dans un linge est placé au bout des pieds pour les soutenir, et le membre brisé est calé par de longs coussins remplis de sable disposés contre ses faces latérales ou par des draps d'alèze roulés sur eux-mêmes. Un cerceau empêchera le poids des couvertures de porter sur le membre malade. Il faut, en outre, si l'on n'a pas de lit mécanique, installer, à portée de la main du blessé, une corde munie à son extrémité libre d'un court et fort morceau de bois arrondi et fixée au plafond par son autre extrémité.

CHAPITRE III

DEUXIÈME CLASSE. — APPAREILS RÉGULIERS

PREMIÈRE CATÉGORIE. — Appareils à attelles.

Les appareils à attelles, dont un des types est celui de Scultet, sont constitués essentiellement par des pièces résistantes, dites attelles, de nature diverse, destinées à servir de tuteurs aux membres fracturés. Nous étudierons ici les matériaux variés qui entrent dans leur composition, renvoyant, pour la description particulière de ces appareils, aux diverses variétés de fractures auxquelles ils sont applicables.

Leur préparation nécessite des pièces de linge, des liens ou lacs, des coussins et des attelles ; parfois même les coussins peuvent constituer à eux seuls tout l'appareil.

§ I. — Pièces de linge

Les bandes, les compresses simples, longuettes et graduées, nous sont déjà connues.

1° *Bandelettes séparées.* — Très souvent on se sert, au lieu d'un bandage roulé, de pièces de linge étroites de 5 à 6 centimètres, assez longues pour faire une fois et demie le tour du membre sur lequel elles sont immédiatement appliquées, et qui ont reçu le nom de *bandelettes séparées* (appareil de Scultet). Avant leur application, on les dispose en les imbriquant de haut en bas (fig. 203), de manière que chacune d'elles recouvre la supérieure de un demi à un tiers et que les plus longues correspondent à la plus grande circonférence du membre ; on les applique ensuite en commençant par l'inférieure, c'est-à-dire de bas en haut ; si les bandelettes sont d'inégale largeur, on obtiendra un appareil d'un aspect régulier, en les imbriquant de manière à laisser dépasser une quantité égale pour chaque bandelette. Malgaigne, Hamilton sont peu favorables à

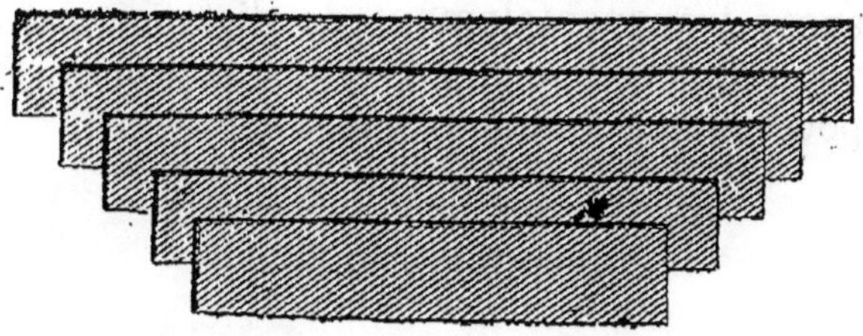

Fig. 203. — Bandelettes séparées.

l'emploi des bandages roulés ou des bandelettes appliqués immédiatement sur le membre, les considérant comme nuisibles, dangereux, tout au moins comme inutile.

2° *Bandage à plusieurs chefs.* — Jadis on employait beaucoup ce qu'on appelait le *bandage* ou *appareil à dix-huit chefs de l'Hôtel-Dieu* proposé par Verduc. Il était constitué par trois pièces de longueur égale à celle du membre fracturé, et de largeur suffisante pour en faire au moins une fois et demie le tour ; ces trois pièces étaient placées l'une sur l'autre, réunies à leur partie moyenne par une couture, puis leurs bords latéraux étaient fendus en trois lanières. Les bandelettes séparées sont bien préférables, car, outre la commodité de leur application, elles offrent l'avantage de pouvoir être changées isolément.

3° *Draps fanons.* — Le drap fanon, qui a reçu son nom de Desault, était appelé *linceul* par Guy de Chauliac et maître Pierre d'Arles ; on le nomme aussi *porte-attelles.* C'est une pièce de linge, un peu plus longue, que le membre blessé, assez large pour en faire environ deux fois le tour, et destinée à retenir et à fixer les attelles qui sont roulées dans ses bords.

§ II. — Liens

Les liens servent à maintenir l'appareil en place sur le membre ; la plupart sont en ruban de fil ou en toile résistante, presque toujours munis d'une boucle à une de leurs extrémités (voy. fig. 133), mais on peut aussi employer des morceaux de bande qu'on fixe par un nœud en rosette. On les dispose transversalement de distance en distance le long du membre ; 3 suffisent pour la jambe, 2 pour la cuisse, 2 pour l'avant-bras ou le bras.

§ III. — Coussins

Les coussins, appelés aussi coussinets, sont destinés soit à être placés entre les attelles et le membre pour éviter la compression de celui-ci, tout en renforçant la contention, soit à remplir certains buts spéciaux, comme le coussin axillaire employé dans les fractures de la clavicule et de l'humérus, soit à supporter le membre après application de l'appareil ; ils peuvent aussi constituer à eux seuls l'appareil à fracture.

1° Les coussins que l'on dispose entre les attelles et le membre, ou *coussins-attelles*, sont constitués par une sorte de sac en toile de forme allongée et de dimensions variables, rempli d'une substance élastique et légère. La meilleure des matières de remplissage est la balle d'avoine, qui glisse facilement dans le coussin et lui permet de se mouler sur les saillies et dépressions du membre ; on a aussi employé la paille, le son, le crin, la laine, le coton cardé, la plume, le foin, la mousse, etc. Le coussin ne devra jamais être rempli complètement, pour qu'on puise modifier sa forme ; sa longueur doit être supérieure à celle du segment du membre blessé, afin d'immobiliser les deux articulations qui siègent au-dessus et au-dessous de la fracture ; sa largeur sera de 7 à 8 centim. pour le membre inférieur, de 4 à 6 centim. pour le membre supérieur.

Au lieu de coussins, surtout pour les extrémités supérieures, le bras en particulier, on peut se servir avec avantage d'une *feuille de ouate* suffisamment épaisse dont on entoure l'attelle sur ses deux faces et que l'on maintient avec une compresse fixée avec des épingles ; Hamilton enveloppe l'attelle d'un sac de mousseline ouvert aux deux bouts, rembourre de son ou de coton la face qui sera en rapport avec le membre et ferme ensuite le sac.

Gariel a proposé des coussins en caoutchouc remplis d'air; Demarquay des coussins de même nature remplis d'eau.

Les coussins sont remplacés parfois par les *faux fanons* ou pièces de linge repliées sur elles-mêmes; leur manque d'élasticité les rend peu pratiques.

2° Les coussins que l'on place dans l'aisselle pour les fractures de l'humérus ou de la clavicule affectent la forme d'une pyramide ou d'un coin et sont remplis de crin ou de balle d'avoine; ils doivent être assez larges pour dépasser les bords antérieur et postérieur de l'aisselle. Il est aussi simple de se servir d'une pièce de ouate repliée sur elle-même, de dimensions convenables, et entourée d'un linge ou d'une grande compresse; en raison du tassement rapide de la ouate, il faut la renouveler fréquemment.

3° Les coussins destinés à supporter le membre, ou *coussins-supports*, ne diffèrent des précédents que par leurs plus grandes dimensions. Dans le cas où il y a lieu de soutenir latéralement les membres inférieurs pour les empêcher de tourner sur leur axe, on placera, le long de leur face latérales, des coussins allongés, de 8 centim. de largeur, remplis de *sable*.

4° Certains appareils, tels que ceux de Laurencet pour les membres inférieurs, celui de Stromeyer pour le bras sont simplement constitués par des coussins volumineux et de forme spéciale que nous décrirons ultérieurement en parlant des fractures en particulier.

§ IV. — Attelles

Les attelles sont des pièces d'appareil en matière résistante ou légèrement flexible, assez minces, longues et étroites, destinées à être placées le long d'un membre fracturé, soit pour maintenir solidement les fragments en contact, soit pour servir en même temps à exercer une extension et une contre-extension continues, ou encore à suspendre le membre. On doit donc les diviser en : 1° *attelles à contention ;* 2° *attelles à extension et à contre-extension ;* 3° *attelles à suspension.*

I. — Attelles à contention.

Les matériaux utilisés pour la fabrication de ces attelles sont extrêmement variés ; on a mis à contribution le bois, le zinc, le treillis ou toile métallique, le fil de fer, le carton, le cuir, la gutta-percha, le feutre plastique, le plâtre, la paraffine, le celluloïde, le verre, la paille, le rotang, les écorces d'arbre, etc. On peut donc obtenir, suivant les cas, des attelles solides, très résistantes, ou des attelles flexibles, malléables, susceptibles de se mouler sur les contours des membres.

La *longueur* et la *largeur* des attelles doivent naturellement être en rapport avec les dimensions du membre auquel on les destine.

Leur *forme* est aussi fort variable. La plupart des attelles rigides sont plates et droites (fig. 204); en Angleterre, surtout dans l'armée, on se sert d'attelles creuses, sortes de demi-

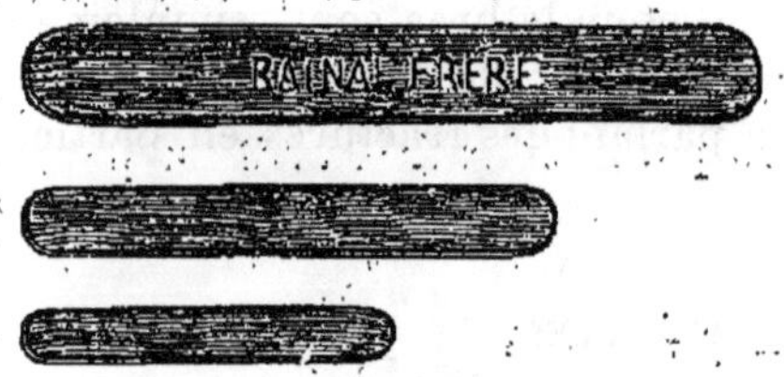

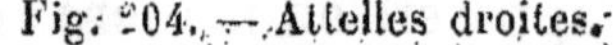

Fig. 204. — Attelles droites.

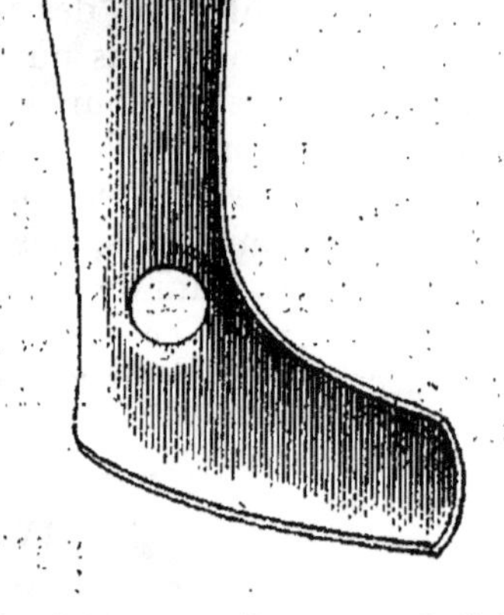

Fig. 205. — Attelle creuse, de Bell.

gouttières préconisées par Bell (fig. 205). On emploie aussi des attelles *coudées* (fig. 206), soit sur leur face (attelle de Dupuytren pour les fractures du radius) (*b*), soit sur leurs bords (attelle de Blandin pour la même fracture) (*a*), pour maintenir l'extrémité dans une position déterminée. Les attelles destinées à la main présentent une partie élargie ou *palette* (fig. 207); celles du pied sont coudées à angle droit, la partie verticale prenant le nom de *semelle* (fig. 208).

Nous devons signaler deux appellations appliquées aux attelles suivant leur mode d'emploi. On les dit *immédiates* quand elles sont disposées directement sur le membre, à nu; *médiates* lorsqu'on les sépare des téguments par un rembourrage quelconque. Les attelles immédiates sont

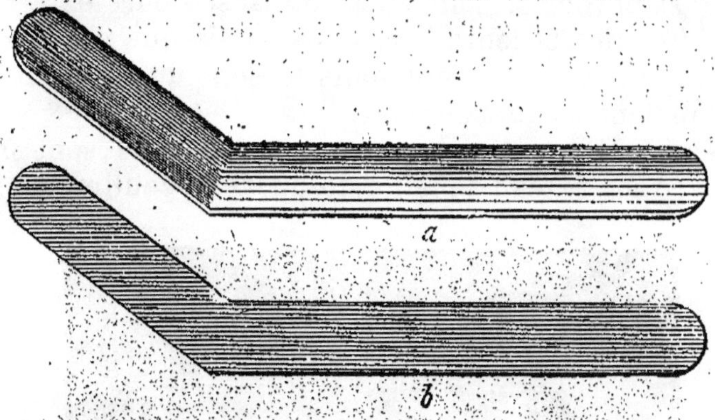

Fig. 206. — Attelles coudées (*a*, sur les bords ; *b*, sur le plat).

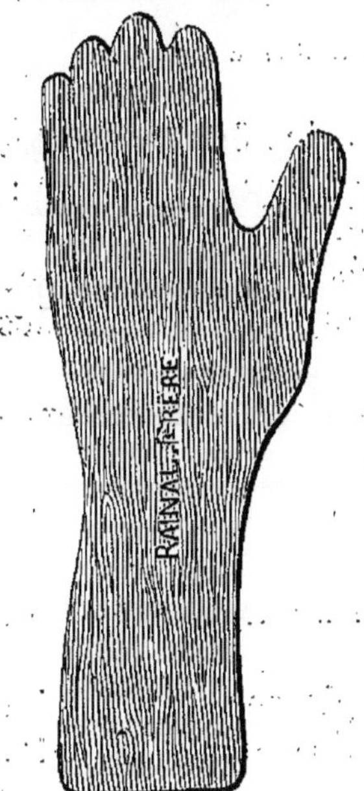

Fig. 207. — Palette.

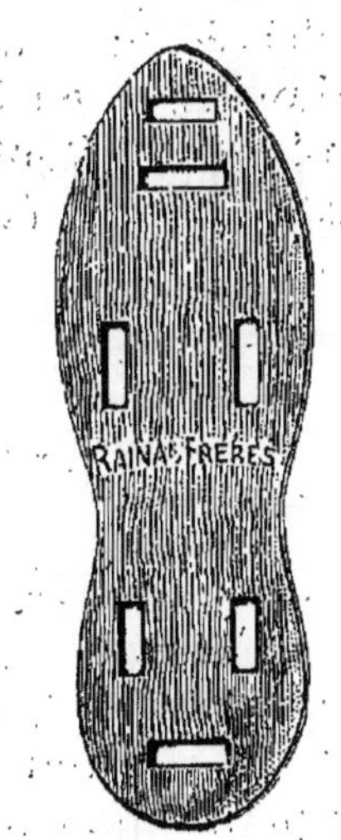

Fig. 208. — Semelle.

presque toujours faites avec des substances solidifiables, car elles doivent être modelées exactement sur le membre.

a. Préparation des attelles

a. Les *attelles en bois* sont d'un usage général ; on les fabrique avec des essences résistantes, dont la meilleure est le chêne, mais le noyer, le bouleau, le tilleul, le poirier, le sapin, etc., sont aussi utilisés. Leurs extrémités seront arrondies et leurs bords aussi unis que possible, ce qu'on obtient en les sciant dans le sens du fil du bois et en les rabotant soigneusement.

b. Les *attelles en treillis ou toile métallique* sont fabriquées avec un réseau à maille de un demi-centimètre à un

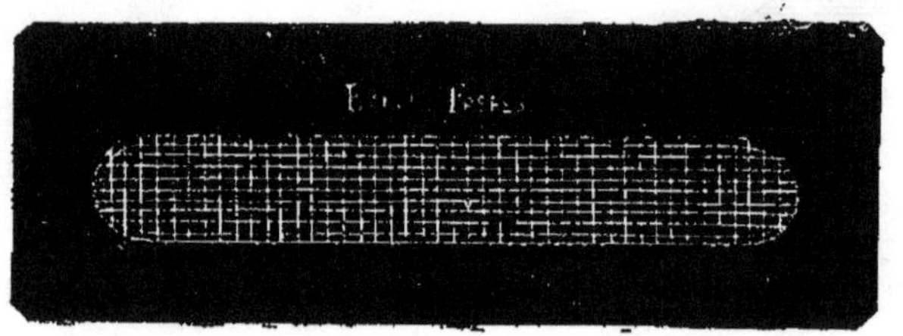

Fig. 209. — Attelle en treillis métallique.

centimètre, dont les extrémités des fils sont fixées sur un cadre ou châssis en fil de fer plus gros (fig. 209) ; Poinsot remplace le châssis en fil de fer par une bordure en cuir. Les fils de la toile seront étamés ou galvanisés pour éviter leur oxydation. Il est facile d'improviser avec des fils de

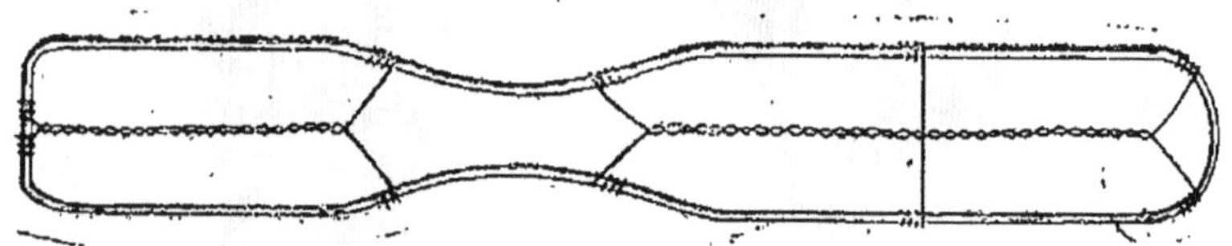

Fig. 210. — Attelle improvisée en fil de fer (d'après Esmarch).

fer télégraphiques des attelles de ce genre, qui rendront de grands services en chirurgie de guerre ; il suffit de constituer préalablement le cadre de l'attelle avec un fil un peu gros et d'y entre-croiser solidement des fils de dimensions plus faibles (fig. 210). Port a indiqué des procédés particuliers de construction de ces attelles qu'il accouple ensuite de manière à constituer des appareils complets ; nous ne pouvons y insister.

Cramer conseille des attelles en fil de fer susceptibles de se couder en gouttière et de s'accommoder à la forme des membres (fig. 211); deux fils de fer épais, de 0 m. 70 de long., reliés en arc à une de leurs extrémités, marchent parallèlement l'un à l'autre et sont reliés entre eux par des fils de fer transversaux placés à 1 cen

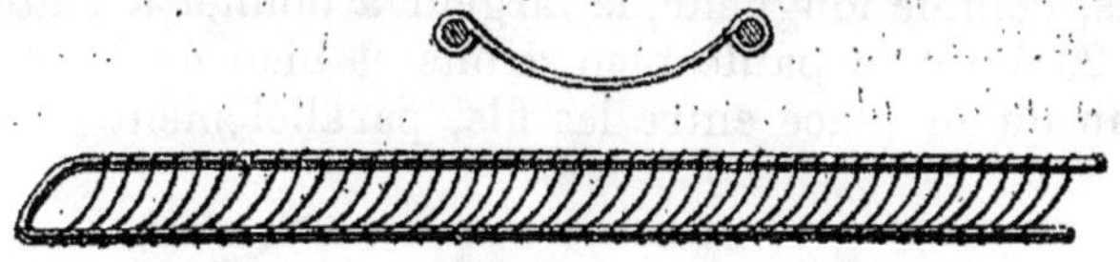

Fig. 211. — Attelles en fil de fer, de Cramer.

timètre de distance. Ces attelles peuvent s'accommoder à tous les genres de pansement, se combiner avec la gaze, les bandes plâtrées, etc.

c. Nous renvoyons pour ce qui concerne les *attelles en zinc laminé*, gutta-percha, plâtre, carton, feutre plastique, paraffine, aux chapitres affectés aux appareils modelés et moulés ; quant aux attelles en cuir, elles sont peu employées dans les fractures.

d. Les *attelles en verre*, proposées par Neuber pour faciliter le traitement antiseptique des fractures compliquées de plaies, sont de véritables gouttières en verre épais. On ne peut nier qu'elles ne soient d'une propreté extrême, mais leur rigidité et leur fragilité en limiteront toujours l'emploi.

e. Le *celluloïde* donne des attelles légères, peu fragiles, demi-flexibles, mais pouvant devenir malléables en les portant à une température de 75 à 80°. Le celluloïde est inflammable et soluble dans l'éther.

f. Les *attelles en paille* peuvent se préparer de deux manières. A. Paré, D. Larrey employaient les *fanons* fabriqués en réunissant autour d'une petite baguette en bois des brins de paille longue qu'on serrait ensuite avec une ficelle ou une bande étroite enroulée en spirale, de manière à obtenir un cylindre suffisamment épais. Ces fanons, toujours volumineux, sont difficiles à maintenir autour des membres, à cause de leur forme arrondie, et il est de beaucoup préférable d'employer le procédé suivant, qui n'est autre que celui dont on se sert pour fabriquer les paillassons des serres et les enveloppes de bouteilles.

On prend une tige de bois quelconque sur laquelle on pratique une série d'entailles à environ 8 à 10 centim. les unes des autres;

sur chaque entaille on noue, par sa partie moyenne, une ficelle ou une bande étroite, de façon que les deux extrémités pendantes aient 4 ou 5 fois, comme longueur, la largeur à donner à l'attelle. Alors avec 18 à 20 fétus de paille bien droits et bien égalisés, on forme un faisceau qu'on place entre les fils, parallèlement à la baguette

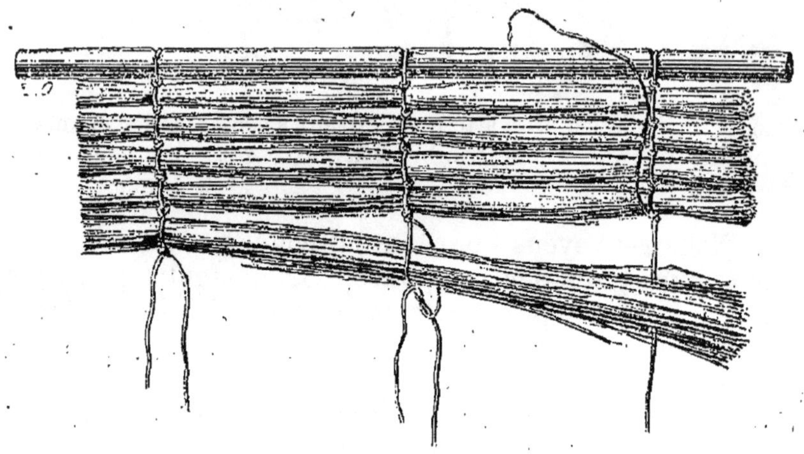

Fig. 212. — Attelles en paille ; préparation.

de bois et contre elle, puis, saisissant les chefs de la ficelle, on les serre sur le faisceau de paille en les nouant par un nœud simple ; ceci fait, on recommence la même opération avec un deuxième faisceau de paille et ainsi de suite jusqu'à ce qu'on ait terminé l'attelle de la largeur voulue. Il est facile, du reste, de préparer ainsi d'avance une sorte de paillasson dans lequel on taillera à son gré les attelles dont on aura besoin (fig. 212).

g. L'*écorce de divers arbres*, celle de cerisier entre autres, est susceptible de servir à fabriquer des attelles provisoires, qu'on modèle convenablement en les trempant dans de l'eau chaude.

b. COMBINAISONS DIVERSES DES ATTELLES

Les attelles son employées le plus souvent séparées, mais on peut aussi les assembler entre elles d'après les divers modes suivants.

1° *Attelles articulées*. — Ce sont des attelles de longueur moyenne qu'on réunit bout à bout pour obtenir une attelle de dimensions suffisantes dans un cas donné ; elles sont surtout en usage dans le service de santé des armées.

Les attelles en bois s'articulent en munissant une de leurs extrémités d'une gaine en fer-blanc dans laquelle on

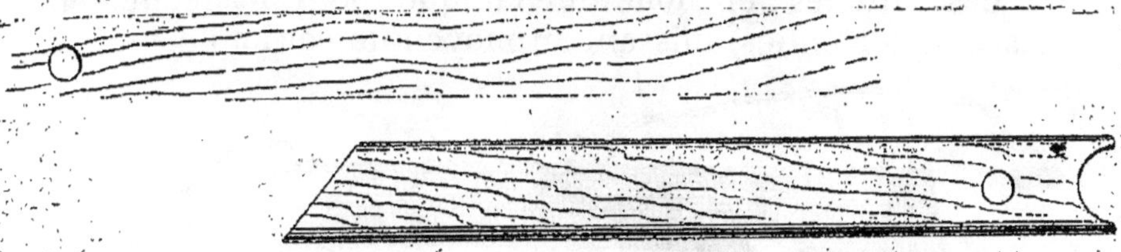

Fig. 213. — Attelle articulée.

introduit l'extrémité d'une autre attelle (fig. 213) ; ces extrémités sont sciées un peu obliquement, de manière à donner plus de solidité. On obtient aussi des attelles articulées, dite alors *brisées* ou en pont, en les réunissant par deux arcs métalliques, par exemple celle d'Esmarch pour le coude.

Hermant a fait adopter par l'armée belge une attelle articulée en fer-blanc, assez mince et assez flexible pour s'adapter à la forme de tous les membres.

Elle se compose de trois pièces articulées par de simples rivés, dont les deux principales ont 40 centim. de longueur sur 1 millim.

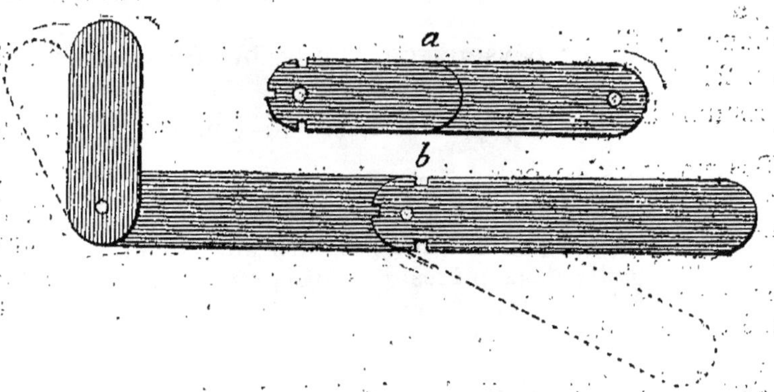

Fig. 214. — Attelles articulées d'Hermant.

d'épaisseur, et la troisième 20 centim. de longueur avec une largeur de 7 centim.; le poids total est de 150 grammes. Les extrémités arrondies sont entaillées de petites fentes qui permettent de les replier et de les approprier à la forme des membres (fig. 214).

2° *Attelles accouplées.* — Ce sont des attelles placées parallèlement entre elles et réunies par des liens quelconques de manière à former une sorte de carapace autour d'un membre.

Les attelles en toile métallique peuvent facilement s'accoupler en les unissant au moyen de cordonnets ou de

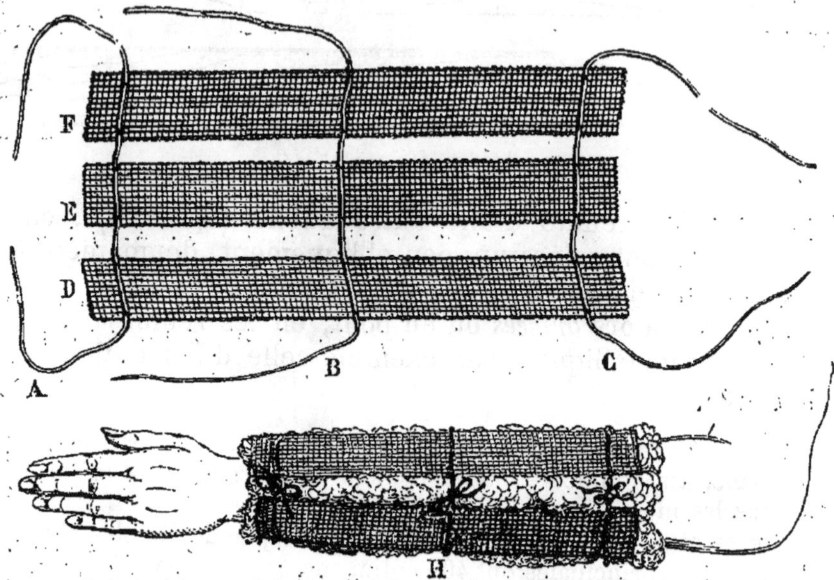

Fig. 215. — Attelles accouplées en toile métallique (F, E, D); H, application.

rubans de fil qui passent dans une ou plusieurs mailles (fig. 215).

Esmarch accouples les attelles de bois comme il suit :

Des morceaux de bois mince, flexible, tels que le bois de placage, de 3 centim. de largeur sur un centim. et demi d'épaisseur, sont disposés parallèlement les uns aux autres, à 5 millim. de distance, entre deux pièces de coutil ; on les enduit préalablement de silicate de potasse ou de colle forte afin d'assurer leur fixité et leur adhérence au tissu.

Snyder se sert d'attelles de bois de placage en noyer, larges de 2 centim. à 2 centim. et demi, épaisses de 3 millim., qu'il glisse entre deux pièces de toile et fixe par des points de couture. On peut aussi simplemeut les coller sur une toile en fort coutil (fig. 216). Ces diverses attelles sont excellentes.

Gooch a employé une variété d'attelles accouplées qu'il nomme *attelles fendues*. Ce sont des planchettes de bois de sapin d'une épaisseur de 6 millim., qu'on entaille au moyen de la scie, sur une de leurs faces, à la largeur voulue, mais seulement dans une certaine partie de leur

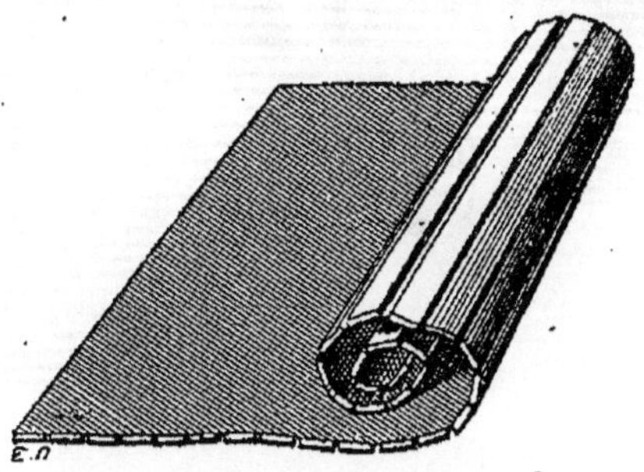

Fig. 216. — Attelles accouplées, en bois, et collées sur toile (d'après Robert).

épaisseur ; la planchette ainsi entaillée est collée sur de la toile ou sur du cuir et réalise un véritable appareil à attelles multiples duquel se rapprochent les appareils suivants.

Appareils en rotang de Moij (fig. 217 et 218). — Ces appareils, adoptés par l'armée néerlandaise et par celle des Indes orientales sont de véritables *appareils à attelles accouplées multiples*. Ils sont formés par une série de tiges de rotang, espèce de jonc, soit entières, soit réduites à moitié de leur épaisseur en les fendant dans le sens de leur longueur, de manière que chacune ait 3 à 5 millim. d'épaisseur et une largeur de 4 à 10 millim. Ces tiges sont juxtaposées et réunies entre elles par des ficelles qui les traversent en plusieurs points ; leurs extrémités sont garnies et reliées par un liséré de cuir simple ou de ruban de fil. En outre, elles sont renforcées longitudinalement, dans les parties qui doivent correspondre aux faces latérales des membres, par de petites attelles plates en bambou.

Ces appareils sont simples, légers, se moulent facilement sur les membres et peuvent servir non seulement pour le transport, mais aussi pour la plus grande partie du traitement des fractures

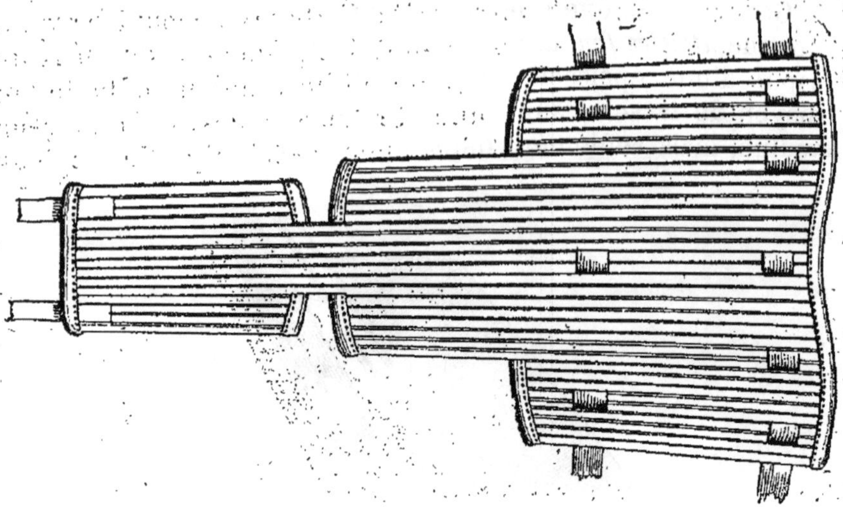

Fig. 217. — Appareil en rotang de Moij pour fracture de la partie inférieure de la jambe (vue de la face interne).

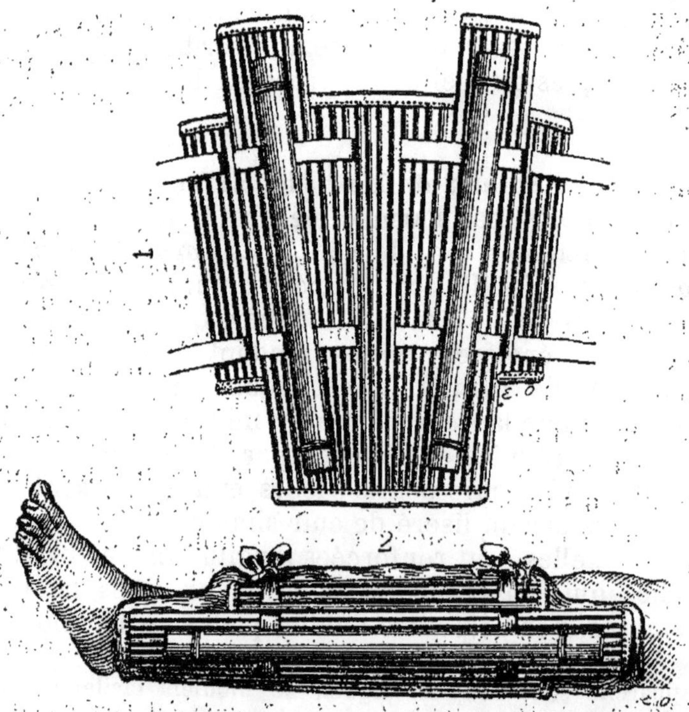

Fig. 218. — Appareil de Moij pour la jambe. — 1. Face extérieure de l'appareil. — 2. Appareil appliqué.

simples ou compliquées. Huit appareils pèsent ensemble de 2 à 3 kilogrammes.

Par la réunion de tiges ou baguettes de bois, de roseaux, on peut improviser des appareils analogues.

II. — Attelles à extension.

Le type de ces attelles est celle de Desault pour les fractures de cuisses : elle porte à chaque extrémité une échan-

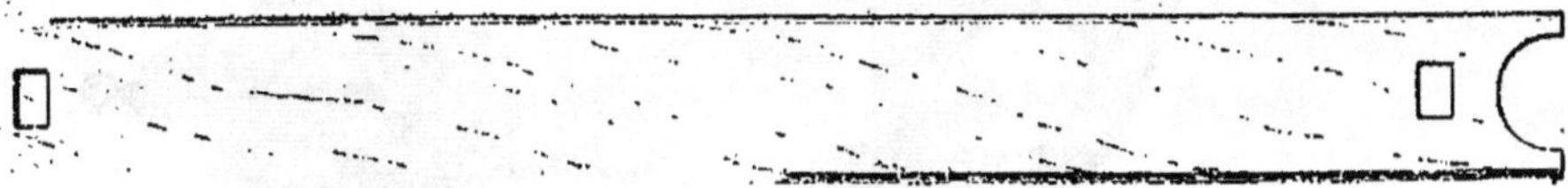

Fig. 219. — Attelle externe de Desault, pour la cuisse.

crure et une mortaise (fig. 219), pour le passage des lacs extenseurs et contre-extenseurs. Dans cette variété rentrent l'attelle d'Isnard, l'attelle mécanique de Boyer, etc. Nous les étudierons avec les appareils à fractures.

III. — Attelles à suspension.

Elles servent à la fois à contenir la fracture et à suspendre le membre : les unes s'appliquent sur la face

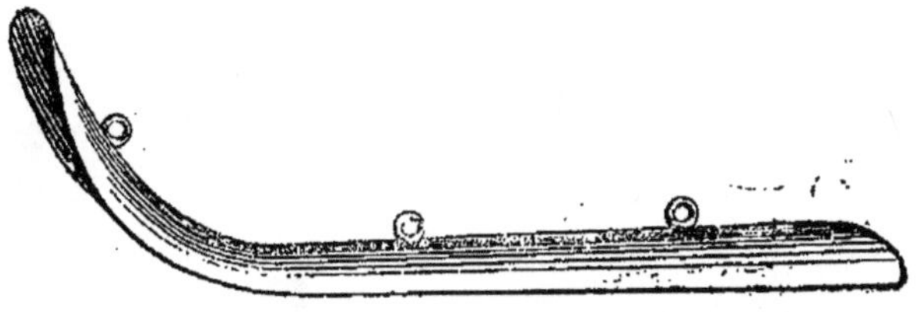

Fig. 220. — Attelle antérieure à suspension de Volkmann pour la jambe.

antérieure du membre (fig. 220) (épinarthécie), d'autres sur la face postérieure (hyponarthécie) (fig. 221), d'autres enfin sur les faces latérales (attelles de Smith, etc.) ; souvent elles sont fixées par un bandage plâtré.

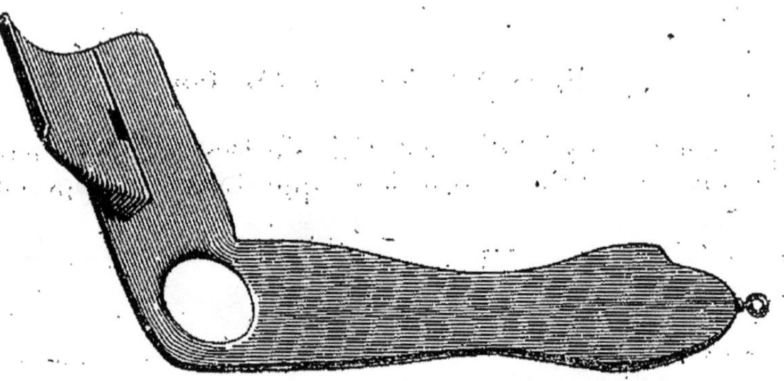

Fig. 221. — Attelle à suspension de Volkmann pour fracture du membre supérieur.

CHAPITRE IV

DEUXIÈME CATÉGORIE. — **Gouttières, boîtes, plans inclinés.**

§ I. — Des gouttières

Les gouttières sont des appareils de forme demi-cylindrique destinés à contenir les membres dont ils embrassent généralement la demi-circonférence.

L'emploi des gouttières remonte à la plus haute antiquité. On se sert généralement aujourd'hui soit de gouttières métalliques ou en bois préparées d'avance, soit de gouttières que le chirurgien fabrique extemporanément en moulant ou modelant autour d'un membre des matières malléables ou solidifiables telles que le carton, le plâtre, la gutta-percha, la toile métallique, etc.

Nous diviserons les gouttières en :

1° *Gouttières en toile ou treillis métallique ;*

2° *Gouttières à parois pleines :* bois, cuivre, zinc, etc. ;

3° *Gouttières en substances solidifiables et durcissantes :* plâtre, carton, gutta-percha, feutre plastique, que nous étudierons avec l'emploi de ces substances.

I. — **Gouttières en toile métallique.**

C'est à Mayor (de Lausanne) qu'est due l'introduction de ce genre d'appareils ; d'abord en fils de fer parallèles et reliés de distance en distance par des fils transversaux, elles sont actuellement en toile métallique galvanisée ou étamée représentant un demi-cylindre soutenu sur ses bords par un cadre ou châssis en fer résistant. La force et le diamètre des fils de fer varient suivant la longueur et le volume des gouttières, c'est-à-dire suivant qu'elles sont destinées à un segment de membre ou à tout un membre, aux extrémités supérieures ou aux extrémités inférieures.

La forme dépend aussi du membre qu'elles doivent con-

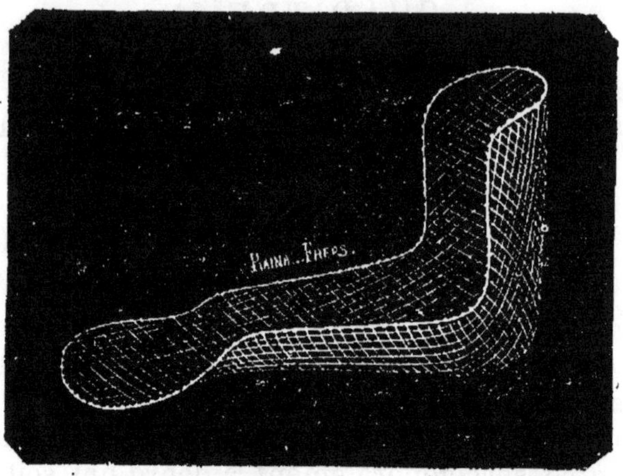

Fig. 222. — Gouttière coudée à angle droit pour le coude et l'avant-bras.

tenir : pour le membre supérieur (fig. 222 et 223), elles sont plus ou moins infléchies au niveau du coude, et il

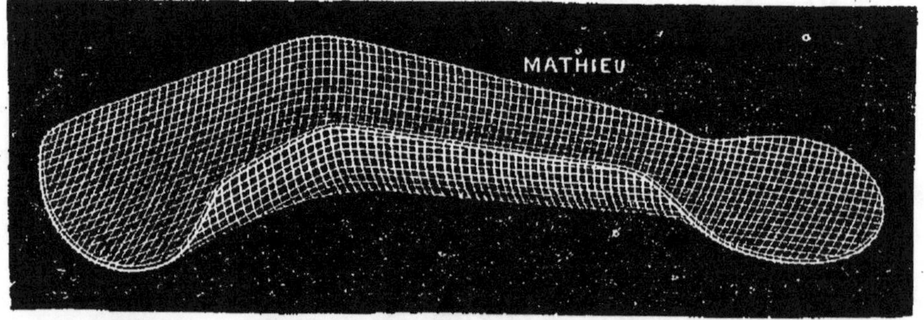

Fig. 223. — Gouttière horizontale pour le membre supérieur gauche.

est nécessaire d'en avoir une pour le côté droit et une autre pour le côté gauche. Les gouttières du membre inférieur sont rectilignes et présentent une semelle pour maintenir le pied, une dépression ou bien un orifice circulaire au niveau du talon, et un léger relief au point correspondant au creux poplité.

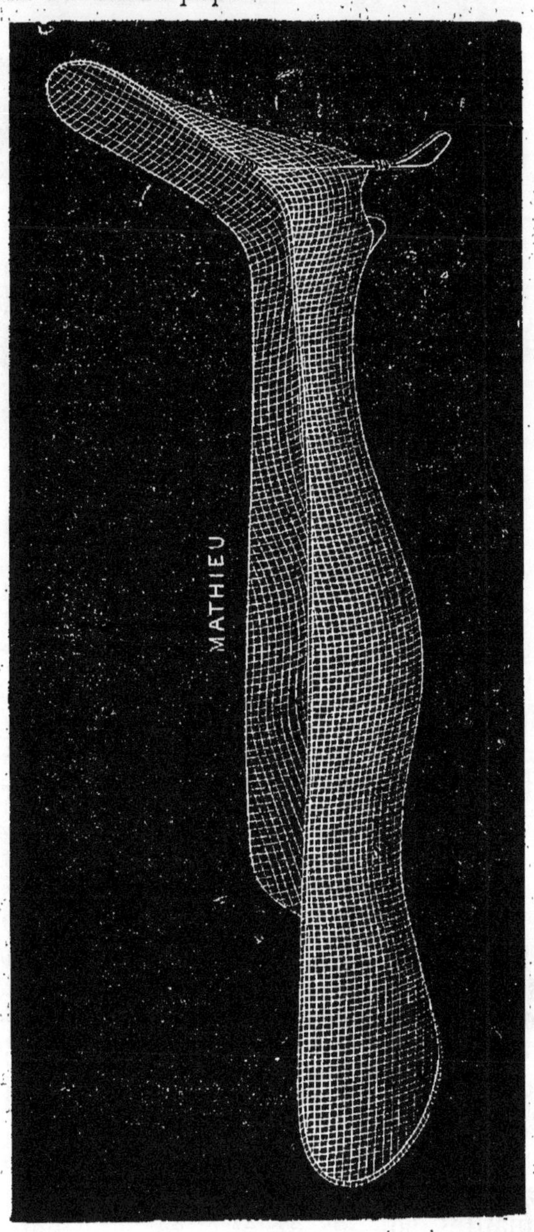

Fig. 224. — Gouttière à ailettes pour le membre inférieur droit.

Les gouttières destinées à soutenir toute l'extrémité inférieure doivent embrasser le bassin, et par suite il en faut une pour chaque côté, car la partie interne s'arrête forcément au périnée. Quelques modèles de ces dernières présentent, au point où la semelle s'unit au reste de la carcasse, deux petites ailettes latérales pour assurer leur stabilité (fig. 224); ces ailettes sont peu solides, se cassent

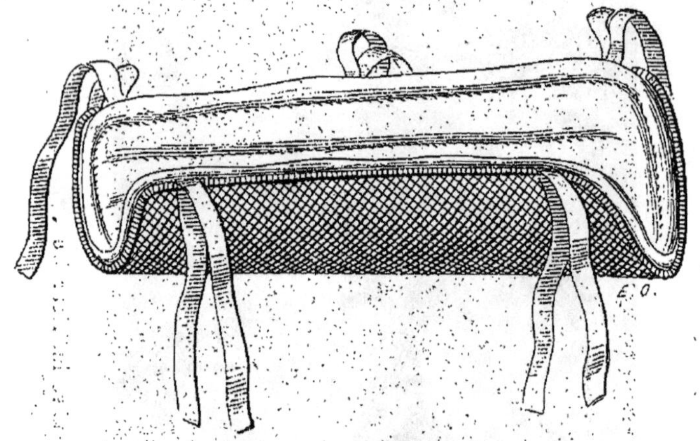

Fig. 2.5. — Gouttière de cuisse, garnie.

facilement, sont encombrantes, et il serait préférable de les remplacer par une tige métallique transversale; on peut, du reste, y suppléer en calant la gouttière au moyen de sacs de sable.

On a aussi construit des gouttières à charnières permettant de fléchir plus ou moins le coude ou le genou; d'autres sont munies de valves latérales pour faciliter les pansements.

Installation d'une gouttière. — Les grandes gouttières, destinées à soutenir une grande partie du corps ou tout un membre, sont souvent préparées et garnies d'avance d'une sorte de matelas en crin (gr. gouttière de Bonnet), ou d'une série de coussins isolés (gouttière de Nicaise), ou de coussins ouatés piqués qui se fixent au moyen de lacs sur les bords de la gouttière (fig. 225).

Pour les gouttières de dimensions plus restreintes, il est préférable de les garnir seulement au moment de s'en servir : si les mailles sont assez étroites, on matelasse la gouttière avec une épaisse couche de ouate qu'on recouvre d'une compresse ou d'un taffetas gommé destiné à empêcher la souillure de l'appareil; les bords de ce taffetas sont ensuite repliés extérieurement au-dessus de ceux de la gouttière, et fixés de distance en distance au moyen de bouts de fils, de rubans, ou d'épingles, en ayant soin, si besoin est, d'y ménager des intervalles destinés à permettre la fixation des lacs qui permettront de rapprocher l'un de l'autre les bords de la gouttière pour maintenir le membre plus solidement. Si la gouttière est à larges mailles, on étend préalablement sur elle un grand linge en toile ordinaire avant d'appliquer la ouate.

On évitera de piquer la ouate en forme de matelas; cette opération est inutile et fait perdre à la substance une partie de son élasticité.

Ainsi préparée, la gouttière est glissée sous le membre, qui y est installé avec précaution : on achève de garnir de coton les points où l'épaisseur en est insuffisante; pour le membre inférieur, on dispose un tampon épais au niveau du tendon d'Achille, un peu au-dessus du talon, afin d'éviter l'apparition de douleurs fort pénibles. On assujettit ensuite l'appareil au membre au moyen de lacs qu'on fixe sur les bords. Pour une gouttière de jambe, le pied est fixé à la semelle par un croisé fait avec une bande.

On peut, en campagne, improviser une gouttière avec des fils de télégraphe, comme nous l'avons dit pour les attelles : un fil fort forme cadre et sur lui on croise une série de fils en divers sens, ou bien encore on dispose un nombre suffisant de fils parallèles entre eux et on les réunit par d'autres fils transversaux. La mousse, les feuilles sèches, la paille, etc., donneront un matelassage suffisant.

1° *Gouttière de Bonnet* (de Lyon) (fig. 226). — Elle est destinée à immobiliser simultanément les deux membres inférieurs, le bassin et une partie du tronc. Les deux gouttières, isolées entre elles, qui contiennent les membres, se continuent directement avec le segment qui embrasse le bassin et le tronc, segment percé d'une ouverture au niveau du périnée pour permettre la défécation. Au bout inférieur se trouve un appareil à poulie pour le cas où l'extension continue est jugée nécessaire, la contre-extension étant faite par le poids du tronc lui-même. En outre, comme l'indique la figure 226, au moyen d'un système fort simple d'attaches, on peut facilement soulever le malade pour les soins de propreté et pour refaire sa couche.

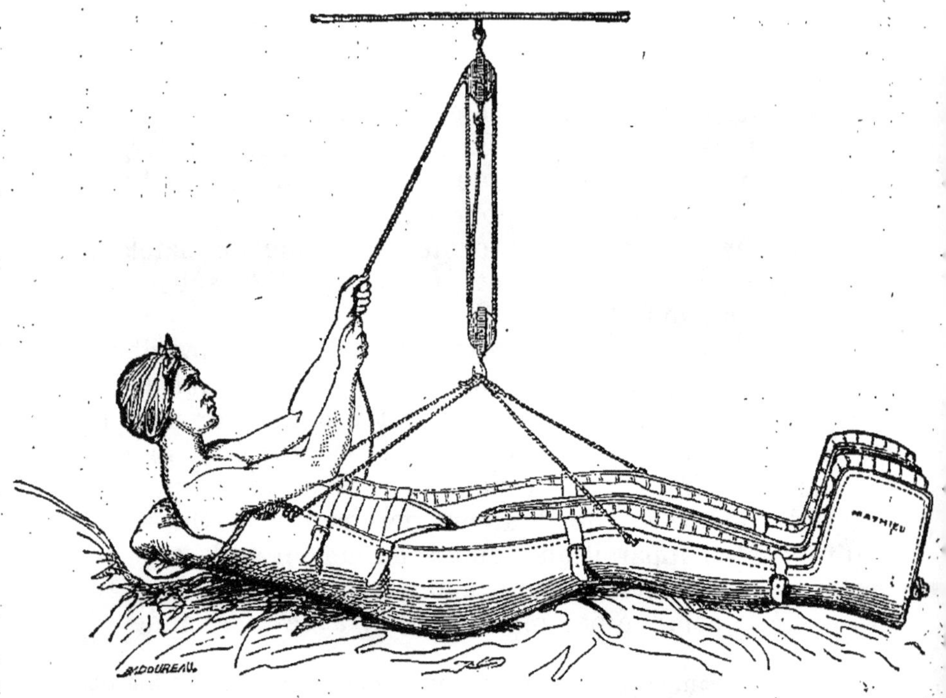

Fig. 226. — Grande gouttière de Bonnet.

Cet appareil, employé surtout pour les affections chroniques de a hanche, peut aussi servir pour le traitement des fractures de cuisse et même de la colonne vertébrale. Richet a fait construire pour les fractures de la partie supérieure du fémur une gouttière du même genre, laissant libre le membre sain.

Nous ne ferons que mentionner la gouttière ou appareil-brancard de Palasciano, modifié par Beau et ne différant en somme de celle de Bonnet que par les articulations établies au niveau de la hanche et du genou.

2° *Gouttière de Nicaise.* — La figure 227 nous dispense d'entrer dans de longs détails. Cette gouttière, constituée par un cadre en fer résistant, est garnie de coussins isolés (C, C'), fixés par des courroies sur le cadre de l'appareil. Cette disposition donne les plus grandes facilités pour les pansements. Les ailettes latérales de l'extrémité podalique empêchent les pieds de prendre une position vicieuse. Il est, en outre, facile de pratiquer sur les membres l'extension continue par les poids. Cette gouttière peut aussi servir de brancard.

Ces grandes gouttières, lits véritables, sont une ressource précieuse pour le traitement des affections ou lésions du bassin, de la colonne vertébrale et des articulations coxo-fémorales.

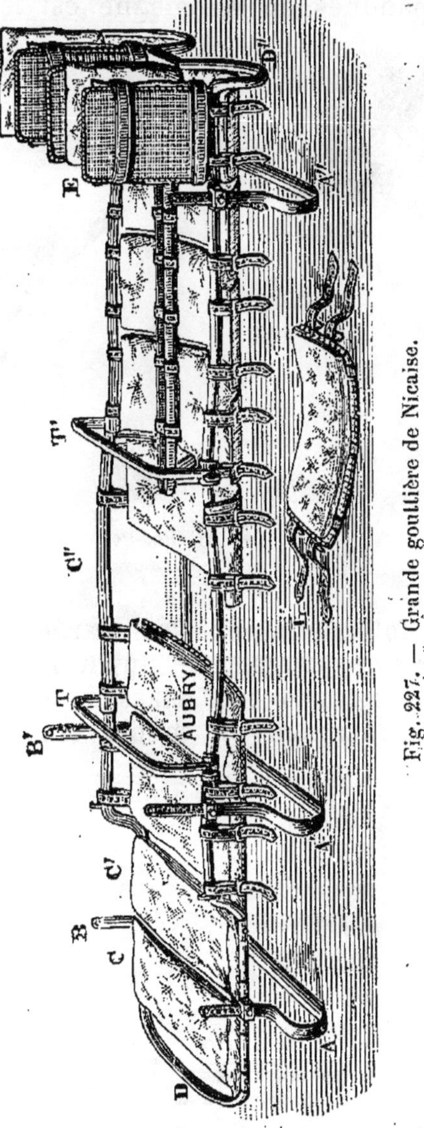

Fig. 227. — Grande gouttière de Nicaise.

II. — Gouttières à parois pleines.

1° *Gouttières en bois.* — Pour la plupart on peut les considérer comme de véritables attelles ; aussi avons-nous étudié avec ces dernières les gouttières latérales inventées par Bell et usitées en Angleterre. De même les *gouttières de Bœckel*, justement nommées *attelles-gouttières*, se rapprochent des attelles creuses par leur peu de profondeur ; elles sont en bois de chêne : celle du membre supérieur est articulée à pivot à hauteur du coude, celle du membre inférieur présente une semelle mobile (fig. 228).

2° *Gouttières métalliques.* — On s'est servi, pour les construire, de fer-blanc (boîte de J.-L. Petit), de cuivre, d'acier (Liston, Fergusson, appareils compliqués et peu employés, qu'il est inutile de décrire). Une des plus répandues en Allemagne est la gouttière à extension de

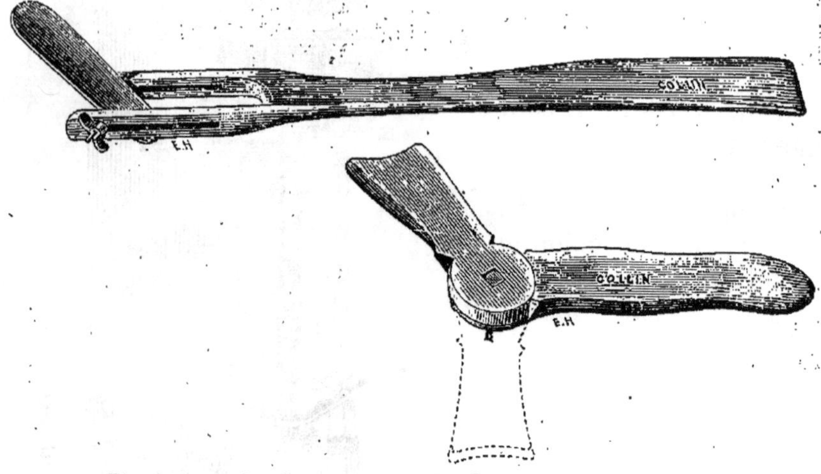

Fig. 228. — Attelles-gouttières de E. Bœckel pour la jambe et pour le membre supérieur.

v. Volkmann pour les extrémités inférieures (voy. *Fractures de jambes*) ; les appareils de Raoult-Deslongchamps, que nous avons classés dans les appareils modelés, appartiennent en même temps à la catégorie des gouttières.

Servier emploie une gouttière en zinc (fig. 229), très

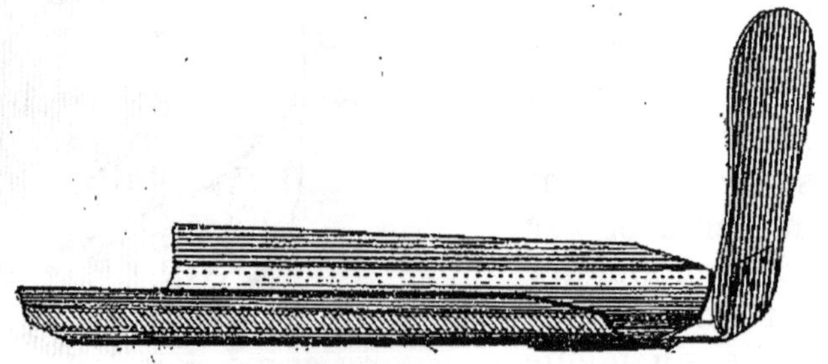

Fig. 229. — Gouttière en zinc, à valves latérales et à pédale mobile, de Servier.

utile comme moyen provisoire d'immobilisation de la jambe. Elle se compose de trois valves, une médiane et deux latérales, unies à charnière entre elles par une longue lanière de cuir clouée sur le zinc ; la valve médiane porte à son extrémité inférieure une coulisse dans laquelle glisse la tige de la semelle verticale, de manière à proportionner la longueur de l'appareil à celle du membre. Le membre enveloppé de ouate est placé sur l'appareil dont les valves sont relevées et fixées au moyen de lacs ordinaires.

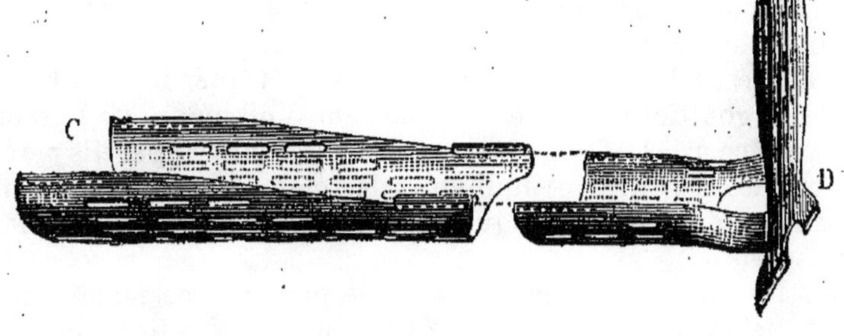

Fig. 230. — Gouttières solides, en métal nickelé et fenêtrées, de Hochet.

Hochet a imaginé, d'après les appareils modelés de Raoult-Deslongchamps, des gouttières solides, en métal nickelé, fenêtrées, susceptibles de se démonter pour soutenir tout ou partie d'un membre (fig. 230).

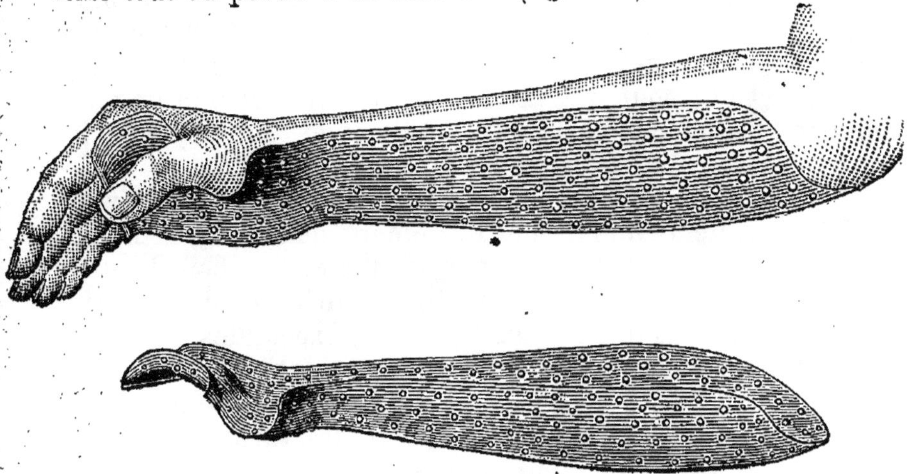

Fig. 231. — Gouttières estampées, de Lee.

Lee a également conseillé des gouttières estampées plus légères que les gouttières pleines et se modelant mieux sur les membres (fig. 231).

3° Une variété spéciale de gouttière est constituée par les *hamacs* formés de sangles en toile fixées au moyen d'épingles sur un cadre en bois ou en fer : tels sont les appareils de Hogden, C. Ward, etc. (Voy. *Fractures du membre inférieur*.)

Critique. — D'une manière générale, les gouttières rigides ordinaires immobilisent assez mal les membres et ne conviennent guère que comme appareils provisoires ; elles sont, pour cette raison et aussi à cause de leur volume, impropres au transport des blessés. Les attelles-gouttières de Bœckel, celles de Volkmann, de Lee et de Hochet, grâce à leur forme, constituent de bons appareils pour le traitement des fractures compliquées des membres et les lésions des articulations, surtout parce qu'elles permettent l'application facile de l'antisepsie.

Toutes les gouttières peuvent avec la plus grande facilité servir à la suspension des membres, en fixant sur elles des liens ou cordes que l'on attache ensuite soit au ciel de lit, soit à une traverse en bois quelconque.

§ II. — Boîtes, appareils polydactyles

1° *Boîtes*. — Les boîtes ont disparu aujourd'hui de la pratique chirurgicale. Depuis le lit et le banc d'Hippocrate, le glossocome de Galien jusqu'à la boîte de Baudens, toutes avaient pour but de maintenir le membre et de permettre l'extension continue au moyen de dispositions variables (treuils, trous et lacs multiples, etc.).

2° *Appareils polydactyles*. — Les appareils polydactyles d'Ederton, de J. Roux, sont également délaissés. Ceux de J. Roux étaient constitués par un plateau en bois destiné à supporter le membre; ce plateau était percé d'une série multiple de trous dans lesquels étaient fixées des chevilles qui remplaçaient les attelles pour la contention du membre et servaient aussi à la fixation des lacs extenseurs. Ces appareils étaient susceptibles, pour les fractures de cuisse, de se transformer en plan incliné.

§ III. — Appareils a double plan incliné

Ils ont été préconisés par Pott, qui traitait ainsi les fractures de cuisse par la demi-flexion, méthode fort délaissée à notre époque. Depuis ce chirurgien, les appareils de ce genre se sont multipliés : tels sont le double plan incliné de Bell, de Delpech, de Malgaigne, de Sauter et Mayor, de Marcellin Duval, l'appareil de Martin, les gouttières articulées d'Amesbury et de N. Smith, Winchester, etc. Ils

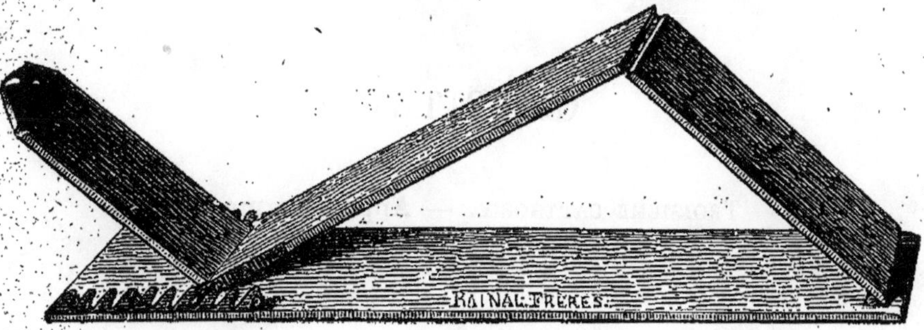

Fig. 232. — Double plan incliné.

sont combinés de manière à faire l'extension et la contre-extension et quelques-uns aussi la suspension (celui de Sauter et Mayor).

Ces appareils sont, en substance, composés de deux plans, l'un pour la cuisse, l'autre pour la jambe, réunis à charnière au niveau du creux poplité, de manière à pouvoir être inclinés à volonté l'un sur l'autre, et reposant par leurs extrémités libres sur une planchette horizontale (fig. 232). Ils ne comportent pas de description générale et l'on trouvera aux fractures des membres inférieurs les rares appareils de ce genre que nous avons cru devoir conserver.

CHAPITRE V

Troisième catégorie. — **Appareils modelés**

§ I. — *Première variété.* Appareils métalliques

1° *Toile métallique.* — Oré (de Bordeaux), en 1869, et Sarazin, en 1871, ont proposé et employé la toile métallique pour fabriquer des appareils à fractures faciles à modeler sur les membres.

Sarazin se servait d'un treillis en fil de fer zingué ou galvanisé de 7 à 8 dixièmes de millim. d'épaisseur, à mailles de deux tiers de centim. à un centim. de large, extrêmement souple et malléable. Le mode général de construction de ces appareils est le suivant : un patron de papier, dessiné au moyen de mesures prises sur le membre, est appliqué sur la toile métallique que l'on coupe alors avec de forts ciseaux ou des cisailles de ferblantier ou même un ciseau à froid et un maillet. Chaque appareil est formé de deux valves réunies et fixées sur une attelle en bois ordinaire, droite et rigide, au moyen de clous de tapissier ou de clous en U. Les fils qui font saillie sur les bords libres des valves doivent être soigneusement arrêtés en les tordant ou en les repliant avec une petite pince ; le mieux est ensuite de les border de cuir souple ou à la rigueur avec une bandelette de diachylon.

Les modèles diffèrent naturellement suivant les membres ; pour toute une extrémité, il est facile de les segmenter pour les rendre plus transportables, chaque segment se réunissant à l'autre au moyen de coulisses ou simplement par des charnières. La disposition de l'étroite attelle latérale, qui sert de pivot aux valves, varie aussi selon le membre auquel l'appareil est destiné. Au moyen de fenêtres, praticables à volonté, on facilite le pansement des fractures compliquées. Pour l'application, l'appareil étant convenablement matelassé avec de la ouate, on y dispose le membre, puis on replie sur lui les valves en les modelant avec la main, et on fixe le tout au moyen de courroies, de lacs, libres ou cloués sur l'attelle. (Voy. les *Fractures* en particulier.)

Poinsot trouve inutile l'établissement des valves et par suite l'attelle, l'appareil étant suffisamment résistant par lui-même sans compliquer ainsi sa construction.

Appréciation. — Ces appareils conviennent bien au traitement antiseptique des fractures exposées et au transport des blessés. Leur fabrication, de même que celle des appareils en zinc, peut entraîner des lacérations des mains du chirurgien qui, pour ce motif, après avoir taillé les patrons, devra confier leur exécution à un aide intelligent ou à un ouvrier d'état.

2° *Appareils en zinc laminé.* — On se servait autrefois du fer-blanc et de la tôle (gouttière de J.-L. Petit) pour la construction d'appareils de ce genre, mais ces matières sont relativement cassantes, faciles à détériorer, peu souples, aussi leur emploi était resté très limité. Raoult-Deslongchamps, dès 1866, proposa le zinc laminé, beaucoup plus malléable, et arriva progressivement, en 1871, à des types d'appareils faciles à construire, remplissant les conditions nécessaires pour l'immobilisation des fractures et excellents pour le transport des blessés. En 1871, Champenois décrivit aussi des gouttières en zinc pour le traitement des fractures du membre supérieur, gouttières qui ne sont en rien inférieures aux appareils précédents. Nous empruntons à l'ouvrage de Raoult-Deslongchamps une partie des détails suivants.

Le zinc laminé se trouve dans le commerce en feuilles de grandeur, d'épaisseur et de poids variables ; celles qui donnent le moins de perte au découpage mesurent 2 mèt. de longueur sur 80 centim. de largeur.

L'épaisseur s'évalue par des numéros ; le tableau ci-après indique les mieux appropriés à un emploi chirurgical.

NUMÉROS DU ZINC	ÉPAISSEUR DES FEUILLES EN CENTIÈMES DE MILLIMÈTRE	POIDS DES FEUILLES DE 2m SUR 0,80	POIDS DU MÈTRE CARRÉ
9	45	4 k. 600	2 k. 900
10	51	5 k. 500	3 k. 450
11	60	6 k. 500	4 k. 050
12	69	7 k. 500	4 k. 650
13	78	8 k. 500	5 k. 030

Les numéros les plus convenables pour les divers segments de membre sont :

Le 10 ou 11 pour le bras et le coude ;
Le 11 ou 12 pour la jambe et la cuisse ;
Le 12 pour l'avant-bras ;
Le 13 pour la rotule.

Avec le n° 10 ou mieux le 11 on peut fabriquer des appareils parfaitement suffisants pour tous les besoins.

Pour préparer ces appareils, il faut tailler préalablement des patrons ou modèles en papier un peu fort ; on trace sur le papier un parallélogramme qu'on divise ensuite par deux lignes, l'une verticale, l'autre horizontale, le partageant en quatre parties égales. Puis on marque au crayon, dans ce cadre, la forme à donner à l'appareil et on découpe le dessin avec des ciseaux. Ce modèle étant disposé sur la feuille de zinc choisie, on en délimite les contours avec un poinçon, la pointe d'un couteau, etc., et on découpe alors le zinc avec de forts ciseaux ou de petites cisailles. Pour couper facilement la feuille métallique, il faut soulever un des bords de la section tandis qu'un aide abaisse l'autre ; en agissant ainsi, des ciseaux de trousse peuvent servir à la rigueur. Avec une lime ou avec le dos des ciseaux, on régularise les mâchures inévitables de la section. Avec une scie on peut découper 40 à 50 feuilles de zinc à la fois.

L'appareil obtenu, on le façonne en gouttière sur le dossier d'une chaise ; un appareil préparé pour un membre droit peut servir pour le gauche en le recourbant en sens inverse, de manière que la face destinée à être intérieure pour le membre droit, par exemple, devienne extérieure pour le gauche.

Avant de l'appliquer, il faut le garnir d'une couche de ouate et envelopper le membre de bandelettes de Scultet, afin que la pression exercée soit régulière et élastique. On maintient ensuite l'appareil en place, soit au moyen de lacs qui l'entourent complètement, soit avec des cordonnets passant dans des trous percés sur les bords des valves. Nous renvoyons aux chapitres concernant les *Fractures* en particulier pour la description exacte des appareils et de leur mode d'application.

A défaut de zinc, on utilisera le fer-blanc, la tôle, les débris de toitures, de gouttières, de boîtes de conserves, etc.

M. Delorme, s'inspirant des appareils de Moij, a modifié les appareils de M. Raoult-Deslongchamps de manière à les rendre plus aptes au traitement des lésions articulaires. Les modèles sont étroits au niveau des articulations, et la gouttière présente, de distance en distance, une série de boutonnières destinées au passage des lacs fixateurs. (Voy. *Fract. du fémur* et *Lésions du coude.*)

En Allemagne, Schön et Weisbach ont aussi employé le zinc pour la confection d'appareils à fractures absolument calqués sur le modèle de ceux de Champenois et de Raoult-Deslongchamps ; toutefois le bord supérieur de l'appareil a été subdivisé en un nombre plus considérable de languettes pour qu'il se modèle mieux sur la racine des membres. ils ont cherché à rendre transportables les grands appareils pour cuisse en les divisant en une partie jambière et une partie crurale qui s'unissent ensuite très solidement l'une à l'autre par de petites charnières établies avec une languette de zinc. (Voy. *Fractures de cuisses.*)

Port a fabriqué des appareils en zinc grillagés, à deux valves, avec de simples lamelles ou attelles de zinc s'entrecroisant longitudinalement et transversalement et réunies les unes aux autres au moyen de bandelettes de même métal et de clous rivés. La figure 233 donne une idée suffisante de ce genre d'improvisation sans qu'il soit nécessaire d'insister. On les garnit d'une natte de paille avant de les appliquer.

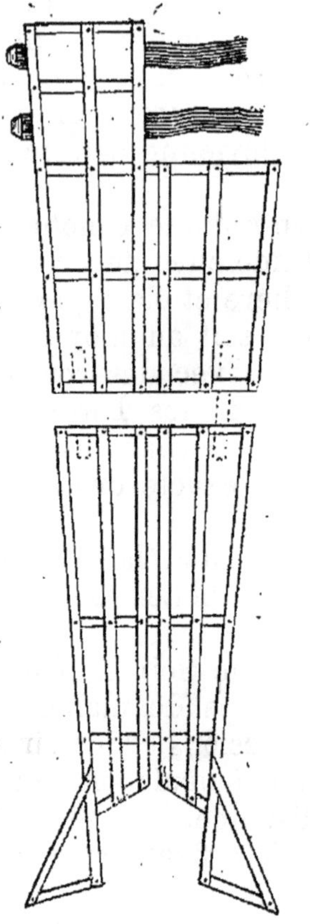

Fig. 233. — Appareil grillagé de Port pour la jambe et la cuisse (côté droit).

Critique. — Les appareils en zinc de M. Raoult-Deslongchamps constituent un réel progrès dans le traitement des fractures, mais l'emploi des gouttières plâtrées d'Hergott a empêché leur généralisation dans la pratique chirurgicale. Comme appareils de transport, ils sont supérieurs à tous les autres ; en outre, grâce à leur forme, ils permettent avec la plus grande facilité le traitement antiseptique des fractures compliquées, tout en donnant une immobilisation suffisante.

§ II. — *Deuxième variété.*

Appareils modelés en carton

A. Paré est un des premiers chirurgiens qui ait conseillé l'emploi du carton pour la contention des fractures ; J.-L. Petit recommande de le mouiller préalablement afin de permettre une adaptation plus facile, et, un peu plus tard, Wisemann (1735) et Sharp (1739) en firent souvent usage. Seutin (1831) et Burggræve s'en servirent sous forme d'attelles de renforcement pour leurs appareils amidonnés. Mais, en réalité, c'est Sommé (d'Amiens) (1847) et Merchie (1848) qui constituèrent, les premiers, des appareils à fractures faits de toutes pièces avec le carton.

Les appareils en carton rentrent dans la catégorie des appareils dits *modelés*. On peut soit les préparer extemporanément au moment de s'en servir, soit les modeler d'avance, comme Merchie, afin d'en constituer un approvisionnement de réserve pour les armées et les hôpitaux.

On fait, avec le carton, des attelles, des gouttières ou des appareils complètement enveloppants.

Le meilleur carton est celui qui est fabriqué avec de vieux chiffons ; le carton de paille et celui de bois se déchirent trop facilement, sont plus poreux et moins solides. Cependant M. de Saint-Germain recommande, pour la chirurgie des enfants, le carton-paille qu'on trouve chez tous les relieurs. Avec le carton d'almanach, on fabrique d'excellentes attelles pour les fractures de bras et d'avant-bras ; le carton collé et chloré ne vaut rien. L'épaisseur du carton doit être de 1 millim. et demi à 4 millim ; pour les enfants, on choisira les feuilles de 1 millim. et demi à 3 millim., et, pour les adultes, de 3 à 4 millimètres.

Pour préparer les appareils, on peut soit déchirer simplement le carton avec les doigts, soit le couper avec un couteau ou un tranchet ; cette dernière manière de faire donne à l'attelle des bords trop tranchants ; il faut alors, suivant le conseil de Merchie, le couper obliquement aux dépens de sa face externe afin de lui donner la souplesse nécessaire au modelage. Les pièces de carton, une fois taillées d'après le modèle voulu, seront plongées pendant une ou deux minutes, avant de les utiliser, dans de l'eau contenue dans un vase assez grand pour qu'elles ne se courbent ou ne se replient pas ; pour certains cartons poreux, il suffit de les mouiller à leur surface avec une éponge. Le membre étant préalablement garni d'un bandage roulé ou d'une couche de ouate épaisse surtout sur les saillies, on applique sur lui le carton mouillé qu'on incise convenablement au niveau des articulations ; on le modèle par la pression des mains et on le fixe ensuite avec une bande de tarlatane. Il se dessèche et redevient suffisamment solide en 36 heures au plus ; il durcit moins vite si on emploie une bande de toile pour le fixer, car elle retarde l'évaporation de l'eau.

Dans le traitement des fractures compliquées, il est fort utile de rendre l'appareil imperméable ; pour cela, une fois sec, on le retire et on colle des bandes de papier sur les incisions qui ont été faites pour faciliter le modelage, puis on le vernit avec la solution alcoolique de gomme laque (1 partie de laque pour 2 d'alcool), ou bien, comme le conseille M. de Saint-Germain, on se contente de le recouvrir de papier glycériné ou de gutta-percha laminée.

Les attelles de carton sont excellentes pour le traitement des fractures chez les enfants ; chez les adultes, elles sont très appropriées à la contention des fractures de l'humérus, des os de la main et du pied.

1° *Attelles de Sommé* (fig. 234). — Pour les membres inférieurs particulièrement, Sommé taillait deux attelles assez larges chacune pour entourer la moitié latérale de la jambe (*b*) et du pied (*a*), sans cependant se toucher par les bords ni en avant ni en arrière ; chaque partie inférieure *a* coudée à angle droit doit pouvoir couvrir de chaque côté la moitié du dos et de la plante du pied en les contournant sur ses bords.

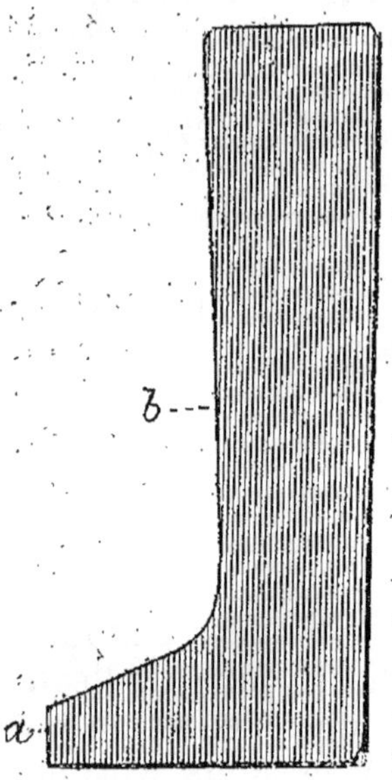

Fig. 234. — Attelle en carton pour la jambe.

2° *Appareils de Carret* (1856). — Ils sont constitués par une seule pièce de carton enveloppant toute la circonférence du membre, et dont les bords se croisent en avant. On fait ainsi des cuirasses excellentes, surtout pour le membre supérieur où elles doivent recouvrir l'épaule et arriver en bas jusqu'au bout des doigts.

3° *Appareils modelés (ou coques) de Merchie.* — La préparation des appareils de Merchie est fort longue et assez compliquée.

Il faut d'abord préparer un patron qu'on obtient en appliquant un bandage roulé amidonné, composé de deux couches de bandes, sur les membres d'un homme de taille proportionnée à la dimension projetée de l'appareil; Merchie prenait ses patrons sur des individus de différentes grandeurs pour avoir des approvisionnements répondant à la majorité des cas. Une fois ce bandage sec, on l'incise d'un bout à l'autre sur la face antérieure, on écarte les valves, on le retire, et, après l'avoir ramolli avec une éponge mouillée, on l'étale horizontalement sur une feuille de papier sur laquelle on en dessine les contours. Comme chaque pièce ainsi préparée serait trop grande pour être moulée convenablement, Merchie a été obligé de la diviser longitudinalement et aussi transversalement en plusieurs segments ou attelles dont la réunion sur le membre reproduira la cuirasse entière. Avec du carton n° 9 pour le membre supérieur et n° 7 pour le membre inférieur, on taille au moyen d'un tranchet des valves conformes au patron en papier.

Pour modeler ensuite ces valves, après les avoir préalablement mouillées, on les applique avec soin et à nu sur le membre correspondant d'un sujet de même taille que le précédent et on les fixe avec un bandage roulé uniformément, mais modérément serré. Elles sont retirées au bout d'une heure d'immobilité dans la position donnée au membre au moment de l'application, en prenant soin de ne pas les déformer, et on les suspend à l'air libre dans un endroit sec pour amener leur dessiccation, qui demande environ vingt-quatre heures. Une fois sèches, elles seront imperméabilisées soit avec du vernis copal ou à la gomme laque, soit, comme Merchie le propose, avec une solution de gutta-percha dans l'éther.

Pour confectionner et modeler ces appareils, il est plus simple de se servir de membres modelés en plâtre, bois, etc.

L'application de ces appareils est fort simple : la fracture étant réduite et maintenue par des aides, on enveloppe le membre de feuilles de ouate taillées comme les bandelettes de Scultet, mais plus larges, qu'on peut assujettir par un bandage roulé ; on place ensuite les attelles choisies d'après les dimensions du sujet et on les fixe avec une bande ou des lacs.

Dans le cas de fracture exposée, on taille à volonté des fenêtres dans les points nécessaires.

Appréciation. — Ces appareils sont excellents pour le traitement des fractures exposées et même pour le transport, mais ils ont un grand défaut, c'est leur fragilité.

Appareils de Laforgue. — A côté des appareils en carton doivent se classer les appareils modelés proposés par Laforgue qui fabriquait lui-même son cartonnage. Il se servait de papier à filtrer gris, de calicot fin de qualité inférieure, de bonne colle de pâte et d'un moule de bois ou de plâtre représentant le membre voulu.

Les bandes de papier sont taillées en bandelettes pouvant entourer deux fois et demie la circonférence du membre, celles de calicot de la longueur du membre. On applique transversalement sur le moule une première couche, on en colle une deuxième imbriquée également, mais dont les chefs se croisent tantôt devant, tantôt derrière ; une couche de bandelettes de calicot est alors collée longitudinalement sur la précédente, puis on dispose une autre couche de bandelettes de papier transversales, une autre de calicot longitudinales et ainsi de suite en terminant par une couche de bandelettes de papier, de manière à avoir un appareil épais de 2 à 3 millim. pour les membres supérieurs, de 3 à 4 millim. pour la jambe, et de 5 à 6 millim. pour la cuisse. L'appareil, ainsi préparé, est desséché à l'air libre ou à l'étuve, et, une fois bien sec, coupé longitudinalement en deux ou plusieurs valves suivant les indications. On le rend imperméable ainsi qu'il a été dit pour le carton.

Appréciation. — Ces appareils s'appliquent comme ceux de Merchie et sont passibles des mêmes reproches. Ils ne sont pas passés dans la pratique usuelle, cependant il est bon de les connaître, car ils peuvent, dans un cas donné, rendre service au chirurgien à court de matériel.

§ III. — *Troisième variété.* Appareils en gutta-percha.

La gutta-percha, découverte en 1843 par Montgommerie et employée pour la première fois en 1846 par Oxley (de Singapore) dans le traitement des fractures, s'extrait de l'*Isonandra-gutta ;* elle est grisâtre lorsqu'elle a été purifiée par l'eau chaude, solide, dure, coriace à la température ordinaire ; à 50° centigr. elle devient flexible, se ramollit et devient malléable de 65 à 70°, pour reprendre en 10 à 20 minutes sa dureté primitive par le refroidissement. Elle est soluble dans le sulfure de carbone, le chloroforme, l'huile de goudron de houille, la térébenthine chaude.

En la chauffant à 120° avec le caoutchouc, on obtient une matière élastique, imperméable, insoluble dans l'eau, qui est utilisée dans la fabrication d'un certain nombre d'appareils chirurgicaux (pessaires, etc., etc.). Lorsqu'elle a été longtemps exposée à l'air, elle s'oxyde peu à peu et brunit fortement, perd de sa consistance et de sa flexibilité et devient cassante ; il faut donc la conserver dans un endroit humide.

Modes d'emploi de la gutta-percha. — On fabrique avec de la gutta-percha des attelles, des gouttières, des cuirasses complètes.

Pour les os volumineux, il faut employer une feuille de 5 à 6 millim. d'épaisseur ; pour les petits os, une feuille de 2 à 3 millim. En raison de la rétraction qu'elle subit dans l'eau, les valves et gouttières seront taillées 2 à 3 cent. plus larges qu'il ne paraît nécessaire. On les coupe en passant un couteau plusieurs fois dans le même trait et on achève à la main.

A. Uytherhœven (de Bruxelles), Hamilton, Giraldès et Désormeaux ont indiqué avec soin les différentes manières d'utiliser la gutta-percha.

Uytherhœven conseille de prendre une feuille de gutta-percha d'une épaisseur variant de 3 millim. à 1 centim. suivant sa destination, et assez large pour embrasser les deux tiers ou les trois quarts postérieurs du membre. La fracture étant réduite, on plonge la feuille de gutta-percha dans l'eau bouillante jusqu'à ce qu'elle soit suffisamment ramollie, on la retire avec soin, on la place sous le membre, puis on relève rapidement ses contours en les moulant aussi exactement que possible sur le corps. Immédiatement après, on applique une bande de toile, imbibée d'eau froide, et on le laisse assez longtemps pour permettre à l'appareil d'acquérir la solidité désirable tout en conservant sa forme.

Il est bon, si on applique l'attelle à nu, d'oindre la peau avec du cérat ou de la garnir d'un linge huilé ; mais il est encore préférable d'entourer le membre d'une légère couche de ouate.

Giraldès et Désormeaux, avant d'appliquer la plaque, l'étalent, en la sortant de l'eau bouillante, sur une table mouillée d'eau froide pour la refroidir et la durcir légèrement à sa surface, son application devenant ainsi plus facile.

Hamilton, avant de plonger la gutta dans l'eau bouillante, l'enveloppe d'une mince étoffe de coton qui l'empêche d'adhérer au vase et aux doigts de l'opérateur, et l'applique ainsi recouverte directement sur le membre malade. Cette précaution est excellente, car, outre qu'elle permet un maniement facile de la substance, elle prévient en partie l'odeur désagréable que contracte la gutta-percha par son contact prolongé avec la peau.

Il ne faut pas la laisser trop longtemps dans l'eau

bouillante pour éviter un ramollissement exagéré. Cependant Paquet (de Lille) préfère la ramollir complètement, puis il la saisit avec un bâton et la trempe un instant dans l'eau froide ; il la malaxe alors avec les mains, en fait une boule qu'il place sur une table mouillée avec de l'eau froide pour empêcher l'adhérence, et, avec un cylindre, l'étale, lui donne la forme voulue et l'applique ensuite enveloppée dans un linge mouillé.

Lors de l'application des attelles et gouttières en gutta-percha, on doit les modeler soigneusement avec les mains sur les saillies et dépressions des membres, et hâter leur refroidissement par des applications renouvelées de linges imbibés d'eau froide.

Mélange de Dürr. — En raison du prix élevé de la gutta-percha, Dürr (1853 et 1858) a proposé le mélange suivant dont elle fait partie constituante : 5 p. de gutta-percha, 2 p. d'axonge, 1 p. et demie de résine de pin. Ce mélange se ramollit rapidement par la chaleur et durcit bien en refroidissant; les appareils ainsi fabriqués peuvent se refondre et servir de nouveau ultérieurement.

Ed. Hœckel et Pr. Schlagdenhauffen ont expérimenté une gutta-percha extraite du *Bassia* (Butyrospermum Parkii, G. Don), analogue à l'autre et pouvant être employée aux mêmes usages.

On a aussi recommandé récemment l'emploi de la gomme de Balata extraite du *Mimusops Balata* qui croît dans les Guyanes et aux Antilles ; cette substance, semblable à la gutta-percha, est plastique à 50°, fusible à 150°, et est soluble en partie dans l'alcool et l'éther, entièrement dans le sulfure de carbone, la benzine, la térébenthine. Elle a des qualités intermédiaires au caoutchouc et à la gutta-percha.

Appréciation. — La gutta-percha donne des appareils légers et très résistants que leur imperméabilité rend spécialement applicables à la contention des fractures compliquées, sous forme d'attelles ou de gouttières; à cause de son prix élevé, on la réserve surtout pour les fractures du maxillaire inférieur et celles du membre supérieur, et pour la chirurgie infantile.

§ IV. — *Quatrième variété.* Appareils en feutre plastique et a la gomme laque

Le feutre plastique a été découvert et proposé en 1832 par David Smith, qui le préparait en imprégnant le feutre à chapeau avec une solution de gomme laque. Cette substance est très employée en Amérique et en Angleterre. On lui a reproché d'être imperméable à l'air et d'empêcher ainsi la perspiration cutanée, aussi l'Anglais Cocking a-t-il fabriqué un feutre spécial appelé *feutre poroplastique* (Felt poroplastic) qui conserverait sa porosité (?).

Ce feutre sert à confectionner des attelles, gouttières, cuirasses, qui sont légères et conviennent bien à la chirurgie infantile ; on l'emploie aussi pour les corsets orthopédiques.

Pour appliquer les appareils en feutre, il suffit, après les avoir taillés convenablement dans une lame de la substance, de les ramollir en les présentant au feu ; on les modèle ensuite sur le membre préalablement recouvert de coton.

Hamilton a proposé le moyen suivant, qui permet de préparer économiquement un feutre semblable. « On sature de vieux morceaux de drap ou de tout autre tissu de laine serré, ou mieux quatre à six doubles d'une étoffe de coton, avec de la gomme laque dissoute dans l'alcool dans la proportion d'une livre de laque pour deux litres d'alcool. La préparation est étendue au moyen d'un pinceau sur les deux côtés de l'étoffe, qui est ensuite suspendue à l'air; quand la première couche est bien sèche, on en étend une seconde, puis une troisième, en ayant soin de laisser sécher chacune des couches successives. Enfin on doit plier l'étoffe sur elle-même, de manière à mettre en contact les parties où l'enduit est le plus épais et la presser ensuite avec un fer chaud. Pour utiliser cette étoffe laquée, on la ramollit à la chaleur du feu, l'eau chaude lui faisant perdre une partie de sa laque, et on l'applique rapidement sur le membre entouré de ouate, car elle se durcit rapidement en se refroidissant. »

P. Bruns a fabriqué une sorte de feutre plastique en imprégnant avec une solution concentrée froide de gomme laque dans l'alcool (2 parties de gomme pour 3 d'alcool) du feutre à sandales ou à semelles, épais de 6 à 8 millim. On verse la solution successivement sur les deux côtés de la lame de feutre et on l'étale avec un pinceau ; il faut laisser sécher ensuite à l'air sec pendant plusieurs jours. Le mode d'emploi est analogue à celui du feutre précédent ; cependant, au lieu de le ramollir à la chaleur du feu, P. Bruns trempe l'attelle ou la gouttière préparée dans l'eau à 90°, c'est-à-dire voisine de son point d'ébullition jusqu'à ce qu'elle devienne malléable. Ces attelles se refroidissent et durcissent en quelques minutes.

Grenadin emploie la gomme laque sous une autre forme. Il applique sur le membre, placé dans la position voulue, un bandage ouaté roulé qu'il entoure ensuite d'une pièce de gaze assez large et assez résistante. Il humecte et imprègne la gaze d'alcool à 90° pour activer son pouvoir absorbant, puis l'enduit avec un vernis composé de 1 p. de laque dissoute dans 2 p. d'alcool. Au bout de deux minutes le bandage est très dur et imperméable.

En Allemagne on a aussi préparé du feutre plastique par imprégnation avec une solution alcoolique de 1 p. de colophane et 3 parties de gomme laque ; ce feutre se ramollit à 65° environ. On obtient une substance malléable déjà à 50-55° en employant simplement pour l'imprégnation, au lieu de laque, de la colophane avec addition à la solution de 2 à 3 p. 100 d'huile de ricin. Ce dernier mélange, qui devient aussi résistant et aussi durable que le feutre laqué, ne risque pas de brûler le malade en raison de la faible température nécessaire à le ramollir. Pour le préparer, on place le feutre dans un bassin plat en fer-blanc, et on y verse la solution modérément épaisse ; quand il est imprégné, on le fait sécher à l'air, puis on égalise et on unit la tablette avec un fer à repasser. On peut encore dissoudre la colophane ou la laque dans de l'eau chaude mélangée d'alcool à parties égales. Pour 1 p. de feutre il faut 1 à 2 p. de gomme laque et autant d'alcool en poids ; ce feutre peut resservir plusieurs fois.

CHAPITRE VI

Quatrième catégorie. — **Des appareils solidifiables.**

Les appareils faits avec des substances solidifiables sont généralement connus sous le nom d'*appareils inamovibles.* Leur invention est loin d'être moderne, car les Arabes en ont fait usage depuis des siècles; cependant on doit regarder D. Larrey comme le véritable créateur de la méthode inamovible dans le traitement des fractures. Pour remplir les indications de cette méthode, qui sont de saisir le membre, dès qu'on lui a rendu sa forme, dans un moule parfait et devenant immédiatement rigide, les chirurgiens ont cherché des substances se solidifiant aussi rapidement que possible, tout en étant d'un maniement et d'une application faciles.

Nous ne pouvons, dans cet ouvrage, que signaler quelques-uns des produits et mélanges solidifiables employés jadis, de manière à indiquer les étapes parcourues avant d'arriver aux excellents appareils qui sont aujourd'hui d'un usage général.

Hippocrate, Galien, Paul d'Égine, citent quelques substances solidifiables employées sans principe défini et bien déterminé : ainsi le mélange de farine et de manne ou de gomme pour les fractures du maxillaire inférieur et du nez (Hippocrate) ; le mélange de blanc d'œuf, de lait, d'encens en poudre et de dattes, dont on imprégnait de l'étoupe (Galien) ; le blanc d'œuf mêlé avec le bol d'Arménie et le vinaigre (Paul d'Egine).

Chez les Arabes, au contraire, l'emploi de ces mélanges semble avoir été érigé en principe. Albugérig, médecin persan, se servait d'un mélange de chaux éteinte, de plâtre et de mummie, appelée aussi bitume de Judée, sorte de bitume naturel que l'on trouve dans les rochers de certaines localités de l'Asie Mineure. Le sel et le riz réduit en bouillie avec l'eau entraient aussi dans la préparation des appareils inamovibles. Rhazès et Albucasis indiquèrent une série de produits ayant pour base l'albumine ou blanc d'œuf.

Du reste, l'albumine mélangée à la farine constitua la matière solidifiable la plus employée jusqu'à l'introduction de l'amidon.

Larrey, qui recherchait non seulement l'inamovibilité de l'appareil, mais aussi l'occlusion de la plaie, imprégnait les pièces du bandage avec une mixture d'alcool camphré, d'extrait de saturne et de blanc d'œufs battus dans l'eau.

Toutes ces substances furent délaissées lorsque Seutin proposa son bandage amidonné en 1834. Depuis cette époque, on a introduit successivement dans la pratique chirurgicale la dextrine, le silicate de potasse et enfin le plâtre. Aujourd'hui ces deux dernières substances sont seules d'emploi général.

Application d'un appareil inamovible sur les membres inférieurs. — Avant de passer à l'étude détaillée des appareils solidifiables, il est nécessaire de donner quelques indi-

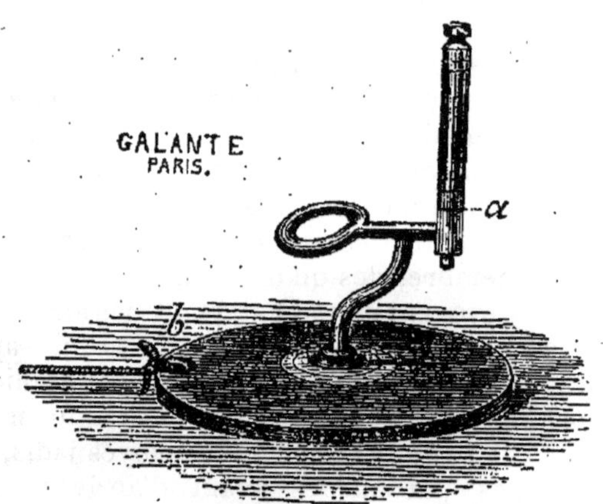

Fig. 235. — Pelvi-support de Cusco.

cations générales sur les précautions à prendre lorsqu'on doit les appliquer sur tout un membre inférieur. Dans ces cas, en effet, pour faciliter leur application régulière et ne pas entraver l'action du chirurgien et de ses aides, il s'agit de disposer le blessé de telle manière que le membre et le bassin soient absolument libres, éloignés du plan du lit et accessibles sur toutes leurs faces. Une des façons les plus simples d'obtenir ce résultat est de disposer le malade de telle sorte que son siège, placé au bord du lit ou d'une table, soit surélevé au-dessus de celle-ci au moyen d'une cuvette renversée, à fond étroit ou d'un petit bloc de bois. On a inventé, dans le même but, des appareils fort ingénieux qui sont extrêmement utiles lorsqu'on doit faire pratiquer l'extension et la contre-extension pendant l'application du bandage. Un des plus connus en France est le *pelvi-support* de Cusco (fig. 235), que l'on dispose comme

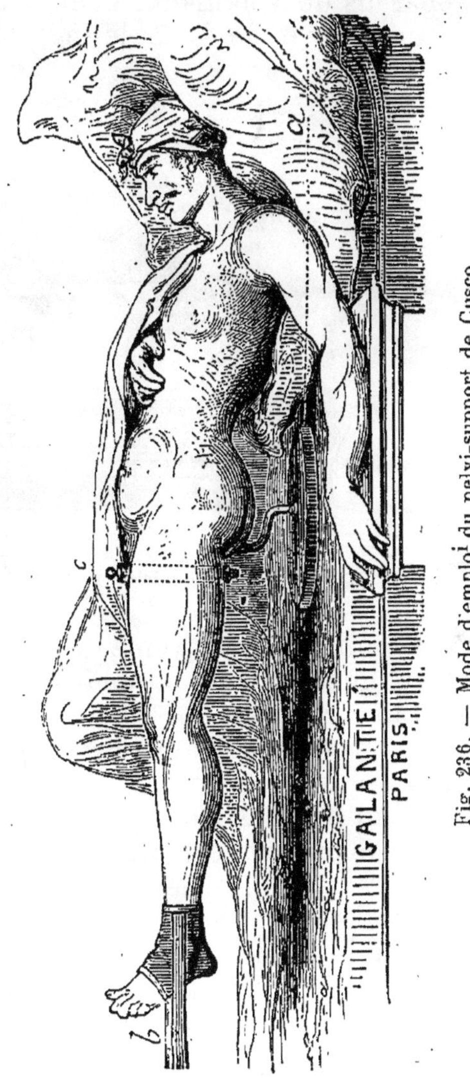

Fig. 236. — Mode d'emploi du pelvi-support de Cusco.

il est indiqué dans la figure 236, la région coccygienne portant sur l'anneau horizontal; la ligne ponctuée (*a*) représente la direction de la corde fixatrice de l'appareil; la tige (*c*) appuyée contre le périnée empêche le membre d'être entraîné pendant l'extension. Ollier se sert pour panser les réséqués de la hanche d'un appareil auquel il a donné le nom de pelvi-cervico-support et qui soutient à la fois le bassin, le dos et la tête (fig. 237). En Allemagne, on se sert des appareils de Volkmann, Esmarck, von Bruns, qui se vissent sur le bord de la table (fig. 238); Lucke,

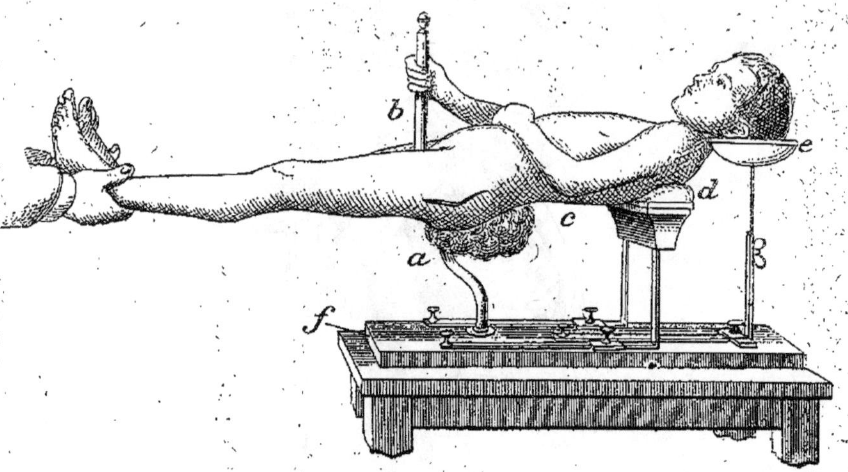

Fig. 237. — Pelvi-cervico-support, d'Ollier.

Heine, Passelczar, Billroth, ont inventé de véritables tables-supports fort compliquées et dont on peut se passer facilement dans la pratique courante.

Dittel emploie le procédé suivant : deux tiges rondes en fer, ayant environ 1 centim. et demi de diamètre et à peu près la longueur d'un homme, sont placées parallèlement l'une à l'autre; leurs bouts supérieurs sont réunis par une petite barre transversale qui les tient écartés de 20 centim. On place ces extrémités supérieures sur le bord d'un lit ou d'une table, tandis qu'un aide soutient de ses deux mains les extrémités inférieures libres. Sur cette armature, légèrement écartée en bas, se couche le patient, de manière que sa tête et la moitié supérieure du thorax reposent sur la table, le reste du corps portant sur les deux branches, un membre sur chacune d'elles ; l'aide qui soutient les tiges fixe le pied. Grâce à la mobilité des tiges sur la barre-charnière qui les unit en haut, on peut les écarter ou les élever à volonté et placer ainsi le membre dans la situation jugée convenable. L'appareil inamovible est appliqué en englobant les tiges, qu'on retire ensuite par en haut avec facilité en les faisant glisser sur les membres (fig. 239).

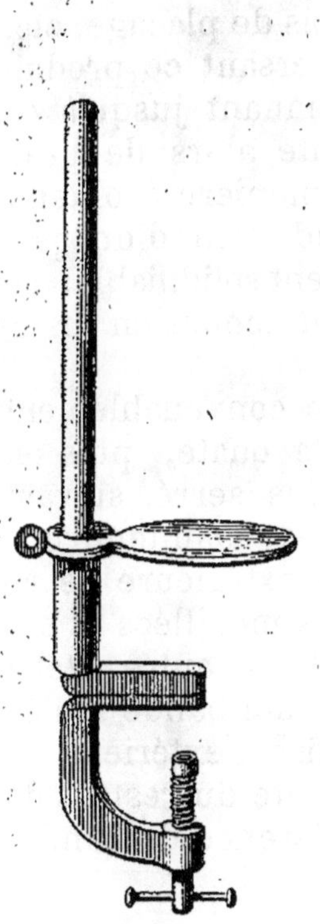

Fig. 238. — Pelvi-support de Bruns.

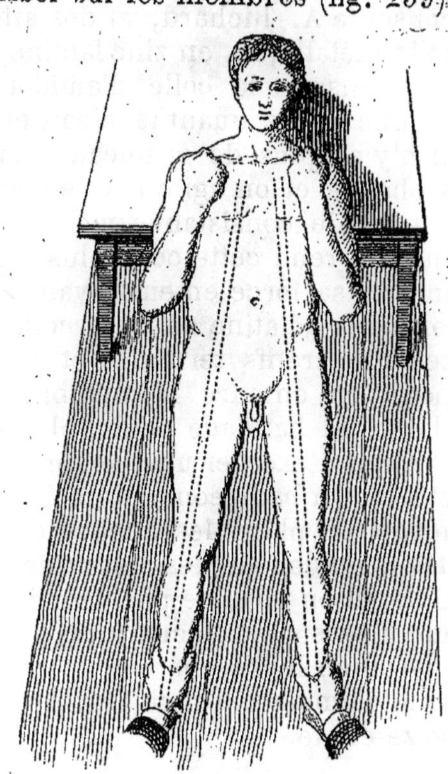

Fig. 239. — Appareil de Dittel pour appliquer les bandages inamovibles sur le bassin et les membres inférieurs.

§ I. — *Première variété.* Appareils amidonnés

Seutin, l'inventeur de ces appareils, se servait de colle d'amidon, de bandes de toile et d'attelles de renforcement en carton. En incisant ses appareils une fois secs, de manière qu'on pût les ouvrir et les fermer à volonté, il créa la *méthode amovo-inamovible.* Plus tard Burggræve interposa entre le membre et les bandes une épaisse couche de ouate ayant pour but, en vertu de son élasticité naturelle, de répartir également les pressions et de permettre une contention exacte des fragments, alors même que par suite du dégonflement du membre la coque d'amidon deviendrait trop lâche. Depuis lors, la ouate est restée en chirurgie d'un emploi constant dans la plupart des appareils inamovibles.

Préparation et application. — On prépare d'abord des bandes en quantité suffisante, de la ouate, en feuilles, ou en bandes larges comme les deux mains et roulées comme le conseille A. Richard, et des attelles soit en carton, soit en toile métallique, en zinc laminé, en bois de placage, etc. On fait ensuite la colle d'amidon en versant ce produit dans une petite quantité d'eau et en remuant jusqu'à ce qu'il n'y ait plus de grumeaux ; on ajoute alors de l'eau très chaude et on agite le mélange de manière à obtenir une pâte de consistance molle. Par l'addition d'un peu d'alun, on rend cette colle plus rapidement solidifiable ; on augmente sa force en employant de l'eau tenant en dissolution de la gélatine ou de la colle forte.

Les préparatifs terminés et le malade convenablement disposé, on entoure le membre avec la ouate, puis on applique un bandage roulé, plus ou moins serré, suivant qu'il s'agit d'exercer une compression ou de maintenir une fracture. On badigeonne de colle la face extérieure de ce bandage, on place les attelles de cartons mouillées et enduites d'amidon sur les deux faces, ou toute autre attelle flexible, et on termine par l'application d'une bande roulée amidonnée sur ses deux faces ; on égalise l'extérieur de l'appareil en le lissant avec la main enduite du restant de la colle d'amidon. On se servira de préférence de bandes de gaze écrue.

Pour les membres inférieurs, Seutin préférait aux bandes roulées trois plans de bandelettes séparées, le premier plan étant toujours placé à sec. Laugier remplaçait les bandelettes de toile par des bandelettes de papier goudronné.

Appréciation. — L'amidon a l'inconvénient de se durcir très lentement, c'est-à-dire en deux à trois jours, aussi est-il souvent nécessaire de placer provisoirement sur l'appareil des attelles résistantes jusqu'à dessiccation complète afin de maintenir sa forme. C'est précisément cette lenteur à la solidification qui a fait abandonner l'emploi de cette substance. Cependant, à cause de leur légèreté, ces appareils sont assez commodes dans la chirurgie infantile.

Appareil gypso-amylacé. — Lafargue a employé un mélange à parties égales de colle d'amidon d'une consistance crémeuse avec du plâtre qu'il gâchait ensemble sans addition d'eau. Le bandage se fait comme le précédent.

§ II. — *Deuxième variété.* Appareils dextrinés

Velpeau, en 1838, réalisa un véritable progrès en substituant à l'amidon la dextrine, dont la dessiccation est plus rapide.

Préparation et application. — Il est besoin de bandes, de ouate, d'attelles en carton ou toute autre substance flexible et d'une solution de dextrine.

La solution de dextrine se prépare de la manière suivante :

Dextrine.	100 grammes
Eau-de-vie camphrée.	60 —
Eau chaude.	50 —

Il en faut environ 500 gr. pour la cuisse, 300 gr. pour la jambe, et 200 gr. pour le bras ou l'avant-bras. Ajouter peu à peu l'alcool jusqu'à ce qu'on obtienne une pâte de la consistance du miel, puis verser l'eau chaude de manière à avoir une bouillie un peu claire, ambrée.

Pour l'appliquer, on met : 1° une couche de ouate ; 2° une bande roulée sèche, en toile ; 3° une seconde bande en toile ou en tarlatane qu'on imprègne de dextrine, ce qui est facile surtout avec les bandes de tarlatane. On doit presque toujours renforcer le bandage avec des attelles en carton, en toile métallique ou en bois de placage.

La dessiccation s'opère en 4 ou 5 heures ; pendant ce temps il faut maintenir la forme de l'appareil par des attelles en bois, provisoires, et suspendre le membre.

Appréciation. — La dextrine a suivi le sort de l'amidon ; elle présentait du reste l'inconvénient d'être souvent de mauvaise qualité, ce qui rendait la solidification irrégulière ou impossible.

Appareil gypso-dextriné. — Pélikan mélangeait la dextrine au plâtre de la manière suivante : 500 gr. de plâtre pour 1000 d'eau contenant 30 à 40 gr. de dextrine. Heyfelder préfère 750 gr. de plâtre, 500 gr. d'eau et 30 gr. de dextrine ; on mêle le plâtre à l'eau dextrinée, puis on applique l'appareil comme le précédent. La dessiccation est plus rapide et la résistance du bandage plus grande.

§ III. — *Troisième variété.* Appareils au silicate de potasse

Le silicate de potasse a été employé pour la première fois en 1860 par Michel (de Cavaillon). A peu près à la même époque, Kreuzberg et Schuh s'en servirent en Allemagne sans connaître les essais de Michel. On le trouve dans le commerce sous forme d'une solution sirupeuse qui doit marquer de 30 à 35° à l'aréomètre Baumé et qui s'obtient en projetant peu à peu le silicate pulvérisé dans de l'eau bouillante dans la proportion de 1 partie pour 5 parties d'eau et en concentrant la solution, après décantation, jusqu'au degré indiqué. Ces solutions ne sont pas toujours bien préparées, ce qui fait que le silicate se solidifie tantôt très lentement et même pas du tout ; l'état d'humidité de l'air exerce aussi une grande influence sur la rapidité de la dessiccation.

Préparation et application. — Comme pour l'amidon et la dextrine, il faut préparer des bandes de toile et de tarlatane, de la ouate et des attelles flexibles. On applique d'abord une couche de ouate bien égale sur le membre, puis une ou plusieurs bandes sèches de toile ou de coton que l'on serre au degré voulu dans le cas où l'on veut exercer une compression, les bandes silicatées devant seulement se mouler sur les premières. On imprègne ensuite les bandes de silicate en les faisant tremper pendant un quart d'heure environ dans la liqueur versée dans un récipient ; les bandes de tarlatane s'imprègnent avec la plus grande facilité et sont pour ce motif préférables aux bandes de toile qu'on est généralement obligé de rouler à la main dans le vase. Collin a fabriqué dans ce but le treuil représenté figure 240, sur lequel la bande s'enroule après avoir traversé la solution.

La bande bien imprégnée est exprimée pour la débarrasser de son excédent de silicate et appliquée ensuite sur le bandage roulé placé tout d'abord. Il faut deux couches de bandes de toile, six de bandes de tarlatane, pour obtenir un appareil solide. Suivant les cas, on renforce l'appareil avec des attelles en carton, en zinc, en toile métallique, en bois de placage, disposées sur la bande sèche et fixées par les bandes silicatées ; il est indispensable, pour les bandages remontant au-dessus du genou et entourant le bassin, de placer une longue attelle externe

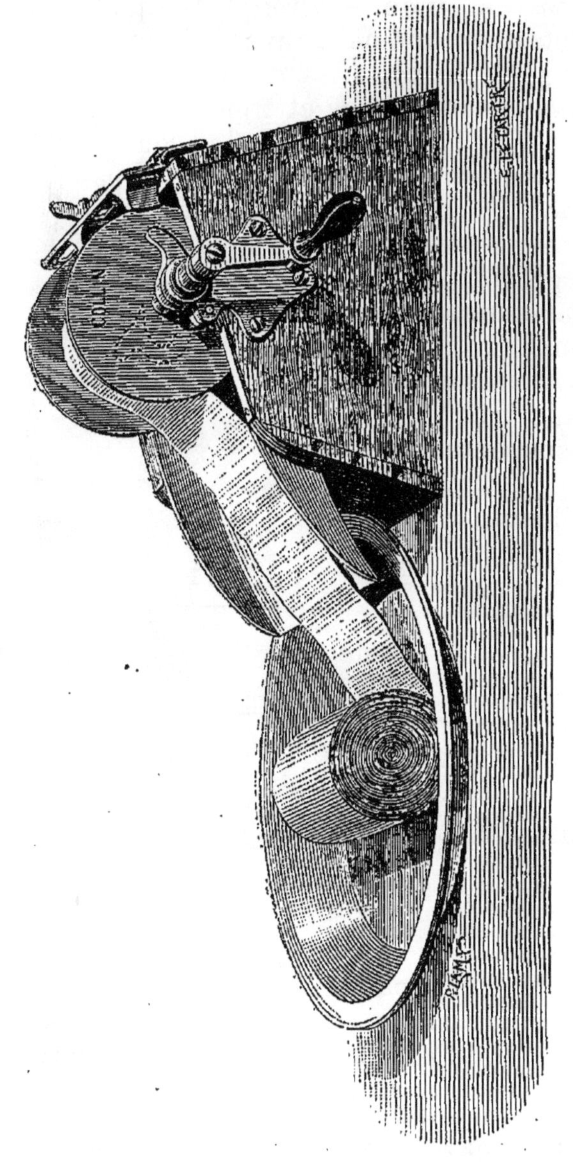

Fig. 240. — Appareil de Collin pour rouler les bandes silicatées.

et même souvent une courte attelle antérieure (pli inguinal) ou postérieure (creux poplité), afin d'empêcher l'appareil de se déformer au niveau des articulations. Les attelles en toile métallique, en zinc, en bois de placage sont supérieures à celles de carton, qui retardent la solidification.

La *solidification* s'effectue en sept à huit heures, mais la *dessiccation* demande environ vingt-quatre heures pour s'opérer et n'est même souvent complète qu'après le second jour, et du reste, sa durée varie suivant la saison sèche, chaude, ou humide et froide, et elle se fait plus vite à l'air que sous les couvertures. On peut la hâter en arrosant l'appareil avec de l'éther ou de l'alcool ; d'après Servier, l'alcool ne fait pas sécher l'appareil plus vite, mais précipite le durcissement. Pendant qu'elle s'effectue, il faut maintenir le membre en bonne position au moyen d'attelles rigides provisoires et le placer sur une toile cirée ou même le suspendre,

Pour enlever un appareil silicaté, il suffit de faire prendre un bain au malade.

Appareils articulés. — Morel-Lavallée a donné,

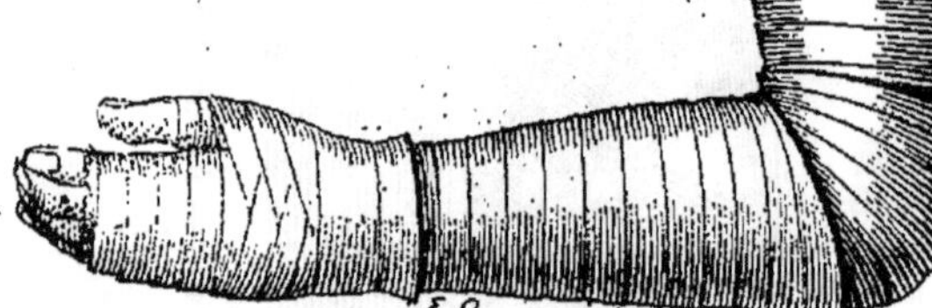

Fig. 241. — Appareil articulé de Morel-Lavallée.

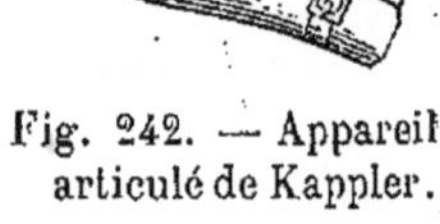

Fig. 242. — Appareil articulé de Kappler.

pour fabriquer un appareil inamovible avec les substances solidifiables alors usitées, un procédé qui peut être appliqué avec le silicate de potasse. On établit la brisure au niveau d'une articulation en interposant à deux tours de bandes superposés une mince couche d'un corps gras, leur permettant de glisser l'un sur l'autre ; l'appareil doit être posé en autant de segments que le membre qu'il doit recouvrir (fig. 241). Pour assurer l'indépendance et la mobilité de l'articulation créée, il n'y a, dit l'auteur, que deux règles à suivre : 1° des deux circonvolutions qui composent l'articulation en s'emboîtant l'une dans l'autre, celle qui entoure l'os fracturé doit être l'interne enveloppée par celle qui recouvre la jointure du membre, disposition qui laisse entière la solidité de la contention ; 2° cette circonvolution interne, mieux sous-jacente, surtout dans les fractures des jointures et dans les fractures voisines des jointures, doit s'avancer jusqu'à l'extrémité brisée de l'os et même la déborder sensiblement, afin de maintenir plus sûrement les rapports des fragments. On voit donc que ces appareils ont pour but de permettre les mouvements de l'articulation tout en contenant la fracture. On peut encore articuler un appareil en interposant entre deux tours de bande une feuille de gutta-percha laminée.

Kappler et Hafter ont fabriqué toute une série d'appareils silicatés articulés en fixant dans le silicate, au niveau des jointures, des charnières métalliques, des courroies à boucle ou élastique, etc. ; la figure 242 montre un type de ces appareils.

Appréciation. — Les appareils et bandages silicatés sont ceux que l'on doit préférer lorsqu'il s'agit d'immobiliser une jointure ou un membre tout en exerçant une compression continue. S'il est nécessaire de tailler des *fenêtres* au niveau d'une partie malade, rien n'est plus facile : il suffit de placer à cette hauteur un tampon de ouate volumineux qui, après l'application de l'appareil, indiquera le point où l'on découpera la fenêtre avec de simples ciseaux un peu forts ou des cisailles de Seutin, une fois le bandage sec.

En fendant un appareil d'un bout à l'autre, on le transforme en *amovo-inamovible*, et l'on peut ensuite le resserrer avec des courroies ou des lacs. Pour les fractures, ces appareils ne conviennent que lorsque la consolidation est effectuée ; alors, moins lourds que les appareils plâtrés, ils permettent au malade de se lever sans risques pour la solidité du cal.

Lorsqu'on applique un appareil silicaté sur le tronc, en forme de corset, on est obligé d'empêcher sa déformation avant la dessiccation complète en le recouvrant d'un bandage plâtré provisoire. On prévient alors l'adhérence de ce dernier au silicate, en interposant entre eux des feuilles de papier et en recouvrant l'appareil silicaté de bandes imbibées d'alcool.

Appareils silicatés magnésiens et silicatés-zingués. — E. Küster, en 1869, a proposé de mélanger la magnésie au silicate de manière à obtenir une bouillie de consistance de crème épaisse dont on imprègne des bandes de tarlatane. On fabrique ainsi des appareils légers, se desséchant en 24 ou 36 heures.

On a aussi employé, dans ces dernières années, le mélange d'oxyde de zinc en poudre et de silicate que Karewski a recommandé encore récemment pour les corsets orthopédiques.

§ IV. — *Quatrième variété.* Appareils platrés

L'emploi du plâtre dans le traitement des fractures remonte à une époque fort éloignée et doit être attribué aux Orientaux. La première mention faite en Europe se trouve dans une lettre adressée en 1795 par Eaton, consul anglais à Bassorah, à Guthrie de Saint-Pétersbourg. Mais ce fut seulement en 1814 que Hendrisk l'employa le premier, en Europe, à Groningue; Froriep, Hubenthal (1819), Keyl (1828), puis Dieffenbach (1832) suivirent bientôt son exemple. Depuis lors, le plâtre s'est généralisé dans la pratique chirurgicale, grâce surtout aux perfectionnements et aux simplifications apportés dans ses applications et son emploi par Hergott et Maisonneuve. Il justifie la faveur méritée dont il jouit par la facilité de sa manipulation et surtout par la rapidité de sa solidification; il permet mieux que toute autre substance inamovible de remplir exactement les indications du principe général de la contention des fractures : saisir et maintenir dans un moule inaltérable le membre fracturé au moment où il vient d'être rétabli dans sa forme normale.

Des différentes espèces de plâtres et de leur utilisation. — On trouve dans le commerce cinq sortes de plâtres : 1° le plâtre fin à modeler ou plâtre de Paris ; 2° le plâtre blanc fin des plafonneurs ; 3° le plâtre blanc ordinaire ; 4° le plâtre gris fin ; 5° le plâtre gris gros. Les quatre premières espèces sont les seules directement utilisables pour la préparation des appareils ; quant au plâtre gris gros, il est nécessaire de le transformer préalablement en gris fin par le tamisage. Certains plâtres, surtout le blanc ordinaire, contiennent des cristaux microscopiques lancéolaires de sulfate de chaux qui retardent la solidification, inconvénient auquel on remédiera par l'addition d'un peu d'alun.

Le meilleur de tous et le plus employé est le plâtre blanc

de Paris. Tenu convenablement à l'abri de l'humidité, en sacs dans des caisses en bois ou en fer-blanc hermétiquement closes, il conserve pendant un an au moins ses qualités de solidification rapide. Lorsqu'il est *éventé*, c'est-à-dire lorsqu'il a absorbé de l'humidité, on lui rend ses propriétés solidifiantes en le chauffant à découvert, sur un plat quelconque, dans un four de cuisine ou sur un fourneau à la température de 100 à 120°, jusqu'à ce qu'il ne dégage plus de vapeurs d'eau. Le plâtre gris fin est celui qui s'évente le plus facilement.

On peut rattacher à deux grandes méthodes les procédés employés pour la préparation des appareils plâtrés : 1° *méthode de la bouillie plâtrée* employée seule ou incorporée à diverses pièces de linge en toile, coton, laine ou tarlatane ; 2° méthode dans laquelle des pièces de linge préalablement chargées de *plâtre sec en poudre* sont mouillées au moment de s'en servir.

La première méthode, la plus usitée, est supérieure à l'autre. Les appareils construits avec des linges imprégnés de plâtre sec et mouillés ensuite sont moins chargés en plâtre ; par conséquent, ils ont une solidité moindre et s'imprègnent plus facilement des produits de sécrétion des plaies. Cependant, cette deuxième méthode est peut-être plus pratique et plus expéditive, quand on a des aides en nombre insuffisant ; elle a été surtout employée par les Allemands dans la chirurgie de guerre.

I. — **Méthode de la bouillie plâtrée.**

Cette méthode comprend trois procédés : 1° le *procédé du moule ou du plâtre coulé*, qui consiste à verser directement la bouillie plâtrée autour du membre placé dans une caisse ou une boîte *ad hoc ;* 2° le *procédé de l'incorporation préalable de la bouillie plâtrée* à des pièces de linge ; 3° le *procédé dans lequel on badigeonne avec la bouillie un bandage sec appliqué préalablement sur un membre ;* il nous suffit d'indiquer ici, sans autre description ultérieure, ce procédé fort peu employé et facile à comprendre.

Règles générales.

Elles sont applicables aux divers procédés que nous venons d'énumérer.

a. *Soins préliminaires, préparation du membre.* — Le lit sera recouvert d'une alèze ou d'une toile cirée pour le garantir des souillures. Sauf dans les cas où l'on jugera à propos d'appliquer une bande roulée sèche, en flanelle, directement sur le membre, celui-ci sera toujours rasé, puis enduit d'un corps gras ou d'huile phéniquée afin d'empêcher l'adhérence du plâtre aux téguments et d'éviter ainsi des douleurs au patient lors de l'enlèvement de l'appareil. Avant d'appliquer les pièces d'appareil, on aura le soin de badigeonner la peau à pleines mains avec la bouillie plâtrée claire pour obtenir un moulage plus parfait.

Les cas dans lesquels on doit appliquer préalablement soit un bandage roulé simple avec des bandes de flanelle, soit un bandage ouaté, sont exceptionnels, car un appareil plâtré bien fait n'exerce aucune pression douloureuse ou dangereuse sur les saillies osseuses, et cela est surtout vrai avec les gouttières d'Hergott ou les attelles de Maisonneuve. Toutefois, cette garniture préalable du membre est presque toujours nécessaire lorsqu'on applique un appareil plâtré à bandes, car alors il est difficile de répartir également la pression et d'obtenir un moulage exact. De même dans quelques cas de fractures compliquées graves, si l'on ne peut raser le membre convenablement et bien modeler l'appareil, il est indispensable de placer d'abord une bande de flanelle avec addition de tampons de ouate sur les parties saillantes; sauf ces exceptions, l'appareil est appliqué à nu.

b. *Préparation de la bouillie plâtrée.* — On étend d'abord sur le plancher, autour du lit, une alèze épaisse sur laquelle on installe la caisse à plâtre, un récipient plein d'eau et un large vase en grès ou en terre destiné au gâchage du plâtre. Suivant le conseil de notre maître Hergott, on doit se servir d'eau tiède pour obtenir une solidification plus rapide et pour que le contact de la bouillie plâtrée ne détermine pas chez le blessé, en produisant une sensation désagréable, des mouvements réflexes dont les conséquences pourraient être un dérangement des fragments.

Tout étant prêt, on verse dans le grand vase la quantité d'eau jugée nécessaire pour préparer assez de bouillie pour l'appareil projeté, ensuite on y ajoute doucement le plâtre, en saupoudrant pour ainsi dire, de manière à constituer une pyramide centrale qui dépasse de 2 à 3 centim. le niveau du liquide. On peut encore mesurer exactement avec un verre ordinaire la quantité d'eau et verser une égale quantité de plâtre en volume ; cependant, dès que le volume dépasse cinq verres ordinaires, il vaut mieux mettre un verre de plâtre en plus. On sait aussi que, suivant la qualité du plâtre, la proportion d'eau varie dans de certaines limites que l'usage seul apprendra. Dès que le plâtre est versé en totalité, et non avant, on fait le mélange avec la main en enlevant les grumeaux et parties dures, c'est alors, comme nous l'avons dit qu'on doit badigeonner le membre déjà graissé. La bouillie est prête lorsqu'elle a la consistance de la crème douce ; il est parfois nécessaire, pour l'obtenir, d'ajouter encore un peu de plâtre. Dès que la bouillie est à point, on l'utilise suivant un des procédés que nous étudierons plus bas. Nous recommandons, dans le cas où l'appareil est appliqué sur un membre avec plaie, de le préparer avec de l'eau tenant en solution 2 à 3 gr. pour 1000 de sublimé ; des expériences répétées nous ont montré que, par l'imprégnation de pus, de semblables appareils ne prennent aucune odeur (l'acide phénique en raison de sa volatilité doit être rejeté).

Si la bouillie vient à durcir dans le vase pendant l'application de l'appareil, il ne faut pas y ajouter de l'eau pour la rendre plus liquide, car on altérerait la combinaison chimique déjà faite du plâtre avec l'eau, et les parties d'appareil qu'on en imprégnerait n'auraient aucune solidité ; on doit, dans ce cas, refaire une nouvelle bouillie. Dès qu'on aura terminé, on versera dans le récipient une assez grande quantité d'eau pour le débarrasser facilement de son contenu.

c. *Solidification. Dessiccation.* — La *solidification* des appareils a lieu en 10 ou 15 minutes, et, au moment où elle se produit, il se développe une chaleur appréciable à la main. La *dessiccation* ne se fait qu'en 24 heures. On a proposé un certain nombre de moyens pour accélérer ou retarder la solidification. *Pour la hâter*, on a essayé l'addition à l'eau de sel de cuisine, d'alun, de silicate, de ciment pulvérisé ; il est tout aussi simple d'employer moins d'eau pour préparer la bouillie ; du reste, le sel de cuisine, si vanté par quelques auteurs, est un moyen détestable, car, outre qu'il accélère peu la solidification, il détermine un ramollissement ultérieur de l'appareil par absorption de l'humidité de l'air, surtout dans les saisons pluvieuses. *On peut retarder la solidification* par l'addition à l'eau de substances étrangères : amidon, lait, bière, borax, dextrine (40 à 50 gr. pour 1 litre), gélatine, etc. La gélatine a été employée par Richet : avec 2 gr. pour 1000 gr. d'eau, le retard de consolidation atteint 20 à 25 minutes ; avec 5 gr., 3 à 5 heures ; la dose de 2 gr. est donc suffisante et on obtient ainsi les *appareils de stuc*. Cette solidification retardée est utile lorsqu'on applique de grands appareils, surtout si l'on manque d'aides.

Lorsque, après dessiccation, on veut compléter un appareil plâtré, on peut le faire par l'addition de fragments de linges plâtrés qui se lient intimement avec l'ancien, à moins que ce dernier n'ait été poli, uni avec de l'eau après application, l'adhérence étant alors moins solide.

d. *Imperméabilisation des appareils plâtrés.* — Le plâtre s'imbibe assez facilement des produits de sécrétion des plaies ou d'urine chez les enfants ; il en résulte non seulement le ramollissement de l'appareil, mais la création de foyers de putréfaction. On a donc cherché les moyens de rendre les appareils imperméables. Hergott recommande le vernis copal ou vernis des carrossiers, Trélat la résine blanche dissoute dans l'éther, Mitscherlich la solution de 1 p. de résine de dammar dans 4 p. d'éther ou celle de gomme laque dans l'alcool, Neudörfer une solution alcoolique de cire ; on a aussi proposé le silicate de soude ou de chaux. Ces solutions, à peu près équivalentes, sont appliquées au moyen d'un pinceau avec lequel on enduit l'appareil une fois sec ; cinq ou six couches placées après dessiccation l'une sur l'autre rendent l'appareil luisant et imperméable.

L'inconvénient de l'emploi de ces substances est qu'on est obligé d'attendre que la dessiccation de l'appareil soit complète, c'est-à-dire 24 heures, et en outre d'enlever cet appareil pour badigeonner ses deux faces. Aussi Terrillon a-t-il cherché à rendre le bandage imperméable dès les premiers instants de sa préparation en mélangeant le plâtre avec du ciment blanc ou ciment anglais (le ciment noir hydraulique ne vaut rien) ; il met un quart de ciment blanc pour trois quarts de plâtre, ou un tiers de ciment pour deux tiers de plâtre. La poudre doit être mélangée au plâtre avant de la verser dans l'eau, mais on peut aussi obtenir le résultat cherché en versant alternativement l'un et l'autre de ces produits dans les proportions indiquées. La solidification n'est pas altérée et s'opère en 15 ou 20 minutes.

Droulon dit avoir obtenu de bons résultats avec le liniment oléo-calcaire :

Eau de chaux	à parties égales.
Huile d'amandes douces . . .	

On en met 1 partie pour 20 de bouillie plâtrée. Nos essais ne sont pas favorables à ce dernier procédé.

Comme on ne dispose pas toujours d'un des moyens précédents, on peut protéger simplement l'appareil en enveloppant le membre de taffetas gommé ou de gutta-percha laminée que l'on replie ensuite sur la face externe de l'appareil ou encore en glissant du coton, imbibé de collodion iodoformé, au voisinage de la plaie entre les bords de l'appareil et les téguments.

e. *Fixation du membre pendant l'application et le durcissement du plâtre.* — Nous avons indiqué plus haut (p. 344) la manière de disposer le patient pour les appareils à placer sur les membres inférieurs. S'il est nécessaire d'opérer l'extension, les mains d'un aide suffiront le plus souvent ; on a recommandé, dans ce cas, d'appliquer d'abord les parties de l'appareil qui couvrent le segment que doivent embrasser les mains, puis, quand elles sont sèches, l'aide saisit ces parties et maintient le membre dans la situation voulue pendant l'application du reste de l'appareil en attendant la solidification. Dans quelques circonstances, on se sert de lacs extenseurs, par-dessus lesquels on dispose les pièces plâtrées, et qu'on retire ensuite facilement si on a pris la précaution de les enduire de vaseline ou d'axonge, ou même qu'on peut abandonner. Pendant le durcissement d'un appareil de jambe, il faut éviter que le talon ne porte sur un plan résistant et bien maintenir le pied à angle droit.

Si l'on s'aperçoit, après le durcissement, que les parties de l'appareil sur lesquelles les mains ont pris point d'appui pour exercer l'extension sont trop fortement déprimées et déterminent une compression locale qui pourrait devenir dangereuse, on les enlève en taillant des fenêtres que l'on oblitère avec des pièces de tarlatane imbibées de bouillie plâtrée ou seulement avec celle-ci.

1° *Procédé du moule ou du plâtre coulé.*

C'est le procédé le plus ancien, celui que Hubenthal et Dieffenbach employaient exclusivement. Périer l'a fort vanté, et plus récemment Julliard (de Genève) est revenu sur ce procédé, qui est susceptible dans un cas donné de rendre de réels services.

Dans les premiers temps de l'emploi de ce procédé, on coulait un moule complet autour du membre fracturé. Les gouttières sont tout aussi contentives et doivent avoir la préférence, parce qu'elles n'exposent à aucun des dangers des appareils fermés. Ce mode d'emploi du plâtre est presque exclusivement réservé aux membres inférieurs.

Pour établir un moule en gouttière, pour la jambe par exemple, le membre rasé et huilé est placé dans l'intérieur d'une boîte en bois rectangulaire, un peu plus longue et plus large que lui, et dont les parois, préalablement graissées ou huilées, sont simplement réunies par des crochets de telle sorte qu'on les enlève à volonté. La paroi qui correspond au creux poplité est échancrée ; à la rigueur on peut la supprimer en la remplaçant, comme Périer, par un fort tampon de ouate ; la paroi podalique sera un peu plus haute que les autres. Le membre est disposé de telle manière que les aides, qui pratiquent l'extension et la contre-extension, le maintiennent à 1 ou 2 centim. au-dessus du fond de la boîte. On verse alors la bouillie plâtrée entre les parois de la caisse et le membre, et on s'arrête dès que le niveau atteint la moitié de la hauteur des faces latérales de celui-ci et le milieu des malléoles ; la couche de plâtre devra être assez élevée sous la plante du pied pour lui offrir un point d'appui dans les deux tiers de sa hauteur. Le plâtre une fois sec, on enlève les parois de la caisse, en ne gardant que la

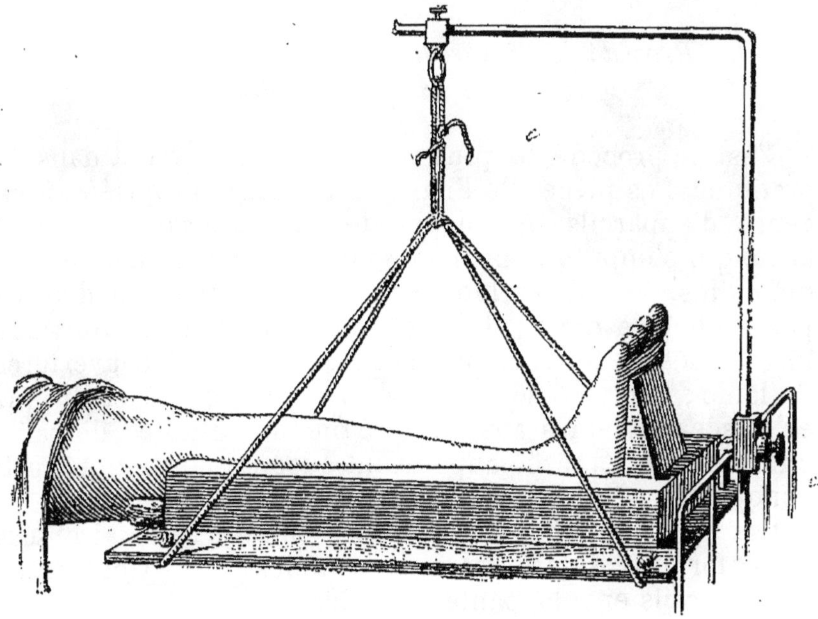

Fig. 243. — Appareil en plâtre coulé, suspendu.

planchette inférieure qui servira à la *suspension;* pour obtenir celle-ci, on embrasse la planchette avec deux lacs que l'on suspend à un crochet ou à une poulie fixée au ciel de lit ou à une potence improvisée (fig. 243).

Au lieu de la boîte précédente, Périer se servait d'une assez large gouttière ou caisson en plâtre, préparée d'avance qui offre sur le bois l'avantage de ne pas s'imprégner d'humidité et par conséquent de ne pas se déformer ou se putréfier, et qui permet, en outre, de pratiquer avec facilité les échancrures ou fenêtres nécessaires.

Appréciation. — Ces appareils, en raison de leur volume et de leur poids, trouvent leur indication dans le cas où l'on a besoin d'une immobilité parfaite : retards de consolidation, fractures difficiles à maintenir réduites. Leur mode d'application permet de les employer malgré l'existence d'un gonflement considérable, et plus tard on comble les vides survenus entre le membre et l'appareil par du coton légèrement tassé. L'enlèvement des appareils presque enveloppants de Dieffenbach était plein de difficultés et nécessitait l'emploi du ciseau et du maillet ; on débarrasse au contraire le membre de la gouttière avec la plus grande facilité.

2° *Procédé de l'imprégnation préalable de pièces de linge par la bouillie plâtrée.*

C'est le procédé le plus répandu actuellement dans la pratique. Les pièces de linge les mieux appropriées à ce genre d'appareils sont celles de tarlatane ou gaze, tissu lâche qui s'imprègne facilement de plâtre et se moule sans difficultés, et qui semble avoir été employé tout d'abord par Richet. A défaut de gaze, on peut utiliser de vieux linges usés en toile, coton, flanelle, de vieilles couvertures de laine ; Béely se sert de chanvre bien peigné et disposé en faisceaux ; on a aussi imprégné des attelles de paille suffisamment écrasée auparavant avec un corps dur quelconque.

Les appareils de cette catégorie peuvent se faire sous trois formes différentes : *A.* Attelles ; *B.* Gouttières ; *C.* Appareils enveloppants à bandes.

A. Attelles platrées

Les appareils à attelles plâtrées, recommandés par Maisonneuve pour les fractures de jambe, sont applicables à toutes les variétés de fractures des membres. La longueur et la largeur des attelles dépendent des dimensions du membre. On les fabrique avec une pièce de tarlatane repliée un certain nombre de fois sur elle-même : huit épaisseurs pour le membre supérieur, quatorze à seize pour le membre inférieur (trois épaisseurs de vieux linges peuvent rendre le même service en cas de besoin).

Ces attelles, taillées et préparées, sont trempées dans la bouillie plâtrée, comme nous le dirons pour les gouttières. On les applique alors, après expression, sur le membre rasé, graissé ou huilé, et badigeonné avec la bouillie claire, puis avec le plat de la main on les moule sur tous les contours ; on les fixe ensuite au moyen d'une bande de tarlatane mouillée ou même sèche qui non seulement les maintient solidement en place, mais encore, s'incorporant pour ainsi dire à l'appareil, empêche l'effritement ultérieur de la couche superficielle du plâtre. Lorsque l'appareil est solide, on coupe, s'il y a lieu, cette bande de tarlatane au ras des bords des attelles ; mais, pour assurer le maintien de celle-ci, il faut soit laisser un tour de bande de distance en distance, soit disposer deux à trois bandelettes de diachylon, qu'on sépare de la peau par un morceau de taffetas gommé afin d'empêcher la production d'un érythème ou de furoncles ; les bandes de toile retardent la solidification et la dessiccation du plâtre.

Attelles en chanvre, étoupe. — Béely a recommandé, pour la préparation des attelles, le chanvre bien peigné. On le réunit en faisceaux à fibres parallèles de 50 à 80 centim. de longueur, de manière à en constituer de petites bandelettes larges de 3 à 4 centim. et épaisses de 1 centim. qu'on tortille sur elles-mêmes pour les réduire en un faisceau gros comme le petit doigt. Lorsqu'on a préparé ces faisceaux en nombre suffisant, on les plonge successivement dans la bouillie plâtrée, on les place parallèlement les uns à côté des autres, le long de l'axe du membre sur la peau à nu, jusqu'à ce qu'on ait une attelle de la largeur voulue (1/3 à 1/2 circonférence du membre), et on fixe ensuite au moyen d'une bande de tarlatane apprêtée et mouillée. L'étoupe en longs brins peut être utilisée de la même manière.

Attelles en paille. — Anschüz après avoir martelé légèrement les attelles de paille, dont nous avons donné la description, pour écraser un peu les brins, les imprègne de bouillie plâtrée peu épaisse, les applique directement sur le membre, et les maintient avec une bande de tarlatane. Ce sont des appareils de nécessité.

Appréciation. — Les attelles plâtrées font d'excellents appareils, mais elles sont d'une application moins générale que les gouttières d'Hergott, qui doivent être préférées en toute circonstance.

B. Gouttières plâtrées

Elles ont été introduites en chirurgie par le professeur Hergott, qui a donné pour leur application des règles précises auxquelles nous avons fait de larges emprunts. On prend les dimensions du membre, et on taille une gouttière de forme appropriée dans une pièce de tarlatane en pratiquant les incisions de dégagement nécessaires au niveau des articulations ; avec des mensurations exactes, il est facile de faire des incisions au point voulu, ce qui vaut mieux que de les exécuter au moment de l'application de la tarlatane déjà imprégnée de plâtre. Le nombre des feuilles nécessaires est le même que pour les attelles, et on peut, en cas de besoin, les réunir entre elles par quelques larges points de couture. La gouttière préparée est trempée dans la bouillie plâtrée, puis on la fait soulever au-dessus du vase par l'aide qui la tend par ses angles supérieurs, tandis que le chirurgien ou un autre aide la presse assez fortement de haut en bas entre ses deux mains, de manière à assurer la pénétration exacte du plâtre et à la débarrasser en même temps de l'excédent de liquide. On la glisse ensuite sous le membre préalablement rasé, graissé ou huilé, et badigeonné avec la bouillie claire, on la tend convenablement et on l'applique en l'ajustant exactement, en relevant ses côtés et en exerçant avec le plat des mains des pressions de bas en haut, de haut en bas et d'arrière en avant pour coller le linge sur le membre et chasser toutes les bulles d'air interposées ; à ce moment, on peut modifier les incisions déjà pratiquées ou en faire de nouvelles pour faciliter l'application autour des parties saillantes.

Ceci fait, pendant qu'un aide maintient la gouttière, le chirurgien prend ce qui reste de plâtre dans le vase et en enduit tout l'appareil, de façon à adoucir les bavures et les inégalités. Pour compléter le lissage, il suffit de se tremper les mains dans l'eau et de les passer sur la gouttière, au moment où l'appareil commence à se solidifier. Comme avec les autres appareils, il faut, s'il y a lieu, faire pratiquer l'extension et la contre-extension jusqu'à solidification complète. On fixe ensuite avec une bande de tarlatane sèche.

Ces gouttières peuvent être transformées en *appareil à suspension*, soit en incorporant dans les bords de petits anneaux en fil de fer, soit en les entourant en anse avec de longues bandelettes de toile.

Lorsque les bords durcis de la gouttière exercent une pression douloureuse, on soulage le malade en glissant entre eux et les téguments de petits rouleaux de ouate.

Parfois, au bout de quelques jours, la diminution du gonflement ou une atrophie rapide permettent au membre de jouer dans la gouttière. On remédie facilement à cet inconvénient en resserrant l'appareil soit à l'aide de lacs à boucles soit avec quelques bandelettes de diachylon qu'on aura le soin de séparer des téguments par du taffetas gommé ou du coton pour éviter la production d'un érythème ou de pustules.

Avec de vieux linges, le chanvre, la paille, on peut, ainsi qu'il a été dit à propos des attelles plâtrées, fabriquer de semblables gouttières. Les appareils enveloppants se feront de la même manière.

Appréciation. — Ces gouttières constituent certainement l'appareil plâtré par excellence. Elles donnent au membre une immobilité complète, en même temps qu'elles laissent à nu la région malade et permettent l'emploi de la méthode antiseptique et le renouvellement facile des pansements. En chirurgie d'armée, ce seront les appareils de choix pour le traitement des fractures dans les hôpitaux.

Quant aux appareils enveloppants, ils ne sont pas appropriés, en général, au traitement des fractures et ne conviennent que pour immobiliser un membre, soit dans le cas d'arthrite, soit sur la fin du traitement d'une fracture ; on y pratiquera les fenêtres nécessaires.

Capsules plâtrées de Port. — Ces capsules, sortes de gouttières accouplées ou à valves, peuvent soit se fabriquer extemporanément (cataplasme plâtré), soit être préparées d'avance pour les approvisionnements des ambulances, ainsi que cela se pratique dans l'armée bavaroise.

On prend deux pièces de vieille toile ou de coton qu'on dispose l'une sur l'autre et qu'on fixe par deux lignes de couture médiane et longitudinale espacées de 2 à 3 centim., et destinées à isoler une longue bande qui constituera la charnière ; de même, on peut aussi fixer, en les cousant lâchement, les extrémités supérieures et inférieures correspondantes de ces linges, pour obtenir une sorte de

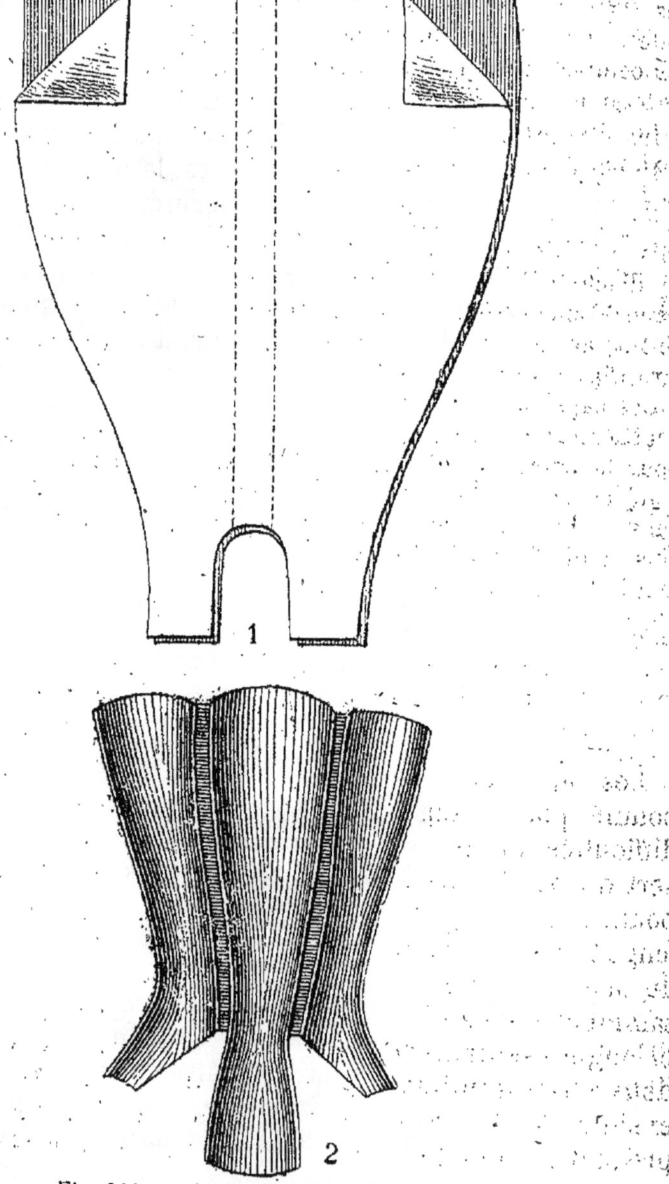

Fig. 244. — Appareils plâtrés de Port.
1. Cataplasme bivalve. — 2. Appareil moulé à trois valves.

sac ouvert sur ses longs bords latéraux ; on coule alors du plâtre gâché entre les valves formées par les linges superposés et il ne reste plus qu'à appliquer l'appareil sur le membre, en le moulant avec les mains et le fixant avec une bande de tarlatane (fig. 244, 1).

Lorsqu'on veut préparer ces appareils de manière à en constituer des approvisionnements, les pièces de linge étant cousues comme ci-dessus, on les applique autour d'un membre modèle en cousant sur celui-ci la pièce de linge interne, c'est-à-dire en contact avec les téguments; puis, entre celle-ci et la pièce extérieure, on verse la bouillie plâtrée faite avec de l'eau additionnée de gélatine ou de dextrine pour la rendre plus élastique, ou encore, avec un mélange de 3 à 4 parties de plâtre et 1 partie de ciment. La capsule une fois sèche, on fend la couture antérieure qui la retient au membre, puis on polit les bords et on les garnit en y collant une bandelette de diachylon, de gutta-percha laminée ou bien de taffetas ciré. Généralement on place sur ces bords une série d'agrafes qui serviront, au moyen d'un lacet, à fixer l'appareil sur un membre fracturé (fig. 244,2).

Ces capsules préparées extemporanément sont inférieures aux gouttières d'Hergott. Quant à celles qui sont fabriquées d'avance, pour la chirurgie d'armée, il faut avouer qu'elles constituent un matériel de transport encombrant et en somme fragile; cependant, dans les hôpitaux, elles éviteront des pertes de temps et pourront ainsi avoir leur utilité. Grâce à leurs valves mobiles, elles permettent le traitement antiseptique des plaies.

C. Appareils a bandes ou enveloppants.

Les appareils faits avec des bandes imprégnées de bouillie plâtrée sont très rarement employés, en raison des difficultés de leur préparation. Il faut en effet, si l'on se sert de bandes de toile, les dérouler et les rouler dans la bouillie plâtrée, ce qui demande une manipulation assez longue et s'accordant peu avec la rapidité de solidification du plâtre. On peut cependant parvenir à imprégner suffisamment les bandes de tarlatane larges de 10 à 15 centim. et longues seulement de 6 mètres, en les trempant pendant deux à trois minutes dans de la bouillie plâtrée assez claire, ensuite on les exprime légèrement pour achever leur imprégnation et chasser l'excédent de liquide et on les applique sur le tronc ou le membre préalablement enveloppé d'une bande de flanelle. Les tours de bande plâtrée ne seront pas serrés et se recouvriront aux deux tiers, sans faire de renversés, la pression de la main suffisant en général à modeler le tissu sur les saillies et dépressions; si, le membre étant trop conique, un changement de direction devient nécessaire, on coupe la bande pour la conduire ensuite convenablement autour de la région. Six à huit couches de bandes de tarlatane superposées donnent un appareil solide. On termine en lissant la face externe du bandage comme pour les attelles et gouttières.

Appréciation. — Ces appareils enveloppants ne conviennent que pour immobiliser des membres non atteints de fracture récente ou de gonflement inflammatoire; on les utilise aussi pour l'application des corsets orthopédiques suivant la méthode de Sayre.

II. — Appareils faits avec des linges préalablement chargés de plâtre sec en poudre.

Cette méthode a été préconisée par Mathijssen (1852) et Van de Loo (1853-63), qui, au moyen de bandes et de bandelettes chargées de plâtre sec et mouillées au moment de s'en servir, construiraient des appareils enveloppants inamovibles ou amovo-inamovibles à valves. Leurs appareils à bandelettes, sortes de Scultet, d'une application longue et compliquée, sont tombés en désuétude; seuls les appareils à bandes sont restés dans la pratique, et les Allemands, dans leurs diverses guerres, s'en sont beaucoup servis en raison de la facilité de préparer d'avance des approvisionnements de bandes plâtrées et de la rapidité de leur application. Cette méthode est inférieure à celle du plâtre gâché et ne doit être employée qu'à titre exceptionnel.

Les linges de toile usée et la tarlatane à mailles serrées sont les tissus qui conviennent le mieux. Van de Loo étalait ses bandes sur une table et y répandait une quantité suffisante de plâtre en poudre, bien sec, qu'il faisait pénétrer en frottant à pleines mains; il retournait ensuite la pièce sur l'autre face et agissait de même; la bande une fois imprégnée, il la roulait sur la table et l'enfermait dans une boîte avec une certaine quantité de plâtre sec. Cette opération est fort longue, aussi a-t-on construit, pour arriver rapidement au même résultat, des appareils parmi lesquels nous citerons celui de von Bruns, très compliqué, et celui de Wywodzoff; dans l'appareil de ce dernier chirurgien, la bande, avant de s'enrouler sur un treuil, traverse une couche de plâtre sec placé dans une caisse (fig. 245).

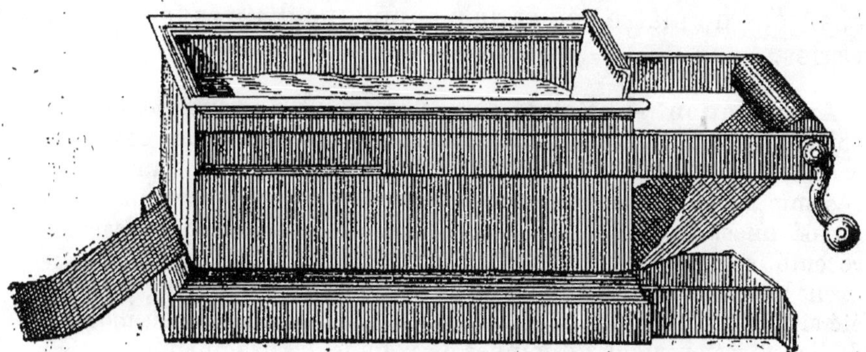

Fig. 245. — Appareil à rouler les bandes plâtrées, de Wywodzoff (d'après Esmarch).

Esmarch conseille de faire passer les bandes au travers de deux fentes horizontales superposées, découpées dans une planchette placée de champ ; contre cette planchette est amassé du plâtre pulvérisé au milieu duquel la bande

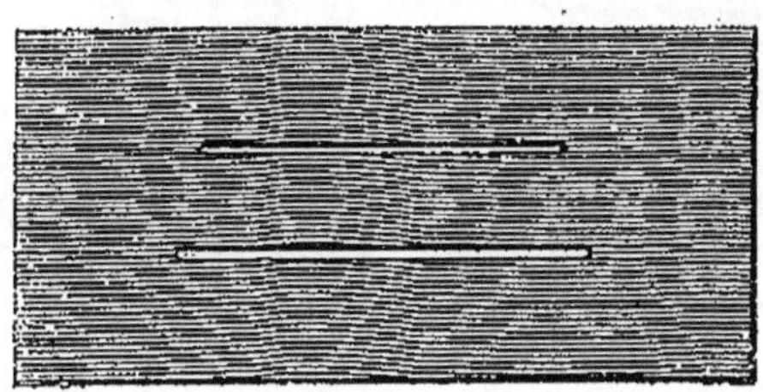

Fig. 246. — Planchette d'Esmarch pour plâtrer les bandes.

est roulée à la main (fig. 246) ; à la rigueur on peut se servir aussi des appareils décrits pour rouler les bandes silicatées.

Pour faire un appareil, on trempe la bande roulée dans de l'eau, tiède de préférence, pendant environ un quart de minute, et on l'exprime pour la pénétrer de liquide et en chasser l'air ; on l'applique ensuite sans serrer, comme une bande roulée ordinaire, mais il est nécessaire de mouiller avec un linge ou une éponge les tours au fur et à mesure de leur application. On lisse le bandage une fois terminé, comme il a été dit à propos des gouttières. Le plus souvent on met préalablement sur la peau une bande de flanelle. On peut encore avoir des modèles de gouttières chargées de plâtre sec et qu'on applique d'après les mêmes règles.

Appréciation. — Malgré l'engouement d'un grand nombre de chirurgiens étrangers, les Allemands en particulier, pour ces appareils enveloppants dans les cas de fracture, nous ne saurions les recommander, en raison des accidents graves qu'ils ont maintes fois occasionnés. Un appareil de ce genre appliqué sur une fracture récente, surtout si elle est compliquée, peut déterminer de la gangrène par compression, lorsqu'il survient du gonflement; le fait a été signalé; d'un autre côté, lorsque le membre tuméfié au moment de l'application vient à diminuer de volume, les fragments remuent et se déplacent. Pour ce dernier motif, on doit formellement les proscrire dans les fractures épiphysaires avec déplacement à surveiller. De même, ils sont contre-indiqués chez les enfants, qui les salissent très rapidement, ce qui en nécessite un renouvellement répété, toujours pénible.

En raison de la faible quantité de plâtre que renferment les bandes, ces appareils durcissent moins rapidement que les autres, se détériorent et s'imprègnent plus facilement des sécrétions.

On les réservera pour immobiliser les membres, soit sur la fin du traitement d'une fracture pour protéger simplement un cal déjà formé, soit dans les cas d'arthrite en pratiquant une large fenêtre au niveau de l'articulation. Ce mode d'emploi des bandes plâtrées convient tout spécialement pour l'application des corsets orthopédiques suivant la méthode de Sayre.

Appareils de Szigmondy (de Vienne). — Ces appareils se composent d'un sac construit avec un morceau de toile, un morceau de mousseline et un morceau de flanelle rétrécie, c'est-à-dire trempée préalablement dans l'eau bouillante, puis séchée, qu'on taille suivant les dimensions et la forme du bandage projeté. Ces différentes pièces sont cousues de manière à former un sac dans lequel la mousseline est placée entre la toile et la flanelle. On en remplit les deux poches avec du plâtre pulvérisé jusqu'à ce qu'on ait obtenu une couche d'une épaisseur de 5 à 10 millim. Après le remplissage on coud le côté resté ouvert, en y laissant un petit trou d'un centim. environ, et on répartit bien également la poudre de plâtre.

Lorsqu'on veut appliquer un appareil ainsi préparé, on le trempe dans l'eau chaude, puis on le presse avec les mains pour imbiber complètement le plâtre d'eau et en chasser l'air par le petit trou laissé à dessein dans une des coutures. Ensuite le sac est retiré de l'eau, égoutté et placé sur une table ou sur une planche sur laquelle on l'aplanit pour répartir uniformément le plâtre mouillé et exprimer en même temps l'eau en excédent. On le glisse alors sous le membre malade, on l'y applique par le côté formé de flanelle et on le fixe au moyen de tours de bande.

On peut faire un bandage à valves, c'est-à-dire articulé, en divisant longitudinalement le sac par deux coutures parallèles, écartées de 1 centim. avant de le remplir de plâtre, de la même manière que pour les capsules de Port.

Sur les appareils qui doivent recouvrir le talon ou le coude, il faut, afin d'assurer le moulage exact, enlever des deux côtés du sac deux pointes triangulaires à la hauteur de la flexion et fermer ensuite les parties coupées en couvrant la toile avec la toile et la flanelle avec la flanelle, et en laissant ouverte la couture de la mousseline intermédiaire.

Szigmondy a recommandé ses appareils comme pouvant constituer des approvisionnements fort commodes pour la chirurgie de guerre; dans ce cas, on doit les conserver dans des boîtes bien closes. C'est du reste la seule utilité que nous leur reconnaissions, car, en temps ordinaire, il est beaucoup plus simple d'employer des gouttières ou des attelles plâtrées.

III. — **Manière d'enlever un appareil plâtré.**

Les attelles et les gouttières s'enlèvent sans aucune difficulté, surtout si l'on a pris la précaution d'enduire le membre d'huile ou d'axonge au moment de leur application. Il n'en est plus de mêm pour les appareils complets, qu'il faut inciser longitudinalement. Pour faciliter cette section, on a proposé de mouiller préalablement la ligne sur laquelle elle doit porter, avec des éponges imbibées d'eau simple ou salée afin de ramollir le plâtre ; ce moyen est bon si l'on n'est pas pressé, sinon on opère à sec.

On peut fendre les appareils avec de forts ciseaux ou

des cisailles spéciales, telles que celles de Seutin modifiées par Mathieu (fig. 247), celles de Mathijssen, de V. Bruns (fig. 248) ; on aura soin d'huiler les mors de l'instrument. Au lieu de cisailles on s'est servi de scies en forme de roue

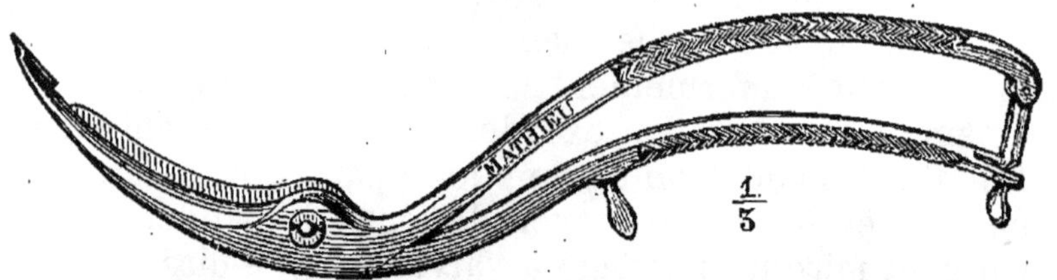

Fig. 247. — Cisaille de Seutin, modifiée par Mathieu.

fixe ou mobile sur un manche (scie rotative de Collin) ; Droulon a réuni sur le même instrument un sécateur et une scie. Lorsqu'on se sert des cisailles, on les engage à une extrémité de l'appareil et on continue la section jusqu'à

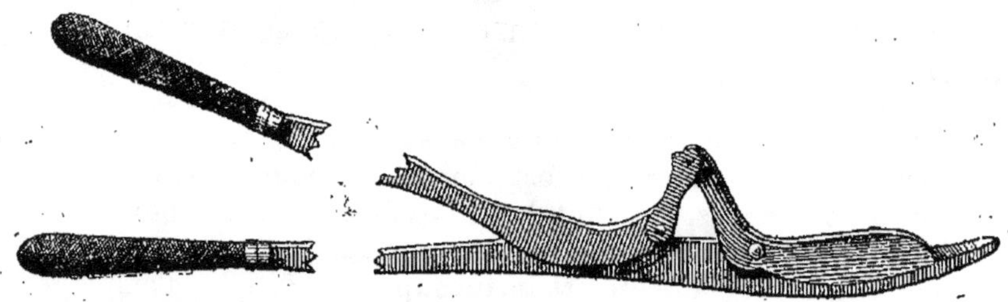

Fig. 248. — Cisaille de Bruns pour couper les appareils plâtrés.

l'autre, en évitant de la faire passer sur un point où un os est sous-jacent à la peau ; un aide relève au fur et à mesure les bords de l'incision en les tendant ; s'il y a une couche de ouate sous l'appareil, les ciseaux seront glissés entre elle et ce dernier.

On arrive au même résultat, quoique plus péniblement et plus lentement, avec un couteau à lame forte et courte ; on creuse avec la pointe un sillon, progressivement plus profond dans toute l'étendue de l'appareil, et, arrivé près des couches profondes, on glisse sous l'appareil, à une extrémité du sillon, l'index gauche qui sert de guide pour achever plus rapidement la section. Le couteau a l'avantage de causer moins d'ébranlement au membre que la scie ou les cisailles, mais il constitue un procédé fort long pour les grands appareils.

IV. — **De quelques variétés d'appareils plâtrés.**

1° *Appareils fenêtrés.*

Les fenêtres sont surtout nécessaires lorsqu'on applique des appareils enveloppants ou en cuirasse pour des fractures avec plaies, ou pour le traitement des lésions articulaires, afin de permettre les pansements ; avec les gouttières on a rarement besoin d'y avoir recours, et, dans ce cas, on les taille à l'avance ou bien on pratique des échancrures au point voulu, au moyen de quelques mensurations faites pendant leur préparation.

Si l'on se sert de bandes, on peut créer la fenêtre d'emblée en procédant comme Van de Loo : arrivé près d'une plaie on coupe les bandes pour recommencer de l'autre côté, et ainsi de suite, jusqu'à ce qu'on ait entièrement dépassé la plaie. Il est plus simple de placer sur la plaie ou sur la région, au niveau de laquelle on veut pratiquer une ouverture, un gros tampon de ouate qu'on englobe sous les bandes ou les pièces de linge plâtrées. Une fois l'appareil durci, mais non sec, c'est-à-dire une demi-heure environ après son application, on taille sur le repère fourni par la saillie due au tampon une fenêtre carrée, ronde ou ovale, de la grandeur voulue ; on commence la section avec la pointe d'un couteau et on la continue avec de forts ciseaux ou une des cisailles indiquées plus haut.

Les fenêtres doivent être assez grandes pour ne pas gêner l'application des pansements et pour ne pas permettre aux sécrétions des plaies de fuser au-dessous de l'appareil ; cependant, quand leurs dimensions sont trop étendues, elles amènent une compression inégale du membre et consécutivement la hernie des tissus à travers leur ouverture. Il y a là un juste milieu difficile à atteindre, et bien que, par un pansement antiseptique épais et compressif, on puisse s'opposer en partie à cette hernie, nous trouvons là un motif suffisant pour préférer les gouttières ou les attelles. On évite la souillure de l'appareil, au niveau de ces fenêtres, en glissant sous leurs bords des tampons ou rouleaux de ouate ordinaire, c'est-à-dire non dégraissée imprégnée de collodion iodoformé, qu'on change à chaque renouvellement du pansement. Lorsque, malgré ces précautions, les sécrétions ont pénétré les bords, on détache les parties souillées, et, afin de ne pas altérer la solidité de l'appareil, on les remplace par une bande ou des pièces imbibées de bouillie plâtrée.

2° *Appareils renforcés.*

Les appareils plâtrés se renforcent, comme les appareils silicatés, avec des attelles légères lorsqu'ils sont de grande dimension ou destinés à un transport ; on peut ainsi employer moins de plâtre et rendre l'appareil moins lourd et tout aussi solide. On s'est servi dans ce but, soit de bois de placage, de copeaux de cordonnier (Neudörfer), soit de copeaux de tapissier (Volkers) ou de boisselier (Esmarch) ; les attelles en zinc laminé ou en treillis métallique, larges de 3 à 4 centim., souples et légères, plus résistantes, sont souvent préférables ; en cas de nécessité, on utilisera des fils de télégraphe, des morceaux de carton, etc.

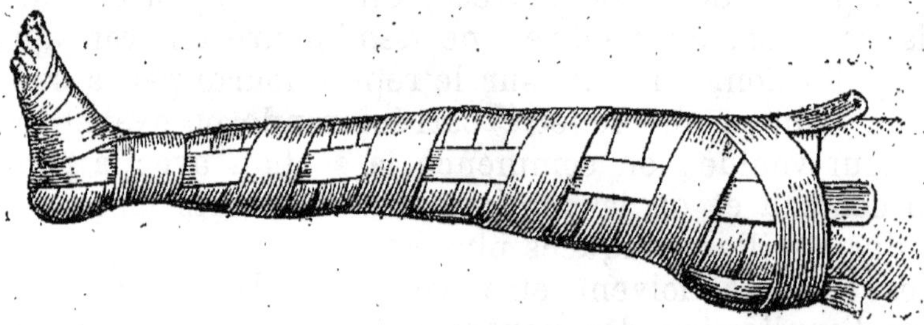

Fig. 249. — Appareil plâtré renforcé.

Ce moyen est surtout utile avec les appareils à bandes : on applique d'abord une bande de flanelle sur le membre, en rembourrant les saillies d'un peu de ouate, puis une première couche de bandes plâtrées sur laquelle on dispose les attelles que l'on fixe ensuite en terminant l'appareil avec les autres bandes plâtrées nécessaires (fig. 249) ; on doit éviter de placer directement les attelles sur la bande de flanelle pour ne pas déterminer une compression localisée, toujours dangereuse lorsque le membre n'est pas enveloppé d'une épaisse couche de ouate.

3° *Appareils à valves.*

Nous avons déjà décrit quelques-uns de ces appareils, tels que ceux de Port. Lorsqu'on se sert de pièces de linge imprégnées de bouillie plâtrée, le procédé de Port n'est plus applicable, par exemple pour les gouttières. On fabrique alors des valves soit en traçant, d'après Van de Loo,

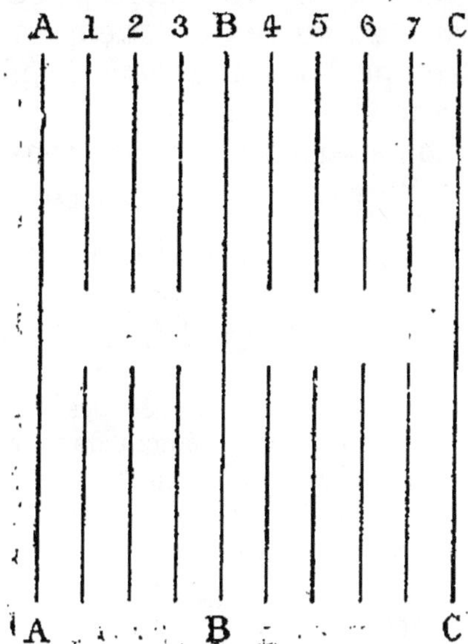

Fig. 250. — Schéma de la disposition des feuilles de tarlatane pour un appareil à valves.

une rainure dans le plâtre encore mou avec le bord d'une spatule ou le dos d'un couteau, soit encore en creusant et enlevant avec le ciseau ou un couteau, lorsque l'appareil est sec, un sillon triangulaire qui respecte les couches profondes. On crée ainsi des valves occupant toute la longueur de l'appareil ou limitées à une étendue déterminée. Pour obtenir un appareil bivalve avec les gouttières en tarlatane, au lieu de les préparer avec des feuilles de tissus entières superposées dans toute leur étendue, nous procédons de la manière suivante (fig. 250) : soit, par exemple, un appareil qui doit avoir dix épaisseurs de tarlatane; les dix feuilles étant découpées d'après les dimensions de l'appareil projeté, on en laisse trois entières A, B, C, et on divise les sept autres longitudinalement en deux moitiés, en leur faisant subir une perte de substance d'environ 2 centim. Ceci fait, on étale une des feuilles entières A, et sur celle-ci on dispose, deux par deux, trois des demi-feuilles (1,2,3), de manière que leurs bords médians correspondants ne se juxtaposent pas, mais restent écartés d'environ 2 centim., puis on étend sur elles une autre feuille entière B qu'on recouvre de la même façon avec le restant des demi-feuilles (4,5,6,7), et on place enfin la dernière pièce entière C. On rend le tout solidaire au moyen de quelques larges points de couture, on trempe l'appareil dans le plâtre gâché et on l'applique ; quand il est sec, on peut l'ouvrir à volonté, la ligne laissée moins épaisse par la non-superposition d'une partie des feuilles de tarlatane faisant office de charnière.

4° *Appareils plâtrés brisés, à liteaux.*

Ces appareils, dus à Szymanowski et préconisés par Pirogoff, ont été surtout recommandés pour le traitement des blessures et résections articulaires afin de faciliter l'application des pansements. On se sert, pour les établir, soit de bâtons de bois arrondis ou de liteaux, etc., soit d'arcs métalliques en zinc, tôle, etc.

On édifie un appareil de ce genre pour le genou, par exemple, en plaçant sur les segments du membre inférieur deux appareils plâtrés indépendants l'un de l'autre. Puis, ceux-ci étant secs, on dispose sur les côtés externe et interne, aux points où porteront les extrémités des deux liteaux latéraux, des coussins d'étoupe, de paille, ou de coton, trempés dans la bouillie plâtrée et assez épais pour leur fournir un soutien solide et les éloigner suffisamment du membre ; tandis que ces tampons sont encore mous, on y applique, en les déprimant, les bouts des lattes qu'on recouvre de nouvelles couches d'étoupe plâtrée, et qu'on achève de fixer au moyen de tours de bandelettes plâtrées dont une doit passer en arrière du genou pour donner une immobilisation plus complète (fig. 251).

Lorsque, en guise de liteaux, on emploie des lames de zinc épaisses, on les coude de telle sorte qu'elles décrivent un arc assez développé pour rendre l'articulation facilement accessible aux pansements, et on saisit leurs extrémités dans les pièces plâtrées, bandes ou autres, qui constituent l'appareil.

On a aussi indiqué un autre mode de préparation qui donnerait une immobilisation plus sûre et plus rapide : le membre est d'abord entouré en entier d'un appareil complet sur lequel on adapte les liteaux, puis la partie du bandage correspondant à l'étendue de la région qui doit rester à découvert est enlevée. Cette manipulation assez longue doit être fort pénible pour le blessé.

Lucas-Championnière a préconisé un appareil brisé du même genre pour la résection du genou. La partie formant pont est métallique.

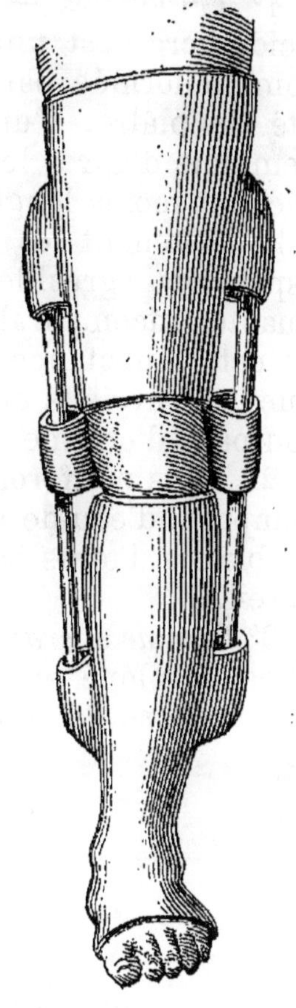

Fig. 251. — Appareil plâtré en pont ou à liteaux.

§ V. — *Cinquième variété*. Substances et mélanges solidifiables divers

Tripolithe. Gomme et craie. Paraffine, etc.

Pour ne pas multiplier outre mesure les divisions des appareils solidifiables, nous réunissons dans ce paragraphe les modes d'emploi de substances, dont quelques-unes, après avoir joui d'une faveur momentanée, sont actuellement peu utilisées, quoique susceptibles de rendre des services le cas échéant.

1° *Tripolithe.* — Le tripolithe, inventé par Shenck de Heidelberg, est une poudre noire que Lünge considère comme formée par un mélange d'une assez grande quantité de plâtre, d'un peu de magnésie et de charbon. On l'emploie d'après les mêmes procédés que le plâtre, en le gâchant moins longtemps ; un de ses inconvénients est de salir fortement les mains et de donner des appareils d'un aspect peu agréable, auxquels cependant on a attribué des qualités incomparables de légèreté, porosité, etc. L'emploi de cette substance est resté limité à la pratique de quelques chirurgiens et s'est peu répandu même en Allemagne son pays d'origine.

2° Nous ne ferons que rappeler le *mélange de Larrey*, composé d'eau-de-vie camphrée, d'extrait de saturne et de blancs d'œufs battus dont on imprègne les pièces d'appareil.

3° *Gomme et craie.* — Ce mélange est un des plus anciens et est employé en Amérique et en Angleterre par un certain nombre de chirurgiens. On s'en sert pour fabriquer

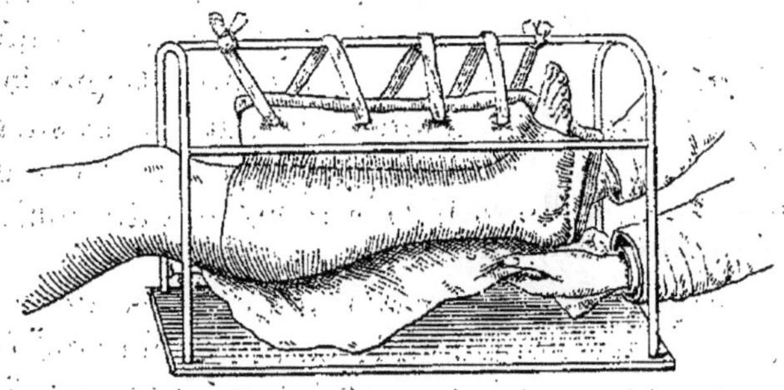

Fig. 252. — Appareil à la gomme et à la craie, de Bryant.

des appareils dans le genre des capsules de Port, ou appareils bavarois (voy. p. 365) ; Bryant le préfère au plâtre et conseille d'opérer de la manière suivante pour appliquer ce bandage sur la jambe (fig. 252). Le matériel nécessaire est une pièce de forte flanelle rétrécie, un mucilage de gomme acacia qu'on mélange avec de la craie pulvérisée, de manière à obtenir une bouillie de la consistance du miel, un cerceau résistant, une forte aiguille et du fil. On coupe dans la flanelle deux pièces égales en dimensions, suffisamment longues pour s'étendre de la pointe de la rotule à trois pouces au-dessous du talon, et assez larges pour déborder d'environ six pouces la circonférence du membre. Une des pièces est alors appliquée sur la jambe ; ses bords en sont ramenés en avant, dressés et serrés étroitement l'un contre l'autre et cousus tout contre le membre, qui sera ainsi enveloppé dans un étroit fourreau ; la couture s'étend de la pointe de la rotule au cou-de-pied. Le pied est ensuite bien placé à angle droit, et on coud, des orteils au talon, en les ajustant exactement contre la plante, les bords inférieurs de la pièce. Ceci fait, on achève de coudre la flanelle le long de la face dorsale du pied, qui est ainsi solidement maintenu.

Sur la partie excédente des bords antérieurs de la flanelle, au-dessus de la couture, on fixe un ou plusieurs rubans de fils au moyen desquels le membre est suspendu au cerceau, ce qui tend la flanelle, l'adapte exactement à la forme du mollet et facilite les opérations ultérieures. Prenant alors la bouillie de craie, on la répand sur la flanelle en frottant avec la paume de la main, de manière à la faire pénétrer dans tous les interstices. L'autre pièce de flanelle est ensuite appliquée de la même manière que la précédente, fixée en avant du membre et sous la plante du pied par une série de points de couture, et suspendue également au cerceau. L'appareil est sec en 24 heures, et on l'enlève en sectionnant les coutures longitudinales antérieures.

On peut aussi coudre préalablement les deux pièces l'une sur l'autre par une double couture médiane longitudinale, ainsi que pour les capsules plâtrées de Port, de manière à obtenir un appareil à valves.

4° *Gélatine.* — Hamon (de Fresnay) a proposé le mélange suivant :

Gélatine	200 gr.
Alcool	100 —
Eau	140 —

On dissout la gélatine dans l'eau à une douce chaleur et on ajoute l'alcool seulement au moment de la préparation du bandage ; les pièces d'appareils sont imprégnées de ce mucilage et appliquées comme il a été dit pour le silicate.

Roberts préfère mélanger la solution de gélatine avec

l'oxyde de zinc pulvérisé ; la solidification aurait lieu en quatre à huit heures.

5° *Paraffine.* — Lawson-Tait (1865) paraît être le premier qui ait employé la paraffine pour obtenir des appareils solidifiables. W. Macewen a fait, en 1878, des recherches sur la meilleure manière d'utiliser cette substance. Ayant trouvé que les paraffines livrées par le commerce ont des points de fusion forts différents, il recommande de choisir, pour obtenir des attelles souples, la paraffine fusible à 110° Farenheit (43°,3 centig.), et pour des attelles solides, à 130° F... (ou 54°,4 centig.). On casse la paraffine en petits fragments, on la fait fondre au bain-marie, et on y trempe une bande de gaze qui est imprégnée en cinq minutes ; au bout de ce laps de temps, on sort la bande, on l'exprime, et, lorsqu'elle est suffisamment refroidie, on l'applique comme une bande ordinaire sur le membre préalablement garni d'une bande sèche pour empêcher l'adhérence et une sensation trop vive de chaleur. On peut évidemment fabriquer de même des gouttières et des attelles. Il est bon de s'enduire les mains de glycérine pendant les manipulations afin d'éviter que la paraffine n'y adhère.

Ces appareils conviennent à la chirurgie infantile ; les attelles et gouttières paraffinées sont aussi très appropriées au traitement antiseptique des fractures compliquées de plaie.

CHAPITRE VII

DE L'EXTENSION CONTINUE ET DE LA SUSPENSION DANS LES FRACTURES

§ I. — Extension continue

La difficulté qu'on éprouve à empêcher, par les appareils purement contentifs, le chevauchement opiniâtre des fragments dans certaines fractures, donna naissance à la méthode de l'extension continue. Il est, à l'heure actuelle, inutile de passer en revue les appareils innombrables inventés depuis Hippocrate pour remplir cette indication ; tous ont été successivement délaissés, parce qu'ils présentaient le grave inconvénient d'exercer sur des régions limitées et sur des saillies osseuses, peu matelassées de parties molles, une pression énergique, circulaire, devenant rapidement insupportable. En outre, en raison même des moyens employés, l'extension était fort irrégulière et les résultats obtenus plus que médiocres. Les attelles échancrées et à mortaises, telles que l'attelle de Desault, les appareils à vis, à treuil, les systèmes à traction, à distension, à bascule ou plans inclinés, font partie aujourd'hui de l'histoire des appareils, et ne sauraient trouver place dans un ouvrage comme celui-ci, spécialement consacré aux méthodes actuelles de traitement des fractures.

L'introduction de l'anse de diachylon, due à l'Américain Gooch (en 1771), vulgarisée par Josiah Crosby en 1850 et Gordon Buck, a rendu l'extension supportable et efficace, en permettant de prendre un point d'appui, non plus circulaire, mais étendu à toute la longueur du membre ; grâce à elle, on a pu revenir au vrai moyen d'une extention continue et régulière, à la poulie et aux poids employés jadis au XIVe siècle par Guy de Chauliac et plus tard au XVIIe par Fabrice de Hilden.

La contre-extension elle-même a été aussi avantageusement modifiée ; le drap d'alèze traditionnel, passé en sautoir sous le périnée ou l'aisselle, a été remplacé par les gros tubes de caoutchouc, et, même pour la cuisse dans certains cas, ces moyens ont pu être supprimés, l'élévation des pieds du lit ou l'enlèvement des oreillers et traversins suffisant, par le poids du corps, à produire une contre-extension efficace.

Les divers procédés spéciaux d'extension, les quelques appareils extenseurs encore utilisés seront l'objet d'une description détaillée dans les chapitres concernant les fractures en particulier. Mais, afin d'éviter des redites inutiles, nous allons exposer les règles générales de l'application de la méthode.

Règles générales. — Sur les sujets à système pileux très développé il est bon de raser préalablement le membre.

On peut employer une ou plusieurs bandes de diachylon. Dans le premier cas, on taille une bande large de 4 à 6 cent. suivant les dimensions du membre, et assez longue pour que, repliée en deux sur elle-même, elle dépasse en bas l'extrémité du membre de 12 à 15 cent. et en haut le niveau de la fracture de 20 cent. L'emploi de plusieurs bandes associées a été préconisé par Tillaux et a pour but de prendre point d'appui sur une surface étendue de la circonférence du membre ; on les taille aussi longues que la précédente avec une largeur de 5 cent., puis on les étale sur un plan quelconque et on les imbrique en les croisant à leur centre de manière à constituer deux éventails opposés par leur sommet. La ou les bandes sont ensuite appliquées sur les faces latérales du membre par leurs chefs libres et par leur face emplastique, de façon que l'anse formée par leur partie moyenne soit éloignée de 10 à 15 cent. de l'extrémité inférieure du membre. On les fixe alors par un bandage spiral ascendant fait soit avec une bande de toile, soit avec une bande de diachylon ; arrivé à quelques centimètres au-dessous du siège de la fracture, on arrête le spiral, on replie soigneusement sur lui l'extrémité libre des bandes de diachylon, en évitant la formation de plis multiples, et on reprend le bandage roulé qui recouvre alors ces extrémités repliées, en décrivant un spiral descendant. Si l'on emploie, au lieu d'une bande de toile, une bande de diachylon pour faire ce bandage spiral (les bandelettes séparées sont préférables), il faut veiller à ce qu'elle s'étale parfaitement et ne forme pas de plis qui détermineraient sûrement des pressions locales rapidement insupportables ; du reste, chez les gens à peau fine et délicate, on se servira toujours de la bande de toile qui ne produit ni irritations cutanées ni érythèmes, etc. L.-A. Sayre supprime la partie des bandes formant anse ; les bandes latérales s'arrêtent au-dessus des malléoles et on coud à leurs extrémités une sangle en tissu très résistant qui constitue alors une anse plus solide que le diachylon.

Ceci fait, afin d'empêcher les parties latérales A (fig. 253) de l'anse de comprimer le membre sous l'effet de la traction, on introduit entre elles une petite planchette B, plus longue que le diamètre transversal de l'extrémité du membre, et dont les bords latéraux sur lesquels s'applique le diachylon sont échancrés de manière à empêcher celui-ci de glisser ; l'anse est collée sur la face inférieure. Cette planchette est percée d'un trou central à travers lequel on introduit, en traversant aussi la bande de diachylon, une cordelette qu'on retient par un nœud assuré, sur la face supérieure, par un clou ou un bâtonnet transversal. La cordelette va se réfléchir sur une poulie placée au pied du lit ou encore sur le dossier d'une chaise, et on suspend à son extrémité libre soit des poids, soit un sac contenant des cailloux ou tout autre objet pesant (fig. 253). On ne doit pas suspendre le poids immédiatement, mais seulement quelques heures après l'application du bandage, pour laisser au diachylon le temps d'adhérer solidement aux téguments ; de même, on commence par des poids faibles qu'on augmente progressivement. Comme l'a fait remarquer E. Bœckel, en raison de ce mode de traction, le malade a beau se remonter dans son lit, le poids le suit et tire d'une façon véritablement continue.

Au lieu de la ficelle et des poids, un certain nombre de chirurgiens préfèrent employer les *tractions élastiques* faites au moyen d'un ou de plusieurs tubes en caoutchouc fixés d'un côté à la planchette et à l'anse, et de l'autre au pied du lit ; on les tend plus ou moins suivant la traction qu'on veut obtenir. Le relâchement progressif que ne tardent pas à subir les tubes et aussi la perte d'une partie de leur élasticité rendent l'extension produite moins régulière qu'avec la méthode précédente.

Quant à la *contre-extension*, pour les membres inférieurs,

elle se fait soit par le poids du corps, en enlevant les oreillers et les traversins ou en élevant le pied du lit au moyen de quelques briques, soit au moyen d'un tube en caoutchouc matelassé de coton à sa partie moyenne, qui forme une anse sous le périnée et dont les chefs vont se fixer au sommet du lit. On utilise aussi une alèze pliée en

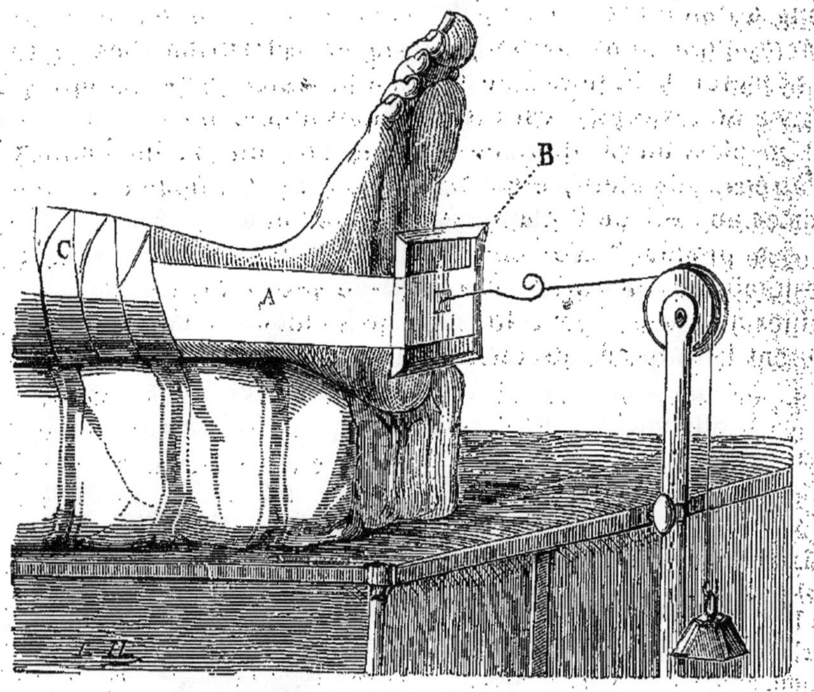

Fig. 253. — Extension continue par les poids et l'anse de diachylon (E. Bœckel).

cravate et disposée, comme l'a indiqué Hennequin, de manière à embrasser par son anse la partie postéro-supérieure de la cuisse, où elle prend point d'appui sur l'ischion, tandis que les chefs, ramenés en avant, sont conduits parallèlement au plan du corps et vont se fixer aux montants supérieurs du lit ; on évite ainsi la compression du périnée et des vaisseaux fémoraux.

Il est utile dans certains cas d'apporter quelques modifications à la manière de fabriquer l'anse à extension. Chez certaines personnes, la peau délicate ne supporte pas le diachylon, aussi E. Bœckel conseille-t-il d'appliquer le diachylon, sur les téguments, du côté de la toile, la face emplastique étant extérieure, et de le fixer par une bande de flanelle. Volkmann, dans ces cas, place d'abord un simple bandage roulé en flanelle sur lequel il coud ensuite, latéralement, les chefs d'une anse en fort ruban de fil.

Romanin (de Trieste) remplace le sparadrap par du collodion riciné : il fixe une double bande de mousseline le long du membre avec le collodion et la maintient ensuite par quelques circulaires ; ce moyen est surtout bon dans les fractures du tiers inférieur de la jambe pour lesquelles l'anse de diachylon est difficilement applicable.

On s'est aussi servi de guêtres en cuir ou en bandes plâtrées, silicatées, etc., mais elles sont difficiles à supporter au delà de 3 à 4 kilog. de traction.

Ces procédés d'extension ont été appliqués avec des résultats excellents au traitement des fractures et de certaines arthrites : pour les fractures de la cuisse ils constituent la méthode de choix.

§ II. — De la suspension dans les fractures

A une époque rapprochée de la nôtre, les appareils à suspension faisaient partie de la grande classe de l'*hyponarthécie* (ὑπὸ, sous, νάρθηξ, attelle) ; sous le nom d'appareils hyponarthéciques, Malgaigne et Follin décrivent tous les appareils qui enveloppent la face postérieure d'un membre : boîtes, gouttières, plans inclinés, hamacs, etc. Spillmann n'a regardé comme hyponarthéciques que les appareils à suspension. Actuellement, il est impossible de conserver le nom d'hyponarthécie comme synonyme de suspension, sous peine de le détourner de son étymologie primitive, car la suspension s'opère soit avec les appareils contentifs ordinaires placés sous le membre, soit au moyen d'attelles spéciales placées sur le membre ou *épinarthécie*. Nous avons du reste fait remarquer que la majorité de ces appareils servent en même temps à la contention et même à l'extension.

Ces appareils sont fort nombreux ; nous en avons conservé un certain nombre qui nous ont semblé fort utiles et seront décrits aux différents articles consacrés à chaque fracture en particulier. Il est cependant certains procédés de suspension applicables d'une manière générale et qui doivent trouver ici leur place.

1° *Appareil de Sauter*. — Cet appareil, dans sa plus

grande simplicité, se compose d'une planchette ayant la forme d'un carré long, percée d'un trou à chacun de ses angles pour le passage des lacs suspenseurs, qui sont réunis ensemble et passés dans une anse de corde aboutissant à une poulie portée par un poteau ou suspendue à un anneau fixé au ciel de lit ou au plafond de la chambre (fig. 254). Le membre, à nu ou enveloppé d'un appareil

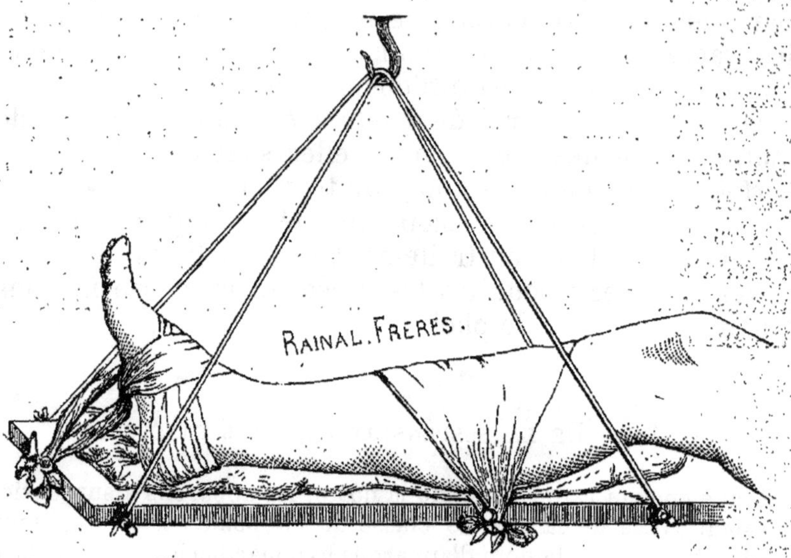

Fig. 254. — Appareil à suspension de Sauter.

contentif, sera placé sur la planchette matelassée d'un grand coussin de balle d'avoine qu'on excavera en gouttière pour l'empêcher de tourner à droite ou à gauche.

Mayor, dont l'appareil à suspension est calqué sur celui de Sauter, a proposé au lieu d'une planchette un cadre en fil de fer coudé au niveau du genou. Il a conseillé un mode d'attache des lacs suspenseurs, indiqué dans la figure 255, pour le cas où l'on n'aurait pas de poulie : on fait une anse fixe à la partie moyenne de la corde d'attache, dans laquelle on passe l'extrémité libre de cette même corde, après qu'elle a embrassé les anses des lacs fixés à la planchette.

Il est facile de suspendre d'une manière analogue une gouttière en toile métallique. Ces procédés sont surtout applicables aux membres inférieurs ; pour les supérieurs la suspension se fait en plaçant un lacs simple à l'extrémité palmaire de l'appareil. (Voy. *Fract. du m. sup.*)

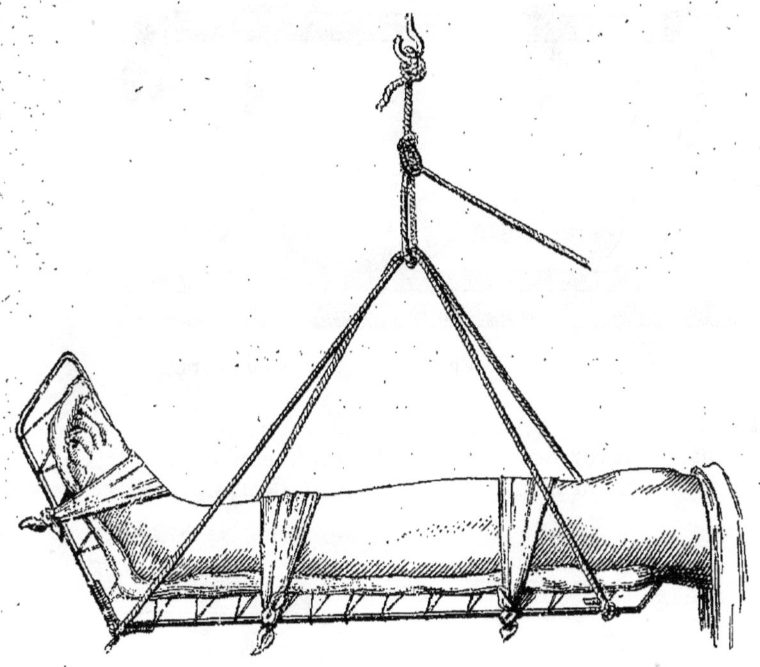

Fig. 255. — Appareil à suspension de Mayor.

2° Les gouttières et les appareils en zinc, en carton, les appareils plâtrés, peuvent être suspendus d'une manière fort simple : on place au-dessus du membre malade un cerceau en fil de fer assez fort, des bandelettes de toile sont passées en anse sous l'appareil, et leurs extrémités vont se fixer l'une à l'autre, au moyen d'épingles de sûreté ou d'anneaux de caoutchouc, sur le cerceau solide qui protège le membre (fig. 256).

Ce mode de suspension est excellent et nous a rendu de grands services dans le traitement des fractures du membre inférieur, compliquées de plaies. On peut aussi incorporer dans les appareils plâtrés des anneaux métalliques sur lesquels se fixeront des liens suspenseurs.

La suspension, applicable surtout aux fractures compliquées, rend faciles les pansements, amène par son action sur la circulation veineuse le dégorgement des parties qui sont le siège d'un gonfle-

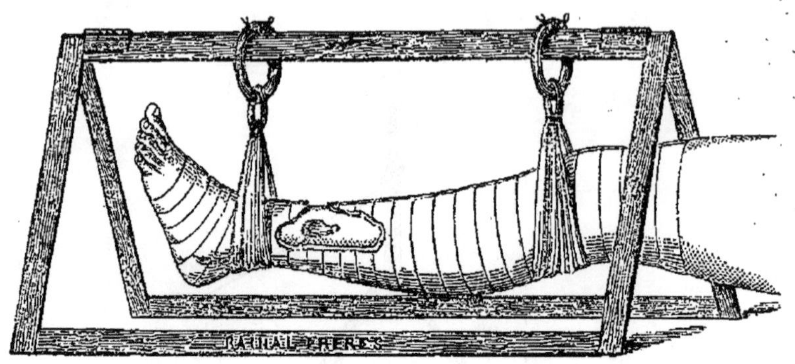

Fig. 256. — Suspension d'un appareil plâtré.

ment inflammatoire, et, comme l'a fait remarquer Mayor, permet au patient de se remuer sans que les mouvements retentissent au niveau de la fracture, grâce à la mobilité de l'appareil.

CHAPITRE VIII

CHOIX D'UN APPAREIL. APPAREILS POUR LE TRANSPORT DES BLESSÉS EN TEMPS DE GUERRE

§ I. — Choix d'un appareil pour les fractures des membres

1° *Fractures simples.* — Au point de vue idéal et théorique, les appareils plâtrés sont ceux qui conviennent le mieux aux fractures, car ils saisissent le membre, au moment où sa forme normale vient de lui être restituée, dans un moule presque immédiatement solidifiable. Mais, dans la pratique habituelle, il est nécessaire de faire un certain nombre de restrictions à leur emploi.

Lorsque la fracture simple est due à une cause indirecte, que le gonflement est peu prononcé ou paraît devoir rester très modéré, il y a tout intérêt à appliquer immédiatement une gouttière ou des attelles plâtrées. La réduction d'une fracture doit être faite avant l'application de l'appareil, et, si elle ne peut être obtenue, il est préférable d'employer les appareils ordinaires à attelles, du moins pendant un certain temps ; il faut signaler à ce propos que, pour quelques fractures de jambe difficiles à maintenir réduites, on réussit à assurer la réduction en disposant avec soin une gouttière plâtrée ou un appareil en plâtre coulé. On doit proscrire les appareils plâtrés fermés de la thérapeutique des fractures récentes, surtout de celles qui siègent sur les épiphyses dans lesquelles le déplacement, en raison de sa grande tendance à se reproduire, nécessite une surveillance attentive : les appareils à attelles (bois, carton, plâtre, gutta-percha), les gouttières de Raoult-Deslongchamps trouvent alors leur indication précise.

Si la fracture s'accompagne d'un gonflement considérable, ce qui est surtout le cas pour les fractures directes produites par une grande violence, les appareils plâtrés, même les gouttières, ne nous semblent pas devoir être appliquées de suite, à cause des risques de gangrène ; on serait obligé le plus souvent de les retirer ou de les renouveler au bout de peu de temps, non sans difficulté ni sans peine. On mettra alors le membre soit dans une gouttière métallique en treillis ou en zinc bien matelassée, soit dans un scultet ou dans un appareil à attelles ; si un des fragments tend à perforer la peau, on n'entourera pas le membre avec des bandelettes séparées, mais on usera de certains artifices décrits à propos de chaque fracture. La gouttière plâtrée ne sera employée que lorsque toute crainte aura disparu et que le gonflement aura diminué, c'est-à-dire vers le 5e et le 6e jour.

Contre le chevauchement considérable des fragments impossible à empêcher avec les appareils contentifs quels qu'ils soient, on joindra l'application de l'extension continue.

Pour les fractnres de cuisse, on emploiera l'extension continue dès le début.

Vers la fin d'une fracture, lorsque le cal est formé, mais est encore peu solide, on appliquera un appareil inamovible léger, fait avec du silicate de potasse ou du plâtre, pour permettre au blessé de se lever sans s'exposer aux chances d'une nouvelle fracture.

2° *Fractures exposées.* — La condition essentielle d'un appareil destiné à une fracture compliquée de plaie est de permettre l'emploi des pansements antiseptiques et leur renouvellement. C'est assez dire que les appareils inamovibles fermés et même fenêtrés doivent être rejetés, les pansements devant envelopper toute la circonférence du membre. P. Bruns et Volkmann, qui ne sont pas très partisans des appareils fermés dans ce genre de fracture, les regardent cependant comme indispensables si le blessé est très agité et est atteint de delirium tremens : la gouttière d'Hergott enveloppant la moitié du membre sera alors préférée.

En règle générale, tant que la plaie nécessite un renouvellement fréquent du pansement ou tant que l'antisepsie n'a pas été obtenue, on doit se servir d'attelles ou de gouttières peu larges, en carton, feutre plastique, plâtre, zinc ou toile métallique, qu'on appliquera sur le pansement antiseptique. On les protégera contre les sécrétions abondantes en les imperméabilisant ou en les enveloppant de gutta-percha laminée ou de taffetas gommé, et on évitera de les faire passer sur la blessure elle-même. Nous avons étudié ailleurs les excellents appareils proposés par A. Guérin ; la boîte de Baudens, les attelles-gouttières de Bœckel, les gouttières de Raoult-Deslongchamps, de Champenois, de Delorme, les appareils de Hogden, etc., rendront aussi des services précieux. Les gouttières et les attelles plâtrées peuvent cependant se combiner avec le pansement antiseptique et être alors appliquées directement sur le membre, ce qui est un grand avantage pour le blessé. Dans ce cas, on préparera la bouillie plâtrée avec une solution de sublimé à 4 p. 1000, pour empêcher la putréfaction des liquides qui viendraient à imprégner l'appareil ; le pansement enveloppe ensuite la plaie, l'appareil et le membre ; c'est dans ce but que Neuber a proposé des attelles en verre.

Dans le cas de fracture avec grande plaie, on a utilisé à l'étranger les appareils plâtrés interrompus, reliés par des liteaux ou des arcs métalliques, que nous avons décrits plus haut. Ces appareils sont longs à appliquer, ne facilitent pas beaucoup les pansements, et nous leur préférons ceux dont nous venons de parler.

Souvent on se trouvera bien de combiner la suspension avec les appareils contentifs.

Lorsque la plaie est en voie de guérison, le foyer aseptique, on se conformera à ce qui a été dit au sujet des fractures simples.

§ II. — Appareils pour le transport des blessés en temps de guerre

La question est ici plus délicate et plus difficile à traiter, car on se trouve dans l'obligation forcée d'évacuer le plus grand nombre de blessés possible du champ de bataille sur les hôpitaux de l'arrière; or, pour cela, il faut obtenir une immobilisation absolue pour laquelle les appareils à attelles ordinaires sont insuffisants. Dans ce but, jadis, D. Larrey proposa et employa le premier les appareils inamovibles et occlusifs ; il fut imité par Bégin, et plus tard les Allemands utilisèrent le plâtre dans les guerres du Schleswig-Holstein, d'Autriche (Bohême, 1866) et de 1870-1871. Ces derniers usèrent largement de l'appareil plâtré fermé et n'en furent pas toujours très satisfaits, car chez eux les chirurgiens les plus éminents se sont partagés en deux camps au sujet de leur emploi. Esmarch, Volkmann, Pirogoff, Billroth, Neudörfer, se sont prononcés en sa faveur, et Neudörfer, qui l'applique dès le premier jour, prétend qu'aucun autre appareil ne peut le remplacer ; par contre, Stromeyer le repousse à cause de ses graves inconvénients, et v. Bruns, Beck, v. Langenbeck, n'en sont que des partisans assez peu résolus. Legouest a parfaitement indiqué les causes de cette divergence d'opinions. Ces appareils, dit-il en substance, outre que leur application demande une grande dextérité de la part du chirurgien et absorbe beaucoup de temps, exposent souvent à de grands dangers ; ils s'opposent au gonflement possible et peuvent déterminer la production d'accidents graves pouvant aller du phlegmon diffus jusqu'à la gangrène. Spillmann est aussi du même avis. Ces reproches ont été maintes fois vérifiés ; et même, pendant la dernière guerre russo-turque, Watraczewski, à la suite de cas de gangrène survenus sous des appareils plâtrés fermés, s'est déclaré leur ennemi en principe. Notre opinion est conforme à celle de ces derniers chirurgiens, parce que, *malgré l'emploi des procédés antiseptiques pour une fracture compliquée par arme à feu, même peu esquilleuse, on n'est jamais sûr, dans les conditions de la pratique de guerre, au milieu de l'encombrement d'une ambulance pendant un combat, d'obtenir une asepsie absolue, et que, par conséquent, appliquer alors un appareil plâtré fermé, occlusif, c'est exposer le blessé à de graves dangers*. Ce n'est pas sans une véritable appréhension que nous voyons des hommes comme Bergman poser en principe l'occlusion immédiate antiseptique des plaies avec adjonction d'un bandage plâtré fermé ; quelques heureux résultats isolés ne peuvent pas édifier encore une semblable loi, qui nous paraît des plus dangereuses entre des mains peu expérimentées.

Un appareil de transport, la fracture étant bien entendu antiseptiquement nettoyée et pansée, doit immobiliser absolument les fragments, être facile à préparer, présenter de la résistance et de la solidité pour ne pas courir le risque d'être brisé par les chocs ou détérioré par la pluie; pouvoir être relâché facilement par le blessé lui-même ou par un aide s'il survient des douleurs vives dues à la production d'un gonflement inflammatoire, ou être conçu de telle sorte que le gonflement puisse se produire sous lui sans danger de gangrène. Les appareils qui nous semblent remplir le mieux ces conditions sont : 1° les gouttières en zinc laminé de Raoult-Deslongchamps, de Champenois et de Delorme, les attelles en zinc estampé de Guillery ; certains chirurgiens allemands, tels que Lossen, les préfèrent avec raison actuellement au plâtre ; 2° les appareils en toile métallique de Sarazin, quoique d'une manipulation plus difficile que les précédents ; 3° les gouttières en carton imperméable de Merchie, moins solides que les appareils ci-dessus. Quant au pansement d'A. Guérin, qui constitue en même temps un véritable et excellent appareil de contention et de transport, surtout avec l'adjonction d'une ou de deux attelles en zinc, et qui, comme l'a dit Vedrènes, semble si approprié à la chirurgie de guerre, il l'offre l'inconvénient assez sérieux d'exiger beaucoup de temps, beaucoup de ouate et de bandes et une grande habitude d'application ; du reste les procédés antiseptiques actuels sont supérieurs.

Parmi d'autres bons appareils de transport, nous signalerons ceux en rotang de Moij, si légers et si peu encombrants. A la rigueur on pourra appliquer une gouttière plâtrée faite avec soin, et protégée par du taffetas gommé à défaut de moyens d'imperméabilisation.

Lorsque le blessé est installé dans un lit d'hôpital, on se trouve alors dans les conditions du temps de paix sur lesquelles il est inutile de revenir.

DES APPAREILS A FRACTURES EN PARTICULIER

La description des appareils sera faite dans l'ordre suivi lors de l'étude des bandages : 1° membres, 2° tête, 3° tronc.

CHAPITRE IX

APPAREILS POUR LES FRACTURES DES MEMBRES

MEMBRE SUPÉRIEUR

§ I. — FRACTURE DES OS DE LA MAIN

1° **Fractures des phalanges.** — *a. Fractures simples.* — Bien qu'elles ne soient pas généralement accompagnées de déplacement, il faut surveiller la consolidation, qui parfois a de la tendance à se faire d'une façon vicieuse, si l'appareil employé n'immobilise pas parfaitement les fragments.

Lorsque la fracture siège sur le corps de la deuxième ou de la troisième phalange, on met le doigt en extension et on applique soit deux petites attelles en bois ou en carton, une dorsale et une palmaire, garnies de coton, ne dépassant pas en haut l'articulation métacarpo-phalangienne, et fixées avec des bandelettes de diachylon, soit une petite gouttière palmaire plâtrée ou en gutta-percha maintenue de la même manière. Dans les cas où une déviation a de la tendance à se produire latéralement, les attelles seront disposées sur les faces latérales du doigt ; on peut, pour plus de sûreté, fixer le doigt aux deux doigts voisins avec une bande de toile ou de tarlatane.

Si, au lieu de siéger sur le corps de l'os, la fracture se trouve près d'une des articulations inter-phalangiennes, il faut, pour éviter des raideurs articulaires, suivre le conseil d'A. Paré, réédité par Malgaigne et Hamilton, et mettre le doigt un peu fléchi dans toutes ses articulations : on y parvient facilement avec une gouttière plâtrée ou en gutta-percha (fig. 257).

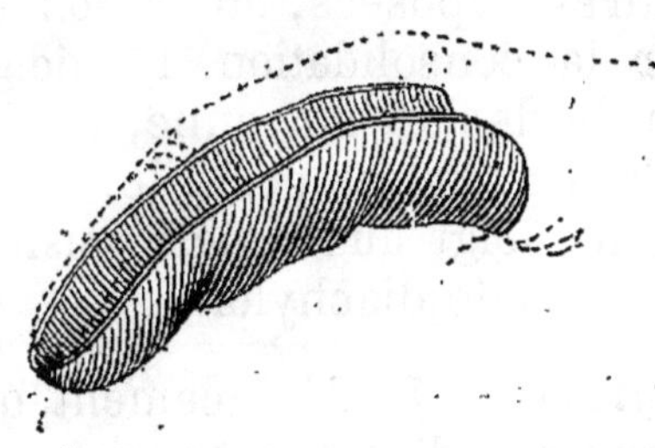

Fig. 257. — Gouttière en gutta-percha pour fracture des doigts (Hamilton).

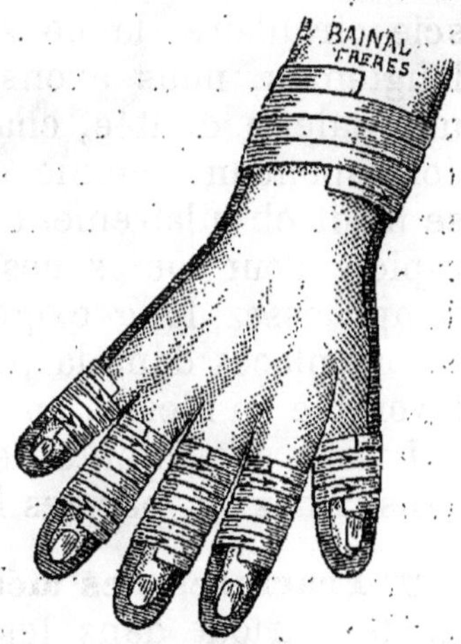

Fig. 258. — Palette digitée pour fractures multiples des doigts.

Dans les fractures de la première phalange, on immobilisera l'articulation phalango-métacarpienne; Malgaigne indique de mettre le doigt en position moyenne, d'appliquer à la face palmaire une petite compresse longuette (ou du coton) sur laquelle on dispose une attelle solide en carton, fléchie au niveau de l'articulation, et remontant jusqu'au creux de la main. Nous avons employé, dans ces cas, une sorte de T en tarlatane plâtrée, la branche verticale du T formant la gouttière palmaire, tandis que la branche transversale venait entourer la main en arrière de la tête des quatre derniers métacarpiens. Pour le pouce, on moule tout autour de lui une gouttière plâtrée (ou en zinc) qui se prolonge le long de la face externe du métacarpien, et se termine par une branche transversale entourant le poignet. La palette digitée convient aux fractures multiples (fig. 258).

b. Fractures exposées. — Dans ces fractures, toujours accompagnées de déplacement, le pansement ouaté d'A. Guérin maintient suffisamment les fragments au début, surtout si la main repose sur une palette. Mais, dès que la période inflammatoire est passée, on doit vérifier les rapports des fragments et recourir aux attelles pour les mettre en bonne position, le doigt étant légèrement fléchi. Dans un cas de section incomplète de trois doigts par une scie circulaire, la consolidation se faisant attendre trop longtemps, nous avons disposé un linge plâtré formant une palette digitée, chaque digitation entourant le doigt correspondant comme une gouttière ; la base de la palette se fixait circulairement autour du poignet; la guérison fut rapide. Pour toutes ces fractures exposées, en raison du temps assez long exigé pour la consolidation, les doigts seront placés dans la position de flexion moyenne, la plus favorable au blessé, en vue d'une ankylose possible.

Lossen se contente de fixer le doigt aux doigts voisins, dans la flexion, par des bandelettes de diachylon.

2° **Fractures des métacarpiens.** — Le déplacement, qui existe surtout dans les fractures indirectes, consiste en une saillie dorsale, formée par le fragment inférieur. La réduction obtenue, on applique sur la face palmaire, quelquefois sur la face dorsale, soit une attelle en carton, garnie de coton, soit une attelle en gutta-percha ou plâtrée, un peu plus large que le diamètre transversal de la main pour éviter la pression latérale des bandelettes fixatrices ; la palette palmaire en bois, matelassée de ouate recouverte de taffetas gommé suivant la circonstance, suffit dans un certain nombre de cas, surtout si l'on joint à son action celle d'une couche de coton placée au niveau de la saillie dorsale de la fracture, et sur laquelle passeront les liens fixateurs.

Malgaigne employait des compresses épaisses, l'une à la face dorsale pour refouler en avant le fragment inférieur, l'autre à la face palmaire pour repousser en arrière le fragment supérieur, et les recouvrait de deux larges attelles transversales rapprochées fortement à l'aide de bandelettes de diachylon. On sait que Lisfranc disposait sur les espaces interosseux voisins de l'os fracturé, à la face palmaire, des compresses graduées et des attelles pour compenser la pression des bandes sur le bord de la main, pression qu'on évite avec une attelle plus large que la main.

L'extension continue peut être appliquée à ces fractures au moyen de bandelettes de diachylon fixées sur les doigts, et dans l'anse desquelles passe un tube élastique qui se recourbe sur le bord antérieur de la palette et vient s'arrêter sur la face palmaire de celle-ci ; nous n'avons qu'une médiocre confiance dans le procédé.

3° **Fractures des os du carpe.** — Immobiliser la main et le poignet sur la palette ordinaire garnie d'une épaisse couche de ouate; si le gonflement est peu marqué, employer un appareil silicaté ou plâtré laissant les doigts libres.

§ II. — Fractures de l'avant-bras

A. — Fractures du radius

I. **Extrémité inférieure.**

Le déplacement consiste dans une saillie dorsale de l'extrémité supérieure du fragment inférieur ou carpien, et dans une saillie en avant de l'extrémité du fragment supérieur ; la pénétration est fréquente. Presque toujours, lorsque ce déplacement est prononcé, il y a en même temps inclinaison de la main sur le bord radial. L'indication principale est de refouler le fragment inférieur en avant. Pour réduire la fracture, tandis qu'un aide fait l'extension sur la main et le pouce et qu'un autre aide maintient la partie supérieure de l'avant-bras, le chirurgien, embrassant le poignet de ses deux mains, exerce une pression en sens inverse sur les faces palmaire et dorsale de l'extrémité du radius, de manière à repousser le fragment inférieur en avant et le supérieur en arrière; la réduction ne s'obtient pas toujours.

Le *massage*, préconisé par Lucas-Championnière, employé dès le début, est une excellente pratique, surtout chez les gens âgés, pour prévenir les raideurs articulaires. Nous conseillons de le pratiquer pendant les trois premiers jours, chaque séance durant environ une heure, en évitant de passer sur le foyer de la fracture. Dans l'intervalle, on applique suivant le cas, soit un simple bandage roulé, soit un des appareils décrits ci-dessous. Le troisième jour, on met un appareil plâtré ou silicaté, laissant les doigts libres, et qu'on enlève au bout de dix jours environ; quelques séances de massage seront alors parfois nécessaires.

Les appareils appliqués, sans massage préalable, ne doivent pas rester en place plus de quinze jours afin d'éviter les raideurs des articulations des doigts et du poignet.

1° *Appareil de Nélaton.*

C'est un de ces appareils le plus fréquemment employés; beaucoup de chirurgiens lui préfèrent cependant l'attelle plâtrée.

L'avant-bras étant mis en position moyenne, appliquer : 1° sur la face dorsale du carpe et sur le fragment inférieur du radius, une ou deux compresses graduées placées transversalement ; 2° sur la face palmaire de l'avant-bras

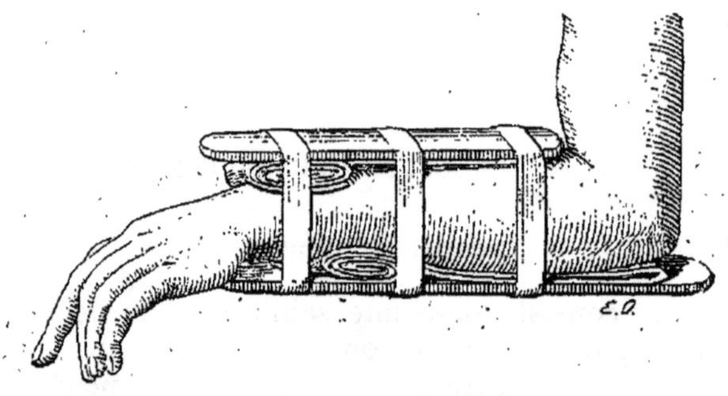

Fig 259. — Appareil de Nélaton pour les fractures de l'extrémité inférieure du radius.

et longitudinalement, une compresse graduée dont on replie l'extrémité inférieure de manière à représenter un bord assez épais, qui doit être placé à un centimètre environ au-dessus de la saillie transversale que forme le fragment supérieur ; 3° deux attelles qu'on dispose ensuite sur les compresses ; l'attelle dorsale, garnie de ouate, ne doit pas dépasser le carpe en bas ; elle appuie sur les compresses transversales et, en haut, sur la partie supérieure de l'avant-bras, s'arrêtant à hauteur du coude ; l'attelle antérieure descend jusqu'au milieu de la main. Le tout est fixé par des lacs ou des bandelettes de diachylon (fig. 259).

Dispositions spéciales pour combattre le déplacement de la main vers le bord radial. Attelle de Dupuytren. — Si le déplacement de la main vers le bord radial est très marqué, on ajoute à cet appareil l'*attelle cubitale* de Dupuytren courbée sur le plat à son extrémité inférieure. Cette attelle est en fer ou en bois : la partie droite est fixée le long du bord cubital de l'avant-bras, et la main est ramenée au moyen de quelques tours de bandes vers la partie courbée de l'attelle dont la coudure correspond au poignet ; au lieu de se servir d'une bande, on embrasse le bord radial du deuxième métacarpien dans l'anse d'une cravate dont les chefs vont se fixer sur l'attelle.

On peut se dispenser de l'attelle de Dupuytren en plaçant l'avant-bras dans une écharpe de telle manière que la main soit libre et pendante.

Modification de Dumesnil. — Cet auteur combat le déplacement vers le radius de la manière suivante : les

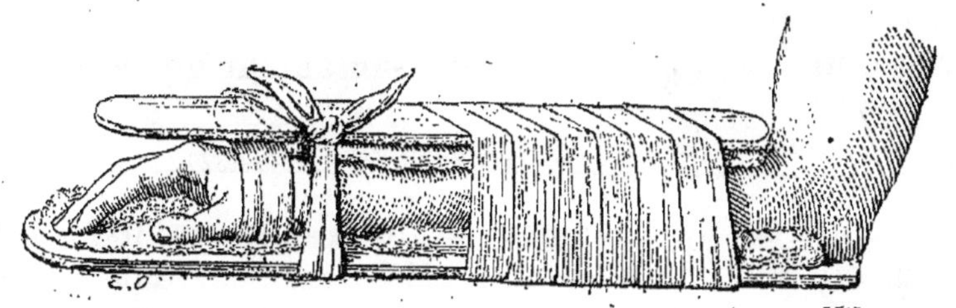

Fig. 260. — Appareil de Nélaton ; modification de Dumesnil.

attelles seront assez longues pour descendre jusqu'à la racine des doigts ; on place alors en anse, sur le bord radial de la main, le milieu d'une cravate ou d'une courte bande dont les deux chefs passent l'un sur la face palmaire, l'autre sur la face dorsale de la main, vont se réfléchir sur le bord cubital de l'attelle correspondante, et sont ensuite ramenés en dehors, par-dessus les attelles, pour être noués ensemble au côté externe de celles-ci (fig. 260).

Du reste, lorsque la réduction est bien faite, l'appareil ordinaire de Nélaton suffit seul à empêcher le déplacement radial de se produire.

On a aussi proposé l'emploi d'une attelle soit dorsale, soit palmaire, à extrémité inférieure coudée en crosse de pistolet, sur laquelle la main est fixée inclinée vers son bord cubital.

2° *Appareil d'Hamilton.*

Hamilton emploie, dans certains cas de déplacement radial, une attelle plate dorsale et une attelle palmaire coudée sur le bord cubital et aussi large que la plus grande largeur de l'avant-bras. L'attelle antérieure s'étend de 2 centim. au-dessous du coude jusqu'aux articulations métacarpo-phalangiennes et est rembourrée de coton, surtout au point correspondant un peu au-dessus de l'extrémité du fragment supérieur et dans le creux de la main; elle est appliquée alors directement sur la peau sans interposition de compresses graduées. L'attelle dorsale est garnie de la même manière et va du coude au milieu du carpe: la portion la plus épaisse du rembourrage correspondra au carpe et au fragment inférieur; cette attelle n'est pas toujours nécessaire. La ouate est maintenue au moyen d'une compresse formant sac autour de l'attelle.

3° *Appareil de Gordon (de Belfast).*

Cet appareil se compose d'une attelle cubitale avec portion en équerre et d'une attelle dorsale courbe (fig.

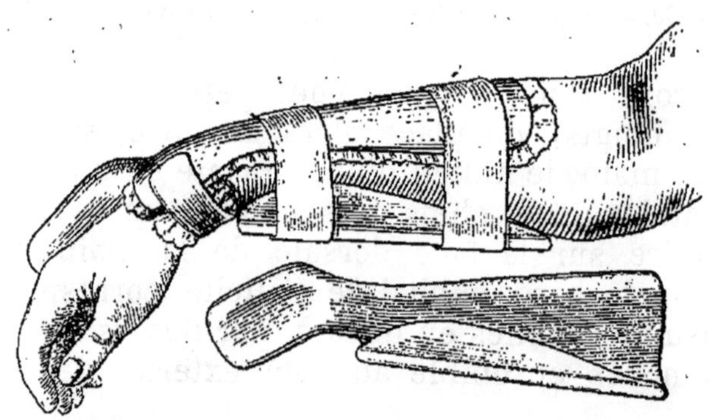

Fig. 261. — Appareil de Gordon, pour les fractures du radius.

261). L'extrémité inférieure de la portion cubitale est coudée en avant et excavée pour recevoir le bord interne de la main. La portion en équerre est fixée sur le corps de l'attelle, environ à un pouce et demi en dedans de son bord externe, et inclinée en dedans et en haut ; elle s'applique à la face palmaire du fragment supérieur qu'elle doit fixer. Quant à l'attelle dorsale, son bout inférieur est courbé en avant ; cette courbure, convenablement matelassée, est bien adaptée pour presser en bas et en avant sur la base du métacarpe, le carpe et le bout inférieur du fragment inférieur, et rétablir l'aspect normal de la face carpienne et la concavité du radius.

Cet appareil, dont Bryant se loue beaucoup, est d'une fabrication peu facile et ne me paraît pas supérieur à celui de Nélaton.

4° *Appareil de Raoult-Deslongchamps.*

C'est une sorte de courte gouttière cubitale (fig. 262,

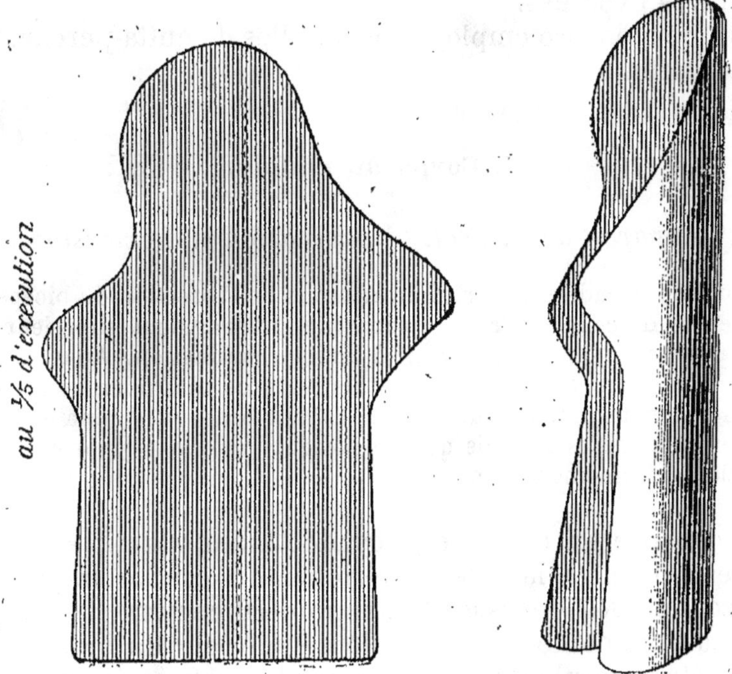

Fig. 262. — Appareil de Raoult-Deslongchamps pour fracture du radius *a*. Appareil étalé. — *b*. Appareil modelé.

a et *b*) avec une languette sur la partie moyenne de ses deux bords latéraux. Ces languettes saillantes viennent presser sur les faces dorsale et palmaire des fragments. La gouttière est rembourrée et fixée par une bande ou un lacs.

5° *Appareils inamovibles (moulés et modelés).*

Les appareils inamovibles complets doivent être repoussés au début du traitement en cas de déplacement réductible, car le déplacement peut se reproduire au-dessous d'eux sans qu'on s'en doute.

Nous conseillons soit une attelle plâtrée dorsale, soit une attelle plâtrée palmaire, sorte de gouttière d'Hergott, s'étendant de 2 centim. au-dessous du coude jusqu'à la racine des doigts et maintenue en place par quelques bandelettes de diachylon. C'est un appareil fort simple, qui donne de bons résultats, et qui convient aussi, une fois imperméabilisé, au traitement des fractures exposées.

On peut encore employer les attelles de gutta-percha, de carton, etc.

II. **Corps du radius.**

1° *Appareil de C. Scott (à supination et à extension).*

Lorsque le radius est brisé au-dessous de l'insertion du biceps et au-dessus de celle du rond pronateur, le fragment supérieur se met en rotation en dehors, c'est-à-dire en supination. Aussi Lonsdale, Hamilton, Scott conseillent-ils dans ce cas, pour assurer le contact des fragments, de placer l'avant-bras en supination sur une attelle, toutes les fois que le patient pourra supporter cette position extrêmement pénible.

Il consiste en une attelle coudée à angle droit au point correspondant à la face postérieure du coude; la portion horizontale doit dépasser la main de 10 centim., la portion verticale remonte jusqu'au tiers supérieur du bras. L'attelle, étant garnie d'un coussin ou de ouate maintenue par une compresse, est appliquée sur la face postérieure du membre placé en supination, et on fixe le tout par une bande roulée entourant le poignet et l'attelle en bas, et le coude et la partie verticale de l'appareil en haut (fig. 263),

Si l'on veut exercer une extension continue, on applique d'abord longitudinalement sur les faces latérales et antérieure du poignet et de la partie inférieure de l'avant-bras des bandelettes de diachylon formant anses, et on les fixe par des bandelettes circulaires. Le membre une fois en

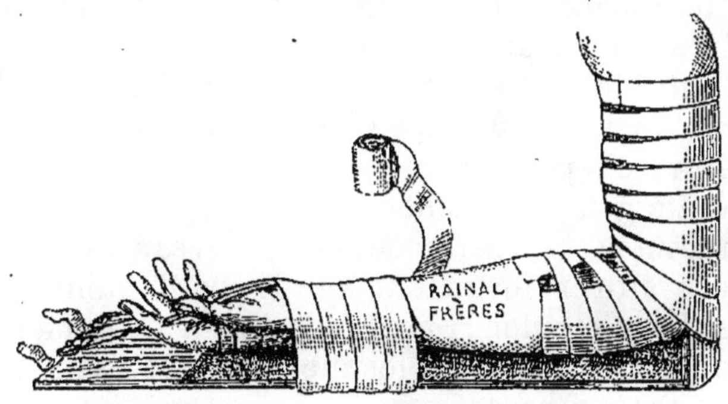

Fig. 263. — Appareil de C. Scott.

place, on passe, dans les anses de diachylon, des lacs élastiques (tubes ou rubans en caoutchouc) qui viennent se fixer à l'extrémité de l'attelle sur des crochets quelconques, ou même au-dessous de sa face inférieure. On peut encore clouer verticalement à l'extrémité inférieure de l'attelle une petite planchette percée de deux ou trois mortaises pour le passage des lacs extenseurs, qu'il sera facile d'arrêter en ce point. La contre-extension est produite par la fixation du coude contre la partie en équerre de l'attelle.

Si le patient ne peut supporter la supination, on appliquera sur le membre en demi-pronation une gouttière plâtrée antérieure, coudée au niveau du coude, et allant de la base des doigts au tiers supérieur du bras, avec addition d'une attelle dorsale limitée à l'avant-bras. Deux attelles de carton, garnies de ouate, et de même forme, sont aussi susceptibles d'être utilisées.

Bardenheuer a proposé pour ces fractures du radius un appareil à extension à attelles assez compliqué (*Centralblatt f. chirurgie*, 1889, p. 92, n° 29); l'extension doit être faite dans l'axe des muscles rétractés pour être efficace c'est-à-dire perpendiculairement à l'axe longitudinal de l'os.

2° *Gouttière plâtrée.*

Dans les fractures siégeant à la *partie moyenne du radius*, les fragments ayant de la tendance à se porter vers l'espace interosseux, on appliquera un des appareils décrits plus loin à propos des fractures des deux os. Une *gouttière plâtrée* interne allant de la base des doigts à la partie moyenne du bras, disposée sur le membre demi-fléchi, l'avant-bras en position moyenne, est parfaitement suffisante. Cette gouttière, entourant la moitié de la circonférence du membre, sera coudée au niveau du poignet de manière à attirer fortement sur le bord cubital la main étendue. Pour mouler la gouttière autour de la face interne du coude, on y pratiquera les incisions nécessaires, une ou deux sur chaque bord.

III. **Tête et col du radius.**

Fléchir l'avant-bras à angle droit sur le bras, placer l'avant-bras en position moyenne le pouce en haut, et appliquer *une gouttière plâtrée* postéro-interne identique à la précédente, ou une gouttière en gutta-percha.

Hamilton, pour les fractures transversales, met le membre dans la même position, place une attelle dorsale matelassée sur l'avant-bras, une compresse graduée sur l'extrémité supérieure du fragment inférieur et fixe le tout par un bandage roulé.

Si la fracture est longitudinale, un bandage roulé ouaté et une simple écharpe suffisent.

B. — Fractures du cubitus

I. **Corps du cubitus.**

Dans les fractures du corps du cubitus, le fragment inférieur se porte en général vers l'espace interosseux soit d'après la direction du choc, soit par l'action du muscle carré pronateur.

Appareils. — L'avant-bras étant placé en position moyenne et fléchi sur le bras à angle droit, on applique un des appareils décrits plus bas pour les fractures des deux os. Il faut toujours éviter que les lacs ou l'écharpe pressent directement sur l'os qu'ils refouleraient ainsi dans l'espace interosseux. Dans quelques cas, la position de supination est très utile à la réduction, du moins pendant les premiers jours.

II. **Apophyse coronoïde.**

Fléchir l'avant-bras sur le bras à angle droit et appliquer soit une gouttière plâtrée antérieure, soit une attelle en bois matelassée de ouate, coudées au niveau du pli du coude et s'étendant du milieu de la main à la partie moyenne du bras ; fixer ensuite l'appareil avec une bande roulée ou des bandelettes de diachylon. Le carton, la gutta-percha, le feutre plastique s'emploient de la même façon. Les gouttières antérieures, modelées ou moulées, seront disposées de telle sorte que leur bord interne entoure la face interne du membre pour assurer leur fixité.

Velpeau laissait l'appareil en place pendant quatre semaines ; Hamilton conseille d'enlever l'attelle dès le dixième jour, de la remplacer par une écharpe et de faire exécuter quelques mouvements à l'articulation.

III. **Fractures de l'olécrâne.**

Leur lieu d'élection est la base de l'os ; les fragments sont écartés, et le fragment supérieur a de la tendance à basculer en arrière.

La position à donner au membre pour l'application d'un appareil a soulevé de grandes discussions ; les opinions se partageaient entre la demi-flexion, la flexion légère et l'extension complète ; actuellement la flexion légère et l'extension sont les seules méthodes employées. A. Cooper, Desault, Malgaigne, Hamilton, Follin et Duplay, Poulet et Bousquet sont partisans déclarés de l'extension, qui facilite le rapprochement des fragments et n'expose pas plus que les autres procédés à l'ankylose. Tillaux conseille la flexion si le déplacement est peu marqué, l'extension modérée dans le cas contraire.

Lorsqu'on emploie l'extension, il faut commencer à mobiliser le membre dès le sixième jour (Hamilton), en maintenant l'olécrâne fixé ; après chaque séance on remet en place l'appareil. Le massage ne doit pas être négligé.

a. MÉTHODE DE L'EXTENSION

1° *Appareil de Malgaigne.*

Le membre complètement étendu, appliquer à la face antérieure une attelle matelassée de ouate, puis placer le plein d'une bandelette de diachylon sur le bord supérieur de l'olécrâne et ramener les chefs en avant pour les fixer

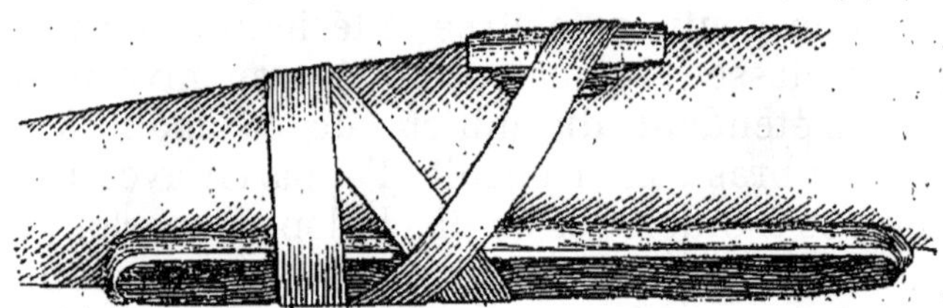

Fig. 264. — Appareil de Malgaigne (fractures de l'olécrâne).

sur l'attelle ; si l'olécrâne a de la tendance à basculer en arrière, on met en outre une bandelette circulaire, étroite, dont le plein passe sur le milieu du fragment déplacé. Les extrémités de l'attelle sont fixées par une bande ou d'autres bandelettes adhésives (fig. 264).

Cet appareil est excellent et permet une surveillance constante du membre. Guillemin a proposé de remplacer la bandelette de diachylon par un lacs élastique; peut-être cette pression élastique constante serait-elle difficile à supporter. Si le diachylon détermine de l'irritation, on interposera un peu de ouate entre lui et les téguments.

Une attelle antérieure en plâtre ou en gutta-percha peut remplacer l'attelle en bois.

2° *Appareil d'Hamilton.*

Choisir une attelle de bois mince et léger, assez longue pour aller du poignet à 8 ou 10 centim. de l'épaule, large comme le plus grand diamètre du membre, et sur laquelle on pratique à 8 centim. au-dessous de l'olécrâne une encoche de chaque côté. Cette attelle, matelassée avec une épaisse couche de crin ou de ouate recouverte d'une étoffe souple de coton, est placée sur la face antérieure du membre et maintenue par un bandage roulé qui commence à la main et s'arrête aux encoches; à partir de là, la bande est conduite en haut et en arrière au-dessus de l'olécrâne et ramenée ensuite sur le côté opposé de l'attelle, à un point correspondant à son point de départ; on exécute un deuxième tour oblique au-dessus de l'olécràne et on fait descendre peu à peu la bande, en rendant chacun de ses tours moins oblique que le précédent et en le ramenant toujours dans une des encoches jusqu'à ce que toute la face postérieure du membre soit recouverte. On termine alors en remontant par des tours circulaires qui recouvrent la partie supérieure du membre jusqu'au-dessus de l'extrémité de l'attelle.

On aura soin, avant que la bande arrive au niveau du coude, de refouler l'olécrâne en bas et de disposer, partie au-dessus de l'apophyse et partie sur elle, une compresse pliée en plusieurs doubles et mouillée pour qu'elle ne glisse pas.

S'il vient à se produire un gonflement considérable, desserrer le bandage.

Cet appareil, en raison de la largeur de l'attelle, empêche la bande de gêner la circulation du membre, mais il ne nous paraît pas supérieur à celui si simple de Malgaigne.

b. MÉTHODE DE LA FLEXION MODÉRÉE

Appareil de Nélaton.

Appliquer sur la partie postérieure du coude plusieurs compresses graduées et disposées en forme d'un coin dont la base corresponde au sommet de l'olécrâne, les fixer par quelques tours de bande; placer ensuite, sur l'avant-bras et le bras en flexion légère, une bande roulée sèche, puis, par-dessus, une bande enduite de silicate ou des attelles de carton ramollies dans l'eau et fixées à l'aide d'une bande amidonnée ou silicatée (fig. 265).

L'usage de cet appareil, dit Nélaton, doit être continué de 40 à 50 jours, mais, pendant ce temps, il est nécessaire de le fendre longitudinalement pour visiter le membre et imprimer quelques mouvements au coude afin d'éviter l'extrême rigidité qui succéderait à une immobilisation prolongée.

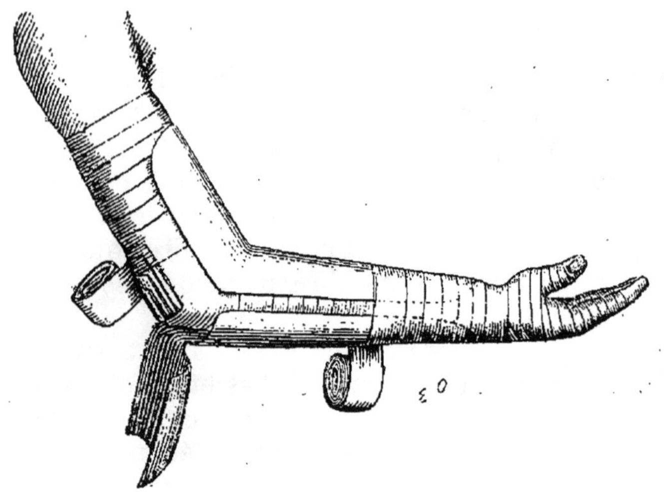

Fig. 265. — Appareil de Nélaton (fractures de l'olécrâne).

Gosselin dans ses cliniques se déclare partisan de cette méthode.

C. APPAREILS APPLICABLES AUX DEUX MÉTHODES PRÉCÉDENTES

1° *Appareils à vis et à griffes.*

Rigaud, en 1850, implanta une vis dans chaque fragment et les rapprocha à l'aide d'une ficelle ; le membre était placé dans l'extension.

Busch (1864) a employé la griffe de Malgaigne avec un crochet supérieur et deux crochets inférieurs, de la manière suivante : le membre est mis dans la flexion légère, immobilisé par un appareil plâtré enveloppant, fenêtré au niveau de l'olécrâne ; le crochet supérieur de la griffe est implanté dans le fragment supérieur de l'olécrâne, tandis que les crochets inférieurs sont implantés dans l'appareil plâtré. Pingaud a eu un beau succès avec cet appareil, qui nous paraît digne d'attention. La suture peut avoir des indications dans les écartements considérables.

2° *Appareils plâtrés.*

La gouttière plâtrée antérieure combinée avec les bandelettes de diachylon permet de traiter la fracture soit en extension, soit en flexion légère. Imperméabilisée, elle est excellente pour les fractures compliquées.

Quant à l'appareil plâtré complet à bandes, Lossen en est très partisan et l'applique dans une situation du membre presque étendue ; au bout de trois semaines, le coude est placé sous un angle de 100 à 120° ; Stimson est aussi favorable à cet appareil. Nous ne reviendrons pas sur ce que nous avons dit au sujet de ces appareils enveloppants pour les fractures des épiphyses avec tendance constante au déplacement ; ils sont médiocres.

C. — Fractures des deux os de l'avant-bras

Le tiers moyen et le tiers inférieur de l'avant-bras sont les sièges de prédilection de ces fractures, dans lesquelles le déplacement le plus fréquent et le plus difficile à combattre consiste dans la tendance des extrémités des quatre fragments à se rapprocher dans l'intervalle interosseux.

Le chirurgien ne doit jamais oublier que l'application des appareils à attelles avec compresses graduées exige de sa part une surveillance constante dans les premiers jours, pour éviter la production de gangrènes souvent observées. La position à donner au membre est une situation intermédiaire entre la pronation et la supination, c'est-à-dire la position moyenne, le pouce en haut. Cependant Dupuytren, Lonsdale, South, sont partisans résolus de la supination, que conseille aussi Nélaton, mais seulement pour les fractures du tiers supérieur ; dans les cas où l'on jugera à propos d'employer cette pratique, qui convient particulièrement aux fractures compliquées, on emploiera l'appareil de Scott avec ou sans extension (fig. 263). La réduction se fait en appliquant les pouces sur la face dorsale du membre en demi-pronation et l'extrémité des quatre derniers doigts de chaque main sur la face palmaire, puis on les enfonce entre les deux os de manière à les refouler chacun latéralement.

1° *Appareil à attelles.*

L'emploi des compresses graduées dans cet appareil remonte à J.-L. Petit et à Pouteau.

Appliquer longitudinalement sur l'avant-bras, et par leur sommet, deux compresses graduées, en forme de pyramide, longues de 4 à 5 centim., l'une sur la face palmaire, l'autre sur la face dorsale, dans l'espace interosseux ; elles seront mises immédiatement sur la peau sans bandage roulé préalable ; sur les compresses disposer deux attelles, une palmaire, l'autre dorsale, assez longues pour aller du pli du coude et de l'olécrâne vers le milieu du poignet, et plus larges que le diamètre transversal de l'avant-bras afin d'éviter que la pression des lacs sur les bords du membre ne refoule les os vers l'espace interosseux ; fixer le tout par trois lacs à boucles ou par trois bandelettes de diachylon de 75 centim. de longueur (fig. 266).

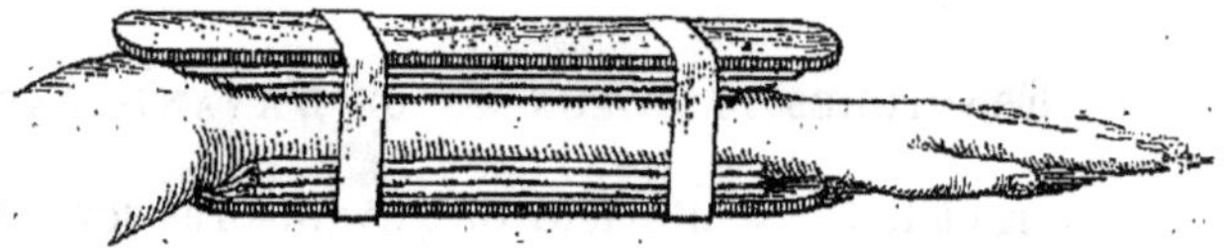

Fig. 266. — Appareil à attelles pour les fractures des deux os de l'avant-bras.

L'avant-bras est ensuite fléchi sur le bras et placé dans une écharpe moyenne qui doit soutenir aussi la main. Malgaigne a fait remarquer avec raison que cette écharpe, agissant sur le bord cubital du membre, favorise les déformations angulaires des fragments, aussi recommande-t-il d'envelopper l'appareil dans une gouttière de carton.

Modifications. — Lonsdale et Hamilton, revenant à la vieille pratique d'Hippocrate, rejettent les compresses graduées comme inutiles et dangereuses et n'emploient que deux attelles, une antérieure, l'autre postérieure, plus larges que l'avant-bras, mais bien matelassées avec de la ouate ; l'antérieure descend de 2 cent. au-dessous du pli du coude jusqu'aux articulations métacarpo-phalangiennes.

2° *Appareil en carton de Dumreicher.*

Cet appareil se compose de trois attelles en carton ; deux sont latérales, c'est-à-dire palmaire et dorsale, la troisième à ailettes (fig. 267) a pour but de soutenir les deux autres et d'empêcher l'action de l'écharpe et l'incurvation latérale des fragments. Le point où les ailettes se détachent de l'attelle sera incisé dans les deux tiers de

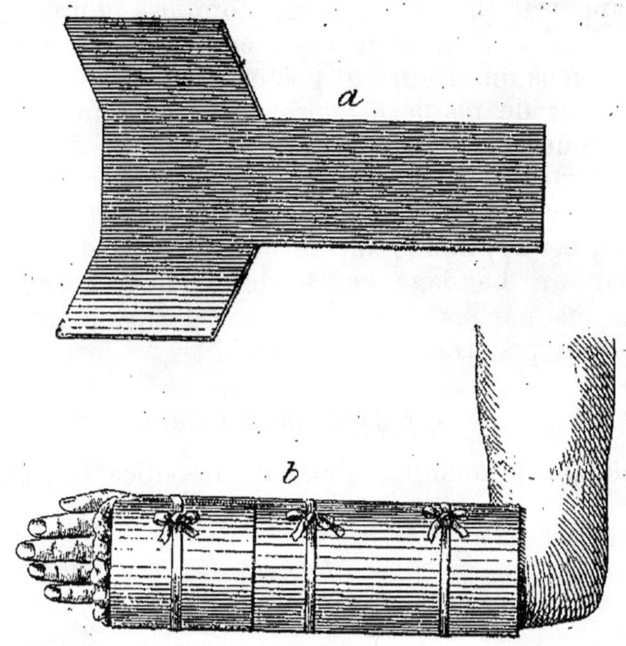

Fig. 267. — Appareil de Dumreicher pour les fractures des deux os de l'avant-bras.

a. Grande attelle en carton à ailettes. — *b*. Appareil appliqué.

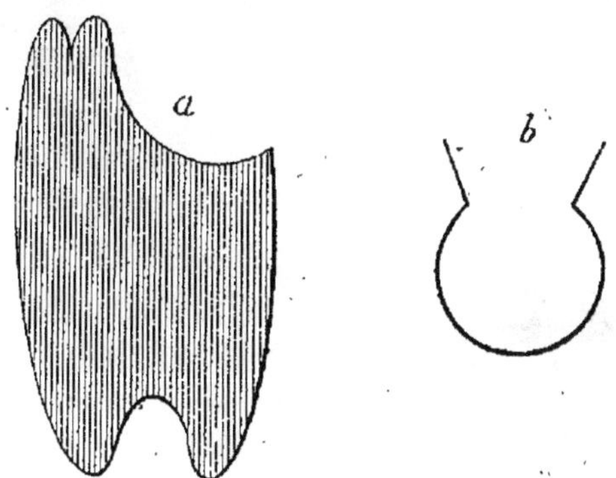

Fig. 268. — Appareil de Raoult-Deslongchamps pour les fractures des deux os de l'avant-bras.

l'épaisseur du carton pour leur donner une mobilité suffisante.

3° *Appareil en zinc de Raoult-Deslongchamps.*

Cet appareil (fig. 268, *a*) se compose d'une gouttière dont le fond embrasse le bord cubital de l'avant-bras et dont les faces antérieure et postérieure sont incurvées sur elles-mêmes de manière à présenter chacune une saillie longitudinale intérieure destinée à presser dans l'espace interosseux correspondant pour le maintenir (coupe verticale de l'appareil, fig. 268, *b*). La gouttière, bien garnie de ouate, est appliquée sur le côté interne du membre et fixée par un bandage roulé dont l'action compressive enfonce les parties saillantes vers l'espace interosseux, qui est ainsi progressivement rétabli.

4° *Appareils inamovibles.*

Envelopper le membre d'une bande silicatée ou plâtrée,

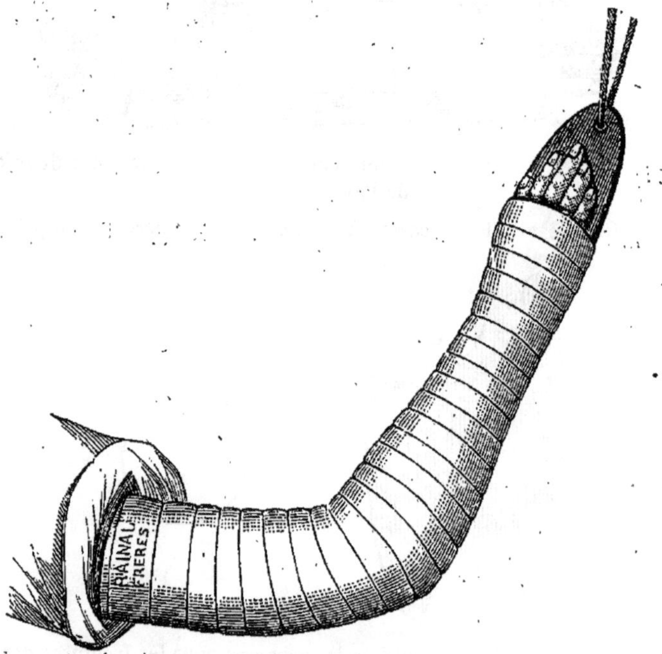

Fig. 269. — Suspension du membre supérieur (attelle de Watson, modifiée par Volkmann).

peu serrée, puis, suivant le conseil de Nélaton, disposer deux longs bouchons dans l'espace interosseux à la face dorsale et palmaire de l'avant-bras, au niveau du fragment moyen du radius, et les fixer dans ce point à l'aide de quelques tours de bande qui les enfoncent dans l'espace interosseux ; le bandage sec, on enlève les bouchons et la dépression produite dans l'appareil silicaté suffit à maintenir l'espace interosseux.

Appréciation. — Ces appareils demandent une grande surveillance pour éviter la gangrène. L'appareil à attelles ne le cède en rien aux autres.

5° *Attelles à supination.*

Employer soit l'attelle de Scott (fig. 263), soit celle de Watson, modifiée par Volkmann (fig. 269).

Fractures exposées de l'avant-bras.

Dans les fractures compliquées de plaies, la position moyenne est souvent impossible et on doit alors fixer le membre en supination à peu près complète (Hamilton) sur une large attelle matelassée, garnie de gutta-percha laminée, ou de taffetas ciré. L'attelle de Scott, avec extension, peut rendre de grands services. Lorsque la supination ne peut être tolérée, on dispose le membre en pronation sur une large attelle palmaire.

Les attelles modelées en zinc, en gutta-percha, en carton, en plâtre imperméabilisé, remontant au-dessus du coude pour l'immobiliser et maintenant aussi la main, trouveront fréquemment leur indication, car elles permettent l'application facile de l'antisepsie.

Les appareils en toile métallique de Sarrazin, la gouttière de Bœckel sont très appropriés au traitement des fractures compliquées pendant leur première période.

La suspension est fort utile quand survient une réaction inflammatoire vive; elle est recommandée par V. Volkmann comme prévenant la formation des fusées purulentes et facilitant la circulation veineuse. Ce chirurgien se sert de l'attelle de Watson modifiée. Cette attelle (v. fig. 224), coudée sur un bord au niveau du coude, s'étend de la partie moyenne du bras jusqu'à l'extrémité des doigts et est percée sur sa coudure d'un trou destiné à l'épitrochlée; à son extrémité inférieure se trouve un anneau qui sert à la suspension. Le membre enveloppé du pansement est fixé sur l'attelle (fig. 269). Avec une modification légère, on peut la transformer en atttelle à supination.

Une gouttière d'Hergott, convenablement taillée et échancrée suivant le siège de la plaie, se transforme en appareil à suspension, en engypsant à son extrémité digitale un anneau ou un crochet en fil de fer.

§ I. — Fractures de l'humérus

Au point de vue de l'application des appareils, on doit les diviser en : 1° fractures de l'extrémité inférieure; 2° fractures du corps; 3° fractures de l'extrémité supérieure (col).

I. Fractures de l'extrémité inférieure Fractures du coude

Ces fractures peuvent siéger soit à la base des condyles (fracture sus-condylienne), soit isolément sur ces condyles (épitrochlée, épicondyle, surface articulaire), soit enfin être à la fois sus et intra-condyliennes (fractures en T). Elles sont difficiles à maintenir réduites et, en raison de leur siège, laissent souvent après elles des rigidités persistantes ou même l'ankylose du coude.

Il y a peu d'années encore, les chirurgiens étaient d'accord pour placer le membre supérieur dans la flexion à angle droit; sous l'influence des résultats obtenus par Allis, Ingalls, Laroyenne, C. Lauenstein, et des thèses de Berthomier et Lartet, la méthode de traitement par l'extension tend à se généraliser. La position en extension sera maintenue pendant dix jours environ chez les enfants chez lesquels elle donne les meilleurs résultats, et pendant douze à quinze jours chez l'adulte; on n'omettra pas d'y joindre le massage. La déformation consécutive et la gêne des mouvements sont moindres avec cette méthode qu'avec celle de la flexion.

a. Fractures sus-condyliennes

Il arrive souvent que les fragments chevauchent et forment un angle saillant en avant, dû à la bascule de l'extrémité du fragment inférieur attiré en haut par le triceps; le fragment supérieur est peu ou point déplacé. Pour réduire, l'extension et la contre-extension, étant faite par des aides, le chirurgien saisit la partie inférieure du bras et agit de manière à presser avec ses pouces sur l'olécrâne et à le refouler en avant, tandis que les autres doigts attirent en arrière le fragment supérieur.

1° *Appareils de Malgaigne et de Boyer.*

Le membre étant dans la demi-flexion, Malgaigne, pour agir sur le déplacement angulaire, conseille d'appliquer une compresse graduée transversalement sur la face antérieure du bras et de la recouvrir avec une courte

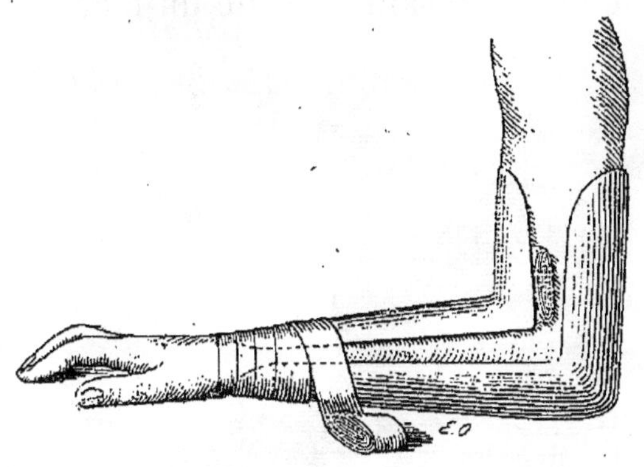

Fig. 270. — Appareil de Boyer pour les fractures sus-condyliennes.

attelle dont l'extrémité inférieure, appuie sur elle; une gouttière en carton enveloppe ensuite la partie postérieure du bras et de l'avant-bras dans toute la longueur et l'appareil est fixé avec des bandelettes de sparadrap. Au lieu de diachylon, il est préférable de se servir d'une bande de tarlatane mouillée et exprimée qui, après dessiccation, donnera un appareil résistant et solide.

Dans certains cas de déviation très marquée il vaut mieux, suivant le conseil de Dupuytren, disposer transversalement deux compresses graduées sur les faces postérieure et antérieure du bras, de manière à repousser en arrière le fragment supérieur et en avant l'olécrâne et le fragment inférieur; sur ces compresses on applique deux gouttières en carton recommandées par Boyer, une antérieure, l'autre postérieure, garnies de ouate et qui devront occuper toute la longueur du membre supérieur en demi-flexion (fig. 270). On fixe ensuite l'appareil avec une bande roulée soit sèche, soit imprégnée d'une substance solidifiable.

2° *Gouttières diverses.*

1° *En carton.* — Les appareils dont il vient d'être question empruntent au carton la plus grande partie de leurs éléments contentifs.

H. Packard indique la manière suivante de construire et d'appliquer une gouttière en carton. Après avoir pris un patron sur le membre sain, il taille un morceau de carton

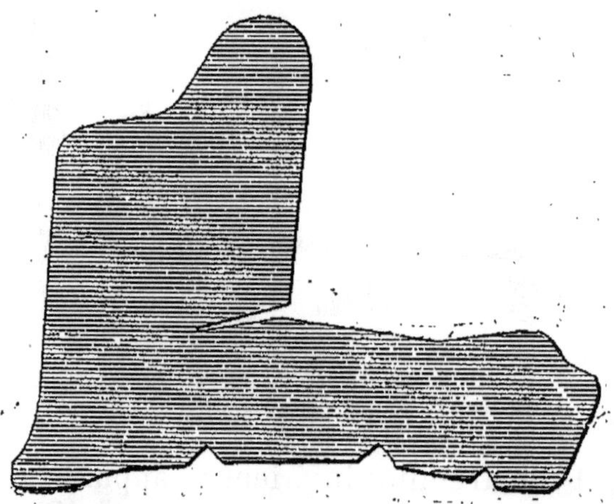

Fig. 271. — Gouttière en carton de Packard (pour fracture du coude).

de relieur d'après la forme représentée figure 271 (le cuir de semelle et le feutre conviendraient tout aussi bien) ; le bord supérieur de l'incisure pratiquée au niveau du coude doit présenter une obliquité correspondante à celle du pli du coude et être coupé en biseau, de façon à éviter toute compression douloureuse de la peau. Cette gouttière, mouillée, est modelée sur le membre et fixée au moyen d'une bande. A mesure que la consolidation de la fracture s'effectue, on diminue la longueur de la gouttière, à partir de la main, pour rendre la mobilité aux articulations de cette dernière.

2° *En gutta-percha.* — Hamilton préfère au carton une gouttière en gutta-percha plus solide s'étendant depuis le moignon de l'épaule jusqu'au poignet et modelée d'abord sur le membre sain recouvert de trois ou quatre épaisseurs d'une étoffe de laine. On dispose d'abord en avant de l'articulation du coude et sur les saillies osseuses voisines une épaisse couche de ouate ; puis on applique la gouttière recouverte d'une épaisseur de tissu de laine ou de coton (fig. 272), en la maintenant en place par une bande roulée. Cette gouttière doit envelopper les deux tiers de la circonférence du membre, surtout en dehors et en avant.

Ce chirurgien recommande de faire exécuter des mouvements au coude dès le huitième jour, en maintenant soigneusement les fragments.

3° *Une gouttière plâtrée d'Hergott*, représentant comme

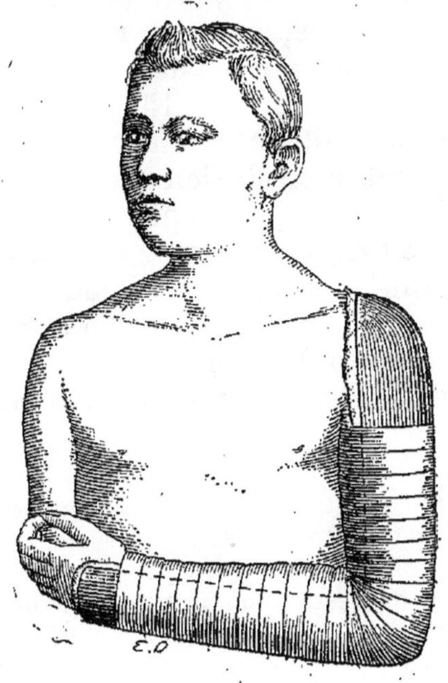

Fig. 272. — Gouttière en gutta-percha, d'Hamilton.

forme et comme disposition l'appareil précédent, est un peu plus lourde, mais plus facile à fabriquer et moins dispendieuse. On place d'abord le membre dans la situation qu'il doit garder. On mesure sa longueur du côté de la convexité et on taille convenablement la tarlatane, dont 6 à 8 feuilles sont nécessaires; deux entailles sont pratiquées à angle droit sur le bord de la gouttière, au niveau du coude, où l'on retranche un triangle dont le sommet s'étend au delà de la moitié de la largeur du linge et dont la base est calculée de façon que les côtés de cette excision triangulaire puissent se recouvrir un peu lors de l'application.

La gouttière est appliquée à nu sur le membre fléchi à angle droit, de manière qu'elle enveloppe les deux tiers de la circonférence postérieure du bras, le bord cubital et la moitié interne des faces antérieure et postérieure de l'avant-bras ; on la moule de haut en bas, c'est à dire en commençant par la partie brachiale ; la partie interne du bras doit être laissée à nu.

Méthode de l'extension. — Le membre sera fixé dans cette attitude, en supination, soit par une longue attelle antérieure garnie d'ouate, soit par une gouttière plâtrée antérieure ou même par un bandage roulé silicaté-ouaté. Vers le 10e jour chez l'enfant, le 15e jour chez l'adulte, on enlève l'appareil, on fait un massage modéré et on peut alors mettre le membre en flexion dans un bandage solide inamovible pendant 7 à 8 jours chez l'enfant comme chez l'adulte; si l'on croit devoir recourir au massage journalier pendant cette dernière période, il est facile d'enlever l'appareil amovo-inamovible pour y procéder ; ce massage s'impose souvent à la fin du traitement pour rendre à l'articulation et aux muscles leur fonctionnement régulier.

On a aussi inventé toute une série d'attelles mécaniques articulées pouvant permettre de faire exécuter des mouvements au coude pendant la durée du traitement, telles que celles de Rose, Bond, Welchs, etc. ; elles ne me paraissent pas présenter des avantages bien marqués. Il est du reste assez facile, avec un peu d'habileté manuelle, de préparer, si on le juge à propos, deux gouttières plâtrées ou en gutta-percha indépendantes, une pour le bras, l'autre pour l'avant-bras, qu'on articule entre elles au moyen de deux charnières métalliques incorporées dans le linge plâtré ; ou encore deux demi gouttières brachiales, une interne, l'autre externe, articulées chacune avec deux demi-gouttières interne et externe appliquées sur l'avant-bras.

Appréciation. — Quand la déformation sera peu marquée, facile à réduire et à maintenir réduite, on emploiera de préférence chez les adultes soit une gouttière en plâtre ou en gutta-percha, soit une double gouttière en carton. Mais si la déformation est rebelle, tend à se reproduire, on doit préférer les appareils de Malgaigne et de Boyer.

Certains chirurgiens, en particulier Desprès, repoussent tout appareil et se contentent de fléchir le membre à angle droit et de le soutenir avec une écharpe ; nous ne saurions recommander cette pratique.

Chez les enfants, nous conseillons les gouttières en carton ou en gutta-percha en raison de leur légèreté.

On veillera à ne pas trop serrer l'appareil dans les premiers jours, à cause de la production du gonflement inflammatoire qui, du reste, dans certains cas, peut être combattu par un massage prudent.

Quant au moment où il faut faire exécuter des mouvements à l'articulation du coude et retirer l'appareil, Nélaton indique la troisième semaine, Bryant et Lossen la quatrième semaine chez l'adulte, la troisième chez l'enfant.

b. FRACTURES ISOLÉES DES CONDYLES OU DES SURFACES ARTICULAIRES

On essayera de remettre le condyle fracturé à sa place, puis on appliquera soit une gouttière postérieure en plâtre ou en gutta-percha, en ayant le soin de recouvrir les condyles avec une couche de ouate, soit, dans certains cas, deux gouttières en carton, l'une antérieure, l'autre postérieure. Vers le dix-neuvième jour, on commence à faire exécuter, avec prudence, quelques mouvements à l'articulation.

c. FRACTURES EN T OU SUS ET INTRA-CONDYLIENNES

Le gonflement du début étant généralement très intense, on doit d'abord s'adresser à lui, le traiter par le massage ou les antiphlogistiques, et appliquer en même temps deux attelles légères, en carton, coudées, antérieure et postérieure, très modérément serrées. Après cinq à six jours, on recourra aux attelles plâtrées ou en gutta-percha décrites plus haut.

Fractures exposées du coude. — Les appareils destinés à ces fractures sont les mêmes que ceux des lésions articulaires, auxquels nous renvoyons.

II. Fractures du corps de l'humérus.

Le déplacement, fort variable, est soumis à la direction de la force traumatique, à celle du trait de fracture et aussi, incontestablement, à l'action musculaire. Chez les enfants et chez les jeunes sujets, la solidité du périoste empêche souvent la production du déplacement. La consolidation s'opère en trente à quarante jours.

Ad. Richard a fait ressortir cette indication essentielle que *tout appareil doit immobiliser l'articulation de l'épaule sous peine d'être illusoire et qu'il faut fixer l'humérus sur les parties latérales de la poitrine.*

L'avant-bras sera toujours fléchi à angle droit sur le bras; cependant, Hamilton, dans le cas de retard de consolidation, maintient le membre dans une rectitude complète au moyen d'une longue et large attelle matelassée antérieure, afin d'obtenir une immobilisation absolue.

1° *Appareil à attelles.*

Le bandage roulé préalable de tout le membre supérieur est repoussé par la majorité des chirurgiens, car il n'empêche pas la production de l'engorgement œdémateux de la main, qui du reste disparaît dès qu'on enlève l'appareil.

Qu'on ait donc ou non placé un bandage roulé sur le bras, on dispose sur ses faces antérieure, externe et postérieure trois attelles soit en bois, soit en toile métallique, soit de préférence en carton d'almanach (mouillé), larges de 4 centimètres, bien matelassées de ouate (à défaut de ouate, employer des coussins en balle d'avoine); l'attelle antérieure ira de 2 cent. au-dessus du pli du coude à la partie antérieure du moignon de l'épaule ; l'externe, recouvrant le moignon, descendra jusqu'au niveau de l'épicondyle bien garni; la postérieure dépassera un peu en bas l'olécrâne (fig. 273). L'appareil maintenu par un aide est fixé soit par des lacs ou des bandelettes de diachylon, soit par une bande en toile ou mieux en tarlatane mouillée si l'on emploie les excellentes attelles en carton.

Le creux de l'aisselle ayant été saupoudré avec de la fécule de riz ou de la poudre d'oxyde de zinc, on place une plaque de ouate le long de la poitrine et on applique contre elle le bras, sur lequel l'avant-bras est fléchi à angle droit. L'avant-bras ainsi fléchi est soutenu soit par l'écharpe de J.-L. Petit modifiée qui fixe le membre supérieur contre le tronc en même temps qu'elle immobilise l'épaule, soit par

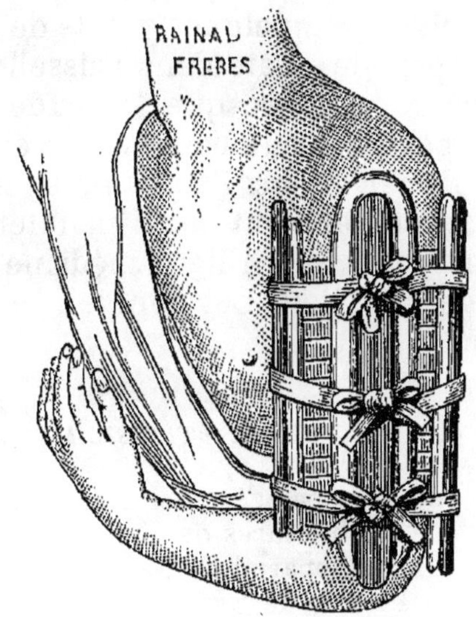

Fig. 273. — Appareil à attelles pour les fractures de l'humérus.

une écharpe ordinaire avec adjonction d'un bandage de corps embrassant à la fois le bras et le tronc ; quelques tours de bande empruntés au bandage de Gerdy pour la clavicule donnent le même résultat.

Cet appareil ainsi appliqué remplit bien son but et a l'avantage de pouvoir être construit avec des matériaux qu'on trouve partout.

L'appareil d'Hamilton, décrit plus bas pour les fractures de l'épiphyse supérieure, est aussi applicable dans les fractures diaphysaires, en ayant la précaution de faire descendre la longue attelle jusqu'aux condyles.

2° *Gouttières.*

Les gouttières en linges plâtrés, gutta-percha, carton, feutre plastique, constituent d'excellents appareils et s'appliquent comme il a été dit pour les fractures de l'extrémité inférieure. Elles doivent immobiliser l'épaule.

A. Després, convaincu qu'on ne peut guérir ces fractures sans déformation, se contente d'un simple bandage de corps ; à ce bandage de corps, long de 1 mètre et large de 30 cent., il fixe deux bretelles de toile solide ; en outre repliant le bandage à la partie qui correspondra au coude, il y fait un godet fixé par quelques points de couture. Mettant alors un tampon de ouate dans l'aisselle, il place le bandage de corps de manière que le coude pénètre dans le godet ; le chef postérieur du bandage est ensuite ramené en avant et conduit par-dessus l'avant-bras et le coude matelassés de ouate et qui sont ainsi maintenus contre la poitrine, le poignet étant sur la ligne médiane ; les bretelles sont fixées en dernier lieu. Cet appareil nous paraît des plus insuffisants.

3° *Appareils à extension.*

On a cherché à combattre par l'extension le déplacement rebelle des fractures de l'humérus.

L'appareil de Lonsdale, celui de Bonnet, l'attelle de Swinburne, et le glossocome de Dauvergne ont été abandonnés, car tout appareil qui prend son point d'appui de contre-extension sur l'aisselle devient rapidement insupportable.

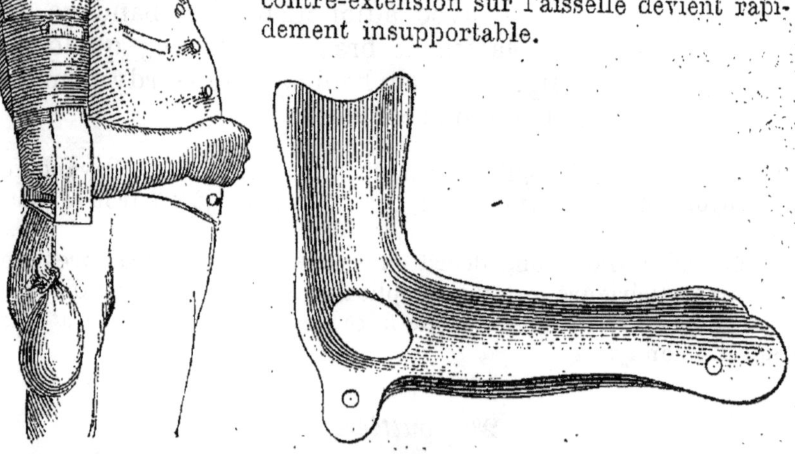

Fig. 274. — Appareil à extension de Clark.

Fig. 275. — Attelle de Lossen.

a. *Appareil à extension de Clarck.* — Destiné aux fractures du col, il peut aussi être employé dans celles siégeant au-dessus du milieu de la diaphyse. On fixe sur toute la longueur des faces externe et interne du bras les chefs d'une large bandelette de diachylon, dont le plein pend en anse à 5 à 6 centim. au-dessous du coude fléchi à angle droit ; ces chefs sont maintenus par un bandage roulé ascendant fait avec une bande de toile ou de diachylon, et qui s'arrête un peu au-dessous du siège de la fracture ; on rabat alors sur lui les portions excédentes des chefs longitudinaux et on achève de les fixer par un spiral descendant. Une petite planchette échancrée est glissée dans l'anse de manière à empêcher les chefs de celle-ci de comprimer les condyles, et sur elle on attache une cordelette à laquelle est suspendu un poids convenable (fig. 274) ; une attelle externe sera parfois utile. Lorsque le malade est couché, la cordelette passe sur une poulie fixée d'une manière quelconque le long du lit.

b. *Appareil de Lossen.* — L'anse de diachylon est fixée

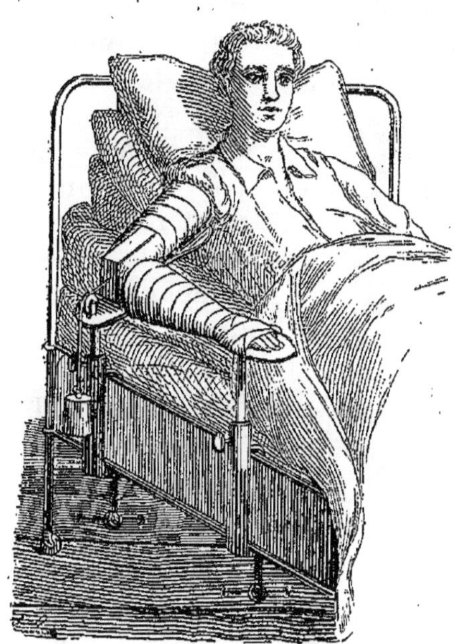

Fig. 276. — Appareil de Lossen, appliqué.

comme elle ci-dessus ; mais, pour faciliter l'extension dans la position horizontale, Lossen applique l'attelle représentée par la figure 275 ; cette attelle, lorsque le malade est dans le lit, est immobilisée sur deux montants verticaux fixés sur les bords de la couche, et supporte elle-même la poulie (fig. 276).

L'extension, ainsi pratiquée, est une méthode d'exception qui convient particulièrement pour le traitement des fractures exposées graves.

c. *Appareil plâtré d'Hennequin* (fig. 277 et 278). — Cet appareil ne doit être employé qu'après la disparition du gonflement.

On applique d'abord un bandage roulé ouaté sur la main, l'avant-bras et le cinquième inférieur du bras. Dans le creux de l'aisselle, on place en anse la partie moyenne d'une compresse bien garnie de ouate, dont les deux chefs sont ramenés en avant et en arrière sur le moignon de l'épaule où on les fixe par une épingle.

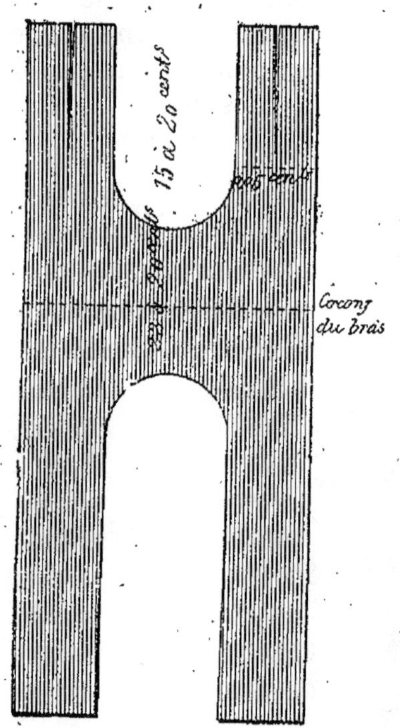

Fig. 277. — Appareil plâtré d'Hennequin pour les fractures de l'humérus.

L'avant-bras, fléchi presque à angle droit, est soutenu par une bande de 2 mètres, dont le milieu embrassant le poignet est transformé en boucle par la réunion de ses deux chefs au moyen d'un nœud. Les chefs passent ensuite, l'un sur l'épaule gauche, l'autre sur l'épaule droite, s'entre-croisent derrière la nuque, le chef droit croise l'omoplate gauche, traverse l'aisselle correspondante, et vient en avant s'introduire dans la boucle du poignet, où il est noué avec le chef gauche qui a suivi la même direction du côté opposé.

On établit alors l'extension et la contre-extension. Cette dernière s'obtient au moyen d'une bande dont le plein embrasse le creux axillaire par-dessus le matelas ouaté et dont les chefs vont se fixer, suivant que le blessé est assis ou couché, à la tête ou au ciel-de-lit, ou bien encore au plafond. Pour l'extension, on applique le plein d'une bande de 1 mètre sur la face postéro-inférieure du bras, on en ramène de chaque côté les chefs en avant

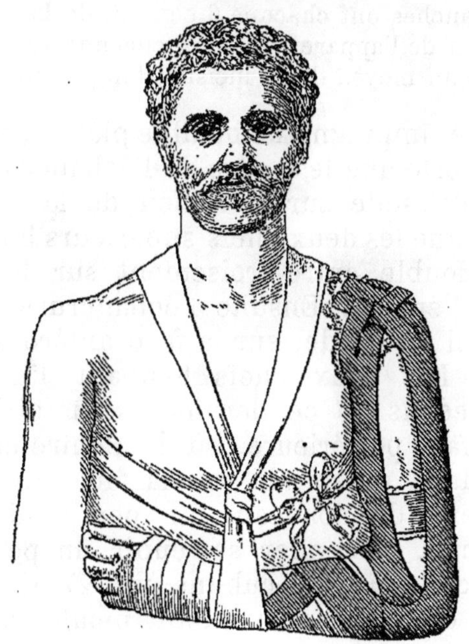

Fig. 278. — Appareil d'Hennequin, appliqué.

pour les croiser sur le pli du coude, d'où ils vont pendre de chaque côté de l'avant-bras (sorte de 8 antérieur du coude) ; au bout de chaque chef on suspend un poids de 2 à 3 kilog. Entre chaque chef et la face antérieure de l'avant-bras, on glisse un rouleau de ouate serrée, de 2 centim. de diamètre sur 6 centim. de long, pour empêcher la compression des vaisseaux.

Pendant que l'extension ainsi pratiquée produit son effet, on prépare de la manière suivante l'appareil en H avec une pièce de tarlatane longue de 1 mèt., large comme la circonférence du bras, et composée de 14 à 16 feuilles superposées : sur un des bords étroits, qui sera le bord supérieur, on taille une échancrure en fer à cheval, profonde de 15 à 20 centim., en ayant soin de laisser à la tarlatane, sur chaque côté, une largeur de 6 centim.; sur le bord opposé, on pratique une échancrure semblable, mais beaucoup plus profonde, dont le point culminant doit arriver à 22 ou 26 centim. de celui de la première, suivant la longueur du bras. On a ainsi donné à la tarlatane la forme d'un H dont la branche transversale, plus rapprochée du bord supérieur que de l'inférieur, a une largeur égale à la ligne qui sépare le bord inférieur du grand pectoral de la face inférieure de l'avant-bras fléchi, plus 4 centim., et dont les branches ont chacune 6 centim. de largeur; pour faciliter l'application de l'appareil on rend chacune des branches supérieures bifides au moyen d'une incision longitudinale (fig. 277).

Le bandage, imprégné de bouillie plâtrée, est alors appliqué de telle sorte que le centre de l'échancrure supérieure porte dans l'aisselle sur le milieu de la bande contre-extensive, et que les deux chefs supérieurs bifides viennent former un double entre-croisement sur le sommet du moignon de l'épaule. Ensuite l'échancrure inférieure est amenée au pli du coude, sur la face antéro-supérieure de l'avant-bras. Les deux chefs tombant, l'un en dehors, l'autre en dedans de ce dernier, sont dirigés obliquement sur sa face postérieure, où ils s'entre-croisent ; puis ils sont conduits en spirale sur la face antérieure où ils s'entre-croisent de nouveau, un peu au-dessous de la partie moyenne, pour aller se réunir un peu au-dessous de l'apophyse styloïde du cubitus (fig. 278).

L'appareil est ensuite maintenu moulé par une bande sèche.

Après solidification, on retire avec précaution la bande contre-extensive, et on coupe, au ras du bandage, les chefs de la bande qui a servi à l'extension.

Les résultats donnés par cet appareil seraient encourageants, d'après les observations publiées par Charon, sans être cependant absolument parfaits ; c'est un excellent appareil d'immobilisation, mais la persistance de l'action extensive nous paraît un peu problématique. Delorme a fait construire sur le même type un appareil en zinc applicable aux fractures de l'humérus par coups de feu.

III. **Fractures de l'extrémité supérieure** (col de l'humérus).

Dans les fractures du col chirurgical, le fragment inférieur est parfois fortement attiré en dedans par l'action des muscles grand rond, grand dorsal et grand pectoral: d'autres fois ce fragment est déplacé en dehors. Les appareils à attelles sont généralement inutiles.

1° *Appareil ordinaire à coussin.*

Placer dans l'aisselle, saupoudrée avec de la poudre d'amidon ou mieux d'oxyde de zinc, un coussin en forme de coin, long de 10 à 15 centim., enveloppé de taffetas ciré, et dont on met la base en bas si le fragment inférieur est déplacé en dehors, en haut si ce déplacement a lieu en dedans. Ce coussin est fixé sur l'épaule opposée au moyen de deux cordons partant de ses angles supérieurs et passant l'un en avant, l'autre en arrière de la poitrine; une masse de coton enveloppée d'un linge fin peut remplacer le coussin.

Le bras est ensuite maintenu contre la poitrine, soit avec l'écharpe de Mayor ou celle de J.-L. Petit modifiée, soit par des tours de bande analogues à ceux des bandages de Gerdy et de Desault pour la fracture de la clavicule.

2° *Appareil d'Hamilton.*

On prépare deux attelles faites de feutre, de gutta-percha, d'un tissu laqué ou de cuir semelle tanné avec le sapin. La *longue* attelle s'étend du sommet de l'acromion jusqu'à un point situé immédiatement au-dessus du condyle externe; les bords de cette attelle son amincis, taillés en biseau, et son sommet échancré en V est percé avec une alène d'une série de trous destinés à des lacets (fig. 279, *a*) (ces trous sont inutiles avec la gutta-percha); cette échancrure a pour but de permettre à la partie supérieure de l'attelle de se mouler sur le moignon de l'épaule. L'attelle une fois modelée (fig. 279, *b*) est enfermée dans un sac de flanelle lâche et cousu sur le côté externe; si le bras est tuméfié et douloureux ou si la peau est très délicate, il faut placer entre le sac et l'attelle une mince couche de ouate. L'attelle *courte*, en cuir, tissu laqué ou en carton de relieur, soigneusement garnie et recouverte de flanelle, est assez longue pour s'étendre du bord libre de l'aisselle jusqu'au condyle interne, sans toucher aucun de ces points; elle a seulement pour but de protéger la peau délicate de la face interne du bras contre le contact des bandes.

Les attelles placées sur le bras, pendant que des aides pratiquent l'extension et la contre-extension, le chirur-

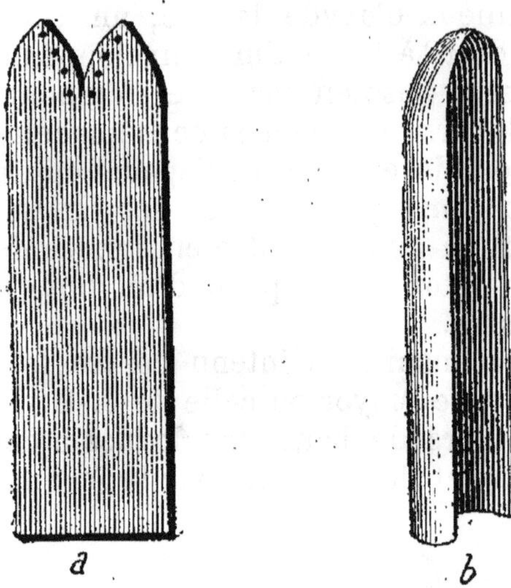

Fig. 279. — Attelle externe d'Hamilton pour les fractures du col de l'humérus.

gien applique sur elles, depuis le coude jusqu'au rebord axillaire, un bandage roulé qui sera fixé par quelques points de fil aux enveloppes des deux attelles. On applique ensuite un deuxième bandage roulé allant de l'extrémité supérieure de la longue attelle à l'aisselle opposée, et, à l'aide de tours de bande successifs, on recouvre complètement le sommet de l'attelle et l'épaule ; cette bande est encore fixée par quelques points à l'enveloppe de l'attelle. Enfin une troisième bande enserre le tronc et la partie inférieure du bras.

L'avant-bras est maintenu dans une écharpe qui doit laisser en dehors le coude afin d'éviter de faire chevaucher les fragments l'un sur l'autre.

Cet appareil est surtout destiné aux fractures avec déplacement et agit sur le fragment inférieur dont l'extrémité est attirée en dehors par le premier bandage roulé. Nous avons dit qu'il convient aussi aux fractures du tiers moyen de la diaphyse.

IV. **Fractures exposées de l'humérus.**

Il ne sera question que des appareils destinés aux fractures diaphysaires, ceux des épiphyses appartenant aux lésions articulaires.

1° *Coussin de Stromeyer.*

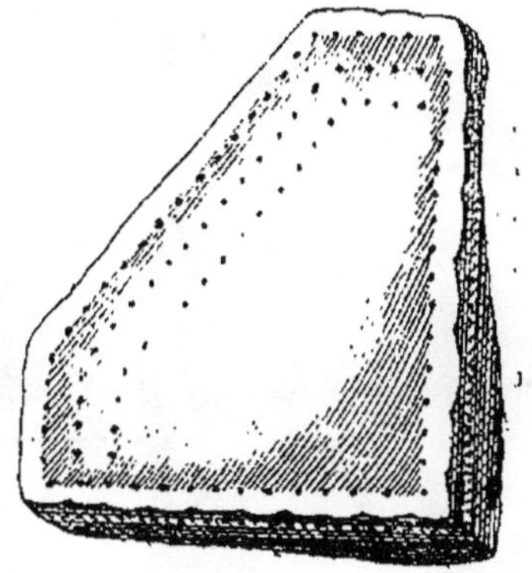

Fig. 280. — Coussin de Stromeyer.

C'est un gros coussin (fig. 280) rembourré de cuir, triangulaire, en forme de coin, dont le sommet est placé dans l'aisselle et dont la base descend un peu au-dessous du coude. Il est maintenu dans l'aisselle par deux lacs qui, partant de ses angles supérieurs, vont se fixer dans l'aisselle opposée, et on le recouvre de taffetas imperméable. Le bras enveloppé de son pansement antiseptique et l'avant-bras fléchi sont ensuite appliqués contre lui et maintenus par quelques tours de bande entourant à la fois le membre et le tronc.

2° *Attelle triangulaire de Middeldorpf.*

Elle représente une charpente constituée par trois larges attelles réunies en triangles : une plus longue forme la base, les deux autres les côtés (fig. 281). Cette attelle, matelassée de coton et protégée par une toile imperméable, est appliquée par sa base le long de la paroi thoracique ; le sommet du triangle, tourné en dehors, répond au pli du coude, et ses deux côtés soutiennent l'un le bras, l'autre l'avant-bras. Elle est maintenue contre le tronc au moyen de courroies. Ensuite deux demi-gouttières en carton ou en zinc, garnies de ouate, sont appliquées sur la face externe du bras et de l'avant-bras et fixées par des lacs qui embrassent en même temps les parties correspondantes de l'attelle ; ces gouttières ont pour mission de protéger le membre contre la pression des lacs.

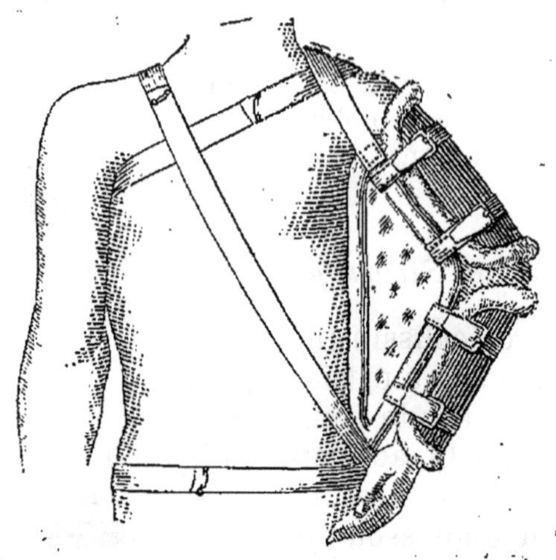

Fig. 281. — Attelle triangulaire de Middeldorpf.

3° *Gouttières moulées et modelées.*

Les *gouttières en linge plâtrés*, en *gutta-percha*, ou en *carton*, convenablement taillées et échancrées d'après la disposition des plaies, sont très appropriées au traitement de ces fractures.

La *gouttière en zinc laminé* n° 10, recommandée par Champenois (fig. 282), celle de Delorme décrite aux lésions du coude, constituent de bons appareils. Le pansement étant appliqué et le membre enveloppé de ouate, on place la gouttière et on la fixe avec des tours de bande analogue à ceux du bandage de Gerdy pour la clavicule.

Delorme, outre la gouttière dont il vient d'être parlé, a construit, sur les indications d'Hennequin, un appareil en zinc laminé qui se taille comme l'appareil plâtré décrit page 424, en ayant soin d'y aménager des ouvertures convenablement placées pour le renouvellement des pansements ; on l'applique de la manière suivante :

Incurver légèrement la gouttière; panser les plaies; entourer l'avant-bras d'un bandage roulé ouaté, recouvert près du coude par du taffetas gommé. Refouler le rebord de l'échancrure supérieure de l'appareil contre l'aisselle, protégée par une ou deux compresses, de manière à obtenir une contre-extension, tandis qu'un aide fait l'extension sur le coude et l'avant-bras fléchi. Pendant que cet aide maintient son extension, glisser le rebord

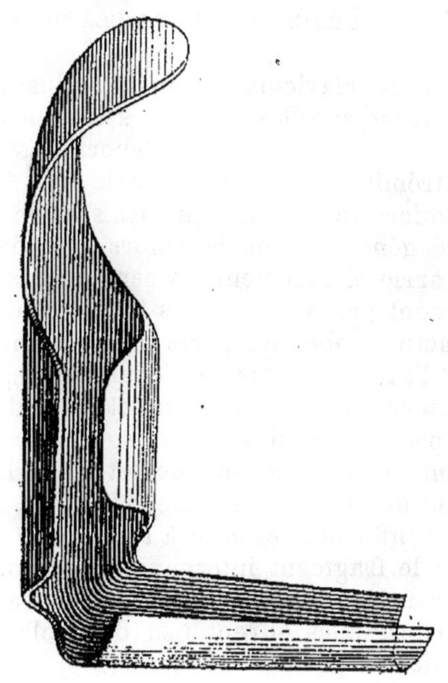

Fig. 282. — Gouttière en zinc, de Champenois, pour membre supérieur.

inférieur sur la face antérieure de l'avant-bras recouvert encore d'une ou de deux compresses; garnir les faces interne, antérieure et postérieure du membre, de coussins ouatés protégés par du taffetas gommé, et replier sur eux la gouttière. Doubler ensuite les prolongements deltoïdiens, croisés sur le sommet de l'épaule et reportés en avant et en arrière de la poitrine, de coussinets ouatés et les assujettir par un spica de l'aisselle ou des lacs qui, attachés directement à leurs extrémités, vont se fixer sous l'aisselle saine. On ferme les valves de cette gouttière avec une bande roulée, ou des lacs; on fixe, en outre, avec une bande, la portion antibrachiale enroulée en spirale et qui laisse le coude bien à découvert, par conséquent à l'abri de toute pression douloureuse; on protège la paroi thoracique contre les arêtes vives du rebord axillaire par un spica de l'aisselle qui les recouvre et l'on termine par le pansement des plaies. Enfin une écharpe soutient l'avant-bras.

Ces appareils modelés en zinc sont appelés à rendre de grands services en chirurgie d'armée et ont sur ceux de Stromeyer et de Middeldorpf l'avantage d'être mieux appropriés à l'évacuation des blessés. Mais il ne faut pas trop compter sur l'action extensive de l'appareil en zinc de Delorme-Hennequin.

§ II. — Fractures de la clavicule

Les fractures de la clavicule siègent le plus fréquemment à l'union du tiers externe avec les deux tiers internes; on les a aussi observées à l'extrémité acromiale, en dehors des ligaments coracoïdiens, et à l'extrémité interne ou sternale.

Celles de la première variété, lorsqu'elles sont de cause indirecte, ont un trait dirigé généralement de dehors en dedans, de haut en bas et d'avant en arrière, rarement en sens inverse; les fractures de cause directe sont presque toujours transversales. Le déplacement dans les fractures obliques porte principalement sur le fragment externe dont l'extrémité externe s'abaisse avec l'épaule, tandis que l'extrémité interne, attirée en avant et en dedans par la contraction du grand pectoral, vient se placer sous le fragment interne; celui-ci est légèrement entraîné en haut et en arrière par l'action du faisceau externe du sterno-mastoïdien Tillaux, Poulet et Bousquet accordent une influence sérieuse à l'action de la cause fracturante qui agit sur le fragment interne, pour le déplacer suivant l'épaisseur ou suivant la direction. Quant aux fractures directes, souvent transversales, elles offrent peu de déplacement, surtout chez les jeunes sujets à périoste résistant.

Polaillon recommande, pour la réduction, le procédé de Paul d'Égine modifié : « Le chirurgien se place derrière le blessé, met un de ses avant-bras dans l'aisselle, puis se sert de son autre main pour rapprocher le coude du thorax, faisant ainsi basculer en dehors la partie supérieure de l'humérus qu'il attire fortement en haut, en dehors et en arrière avec l'avant-bras placé dans l'aisselle. »

La fracture moyenne, oblique, est fort souvent irréductible ou difficile à maintenir réduite, ce qui explique le nombre considérable d'appareils proposés. « Aucun bandage n'est applicable à tous les cas, dit le professeur Richet; le plus simple et le moins gênant est bien souvent le meilleur; dans les cas rebelles, par les moyens les mieux combinés en apparence, on n'obtient que des résultats qui laissent beaucoup à désirer. »

L'indication idéale de tout appareil est de porter l'épaule en haut, en dehors et en arrière, pour agir par son intermédiaire sur le fragment externe, et d'abaisser le fragment interne. Aucun des appareils employés ne remplit complètement ce but et aucun surtout n'attire convenablement l'épaule en arrière; les bandages nombreux, tentés pour remplir spécialement cette indication, ne peuvent être supportés par les malades. G. Davis a conseillé d'appliquer les appareils le malade étant couché sur le dos, sur un lit dur sans oreiller, position dans laquelle la fracture se maintient le mieux réduite. Nous donnons la description d'un certain nombre d'appareils dont la connaissance nous a paru utile pour le praticien, qui se dirigera dans leur choix d'après les indications fournies par la fracture et la position sociale du blessé.

1° *Appareil ou bandage de Gerdy* (ou de Desault modifié).

Ce bandage, désigné par Gerdy sous le nom de croisé postérieur de la poitrine et du bras, est une modification de celui de Desault auquel il nous paraît préférable, étant d'une application plus facile tout en remplissant les mêmes indications.

Pièces du bandage. — 1° Une bande de 12 m., large de 8 cent. ; 2° un coussin cunéiforme de la largeur du bras, d'une longueur telle que, placé sous l'aisselle, il n'atteigne pas tout à fait le coude, et d'une épaisseur variant suivant la taille du sujet, de deux à quatre travers de doigt ; 3° des compresses carrées de 12 à 15 centim. Aux deux angles de la base du coussin est cousu un lien d'environ 50 centim. Au lieu d'un coussin de crin, il est préférable d'en préparer un avec du coton ; la pression exercée sur le bras sera plus douce et ne risquera pas de déterminer des phénomènes de paralysie du membre supérieur signalés par quelques chirurgiens.

Application. — Placer le coussin sous l'aisselle du côté malade, la base en haut, et le fixer avec les deux liens sur l'épaule du côté opposé. Porter alors le coude du côté malade contre la poitrine et un peu devant, au-dessous du mamelon ; on pousse ensuite tout le bras en haut et l'extrémité supérieure de l'humérus un peu en arrière. La première de ces manœuvres porte l'épaule en dehors, la deuxième et la troisième portent le bras en haut et en arrière.

On applique les compresses sur la fracture réduite, maintenue par un aide ; on enveloppe le coude d'une épaisse couche de ouate et on fait le bandage.

1er *temps.* — On porte le chef initial de la bande immédiatement au-dessus du coude du côté malade, et on l'embrasse, ainsi que le tronc, dans trois ou quatre circulaires horizontaux destinés à faire jouer l'humérus comme un levier du premier genre et à porter l'épaule en dehors (fig. 283).

2e *temps.* — Si c'est pour la clavicule droite, on ramènera d'arrière en avant la bande par-dessous le coude fléchi à angle droit et on la conduira obliquement part devant la poitrine sur l'épaule opposée, derrière la poitrine, sous le coude d'où l'on est parti, puis de nouveau

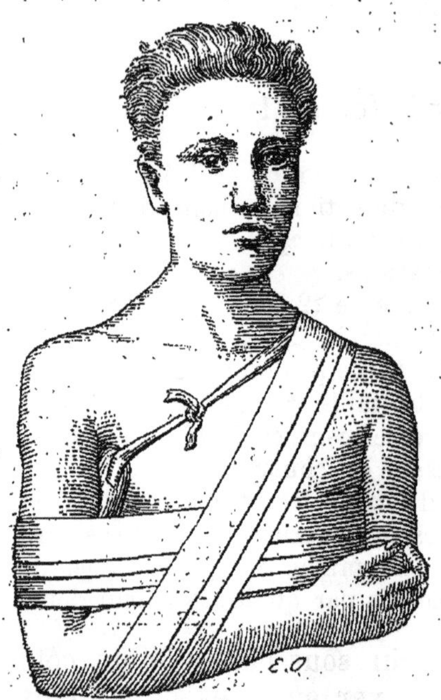

Fig. 283. — Appareil de Gerdy pour les fractures de la clavicule (1er et 2e temps).

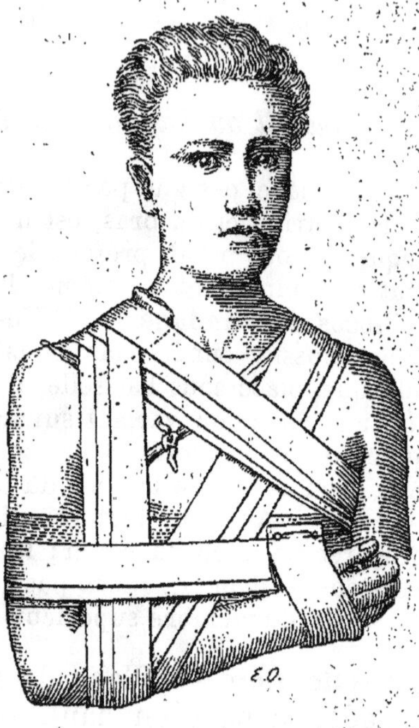

Fig. 284. — Appareil de Gerdy, appliqué.

en avant de la poitrine, sur l'épaule, etc., et on décrit ainsi deux ou trois circulaires obliques tenant le bras fortement soulevé et suspendu comme par une écharpe à l'épaule opposée (fig. 283).

3e *temps.* — Partant alors du coude du côté malade, on dirige la bande verticalement par devant le bras jusque sur l'épaule correspondante, on passe sur la clavicule et sur les compresses qui la recouvrent, on descend par derrière le dos vers l'aisselle saine qu'on contourne d'arrière en avant, on monte ensuite obliquement par devant la poitrine sur l'épaule malade où l'on forme un X avec le premier jet de bande. On descend, de là, derrière le bras du même côté, sous le coude, on remonte devant ce même bras sur l'épaule malade, de là on passe derrière le dos, sous l'aisselle du côté sain, devant la poitrine, sur l'épaule malade, derrière le bras, sous le coude du même côté et l'on continuera ainsi à faire des huit qui embrasseront dans une anse l'aisselle du côté sain, dans l'anse opposée le coude du côté malade, et dont les croisés se feront sur la clavicule.

On termine le bandage par des circulaires obliques ou horizontaux, selon qu'on le jugera convenable pour la solidité, faits comme ceux du début, et on arrête la bande devant la poitrine. On place ensuite la main dans une petite écharpe fixée sur le devant de la poitrine (fig. 284).

Ce bandage soulève convenablement l'épaule, en même temps qu'il la porte en dehors.

2° *Appareil d'Hamilton.*

Cet appareil n'est qu'une simplification du bandage précédent. Les objets nécessaires sont : 1° une bande de 6 mèt. ; 2° une écharpe triangulaire de flanelle, toile ou coton ; 3° un coussin axillaire formé de coton et d'une enveloppe de toile ; ce coussin doit avoir simplement l'épaisseur suffisante pour remplir complètement le creux axillaire, une largeur qui lui permette de faire saillie en avant et en arrière des bords de l'aisselle, c'est-à-dire 15 à 18 cent. chez l'adulte, et une longueur d'environ 10 centim.

Le coussin étant placé haut dans l'aisselle, le bras est rapproché verticalement le long du corps et on embrasse le coude et l'avant-bras, matelassés de ouate, dans une écharpe oblique allant se nouer sur l'épaule opposée ; un coussinet de linge, large et épais, est placé sur l'épaule au-dessous du nœud. Le coude est ensuite solidement fixé au tronc par un bandage roulé qui doit entourer le tronc et le quart inférieur du bras ; quelques tours de bande doivent être conduits au-dessous de l'avant-bras jusqu'à la main, fixant ainsi solidement le coude et l'avant-bras au côté et à la partie antérieure du tronc. La main sera soutenue, si on le juge nécessaire, par un jet de bande passant en anse autour du poignet et venant s'attacher derrière le cou. Enfin, les différentes parties de l'appareil seront cousues entre elles sur tous les points où il y a entre-croisement, et le coussin sera fixé par quelques points au bord supérieur du bandage roulé (fig. 285).

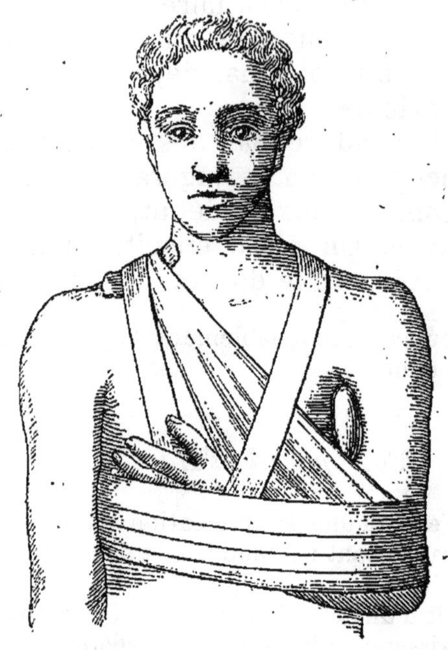

Fig. 285. — Appareil d'Hamilton (fractures de la clavicule).

L'auteur se loue beaucoup de ce bandage, qui occasionne peu de gêne. Je l'ai employé dans deux cas avec un assez bon résultat, et j'ai pu constater que les malades le supportaient très facilement.

3° *Appareil en diachylon, de Lewis-A. Sayre.*

« On taille deux bandes d'emplâtre agglutinatif au diachylon, qui pour un adulte doivent avoir 9 centim. de large ; l'une doit être assez longue pour entourer d'abord le bras et ensuite entièrement le tronc ; l'autre aura une longueur suffisante pour partir de l'épaule saine, passer sur la pointe du coude et revenir à son point de départ en traversant obliquement le dos (fig. 286 et 287). La première bande est disposée en anse autour du bras, juste au-dessous du rebord axillaire, et fixée par des épingles ou quelques points de fil, en ayant soin de laisser l'anse suffisamment ouverte pour empêcher une constriction dangereuse. Le bras est ensuite porté en bas et en arrière jusqu'à ce que la portion claviculaire du grand pectoral soit suffisamment tendue pour neutraliser l'action du sterno-cléido-mastoïdien et attirer ainsi en bas le fragment sternal pour le remettre

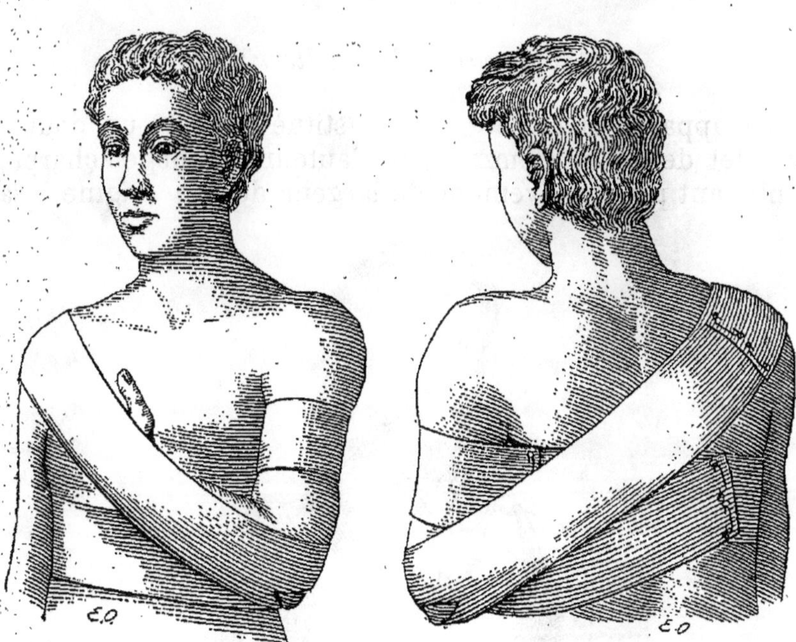

Fig. 286. — Appareil de L.-A. Sayre pour les fractures de la clavicule.

Fig. 287. — Appareil de L.-A. Sayre (vu de dos).

en place. La bande est ensuite conduite tout autour du tronc et fixée par des épingles ou quelques points de fil.

« La seconde bande est appliquée en commençant sur le devant de l'épaule du côté sain et conduite sur le sommet du moignon de l'épaule ; elle traverse diagonalement le dos, passe sous le coude et remonte en traversant diagonalement le devant de la poitrine pour arriver à son point de départ, où elle est fixée par des épingles ou quelques points de fil. Avant d'appliquer la bande sur le coude, un aide doit le repousser en avant et en dedans et le tenir solidement dans cette position jusqu'à ce que le pansement soit achevé. »

Hamilton (trad. Poinsot), auquel nous empruntons cette description, trouve que le point d'appui de l'appareil est trop éloigné de l'extrémité supérieure de l'humérus pour agir efficacement sur celui-ci comme levier; en outre, l'appareil déterminerait des excoriations et se relâcherait facilement sous l'influence des mouvements respiratoires. Les résultats ne seraient pas meilleurs que ceux obtenus avec l'appareil précédent.

4° *Appareil de Guillemin.*

Cet appareil (fig. 288) est constitué par : 1° un double bracelet de toile, nommé par l'auteur bandage-écharpe, diminuant progressivement de largeur de son origine à sa

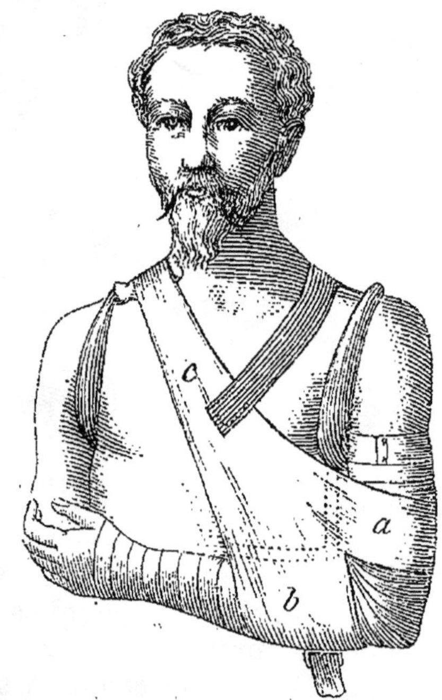

Fig. 288. — Appareil de Guillemin pour les fractures de la clavicule.

terminaison de manière à présenter la forme d'un triangle très allongé ; ce bracelet est une véritable écharpe oblique ; 2° deux bourrelets ou épaulières analogues à celles de Ravaton ; 3° une forte bande en caoutchouc longue de 50 centim. On place autour de chaque épaule un bourrelet en ayant soin de donner à celui qui correspond au côté où siège la fracture, dans la partie où il est en rapport avec le creux de l'aisselle, une épaisseur suffisante pour qu'il fasse l'office de coussin axillaire et puisse contribuer à repousser le moignon de l'épaule en dehors. Des anneaux en caoutchouc épais seraient préférables aux coussins recouverts de peau ou de linge.

Les deux extrémités de la bande de caoutchouc sont ensuite glissées à plat sous la partie postérieure de chacun des anneaux, puis ramenées l'une vers l'autre au milieu du dos, après avoir décrit de chaque côté une anse dont la concavité regarde vers la ligne médiane ; les deux épaules sont attirées fortement en arrière et les deux extrémités de la bande sont fixées l'une à l'autre au moyen d'une boucle.

L'articulation du coude étant alors fléchie à angle droit, on engage l'avant-bras et le bras, préalablement enveloppés de coton, dans le double bracelet *a*, *b*, qui laisse libre la partie postérieure du coude afin d'éviter la compression au niveau de l'olécrâne. Ce double bracelet se continue en haut avec une large bande *c* jouant le rôle d'écharpe, que l'on conduit diagonalement en avant de la poitrine pour la faire passer par-dessus l'épaule saine protégée par un coussin de coton, redescendre obliquement en arrière du dos et venir enfin la fixer par son extrémité à une boucle située au-dessous de la partie *antibrachiale* du bracelet.

Si l'on juge nécessaire d'exercer une pression sur le fragment interne de la clavicule, on ajoutera une bande élastique qui appuiera sur ce fragment et dont les extrémités iront se fixer en avant et en arrière au bandage-écharpe, en un point plus ou moins élevé suivant les indications.

Cet appareil est simple et facile à fabriquer. Mais souvent la pression exercée sur le devant des aisselles devient intolérable, comme du reste dans tous les appareils de ce genre essayés jusqu'à présent.

5° *Appareil à bretelles de Lannelongue.*

Ce bandage (fig. 289 et 290), décrit dans la thèse de Rosenthal (Paris, 1888), se compose de deux bretelles en toile solide, cousue en double épaisseur, suffisamment longues pour s'étendre obliquement du moignon de l'épaule vers un point situé sur la ligne axillaire du côté opposé, à égale distance de l'aisselle et du bord inférieur du thorax, et de là transversalement sur la face antérieure

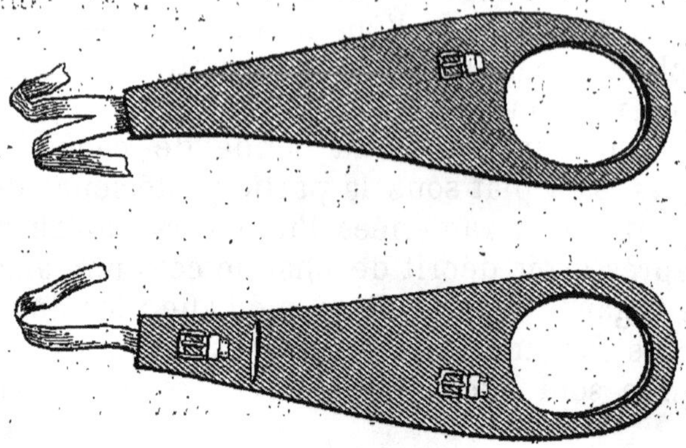

Fig. 289. — Bretelles de l'appareil de Lannelongue.

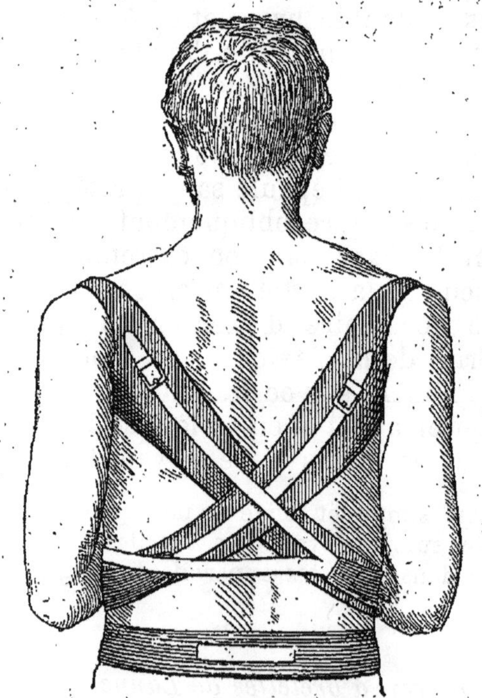

Fig. 290. — Appareil de Lannelongue, appliqué (vu de dos).

du thorax jusqu'à l'autre ligne axillaire, qu'elles doivent plutôt dépasser (fig. 289).

Chaque bretelle présente près de son extrémité la plus large un orifice circulaire qui doit permettre le passage du bras et venir entourer le moignon de l'épaule. La moitié antérieure de cet anneau est garnie de ouate placée entre les deux épaisseurs de la toile.

La bretelle de droite présente une boucle placée en arrière de l'orifice circulaire des anses, et elle se termine par une courroie.

La bretelle de gauche se termine par deux courroies et présente une fente transversale située à environ 15 centim. de son extrémité inférieure, plus deux boucles dont l'une est placée comme dans la pièce de droite et dont l'autre est située entre la fente transversale et la partie inférieure de la pièce de toile.

Pour appliquer l'appareil, introduire les bras dans les anneaux correspondants, attirer les épaules en arrière, et ramener les deux pièces en avant après les avoir croisées sur le dos. Engager ensuite l'extrémité de la bretelle droite dans la fente de la bretelle gauche et ramener sa courroie vers la boucle située en haut de cette dernière; une des courroies de la bretelle gauche est amenée vers la boucle située en haut de la bretelle droite. Attirer fortement les épaules en arrière et boucler. Enfin appliquer circulairement autour du thorax la seconde courroie de la pièce gauche et la ramener vers la boucle placée en avant sur cette même bretelle (fig. 290).

Cet appareil agit seulement en attirant les épaules en arrière. L'avant-bras du côté malade devra généralement être soutenu dans une écharpe.

6° *Appareil de Göschel.*

L'avant-bras, fléchi à angle droit sur le bras, est maintenu dans cette situation par une gouttière plâtrée ou par une gouttière en zinc. Un coussin ouaté est disposé dans l'aisselle, et le bras est assujetti contre le thorax à l'aide de tours de bande. Une des extrémités d'un tube en caoutchouc gros comme le pouce est alors fixée autour de l'avant-bras, près du coude, tandis que l'autre extrémité passe sur la fracture protégée par un tampon de ouate, descend derrière le dos, obliquement, pour aller contourner la cuisse du côté sain, et revenir d'avant en arrière, par le périnée, se nouer autour de la hanche, à la portion oblique du tube.

Cet appareil, à pression directe, est aussi tout particulièrement applicable aux luxations sus-acromiales, dont il maintient bien la réduction.

7° *Echarpes.*

L'écharpe de Mayor et l'écharpe de J.-L. Petit modifiée, déjà décrites, sont les bandages préférés par un grand nombre de chirurgiens français. On aura le soin, en les appliquant, de placer une compresse repliée en plusieurs doubles sur les fragments et de faire passer sur elle un des chefs de l'écharpe ; si c'est nécessaire, on dispose en outre un coussin de coton dans l'aisselle.

Ces écharpes immobilisent l'épaule et la portent en haut ; nous leur préférons l'appareil de Guillemin.

8° *Appareils inamovibles.*

Appareil plâtré de Servier. — Le blessé est couché sur le dos, un coussin long et rond placé entre les épaules, position qui détermine la coaptation ; un linge fin est étendu sur la face cutanée de tout le moignon de l'épaule. Tandis qu'avec un doigt appuyant sur les extrémités des fragments on maintient la coaptation, on coule du plâtre sur toute la partie supérieure de la poitrine du côté malade, de manière à en remplir les creux sus et sous-claviculaires, à en couvrir toute la clavicule jusqu'au sternum, et le moignon de l'épaule en arrière jusqu'à la saillie du trapèze, en bas jusqu'à la naissance du sein. La couche plâtrée aura une épaisseur d'environ 2 centimètres.

L'appareil est ensuite maintenu par des tours de bande obliques et circulaires analogues à ceux du bandage de Gerdy.

Le professeur Servier a substitué à cet appareil le suivant : une pièce de tarlatane triangulaire de dimensions suffisantes est imprégnée de bouillie plâtrée ; le sommet de ce triangle recouvre le moignon de l'épaule, passe sur les fragments et se recourbe en arrière de la saillie du trapèze; la base, descendant en avant du thorax, vient envelopper d'avant en arrière le coude et l'avant-bras fléchi et se recourbe en gouttière entre celui-ci et la poitrine. C'est une sorte d'écharpe triangulaire du bras et de la poitrine qu'on maintient ensuite par des circulaires et des obliques comme ci-dessus.

Cet appareil a donné quelques beaux résultats, mais il a eu aussi ses insuccès.

Davis applique sur son malade maintenu couché sur le dos, et après ouatage du siège de la fracture, du creux sus-claviculaire et de l'aisselle, une série de bandes comme dans le bandage de Gerdy et met une bande plâtrée sur le tout.

9° *Méthode de Richet.*

Richet, pour éviter une difformité toujours pénible chez une jeune femme, a conseillé de tenir la malade au lit avec un coussin entre les deux épaules, le bras reposant sur un plan un peu moins élevé que celui du lit et fixé dans cette position de manière que l'épaule soit attirée en arrière et en dehors. Un lacet passé sous l'aisselle, et fixé à la tête du lit, élèvera le moignon de l'épaule; si cela ne suffisait pas, on agirait sur les fragments soit avec une pelote, soit en coulant un moule en plâtre.

Cette position, qui doit être conservée jusqu'à la consolidation, c'est-à-dire pendant 30 jours environ, est fort pénible; cependant on peut rencontrer des malades qui, pour éviter toute difformité, consentiront à s'y soumettre.

§ III. — Fractures de l'omoplate

Elles peuvent siéger sur le col, sur l'apophyse coracoïde, sur l'acromion ou sur le corps de l'os.

1° *Fracture du corps de l'os.* — On emploiera l'écharpe de Mayor ou celle de J.-L. Petit modifiée, qui fixent et immobilisent le membre supérieur contre le tronc. Le coude doit être assez fortement soulevé par le bandage. Il est certains cas de fractures de l'angle inférieur dans lesquelles il est nécessaire d'appliquer une compresse pliée en plusieurs doubles en avant du fragment inférieur, s'il a de la tendance à se déplacer dans ce sens; on la fixe par un bandage circulaire comprenant le tronc et le bras déjà soutenu par l'écharpe et qui, suivant les circonstances, sera faite avec une bande de tarlatane imprégnée de plâtre.

La consolidation a lieu en 4 à 5 semaines.

2° *Fractures de l'acromion.* — L'appareil de Gerdy et celui d'Hamilton pour la clavicule conviennent particulièrement aux fractures de l'acromion ; le moignon de l'épaule sera fortement élevé au moyen du coude.

3° *Fractures de l'apophyse coracoïde.* — Placer une des écharpes déjà indiquées et immobiliser soigneusement le bras contre le tronc.

4° *Fractures du col de l'omoplate.* — Le fragment détaché est entraîné en bas par le poids du membre, et en dedans par les muscles grand pectoral, grand dorsal et grand rond. La coaptation est fort difficile à maintenir. On appliquera un des appareils décrits pour les fractures de la clavicule en ayant soin de porter l'épaule en haut et en dehors.

MEMBRE INFÉRIEUR

§ I. — Fractures des os du pied

1° **Fractures des orteils.** — Immobiliser tout le pied sur une semelle en bois, ou bien appliquer une gouttière plâtrée remontant en haut jusqu'au-dessus des malléoles. Hamilton recommande pour les fractures isolées du gros orteil une attelle ou gouttière en gutta-percha soigneusement modelée, analogue à celle indiquée pour les fractures des doigts.

2° **Fractures des métatarsiens.** — S'il n'y a pas de déplacement, la semelle en bois ou la gouttière plâtrée suffisent. Lorsque les fragments sont déplacés, il faut s'efforcer de les réduire par des pressions convenablement dirigées, puis appliquer une gouttière plâtrée plantaire ; une compresse graduée ou un tampon de ouate sera disposé sur la saillie dorsale et servira à exercer la compression au moyen d'une bandelette de diachylon ou d'une bande de toile entourant le membre et la gouttière ; il sera bon dans certains cas de faciliter cette compression en plaçant une attelle en carton sur la compresse graduée dorsale.

3° **Fractures des os du tarse.** — Elles seront traitées, d'une manière générale, par l'immobilisation sur la semelle en bois ou la gouttière plâtrée. Quand tout gonflement inflammatoire a disparu, un appareil ouaté silicaté est indiqué.

Les *fractures du calcanéum* méritent une attention par-

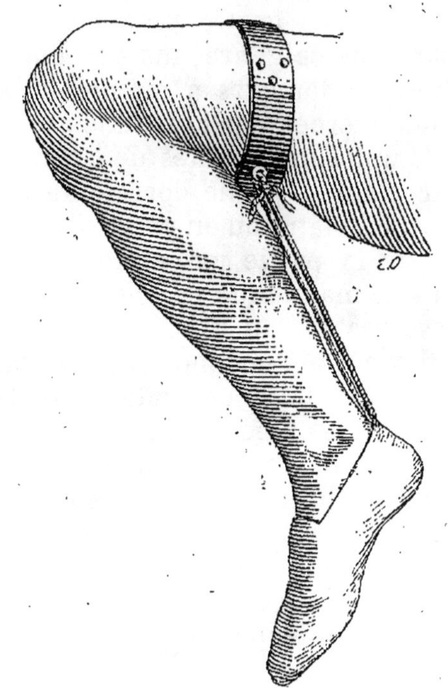

Fig. 291. — Appareil pour les fractures du calcanéum.

ticulière. Celles produites par écrasement seront traitées, après réduction s'il y a lieu, par l'application d'un bandage roulé ouaté remontant au-dessus des malléoles et renforcé par deux attelles latérales en carton, maintenues par une bande de gaze écrue mouillée. Ces attelles devront être taillées en équerre, la partie la plus courte se rabattant au-dessous de la plante du pied et embrassant aussi légèrement son bord, de manière à obtenir une immobilité plus grande ; on les applique mouillées. Plus tard, quand le gonflement aura disparu, on remplacera cet appareil par une gouttière plâtrée ou un appareil silicaté.

Dans les fractures du calcanéum par arrachement, dans lesquelles le fragment postérieur est attiré en haut et en arrière par l'action des muscles postérieurs de la jambe, la contention est assez difficile. On a inventé de nombreux appareils dérivant à peu près tous de la bottine ou guêtre de Ravaton et ayant pour but de mettre le pied en extension sur la jambe, et de fléchir celle-ci sur la cuisse, afin de relâcher les muscles gastro-cnémiens. La figure 291 montre un appareil de ce genre, mais on doit être prévenu qu'on ne réussira pas toujours à maintenir la contention, et que la pression exercée par la bottine est difficile à supporter malgré l'emploi de couches de coton. Bien souvent il suffira de placer sur la partie dorsale du pied en extension une gouttière en plâtre ou en gutta-percha, matelassée de ouate, allant de la partie moyenne de la jambe à la racine des orteils et maintenue par des bandelettes de diachylon ; le blessé restant au lit, le membre sera ensuite tenu dans la flexion et couché sur sa face externe.

Gussenbauer a conseillé la coaptation directe ; le malade étant endormi, il abaisse vigoureusement la portion osseuse déplacée en haut à l'aide d'un crochet de Langenbeck enfoncé dans l'os ; la coaptation obtenue est maintenue par une sorte d'épingle triangulaire enfoncée horizontalement dans l'os, puis on applique un pansement antiseptique et une gouttière postérieure.

L'épingle peut être enlevée six semaines après.

§ II. — Fractures des os de la jambe

I. — Fractures du péroné

Ces fractures, dont le mécanisme a été l'objet de travaux nombreux et intéressants, présentent plusieurs variétés au point de vue de leur siège. On les rencontre : 1° au sommet ou à la base de la malléole : c'est la fracture par *adduction*, le déplacement est à peu près nul ; 2° à 6 ou 8 centim. au-dessus du sommet de la malléole, et dans cette variété on observe assez souvent la déformation en coup de hache de Dupuytren avec déviation du pied en dehors : elle se produit par *abduction* et par *divulsion;* 3° au tiers moyen ou au tiers supérieur de l'os : fracture par *diastase* de

Maisonneuve. Le Fort a décrit une autre variété de fracture qui se produit indifféremment par le mécanisme de l'adduction ou de l'abduction et qui consiste dans l'arrachement du bord antérieur de la malléole.

Les fractures de la malléole externe coexistent assez souvent avec une fracture de la malléole interne ou un arrachement des ligaments internes, et le pied a alors de la tendance à se déplacer en arrière.

Le massage fait dès le début est excellent dans toutes ces fractures.

Les fractures du corps du péroné sont justiciables des appareils ordinaires des fractures de jambe.

1° Fractures de la malléole externe sans déplacement.

Il y a presque toujours un gonflement considérable qu'il faut combattre par des applications résolutives et le massage, en même temps qu'on immobilise le pied, à angle droit, avec une simple bande de toile modérément serrée. Dès que la tuméfaction a disparu, vers le 4e ou 5e jour, on applique soit une gouttière plâtrée, soit un bandage silicaté-ouaté qu'on enlèvera vers le 25e jour.

2° Fractures de la malléole avec renversement du pied en dehors.

a. Appareil de Dupuytren.

Pièces de l'appareil. — 1° Une attelle solide large de 7 centim. et dépassant environ de 10 à 12 centim. la longueur de la jambe; 2° un coussin de balle d'avoine ayant presque le double de la longueur de la jambe et large de 10 à 12 centim.; 3° deux bandes de 4 à 5 centim. de long et de 5 centim. de large.

Application (fig. 292). — Il a pour but de renverser le pied en dedans. Le membre est mis dans la position demi-fléchie pour relâcher les muscles. Le coussin, replié sur lui-même en forme de coin, est appliqué sur la face interne du membre, le sommet du coin arrivant sur le condyle interne du tibia, tandis que la base appuie sur la malléole interne sans la dépasser. L'attelle est placée sur le coussin, et son extrémité inférieure doit dépasser la plante du pied d'environ 10 à 12 centim. Avec une bande on fixe alors la partie supérieure de l'attelle et du coussin ; puis la deuxième bande, qui doit ramener le pied en dedans, est fixée autour de l'extrémité inférieure de l'attelle et dirigée successivement de celle-ci sur la face dorsale du pied, sur son bord externe, sous la plante, sur

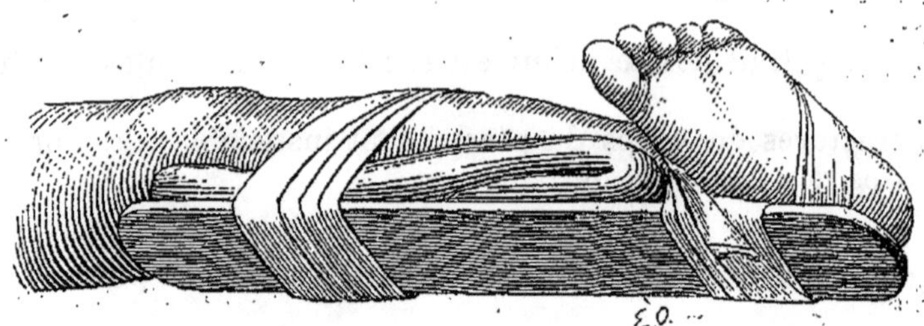

Fig. 292. — Appareil de Dupuytren pour les fractures du péroné.

l'attelle, de là sur le cou-de-pied, et sous le talon, pour revenir sur l'attelle, et continuer comme ci-dessus en embrassant l'attelle et le pied dans les 8 de chiffre qui ne doivent pas remonter au-dessus de la malléole externe.

Le membre est ensuite couché par sa face externe sur un grand coussin de balle d'avoine.

Modifications. — Au lieu de bandes sèches, on peut employer des bandes plâtrées ou silicatées pour donner plus de solidité au bandage.

Maisonneuve conseille d'appliquer un appareil dextriné (silicaté de préférence) et de disposer par-dessus, jusqu'à dessiccation, l'attelle de Dupuytren, afin de donner au membre une bonne position.

Appréciation. — L'appareil de Dupuytren remédie bien au renversement du pied en dehors, mais il n'a aucune action contre le déplacement du pied en arrière, pas plus du reste que la modification proposée par Maisonneuve, qui a, en outre, l'inconvénient de masquer complètement au chirurgien la reproduction possible du déplacement.

b. Attelle plâtrée d'Hergott.

Dans les fractures, sans déplacement du pied en arrière, mais avec déviation en dehors, Hergott se sert d'une unique attelle interne plâtrée, qui occupe toute la longueur de la jambe et vient s'enrouler autour du pied, pendant que celui-ci est maintenu dans une forte adduction jusqu'à solidification de l'appareil ; on fixe l'extrémité supérieure de l'attelle par une bande.

Cet appareil, moins encombrant que celui de Dupuytren et ne nécessitant pas un renouvellement fréquent, nous paraît préférable.

3° Fractures avec déplacement du pied en arrière.

Il y a alors simultanément soit arrachement des ligaments internes, soit fracture de la malléole interne (fracture bi-malléolaire ou sus-malléolaire).

Appareil de Bégin. — Bégin, un des premiers, avait remarqué l'insuffisance de l'appareil de Dupuytren pour corriger ce déplacement. Aussi y ajoutait-il un coussin de balle d'avoine placé à la face postérieure du membre et dont l'extrémité inférieure repliée sur elle-même appuyait sur la partie postérieure du talon ; sur ce coussin était placée une attelle longue de 15 à 18 centim. avec semelle ; à la face antérieure de la jambe était disposé un coussin long de 15 à 20 centim., ne dépassant pas l'extrémité inférieure de l'os. Le tout était fixé par des bandes.

Cet appareil, sujet à se déplacer, détermine des pressions difficiles à supporter.

Une *gouttière plâtrée postérieure* bien appliquée, maintenue solidement jusqu'à solidification, puis fixée par des bandelettes de diachylon, est l'appareil le plus simple et le meilleur. Si la réduction ne peut être immédiatement complète, Nicaise préfère le scultet, pendant les premiers jours, avec une pression d'avant en arrière exercée au moyen de petits coussins appropriés, et ne met l'appareil plâtré que lorsque la réduction est obtenue.

On devra faire exécuter de bonne heure quelques mouvements à l'articulation tibio-tarsienne, afin d'éviter des rigidités persistantes.

II. — Fractures du tibia

On les divise en fractures de l'extrémité supérieure, fractures du tiers moyen et fractures de l'extrémité inférieure.

1° Fractures de l'extrémité supérieure du tibia.

Celles qui sont situées au-dessus de la tubérosité antérieure du tibia sont graves en raison du voisinage du genou; la jambe est généralement reportée sur un plan postérieur à celui de la cuisse.

Heydenreich conseille de placer le membre dans la demi-flexion sur un double plan incliné. Poulet et Bousquet, au contraire, en prévision d'une ankylose possible, préfèrent la position rectiligne avec immobilisation de tout le membre inférieur y compris le bassin. Un des meilleurs appareils pour obtenir cette immobilisation est la *gouttière en zinc laminé de Raoult-Deslongchamps* destinée aux fractures de cuisse.

Hamilton recommande de placer le membre sur des coussins dans une boîte soigneusement matelassée et presque droite, sans extension ni contre-extension inutiles dans ces fractures. On pourra alors recourir à l'appareil de Gaillard (de Poitiers).

Boîte de Gaillard (de Poitiers).

Pièces de l'appareil. — Cet appareil (fig. 293) comprend : 1° une planche de sapin, large de 25 centim., assez longue pour remon-

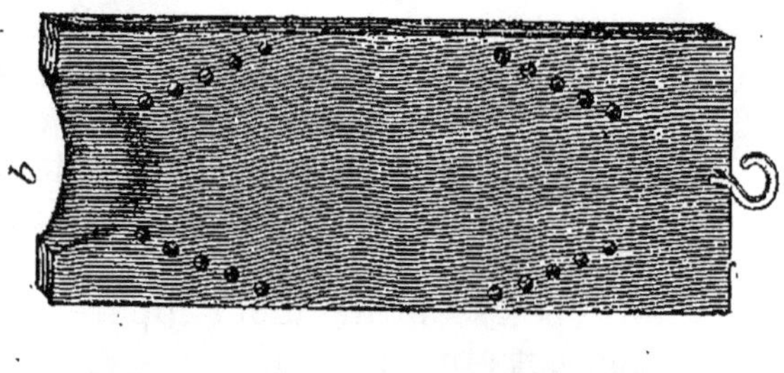

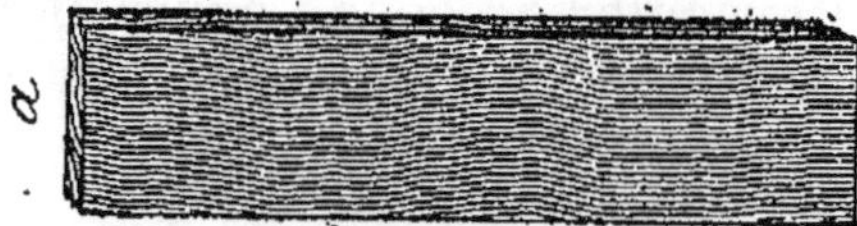

Fig. 293. — Boîte de Gaillard, de Poitiers; *a*, une planchette verticale; *b*, planchette horizontale.

ter jusqu'à l'ischion et échancrée à ce niveau; elle est percée de quatre séries de trous, deux à droite, deux à gauche, disposées obliquement par rapport les unes aux autres; 2° deux planchettes latérales, dont l'externe doit aller jusqu'au-dessous du grand trochanter, et l'interne jusqu'à la racine de la cuisse; 3° quatre chevilles en bois longues de 20 à 25 centim. et épaisses de 1 centim. et demi; 4° trois coussins de balle d'avoine, un pour supporter le membre, les deux autres formant la garniture latérale.

Application. — Glisser sous le membre la planche inférieure garnie de son coussin ; faire la coaptation, puis disposer les deux coussins latéraux et immédiatement par-dessus les deux planchettes verticales latérales, qu'on maintient avec les chevilles de bois fixées dans les trous de la planche-support inférieure. Au moyen d'une cravate, on embrasse dans un 8 le pied et le cou-de-pied, et on fixe

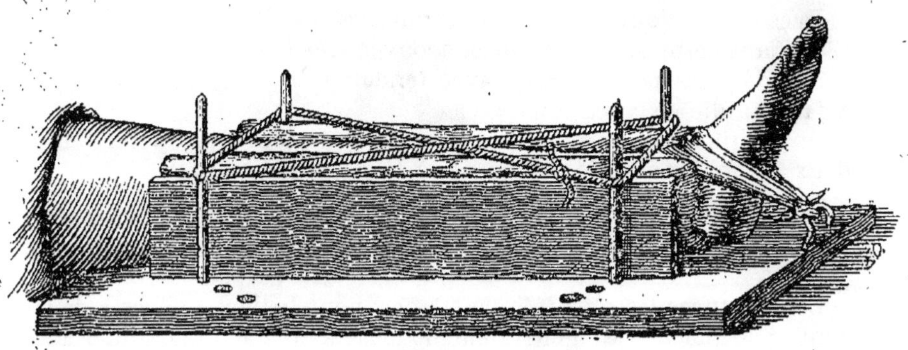

Fig. 294. — Boîte de Gaillard (de Poitiers), appliquée.

les chefs soit sur les planchettes latérales, soit sur les chevilles, de manière à maintenir le pied à angle droit (fig. 294).

Cet appareil, très facile à construire, est réellement pratique dans ces fractures.

L'appareil de Scultet, une longue gouttière plâtrée postérieure (V. *Fractures de cuisse*), peuvent être employés à défaut des appareils précédents. Dès que le cal commence à être résistant, on enveloppe le membre dans un appareil silicaté-ouaté.

Les fractures siégeant *au-dessous de la tubérosité antérieure* sont justiciables des mêmes appareils, qui devront remonter jusqu'à la partie moyenne de la cuisse. Au moyen d'un épais coussin de ouate, disposé dans le creux poplité, on pourra placer le membre dans une situation demi-fléchie, si la coaptation est ainsi plus parfaite.

Les gouttières plâtrées conviennent mieux ici que pour les fractures précédentes; le feutre plastique, la gutta-percha peuvent également être employés.

2° Fractures du tibia à sa partie moyenne.

Elles sont très faciles à maintenir : une gouttière plâtrée, un appareil de Scultet réussissent admirablement. (V. *Fract. des deux os.*)

3° Fractures du tibia à sa partie inférieure.

Presque toujours il y a concomitance de fracture du péroné. C'est dans cette catégorie que se trouvent les fractures en V ou spiroïdes décrites par Gosselin, avec tendance du fragment supérieur à faire saillie en avant.

On emploiera les mêmes appareils que pour les fractures des deux os en donnant la préférence à la gouttière plâtrée.

III. — Fractures des deux os de la jambe

Les fractures les plus fréquentes occupent le tiers inférieur de la jambe ; le péroné est généralement brisé à une hauteur différente du tibia. Le déplacement est la règle ordinaire et porte surtout sur le fragment supérieur, qui fait en avant une saillie parfois extrêmement difficile à maintenir réduite.

Les moyens propres à combattre ce déplacement, de même que les appareils spécialement applicables aux fractures de l'extrémité inférieure des deux os, et en particulier aux fractures sus-malléolaires, feront l'objet de paragraphes distincts.

Réduction. — Un aide chargé de la contre-extension maintient solidement la partie supérieure de la jambe; un autre aide embrasse de sa main gauche le talon, le pouce placé sur une malléole et les autres doigts sur l'autre, et saisit de la main droite l'avant-pied par un de ses bords, le pouce en dessous, les quatre autres doigts sur la face dorsale; pendant que ces aides exercent ainsi une traction soutenue, le chirurgien, dont les mains sont placées au niveau de la fracture, procède à la coaptation suivant les règles habituelles. On reconnaît que la réduction est parfaite lorsque le bord interne de la tête du premier métatarsien, le bord interne de la rotule et l'épine iliaque antéro-supérieure se trouvent sur la même ligne et que la crête du tibia a repris sa forme normale.

Les gouttières plâtrées constituent, dans l'immense majorité des cas, le meilleur moyen de contention et seront employées dès le début.

Lorsqu'un blessé atteint de fracture de jambe arrive dans un hôpital, en attendant l'application d'un appareil régulier et définitif, on installera son membre dans une gouttière en toile métallique convenablement garnie.

a. APPAREILS A ATTELLES ET A COUSSINS

1° *Appareil de Scultet.*

Pièces de l'appareil. — 1° Un drap fanon large d'environ 80 centim. et d'une longueur un peu supérieure à celle du membre; 2° trois attelles, dont deux latérales, larges de 4 à 5 centim., sont un peu plus longues que la jambe et dont la troisième, antérieure, mesure la longueur de l'épine du tibia au cou-de-pied; 3° trois coussins de balle d'avoine de 8 centim. de largeur environ; deux de ces coussins, destinés à être placés latéralement, seront quelque peu plus longs que la jambe; le troisième, antérieur, aura les mêmes dimensions que son attelle; 4° bandelettes séparées, larges de 5 centim., d'une longueur égale à une fois et demie la circonférence du membre et en nombre suffisant pour que, en se recouvrant chacune au tiers, elles puissent envelopper la jambe du cou-de-pied au-dessus du genou; 5° trois à quatre compresses longuettes; 6° trois lacs à boucles.

Préparation de l'appareil. — Placer transversalement, sur une table, les trois lacs à une distance convenable et étendre sur eux le drap fanon. Disposer ensuite les bandelettes en commençant par les supérieures; la première est mise près du bord supérieur du drap fanon et parallèlement à lui, la seconde est placée sur la précédente et recouvre son tiers inférieur, la troisième sur la seconde et ainsi de suite en descendant jusqu'à 5 à 6 centim. du bord inférieur du drap fanon. Les bandelettes devant être d'inégale longueur, les plus longues sont disposées aux points qui correspondront aux parties les plus volumineuses de la jambe.

Les compresses longuettes sont étendues sur des bandelettes à une hauteur correspondant au siège de la fracture et imbriquées également de haut en bas. Les attelles latérales sont ensuite appliquées une de chaque côté sur les extrémités des bandelettes, puis on enroule avec elles le drap fanon, et, lorsque les deux rouleaux formés sont sur le point de se rencontrer, on dispose dans la gouttière que constitue leur écartement la troisième attelle et les trois coussins; on serre le tout et on le fixe avec les lacs à boucles.

L'appareil ainsi préparé est tout prêt à servir et ne peut guère se déranger pendant un transport quelconque. Pour reconnaître l'extrémité supérieure de l'inférieure, il est bon de faire un pli au bord supérieur du drap fanon.

Application. — On entr'ouvre d'abord l'appareil préparé comme il vient d'être dit et on retire les coussins et l'attelle libre. Le membre étant soulevé et soutenu par deux aides, on place ou non au-dessous de lui un grand coussin de balle d'avoine, puis on glisse l'appareil, qui est alors développé dans toute son étendue; on remet en ordre les bandelettes déplacées et on le dispose de manière que le bord supérieur du drap fanon remonte au-dessus du genou, le bord inférieur dépassant un peu le pied, et que le milieu des bandelettes corresponde à la partie postérieure de la jambe. Un bandage roulé est ensuite appliqué autour du pied jusque sur les malléoles, toutes les saillies osseuses étant matelassées avec de la ouate; les aides pratiquent alors l'extension et la contre-extension pendant que le chirurgien placé au *côté externe* du membre s'occupe de la coaptation. La réduction obtenue, l'extension et la contre-extension modérées sont maintenues pendant toute la durée de l'application de l'appareil.

Alors, tandis qu'un aide placé en face du chirurgien saisit le chef interne de la compresse longuette la plus inférieure, le chirurgien, qui se tient toujours au côté externe du membre, saisit le chef externe de cette compresse, exerce sur lui une légère traction pour le tendre suffisamment et l'applique autour de la jambe, un peu au-dessous de la fracture, et obliquement en haut et en dedans; maintenant, avec deux doigts de la main gauche, l'extrémité de ce chef contre la face interne de la jambe, il saisit le chef interne que lui présente l'aide et l'applique de façon à croiser l'autre obliquement vers le haut, il procède de même pour les trois longuettes suivantes, de manière qu'elles se recouvrent chacune environ du tiers de leur largeur.

Ceci fait, il passe à l'application des bandelettes, qui s'exécute comme celle des longuettes en commençant par la plus inférieure et en faisant croiser les deux chefs l'un sur l'autre, obliquement vers le haut, sur la partie antérieure et médiane du membre (fig. 295). Chaque chef est porté aussi loin que possible vers la partie postérieure des faces latérales de la jambe, et, s'il est trop long, il sera replié sur lui-même, en ayant soin de bien lisser le pli formé. Les bandelettes se recouvriront les unes les autres au tiers de leur largeur, bien également dans toute

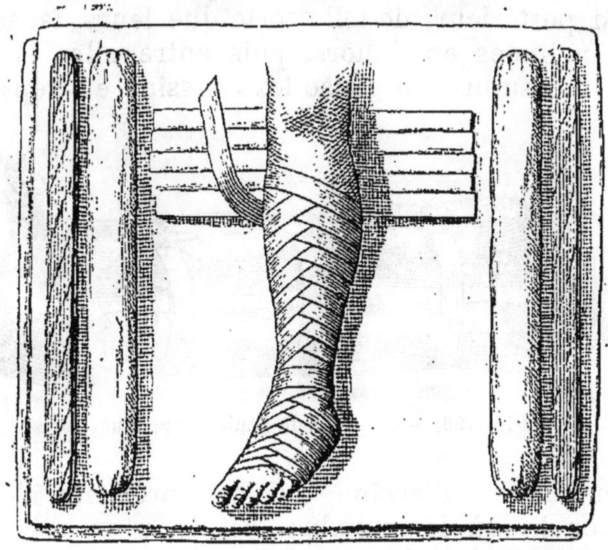

Fig. 295. — Application de l'appareil de Scultet pour fracture de jambe.

l'étendue du bandage, de même que leur entre-croisement devra se faire exactement sur la ligne médiane. De cette manière, le bandage aura un aspect régulier et la légère compression exercée sera uniforme.

L'application des bandelettes terminée, un gros tampon de coton est placé au-dessus du talon sur le tendon d'Achille : c'est la *talonnière*, destinée à empêcher l'apparition ultérieure de la douleur produite dans le talon par la pression du plan sur lequel reposera le membre.

Le chirurgien et l'aide prennent ensuite chacun une attelle qu'ils placent verticalement contre la face correspondante de la jambe, puis ils la ramènent de là lentement vers le bord latéral du drap fanon, en la faisant tourner sur elle-même comme une règle sur une feuille de papier. Ces attelles sont alors enroulées dans le drap et ramenées de la même manière vers les côtés de la jambe jusqu'à ce qu'il n'existe, entre le membre et l'attelle, que l'intervalle suffisant pour placer les coussins.

Le temps de l'application des coussins est généralement mal exécuté, et, pour obtenir un résultat satisfaisant, il faut se conformer à la manœuvre suivante : les attelles enroulées dans le drap fanon sont placées de champ sur leur bord postérieur, de telle sorte que leurs faces soient un peu inclinées en dehors, puis entre elles et la face latérale du membre on glisse les coussins en répartissant

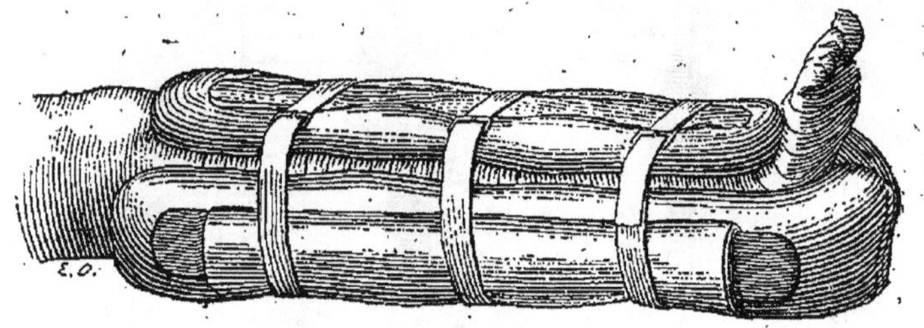

Fig. 296. — Appareil de Scultet, appliqué.

avec soin la balle d'avoine, qui doit présenter le moins d'épaisseur là où le membre est le plus volumineux, comme au mollet, et l'inverse pour la partie grêle de la jambe, afin que la compression et la contention soient régulières; en outre, le bord postérieur du coussin, aminci, sera insinué en coin aussi en arrière que possible entre le fanon et le membre.

On étend ensuite le troisième coussin sur la face antérieure de la jambe, on le recouvre de son attelle et on fixe le tout avec les lacs, en commençant par celui du milieu, et en les serrant suffisamment pour maintenir, mais sans déterminer une compression trop forte. Les lacs à boucles sont les meilleurs, bien qu'on puisse se servir aussi de ruban de fil, de morceaux de bande ou de cravates ; les boucles ou les nœuds en rosette doivent se trouver sur la face externe de l'appareil.

Il reste encore à fixer le pied à angle droit sur la jambe : pour cela, une compresse longuette est appliquée, par son plein, sous la plante du pied, les deux chefs en sont ramenés l'un par le bord externe, l'autre par le bord interne, sur le dos du pied, où ils s'entre-croisent obliquement pour aller se fixer sur le drap fanon à la face externe des attelles, et *jamais* sur les coussins. Mirault (d'Angers), au lieu de se servir de cette bandelette en étrier, recommande de coudre ensemble, au-dessous du pied, les extrémités des deux coussins latéraux. D. Larrey cousait dans le même but le bord inférieur du drap fanon (fig. 296).

Le membre ainsi enveloppé est placé sur un grand coussin de balle d'avoine excavé légèrement dans le milieu et recouvert d'une alèze.

On doit éviter d'imprégner d'alcool camphré ou d'eau végétominérale les pièces de l'appareil pendant leur application ; cette pratique nous paraît inutile et même nuisible, car elle facilite le relâchement des bandelettes dès qu'elles se dessèchent, et en outre l'eau blanche ne tarde pas à former un enduit qui les rend imperméables.

Lorsque, malgré l'emploi de la talonnière disposée comme il a été dit, le malade souffre du talon, il faut augmenter son épaisseur ou la renouveler ; un autre moyen, connu depuis longtemps, consiste à couper en deux une orange à peau épaisse et à en vider une des moitiés dont on coiffe le talon.

Appréciation. — L'appareil de Scultet est surtout un appareil provisoire ; il ne peut contenir que des fractures ayant peu de tendance au déplacement ou accompagnées d'un gonflement du membre tel qu'on redoute l'application d'une gouttière plâtrée. Valette le repousse absolument pour donner la préférence à l'appareil à coussin de Laurencet ; il y a dans cet ostracisme beaucoup d'exagération.

2° *Appareil de Laurencet.*

Préparation. — Cet appareil se compose d'un grand coussin rempli de balle d'avoine et séparé en deux valves par une couture.

Pour tailler le coussin, on prend d'abord les mesures suivantes : la longueur du membre du bord supérieur de la rotule à la plante du pied, et la circonférence, soit au mollet, soit en mesurant autour de la ligne qui passe par la naissance du gros orteil et l'extrémité du petit doigt.

Chez les adultes de haute taille, le sac doit avoir 50 centim. de long. sur 37 centim. de large.

Avec une grande pièce de linge on constitue un sac ayant les dimensions voulues et on le divise en deux valves par une couture médiane et longitudinale qui, commençant au milieu de l'extrémité podalique, se bifurque vers le tiers de la hauteur du coussin; les deux bifurcations ou branches vont se terminer au bord supérieur

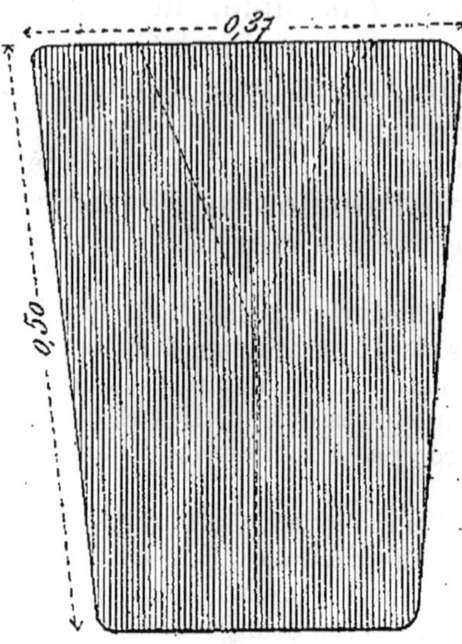

Fig. 297. — Appareil de Laurencet pour la jambe.

ou poplité, avec un écartement d'environ 5 à 6 centim. (fig. 297). Le sac double, ainsi formé, est rempli de balle d'avoine de manière à avoir une tension moyenne; il faut environ 12 hectog. de balle d'avoine pour les grandes tailles.

Application. — Le membre est placé sur le milieu du coussin de manière que le bord inférieur de celui-ci dépasse de 8 à 10 cent. le talon ; puis les valves sont relevées et les bords inférieurs reliés l'un à l'autre au-dessous du pied par une bandelette bien tendue ; le coussin est maintenu par des lacs : on peut même interposer latéralement, entre les lacs et le coussin, deux attelles de renforcement.

L'auteur recommande l'application préalable d'une couche de bandelettes de Scultet que nous croyons inutile.

Appréciation. — Cet appareil, dont Valette fait un grand éloge, est d'une simplicité de construction remarquable et constitue un excellent appareil provisoire. En recouvrant le coussin de taffetas imperméable, il peut être utilisé pour les premières périodes du traitement des fractures compliquées.

b. APPAREILS MODELÉS

Appareils en zinc laminé de Raoult-Deslongchamps.

Préparation. — Cet appareil sera taillé dans une feuille de zinc n° 11 d'après un patron préalablement dessiné au moyen de mesures prises sur le membre, ainsi qu'il a été dit aux généra-

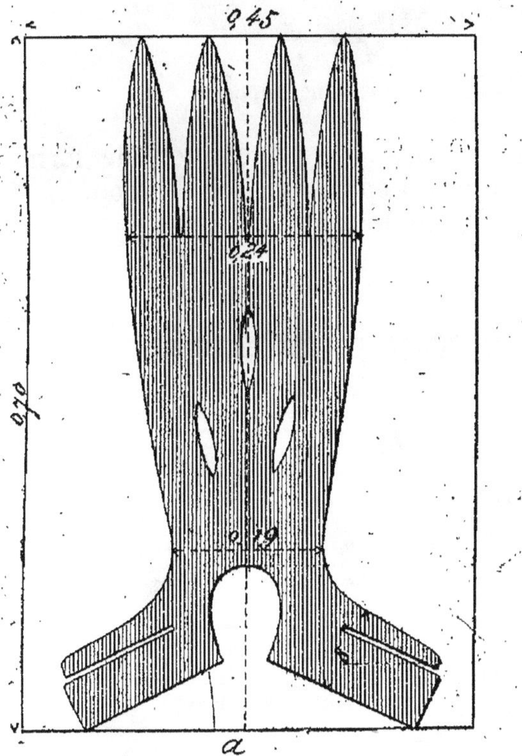

Fig. 298. — Appareil de Raoult-Deslongchamps pour la jambe.

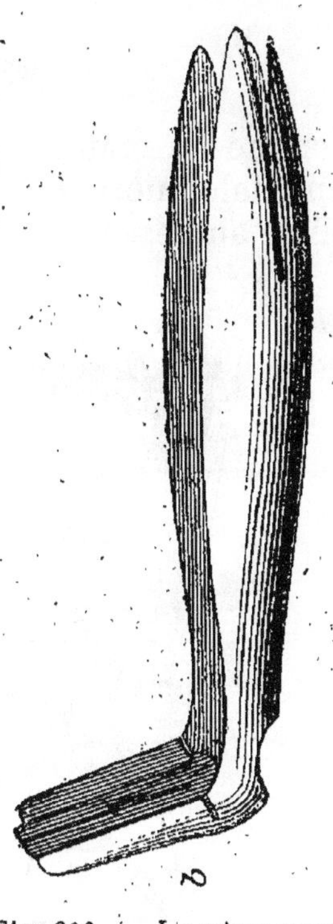

Fig. 299. — Le même appareil recourbé en gouttière.

lités, et devra représenter la forme donnée figure 298. On le courbe ensuite en gouttière sur le dossier d'une chaise ou le bord d'une table, on superpose l'une à l'autre les deux valves destinées à former la semelle et on les fixe au moyen d'une petite ficelle ou d'un fil de laiton passé à travers les trous dont elles sont percées (fig. 299).

Application. — Une pièce de ouate de même grandeur que la gouttière est disposée à l'intérieur de l'appareil

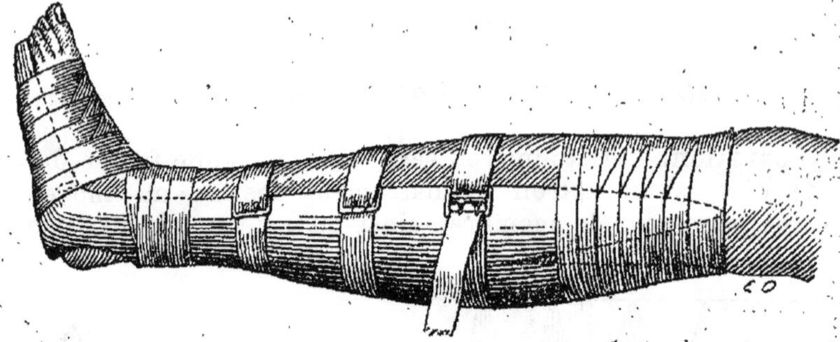

Fig. 300. — Appareil en zinc, appliqué.

comme un matelas, et on prend la précaution de former une talonnière en triplant l'épaisseur de la couche de ouate au-dessus du talon, sur le tendon d'Achille.

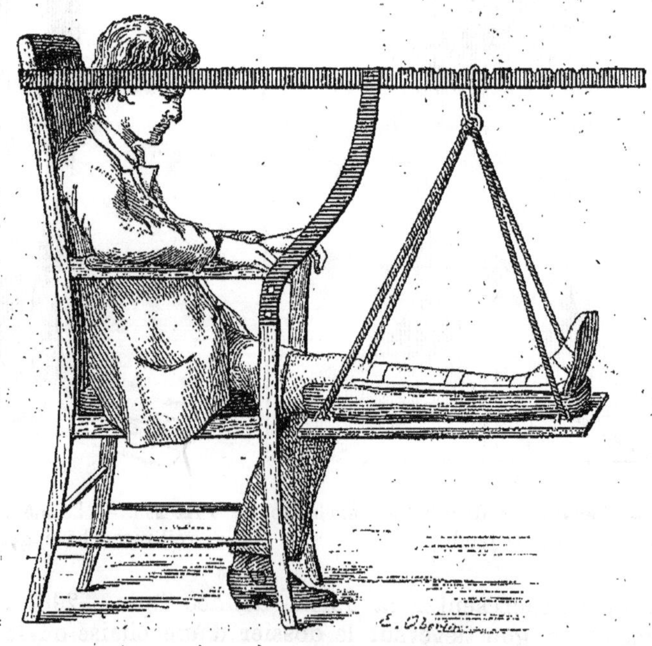

Fig. 301. — Appareil à suspension adapté à un fauteuil.

Le membre reposant sur un coussin recouvert de bandelettes de Scultet, on applique d'abord un bandage roulé autour du pied, on fait la réduction de la fracture, et, la coaptation obtenue, on procède à l'application des bandelettes (cette application n'est pas indispensable).

L'extension et la contre-extension étant soutenues par deux aides, le membre est placé dans la gouttière de manière que le pied appuie bien sur la semelle, à laquelle on le fixe au moyen d'un bandage en 8, en protégeant sa partie dorsale avec de la ouate ; alors on fait exercer l'extension sur le bas de l'appareil rendu solidaire du pied, pendant que la contre-extension est pratiquée sur la cuisse. Le chirurgien achève de fermer l'appareil et le fixe avec des tours de bande ou, ce qui est préférable, avec des lacs à boucles au-dessus, au niveau et au-dessous du genou garni d'un coussinet de coton sur la face antérieure ; quelques lacs placés de distance en distance maintiennent l'appareil ; mais il ne faut pas omettre d'interposer un peu de ouate entre eux et la face antérieure du membre (fig. 300).

L'appareil une fois placé et fixé, le blessé peut se lever, s'asseoir dans un fauteuil et installer son membre sur un système de suspension analogue à celui de Mayor (fig. 301).

Appréciation. — Cette gouttière est excellente et de beaucoup préférable à tous les appareils à attelles. Elle n'est cependant pas supérieure aux gouttières plâtrées d'Hergott, qui ont l'avantage de donner moins d'embarras au chirurgien et de lui permettre une surveillance facile du membre sans déranger l'appareil. Pour ce qui concerne le transport des blessés en temps de guerre, l'appareil Raoult-Deslongchamps est actuellement celui qui remplit le mieux les desiderata.

Les *autres appareils modelés* en carton, feutre plastique, etc., sont surtout appropriés au traitement des fractures exposées, avec lesquelles nous les décrirons. Cependant, chez les enfants, les attelles en carton, feutre plastique, paraffine, gutta-percha, seront employées de préférence; on les garnira de ouate et on les fixera par une bande en tarlatane.

c. APPAREILS PLATRÉS

1° *Gouttière d'Hergott.*

La gouttière doit envelopper un peu plus de la moitié de la circonférence du membre et s'étendre en longueur d'au-dessus du creux poplité jusqu'au niveau des orteils, en passant sous la plante du pied. Une fois taillée d'après les mesures rapidement prises sur le membre sain au besoin, on fait, à sa partie inférieure qui dépasse la

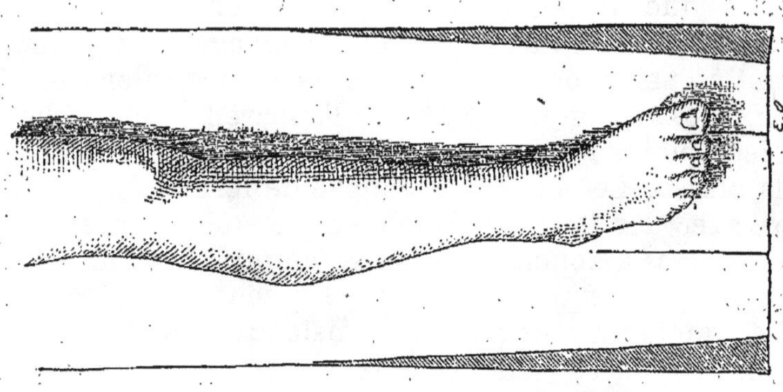

Fig. 302. — Gouttière d'Hergott (préparation).

jambe et est destinée à la plante du pied, deux entailles longitudinales allant jusqu'au niveau du talon, pour obtenir une languette médiane qui occupera la longueur de la

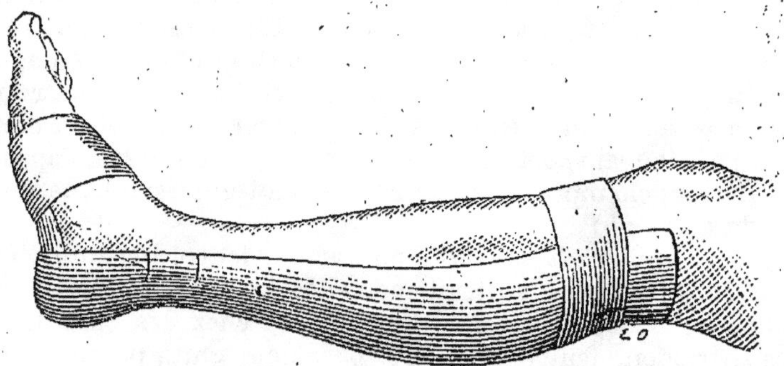

Fig. 303. — Gouttière d'Hergott (appliquée).

face plantaire du pied, et deux languettes latérales qui seront rabattues transversalement sous la languette médiane en avant du talon. En outre, on enlève sur chacun des bords de la gouttière un triangle à base inférieure et à sommet arrivant à hauteur du mollet pour qu'elle ne soit pas trop large au niveau de la partie grêle de la jambe. Si le linge ne s'applique pas très exactement au-dessus des malléoles, on fait à ce niveau une ou deux incisions perpendiculaires à l'axe du membre. Hergott pratique toutes ces incisions lorsque le linge est plâtré et appliqué ; nous avons l'habitude de les pratiquer avant, ce qui est facile à faire au moyen de mensurations exactes que le membre sain peut donner, quitte à rectifier ensuite s'il y a lieu : on a ainsi l'avantage d'une application plus rapide (fig. 302).

La gouttière appliquée et bien moulée (fig. 303), on la fixe avec une bande de tarlatane mouillée ou sèche ; quand l'appareil est solide et sec, il suffit de couper cette bande le long des bords de la gouttière, en en laissant une partie à demeure pour assurer la contention. On peut encore fixer la gouttière soit avec quelques bandelettes plâtrées transversales, soit, mieux, avec des bandelettes de diachylon, en ayant soin d'interposer entre elles et la peau un peu de gutta-percha laminée ou de taffetas gommé. Si les bords de la gouttière pressent trop sur le membre, on les relève légèrement et on y glisse un petit rouleau de coton. Pendant la solidification, on veillera à ce que le talon ne porte pas sur le coussin. Lorsqu'on emploie de la tarlatane, il faut en employer 16 épaisseurs pour constituer la gouttière.

Appréciation. — L'éloge de cette gouttière n'est plus à faire ; elle constitue aujourd'hui l'appareil le plus parfait pour la majorité des fractures de la jambe.

Lorsqu'elle n'est pas très exactement appliquée et surtout si, pendant les manœuvres d'extension, les doigts de l'aide ont trop fortement fait impression dans l'appareil, il peut survenir une douleur au talon ou sur les malléoles ; dans ces cas, on résèquera une rondelle à ce niveau, et, cela, sans danger pour la solidité de l'appareil.

Suspension. — Pour transformer la gouttière en appareil à suspension ou hyponarthécique, il suffit de passer en anse au-dessous d'elle quelques compresses longuettes et de fixer leurs extrémités à un cerceau résistant en bois ou en fil de fer (V. fig. 256) ; on peut aussi la placer sur un cadre à suspension.

2° *Attelles de Maisonneuve.*

On prépare deux attelles avec de la tarlatane repliée 12

à 14 fois sur elle-même : l'une, destinée à être appliquée sur la partie postérieure de la jambe, aura une longueur suffisante pour s'étendre d'au-dessus du creux poplité jusqu'à la racine des orteils, en passant sous le talon et sous la plante du pied ; l'autre, destinée à former deux attelles latérales, doit être assez longue pour que sa partie médiane, ou plein, étant appliquée sous le pied et le talon, les deux chefs remontant le long des faces externe et interne de la jambe atteignent la hauteur de la première, c'est-à-dire le quart inférieur de la cuisse.

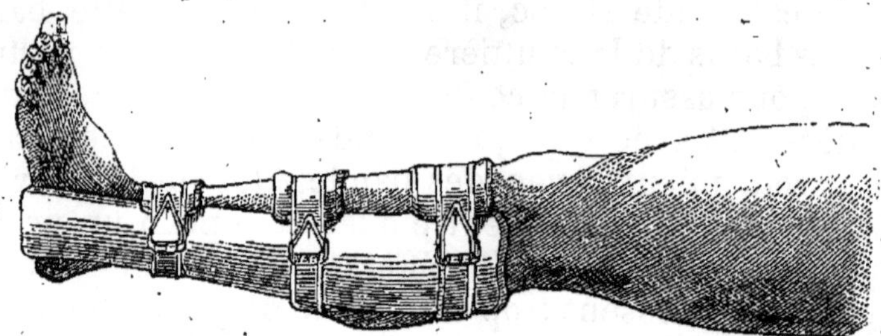

Fig. 304. — Attelles plâtrées immédiates (Després).

Ces attelles étant imprégnées de bouillie plâtrée, on applique d'abord l'attelle postérieure, puis la double attelle latérale dont la partie moyenne, passant en anse sous le pied, couvre la partie plantaire de la précédente. Les bords correspondants de ces deux attelles seront mis en contact.

L'appareil appliqué est maintenu avec une bande de tarlatane ; l'extension et la contre-extension seront soutenues jusqu'à solidification du bandage.

M. Després supprime l'attelle postérieure et ne conserve que les attelles latérales, qu'il maintient par des courroies élastiques (fig. 304).

Appréciation. — Les attelles plâtrées sont excellentes pour le traitement des fractures simples et exposées, mais la gouttière d'Hergott est d'une application plus rapide et plus facile, et donne une contention plus assurée.

APPAREILS APPLICABLES DANS LES CAS DE SAILLIE PRONONCÉE DU FRAGMENT SUPÉRIEUR

On éprouve parfois de grandes difficultés à maintenir la réduction du fragment supérieur lorsqu'il fait saillie en avant et tend à perforer les téguments. Un des appareils suivants donnera les moyens d'arriver à ce résultat, surtout si on y joint l'extension continue par le diachylon et des poids de 6 à 8 kilogr.

1° *Appareil à compression simple.*

Gosselin emploie l'appareil de Scultet et recommande d'appliquer sur toute la longueur du fragment supérieur une couche de ouate et deux compresses graduées s'arrêtant à deux travers de doigt au-dessus de la pointe du V, de manière à ne pas comprimer cette pointe elle-même ; par-dessus ce rembourrage, il place un coussin et une attelle. Cette modification est applicable aussi à l'appareil de Raoult-Deslongchamps, et même à la gouttière plâtrée qui souvent à elle seule maintient la réduction, lorsqu'elle est soigneusement appliquée et que l'extension et la contre-extension sont soutenues jusqu'à solidification complète, c'est-à-dire pendant 20 à 25 minutes.

2° *Appareil à compression mécanique de Benj. Anger.*

Il consiste en une gouttière métallique matelassée sup-

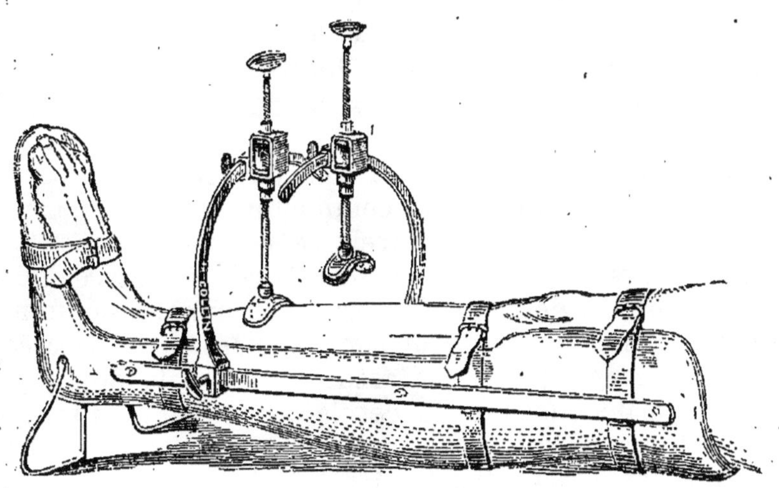

Fig. 305. — Appareil de Benj. Anger.

portant deux arcs métalliques au travers desquels passe une tige avec pelote (fig. 305) ; ces deux tiges permettent de faire alternativement la compression sur des points différents du fragment supérieur.

Cet appareil a l'inconvénient d'être d'un prix élevé et n'est pratique que pour les hôpitaux et les grandes villes.

3° *Pointe métallique de Malgaigne.*

Cet appareil se compose d'un arc de forte tôle qui embrasse les trois quarts antérieurs de la jambe à une distance d'un travers de doigt; aux deux bouts de cet arc sont deux mortaises horizontales laissant passer un fort ruban de soie ou de coutil armé d'une boucle à son extrémité, et enfin du centre de l'arc, à travers un écrou solide, descend une vis de pression à pointe très aiguë.

Le membre est placé sur un plan incliné bien rembourré, surtout au niveau du talon. Pendant qu'on fait l'extension et la contre-extension, l'extrémité libre du ruban est retirée de sa mortaise, passée sous le plan incliné, au niveau du point à comprimer, et ramenée ensuite à travers sa mortaise ; l'autre extrémité est appliquée par-dessus l'arc métallique et présente même, près de sa boucle, une fente par où l'on fait passer la vis. L'appareil fixé, on exerce la pression en manœuvrant la vis et en la faisant pénétrer dans l'os à 5 ou 6 centimètres au moins au-dessus du siège de la fracture.

Ollier a modifié d'une façon très heureuse cette pointe et son mode d'emploi en la combinant avec un appareil plâtré (fig. 306). Son appareil se compose d'une tige courbe représentant un demi-cercle de 6 cent. de diamètre, dont les deux extrémités se terminent en forme de pattes transversales, qui sont cachées et incorporées dans le bandage plâtré et assurent la fixité de l'appareil. La partie centrale du cercle est perforée et traversée par une vis qui presse sur le fragment osseux à travers une fenêtre pratiquée dans le bandage au niveau de la fracture ; un contre-écrou empêche la vis de se desserrer.

Ollier, après plusieurs essais, affirme que cet appareil, contre lequel il avait quelques préventions, est bien supporté. Nous conseillons, dans les cas où l'on croira devoir l'employer, de nettoyer antiseptiquement le point

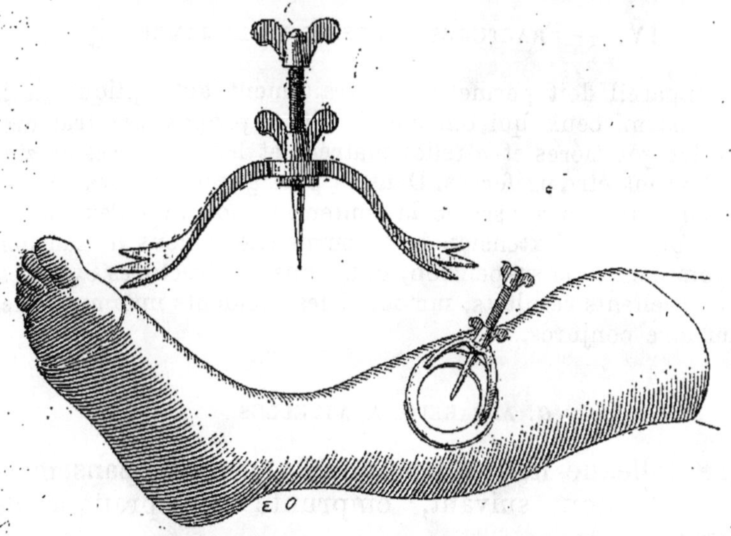

Fig. 366. — Pointe de Malgaigne adaptée à un appareil plâtré (Ollier).

d'application, de lubrifier la pointe avec de la vaseline iodoformée pour l'empêcher de se rouiller, et d'entourer le point d'implantation avec un pansement antiseptique.

4° *Appareil en plâtre moulé.*

Le procédé du moule, appliqué d'après les règles formulées, peut donner d'excellents résultats, à condition que l'extension et la contre-extension soient soutenues jusqu'à la solidification de l'appareil. Nous avons pu en juger dans un cas où les autres appareils s'étaient montrés insuffisants.

L'*extension continue* appliquée à l'aide d'appareils mécaniques ne donne pas de meilleurs résultats que les appareils décrits ci-dessus. « Je voudrais, dit Hamilton, qu'on bannît toutes ces machines compliquées du traitement des fractures de jambe. »

Fractures sus et bi-malléolaires. — On observe fréquemment dans ces fractures la rotation du pied en dehors et la saillie du talon en arrière. Les appareils qui leur conviennent ont été décrits avec ceux des fractures de l'extrémité inférieure du péroné accompagnées d'arrachement des ligaments latéraux internes.

IV. — Fractures exposées de la jambe

Tout appareil doit permettre le traitement antiseptique de la fracture; parmi ceux qui ont été décrits à propos des fractures simples, les gouttières et attelles plâtrées et les gouttières en zinc laminé devront être préférées. Dans le plus grand nombre des appareils suivants, on a associé la contention soit avec l'extension, soit à la fois avec l'extension et la suspension; nous ne saurions trop recommander la suspension, qui, dans ces fractures exposées, donne d'excellents résultats, surtout si les accidents inflammatoires n'ont pu être conjurés.

a. Appareils a attelles

Notre collègue Robert a proposé le mode de pansement et de contention suivant, emprunté à la pratique de P. Berger.

La jambe est enveloppée d'un pansement de Lister complet, sur lequel on enroule une couche de ouate assez épaisse et assez large pour bien entourer le membre. Pour fixer cette ouate, on dispose de larges compresses comme pour le scultet, on les imprègne d'alcool camphré, et, pour faciliter leur application, on étale préalablement, sur la partie antérieure du rouleau de ouate qui garnit le membre, une grande compresse également mouillée.

Ces compresses étant successivement entre-croisées de manière à exercer une compression énergique, Robert conseille d'ajuster par-dessus le drap fanon des attelles et les coussins de l'appareil de Scultet et de fixer le tout avec des lacs élastiques à boucles. Il nous semble préférable de disposer simplement deux attelles soit en carton mouillé, soit en gutta-percha ou en feutre plastique, et de les fixer avec des lacs élastiques à boucle ou une bande en tarlatane, la ouate rendant les coussins inutiles.

b. GOUTTIÈRES

1° Les *gouttières ordinaires en treillis métallique* ne doivent être employées que temporairement, car elles constituent un moyen de contention des plus insuffisants.

2° *Gouttière en tôle, de Volkmann.* — Elle présente (fig. 307) une échancrure talonnière et une partie podalique fixée à coulisse ;

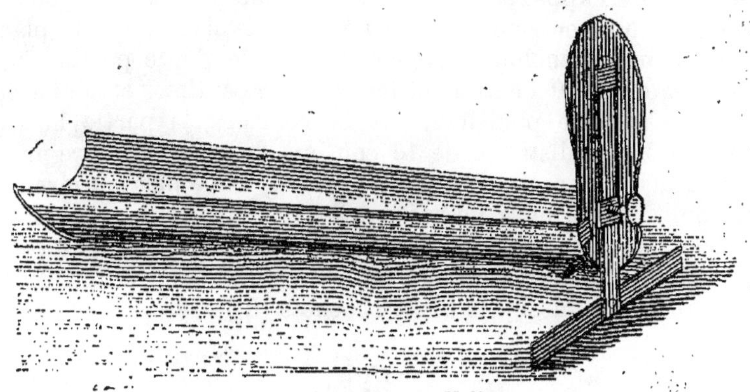

Fig. 307. — Gouttière de Volkmann.

sur la face externe de cette pédale plantaire se trouvent deux mortaises destinées au glissement d'une tige verticale, qui est terminée inférieurement par une traverse horizontale ayant pour but d'empêcher la rotation du membre. Cette gouttière peut aussi servir pour l'extension.

Le membre, entouré de ouate et maintenu avec des attelles latérales en carton ou gutta-percha, est placé dans la gouttière et on fixe le pied à la pédale par un bandage en 8 ; il en résulte que, en raison de la position inclinée vers le tronc donnée à la gouttière, le fragment inférieur est solidement maintenu, et que le poids du membre exerce l'extension sur le fragment supérieur. On maintient en outre le membre dans cet appareil au moyen d'un bandage roulé.

3° L'*attelle-gouttière de Bœckel* (V. fig. 228) convient aussi au traitement de la première période des fractures compliquées de la jambe, en enveloppant préalablement le membre d'un pansement antiseptique et de ouate.

Les appareils de Lee et de Hochet (p. 327) conviennent aussi pour le traitement de ces fractures.

c. *Appareil à extension de Hansmann.*

Cet appareil, qui peut se placer dans la catégorie des boîtes, est destiné, par son auteur, particulièrement aux fractures de l'extrémité inférieure de la jambe, pour lesquelles l'extension continue par les lacs de diachylon est difficile ou impossible à appliquer.

Pièces de l'appareil. — Il est constitué par : 1° une petite planchette en bois ou semelle destinée à être fixée sous la plante du pied ; 2° une planchette-support composée d'une portion horizontale longue de 80 centim. et large de 18 centim., et d'une portion verticale pour le pied haute de 30 centim. ; la partie horizontale présente à une distance de 10 centim. de cette dernière une sorte de mortaise pour le talon, et, en outre, à la partie moyenne et à l'extrémité supérieure de ses bords latéraux, deux tuteurs de bois verticaux avec armatures métalliques pour fixer des vis à crochets ; la portion plantaire verticale est percée d'une série de trous destinés à recevoir aussi des vis à crochets (fig. 308).

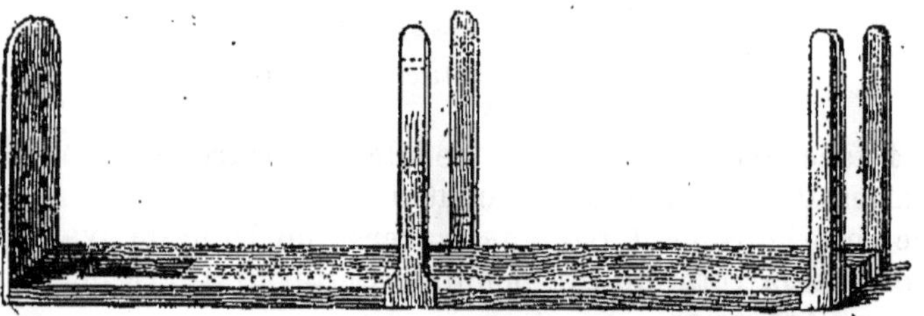

Fig. 308. — Appareil de Hansmann.

Application. — On fixe la petite semelle de bois, recouverte de deux épaisseurs de flanelle, sur la plante du pied, au moyen de bandelettes de sparadrap gommé qui sont imbriquées autour du pied et de la planchette de manière à former une pantoufle laissant à découvert toute la partie médiane de la face dorsale du pied (fig. 309) ; sur les deux bords de cette semelle sont fixés au moyen de vis les premiers chaînons de 4 à 6 petites chaînes destinées à l'extension.

On établit les lacs contre-extenseurs, nécessaires dans les fractures malléolaires, en disposant deux bandelettes emplastiques, larges de trois travers de doigt, sur les deux côtés de la jambe, et en les fixant avec une bande.

L'attelle horizontale étant matelassée, on y couche le membre de telle sorte que la plante du pied soit éloignée d'environ 30 cent. de la portion verticale ; puis on applique une bande de flanelle qui enveloppe à la fois le membre et l'attelle, jusqu'à quatre travers de doigt au-dessus des malléoles. Les chaînettes accrochées à la semelle qui

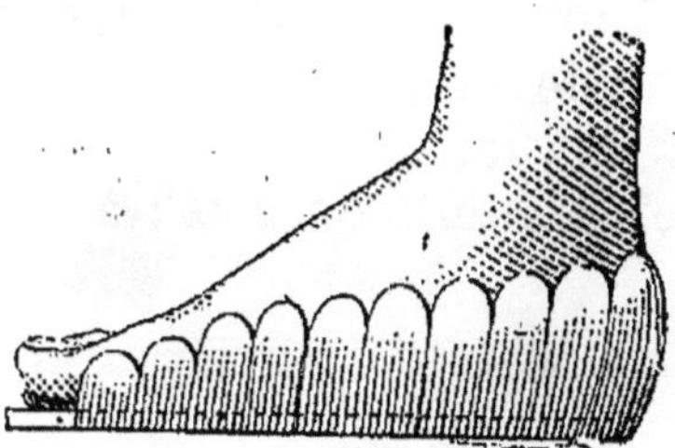

Fig. 309. — Fixation de la semelle.

recouvre la plante du pied sont tendues et fixées aux crochets à vis de la portion verticale. Suivant que l'on tend au moyen de ces vis à crochets les chaînes du bord externe ou du bord interne du pied, on peut l'incliner à volonté dans telle ou telle position ; d'autres chaînes dirigées en sens inverse et fixées aux tuteurs latéraux médians aident à maintenir le pied dans la position voulue.

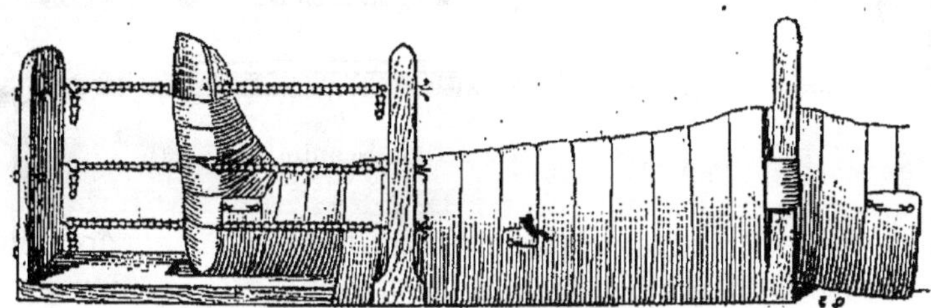

Fig. 310. — Appareil de Hansmann appliqué de manière à relever le bord interne du pied.

Quant aux lacs contre-extenseurs, on les fixe aux tuteurs supérieurs de l'appareil (fig. 310).

Cet appareil, un peu compliqué, est assez bien combiné théoriquement, mais il est difficile de se prononcer au point de vue pratique sur la manière dont l'extension et la contre-extension sont supportées par le membre. Il est, du reste, une reproduction, légèrement modifiée par la fixation des lacs extenseurs, de l'appareil de Bonnefont.

d. APPAREILS A HAMAC (EXTENSION ET SUSPENSION)

1° *Hamac de Scoutetten.*

Ce hamac est d'une simplicité remarquable. Il est composé d'une pièce de toile de 60 cent. sur 40 cent., dont les longs bords cousus en coulisse reçoivent une tringle en fer ou une forte attelle en bois ; à chacune des extré-

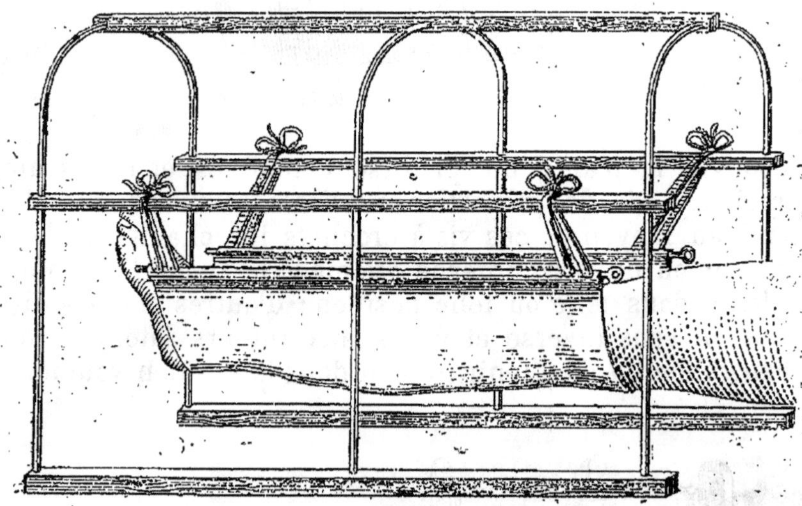

Fig. 311. — Hamac de Scoutetten.

mités de ces tringles latérales sont fixées des cordelettes qui servent à suspendre la gouttière ainsi formée aux bandes latérales d'un fort cerceau (fig. 311). Le membre enveloppé de son pansement, avec ou sans adjonction de légères attelles en zinc, treillis métallique, carton, etc., est disposé dans l'appareil avant la suspension. Le pied est maintenu soit au moyen d'un chausson de toile portant des cordons pour le fixer au cerceau, soit au moyen de cravates ou par tout autre procédé à la disposition du chirurgien.

2° *Appareil de Salter-Mac'Intyre.*

Il est constitué par un cerceau en fil de fer portant à la partie supérieure un rail d'acier longitudinal sur lequel glisse un petit chariot à deux roulettes. Ce chariot présente inférieurement un crochet qui reçoit la chaîne à suspension de l'appareil à hamac. Celui-ci est constitué par

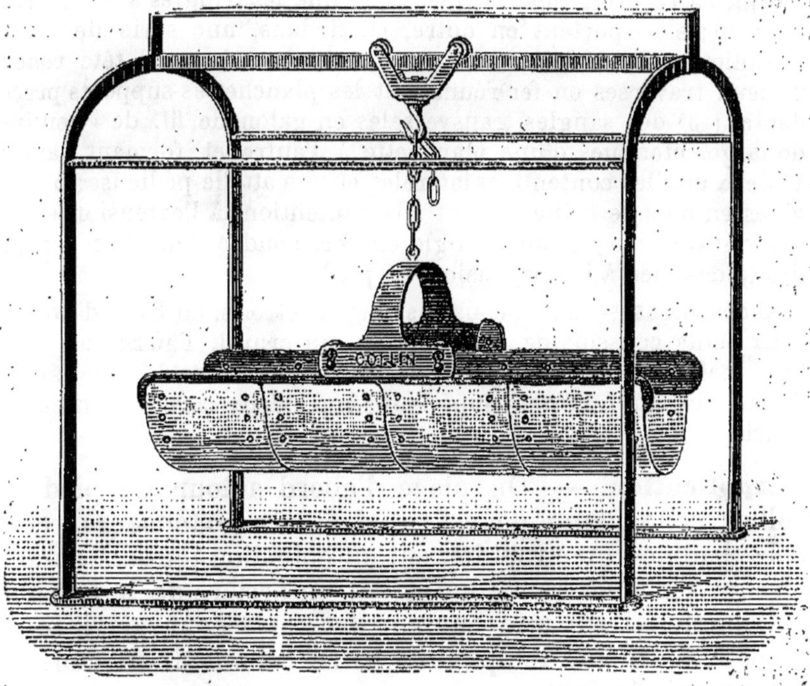

Fig. 312. — Berceau à suspension de Salter.

deux solides attelles latérales dont l'écartement est maintenu par l'arc métallique auquel est attachée la chaîne et sur lesquelles on fixe, au moyen de boutons, des bandes isolées de toile, de caoutchouc, etc., constituant un hamac (fig. 312). Le membre est enveloppé de son pansement, et en outre le pied doit être fixé à angle droit par l'extrémité de deux attelles latérales appliquées en même temps que le pansement, puis on le dispose dans l'appareil.

Cet appareil jouit d'une grande faveur en Angleterre. Le hamac de Dusseris, décrit par Nélaton (*Path. chirg.*, t. II, 2e édition, p. 861), est presque identique.

3° *Appareil hyponarthécique suspendu à sangles mobiles de Beau (de Toulon).*

Pièces de l'appareil. — 1° Deux planchettes-supports longitudinales, longues de 73 centim., larges de 10 à 12 centim., séparées en bas de 6 centim. et de 10 centim. en haut, et percées de trous destinés à recevoir des chevilles ainsi que les tringles à suspension du pied; elles portent en outre, en dedans, une série de brides métalliques et en dehors un certain nombre de vis à tête ronde; 2° deux traverses en fer réunissant les planchettes-supports précédentes ; 3° des sangles transversales en galon de fil, de 4 centim. de large, étendues d'une planchette à l'autre et formant hamac; 4° deux attelles contentives latérales et une attelle pédieuse; 5° chevilles en bois de frêne servant à la contention, à l'extension et à la contre-extension; 6° une tringle en fer, coudée deux fois à angle droit, destinée à la suspension du pied.

Accessoires. — Trois coussins longs et étroits, en balle d'avoine; deux petits coussins de ouate carrés : un crural, l'autre sus-rotulien, maintenus chacun par des lacs à boucle et devant assurer l'immobilité du fragment supérieur; enfin deux lacs suspenseurs à boucle.

Application. — On place d'abord autour du pied un collier collodionné pour fixer des lacs extenseurs. Pour cela, badigeonner rapidement au collodion toute la circonférence du pied, immédiatement en arrière de la tête des métatarsiens, sur une hauteur de 4 à 5 cent. environ, et enduire en même temps les quatre rubans de fil dans les points qui doivent correspondre aux parties de la peau collodionnée. Alors, au moyen d'une bande de linge fin de 3 cent. de largeur sur 80 cent. de longueur (la gaze est préférable), préalablement enduite de collodion, puis roulée de nouveau, et plongée dans ce liquide jusqu'au moment de s'en servir, on décrit immédiatement au-dessus des têtes des métatarsiens un premier circulaire qui embrasse à la fois le pied et les quatre lacs. Ce premier tour effectué, un aide enduit les lacs dans une étendue de 5 centimètres environ au-dessous de la bande, les relève et les maintient dans cette position pendant que le chirurgien décrit le second circulaire qui doit recouvrir directement le premier. Cela fait, nouveau badigeonnage de l'extrémité terminale des lacs qu'on recouvre par un dernier tour de bande collodionnée. On ne tendra les lacs que lorsque le collodion sera bien sec.

Quant aux lacs extenseurs et contre-extenseurs, ils sont fixés, les premiers autour du cou-de-pied, et les seconds à la partie supérieure de la jambe au-dessous du genou, au

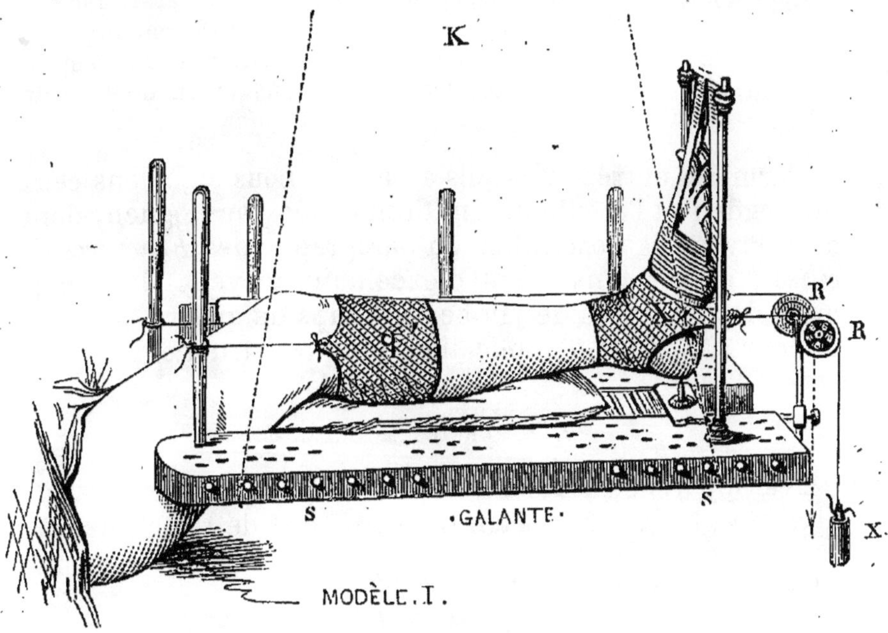

Fig. 313. — Appareil de Beau (de Toulon).

moyen de colliers en toile ou en coutil (fig. 313) ; mais il est de beaucoup préférable d'appliquer en haut, latéralement, deux bandelettes de diachylon, selon le mode ordinaire, et en bas, pour l'extension, une anse qu'on fixera, non pas avec une bande roulée de diachylon, ce qui est impossible pour les fractures sus-malléolaires, mais au moyen d'un collier collodionné. On place alors le membre sur le hamac recouvert d'un long coussin, puis on fixe les deux attelles latérales appliquées contre les tiges verticales, et on glisse un autre coussin entre elles et le membre ; les coussinets de ouate sus et sous-rotuliens sont maintenus par les bandes fixées sur les parties latérales de l'appareil et ont pour but de s'opposer au recul et à l'élévation du genou.

Les lacs contre-extenseurs sont fixés de chaque côté aux deux tiges supérieures; quant aux lacs extenseurs, ils vont glisser sur une poulie vissée à l'extrémité inférieure des planchettes-supports.

Appréciation. — Cet appareil est bien conçu et assez facile à préparer; ce qu'il présente de plus intéressant à retenir, c'est l'emploi du collodion pour fixer les lacs extenseurs. La suspension du pied permet d'éviter les excoriations et la douleur du talon.

Parmi les autres appareils à hamac, nous signalons ceux de Hogden et l'attelle de Smith modifiée par Hogden, dont on trouvera la description au paragraphe des *Fractures de cuisse*, et qui constituent d'excellents moyens de traitement des fractures de jambe en temps de guerre, à cause de leur simplicité d'application et de construction.

e. APPAREILS MODELÉS

Les appareils modelés en toile métallique, de Sarazin, (fig. 314 et 315), en carton de Merchie et de Lafforgue, les

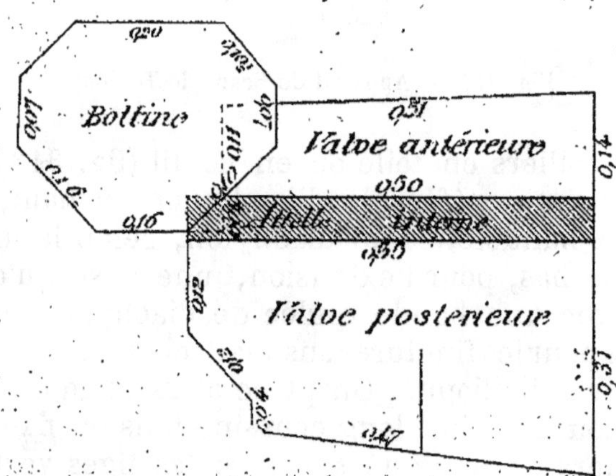

Fig. 314. — Patron de l'appareil de Sarazin pour la jambe.

appareils de Raoult-Deslongchamps, les attelles latérales creuses de Bell, celles en zinc estampées de Guillery

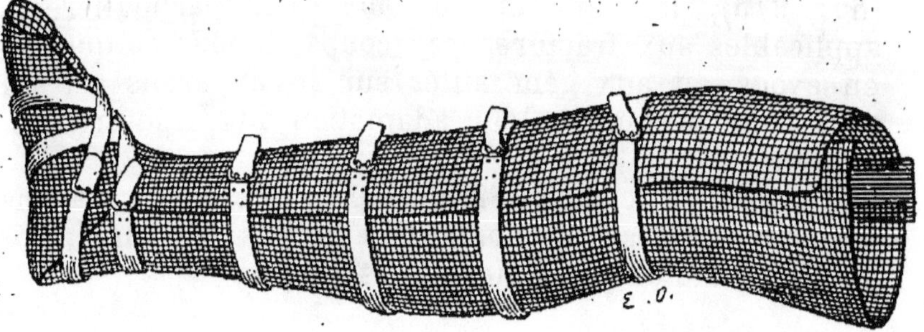

Fig. 315. — Appareil de Sarazin, appliqué (face externe).

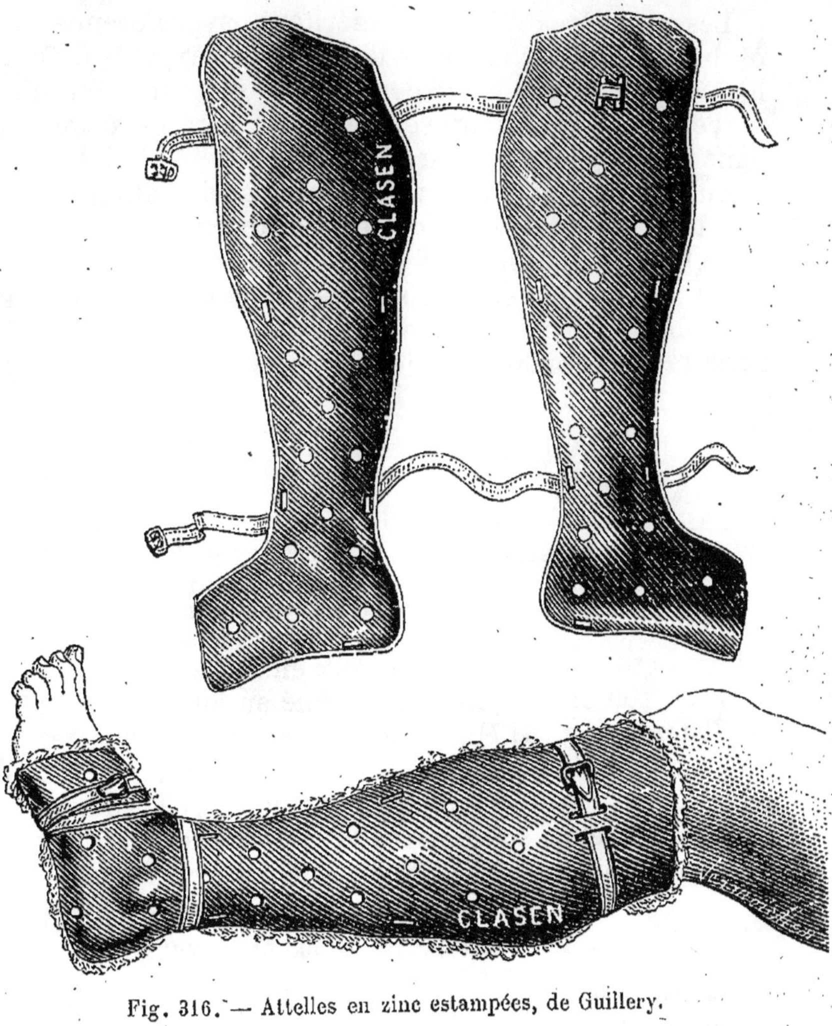

CLASEN

CLASEN

Fig. 316. — Attelles en zinc estampées, de Guillery.

(fig. 316), les appareils de Moij sont particulièrement applicables aux fractures par coups de feu; ce que nous en avons dit aux généralités sur les appareils est suffisant pour permettre leur adaptation aux fractures de la jambe.

Les attelles de carton, imperméabilisées, sont également très appropriées à la contention de ces fractures, après application d'un pansement antiseptique.

f. APPAREILS PLATRÉS

Les gouttières d'Hergott méritent la préférence sur la plupart des appareils pour les fractures exposées. On peut les combiner avec la suspension, ainsi qu'il a été dit, au moyen de cravates passées en anse ou d'anneaux fixés dans les bords de l'appareil.

Suivant les cas, on les renforcera par des attelles en zinc courbées en arc pour permettre l'abord de la plaie sans affaiblir leur solidité.

Lorsque les plaies sont situées sur la face postérieure de la jambe, on disposera une gouttière antérieure recouvrant aussi la face dorsale du pied et dans laquelle on engypse

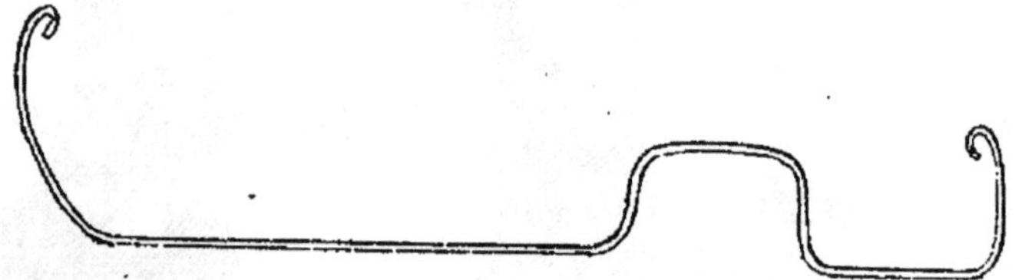

Fig. 317. — Fil de fer à suspension.

soit des crochets ou des anneaux en fil de fer (V. fig. 220, p. 317), soit un long fil de fer replié en anneau de distance en distance (fig. 317) ; cette attelle est fixée par des tours de bande, puis on suspend le membre par son intermédiaire; ces gouttières peuvent se faire soit en tarlatane, vieux linge, etc., soit d'après le système de Béely, avec du chanvre. (Voy. p. 363 et *Lésions des articulations.*)

§ III. — Fractures de la rotule

Les fractures transversales, qui sont du reste les plus fréquentes, nécessitent seules l'emploi d'appareils spéciaux. Elles siègent, en général, vers le tiers inférieur de l'os, et l'écartement varie suivant l'importance des déchirures de l'appareil ligamenteux et des ailerons; outre cet écartement, on observe souvent un léger mouvement de bascule du fragment supérieur, dont la partie inférieure se renverse en avant.

La plupart des chirurgiens sont d'accord pour ne procéder à l'application d'un appareil (vers le septième ou le huitième jour) qu'après avoir traité préalablement l'épanchement articulaire, parfois considérable, soit par les vésicatoires (Guyon), soit par la compression ouatée (Delorme, Ravoth), la bande élastique, soit par un massage régulier, méthode qui donne de bons résultats (Tilanus), ou même par la ponction antiseptique suivie ou non d'injection (Schede, Volkmann). Pour aider à l'action de l'appareil, il faut relâcher le triceps fémoral, en mettant le membre dans l'extension et en élevant le pied de manière à fléchir l'articulation coxo-fémorale.

Le nombre des appareils proposés est considérable, ce qui démontre la difficulté d'obtenir une consolidation osseuse. P. Berger les a divisés en plusieurs catégories suivant qu'ils agissent : 1° par pression circulaire; 2° par pression parallèle; 3° par pression concentrique; 4° seulement sur le fragment supérieur par immobilisation directe; 5° griffes; 6° et 7° sutures implantées et osseuses. La suture osseuse étant du domaine purement chirurgical, il n'en sera pas question ici; quant aux appareils, nous avons choisi parmi les plus simples ceux dont une longue pratique a démontré la valeur.

A. APPAREIL A PRESSION PARALLÈLE

1° *Appareil de Trélat.*

On trempe dans l'eau bouillante deux morceaux de gutta-percha de 12 cent. de longueur sur une largeur de 6 cent. à une extrémité et de 3 cent. à l'autre. On les applique l'un au-dessus, l'autre au-dessous de la rotule en les modelant exactement sur les faces antérieure et latérale du membre et sur les contours de la rotule, pendant que la jambe est dans une extension complète. On met ensuite des compresses d'eau froide pour durcir la gutta-percha, on la plonge même, une fois qu'elle a perdu de sa mollesse, dans un seau d'eau froide. Puis, pendant qu'un aide tient les fragments rapprochés, le chirurgien place, au-dessus du fragment supérieur, une des plaques et l'assujettit, au niveau de son extrémité supérieure, avec une bandelette de diachylon assez longue pour faire deux fois le tour du membre; il en fait autant pour la plaque inférieure. Il ne reste plus qu'à implanter les griffes de Malgaigne dans l'épaisseur de chacune des plaques sans les faire arriver sur la peau et à rapprocher avec les vis les deux pièces arti-

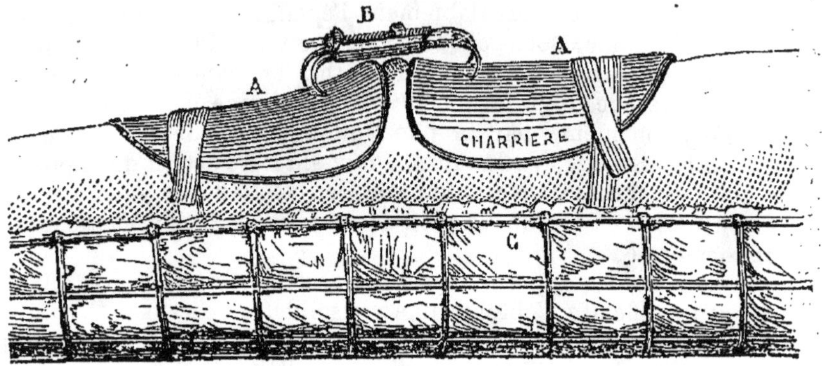

Fig. 318. — Appareil de Trélat.

culées de l'appareil à griffes (fig. 318). Celles-ci entraînent et rapprochent l'un de l'autre les deux fragments au bord desquels elles correspondent.

2° *Appareil de L. Le Fort.*

Le Fort (fig. 319 et 320) se sert de plaques de gutta-percha préparées comme ci-dessus ; dans leur bord libre

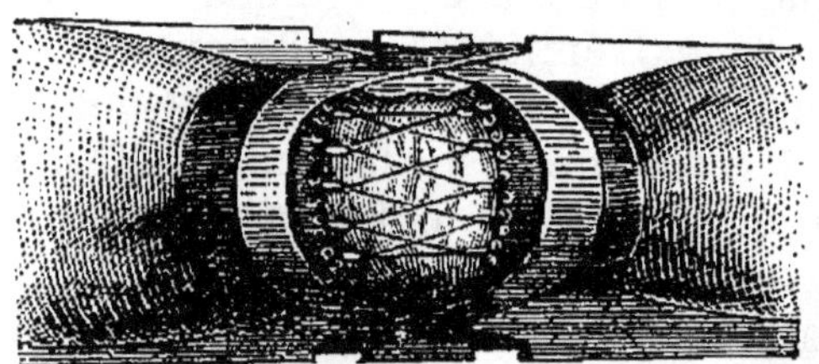

Fig. 319. — Appareil de Le Fort pour la rotule (vu de face).

il fixe de grosses agrafes chauffées préalablement à la flamme pour permettre leur pénétration dans la gutta-percha. Le membre étant placé sur un plan incliné présentant deux échancrures de chaque côté du genou, on fixe les plaques au moyen de bandelettes de diachylon, puis on passe un fil de caoutchouc ou un petit tube de

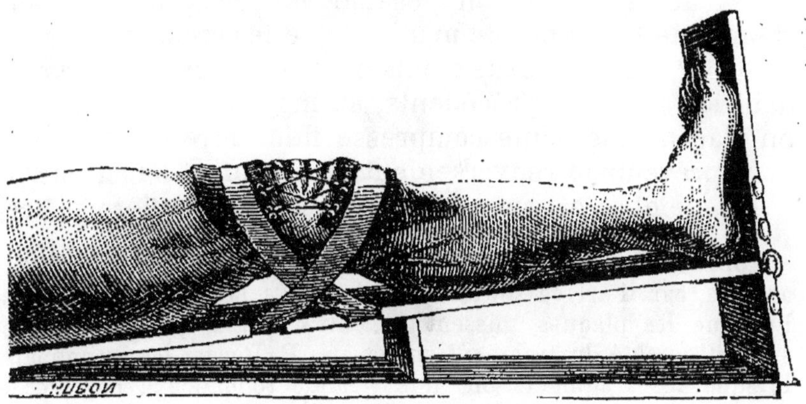

Fig. 320. — Le même (vu latéralement).

même substance d'une agrafe supérieure à l'agrafe inférieure et ainsi de suite ; l'élasticité du fil ramène les fragments en contact.

3° *Appareil plâtré de Verneuil.*

Placer d'abord une gouttière plâtrée étroite ou bien une gouttière en fil de fer matelassée. Puis on fabrique avec de la gaze deux petits segments en forme d'épiglotte dans les bords libres desquels on coud une série d'agrafes. Ces deux appareils étant imprégnés de plâtre, on les applique et on les moule sur les bords supérieur et inférieur des fragments et on les fixe ainsi que la gouttière au moyen de lacs ordinaires : avec un tube en caoutchouc passé dans les agrafes on rapproche les fragments. Cet appareil est d'une forme identique à celui de Le Fort.

4° *Appareil de Dubreuil.*

Les fragments étant rapprochés, décrire autour du genou avec une bande large de 5 centim., une série de 8 de chiffre embrassant les bords supérieur et inférieur de la rotule, les bords latéraux et inférieurs de l'articulation étant préalablement recouverts d'une couche de ouate. Ensuite deux bandelettes de toile de 8 à 10 cent. de longueur, sur un des bords desquelles sont cousues des agrafes, sont fixées au moyen d'épingles sur les deux portions antérieures de la bande, de manière que les crochets se regardent par leur convexité ; puis on relie les crochets, comme dans les appareils précédents, au moyen d'un fil élastique en plaçant une petite compresse fine entre lui et la peau pour prévenir le renversement du fragment supérieur.

Le membre est immobilisé dans une gouttière plâtrée.

Appréciation. — Tous ces appareils demandent un surveillance assidue, car il arrive souvent, ainsi que l'a fait remarquer Gosselin, que les plaques glissent et entraînent la peau avec elles, surtout du côté du fragment supérieur. P. Berger les recommande lorsque les fragments ont une grande tendance à basculer en avant.

B. APPAREILS A PRESSION CONCENTRIQUE

1° *Appareil de Laugier.*

On dispose sous le membre blessé une planche assez longue pour aller de l'ischion au delà du talon, assez large pour déborder largement le membre sur les côtés, et on la recouvre d'un épais coussin. Deux traverses de bois sont

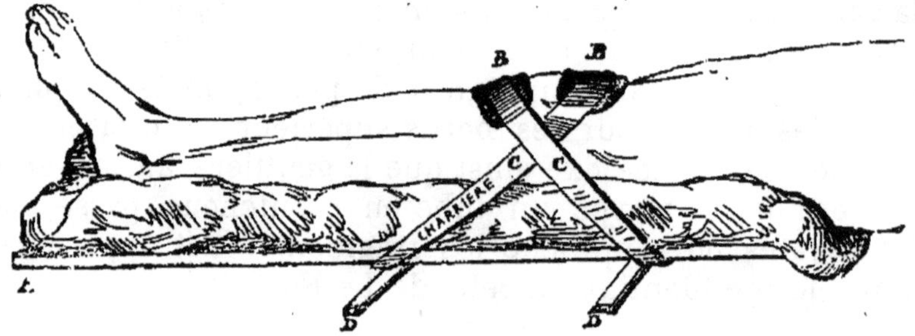

Fig. 321. — Appareil de Laugier pour fracture de la rotule.

fixées à la planche, l'une à 8 cent. au-dessus du bord supérieur de la rotule, l'autre à 8 cent. au-dessous, et la planche est installée de manière que son extrémité podalique soit plus élevée que l'autre. Deux morceaux de gutta-percha, préalablement ramollis dans l'eau bouillante, sont moulés l'un au-dessus, l'autre au-dessous du genou (fig. 321, B, B). Un anneau de caoutchouc, ayant la forme d'un ruban aplati, est introduit par le pied autour du membre et de la planche, arrêté à la traverse inférieure, tandis que sa portion supérieure est placée sur la plaque de gutta-percha sus-rotulienne ; un second anneau est engagé de la même manière, mais son arc inférieur est fixé à la traverse supérieure, tandis que son arc supérieur est appliqué sur la plaque sous-rotulienne.

Gosselin a modifié cet appareil en le rendant d'une pratique plus courante : au lieu de gutta-percha, il emploie deux espèces de boudins de ouate, enveloppés d'une grosse étoffe de laine, placés en sautoir au-dessus et au-dessous de la rotule, et remplace les anneaux de caoutchouc par deux tubes de caoutchouc aux extrémités desquels est attaché un bout de ficelle très solide. Le tube placé sur le boudin supérieur est attaché à la traverse inférieure, l'autre placé sur le boudin inférieur est fixé à la traverse supérieure. Pendant ce temps, un aide doit rapprocher les fragments. Il complète ensuite son appareil au moyen de deux tubes élastiques verticaux passant au-devant de la rotule, parallèles au membre et accrochés aux tubes obliques à l'aide d'épingles de sûreté.

Cet appareil demande de la surveillance, car la pression exercée devient douloureuse et il faut le relâcher un peu toutes les fois que la peau rougit ou que la douleur est trop vive.

2° *Appareils plâtrés.*

a. *Appareil de Richet.* — Placer le membre dans un appareil en stuc et pratiquer une fenêtre au niveau du genou. Deux compresses graduées sont alors appliquées l'une au-dessus, l'autre au-dessous de la rotule et maintenues par une longue bande de caoutchouc décrivant un 8 de chiffre autour des fragments et du creux poplité. Lücke emploie un appareil presque semblable ; Volkmann ponctionne l'articulation, place deux anses de diachylon croisées, et maintient le tout par un appareil plâtré.

b. *Appareil de Labbé.* — Appliquer une gouttière plâtrée, placer après dessiccation, en sautoir sur chaque fragment, une bandelette de diachylon qui vient sur la gouttière, affectant la disposition des tubes élastiques de Laugier; les bords des bandelettes qui se regardent sont pourvus d'agrafes qu'on relie au moyen d'un fil de caoutchouc.

Cet appareil agit donc par pression à la fois concentrique et parallèle.

Appareil de Mazzoni. — Les fragments étant maintenus en contact par le chirurgien, au moyen de l'index et du médius de chaque main placés d'une part sur les côtés du ligament tibio-rotulien et de l'autre sur les côtés du tendon rotulien, un aide applique plusieurs tours de bande plâtrée; pendant cette application, le chirurgien soulève les doigts les uns après les autres, en ayant soin de les réappliquer à la même place, jusqu'à ce que les tours de bande soient suffisants pour former un bon appareil. Le bandage étant sec, le chirurgien retire les doigts successivement après avoir pris la précaution de remplir d'un mélange de bouillie plâtrée alunée la dépression laissée par chaque doigt au fur et à mesure qu'il le retire.

On a ainsi à la face interne du bandage quatre saillies qui maintiennent les fragments en place.

Cet appareil est très ingénieux, mais il est à craindre qu'à la suite de la diminution du gonflement du membre les fragments ne se déplacent sous l'appareil. Pour les écartements un peu considérables, P. Berger recommande ces appareils à pression concentrique.

C. APPAREILS A GRIFFES OU IMMOBILISATION DIRECTE

GRIFFES DE MALGAIGNE

Elles se composent de deux plaques d'acier de 3 centim. de largeur, bifurquées à une de leurs extrémités et terminées par deux crochets recourbés. Les crochets de la plaque inférieure sont écartés de 1 centim., ceux de la plaque supérieure de 3 centim., le crochet interne étant plus long de 5 à 6 millim. Ces deux plaques par leur extrémité glissent l'une sur l'autre et peuvent être rapprochées à volonté au moyen d'une vis de rappel qu'on tourne avec une clef.

La région du genou et les griffes seront nettoyées d'après les règles strictes de l'antisepsie. Après l'application, les griffes seront lubrifiées avec la vaseline boriquée pour empêcher leur oxydation et les points d'implantation recouverts d'iodoforme.

Il est préférable d'attendre, pour les appliquer, que l'épanchement se soit résorbé.

Application (fig. 322). — Les deux plaques étant isolées, enfoncer les deux crochets de la plaque inférieure immédiatement au-dessous de la rotule, dont ils embrassent le rebord dans leur concavité, en prenant la précaution de faire préalablement retirer la peau un peu en bas. Puis

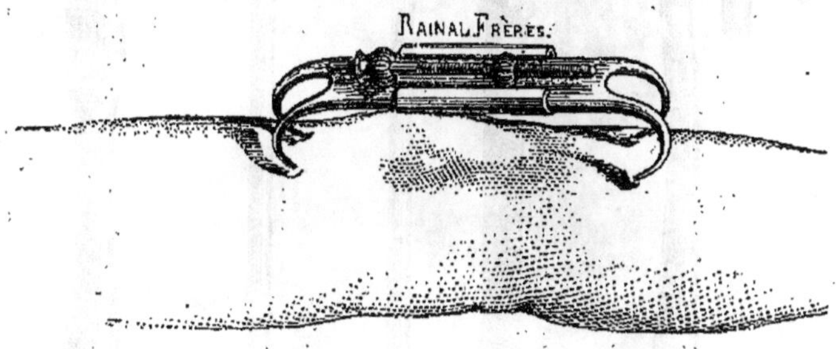

Fig. 322. — Griffes de Malgaigne, appliquées.

rapprocher avec les doigts les deux fragments le plus possible, faire retirer en haut la peau qui recouvre le supérieur, confier les fragments ainsi rapprochés à un aide, et enfoncer les crochets supérieurs dans le tendon rotulien, jusqu'à ce que leur pointe arrive sur l'os et y trouve un point d'appui ; il faut agir avec beaucoup de force pour enfoncer profondément les crochets. On fait alors glisser les deux plaques l'une vers l'autre avec la vis, mais les crochets supérieurs doivent être maintenus avec la main jusqu'à ce que la vis les ait solidement unis aux inférieurs.

Modifications. — Rigaud se servait de vis implantées dans chaque fragment et rapprochées au moyen d'un fil ; Bérenger-Féraud, pour empêcher ces vis de basculer, place entre elles un coin en bois.

Valette a proposé un appareil basé sur un principe analogue à celui de Malgaigne. Le membre est placé dans une gouttière qui supporte deux cadres métalliques dans lesquels est engagée, de chaque côté, une tige terminée par deux courtes fourchettes qu'on fait pénétrer dans la rotule.

Griffes de Malgaigne modifiées par Duplay

Cet appareil se compose de deux plaques d'acier, bifurquées en crochet à leurs extrémités, indépendantes et pouvant se rapprocher l'une de l'autre sans cependant chevaucher. Sur la face supérieure de chaque plaque existent deux appendices : un médian à pas de vis destiné au passage de la vis de serrage des plaques; les

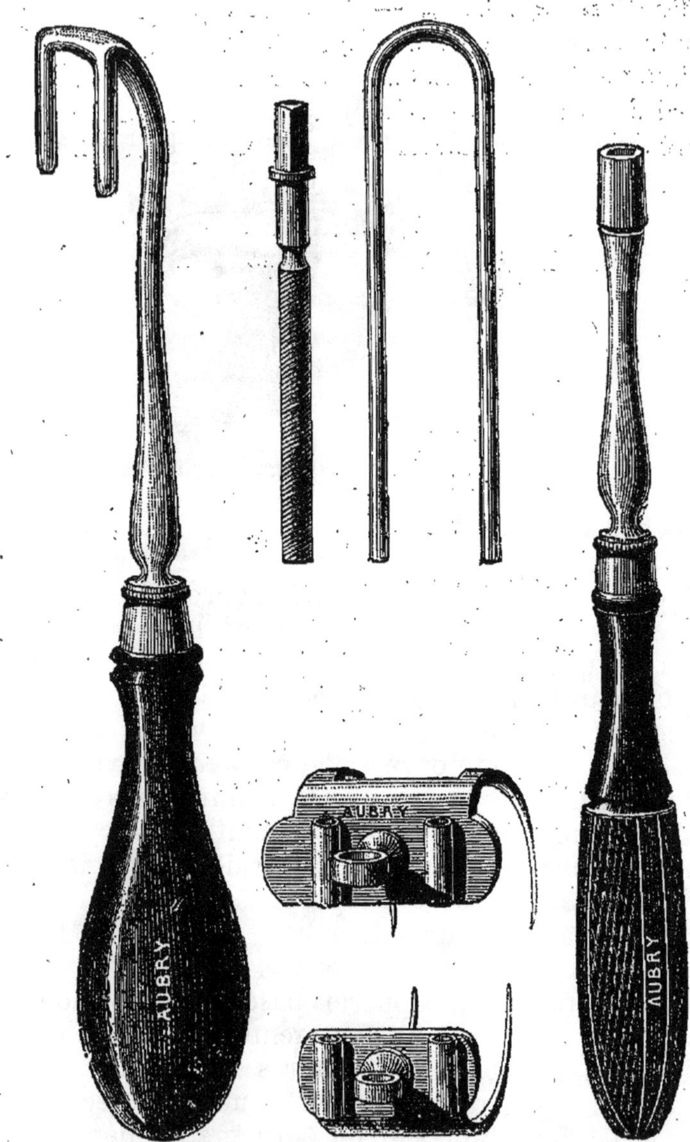

Fig. 323. — Griffes de Duplay.

deux autres longitudinaux, tubulaires, pour recevoir les branches d'une armature en acier en forme d'**U**. La plaque destinée au fragment supérieur est large de 4 centim., longue de 1 centim. et demi dans sa partie pleine; les crochets ont 38 millim. de long et sont écartés de 25 millim. La plaque du fragment inférieur est large de 3 centim., longue de 2 centim.; les crochets ont 35 millim. de longueur et un écartement de 15 millim.

Une troisième pièce est une armature d'acier en forme d'**U**, longue de 8 centim., qui, passant dans les tubulures latéro-dorsales des deux plaques, est destinée à les rendre solidaires l'une de l'autre, en même temps qu'à permettre leur glissement. Son extrémité convexe sera tournée soit vers le pied, soit vers le bassin.

En outre, une vis à clef qu'on introduit d'abord dans la plaque supérieure, et un porte-griffes composé d'un crochet double à long manche (fig. 323).

Application. — Placer le membre dans une gouttière plâtrée. (Duplay conseille la chloroformisation pour éviter

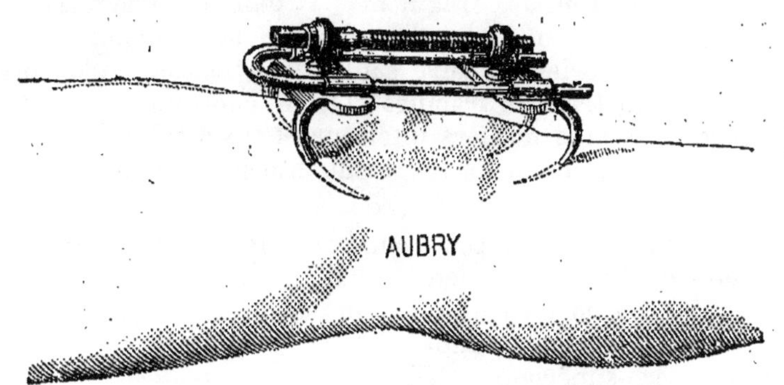

Fig. 324. — Griffes de Duplay, appliquées.

les contractions réflexes et la tonicité musculaire.) Tirer fortement la peau en haut, saisir alors à pleines mains le manche des porte-griffes auquel est suspendue la pièce supérieure et enfoncer les crochets aussi fort que possible, au niveau du bord supérieur du fragment supérieur, jusqu'à l'os. Procéder de même pour la pièce inférieure, en tirant la peau en bas. Puis rapprocher les deux pièces par traction, les rendre solidaires à l'aide de l'armature en **U**, placer la vis qu'on serre jusqu'à ce que les fragments soient en contact. Cette armature force les fragments à rester parallèles à l'axe du membre et les empêche de basculer, ce que ne fait pas la griffe de Malgaigne (fig. 324).

L'appareil est laissé en place 25 à 30 jours.

Appréciation. — Les griffes appliquées antiseptiquement ne font plus courir au blessé les dangers d'arthrite suppurée. Elles ont donné d'excellents résultats à Duplay, à Trèves, etc. Il faut veiller à ce qu'elles ne se relâchent pas dans leurs points d'implantation, ce qui se produisait assez souvent avec les griffes de Malgaigne.

§ IV. — Fractures du fémur

Les fractures du fémur sont classiquement divisées en : 1° fractures de l'extrémité inférieure (sus-condyliennes et intra-condyliennes) ; 2° fractures de la diaphyse ; 3° fractures du col (intra et extra-capsulaires).

Les principaux déplacements à combattre lors de l'application d'un appareil sont : 1° la rotation en dehors commune à toutes les variétés ; 2° le raccourcissement du membre par chevauchement ou pénétration des fragments ; 3° dans les fractures du tiers moyen et du tiers supérieur, la tendance de l'extrémité inférieure du fragment supérieur à faire saillie en avant et en dehors, due à l'obliquité du trait de fracture et à la contraction musculaire ; 4° dans les fractures du tiers inférieur et sus-condyliennes, le renversement peu fréquent du fragment inférieur en arrière vers le creux poplité.

Réduction. — Elle s'exécute conformément aux règles données ; l'extension se fait sur le pied, comme il a été dit pour les fractures de jambe, la contre-extension se pratique sur le bassin, qu'un aide maintient solidement en appuyant sur les épines iliaques antéro-supérieures. Si, par ces manœuvres, la réduction ne peut être obtenue, il faudra soit administrer du chloral au blessé, soit procéder à l'anesthésie générale, et dans ce cas veiller à ce que, pendant la période d'excitation, le fragment supérieur ne perfore pas les téguments. Du reste, avant de recourir à l'anesthésie, il sera bon d'attendre pendant 48 heures le résultat donné par l'extension continue pratiquée au moyen des poids, qu'on aidera, suivant les circonstances, par un bandage ouaté compressif, ainsi que l'a fait Broca.

Dans les fractures inter-trochantériennes avec pénétration des fragments, il est préférable de ne tenter aucun essai de réduction (Malgaigne).

Avant de passer à la description des appareils applicables aux diverses variétés de fractures du fémur, nous allons exposer le mode de traitement actuellement regardé comme la méthode de choix, à savoir, l'*extension continue*, qui peut être employée indifféremment dans la plupart des cas.

MÉTHODE DE L'EXTENSION CONTINUE

1° *Extension par les poids et l'anse de diachylon sur le membre dans la rectitude.*

L'extension continue par l'anse du diachylon et les poids (méthode américaine) doit être appliquée suivant les indications précises dues à Gordon Buck, Crosby, et vulgarisées en France par E. Bœckel, Trélat, Le Fort, Duplay, Tillaux, en Allemagne par v. Volkmann. L'application de l'extension continue aux fractures de cuisse est fort ancienne, mais elle était faite d'une façon défectueuse et ne donnait que de médiocres résultats; cependant, dans ces dernières années, Hennequin, au moyen de ses appareils, était arrivé, en combinant l'extension avec l'abduction, à obtenir des consolidations dans de très bonnes conditions.

Application. — Les principes généraux de la méthode ont été exposés dans le chapitre consacré à l'étude d'ensemble sur les appareils (p. 381).

Qu'on emploie soit une bande de diachylon large de 6 à 7 centimètres, soit six bandes de même largeur imbriquées en double éventail (Tillaux), ce qui donne une plus large surface d'action, la longueur devra être telle que, repliée sur elle-même, la bande dépasse en haut, de chaque côté, de 30 à 40 cent. le siège de la fracture et en bas de 15 cent. la face plantaire du pied. On la fixe le long des faces interne et externe de la jambe et de la cuisse soit par des bandelettes de diachylon, soit par un spiral ascendant de tout le membre, s'arrêtant à quelques centimètres au-dessous de la fracture ; sur ce spiral on rabat la portion des chefs qui dépasse la fracture et on la maintient par un spiral descendant.

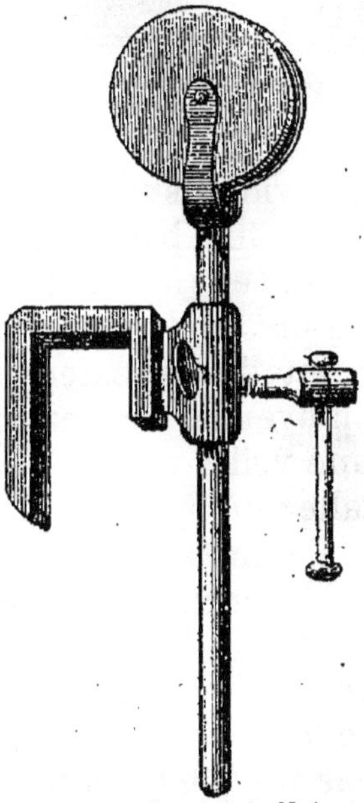

Fig. 325. — Poulie de Heine.

Dans le milieu de l'anse, qui dépasse le pied de 12 à 15 cent., on colle une petite planchette rectangulaire échancrée latéralement, un peu plus large que l'écartement des malléoles, et ayant pour but d'éviter les pressions sur ces saillies osseuses et de servir à fixer la ficelle qui supporte les poids ; cette ficelle y est fixée soit par un crochet à vis, soit en la faisant passer dans un trou percé dans la partie moyenne et en l'arrêtant par un nœud et une petite cheville. (V. fig. 253, p. 384.)

La disposition de la poulie sur laquelle glisse la ficelle variera suivant la forme du lit ; si celui-ci est en fer, il est facile de fixer une petite poulie ordinaire ou une bobine

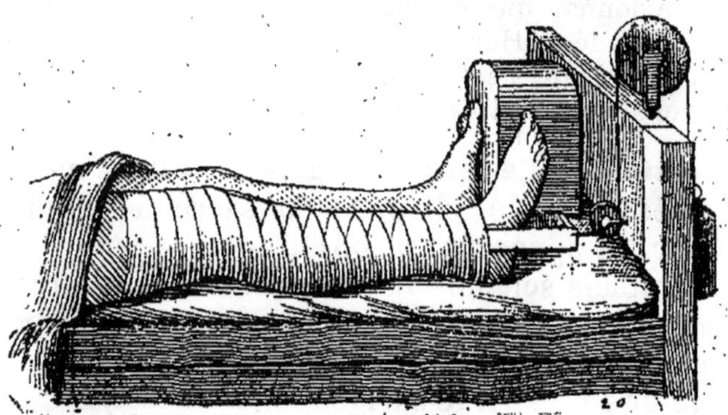

Fig. 326. — Extension pour un lit à panneaux pleins, d'après Heinecke.

à dévider sur une planchette verticalement placée et attachée aux barreaux montants ; d'autres fois, la poulie peut se visser (fig. 325) ou s'accrocher à la barre transversale du pied du lit ; le dossier d'une chaise peut aussi servir de point de réflexion ; si le lit est en bois, il faut ou bien enlever le panneau inférieur, ou le percer d'un trou avec une vrille pour le passage de la cordelette, ou enfin installer un système de deux poulies de réflexion (fig. 326).

Le poids, constitué d'une manière quelconque, par des poids ordinaires, par du sable ou des cailloux enfermés dans un sac, ne devra être placé que le lendemain de l'application de l'anse de diachylon, afin de permettre à celle-ci d'adhérer solidement aux téguments. On commence par un poids faible qui est progressivement augmenté de 2 à 12 kilog. suivant les cas.

L'extension s'opère généralement dans l'axe du membre ; il est parfois utile de l'exercer dans l'abduction, en même temps qu'on varie le couchage du blessé, afin de donner aux fragments supérieur et inférieur une direction telle qu'ils soient rapprochés le plus possible. Ainsi dans les fractures du tiers supérieur où le fragment supérieur est assez souvent en abduction, l'extension devra se faire dans cette position d'abduction et la contre-extension en sens opposé ; si le fragment supérieur fait une forte saillie en avant, l'extension sera dirigée aussi dans le même sens.

L'extension pratiquée de cette façon, dit E. Bœckel, suppose une contre-extension. Le lit sera rendu assez dur au moyen de l'interposition d'une planche sous le matelas et on supprimera l'oreiller, pour ne laisser qu'un traversin peu épais, qu'on enlèvera dans le cas de chevauchement très marqué des fragments. S'il s'agit d'un adulte et que la traction ne dépasse pas 2 à 3 kilog., le poids du corps suffit pour résister ; de 3 à 6 kilog., on peut se borner à élever le pied du lit de 12 à 15 cent. avec des briques. Au-dessus de 5 à 6 kilog. on exerce la contre-extension avec un tube en caoutchouc de 3 centimètres de diamètre, rembourré avec de la ouate à son passage sur le périnée, passant dans le pli de l'aine et celui de la fesse du côté de la fracture et dont les extrémités vont se fixer au montant supérieur du lit ; on évitera la compression des vaisseaux fémoraux. Une alèze repliée en cravate et disposée comme l'a indiqué Hennequin (v. p. 498) remplira le même rôle en cas de nécessité.

Le membre sera étendu sur le lit recouvert d'une toile glissante, ou, mieux, placé sur un petit chariot roulant ou un châssis à glissement (voy. plus loin), afin de diminuer les frottements et de laisser aux poids toute leur action ; dans quelques cas, on pourra être autorisé à glisser, sous la toile cirée, un long et large coussin peu épais de balle d'avoine ; si à la longue il se produisait de la douleur, on mettrait un petit coussin sous le genou.

Telle est la méthode dans toute sa simplicité ; les résultats qu'elle a donnés sont excellents au point de vue du degré peu marqué du raccourcissement et aussi de la rapidité de la consolidation (souvent du trentième au quarantième jour). L'extension sera diminuée vers la quatrième semaine et supprimée du quarantième au quarante-cinquième jour.

Moyens de combattre la rotation du membre en dehors. — L'extension par le diachylon et les poids n'empêche pas toujours complètement la rotation en dehors de se produire, à moins d'arriver aux poids de 7 à 8 kilog. ; divers moyens ont été proposés pour remédier à cet inconvénient.

1° *Attelle externe en T.* — Une longue attelle remontant jusqu'à une faible distance de l'aisselle, et terminée en *T* à sa partie inférieure qui dépasse la plante du pied, est placée sur la face externe du membre, et son extrémité supérieure est fixée autour du tronc et du bassin par un bandage de corps ou des courroies ; le bout inférieur en *T*, horizontal, glisse sur le plan du lit. Ce procédé affaiblit dans une assez grande mesure l'effet des poids par suite du frottement de l'attelle sur le lit.

Certains chirurgiens lui préfèrent un long coussin rempli de sable placé au côté externe du membre.

2° *Châssis et pédale à glissement de Volkmann.* — Volkmann recommande les deux appareils suivants :

a. Après application de l'anse de diachylon, on enveloppe

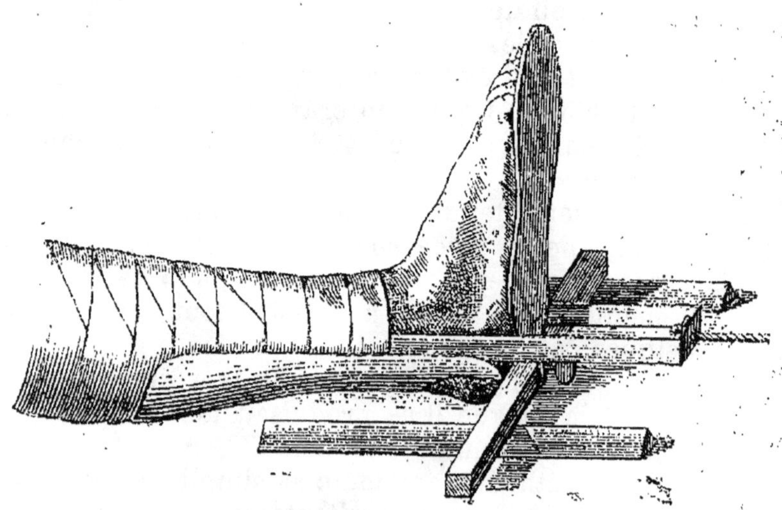

Fig. 327. — Châssis de Volkmann.

la moitié inférieure de la jambe d'une bande de flanelle, et avec une bande plâtrée on fabrique une véritable molletière dans laquelle est incorporée, à la hauteur du tendon d'Achille, une attelle transversale, ronde ou prismatique, qui glisse sur un châssis composé de deux prismes en bois parallèles au membre, fixés sur une planchette reposant sur le lit.

b. L'autre appareil est constitué par une petite gouttière en tôle avec une pédale verticale, qui porte vissée sur sa partie talonnière une petite traverse carrée destinée à glisser sur le châssis précédent (fig. 327).

Bruns a décrit un appareil constitué par des gouttières à roulettes, fort compliqué, qui est une modification de celui

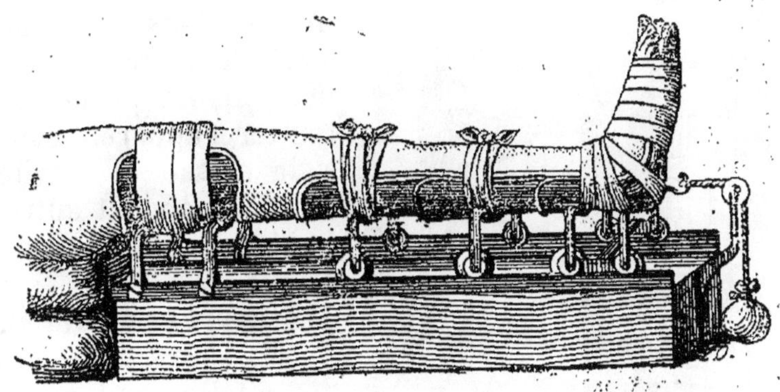

Fig. 328. — Appareil à chariot pour l'extension par les poids, de Dumreicher modifié par Bruns.

de Dumreicher (fig. 328) ; Riedel a de son côté aussi proposé un appareil à coulisse.

Ces deux appareils sont bien combinés pour maintenir la rectitude du membre et ne pas diminuer sensiblement l'effort extensif.

Immobilisation des fragments. — Bien que l'extension, telle qu'elle vient d'être décrite, suffise dans la plupart des cas à maintenir les fragments convenablement en rapport, beaucoup de chirurgiens, dans les fractures diaphysaires avec grande tendance au déplacement, ajoutent un appareil contentif sur la cuisse. La figure 329 montre l'appareil de Gordon-Buck dans lequel la cuisse est entourée d'attelles accouplées.

1° *Appareil de Duplay*. — Duplay dispose sous le membre un drap fanon, enroule dans son bord externe une longue attelle dont l'extrémité supérieure arrive à la poitrine et y est fixée par un bandage de corps, tandis que l'extrémité inférieure dépasse la plante du pied, et dans le bord interne une deuxième attelle allant de la racine interne de la cuisse au delà de la plante du pied ; enfin il place au niveau de la fracture une courte attelle antérieure ; entre les attelles et le membre, des coussins sont interposés et le tout est fixé par des lacs. Cet appareil, qui empêche en même temps la rotation en dehors, diminue dans une mesure sensible l'effet de la traction ; il est préférable de limiter l'appareil contentif à la cuisse et d'éviter la rotation par tout autre procédé que celui de la longue attelle.

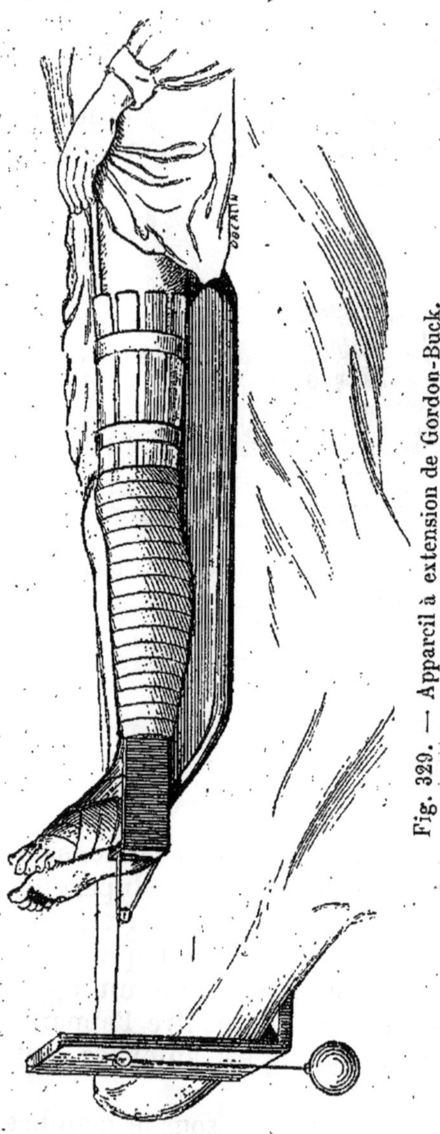

Fig. 329. — Appareil à extension de Gordon-Buck.

2° *Appareil d'Hamilton.* — Ce chirurgien emploie des attelles soit en feutre plastique modelées sur le membre, soit des attelles en bois enveloppées de coton (des attelles en zinc, en gutta-percha rempliraient aussi le but). Quatre attelles sont nécessaires : une antérieure allant du pli de l'aine à un centimètre et demi au-dessus de la rotule, une interne s'étendant du périnée au condyle interne, une externe allant d'au-dessus du grand trochanter au condyle externe, et enfin une postérieure de la tubérosité de l'ischion à un point situé à 15 centimètres au-dessous du genou. Elles doivent entourer presque complètement le membre, laissant seulement entre elles un intervalle de 2 centimètres ; la postérieure, plus large et beaucoup plus longue que les autres, est la plus importante et doit se modeler exactement sur le membre. Hamilton ajoute ensuite la longue attelle externe en *T* dont il a été question plus haut, en la matelassant dans toute sa longueur. Cet appareil est appliqué après l'établissement de l'extension ; il est passible des mêmes reproches que le précédent.

Si l'on peut disposer d'un lit mécanique, le blessé se trouvera dans d'excellentes conditions, les mouvements nécessaires à la satisfaction des besoins naturels étant ainsi à peu près supprimés.

2° *Extension continue par des poids et la cravate, la jambe étant demi-fléchie : méthode et appareil d'Hennequin.*

Nous empruntons les éléments de la description de cet appareil au mémoire publié par Hennequin dans la *Revue de chirurgie* (1886).

Préparation de l'appareil. — Les éléments nécessaires sont : 1° une petite gouttière crurale (inutile quand la cuisse est laissée

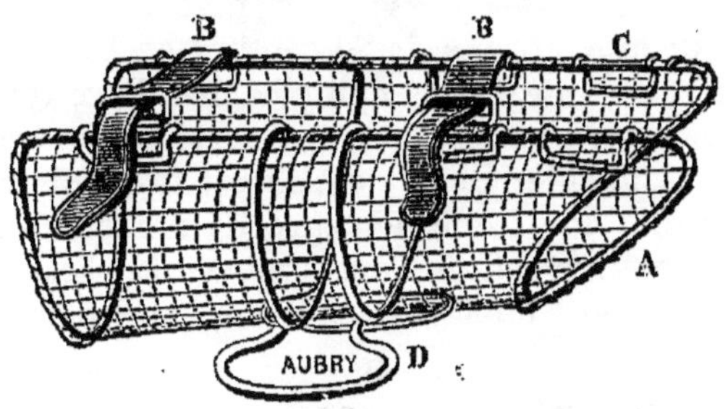

Fig. 330. — Gouttière crurale d'Hennequin.

en liberté, ce qui est rarement le cas) ; 2° deux serviettes quand on emploie une gouttière, une dans le cas contraire ; 3° deux bandes de 10 à 12 mèt.; 4° de la ouate ; 5° une cordelette de 1 m. 50 de longueur, et un corps pesant d'un poids connu.

La gouttière en fil de fer (fig. 330) est échancrée à son extrémité inférieure pour loger la face postérieure de la jambe. A défaut de cette gouttière, on peut en fabriquer une, soit avec du zinc, du fer-blanc, de la tôle, soit au moyen de petites lattes maintenues par des fils de fer ou des jets d'osier entré-croisés entre chacune d'elles sur trois ou quatre rangs.

Il est, en outre, facile de l'improviser avec un morceau de toile ou des bandes. La toile pliée en deux aura la longueur de la cuisse et pour largeur une fois et demie sa circonférence. Entre les deux plans formés par le morceau de toile pliée, placer trois ou quatre attelles, ou une demi-douzaine de lattes, les postérieures plus courtes que les latérales, les disposer à une certaine distance les unes des autres, puis coudre l'un à l'autre, sur leurs bords, les deux plans de la toile de manière à leur constituer des coulisses. Un autre moyen, plus simple, consiste à étaler sur une table trois bandes de 1 m. 50 de longueur, distantes l'une de l'autre de 20 centim., et à placer longitudinalement dessus trois attelles ou plusieurs lattes, les postérieures plus courtes que les latérales. La première attelle ou latte sera à 20 centim. de l'extrémité des bandes; les autres suivront à des distances plus ou moins grandes. L'autre extrémité des bandes sera rabattue sur les attelles ; des points de couture, en réunissant les bandes sur chacun des bords des attelles ou des lattes, enfermeront celles-ci dans les coulisses.

La gouttière métallique sera recouverte d'une serviette pliée en deux et ouatée dans sa partie qui correspond au fond de la gouttière.

Hennequin, ne mettant plus la cuisse en abduction, recommande de préparer le matelas du lit de la manière suivante, afin de pouvoir loger la jambe fléchie : découdre le bord du matelas correspondant au membre blessé à partir de son angle inférieur jusqu'à une ligne transversale passant au niveau du pli du jarret ; retirer la laine sur une largeur de 20 centim. en haut et de 20 cent. en bas, et réunir, avec de fortes épingles, les deux toiles aux confins de la bourre ; il en résulte un espace vide quadrangulaire où se logera la jambe fléchie. Si le matelas est trop mince pour permettre de donner à la jambe le degré de flexion convenable, on augmente avec la bourre retirée l'épaisseur de la partie sur laquelle doit reposer la gouttière ou la cuisse laissée en liberté.

Application. 1er *Temps.* — L'extension étant pratiquée sur le pied par un aide, suivant le mode habituel, le chirurgien applique une couche de bandes de ouate, d'un travers de main d'épaisseur, remontant jusqu'au quart inférieur de la cuisse, et la maintient par des bandes en toile, de manière à obtenir un bandage ouaté modérément compressif. Si la tête du péroné est très saillante, il dispose autour d'elle, en fer à cheval, un petit rouleau de ouate de 10 cent. de longueur sur 1 cent. 1/2 de diamètre.

2e *Temps.* — On applique alors le lacs extensif, constitué par une serviette, pliée en cravate, dont le milieu est placé sur la face antérieure et inférieure de la cuisse. Les deux chefs, dirigés l'un en dedans, l'autre en dehors du

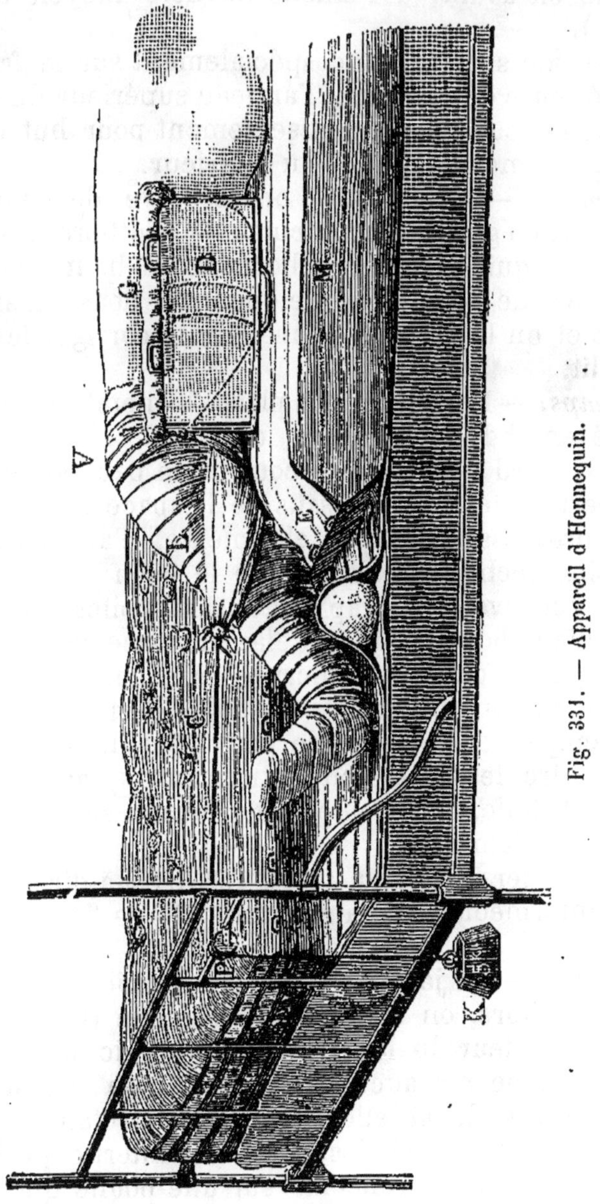

Fig. 331. — Appareil d'Hennequin.

membre, se croisent obliquement au niveau du creux poplité et de la face supérieure du mollet, puis, changeant de côté après leur entre-croisement, ils embrassent obliquement la partie supérieure de la jambe et sont noués ensemble en avant, à l'union du tiers moyen du tibia (fig. 331).

L'extension s'opère donc spécialement sur la face postéro-supérieure de la jambe, l'anneau supérieur du lacs qui embrasse les condyles ayant seulement pour but d'empêcher le glissement de l'anneau inférieur.

3e *Temps.* — Ceci fait, on soulève doucement le membre, et on glisse sous la cuisse la gouttière que la serviette ouatée qui la garnit débordera en haut d'au moins deux travers de doigt. Par quelques pressions, on assure la gouttière et on la modèle de manière à corriger les inégalités du lit.

4e *Temps.* — La gouttière en place, le membre tout entier est porté en abduction légère, ou bien le malade se rapproche du bord du lit, ou se couche un peu obliquement. La jambe maintenue au-dessus de l'espace vide est abandonnée progressivement à elle-même. Par son propre poids, elle fléchit jusqu'à ce que le talon repose sur le sommier recouvert du drap et des deux toiles superposées de la partie débourrée du matelas. La face supérieure du mollet s'engage dans l'échancrure de la gouttière, dont les oreilles se prolongent sur les condyles du fémur.

Pour empêcher le talon de porter sur le sommier, on placera entre les deux toiles du matelas, au niveau du tendon d'Achille, un rouleau de ouate serrée de 8 à 10 cent. de diamètre.

La jambe sera fléchie à 40 ou 45°, c'est-à-dire dans une position intermédiaire à la rectitude et à la flexion à angle droit.

5e *Temps.* — La jambe étant donc fléchie et en rotation légère en dehors, on attache la cordelette (fig. 331, C) à l'anneau inférieur du lacs extensif : sur le nœud même, quand la jambe n'a aucune tendance à se déplacer; en dehors du nœud, si elle se met en rotation externe exagérée; en dedans, si c'est la rotation interne qui domine. Cette cordelette va se réfléchir sur une poulie quelconque placée au pied du lit, suivant le mode déjà décrit, et porte le poids à son extrémité libre.

Au début, le poids sera de 2 kilog.; il sera augmenté

d'un kilog. tous les jours jusqu'à ce qu'on soit arrivé à 4 kilog. chez les adolescents et les femmes, à 5 kilog. chez les adultes de force moyenne et 6 kilog. chez les individus vigoureux.

6e *Temps.* — Il ne reste plus qu'à fermer la gouttière, mais auparavant on placera : 1° entre ses bords et les faces externe et interne de la cuisse, un rouleau de ouate serrée allant du genou à deux doigts au-dessus du bord supérieur de la gouttière ; 2° au niveau de la fracture, et perpendiculairement à l'axe du membre, un tampon de ouate de la largeur d'une main ; 3° une autre couche de ouate assez épaisse sur toute la longueur de la face antérieure de la cuisse. Cela fait, on ramène par-dessus cette dernière couche un des côtés pendants de la serviette, et on l'enfonce entre le rouleau et le bord opposé de la gouttière ; on met par-dessus une attelle de 30 à 35 cent. de longueur, puis on ramène sur le tout l'autre côté pendant de la serviette ; les lacs sont bouclés, ou les bandes nouées ensemble.

La *contre-extension est généralement inutile*, le poids du tronc et ses frottements sur le plan du lit formant une résistance suffisante. Si, chez quelques sujets très indociles ou très bornés, on est obligé d'employer un lacs contre-extensif, on l'appliquera de manière qu'il embrasse tout le bassin. On peut placer la partie moyenne d'une serviette pliée en cravate, dans le pli fessier, diriger ensuite les chefs l'un en dehors, l'autre en dedans de la cuisse, les ramener sur l'abdomen, où on les croise au-dessus du ligament de Fallope, et relier leurs extrémités au panneau de la tête du lit. Hennequin a aussi proposé pour quelques cas exceptionnels une *contre-extension bilatérale à pression intermittente :* le lacs contre-extensif est constitué par une alèze pliée en cravate ou par deux serviettes nouées bout à bout, dont on place la partie moyenne au milieu de la symphyse pubienne ; les deux chefs vont contourner la racine des membres en s'appliquant d'abord sur les fosses iliaques externes, puis dans les plis fessiers et génito-cruraux, croisent obliquement les branches horizontales du pubis pour de là se diriger en dehors sur les côtés du tronc, passer sous les oreillers et aller se fixer au panneau supérieur du lit.

Si la fracture siège au-dessus de la partie moyenne du

fémur, la cuisse sera mise en abduction modérée, mais toujours sur un plan horizontal.

Le tronc sera en décubitus horizontal, les épaules et la tête élevées au gré du patient, qui pourra s'asseoir quand il le voudra.

L'appareil sera enlevé vers le 35e jour chez les adolescents, vers le 45e jour chez les adultes, après la constatation de la formation apparente du cal; mais il faudra continuer à surveiller le membre pendant plusieurs jours, pour s'opposer à temps aux modifications ultérieures que pourrait subir le cal.

Appréciation. — Cet appareil a donné d'excellents résultats et nous paraît, dans certains cas particuliers, devoir être préféré à l'extension par l'anse de diachylon sur le membre en rectitude. Il est surtout approprié aux fractures de la portion moyenne et du tiers supérieur de la cuisse.

I. — Fractures de l'extrémité inférieure du fémur.

Elles siègent soit au-dessus des condyles (fr. sus-condyliennes), soit dans les condyles mêmes (fr. intra-condyliennes); parfois elles sont en même temps sus- et inter-condyliennes; enfin chez les jeunes sujets on peut observer le décollement de l'épiphyse inférieure du fémur. Dans la première variété, les fragments chevauchent, l'inférieur passant en arrière du supérieur et se renversant parfois aussi en arrière. Le voisinage du genou rend le pronostic de ces fractures grave; en outre, les vaisseaux peuvent être blessés ou comprimés par un des fragments, d'où possibilité de gangrène. La durée du traitement est toujours très longue.

Appareils. — Le membre sera placé dans la rectitude et soumis à l'extension continue, mais avec des poids modérés. Le genou étant ainsi à découvert, on peut facilement combattre l'arthrite. L'appareil de Raoult-Deslongchamps, la boîte de Gaillard sont susceptibles, en cas de déplacement peu prononcé, de rendre d'utiles services.

La demi-flexion par les plans inclinés, employée jadis, ne peut être tolérée longtemps et est inférieure à l'extension sous tous les rapports.

Pour les fractures à la fois sus- et inter-condyliennes, Hamilton conseille de placer le membre dans une boîte et en flexion très légère, et de faire une extension très modérée.

II. — Fractures de la diaphyse du fémur.

L'extension par le diachylon et les poids sera employée dans tous les cas où elle sera possible; pour les fractures du tiers supérieur on la dirigera non dans l'axe du corps, mais dans une position d'abduction légère du membre.

a. APPAREILS A ATTELLES ET APPAREILS MODELÉS

1° *Appareil de Scultet.*

Il ne diffère que par ses dimensions de celui décrit à propos des fractures de jambe. L'attelle externe et l'attelle interne seront assez longues pour dépasser en bas la plante du pied de 5 à 6 cent. et remonter en haut, la première jusqu'à la crête iliaque, la seconde jusque près de l'ischion; les coussins leur seront proportionnés. Il faut en outre un coussin étroit de 8 cent., assez long pour s'étendre, sur la face antérieure du membre, du pli inguinal au cou-de-pied, et deux attelles pour le recouvrir, l'une destinée à la face antérieure de la cuisse, l'autre à celle de jambe. Cinq lacs sont nécessaires, trois pour la jambe, deux pour la cuisse, plus un bandage de corps qui entourera le bassin et fixera l'extrémité supérieure de l'attelle externe.

Appréciation. — Cet appareil convient aux fractures accompagnées de peu de déplacement, particulièrement chez les enfants. Un de ses inconvénients est qu'il faut le retoucher et le réappliquer tous les deux jours au moins.

2° *Appareils de Laurencet.*

Il est absolument analogue à celui décrit pour la jambe, sauf les dimensions. La partie supérieure sera taillée obliquement de manière que la valve externe remonte au-dessus du grand trochanter et que la valve interne s'arrête à deux travers de doigt du pli génito-crural. On le renforcera par deux attelles, une externe, l'autre interne, et la partie supérieure sera fixée au bassin par deux lacs. C'est un bon appareil provisoire.

3° *Appareil en zinc laminé de Raoult-Deslongchamps.*

L'appareil sera découpé dans une feuille de zinc nos 11 ou 12

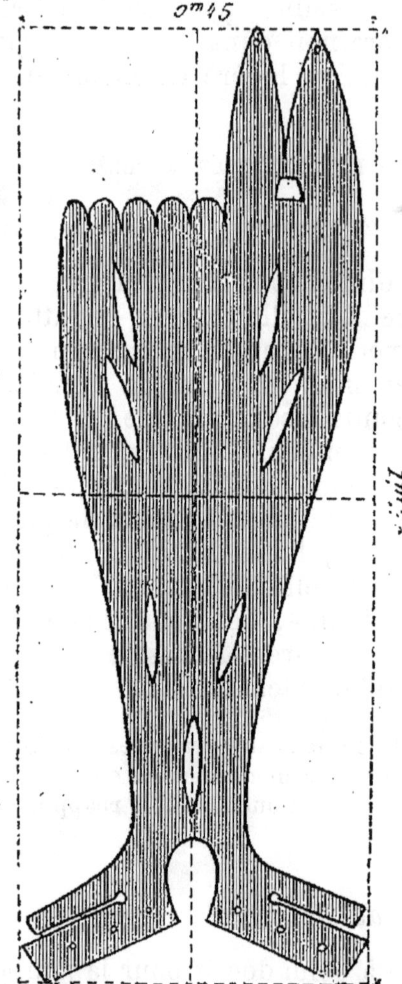

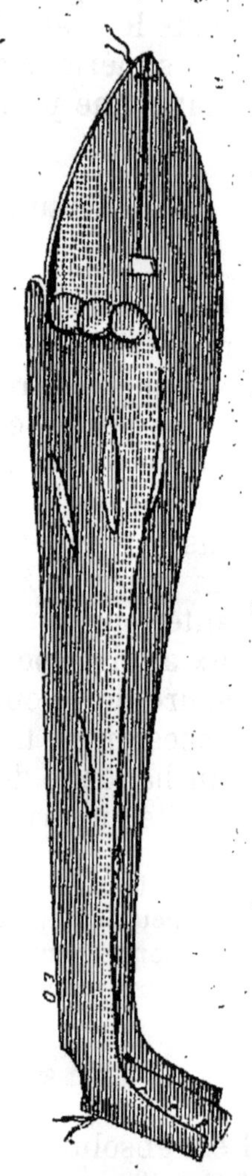

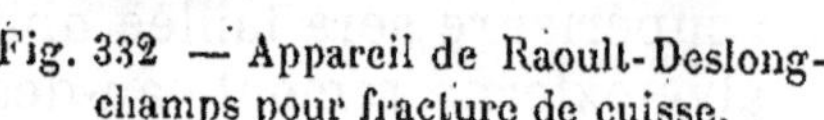

Fig. 332 — Appareil de Raoult-Deslongchamps pour fracture de cuisse.

Fig. 333. — Appareil de Raoult-Deslongchamps modelé.

d'après le modèle ci-contre (fig. 332), pour cuisse gauche. L'appareil taillé pour le côté gauche sera transformé en appareil pour la cuisse droite en le courbant en gouttière, en sens inverse, sur le dossier d'une chaise.

Le côté interne doit avoir environ 12 centim. de plus que la distance du périnée à la plante du pied pour compenser la perte produite par la formation de la semelle et par le repli destiné à prendre son point d'appui sur le périnée. On le recourbe en gouttière (fig. 333), on prend de nouveau la longueur du membre et on replie la valve supérieure interne extérieurement sur elle-même, de manière que la base arrondie de ce repli puisse s'adapter exactement au périnée à la hauteur convenable. On réunit au moyen d'un fil de fer les deux parties de la valve externe pour lui donner une forme incurvée, et on replie en crochet une petit morceau de zinc découpé dans le haut de cette valve, lequel doit servir à empêcher le glissement des tours de bande qui fixeront l'appareil au bassin. On placera dans la fente qui sépare la partie postérieure des parties latérales de la semelle un bout de bande devant servir à l'extension le cas échéant.

Application. — L'appareil est garni de ouate d'après les indications données à propos des fractures de jambe. Après avoir réduit la fracture et appliqué ou non des bandelettes de Scultet, on soulève le membre en maintenant la réduction, et on le dispose dans la gouttière qui vient d'être glissée au-dessous de lui. On veille à ce que la base du repli de la valve interne vienne bien s'appliquer au périnée, qui sera garni d'une bonne couche de ouate.

La gouttière est d'abord fixée en haut par un spica de l'aine, puis des tractions sont exercées sur le bas de la jambe pour donner au membre toute l'extension possible, et le pied est alors à son tour solidement fixé à la semelle par deux tours de bande en étrier. Quelques tampons de ouate judicieusement glissés entre la face externe de la cuisse et de l'appareil empêcheront le déplacement en dehors des fragments. Les valves sont ensuite rapprochées dar des lacs à boucle. L'appareil est enlevé le 60e jour.

L'auteur a apporté une modification à cet appareil afin de lui permettre d'embrasser le bassin (fig. 334) : elle consiste à terminer en haut la valve externe par une sorte de large ailette qui va contourner la demi-circonférence postérieure du bassin ; l'immobilisation est ainsi mieux assurée.

Appréciation. — Cet appareil est préférable aux deux précédents, car il donne une contention plus sûre et peut maintenir la réduction de fractures accompagnées de déplacements même assez prononcés. Il est excellent pour les fractures par armes à feu.

Les *gouttières plâtrées* sont peu appropriées au traitement des fractures simples du fémur.

Vers le 40e ou 50e jour, l'application d'un appareil silicaté-ouaté, renforcé ou non, entourant tout le membre et

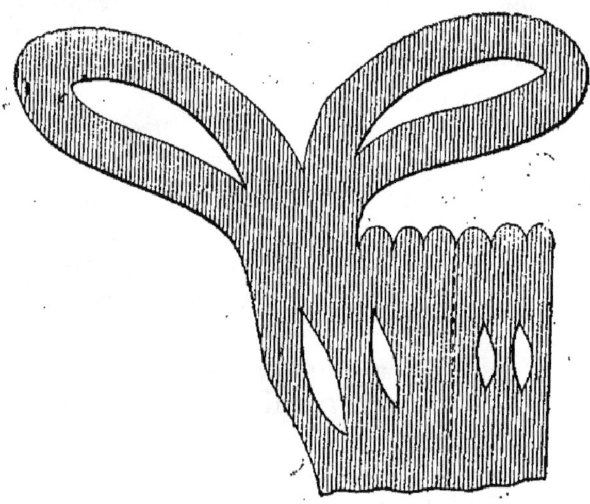

Fig. 334. — Partie supérieure de l'appareil en zinc destinée à embrasser le bassin.

le bassin, permettra au malade de se lever sans que son cal ait à redouter les violences extérieures ou les chutes accidentelles.

4° *Appareil de Desault.*

Cet appareil ne diffère du Scultet que par la forme de ses attelles et l'application de lacs extenseurs et contre-extenseurs. Bien que complètement abandonné aujourd'hui, après avoir eu une grande vogue, l'appareil de Desault a servi de modèle à la plupart des appareils du même genre actuellement en usage, surtout à l'étranger et combinés avec les tractions par le diachylon ou les lacs élastiques.

L'appareil, tel qu'il a été modifié par Gerdy et Laugier pour pouvoir exercer l'extension dans l'axe du membre, est constitué par les bandelettes de Scultet et deux attelles dont l'externe, allant de la crête iliaque jusqu'au-dessous de la plante du pied, présente une mortaise et une échancrure à chacune de ses extrémités (fig. 219), tandis que l'interne, partant en haut du périnée, s'étend en bas à la même longueur que l'autre, et a, seulement à son bout inférieur, une mortaise et une échancrure; ces deux attelles sont réunies au-dessous du pied par une tige de bois transversale fixée dans les mortaises.

Application. — Elle se fait suivant les règles données pour le Scultet; on fixe autour du cou-de-pied, préalablement enveloppé de ouate et d'un bandage roulé, un lacs extenseur fait avec une bande appliquée suivant un des modes indiqués (p. 252); les extrémités inférieures des deux attelles sont alors réunies par la traverse, puis on établit la contre-extension au moyen d'une cravate suffisamment longue, passée en anse sous le périnée et autour de la partie interne de la cuisse, et dont les chefs viennent se nouer sur le côté externe du bout supérieur de l'attelle, en s'engageant, l'un dans la mortaise, l'autre sur l'échancrure; les chefs des lacs extenseurs sont alors fixés autour de la barre transversale qui unit les extrémités inférieures des deux attelles.

Appréciation. — Le Fort a fait observer avec raison que l'extension et la contre-extension sont illusoires avec cet appareil et ne remplissent pas leur but. Cependant, si dans un cas de nécessité on est obligé d'y recourir, on établira l'extension au moyen de deux bandelettes de diachylon collées longitudinalement le long du membre et dont les extrémités libres seront attachées sur la traverse inférieure.

5° *Attelles à tractions élastiques.*

Attelle double de Bryant. — Cet appareil est constitué par deux attelles qui sont disposées sur la face externe des deux membres inférieurs (fig. 335). Chacune d'elles est brisée au niveau du grand trochanter, où les deux segments sont maintenus par deux tiges métalliques coudées; elles sont réunies à leur extrémité inférieure par une tige de fer transversale, dont les deux bouts, tournés en vis, sont assujettis par un écrou. Sur le bout inférieur de l'attelle placée du côté malade est une poulie de réflexion; de même sur la tige tranversale. Les extrémités supérieures sont maintenues autour du bassin par une ceinture et par une tige de fer coudée placée antérieurement,

Le lacs extenseur est formé par une anse de diachylon ;

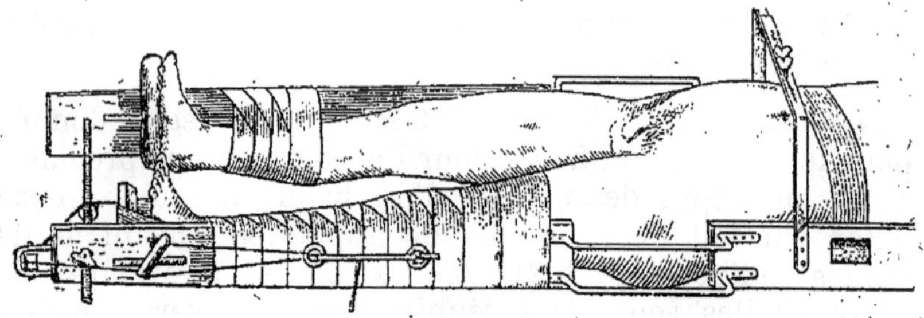

Fig. 335. — Appareil à extension élastique de Bryant, pour fracture de cuisse.

la ficelle qui est attachée à la planchette de l'anse se réfléchit sur les deux poulies et vient se fixer au côté externe de l'attelle sur un ressort élastique en caoutchouc qu'on peut tendre à volonté.

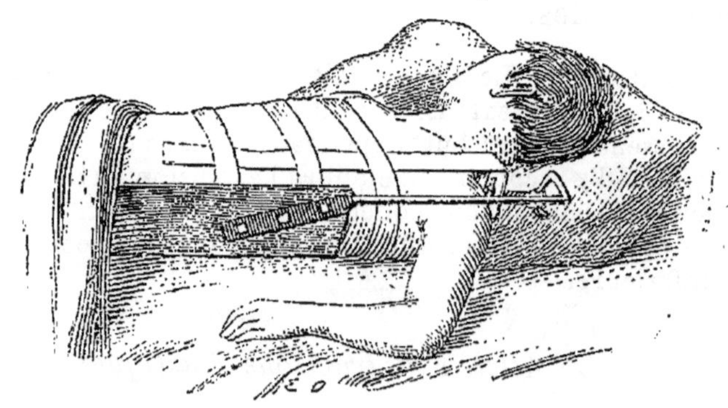

Fig. 336. — Appareil de Hodge pour la contre-extension dans les fractures du fémur.

Cet appareil ne nécessite pas de contre-extension ; les deux membres sont immobilisés soit parallèlement, soit en abduction. L'auteur s'en loue beaucoup et le préfère à l'attelle unique, du même genre, de Cripps et à l'attelle double de Campbell.

Lewis A. Stimson est aussi partisan de l'extension élastique pratiquée au moyen de forts tubes de caoutchouc fixés au membre par une bande d'emplâtre adhésif et venant s'arrêter sur le côté extérieur d'une longue attelle remontant jusqu'à l'aisselle. La contre-extension s'obtient soit au moyen d'une bande périnéale qui va se fixer à l'extrémité supérieure de l'attelle, soit encore, d'après la méthode de L. Hodge, par une cordelette qui, partant d'une tringle de fer fixée sur le bout supérieur de l'attelle et s'étendant en avant et au delà de l'épaule, va s'attacher à une anse dont les chefs embrassent la poitrine en avant et en arrière (fig. 336).

Il est inutile de décrire un plus grand nombre de ces appareils d'extension à traction simple ou élastique, car la plupart sont abandonnés en raison de leurs inconvénients et de leur construction compliquée : tels sont ceux de S. Gross, Hodge, Burggræve, Flagg, Gilbert, G. Shirre, Le Fort, etc., etc.

b. APPAREILS A DOUBLE PLAN INCLINÉ

1° *Appareil de Dupuytren.*

Disposer une pile de coussins en forme de pyramide à base reposant sur le lit et représentant dans leur ensemble un double plan incliné, un pour la cuisse, l'autre pour la jambe. Le membre est placé sur cet appareil de manière que le sommet de la pyramide réponde au creux poplité, en ayant soin que le bassin soit légèrement incliné. On l'y fixe ensuite par deux longues cravates ou alèzes, dont l'une, passant sur la jambe, va s'attacher par ses chefs sur le côté du lit vers le haut, et dont l'autre, passant sur la cuisse, va se fixer, en croisant les chefs de la première, obliquement vers le bas sur le bord du lit.

Cet appareil est tout à fait insuffisant en raison de son peu de résistance, et la contre-extension exercée par le bassin ne tarde pas à devenir nulle. Ce n'est qu'un moyen provisoire.

2° *Double plan incliné à pupitre de Cooper-Esmarch.*

Il se compose : 1° d'une planchette horizontale destinée à reposer sur le lit et à supporter le pupitre, pourvue à son extrémité inférieure d'une série de crans ou encoches qui permettent de fixer le pupitre au degré d'inclinaison voulue ; au lieu d'encoches, on peut clouer transversalement, de distance en distance, de petites traverses en bois ; 2° d'un pupitre constitué par deux planchettes réunies à charnière : celle destinée à la cuisse est fixée à charnière par son extrémité libre sur le bout supérieur de la planchette horizontale ; celle de la jambe présente vers son extrémité libre une vaste échancrure pour le talon. Ces deux planchettes sont percées, près de leurs bords latéraux, de trous destinés à recevoir des chevilles de bois verticales qui maintiendront le membre latéralement ; grâce à leur système d'articulation, on peut les incliner à volonté.

Le pupitre étant garni d'un coussin ou d'un fort matelassage de ouate, on y dispose le membre et on l'y maintient par des chevilles latérales et, si c'est nécessaire,

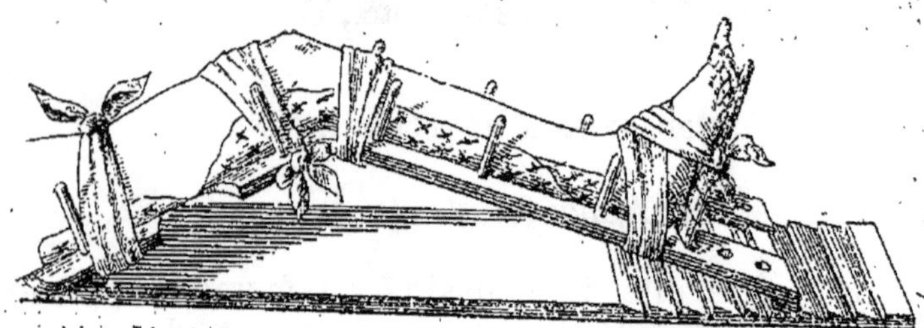

Fig. 337. — Plan incliné de Cooper-Esmarch.

par des cravates passées autour de lui et des planchettes suivant le procédé de Mayor. Entre les deux chevilles opposées les plus inférieures on tend une série de bandelettes contre lesquelles s'appuie le pied, qui est ensuite solidement fixé par un 8 fait avec une cravate ou une bande (fig. 337).

Comme dans les autres appareils de ce genre, la contre-extension est produite par le poids du bassin, et l'extension par la fixation de la jambe et du pied.

Appréciation. — Ces plans inclinés ne sont pas supportés longtemps par les malades et, comme l'ont fait remarquer Cooper et Bonnet, le déplacement du fragment supérieur en avant, au lieu de se corriger, tend à se prononcer davantage.

III. — Fractures du col du fémur.

Ces fractures ont été divisées en deux variétés principales : fractures intra-articulaires ou intra-capsulaires, et fractures extraarticulaires ou extra-capsulaires; mais on a observé aussi des fractures participant à la fois des deux variétés, et d'autres ne portant que sur le grand trochanter. Au point de vue de l'application d'un appareil, cette division est peu utile ; nous avons déjà dit que, s'il y a engrènement solide des fragments, il faut suivre le conseil de Malgaigne et ne pas insister sur les tentatives de réduction.

Appareils. — Dans les fractures du col avec pénétration, sans mobilité, les appareils purement contentifs, décrits plus haut, seront employés. Après quelques jours, on les remplacera par un bandage silicaté-ouaté, renforcé par des attelles en zinc, analogue à celui de Verneuil pour la coxalgie et entourant le membre et le bassin.

Quant aux fractures avec déplacement, l'*extension continue* par le diachylon et les poids est encore ce qu'il y a de mieux à employer. Mais il faut se rappeler que, chez les gens âgés, l'extension ne doit pas être prolongée trop longtemps. Cooper, Gosselin la repoussent absolument en raison des dangers que fait courir aux vieillards un repos prolongé au lit. Les malades de cette dernière catégorie resteront donc étendus dans le lit avec une extension modérée ou même avec un simple Scultet pendant 10 à 12 jours de manière à laisser calmer les symptômes inflammatoires locaux, puis on leur appliquera un appareil silicaté-ouaté pour leur permettre de se lever.

Karg a proposé pour les vieillards l'*appareil plâtré* appliqué de la manière suivante : il place d'abord un appareil à extension d'après la méthode de Moijssissovicz ; pour cela, la jambe étant fléchie à angle droit sur la cuisse et celle-ci sur le bassin, le plein d'une cravate est disposé sur la face postérieure de la jambe, les chefs en sont noués en avant, et dans leur anse on fixe, par une de ses extrémités, une cordelette qui monte verticalement se réfléchir sur une poulie et porte un poids à son extrémité libre ; afin d'empêcher la jambe de se redresser sur la cuisse par suite de cette extension, le pied est solidement fixé au bas du lit par une cravate ou une bande. Le lendemain, quand l'extension ainsi pratiquée (le poids du corps faisant la contre-extension) est jugée suffisante, quatre attelles en cuir sont disposées autour de la cuisse, et le membre préalablement matelassé est enveloppé d'un bandage plâtré, peu lourd et peu épais, qui maintient la jambe fléchie à angle droit sur la cuisse et celle-ci sur le bassin et va entourer le bassin ; l'appareil doit être renforcé sur la partie antérieure, entre le bassin et la cuisse, pour éviter *qu'il ne se brise en ce point*. Quand l'appareil est sec, le blessé peut se mouvoir et s'asseoir dans son lit, se coucher sur le côté, etc.

Cet appareil ne nous paraît pas supérieur, pour les vieillards auxquels il est destiné, à l'appareil silicaté ordinaire placé sur le membre en extension; la position de flexion à angle droit des articulations peut avoir, s'il survient de l'ankylose, des suites fâcheuses.

IV. — Fractures du fémur chez les enfants.

Le traitement des fractures de cuisse chez les enfants est assez difficile en raison de leur indocilité, de leur agitation et aussi parce qu'ils souillent journellement d'urine leurs appareils.

Les déplacements étant d'ordinaire fort peu marqués, souvent nuls, grâce à la direction presque transversale du trait de fracture et à l'élasticité du périoste qui résiste, l'*appareil de Scultet* ou tout autre appareil contentif analogue fait avec des attelles modelées en carton, en gutta-percha, en feutre plastique, garnies de ouate et maintenues par un bandage roulé, suffisent généralement à la contention, mais nécessitent un renouvellement assez fréquent à cause de leur souillure. Paget et Callender ont même traité quelques-unes de ces fractures sans appareil, l'enfant placé sur un lit résistant, le membre brisé plié dans les articulations de la hanche et du genou et reposant sur sa face externe; cette pratique ne saurait être recommandée.

L'*extension continue horizontale* par l'anse de diachylon et les poids n'est guère applicable jusqu'à l'âge de six ans, en raison du peu de longueur du membre, de la délicatesse de la peau; on la réservera donc pour les enfants plus âgés, sans dépasser 2 à 3 kg., mais la contre-extension est alors nécessaire, le poids du corps étant insuffisant à la produire.

H. Lossen chez les enfants de un à six ans recommande l'immobilisation dans un *appareil plâtré* matelassé, surtout sur les saillies osseuses. Mais cet appareil facilement souillé nécessitera une réfection fréquente, aussi est-il préférable de recourir aux appareils ordinaires à attelles ou à un de ceux qu'il nous reste à décrire.

1° *Appareil de Guéniot.*

Cet appareil se compose d'une plaque de gutta-percha façonnée de manière à constituer deux gouttières (ou demi-anneaux) solidement unies l'une à l'autre : la première recouvrira les deux tiers antérieurs de la circonférence du tronc dans une hauteur de 10 cent. à partir du pubis ; la seconde, unie angulairement à la précédente au niveau du pli de l'aine, entourera les deux tiers supérieurs du membre fracturé dans la moitié ou les trois cinquièmes antéro-externes de la circonférence ; le reste du membre est laissé libre. C'est en réalité une gouttière antérieure modelée, qu'on fixe par quelques tours de bande.

2° *Appareil d'Hamilton.*

Il est constitué par deux grandes attelles latérales, destinées au côté externe des deux membres inférieurs, réunies à leur extrémité supérieure par une pièce transversale et remontant jusqu'aux environs de l'aisselle ; leur écartement est un peu plus marqué en bas qu'en haut. La jambe du côté fracturé est fixée à l'attelle correspondante par un bandage roulé ; le reste du membre, le membre sain et le tronc sont maintenus à l'aide de courroies larges et séparées ; on applique en outre sur la cuisse brisée des attelles de coaptation de préférence en carton (fig. 338).

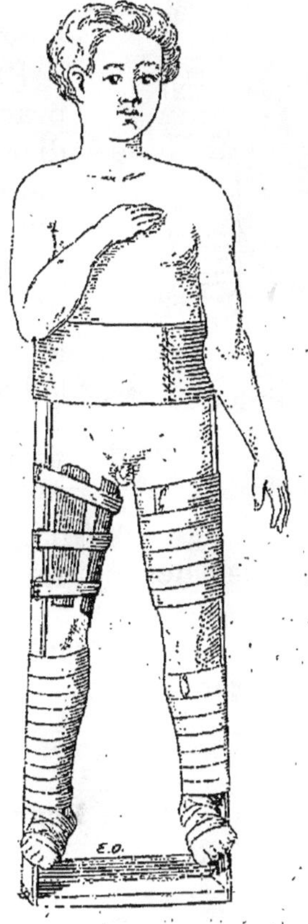

Fig. 338. — Appareil d'Hamilton pour les fractures du fémur chez les enfants.

Cet appareil est simple et mérite d'être employé ; il rappelle celui préconisé par Guersant pour la coxalgie.

3° *Appareil et méthode de Bryant : Extension verticale.*

Bryant a conseillé, en 1876, chez les jeunes enfants, de

fléchir à angle droit sur le bassin le membre brisé conjointement avec le membre sain, de disposer autour de lui quelques attelles légères avec un bandage roulé et de le fixer ensuite verticalement par son extrémité au moyen d'un lacs au ciel du berceau ou à une traverse quelconque (fig. 339). De cette manière, le poids de l'enfant fait une contre-extension permanente, et le petit malade peut être facilement nettoyé. Cette méthode aurait donné de bons résultats à Guy's hospital, où elle a été employée.

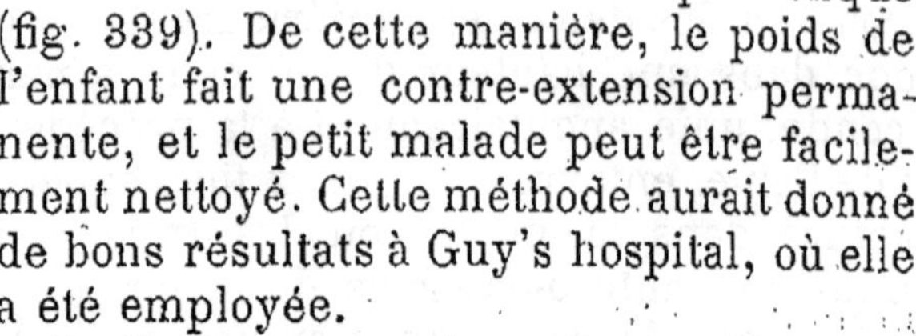

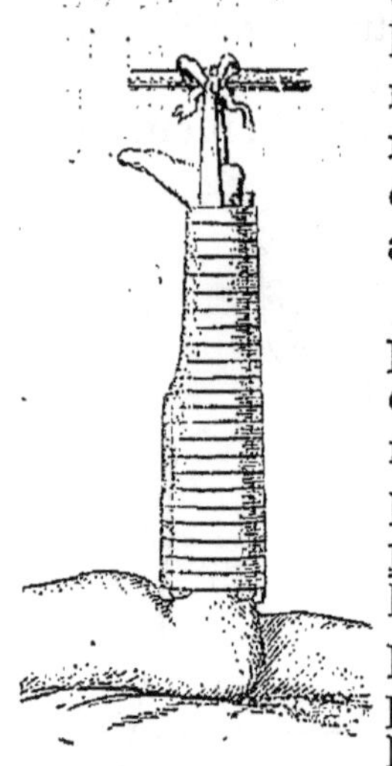

Fig. 339. — Extension verticale de Bryant.

P. Bruns a aussi recommandé cette pratique ; Lentze applique une anse de diachylon entourée d'une bande de flanelle comme pour l'extension horizontale, place le membre verticalement et fait passer dans une poulie fixée au ciel du lit une cordelette qui est attachée à l'anse par une de ses extrémités et porte un poids à l'autre bout ; le bassin est fixé au lit par une ceinture. Hermann Kümmel, partisan de cette extension verticale, se sert au lieu de diachylon d'une bande de flanelle roulée sur laquelle est cousue ou fixée par des épingles une anse de toile, à cause de la délicatesse de la peau. Jacubasch avait accusé cette position de déterminer des affections pulmonaires, fait démontré inexact par les résultats obtenus à la clinique de Schede.

V. — **Fractures exposées du fémur.**

a. APPAREILS A ATTELLES

Les *appareils à attelles* conviennent dans quelques cas aux fractures exposées, mais ils ne peuvent empêcher le chevauchement des fragments et en somme ne constituent que des appareils de nécessité applicables seulement dans les premiers jours de la blessure.

Il est inutile de revenir sur ce qui a été dit à propos du *pansement d'A. Guérin*, qui, avec l'adjonction de quelques attelles, constitue un excellent moyen d'immobilisation et de traitement.

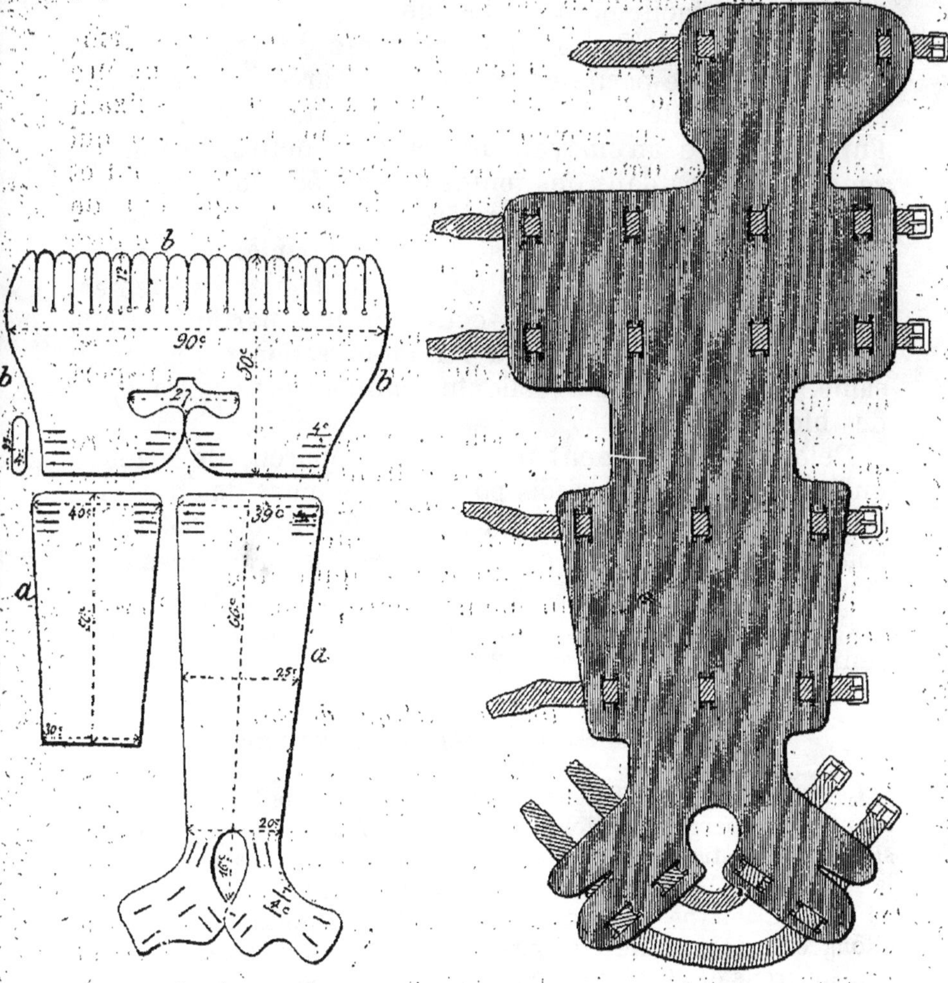

Fig. 340. — Appareil en zinc de Schön-Weissbach pour la cuisse.

Fig. 341. — Appareil en zinc, de Delorme, pour les fractures du fémur et les lésions du genou.

b. APPAREILS MODELÉS

1° *Appareils en zinc laminé.*

Les *appareils modelés en zinc laminé* sont excellents surtout en chirurgie de guerre. Celui de Raoult-Deslong' champs a été décrit plus haut. Schön et Weissbach l'ont modifié assez heureusement en le rendant plus transportable et plus facilement modelable.

Leur appareil (fig. 340) se compose d'une partie jambière *a* et d'une partie crurale (*bb*), séparées, pouvant être réunies à volonté en les faisant chevaucher et en les fixant l'une à l'autre au moyen de petites lamelles de zinc qui sont introduites dans des fentes aménagées dans ce but et remplissent l'office de charnières. Le bord supérieur de la portion cruro-pelvienne est découpé en un grand nombre de languettes qui lui permettent de se mouler exactement autour du bassin. En outre, cette dernière partie présente un prolongement destiné à l'immobilisation de la cuisse saine, ce qui est une excellente condition pour le transport des blessés.

Delorme a également modifié cet appareil, de manière qu'il puisse servir à la fois pour le traitement des fractures du fémur et des lésions du genou (fig. 341). Des lacs à boucle passés à demeure dans des fentes pratiquées dans l'appareil facilitent la rapidité de son application.

Parmi les appareils du même genre, nous rappellerons ceux de Port (fig. 233, p. 334).

2° *Appareils en toile métallique de Sarazin.*

Leur constitution et leur fabrication nous sont déjà connues. L'auteur a cherché à adjoindre à son appareil un moyen d'extension et de contre-extension afin de maintenir autant que possible la longueur et la rectitude du membre. L'extension se fait au moyen de l'attelle interne, qui est divisée en deux segments et peut-être allongée ou raccourcie à volonté, par un mécanisme assez semblable aux appareils de Burggræve : à hauteur du genou, le bout inférieur du segment supérieur porte une coulisse dans laquelle glisse à frottement une tige de fer placée à l'extrémité supérieure du segment inférieur. Cette coulisse ou mortaise est munie d'une vis à pression au moyen de laquelle on peut faire varier la longueur totale de l'attelle et exercer une extension dont la bottine et la valve jambière antérieure fournissent les points d'appui (fig. 342).

La contre-extension s'exécute par l'intermédiaire d'un large spica en toile métallique fixé à la partie supérieure de l'attelle, passant sous le périnée, sous l'ischion, embrassant la fesse et contournant le bassin; ce spica est maintenu par des courroies bouclées, et son bord supérieur doit être replié en dehors au moment où il contourne la face interne du membre et le périnée afin de ne pas léser ces régions.

Les deux valves crurales, antérieure et postérieure, se croisent sur la face externe du membre et peuvent être renforcées à ce niveau ou en avant, en glissant une attelle entre elles et les courroies qui les maintiennent.

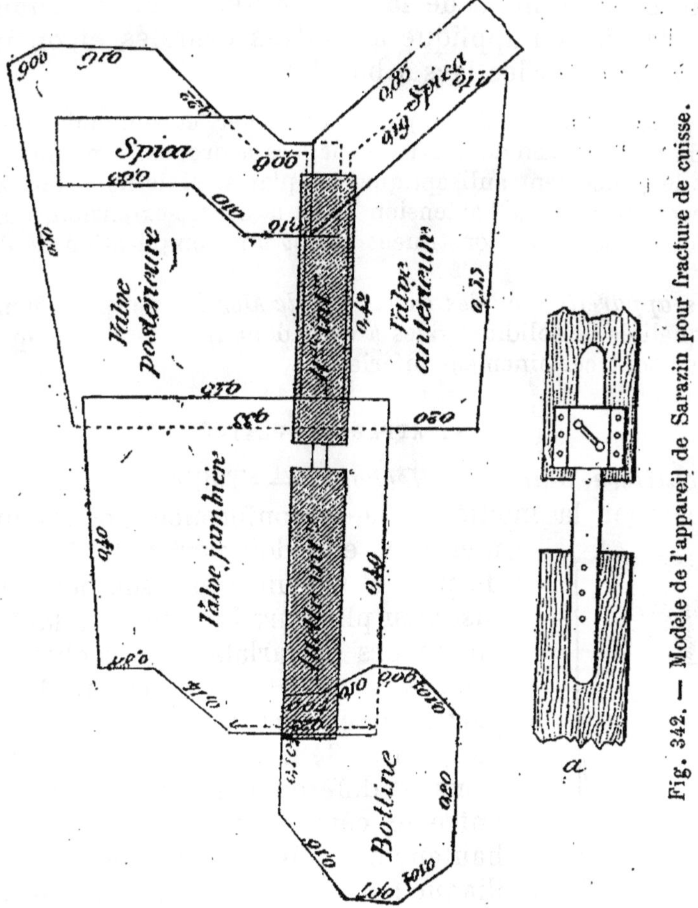

Fig. 342. — Modele de l'appareil de Sarazin pour fracture de cuisse.

Application. — On recourbe d'abord en dehors, au voisinage de l'extrémité supérieure de l'attelle, les pièces de toile métallique qui dépassent, de façon à ébaucher la béquille ischio-périnéo-crurale, puis on recourbe les valves et la bottine en gouttière ; on desserre la vis de pression et on garnit tout l'appareil d'une épaisse couche de ouate. Cela fait, on glisse l'appareil sous le membre fracturé, l'attelle placée contre la face interne, puis on fixe par des pressions douces le spica autour du bassin ainsi que la béquille ; de même pour la bottine et la valve jambière. C'est alors seulement qu'on procède à la réduction de la fracture en faisant tirer sur la partie inférieure de l'appareil mobilisé par le desserrement de la vis ; la réduction obtenue, on serre la vis, on applique les valves crurales et on maintient le tout par les lacs à boucles.

Appréciation. — Cet appareil est léger et immobilise bien le membre ; au moyen de valves ménagées à propos, il permet facilement le pansement antiseptique des plaies. Mais nous faisons des réserves au sujet de l'extension et de la contre-extension, qui sont un peu illusoires et constituent plutôt une complication de l'appareil.

Les *appareils modelés en carton de Merchie* ne présentent pas des qualités de solidité égales à ceux dont il vient d'être question et leur sont certainement inférieurs.

C. APPAREILS PLATRÉS

Gouttière plâtrée d'Hergott. — Taillée de manière à envelopper la moitié de la circonférence postérieure du membre, elle doit partir de l'extrémité du pied et s'étendre par son bord interne jusqu'au pli cruro-inguinal ; il faut seize épaisseurs de tarlatane pour obtenir une solidité suffisante. On retranche à sa partie supérieure un morceau semi-lunaire (fig. 343, *a*) qui a, comme dimensions, la différence de longueur qui existe entre le côté interne de la cuisse et la hauteur de celle mesurée jusqu'à la crête iliaque ; sur le bord externe, on retranche aussi un triangle allongé, *b*, à base en bas et à sommet vers le milieu de la cuisse pour qu'elle s'applique mieux ; ensuite on fait les incisions transversales nécessaires au niveau du genou et du talon.

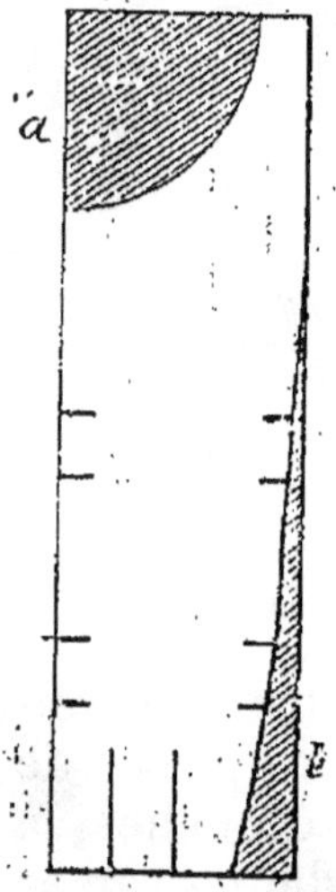

Fig. 343. — Modèle de la gouttière plâtrée pour cuisse, côté gauche (Hergott).

On l'applique suivant les règles données, en faisant pratiquer l'extension et la contre-extension et en se servant d'un pelvi-support. Cette gouttière peut se combiner avec l'extension continue par les poids en en retranchant la partie plantaire. Elle sera renouvelée vers le 15e jour, après diminution du gonflement.

C'est un excellent appareil d'hôpital, fort préférable aux appareils plâtrés enveloppants renforcés et fenêtrés, mais peu approprié au transport des blessés.

Les *plans inclinés* pourront rendre quelques services dans les premiers jours du traitement, mais ils sont en général mal supportés.

d. APPAREILS A EXTENSION

La *méthode de l'extension par le diachylon et les poids* est très appropriée au traitement des fractures exposées du fémur et permet un facile accès du membre. Cependant Billroth la repousse, parce qu'il aurait observé des hémorrhagies secondaires plus fréquemment qu'avec les autres méthodes, par suite des irritations dues aux mouvements des fragments ; Pirogoff, Gurlt, Beck et Socin ne la permettent que conditionnellement. L'opinion de ces chirurgiens est digne de considération, mais n'est peut-être plus aussi acceptable avec les modes de pansement actuels.

Attelle à extension d'Isnard.

Cette attelle, assez semblable à celle de Desault, doit être solide, résistante et s'étendre sur la crête iliaque à 10 ou 22 centim. de la plante du pied. Elle peut être d'une seule pièce ou bien articulée à son milieu, et alors on la fixe au moyen d'une glissière ; cette dernière modification facilite son transport dans les voitures d'ambulance.

Application (fig. 344). — On dispose d'abord les lacs extenseurs et contre-extenseurs. Pour l'extension, deux cravates sont nécessaires ; le pied et la partie inférieure de la jambe étant matelassés d'une épaisse couche de ouate, on applique une première cravate par son plein au-dessus et en arrière du talon sur le tendon d'Achille et on en dirige les deux chefs en bas en passant sur les côtés du calcanéum ; la deuxième cravate est ensuite appliquée de manière à recouvrir par son plein la partie moyenne de la première, et ses deux chefs conduits et entre-croisés sur le dos du pied viennent aboutir sur les bords du pied, où on les enroule en forme de corde, chacun d'un côté, avec le chef correspondant à la première cravate. Les chefs du double lacs extenseur ainsi obtenu sur chaque bord du pied sont réunis l'un à l'autre en forme d'anse par la partie moyenne d'une cordelette dont les bouts sont laissés libres.

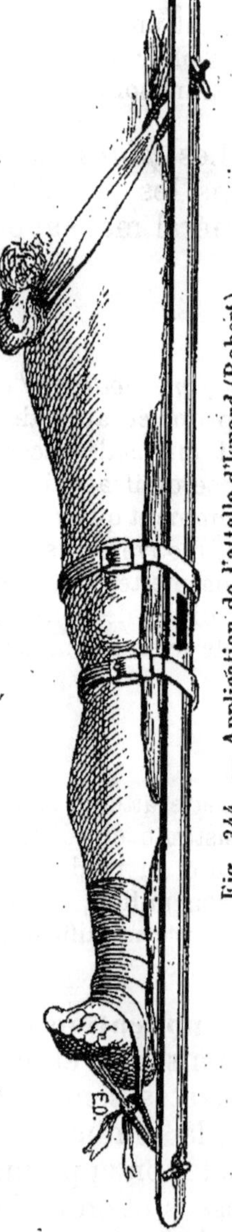
Fig. 344. — Application de l'attelle d'Isnard (Robert)

Le lacs contre-extenseur est formé par une cravate garnie de coton dans sa partie moyenne qui passe en anse sous le périnée et dont les chefs conduits en dehors, l'un en avant, l'autre en arrière de la cuisse, sont réunis l'un à l'autre par la partie moyenne d'une cordelette dont les extrémités restent libres.

L'attelle est appliquée sur la face externe du membre, dont les parties saillantes sont protégées par des coussinets de ouate répartis sur les saillies osseuses ; il vaut mieux employer un long et étroit coussin de balle d'avoine

Les extrémités libres de la cordelette qui unit les lacs extenseurs sont engagés dans la mortaise inférieure, attachées ensuite sur un garrot placé sur la face externe de l'attelle. De même, celles de la ficelle des lacs contre-extenseurs sont passées dans la mortaise du bout supérieur de l'attelle et fixées à un autre garrot. En tordant les garrots convenablement, on arrive à tendre les lacs d'une manière suffisante pour produire l'extension et la contre-extension.

Appréciation. — Cet appareil tout à fait insuffisant, purement provisoire, ne sera employé qu'à défaut de tout autre moyen de contention. L'extension peut être modifiée avantageusement en remplaçant les cravates par une bande de diachylon dont les chefs seront collés longitudinalement sur le membre, et dans l'anse de laquelle on fera passer la cordelette; mais elle aura toujours l'inconvénient d'exercer une traction oblique sur le membre.

c. APPAREILS A HAMAC ET A SUSPENSION

1° *Attelle de Smith-Hogden.*

L'attelle à suspension de Smith était primitivement une attelle épinarthécique qui a été modifiée avantageusement par Hogden afin d'éviter les incurvations du fémur en arrière auxquelles donnait lieu son emploi.

Cette attelle modifiée (fig. 345) est constituée par un fort fil de fer

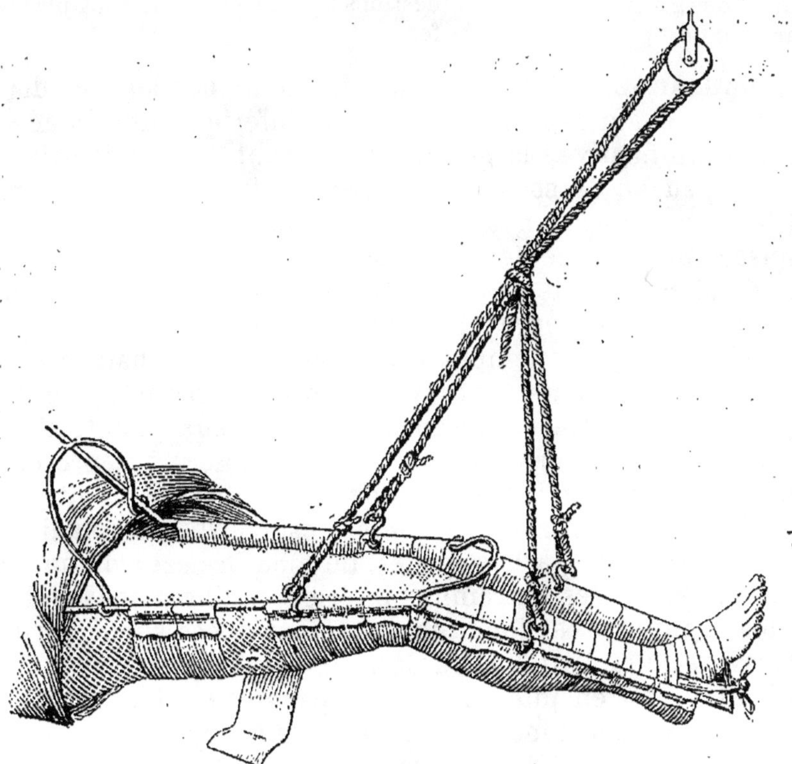

Fig. 345. — Attelle à suspension de Smith-Hogden.

n° 2 ayant un diamètre de un demi-centimètre et recourbé sur lui-même de manière à former un rectangle très allongé présentant une coudure au niveau du genou. Les dimensions de ce rectangle sont un écartement de 10 à 12 centim. environ sous le pied, et de

22 à 24 centim. à la partie supérieure; la longueur de chaque branche mesure environ 58 à 60 centim. du pied à la courbure du genou, et tout autant de ce dernier point aux bouts supérieurs du fil de fer qui correspondent au pubis et à la hanche après application. Les bouts supérieurs sont maintenus séparés par un arc en fil de fer épais; un autre arc semblable ayant une ouverture de 15 à 16 centim. est placé à hauteur du genou et a aussi pour but d'empêcher le rapprochement des branches parallèles. Ces deux arcs sont construits de telle sorte qu'ils puissent être placés ou enlevés sans déranger le pansement ou l'appareil; on les met en position après que tout est arrangé : l'arc supérieur est recourbé en anneau à chaque bout pour y recevoir l'extrémité supérieure des attelles, l'arc du genou a ses bouts recourbés en crochets. En outre, deux crochets mobiles, destinés à la suspension, sont placés sur chaque branche du fil de fer.

Application. — Entourer le pied d'un bandage et disposer de chaque côté du membre inférieur une bandelette agglutinative, large de 6 à 7 cent., s'étendant jusqu'un peu au-dessous du siège de la fracture du fémur, et la fixer par un bandage roulé; la plaie de la cuisse est pansée antiseptiquement. Disposer sur l'attelle une série de bandelettes de toile, de 6 cent. de largeur, qu'on fixe sur les branches par leurs extrémités au moyen d'épingles de sûreté et assez lâchement pour constituer un hamac qui entoure les deux tiers postérieurs de la circonférence du membre ; au point correspondant au creux poplité elles doivent être un peu plus tendues, de manière à représenter un double plan incliné. La branche interne de l'attelle, qui doit passer en avant du pubis, est courbée de manière à ne pas léser les parties molles. Le membre est alors placé sur l'appareil : les extrémités inférieures libres des bandelettes agglutinatives longitudinales sont fixées sur la partie transversale de l'attelle, au-dessous du pied.

L'attelle est ensuite suspendue par des cordelettes attachées aux crochets mobiles, dont les deux supérieurs seront disposés à hauteur de la fracture et les deux autres à mi-jambe ; ces cordelettes réunies vont se fixer à une poulie placée au plafond ou ailleurs, mais dans un plan correspondant au pied du malade (fig. 345). De cette manière, la suspension exerce sur tout l'appareil une traction dirigée obliquement vers le pied et produit une extension suffisante, le bassin et le poids du corps formant la contre-extension.

2° *Appareil de Hogden*

Cet appareil (fig. 346) se compose d'un châssis formé de quatre pièces ou attelles de bois disposées parallèlement, par paires ; les deux pièces inférieures sont destinées à reposer sur le plan du lit et à supporter les supérieures, qui recevront les bandelettes sur

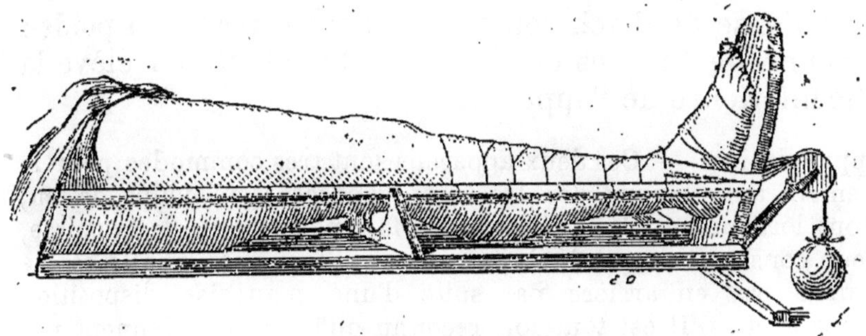

Fig. 346. — Appareil à hamac de Hogden.

lesquelles reposera le membre. Le bout inférieur de ces quatre attelles est fixé sur les côtés d'une semelle ou pédale verticale, large de 10 à 12 centim., épaisse de 2 centim., et haute de 35 à 38 centim. ; sur la base de cette semelle est clouée une traverse large de 40 centim. Les barres inférieures soutiennent en outre les barres supérieures au moyen d'un support, situé à environ 55 centim. de la pédale, haut de 15 centim. et écarté en bas de 20 centim. ; les barres inférieures sont fixées sur la partie extérieure de la base de ce support, les barres supérieures, au contraire, sont vissées au côté interne de la portion montante. Il résulte de cet agencement que la distance entre les pièces inférieures et les pièces supérieures est de 12 centim. au pied, 20 à 22 centim. à hauteur du genou, et 30 centim. à la racine de la cuisse.

On devra naturellement, en construisant l'appareil, proportionner la longueur des pièces de bois de manière que, le pied appuyant contre la pédale, les extrémités libres des attelles internes s'arrêtent, l'inférieure à une courte distance du périnée, la supérieure à hauteur du pubis.

Application. — On fixe par leurs deux extrémités, au moyen d'épingles de sûreté, sur les traverses supérieures, une série de bandelettes, larges de 6 à 7 cent., disposées de manière à former un double plan incliné destiné à supporter le membre.

Sur chaque côté de la jambe, on colle longitudinalement une large bande de diachylon que l'on maintient à la manière habituelle par un bandage roulé.

Le membre est alors disposé sur l'appareil, et les bouts libres des bandes longitudinales de diachylon sont conduits et fixés autour de la pédale. On peut assurer encore l'extension en vissant à la base de la pédale une poulie à tige sur laquelle passe une cordelette dont une extrémité est fixée à l'anse de diachylon et dont l'autre porte un poids ; au moyen de briques ou de tout autre objet, on élève la partie inférieure de l'appareil.

Appréciation. — Ces deux appareils sont très commodes pour le traitement antiseptique des fractures exposées par coups de feu, surtout lorsque les plaies siègent à la face postérieure de la cuisse, et leur construction est facile ; mais on veillera à ce que le cal ne s'incurve pas en arrière par suite d'une mauvaise disposition des bandelettes. Il est toutefois reconnu qu'ils ne conviennent pas à la contention des fractures du tiers supérieur du fémur.

CHAPITRE X

FRACTURES DES OS DE LA TÊTE

§ I. — Fractures du nez

La réduction est en général facile à obtenir par l'introduction dans les narines d'un instrument mousse, peu volumineux, avec lequel on refoule en dehors les fragments enfoncés; mais on éprouve de grandes difficultés à maintenir les fragments en place, et presque toujours il persiste une certaine difformité. On essayera, pour assurer la contention, l'emploi de petits bourdonnets de gaze iodoformée introduits dans les narines, et on protégera la face extérieure du nez avec des bandelettes agglutinatives.

§ II. — Fractures du maxillaire supérieur

Elles siègent soit sur toute la hauteur de l'os, soit seulement sur le bord alvéolaire.

Lorsqu'il n'existe pas de déplacement, la *fronde ordinaire du menton* suffit à assurer la contention en immobilisant la mâchoire inférieure contre la supérieure.

Dans les cas de déplacement prononcé, il est assez souvent difficile de maintenir la réduction des fragments déplacés, soit en avant, soit en arrière, soit en haut. Ledran, Alix ont conseillé de pratiquer au moyen d'un fil mécanique la *ligature des dents* voisines de la solution de continuité. Morel-Lavallée a employé, sans succès, une *gouttière en gutta-percha* maintenue au moyen de ressorts prenant point d'appui sur l'occiput. Il est plus simple de mouler une gouttière en gutta-percha sur les dents du maxillaire supérieur et de maintenir la mâchoire inférieure appliquée contre elle au moyen de la fronde du menton; le patient sera nourri d'aliments liquides.

Grœfe, Salter, Goffres ont imaginé des appareils très ingénieux, mais assez compliqués.

1° *Appareil de Goffres.*

Cet appareil (fig. 347) se compose de deux demi-cercles croisés à angle droit, rembourrés et consolidés par des

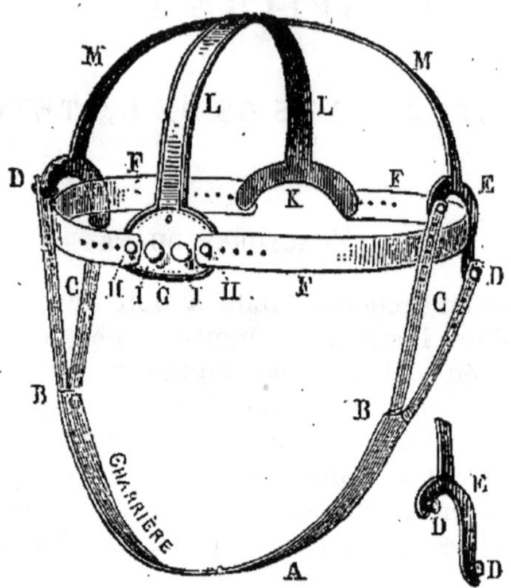

Fig. 347. — Appareil de Goffres.

lanières de tissu de caoutchouc, et qui viennent prendre leur point d'appui sur l'occiput, le front et les parties latérales de la tête (fig. 347 F, L). La partie antérieure de l'un d'eux se termine par une pelote G sur laquelle sont fixées deux vis qui reçoivent le pas de vis de deux boutons I, I. Cette pelote et ces vis servent à maintenir deux tiges d'acier, un peu recourbées dans leur milieu pour recevoir le nez dans leur intervalle (fig. 348). L'extrémité supérieure de ces deux tiges est percée en forme de coulisse, tandis que l'inférieure, recourbée pour recevoir la lèvre, est munie d'une capsule d'acier ; la capsule gauche a la forme de l'arcade dentaire, la droite présente un prolongement destiné à s'adapter à la voûte palatine. Ces deux capsules sont revêtues d'une couche de gutta-percha préalablement ramollie. A la tige droite vient s'adapter à angle droit une petite tige qui, bifurquée à un bout, présente à l'autre une boule rainurée, fixée au moyen d'une pelote. Cette pelote ainsi adaptée peut venir se placer sous la partie antérieure

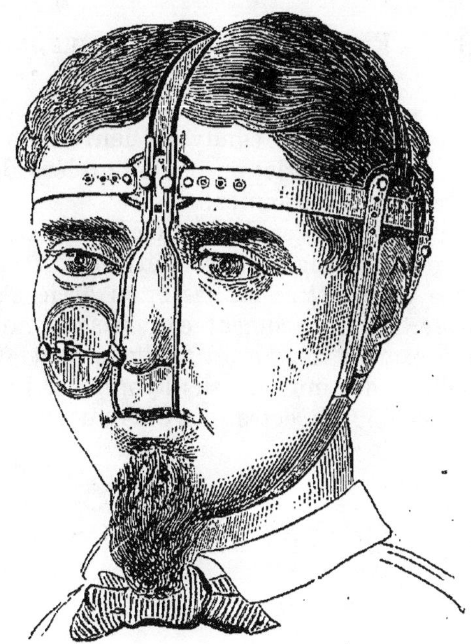

Fig. 348. — Application de l'appareil de Goffres.

du maxillaire supérieur et le refouler d'avant en arrière au moyen d'une vis de rappel.

Goffres dans un cas de fracture obtint un résultat parfait.

2° *Appareil de Græfe.*

Cet appareil, plus simple, se compose d'un ressort d'acier courbé, matelassé, qui s'applique circulairement autour de la tête et y est fixé à l'aide d'une courroie bouclée à l'occiput ; ce ressort porte sur les côtés deux écrous à vis de pression pour recevoir les extrémités supérieures de deux tiges métalliques qui, descendant ensuite jusqu'au bord libre de la lèvre supérieure, se recourbent en crochet pour aller soutenir l'arcade dentaire au moyen d'une gouttière d'argent englobant les dents ; au lieu d'une gouttière d'argent on pourrait employer de la gutta-percha.

Malgré l'ingéniosité de cet appareil, la réduction est difficilement maintenue.

§ III. — Fractures du maxillaire inférieur

Elles peuvent se produire sur le corps de l'os, sur les branches montantes ou au niveau des condyles; leur siège le plus fréquent est sur la branche horizontale, un peu en arrière de la symphyse du menton, vers le trou mentonnier.

Dans les fractures simples, le déplacement a lieu suivant l'épaisseur, la hauteur et la longueur, et souvent le fragment postérieur est élevé, l'autre étant attiré en bas et en arrière ; lorsque la fracture est verticale, le déplacement est presque nul. Si la fracture est double, le fragment moyen est fréquemment attiré en bas et en arrière par l'action des muscles sus-hyoïdiens. La réduction s'exécute par des pressions directes exercées au moyen des doigts sur les fragments.

a. Appareils prenant point d'appui sur le menton et la tête

1° *Chevestre simple.*

Le *chevestre simple* (V. *Bandages*, p. 197) a été employé par Gibson, Barton, et préconisé par Gerdy; Hamilton lui reproche de pousser en arrière le fragment antérieur.

2° *Fronde du menton.*

Elle suffit dans la plupart des cas simples. Gosselin, suivant en cela l'exemple de Boyer, l'emploie de la manière suivante : le bonnet du malade étant assujetti avec quelques tours de bande horizontale et la fracture étant réduite on place au niveau du menton la fronde ordinaire, dont les deux chefs postérieurs sont conduits en arrière, croisés à la nuque et ramenés sur le sommet de la tête, où on les fixe l'un à l'autre avec des épingles ; les chefs antérieurs ou inférieurs sont relevés le long de chaque côté de la face et leurs extrémités attachées de même au sommet de la tête (V. fig. 241, p. 131); mettre une épingle aux points où les divers chefs se croisent.

Si le fragment antérieur reste trop abaissé, on place au niveau de sa portion libre un tampon fait avec une compresse ou de la ouate et on l'assujettit par la fronde.

Ce bandage doit être renouvelé tous les deux jours.

Dans un cas de *fracture double*, le même chirurgien a disposé sous le fragment moyen un tampon de linge main tenu par quelques jets horizontaux et verticaux d'une bande de tarlatane mouillée, puis par-dessus il fit des tours analogues avec une bande de caoutchouc, large de 4 à 5 cent., constituant une sorte de croisé de la tête et de la face.

La fronde exige la présence d'un certain nombre de dents au maxillaire supérieur. A. Després, chez un homme privé de dents, a appliqué une gouttière en gutta-percha emboîtant le menton extérieurement et a placé ensuite une fronde en tissu élastique allant se fixer à la tête.

3° *Fronde de Bouisson*

Elle se compose (fig. 349) d'une calotte ouverte à jour et d'une

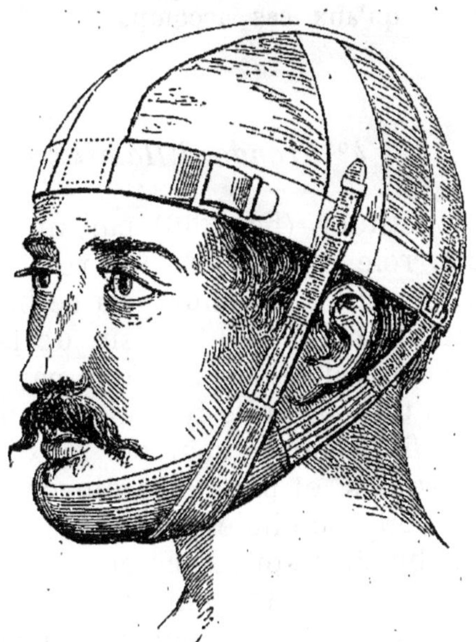

Fig. 349. — Fronde de Bouisson.

fronde à chefs élastiques. La calotte est formée d'une lanière circulaire ouverte et bouclée en avant ; de cette lanière circulaire partent une lanière antéro-postérieure et deux lanières transversales; chaque extrémité de ces dernières porte une boucle destinée à donner attache aux chefs de la fronde.

Le tout peut être fabriqué avec du coutil ou du cuir de veau doublé en peau de chamois. Le plein de la fronde mentonnière est confectionné d'une manière analogue; ses chefs se distinguent de ceux des frondes ordinaires en cuir par l'addition d'une partie élastique prolongée par des lanières de cuir percées de trous pour graduer à volonté l'action de l'appareil.

On place d'abord la calotte de telle sorte que les deux boucles antérieures correspondent à la région temporale et les boucles postérieures en arrière des apophyses masi toïdes. La fronde est ensuite appliquée sur le menton garn de compresses; ses chefs supérieurs sont portés en arrière au-dessous des oreilles et vont se fixer aux boucles de la région mastoïdienne; les inférieurs, relevés le long de la face, passent en avant des oreilles pour se fixer aux boucles temporales.

Gosselin regarde comme très gênante cette fronde élastique, qui ne convient qu'aux cas accompagnés de déplacement prononcé.

4° *Fronde d'Hamilton.*

Elle est constituée (fig. 350) par une courroie en cuir résistant, courroie maxillaire qui, remontant perpendiculairement au-dessus du menton, va se boucler sur le sommet de la tête, en un point voisin de la fontanelle antérieure. Cette courroie est maintenue par deux autres courroies de fil, l'une occipito-frontale, l'autre verticale. La première est fixée sur la courroie maxillaire, un peu au-dessus des oreilles, et peut être élevée ou abaissée à volonté. La portion occipitale de cette courroie est ramenée en arrière et bouclée sous l'occiput, tandis que la portion frontale est bouclée sur le front. La courroie verticale réunit la courroie occipitale à la courroie maxillaire, le long du sommet de la tête, et empêche la partie supérieure de cette dernière de se déplacer en avant; sur tous les points où se trouve une boucle il faut placer un petit coussin entre la courroie et la tête.

La courroie maxillaire est étroite sous le menton et à ses extrémités, large sur les joues. Son bord antérieur, dans le point qui correspond à la symphyse mentonnière et sur une étendue de 5 cent. de chaque côté, est percé de trous pour qu'on puisse y fixer un morceau de toile qui, l'appa-

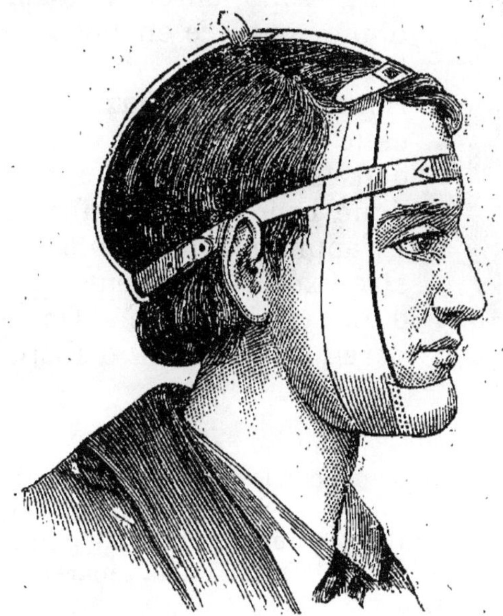

Fig. 350. — Appareil ou fronde d'Hamilton.

reil étant en place, embrasse le menton et empêche la courroie de glisser en arrière.

Cet appareil, assez simple, porte presque verticalement en haut le fragment antérieur et ne peut l'attirer en arrière.

b. APPAREILS PRENANT POINT D'APPUI SUR LES DENTS ET LA BASE DE LA MACHOIRE

Depuis Rütenick (1779), les appareils de ce genre se sont multipliés : Chopart (1789), Bush (1822), Houzelot (1826), Jousset, Kluge, Lonsdale, inventèrent successivement des appareils spéciaux dont le vice radical, d'après Malgaigne, est d'exercer une pression trop directe sur une saillie osseuse trop tranchante.

1° *Appareil d'Houzelot.*

Il est composé (fig. 351) par une tige métallique verticale, portant à angle droit, à son extrémité supérieure, une plaque garnie d'une gouttière en liège destinée à emboîter les dents de la mâchoire inférieure ; sur les deux tiers inférieurs de cette tige se trouve une fente verticale dans laquelle glisse une plaque métallique concave et rembourrée, destinée à s'appliquer sous le menton, et qui peut être fixée à la hauteur voulue au moyen d'une vis à pression. On applique l'appareil en disposant d'abord la gouttière.

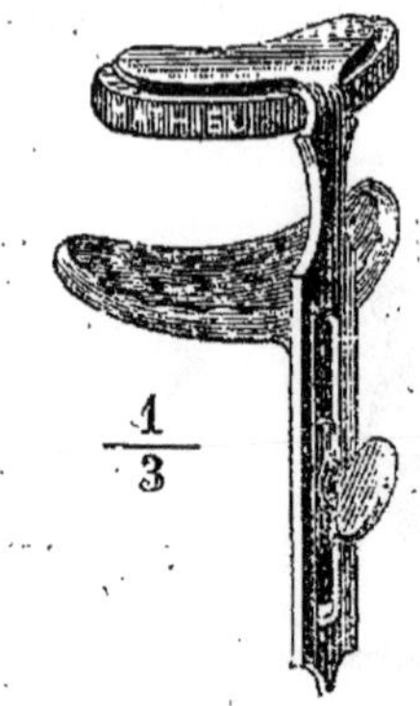

Fig. 351. — Appareil d'Houzelot.

Appréciation. — L'appareil tel qu'il vient d'être décrit est mauvais et difficile à supporter, car les pressions exercées sont douloureuses et ont déterminé des accidents. Au lieu d'une gouttière de liège il vaut mieux employer une gouttière de gutta-percha ; quant à la plaque de pression inférieure, on la séparera du menton par des disques de caoutchouc.

2° *Appareil de Morel-Lavallée.*

La fracture doit être maintenue réduite pendant dix minutes qu'exige la solidification de l'appareil. On combat d'abord le déplacement suivant l'épaisseur d'avant en arrière au moyen d'une anse de fil de fer recuit ou d'argent jetée autour des dents des deux fragments et dont les extrémités sont réunies et tordues en avant ; quelquefois il est nécessaire d'introduire le fil entre plusieurs dents. La contention opérée, on ramollit dans l'eau à 60° une plaque de gutta-percha de 1 cent. et demi d'épaisseur, de 1 cent. et demi de largeur et de 8 à 10 cent. de longueur, on lui donne la courbure que présente le maxillaire et on l'aplatit en coin à ses extrémités pour qu'elle puisse mieux s'engager sous les arcades. La tranche, ainsi préparée, est placée par son milieu sur le siège de la fracture ; tandis qu'avec les pouces on soutient le menton, avec les doigts, les index surtout, on presse régulièrement de haut en bas sur la tranche jusqu'à ce que l'on ne soit plus séparé de la couronne des dents que par une mince couche de substance. On rapproche alors les mâchoires et l'on injecte de l'eau très froide dans la bouche, en recommandant au malade de garder sa langue immobile.

Après solidification, on retire le moule et on le façonne avec un couteau court et étroit, en ne lui laissant que l'épaisseur nécessaire à une résistance suffisante (fig. 352); il doit affleurer, sans l'atteindre, le feston des gencives. Alors on enlève l'anse de fil de fer qui liait les dents, on réduit convenablement la fracture, et on replace la gouttière en pressant sur elle pour l'ajuster.

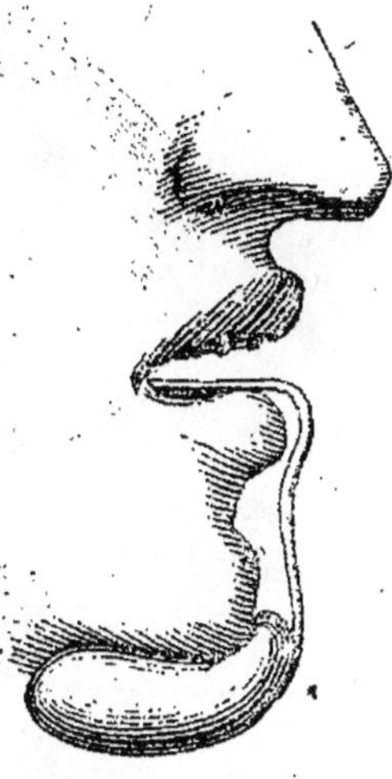

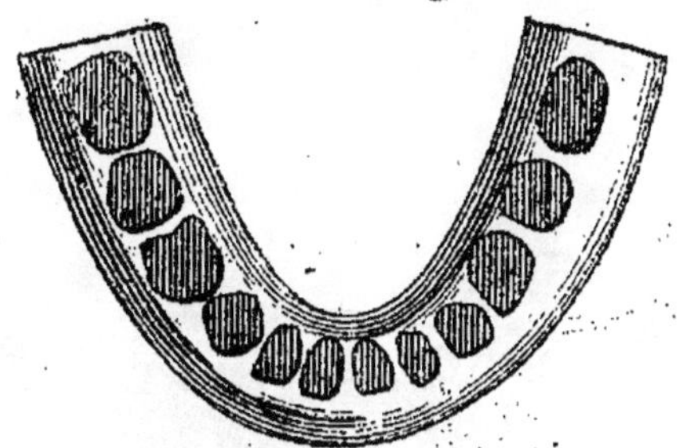

Fig. 352. — Gouttière en gutta-percha de Morel-Lavallée.

Fig. 353. — Appareil de Morel-Lavallée pour le déplacement en haut.

Cet appareil est suffisant s'il n'y a pas de déplacement en haut. Dans ce dernier cas on l'assujettit avec un ressort d'acier, convenablement recourbé, dont l'extrémité supérieure s'implante dans le moule par de petites pointes très courtes et dont l'inférieure supporte une pelote concave et rembourrée destinée à loger le menton ; ce ressort, dit l'auteur, est rarement utile (fig. 353).

Appréciation. — On a reproché à cet appareil de devenir rapidement fétide, de déterminer des gingivites, etc. La plupart de ces inconvénients seront évités, l'expérience me l'a prouvé, par des lavages fréquents de la bouche au permanganate de potasse, et, dans les cas de fracture compliquée, par l'application de petits tampons iodoformés.

3° *Appareil de Martin.*

Il se compose : 1° d'une pièce buccale ; 2° d'une pièce mentonnière ; 3° d'un ressort qui réunit les deux pièces précédentes.

La *pièce buccale* (fig. 354) est en tôle d'acier laminé mince et se

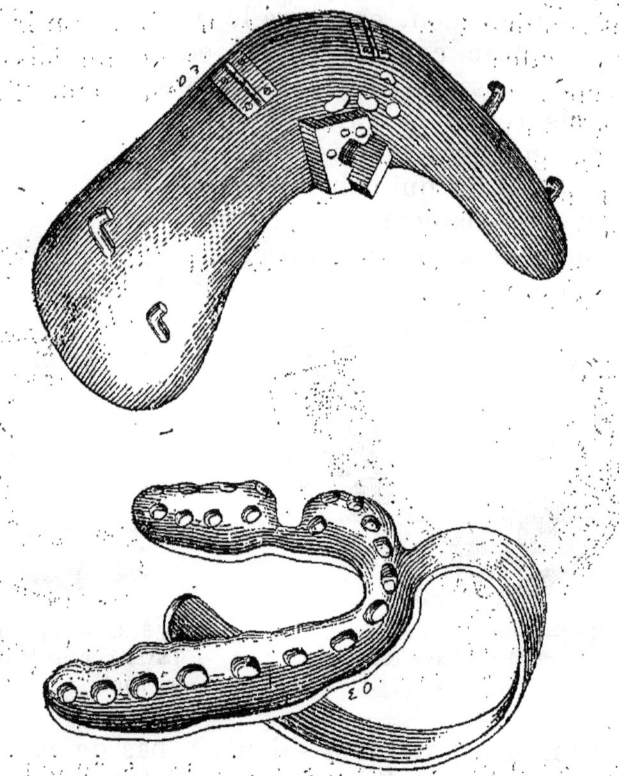

Fig. 354. — Appareil de Martin. Pièces buccale et mentonnière.

moule exactement sur l'arcade dentaire inférieure. Pour obtenir cette adaptation, on moule en plâtre les deux arcades dentaires supérieure et inférieure, cette dernière sans avoir cherché à réduire les fragments. Le moule du maxillaire obtenu avec sa déformation est sectionné dans les points qui correspondent au trait de fracture ; les segments sont ensuite réunis en une seule pièce en bonne position et disposés de manière à correspondre au moule de la mâchoire supérieure. C'est d'après ce dernier moule qu'on modèle la pièce buccale en acier laminé.

Dans quelques cas, Martin emploie deux pièces buccales qui s'emboîtent exactement. La première reste constamment en place et maintient les fragments ; la deuxième est soudée au ressort et peut être enlevée, modifiée dans sa position sans que les fragments maintenus provisoirement par la première soient exposés à se déplacer. Ces deux pièces sont perforées en divers points qui permettent d'entretenir la propreté des surfaces dentaires et gingivales.

La *pièce mentonnière* (fig. 354) est en tôle ou en zinc ; elle embrasse le menton et plus en dehors la base de la mâchoire. Elle se compose d'une pièce médiane à laquelle se fixe le ressort et de

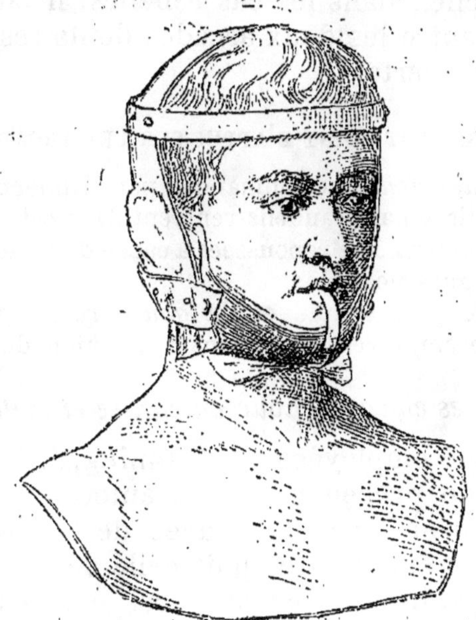

Fig. 355. — Appareil de Martin, appliqué.

deux ailes latérales qui peuvent s'abaisser grâce à une charnière et augmentent la surface de contre-extension. Celles-ci présentent à leurs extrémités deux petits crochets auxquels on fixe les bouts d'une bande de caoutchouc qui passe en anse sur le sommet de la tête et maintient solidement la pièce mentonnière, tout en permettant les mouvements de la mâchoire. La division de cette pièce en trois segments permet les pansements et lavages de la mâchoire.

Le *ressort* est une lame d'acier trempé de 12 millim. de largeur sur 1/4 de millim. d'épaisseur, recourbée en point d'interrogation, soudée en haut à la pièce buccale, glissant en bas dans une coulisse de la pièce mentonnière contre laquelle se fixe une vis. Ce ressort unit les deux pièces l'une à l'autre et forme ainsi une sorte de pince maintenant la réduction.

Dans certains cas, Martin emploie les gouttières en caoutchouc vulcanisé, particulièrement dans les fractures avec plaie et après les résections du maxillaire.

Application (fig. 355). — La réduction faite, on place la première pièce dentaire ; la deuxième s'adapte par glissement sur la précédente. On fixe la pièce mentonnière au moyen d'un morceau de bande de caoutchouc percée au niveau des crochets. L'auteur recommande d'attendre une semaine avant d'appliquer l'appareil, la réduction étant alors plus facile ; dans les cas rebelles, il faut, en plaçant un bouchon entre les deux arcades dentaires, maintenir la bouche entr'ouverte.

APPAREILS PRENANT POINT D'APPUI SUR LES ARCADES DENTAIRES

La *ligature des dents* recommandée par Hippocrate, la ligature osseuse préconisée par Baudens rentrent dans cette catégorie d'appareils, mais doivent être repoussées à cause de la douleur occasionnée et des dangers possibles.

L'appareil le plus simple est la *gouttière en gutta-percha* de Morel-Lavallée employée seule, sans adjonction de ressort.

Gouttières en caoutchouc vulcanisé et métalliques.

Elles ont été employées par Gunning, J. Bean, Suersen. La manière de procéder de ces auteurs est absolument identique : on prend d'abord avec de la cire l'empreinte de la mâchoire supérieure, puis celle de chaque fragment de la mâchoire inférieure ; avec ces empreintes on constitue un moule en plâtre de Paris, qu'on ajuste dans la position normale des maxillaires relativement l'un à l'autre. Sur ce moule on modèle du caoutchouc vulcanisé, ramolli par la chaleur, de manière à obtenir une gouttière qui s'adapte à toutes les irrégularités des arcades dentaires. La gouttière en caoutchouc est ensuite placée sur le maxillaire inférieur.

Cet appareil est excellent, mais la préparation nécessite un outillage spécial qui ne se trouve guère que chez les dentistes. Nous avons eu l'occasion de l'employer dans un cas de fracture double avec un résultat remarquable. Il est très facile à maintenir propre et ne détermine par sa présence aucune irritation.

Langenbeck a présenté au congrès allemand de chirurgie, en 1881, un appareil fabriqué par Saker et qui est constitué par une gouttière en fil d'or ou en fil de fer étamé ou même en fil d'acier, modelée sur un moule en plâtre fin, comme il a été dit ci-dessus. Cet appareil est d'une construction compliquée et ne semble présenter aucun avantage sur les précédents.

CHAPITRE XI

FRACTURES DES OS DU TRONC

§ I. — Fracture du sternum

Elles siègent le plus fréquemment sur la deuxième pièce de l'os, et, dans le cas de déplacement, le fragment inférieur passe habituellement en avant du fragment supérieur. Velpeau conseille, pour obtenir la réduction, de placer un traversin sous le dos du malade de telle sorte que les deux extrémités du corps tirent chacune de leur côté sur les deux fragments, en même temps que le blessé fait une inspirateon profonde. Servier recommande les tractions, opérées d'un côté sur la poitrine et de l'autre sur le pubis, et aidées par des pressions prudentes sur l'extrémité du fragment déplacé en avant de l'autre.

Lorsqu'il n'y a pas de déplacement, on applique un *bandage de corps* en toile ou en diachylon ; le malade sera soigneusement maintenu couché sur le dos, la tête renversée en arrière. Dans les cas de déplacement, on ajoutera à l'emploi du bandage de corps des compresses graduées disposées au niveau de la pièce inférieure pour s'opposer à la saillie en avant.

§ II. — Fractures des côtes

Les côtes le plus souvent fracturées sont les neuvième, dixième et onzième. Les déplacements sont peu accentués, d'autant plus cependant que la fracture siège plus près de l'extrémité sternale, et alors, en général, c'est le fragment sternal qui est enfoncé (Paulet). La réduction peut s'obtenir, dans un grand nombre de cas, par des pressions ménagées sur le fragment saillant, aidées, s'il y a lieu, par des efforts d'expiration.

Le moyen de contention habituellement employé est le *bandage de corps*, suffisamment serré, ou une large bande munie de boucles (Malgaigne); une bande de diachylon, large de 10 à 12 cent., faisant une fois et demie le tour du corps, est tout aussi convenable. Demarquay conseille, pour éviter d'entraver la respiration, de ne pas faire descendre le bandage trop bas et de préférer le plus souvent une série de bande de toile larges de deux doigts appliqués seulement du côté blessé et collodionnées transversalement du rachis au niveau du sternum.

Lorsque la fracture siège sur les cartilages costaux, le meilleur appareil, d'après Malgaigne, est le bandage herniaire anglais.

§ III. — Fractures du bassin

Le repos absolu dans la position horizontale doit être gardé par le blessé. On emploiera soit la *grande gouttière* de Bonnet, soit un *double appareil en zinc* analogue à ceux de Raoult-Deslongchamps comprenant les deux membres inférieurs et le bassin, soit encore un *appareil silicaté-ouaté*, renforcé d'attelles au niveau des plis inguinaux, maintenant les cuisses et le bassin. Les lits mécaniques rendront de grands services chez de pareils malades.

§ IV. — Fractures du rachis

Les vertèbres cervicales et lombaires sont le siège le plus habituel de ces fractures dans lesquelles le déplacement est fréquent et consiste dans une incurvation du rachis en avant avec saillie angulaire en arrière, la partie supérieure glissant sur l'inférieure. Depuis quelques années, en Angleterre et en Allemagne, on a tenté la réduction de ces fractures par l'extension, avec pressions convenables sur la difformité; d'après un assez grand nombre d'observations, on aurait obtenu, après réduction, la disparition des phénomènes de compression médullaire. Néanmoins, si l'on croit devoir suivre cette conduite, on agira avec les plus grandes précautions, surtout dans les fractures de la colonne cervicale, presque toujours compliquées de luxations et dans lesquelles on a signalé quelques cas de mort subite survenue pendant les tentatives de réduction.

1° *Fractures sans déplacement.* — Immobiliser le blessé dans la *gouttière vertébrale de Bonnet* ou par l'application d'un corset fait avec des bandes plâtrées, bien rembourré, analogue à celui de Sayre pour le mal de Pott, et allant des aisselles un peu au-dessus du grand trochanter (sans suspension préalable).

2° *Fractures de la région cervicale avec déplacement.* — Le seul moyen pratique de traitement est l'*extension permanente*, qui pourra être appliquée de la manière suivante (E. Fischer) : le malade est étendu sur son lit et on dis-

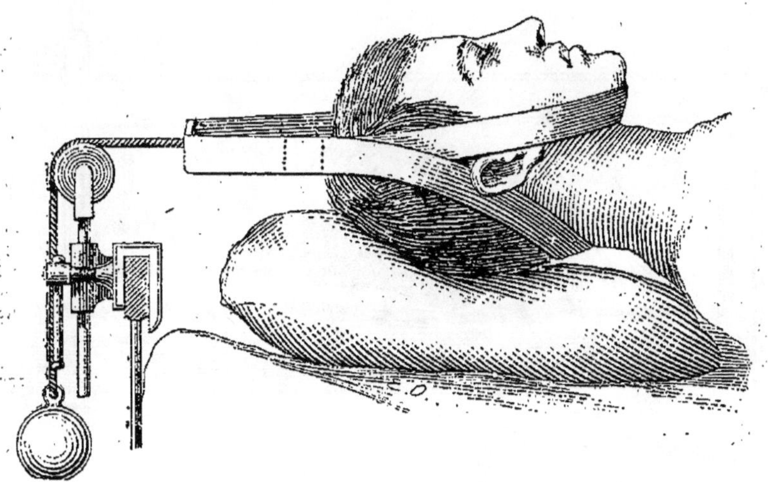

Fig. 356. — Application de l'extension sur la tête.

pose sur chacun de ses membres inférieurs une anse de diachylon comme il a été dit pour les fractures de cuisse ; à chaque anse est fixée une cordelette qui se réfléchit sur une poulie et supporte un poids convenablement choisi. L'extension sur la tête se fera au moyen du bandage de Furneaux-Jourdan constitué par deux anses de diachylon, dont l'une embrasse l'occiput et l'autre le menton, et dont les chefs viennent se réunir de chaque côté au-dessus des oreilles, où ils sont cousus solidement l'un à l'autre, de manière à constituer une anse unique qui donnera attache à la corde portant les poids (fig. 356). Au lieu de cette fronde, on peut aussi se servir, d'après Fischer, d'un mouchoir carré incisé depuis un de ses bords jusqu'en son milieu, dans lequel on pratique une perte de substance arrondie, assez grande pour loger le cou ; on fixe ce mouchoir autour du cou, puis on relie par des points de couture les bords de l'incision allant au bord libre, et on dispose ensuite un coussinet de ouate sous le menton et la nuque; on relève alors les quatre angles du mouchoir sur la tête et on les réunit ensemble ; du point de réunion part la cordelette qui porte le poids. Il faut avoir soin de ménager, en avant, des ouvertures pour le nez, les yeux et la bouche.

3° *Fractures des régions dorsale et lombaire avec déplacement.* — L'extension est pratiquée sur les membres comme

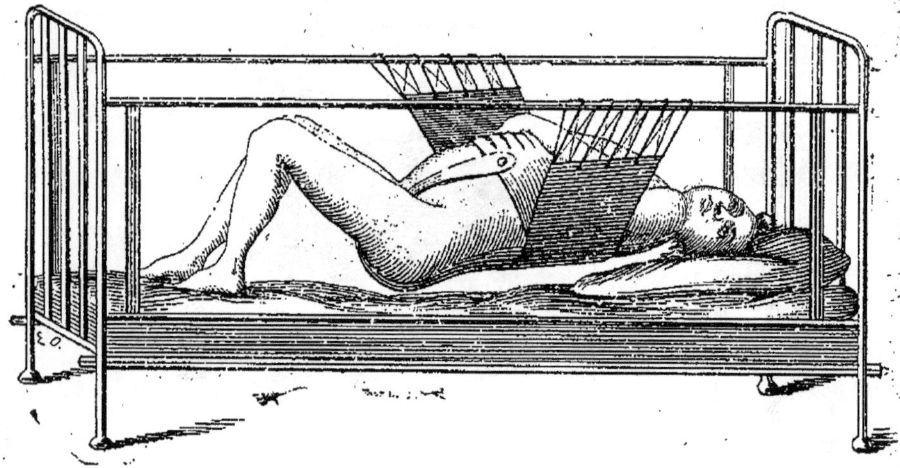

Fig. 357. — Appareil de Rauchfuss.

ci-dessus; quant aux lacs supérieurs, ils sont disposés autour des aisselles et constitués par des sangles rembourrées. Rauchfuss préfère se servir du poids du corps pour exercer l'extension dans les deux sens. Son appareil (fig. 357) se compose d'une ceinture, large de 20 cent., présentant deux valves de chaque côté : les valves internes sont lacées autour du tronc qu'elles maintiennent ; les valves externes se fixent par leurs extrémités aux barres latérales du lit et supportent tout le poids du corps qu'elles soutiennent élevé à une certaine distance au-desus du lit. La région dorsale sera bien matelassée avec de la ouate. Cet appareil a été décrit spécialement pour les spondylites dorsale et lombaire, mais il est bien approprié aux fractures de la région.

Dans ces fractures des régions dorsale et lombaire Küster recommande de traiter les cas récents, sans symptômes marqués du côté de la moelle, par le corset plâtré de Sayre, appliqué pendant la suspension. Kœnig, avec juste raison, conseille d'être circonspect pour la suspension qui devra être modérée et employée seulement dans les cas légers ; il est aussi partisan du corset plâtré qui cependant, d'après W. Wagner, n'est pas toujours très bien supporté.

Nous conseillons donc de préférer l'extension sans appareil et de n'appliquer le corset plâtré que vers le 20ᵉ ou 25ᵉ jour après l'accident.

DEUXIÈME SECTION

APPAREILS POUR LES RÉSECTIONS ET LES LÉSIONS ARTICULAIRES

Les considérations développées lors de la classification des appareils à fractures sont absolument applicables aux appareils destinés aux articulations, et il est inutile d'y revenir. Il ne faut pas perdre de vue que tout appareil employé pour une lésion articulaire doit permettre un accès facile de la région et l'application des pansements, en troublant le moins possible l'immobilisation du membre. Ollier préfère aujourd'hui, pour les résections, les attelles ou gouttières plâtrées aux divers appareils métalliques de formes variées, articulés ou non, et il fait remarquer avec raison que les appareils extemporanés sont, en principe, supérieurs aux appareils faits d'avance sur des modèles convenus qui ne sauraient s'adapter à toutes les exigences impossibles à prévoir de chaque cas particulier ; ses opinions sont du reste, sur ce point, partagées par la majorité des chirurgiens.

CHAPITRE XII

ARTICULATIONS DU MEMBRE SUPÉRIEUR

§ I. — Main. — Articulations des doigts et des métacarpiens

Les arthrites chroniques non suppurées des articulations du membre supérieur ne nécessitent généralement pas d'appareils particuliers. On immobilisera le membre à l'aide d'un appareil plâtré ou silicaté.

On utilisera pour la résection de ces articulations, et pour leurs lésions traumatiques ou organiques, les gouttières plâtrées ou en gutta-percha indiquées à propos des fractures des phalanges et des métacarpiens ; dans certains cas, l'immobilisation sur une simple palette est suffisante. Ollier a conseillé de pratiquer une extension continue, légère, après la résection ou l'ablation du premier métacarpien : on prend un point d'appui sur la première phalange au moyen d'une bandelette de diachylon à la glu qui maintient un fil de chaque côté ; ces fils seront noués à un crochet fixé sur la gouttière et disposé de telle sorte que la traction se fasse dans l'axe du métacarpien ; quand la traction doit être très légère, il suffit de perforer l'ongle et de passer un fil à travers. On ne doit commencer les tractions que lorsque la gaine périostique a déjà perdu par sa rétraction la moitié de sa longueur pour obtenir un petit os trapu et résistant. L'attelle de Scott, légèrement modifiée suivant les besoins, convient particulièrement à ce but.

§ II. — Poignet

Les appareils applicables aux résections, aux fractures compliquées et aux arthrites du poignet consistent presque tous en une attelle palmaire de forme variée suivant les cas et sur laquelle le membre est placé en pronation.

1° *Attelle-gouttière de Bœckel.*

Cette attelle en chêne, légèrement excavée, présente une articulation mobile au niveau du coude : on la garnit d'une couche de ouate qu'on recouvre de taffetas gommé ; le membre entouré de son pansement est ensuite déposé sur elle et le tout est maintenu par une bande de tarlatane. C'est un excellent appareil. (V. fig. 228, p. 326.)

2° *Attelle de Lister* (fig. 358).

Construite en bois recouvert de cuir, elle présente sur la partie destinée à recevoir la paume de la main une portion

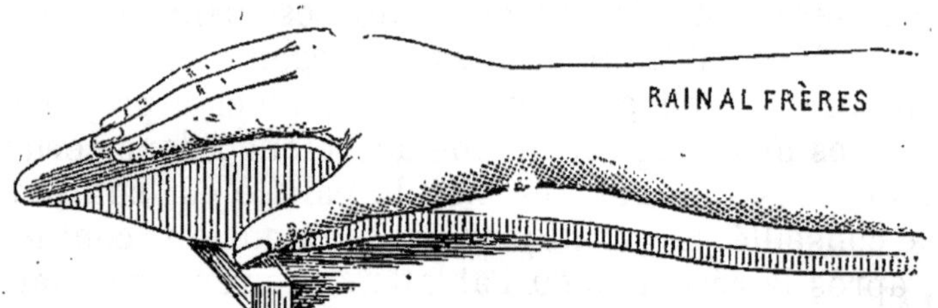

Fig. 358. — Attelle de Lister.

surélevée et rembourrée qui soutient le creux de la main, et permet de placer les doigts dans la situation légèrement fléchie. Avec une gouttière plâtrée, ou l'attelle de Bœckel, il est facile d'obtenir le même résultat.

3° *Appareil d'Ollier.*

Cet appareil (fig. 359) est constitué par une gouttière en fil de fer qui présente une portion brachiale et antibrachiale et une plaque palmaire, réunies entre elles par une forte nervure en fil de fer, assez souple pour qu'on puisse, par l'effort des doigts, en changer la direction et lui imprimer les courbures propres à éviter les pressions douloureuses.

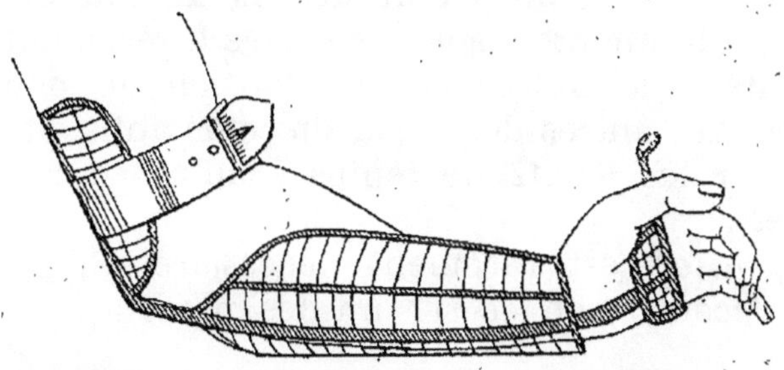

Fig. 359. — Appareil d'Ollier pour la résection du poignet.

La plaque palmaire est destinée à relever la région métacarpienne et doit arriver, en bas, seulement au niveau du pli transversal inférieur de la paume de la main, car elle ne doit pas gêner les articulations des doigts. Cette plaque supporte un crochet en fil de fer souple pour pouvoir écarter le pouce ou le soutenir dans la position voulue.

Cet appareil s'applique dès que la région n'est plus douloureuse ou même après le premier pansement, succédant alors à la gouttière plâtrée. Il est garni de ouate dans les premiers temps ; plus tard, quand toutes les plaies sont fermées, on le matelasse d'une manière fixe. Il est fixé à l'avant-bras et au bras par des courroies. Pour relever le poignet après cicatrisation de la plaie et pour donner, si besoin est, une inclinaison différente à la main, la porter vers le radius ou le cubitus, on peut faire articuler l'appareil entre la plaque palmaire et la portion antibrachiale; mais ce n'est pas indispensable, la souplesse du fil de fer permettant d'arriver au même but.

Ollier se loue beaucoup de cet appareil, très léger, pour le traitement orthopédique de la résection du poignet.

Pour les coups de feu du poignet, et même pour les résections, la gouttière en zinc de Delorme décrite plus loin à propos des lésions du coude est aussi un bon appareil (voy. fig. 367).

4° *Gouttière plâtrée.*

La gouttière plâtrée constitue l'appareil le plus simple et le meilleur. Partie d'un peu au-dessus du coude, elle doit aller jusqu'à la racine des doigts et être légèrement relevée pour maintenir le métacarpe en extension; le pouce sera tenu écarté des autres doigts par du coton antiseptique. On fera mouvoir les doigts de temps à autre pour prévenir l'ankylose.

La *suspension* est rarement nécessaire. Si l'on croit devoir y recourir, on se servira des procédés indiqués à

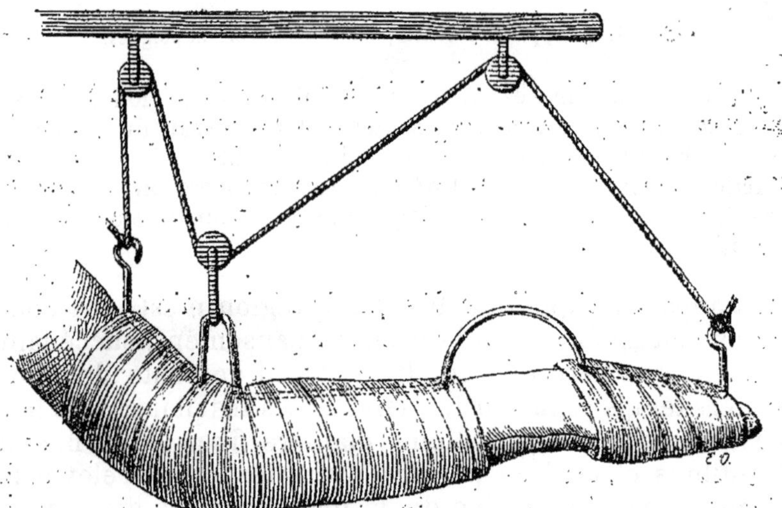

Fig. 360. — Appareil plâtré à suspension pour la résection du poignet (Esmarch).

propos des fractures compliquées de la main et de l'avant-bras. Quelques crochets fixés dans une gouttière plâtrée ou sur une attelle palmaire quelconque serviront à la suspension. Esmarch conseille de placer une attelle palmaire en bois, et de la fixer autour de la main et de l'avant-bras par un bandage plâtré qui laisse le poignet à découvert et dans lequel est engypsé, à la face dorsale, un fil de fer replié sur lui-même en anneau à divers intervalles (fig. 360).

La suspension est très utile dans le cas d'inflammation aiguë, surtout lorsque les gaines synoviales tendineuses sont envahies.

L'*extension* dans les cas où elle est jugée indispensable se fera, soit au moyen de l'attelle de Scott, soit avec des lacs élastiques. Il est facile, du reste, pendant la solidification d'une gouttière plâtrée, de maintenir par une traction bien faite les surfaces osseuses à la distance voulue.

D'après Langenbeck, on peut pratiquer l'extension par les poids de la manière suivante (fig. 361) : une série

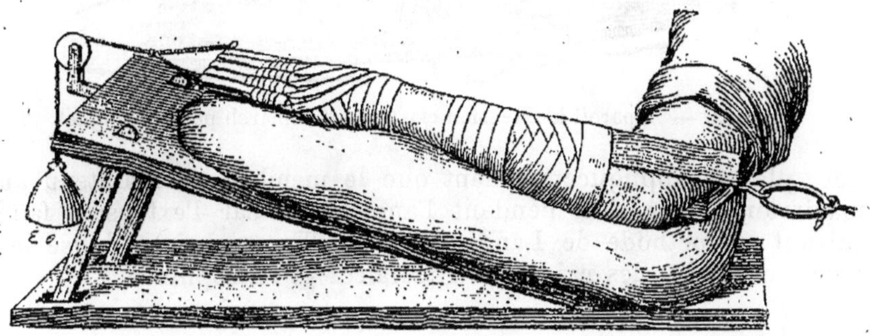

Fig. 361. — Appareil à extension de Langenbeck pour la résection du poignet.

d'anses de diachylon sont appliquées autour de la main, de telle sorte que leurs chefs soient fixés longitudinalement sur les faces palmaire et dorsale des doigts et de la main; une tige rigide est ensuite engagée transversalement dans les anses et sert de point de départ à des cordelettes qui se réunissent en une seule allant passer sur une poulie placée à l'extrémité d'une sorte de plan incliné sur lequel repose le membre; cette cordelette se termine par un poids suffisant. La contre-extension s'obtient par une anse de diachylon dont les chefs sont collés sur les faces externe et interne de l'avant-bras, et qui donne attache à une cordelette allant se fixer à la tête du lit; une planchette est interposée dans l'anse afin d'éviter des pressions sur les saillies épiphysaires du coude.

Esmarch (fig. 362) a recommandé une simple attelle palmaire terminée par une poulie à chaque extrémité; les cordelettes fixées aux anses de diachylon se réfléchissent sur les poulies et vont s'attacher à un anneau élastique en caoutchouc placé sous l'attelle; ce moyen d'extension est préférable au précédent.

Appréciation. — L'extension permanente est une bonne méthode de traitement pendant les premiers jours, car elle peut prévenir l'ankylose et calmer les douleurs en empêchant la pression des surfaces malades l'une sur l'autre. Ollier conseille, avec raison, de remplacer dans tous les cas ces appareils par une gout-

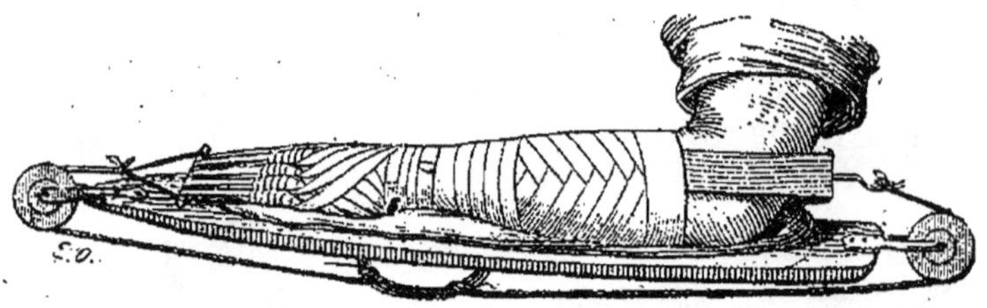

Fig. 362. — Appareil à extension élastique d'Esmarch pour le poignet.

tière plâtrée appliquée pendant que le membre est maintenu au maximum d'extension pendant l'anesthésie, car l'extension faite suivant la méthode de Langenbeck et d'Esmarch immobilise les doigts et facilite les raideurs articulaires et l'atrophie.

§ III. — Coude

Les appareils proposés pour les résections et les lésions du coude sont extrêmement nombreux. Dans les fractures compliquées, les lésions inflammatoires et organiques, lorsque l'ankylose est inévitable, on placera le membre dans la situation qui sera ultérieurement la plus utile au malade, c'est-à-dire dans la flexion à angle presque droit. Après la résection, beaucoup de chirurgiens adoptent au début une position intermédiaire entre la flexion à angle droit et l'extension, l'avant-bras, reposant en pronation sur l'appareil. Cependant Maas (de Fribourg), Thyrell ont conseillé la position presque étendue dans les premiers temps, les fragments étant ainsi plus facilement en contact ; ce n'est qu'ultérieurement qu'on donne la position classique.

a. APPAREILS CONTENTIFS

1° *Attelle double d'Esmarch.* — Cette attelle (fig. 363), appelée par son auteur attelle de Langensalza (1866), se compose : 1° d'une attelle inférieure en bois légèrement coudée et percée à ce niveau d'un orifice pour recevoir l'épitrochlée ; 2° d'une attelle constituée d'une partie antibrachiale et d'une partie brachiale séparées, mais reliées l'une à l'autre par deux arcs métalliques solides ; on la dispose sur la précédente.

Le membre enveloppé de son pansement est appliqué sur ces attelles. Lors du renouvellement du pansement, on retire l'attelle inférieure pour la nettoyer, la supérieure restant en place et soutenant le bras.

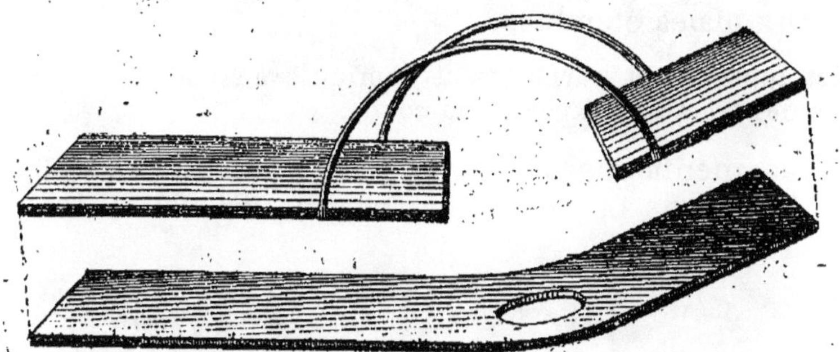

Fig. 363. — Attelle d'Esmarch pour la résection du coude.

Cet appareil est facile à construire, mais il immobilise moins bien que les gouttières plâtrées, l'attelle-gouttière de Bœckel, etc.

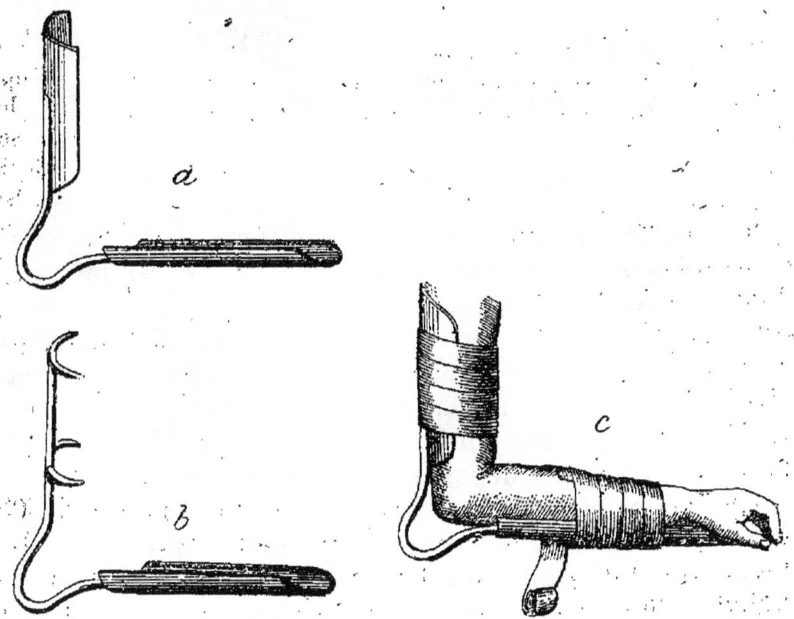

Fig. 364. — Gouttières métalliques de Jones, pour lésions du coude.

2° *Gouttières métalliques de K. Jones* (fig. 364). — Elles sont en tôle recouverte de feutre, de peau ou de tout autre matelassage, et reliées l'une à l'autre par un arc de fer résistant, tordu de manière à contourner le coude tout en restant suffisamment éloigné pour permettre les pansements. Dans un but de soutien, le support de l'avant-bras doit être prolongé au delà du poignet. La forme *b* est destinée aux plaies étendues.

Cet appareil est parfaitement approprié au traitement antiseptique des fractures exposées du coude.

Nous mentionnerons encore les gouttières métalliques de Sédillot, de Le Fort et de Delorme (fig. 367).

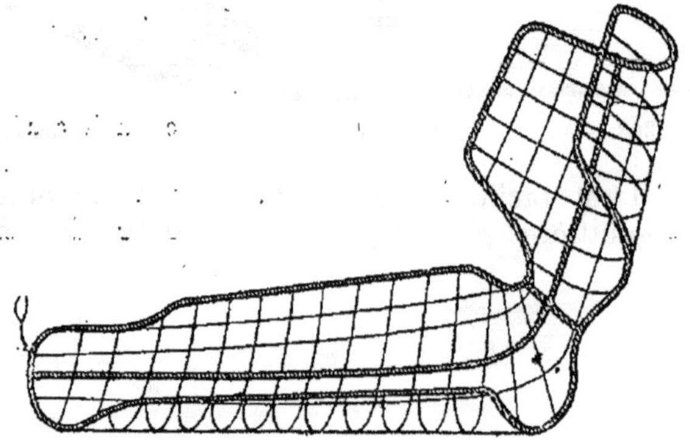

Fig. 365. — Gouttière d'Ollier pour la résection du coude.

3° *Gouttière d'Ollier*. — Cette gouttière en fil de fer est substituée par Ollier à la gouttière plâtrée, après les résections, dès le deuxième ou le troisième pansement. Elle est échancrée au niveau du coude ; la portion brachiale doit être latérale, interne et postérieure, et embrasser la demi-circonférence du bras ; la portion antibrachiale sera à la fois latérale interne et inférieure. La portion qui répond à la main ne doit pas dépasser la limite inférieure du métacarpe, pour laisser les doigts libres. Le pouce doit être reçu dans un crochet rembourré, qui soutient ainsi la main et maintient l'avant-bras entre la pronation et la supination. Pour permettre au malade de se promener, on soutient la gouttière par une épaulière et on la fixe à une ceinture bouclée passée autour du corps. Elle est, du reste, plus ou moins matelassée et garnie selon le degré de sensibilité du membre ; sa malléabilité permet de fléchir la partie antibrachiale et de la renverser à volonté dans le sens de la pronation et de la supination.

4° *Appareils plâtrés.* — On applique soit une gouttière plâtrée interne, assez étroite pour pouvoir s'enlever facilement, faite d'une seule pièce disposée de manière à laisser la plaie opératoire ou accidentelle à découvert, soit une gouttière humérale et une gouttière antibrachiale qu'on relie par une lame en zinc ou de forts fils métalliques recourbés en dehors au niveau du coude et dont les extrémités sont fixées dans le plâtre (fig. 366). La première, convenablement échancrée, est préférable; elle doit arriver en bas jusqu'à la racine des doigts et fixer le pouce.

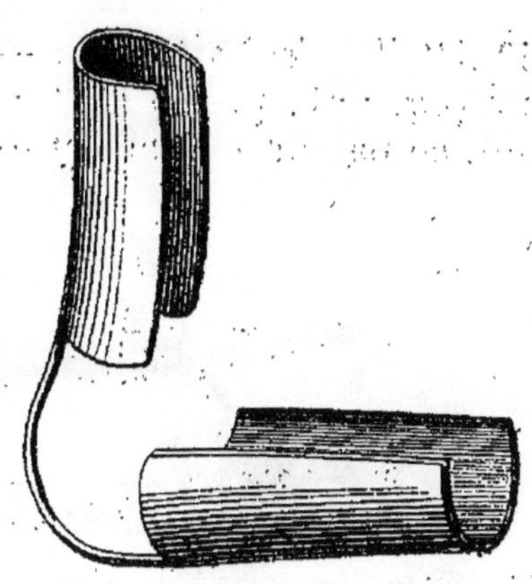

Fig. 366. — Gouttière plâtrée, à arc, pour le coude (Hergott).

Plus tard, lorsque la plaie est en voie de guérison, on peut appliquer un appareil plâtré ou silicaté enveloppant et fenêtré au niveau de la lésion.

Les gouttières modelées en *carton* sont susceptibles de

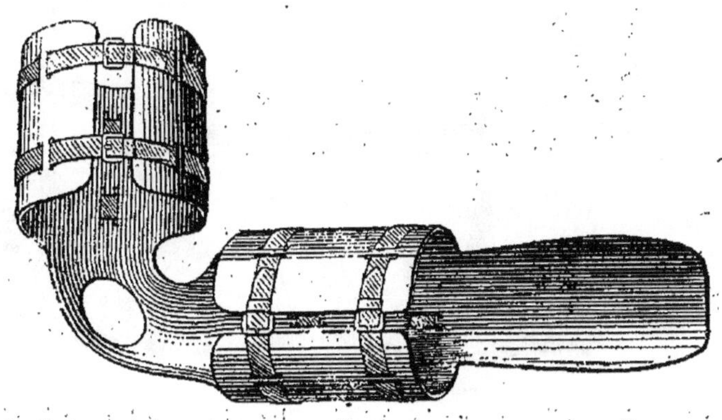

Fig. 367. — Appareil en zinc de Delorme, pour le coude.

rendre des services. Thyrell emploie une *gouttière antérieure en gutta-percha* qu'il applique d'abord dans une position étendue et qu'il fléchit peu à peu à mesure que la plaie guérit.

b. APPAREILS A SUSPENSION

1° *Attelles de Volkmann.* — Il en existe deux modèles : l'une (fig. 221, p. 348) est composée d'une attelle en bois terminée par un crochet et qu'on suspend comme l'a mon-

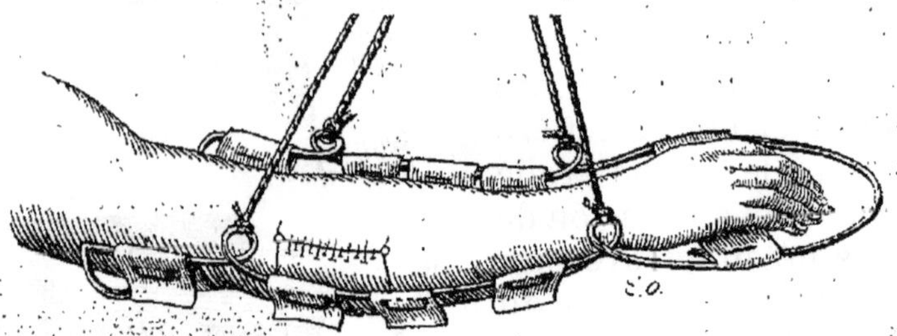

Fig. 368. — Hamac de Volkmann pour lésions du coude et de l'avant-bras.

tré la figure 269, p. 412 ; l'autre rappelle l'attelle de Smith-Hogden et est constituée (fig. 368) par un cadre métallique sur lequel sont étendues des bandelettes séparées formant hamac ; des lacs fixés sur chaque côté du cadre servent à la suspension.

2° *Appareil à trois valves d'Esmarch.* — C'est un

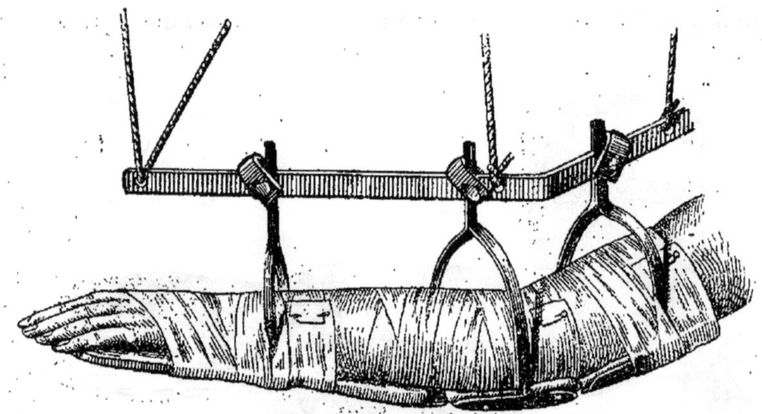

Fig. 369. — Appareil à suspension à trois valves d'Esmarch pour la résection du coude.

appareil métallique composé de trois segments distincts (fig. 369) : un pour l'avant-bras et la main ; le deuxième pour le coude, et le troisième pour le bras. Chaque segment est constitué par une attelle creuse rembourrée, aux deux bords de laquelle se fixe un arc métallique dont le sommet est relié à une tige rigide longitudinale distante du membre et qui unit entre eux les sommets des trois arcs et donne attache aux lacs suspenseurs.

Cet appareil permet facilement les pansements du coude en raison de l'indépendance des pièces : la médiane étant enlevée, les deux autres continuent à soutenir le membre. Il est seulement d'une construction un peu compliquée.

Avec une gouttière plâtrée, soigneusement fixée, il est du reste facile de suspendre le membre si on le juge nécessaire.

La suspension recommandée par certains chirurgiens, von Langenbeck entre autres, ne présente pas de grands avantages, sauf si l'articulation est atteinte d'inflammation aiguë, ce qui est rare après les résections pratiquées avec toutes les précautions antiseptiques.

§ IV. — ÉPAULE

Ollier recommande les bandages silicatés ou les attelles plâtrées pour soutenir le membre et l'immobiliser contre le tronc. Il préfère généralement un bandage silicaté laissant la face externe de l'épaule à découvert et appliqué comme le bandage de Gerdy (p. 433). On peut varier ce bandage suivant la disposition des plaies de l'épaule.

Après les résections, pour empêcher l'humérus d'être attiré en dedans, il faut placer un coussin dans l'aisselle.

Nicaise, pour les lésions et résections de l'épaule, emploie souvent un appareil plâtré qui s'exécute de la manière suivante, avec une bande de tarlatane large de 10 à 12 cent., longue d'environ 6 mètres, formée de 6 à 8 épaisseurs de tarlatane et trempée dans la bouillie plâtrée (fig. 370) : Placer un coussin axillaire, fléchir l'avant-bras à angle droit et rapprocher le membre du tronc ; partir ensuite, avec la bande plâtrée, de l'aisselle du côté sain, traverser horizontalement le dos, venir contourner le bras du côté malade un peu au-dessus du coude, couvrir l'avant-bras, le bord cubital de la main en laissant les doigts libres, passer d'avant en arrière dans l'aisselle saine, remonter obliquement sur le dos pour couvrir l'épaule opérée, descendre verticalement sur la partie antéro-interne du bras jusqu'à l'avant-bras qu'on contourne d'avant en arrière, remonter sur la face postérieure du bras, passer sur l'épaule blessée d'arrière en avant, et enfin descendre sur le devant de la poitrine, rejoindre l'aisselle saine en laissant la main libre.

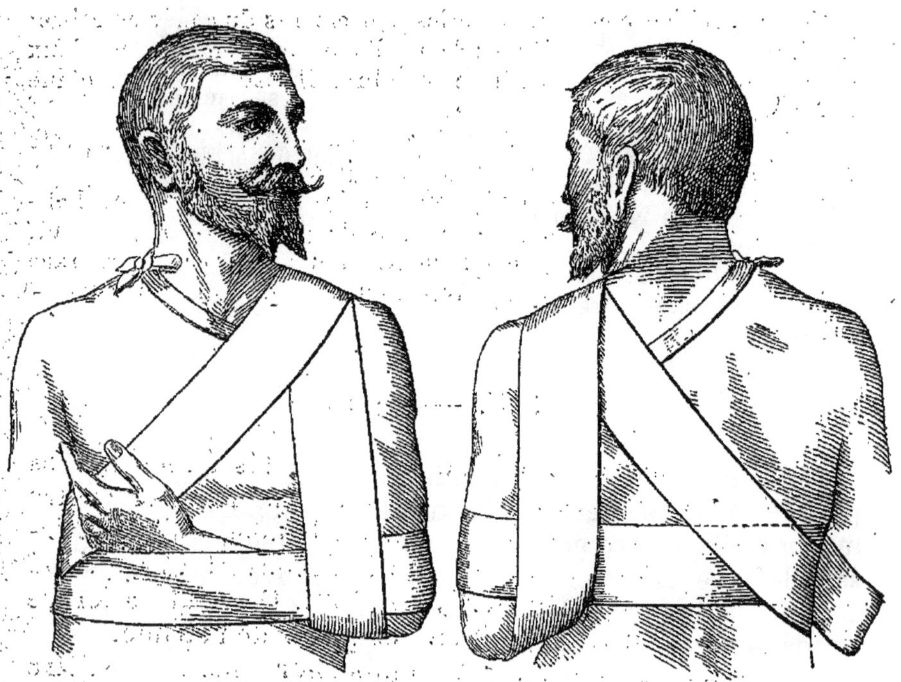

Fig. 370. — Appareil plâtré de Nicaise pour lésions de l'épaule.
a, vu de face. *b*, vu de dos.

Les gouttières en zinc de Champenois, les coussins de Stromeyer, l'attelle triangulaire de Middeldorpf, etc., etc. (p. 429), conviennent également aux lésions de l'épaule.

L'essentiel dans ces appareils est d'avoir un large accès sur la plaie, d'immobiliser le bras contre le tronc et de soutenir le coude. Au début du traitement, un large et long coussin placé dans l'aisselle suffit, avec le pansement antiseptique et des bandes de tarlatane mouillées, pour maintenir solidement le membre.

CHAPITRE XIII

ARTICULATIONS DU MEMBRE INFÉRIEUR

§ I. — Articulations du pied

Les gouttières plâtrées ou en gutta-percha, les attelles de carton immobiliseront facilement le pied dans le cas de lésions quelconques de ses nombreuses articulations ; l'appareil devra toujours remonter au-dessus des malléoles.

Ollier a proposé de faire l'extension après l'ablation des métatarsiens : 1° soit au moyen d'un appareil composé de doigts de caoutchouc enveloppant un ou plusieurs orteils et terminés par un cordon élastique qui va se fixer à l'extrémité d'une semelle de bois appliquée contre la face plantaire du pied à l'aide d'une courroie ; 2° soit à l'aide d'anses de diachylon qu'on fixe au moyen de circulaires d'une bandelette de même nature, ou du collodion ; on exerce des tractions élastiques avec des tubes de caoutchouc passés dans les anses et venant s'attacher à la semelle.

Neuber, pour les ostéo-arthrites du tarse, exécute l'extension d'une manière assez analogue à celle employée par Beau, de Toulon, dans le cas de fracture de l'extrémité inférieure de la jambe et déjà décrite. Le membre (fig. 371) est couché sur un coussin ; des bandelettes de diachylon ou de toile sont fixées en anse sur les faces dorsale et plantaire des orteils et de l'extrémité des métatarsiens et maintenues par une bande circulaire, le tout collodionné. Une tige de bois transversale passe dans toutes ces anses et sert de point de départ à une cordelette qui va se réfléchir sur une poulie mobile sur la traverse supérieure d'un cerceau placé au-dessus du membre ; la corde supporte un poids à son extrémité libre. Pour maintenir le

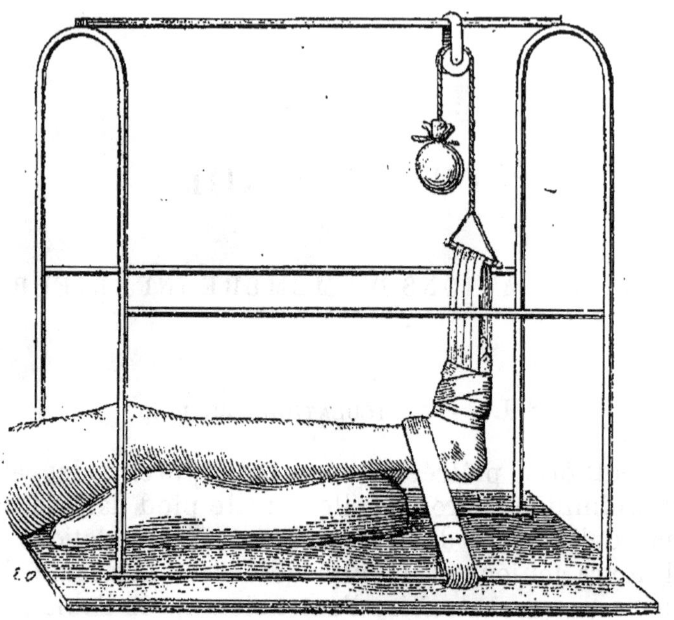

Fig. 371. — Appareil de Neuber pour l'extension sur l'avant-pied.

membre immobile, on le fixe sur la base du cerceau à l'aide d'une cravate ou d'une bande.

§ II. — Cou-de-pied

Après les résections et pour les lésions de l'articulation du cou-de-pied, l'*attelle-gouttière de Bœckel* et les *gouttières* ou *attelles plâtrées* disposées convenablement suivant le siège de la blessure sont les appareils à préférer : le pied devra être maintenu à angle droit et le genou sera compris dans l'appareil. On peut aussi employer des *attelles modelées en carton*, une antérieure, l'autre postérieure, qu'on applique par-dessus le pansement antiseptique et qu'on fixe par des bandes de tarlatane mouillées : l'immobilisation obtenue est suffisante.

Pour les arthrites chroniques, les appareils silicatés

seront employés lorsqu'on ne recherchera que l'immobilité seule et qu'il n'y aura pas de plaie à traiter.

Lorsque, en raison du siège de la blessure ou pour tout autre motif, on est conduit à l'emploi de la *suspension*, on recourra soit aux moyens indiqués pour les fractures de jambe, soit à un des appareils suivants :

1° *Attelle antérieure, de Volkmann.* — Cette attelle ou gouttière (fig. 372), en bois, est munie sur sa convexité de trois anneaux destinés à la suspension. Après l'avoir garnie de ouate, on la

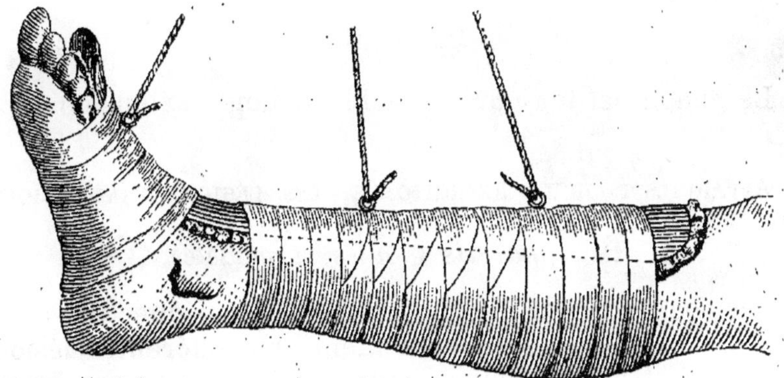

Fig. 372. — Attelle antérieure à suspension de Volkmann pour la résection tibio-tarsienne.

place sur la face antérieure du membre et on la fixe par des bandes plâtrées ou sèches appliquées autour du pied et sur la jambe, en laissant le cou-de-pied et le talon à découvert.

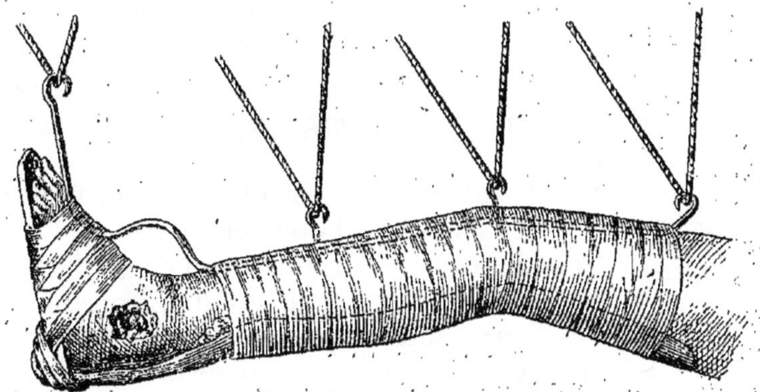

Fig. 373. — Attelle de Watson, à suspension, pour lésions du cou-de-pied.

2° *Attelle de Watson, modifiée par Esmarch.* — Cette attelle (fig. 373), qui est plutôt une gouttière en bois, rétrécie au niveau de l'articulation et portant une semelle verticale mobile, s'applique sur la face postérieure du membre préalablement pansé. Esmarch la maintient par des bandes plâtrées qui d'un côté entourent le pied et de l'autre la jambe en laissant toute la région tibio-tarsienne à découvert ; dans les bandes plâtrées on saisit un fil métallique appliqué longitudinalement sur la face antérieure du membre et du pied, recourbé fortement au-devant du cou-de-pied, et présentant quatre crochets, deux à chaque extrémité et deux sur son trajet ; les crochets donnent attache aux lacs suspenseurs.

§ III. — Genou

Le genou est toujours immobilisé dans l'extension.

I. Appareils pour la résection et les lésions traumatiques

1° *Appareils moulés et modelés.*

Les *gouttières plâtrées* permettent de fabriquer des appareils qui conviennent parfaitement aux différentes lésions du genou et aux résections. On y taillera, suivant le cas particulier, des échancrures, des valves permettant l'accès de la plaie et son pansement antiseptique. Après la résection, la gouttière plâtrée est mise par-dessus le pansement et doit recouvrir seulement la moitié de la circonférence du membre. Il est souvent indiqué de construire la gouttière plâtrée de manière que, rétrécie dans le creux poplité, elle laisse le genou à découvert ; dans ce cas, il faut la renforcer en arrière par des lames de zinc ou de bois de placage. Les appareils occuperont toujours toute la longueur du membre.

L'*appareil plâtré interrompu*, à liteaux, de Pirogoff (fig. 251), est aussi susceptible d'être utilisé, mais l'accès de la région est rendu difficile si l'on emploie des liteaux ordinaires ; si, au contraire, on relie les deux portions de l'appareil par des lames métalliques en arc, placées une de chaque côté et très résistantes, on peut procéder assez facilement à l'application des pansements. Lucas-Championnière avait inventé dans ce but un appareil constituant un pont métallique à deux arcs qu'on incorporait dans un appareil plâtré (fig. 374) ; il ne l'emploie plus aujourd'hui que très exceptionnellement, un bon appareil plâtré étant préférable.

Les *attelles modelés en carton*, les *appareils en zinc* de

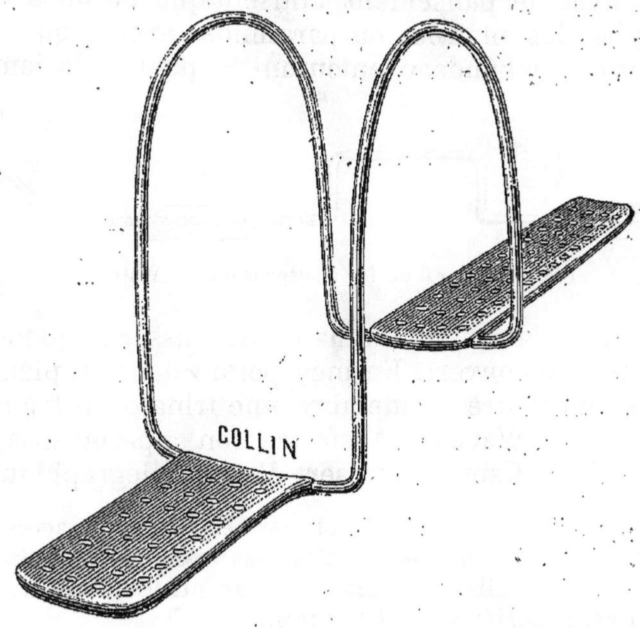

Fig. 374. — Appareil de Lucas-Championnière pour la résection du genou.

Raoult-Deslongchamps et ceux de Delorme (fig. 298 et 341) sont aussi de bons appareils contentifs.

2° *Attelle de Watson.*

Cette attelle jouit d'une assez grande réputation à l'étranger. Elle représente (fig. 375) une étroite gouttière en bois, peu

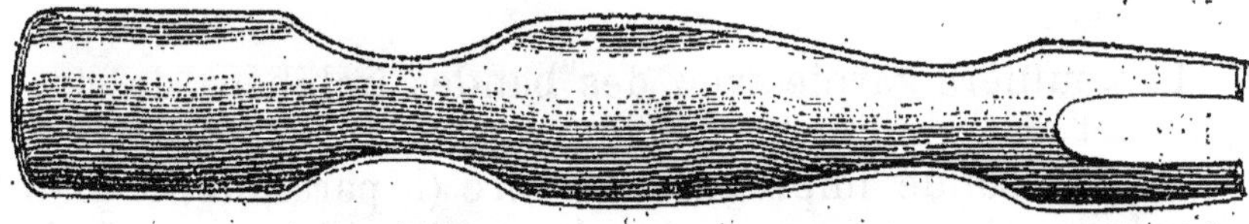

Fig. 375. — Attelle de Watson pour la résection du genou.

excavée, rétrécie au niveau du creux poplité et terminée inférieurement par une sorte de fourche limitant une échancrure destinée à loger le talon.

La jambe et la cuisse sont entourées d'une bande de flanelle et placées sur cette attelle postérieure garnie de coton ; on panse alors la plaie, on enveloppe le membre et l'attelle avec le pansement antiseptique et on maintient par des bandes plâtrées ou paraffinées avec lesquelles on fait un premier bandage entourant le pied et la jambe, et

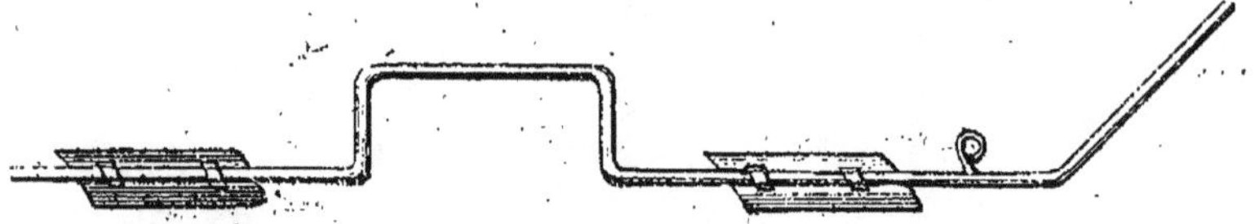

Fig. 376. — Fil de fer à suspension, de Watson.

un autre pour la cuisse, de manière à laisser le genou complètement à découvert. En incorporant dans le plâtre, sur la partie antérieure du membre une tringle en fer recourbée (fig. 376), Watson transforme son appareil en appareil à suspension ; Esmarch se sert d'un fil télégraphique.

Cet appareil est fort simple et permet un large accès sur la région malade. La suspension n'est pas très recommandable, car elle tend à faire glisser le fémur en avant. *L'attelle de Bœckel* (fig. 228) est supérieure à cet appareil.

3° *Appareil de Howse.*

Cet appareil (fig. 377) se compose d'une gouttière en fer étamé, très étroite à son passage dans le creux poplité et se terminant en bas, comme celle de Bœckel, par une vaste échancrure talonnière, limitée par deux prolongements munis d'une mortaise dans laquelle glisse le support d'une semelle qu'on peut incliner à volonté. Ces deux prolongements sont réunis à leur partie inférieure par une traverse destinée à maintenir la fixité de l'appareil sur le lit.

La gouttière garnie avec des bandes imbibées de cire à parquet est appliquée et maintenue sur le membre par des tours de bande imprégnées de cire (la paraffine, le plâtre conviennent aussi, mais la cire se souille moins facilement). On peut la suspendre à un cerceau quelconque en fixant un lacs dans les rainures des prolongements inférieurs. On aura soin de matelasser l'attelle au niveau du tendon d'Achille.

Parmi les autres appareils nous signalerons : 1° les *gouttières en tôle étamée*, une pour chaque segment du membre, réunies par des tringles recourbées placées latéralement, et qui s'engainent dans des glissières où on les fixe au moyen de vis (Le Fort) ; 2° les *attelles métalliques de Linhart et Kœnig*, construites de telle sorte

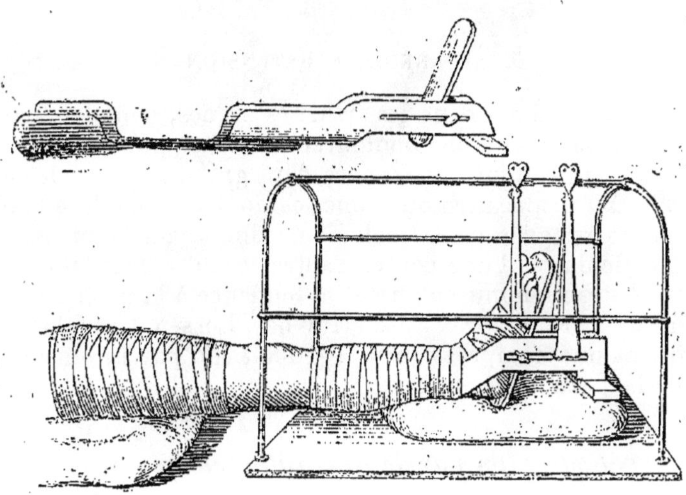

Fig. 377. — Appareil de Howse pour la résection du genou, d'après Bryant.

que le segment correspondant au creux poplité peut être retiré à volonté, tandis que les segments jambiers et fémoraux restent réunis par des arcs métalliques ; Kœnig ajoute encore deux gouttières antérieures laissant le genou à découvert et unies entre elles également par deux arcs en fil de fer solide.

II. Appareils pour les arthrites du genou

Lorsque le genou est dans une position vicieuse, il est ramené à la rectitude soit par le redressement forcé manuel, soit par des tractions continues avec l'anse de diachylon et les poids, en prenant toutes les précautions nécessaires, suivant le cas, pour éviter la production de désordres graves, tels que la luxation, etc.

a. Appareils de contention

Dans les arthrites chroniques sans plaie, à évolution lente, les *appareils silicatés-ouatés*, *fenêtrés*, s'il en est besoin, au niveau de l'articulation, les *gouttières plâtrées* suffisent à immobiliser le genou et à permettre l'application des topiques jugés nécessaires. Ces appareils doivent comprendre le membre dans toute sa longueur, du bout des orteils à la racine de la cuisse, et le pied sera maintenu à angle droit.

b. APPAREILS A EXTENSION

L'extention continue dans les arthrites aiguës, dans les arthrites tuberculeuses à évolution douloureuse ou suppurées, a depuis quelques années conquis les faveurs d'un grand nombre de chirurgiens. Elle fait disparaître ou calme les douleurs, modère l'inflammation et les progrès de la maladie en diminuant la pression des surfaces articulaires l'une contre l'autre, et lutte avantageusement contre la contraction musculaire et la tendance à la position fléchie; elle agirait encore, d'après Busch, Reyher, Lossen, Lannelongue, en déterminant une compression de l'articulation par la tension produite sur la peau et les muscles.

1° *Extension par le diachylon et les poids.*

Elle est appliquée, comme il a été dit page 381, avec les modifications indiquées pour les sujets à peau fine et délicate. Les chefs de l'anse remonteront jusqu'auprès du genou.

Positions vicieuses. — Lorsqu'on emploie ce genre d'extension pour des positions vicieuses de date récente et que l'articulation contient encore du liquide ou beaucoup de fongosités, le redressement s'opère en six ou huit jours avec un poids dépassant rarement 2 à 3 kilogrammes.

Dans les cas anciens, le résultat est plus lent à obtenir. E. Bœckel y joint une traction verticale descendante exercée comme il suit (fig. 378) : « Le membre ankylosé à angle droit est installé sur une pile de coussins qui rend la jambe presque horizontale ; puis on y suspend successivement et à la manière ordinaire le poids maximum que le sparadrap puisse supporter, 8 à 10 kilog. La poulie est élevée de quelques centimètres au-dessus du talon pour augmenter l'action redressante. Quand une fois le membre a passé de l'angle droit à un léger angle obtus, on y suspend un poids au moyen d'un bracelet ou d'une écharpe qui passe sur le sommet de l'angle formé par le genou et qui constitue la traction verticale descendante. Une ficelle attachée à l'écharpe traverse une échancrure spéciale du matelas et le sommier, et le poids se suspend au-dessous du lit ; le poids ne doit pas dépasser 4 kilog.,

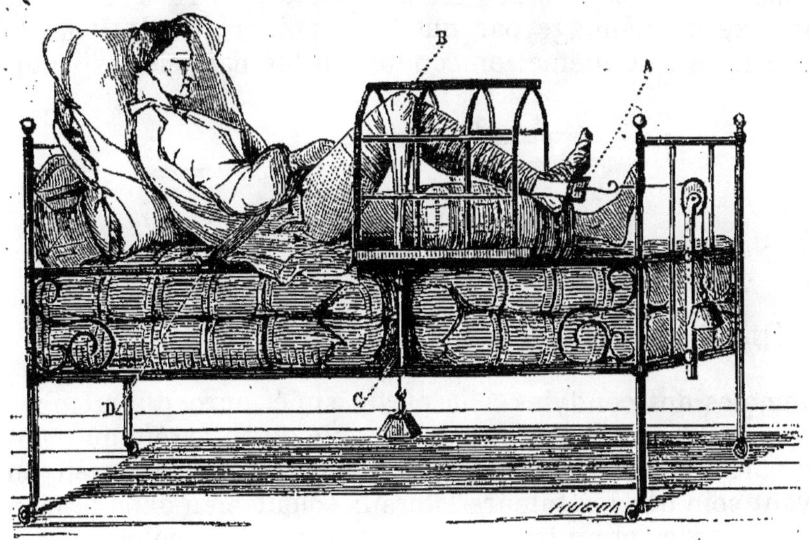

Fig. 378. — Extension verticale descendante et horizontale (E. Bœckel).

sinon il n'est pas supporté. A mesure que le redressement avance, il faut diminuer le nombre des coussins placés sous la jambe. » Bœckel a renoncé à la traction verticale ascendante, proposée par Volkmann dans le cas de subluxation du tibia en arrière, et agissant d'arrière en avant sur la tête du tibia au moyen de lacs qui se réfléchissent sur une poulie suspendue à une potence.

2° *Appareil de Sayre.*

L'appareil (fig. 379) se compose d'un bracelet crural et d'un bracelet jambier, larges de 3 cent., reliés par deux tuteurs latéraux qu'une crémaillère permet d'allonger ou de raccourcir à volonté. Les bracelets sont articulés à charnière en arrière, fermés en avant par un œillet et un bouton. Les tuteurs latéraux sont solidement fixés à angle droit au bracelet jambier, articulés à tenon au contraire sur l'anneau crural, de manière à pouvoir être inclinés à volonté.

Application. — On recouvre la jambe de bandelettes de diachylon larges de 2 cent. et demi, disposées longitudinalement de la tubérosité du tibia au cou-de-pied ; pardessus, on met un bandage roulé allant de la tubérosité du tibia au point où portera le bracelet jambier, de manière à laisser dépasser en bas les bandelettes de 10 à 12 cent. On fixe ce bandage par quelques points de fil. Pour la cuisse, agir de même, en conduisant les bandelettes longitudinales des condyles à la partie supérieure du membre et en les fixant par un bandage roulé qu'on arrête au point où portera l'anneau crural. On place alors l'appareil en ayant soin que les tuteurs latéraux soient bien dans le plan des condyles et on les confie à un aide. Le bracelet jambier doit entourer exactement la jambe sans la comprimer. On renverse les bandelettes de diachylon par-dessus le bracelet, on les monte le long de la jambe et on les fixe en ramenant sur elles quelques tours de bande. On achève d'engager le bracelet dans les bandelettes en le tirant en bas.

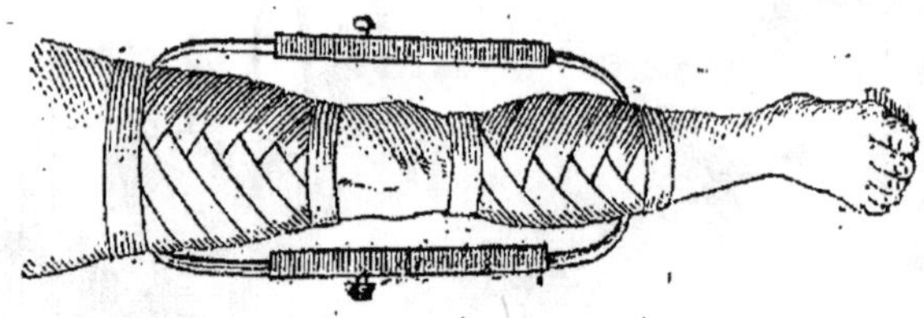

Fig. 3.9. — Appareil à extension de Sayre pour les arthrites du genou.

Ceci fait, on applique le bracelet supérieur sur la cuisse, en veillant à ce qu'il ne produise aucune gêne. Pour éviter plus sûrement la pression, on prend, en deux points symétriques, une bandelette en avant, une autre en arrière, et on les renverse de manière à tirer également sur le bracelet ; on renverse de même les autres bandelettes et on maintient le tout par un bandage roulé. Ensuite, on procède à l'extension et à la contre-extension en allongeant les tuteurs latéraux à l'aide de la crémaillère. Il faut toujours, en outre, faire une compression sur le genou à l'aide d'un bandage ouaté. Le seul avantage de cet appareil est de permettre au malade de se lever et de marcher avec des béquilles.

3° *Attelle à extension de Barwel.*

C'est une attelle à extension élastique (fig. 380). « Elle ressemble à une attelle de Desault, avec cette modification qu'entre les dents de la fourche inférieure se trouve une poulie jouant sur un axe droit et que des extrémités de cette même fourche part une tige d'acier se dirigeant en dedans et supportant une poulie qui fonctionne au-dessous de la plante du pied ; à l'extrémité supérieure et faisant saillie en dehors, se trouve une tige d'acier recourbée portant aussi une poulie. Cette attelle doit remonter un peu au-dessous de l'aisselle et descendre à 10 cent. plus bas qu'elle ne le serait du pied si le membre était étendu.

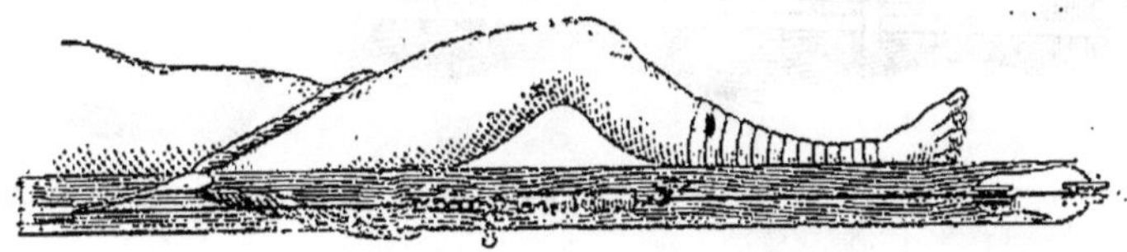

Fig. 380. — Attelle à extension de Barwell.

L'anse de diachylon est appliquée comme d'habitude, la corde passe de l'anse sur la poulie inférieure, et, remontant sur le côté externe de l'attelle, se termine sur un ressort en caoutchouc ou accumulateur dont l'extrémité supérieure est munie d'un crochet de métal. Un lacs périnéal embrasse la partie supérieure de la cuisse du malade et l'attelle ; il porte une corde qui, passant sur la poulie supérieure et descendant en dehors de l'attelle, se termine par une chaînette ; en tirant sur l'accumulateur de façon que le crochet puisse se mettre dans un anneau voulu de la chaînette, on peut produire le degré convenable d'extension. » (R. Barwell. *Encyclop. de chirurgie*, t. IV.)

4° *Appareil de Dombrowski.*

« L'appareil (fig. 381) est fabriqué de la manière suivante : tout d'abord on modèle sur la cuisse et la jambe, et aussi, dans le cas d'arthrite tibio-tarsienne, sur le pied, des attelles de feutre, trempées de silicate de potasse ;

ces attelles entourent complètement les portions correspondantes du membre, en laissant seul un léger intervalle en avant. On mesure exactement la longueur des divers segments du membre et on taille des bandes d'un métal suffisamment résistant, une pour le côté interne, l'autre pour le côté externe, s'étendant de l'anneau fémoral à la malléole ; quand c'est le genou qui est pris, il n'existe pas de charnière au niveau de cette articulation, mais il y en a une placée au cou-de-pied ; au-dessous, les bandes métalliques sont unies à une distance suffisante de la plante par

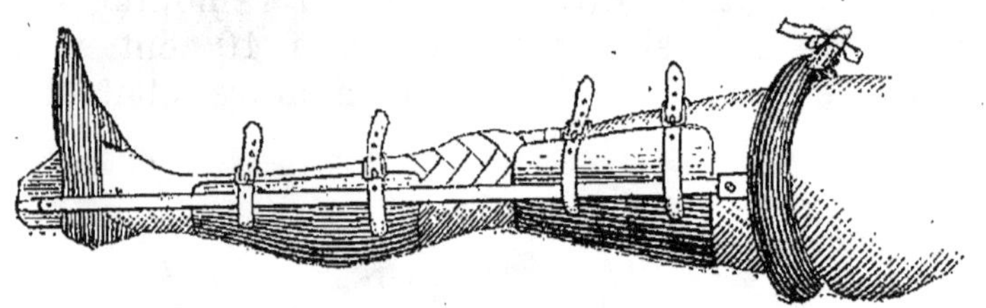

Fig. 381. — Appareil de Dombrowski pour la tumeur blanche du genou.

une plaque assez large. Si, au contraire, c'est le cou-de-pied qui est malade, il y a une charnière au niveau du genou, mais il n'en existe plus qui réponde au cou-de-pied. Ces préparatifs achevés et les attelles silicatées sèches, on enlève ces dernières du membre et on les fixe aux bandes métalliques à l'aide de rivets ; puis on coud sur elles des courroies, et l'appareil est prêt à être appliqué, ce qui se fait en trempant de nouveau les attelles feutrées dans le silicate et en fixant le tout à l'aide des courroies. Le pied sain est muni d'un soulier à semelle haute ou d'un patin. Quand l'appareil est sec, le malade est autorisé à se promener avec des béquilles qu'il peut très vite abandonner. » (Barwell.)

R. Barwell trouve cet appareil parfaitement conçu au point de vue de l'immobilisation de l'articulation malade, dont il empêche les surfaces de subir aucune pression du fait du poids du corps.

§ IV. — Hanche

I. Appareils pour les résections et blessures de l'articulation

Les appareils en zinc de Raoult-Deslongchamps, de Schon et Weissbach (p. 512), en toile métallique de Sarazin, peuvent être employés pour le traitement des blessures de l'articulation de la hanche, à condition d'entourer et d'immobiliser le bassin ; de même la grande gouttière de Bonnet.

L'extension continue par le diachylon et les poids rendra ici les plus grands services ; elle donne en outre un accès facile sur la blessure. Les lits mécaniques seront aussi d'un grand secours.

Pour les *résections*, tous les auteurs sont unanimes à reconnaître les difficultés d'obtenir le repos absolu de l'article. L'*extension continue* avec des poids allant de 1 à 5 kilog., suivant l'âge du sujet, et exercée sur le membre en abduction pour empêcher l'extrémité du fémur de faire saillie dans la plaie, est adoptée par un grand nombre de chirurgiens. E. Bœckel la regarde comme l'appareil par excellence. Ollier (fig. 382) applique sur le membre placé

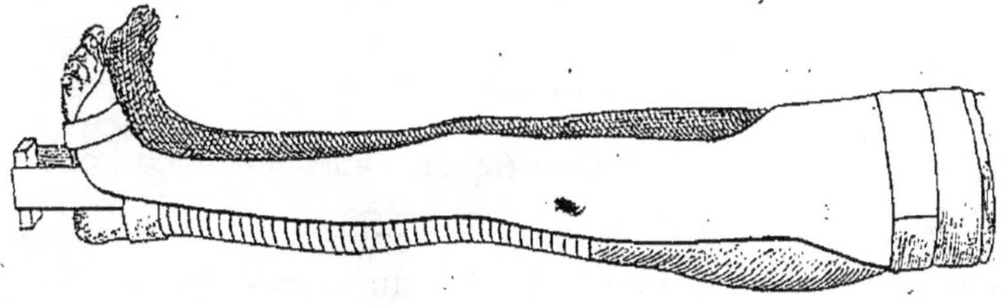

Fig. 382. — Attelle plâtrée pelvi-dorso-pédieuse, d'Ollier.

dans une légère abduction (25 à 30°) une gouttière plâtrée antérieure qui recouvre la partie antérieure du bassin et du membre inférieur ; elle embrasse le bassin dans sa demi-circonférence antérieure et descend le long du membre pour se terminer sur le dos du pied à la rainure des orteils ; préalablement on aura disposé sur le membre les bandelettes de diachylon nécessaires pour faire l'extension en cas de besoin, si le malade souffre ou s'il se produit des pressions en certains points de l'appareil. Lossen emploie l'extension, mais il intercale des attelles de carton dans le pansement antiseptique qui enveloppe le bassin et la hanche. Volkmann applique un caleçon plâtré fenêtré et y ajoute aussi l'extension. On a encore employé des attelles à extension semblables à celles qui seront décrites pour la coxalgie. La *gouttière de Bonnet*, dont on se sert beaucoup en France, permet aussi de pratiquer l'extension, mais elle rend les pansements difficiles malgré l'adjonction de valves mobiles au niveau de la hanche.

En résumé, l'extension est la méthode la plus simple et celle qui doit être adoptée.

II. Appareils pour les arthrites et la coxalgie en particulier

Le membre doit être immobilisé dans la rectitude; il faut donc au préalable corriger les attitudes vicieuses et pour cela on emploie soit l'extension continue, comme nous le dirons plus loin, soit le redressement manuel quand l'extension n'aura pas réussi, ce qui arrive surtout dans les hauts degrés de flexion et d'abduction de la hanche, le fémur à angle droit sur le bassin n'offrant pas un point d'appui suffisant.

a. Appareils a immobilisation simple

1° *Gouttières.*

La *grande gouttière de Bonnet* pour la coxalgie a été décrite page 324. On fixe le bassin au moyen d'une ceinture attachée aux bords de la gouttière.

Gaujot a fait remarquer que cet appareil ne procure pas à l'articulation une immobilité absolue, et ne remédie qu'imparfaitement à l'ensellure. Lannelongue confirme la justesse de ces remarques et déclare que, après un séjour plus ou moins long, on retire assez souvent de la gouttière un enfant difforme.

La gouttière de Nicaise (p. 325), celle de Richet sont aussi fréquemment employées. Oré (de Bordeaux) préfère à ces gouttières un appareil en toile métallique galvanisée à mailles ayant 2/3 de centimètre et une épaisseur de fil de 7 à 8 dixièmes de millim. ; on modèle facilement ces appareils, comme il a été dit à propos des appareils de Sarazin (p. 330).

2° *Appareils inamovibles. Appareil de Verneuil.*

L'*appareil de Verneuil* se compose : 1° d'un maillot en tricot de coton, bien collant, assez long pour s'étendre des mamelons aux malléoles; on le garnit extérieurement, sauf sur le membre sain,

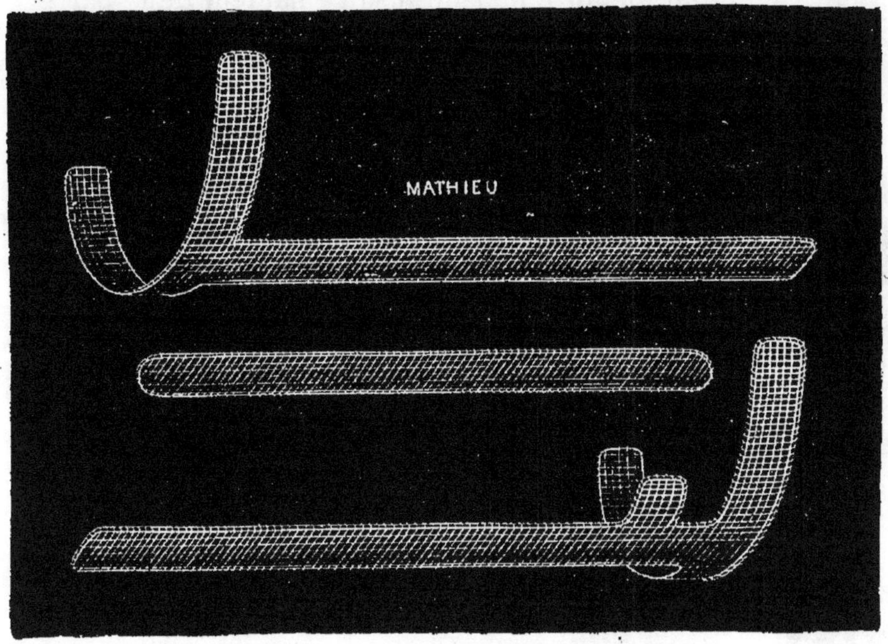

Fig. 383. — Attelles de Verneuil pour la coxalgie.

d'une épaisse couche de ouate maintenue par des points de fil; 2° d'une attelle en treillis métallique en forme de T (fig. 383); une autre attelle de même tissu, mais droite, est souvent nécessaire; le zinc laminé peut être employé pour la confection de ces attelles : 3° de bandes de toile et de tarlatane.

Application. — Le membre sera redressé en bonne position sous le chloroforme; le pelvi-support est nécessaire pour maintenir le corps accessible de tous côtés. On passe le maillot, qu'on tend et ajuste exactement afin d'éviter les plis, puis on dispose l'attelle en T de manière que la branche transversale embrasse le tronc entre les fausses côtes et la crête iliaque, et que la branche longitudinale soit placée sur la face extérieure du membre inférieur, en la coudant au niveau du grand trochanter ; on met en outre une attelle droite en avant du pli inguinal pour empêcher l'appareil de se déformer ultérieurement. On applique alors un bandage roulé fait avec des bandes sèches en toile, et, sur elles, des bandes de tarlatane silicatées depuis l'extrémité du membre malade jusqu'à hauteur de la barre transversale du T. A chaque extrémité de l'appareil, on doit laisser dépasser une partie du maillot ouaté afin d'éviter la compression douloureuse des bords de l'appareil une fois sec. Lorsqu'on se sert d'attelles en zinc, il est préférable de les mettre après l'application des bandes sèches, entre elles et les bandes silicatées.

Appréciation. — Cet appareil immobilise bien l'articulation et permet la marche ; mais, comme l'a fait remarquer Lannelongue, il n'empêche aucunement la compression des surfaces articulaires, source des déformations les plus graves, et en outre, rendant impossible la surveillance de la région, il ne permet pas de s'apercevoir du développement des abcès. Le redressement suivi de l'application de l'appareil détermine parfois une douleur assez marquée dans l'articulation, douleur qui disparaît en général au bout de vingt-quatre heures.

Chez les enfants un appareil de ce genre, silicaté ou plâtré, se souille rapidement et nécessite, par suite, des renouvellement sassez fréquents.

b. APPAREILS A EXTENSION

L'extension continue dans la coxalgie se prête à des considérations identiques à celles qui ont été émises à propos de son application aux arthrites du genou. Comme l'a positivement démontré Lannelongue par ses récentes recherches, elle écarte les surfaces articulaires avec des poids assez faibles, sous la condition, habituellement réalisée, que l'appareil ligamenteux ait perdu sa résistance. Cet écartement des surfaces est un résultat des plus importants, car il supprime la cause principale des déformations osseuses. Pour qu'elle agisse efficacement, l'extension doit être absolument continue, ce que permet de réaliser l'emploi de l'anse de diachylon et des poids ; il faut savoir qu'une traction puissante et prolongée amène parfois des troubles de l'appareil articulaire du genou.

1° *Extension continue par les poids et l'anse de diachylon.*

Cette méthode exige du repos dans le décubitus horizontal et doit être prolongée jusqu'à ce qu'il n'y ait plus aucune douleur dans la hanche, souvent pendant plusieurs mois. Son application se fait suivant les principes habituels déjà longuement étudiés et sur lesquels il est inutile de revenir ; il est rarement besoin de dépasser un poids de 5 à 6 kilogr., le poids variant avec l'âge du sujet. La contre-extension est exercée à la manière habituelle ; cependant, comme chez les enfants on éprouve beaucoup de difficultés à fixer le bassin, Lannelongue a cherché à prendre point d'appui sur le thorax et a proposé dans ce but l'appareil suivant.

Appareil de Lannelongue (fig. 384 et 385). — « Cet appareil se compose de deux pièces : une ceinture thoracique bouclée en avant, faite en tissu souple, et un bandage de corps en coutil ou en toile. A la ceinture s'attachent en arrière deux lacs assez longs pour être fixés aux barreaux de la tête du lit ; c'est ce qu'on fait après avoir appliqué la ceinture modérément serrée avec les boucles qu'elle possède. Le bandage de corps est une bande de toile ou d'un tissu résistant, longue de 1 m. à 1^{m},20, et d'une largeur variable dans son milieu et aux extrémités : de 15 à 18 cent. au milieu, de 10 à 12 cent. aux extrémités. Ce bandage présente, à une certaine distance du milieu, une fente verticale incomplète ou boutonnière assez grande pour permettre d'y engager une des extrémités du bandage ; cette boutonnière occupe la partie antérieure et médiane, lorsque l'appareil est placé.

« On applique ce bandage directement sur la ceinture précédente, le plein étant en arrière ; puis on ramène les deux chefs en avant et on engage l'un d'eux dans la boutonnière. Les extrémités du chef sont attachées sur les parties latérales du lit à l'aide des courroies. Ce dernier bandage enserre le corps comme la ceinture précédente autour de laquelle il est placé ; on doit le fixer à cette ceinture à l'aide de plusieurs épingles anglaises. La ceinture et le bandage de corps sont alors confondus en une seule pièce. Le but de ces ceintures superposées est de former une enveloppe plus complète pour la fixation du thorax.

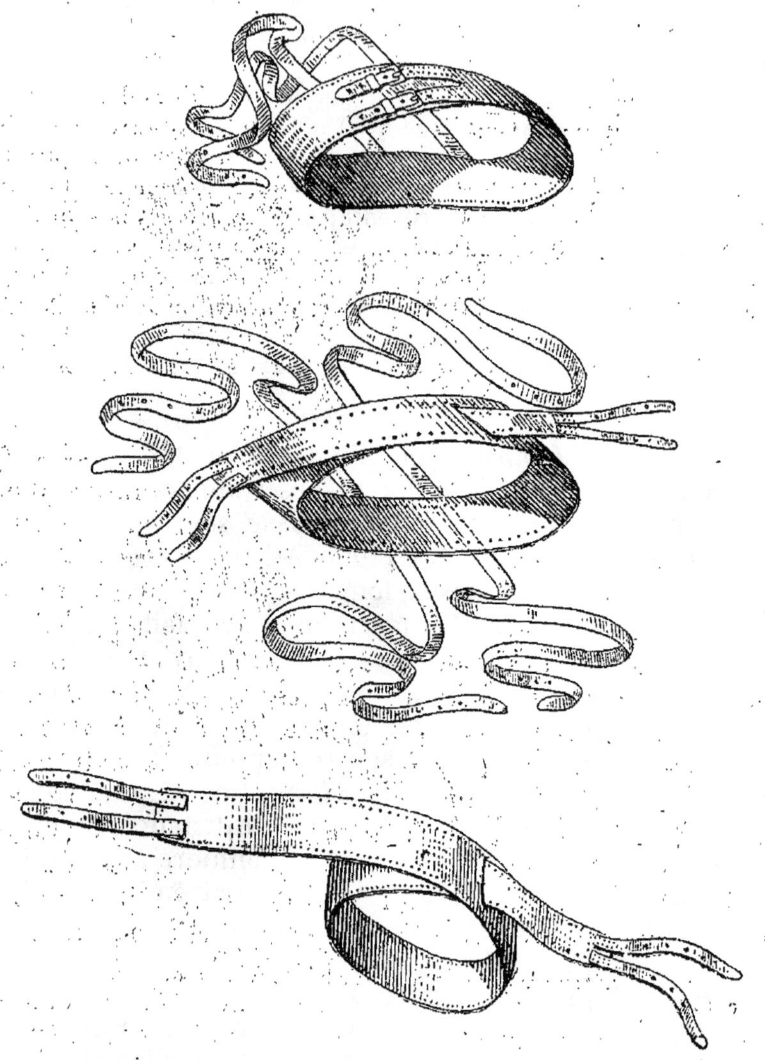

Fig. 384. — Ceintures de l'appareil à coxalgie de Lannelongue.

Le bandage de corps porte quatre lacs, tous attachés en arrière sur deux lignes verticales, deux au bord supérieur, deux au bord inférieur. Les lacs supérieurs sont fixés à la tête du lit, les lacs inférieurs aux barreaux du pied du lit;

les deux ceintures sont en définitive tenues par six lacs, deux appartenant à la première ceinture, quatre appartenant à la seconde, c'est-à-dire au bandage de corps. Enfin les deux membres inférieurs sont tenus rapprochés l'un de

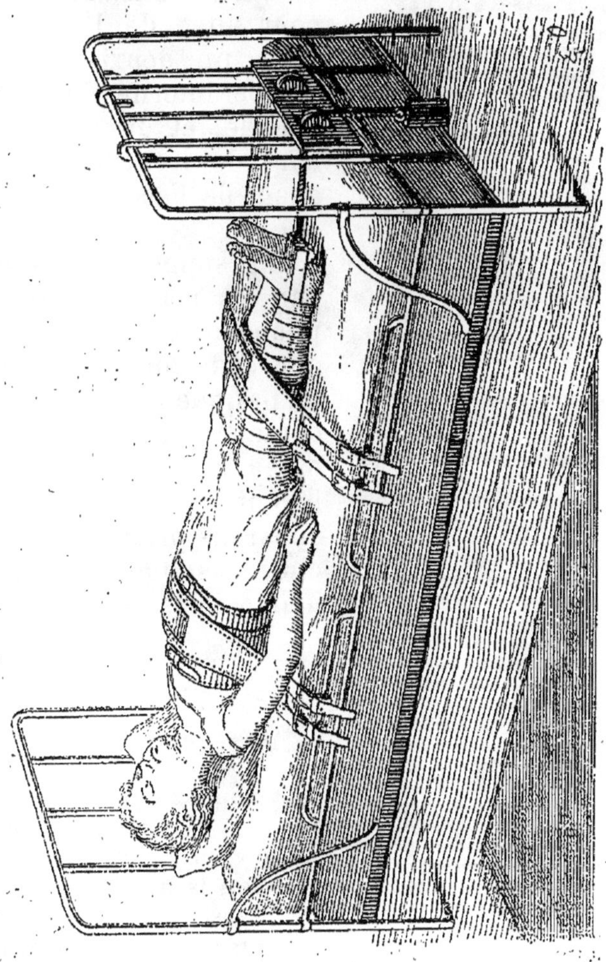

Fig. 385. — Appareil à extension de Lannelongue pour la coxalgie.

l'autre par un troisième bandage en toile, moins large, mais confectionné de la même manière que le bandage de corps ; seulement il est inutile de le fixer étroitement. Le matelas du lit sera en crin, résistant, placé sur une planche, et on enlèvera les oreillers pour ne laisser que le traversin. L'anse de diachylon et les poids se disposent comme d'habitude. »

R. Barwell, pour empêcher la flexion latérale du tronc et du bassin avec l'extension par les poids, dispose sur le côté malade un sac de sable suffisamment long pour aller de l'aisselle au pied, un deuxième contre la face interne du membre malade, et un troisième le long du tronc du côté sain allant de l'aisselle à la hanche.

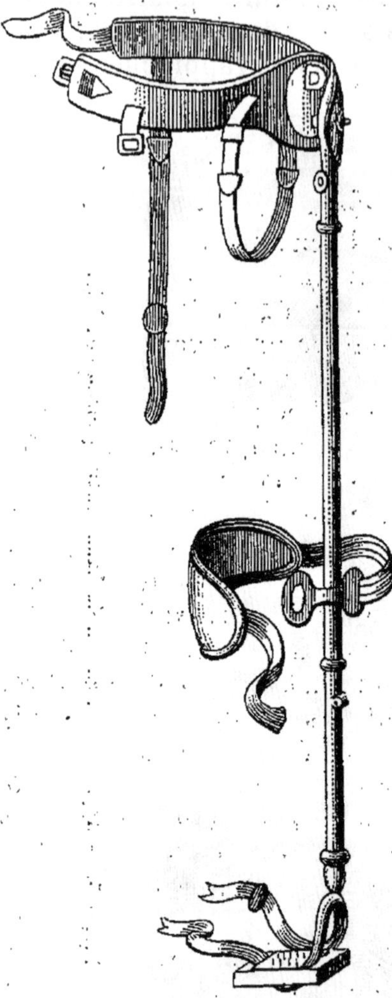

Fig. 386. — Appareil de Taylor.

On supprime l'extension par les poids, lorsque les phénomènes inflammatoires ont cédé au traitement, ce qu'indique la disparition des douleurs et du gonflement de la région malade ; mais il faut recourir alors à des appareils permettant la marche, tels que les appareils inamovibles, etc.

2° *Appareil à extension de Taylor.*

Cet appareil (fig. 386) se compose : 1° d'une attelle ou tige d'acier creuse, qui s'étend de la malléole à la hanche du côté malade et est constituée par deux segments glissant l'un dans l'autre au moyen d'une clef à pignon; 2° d'une ceinture pelvienne très solide dont deux tiers en acier entourent la périphérie du bassin au-dessus du grand trochanter, et qui se boucle en avant au moyen d'une courroie; cette ceinture donne attache à deux lacs périnéaux en flanelle recouverte de peau, très écartés en arrière, rapprochés en avant; 3° d'une pièce circulaire placée à hauteur du genou, dont l'arc externe est en acier et l'arc interne en cuir; ces deux arcs se réunissent à l'aide d'une courroie à boucle; 4° d'une portion plantaire ou semelle qui fait partie du segment inférieur de la longue attelle externe, sur lequel elle est fixée perpendiculairement; cette semelle présente deux courroies destinées à maintenir le pied; au lieu de semelle, certains appareils présentent une extrémité inférieure recourbée en arc.

Le bout supérieur de l'attelle est fixé à la ceinture pelvienne au moyen d'une vis qui permet de lui donner une position d'abduction déterminée.

Application. — On prépare deux bandes de diachylon assez longues pour s'étendre de la hanche au pied, larges de 9 à 12 cent. en haut, de 3 à 4 en bas; leur extrémité supérieure est divisée en cinq chefs (fig. 387, *a*), et sur le chef moyen, le plus large, on enlève un segment longitudinal et on le colle sous l'extrémité inférieure pour la renforcer. Une des bandes est alors collée sur la face interne du membre (fig. 387, *b*) de telle sorte que son bout inférieur arrive à 5 ou 6 cent. au-dessus de la malléole interne, que le chef moyen soit appliqué sur la face interne du membre et que les autres chefs soient enroulés en spirale jusqu'au bassin; l'autre bande est appliquée de la même manière sur la face externe du membre. L'extrémité inférieure des deux bandes est munie d'une boucle. On applique ensuite une bande roulée sur toute la longueur du membre, de manière que les bouts inférieurs du diachylon, munis de boucles, fassent seuls saillie au-dessous d'elle.

L'appareil est alors appliqué sur le membre en bonne position; les courroies de la pièce podalique sont fixées dans les boucles du diachylon, la pièce du genou et les sous-cuisses sont convenablement arrêtés, puis on fait mouvoir la vis à pignon afin de produire une extension. Le soulier du côté sain aura une semelle très épaisse, de 5 à 6 cent.

Au lieu d'employer des bandelettes de diachylon, on peut chausser le pied malade d'une bottine en cuir souple et solide sur laquelle se fixeront les courroies venant de la partie plantaire de l'attelle.

Appréciation. — Cet appareil a l'avantage de permettre la marche, tout en exerçant une extension suffisante. Il est surtout plus léger et moins compliqué que la plupart des appareils en usage, mais on ne doit pas l'employer tant qu'il existe des phénomènes articulaires inflammatoires. Il constitue un excellent moyen de traitement, une fois que l'extension par les poids aura produit tous les résultats qu'elle doit donner.

Parmi les autres appareils nous signalerons ceux de Le Fort, de Martin et Collignon, de Thomas (de Liverpool), de Davis, de Sayre ; celui de Dombrowski, qui ne diffère de

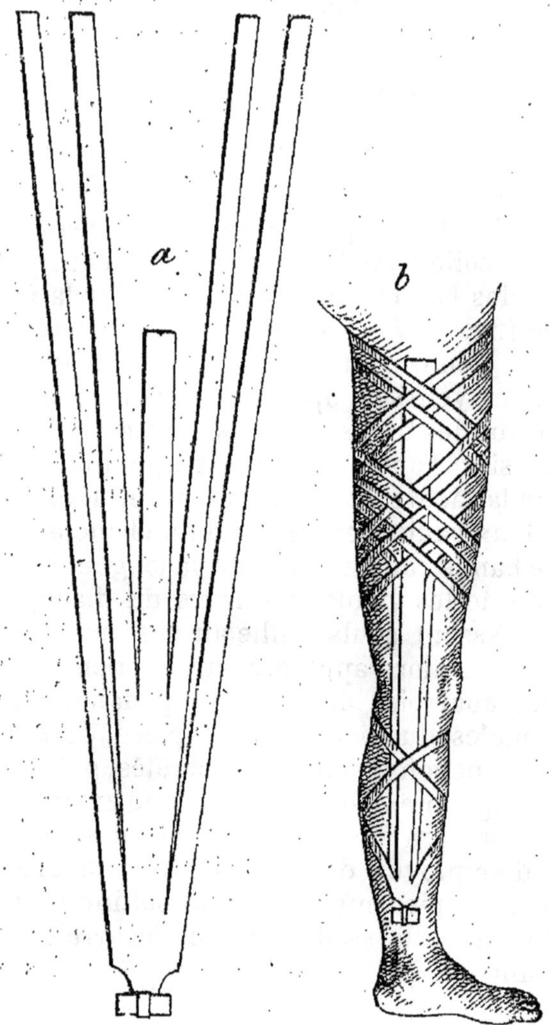

Fig. 387.— Appareil de Taylor. *a*, préparation de la bande de diachylon ; *b*, application.

l'appareil destiné au genou que par l'addition d'une ceinture pelvienne, modelée en feutre, reliée à la tige métallique, et par la présence d'une seule charnière au genou ; l'appareil en cuir modelé de Verneuil, etc., etc.

CHAPITRE XIV

APPAREILS POUR LES ARTHRITES VERTÉBRALES

L'immobilisation dans les arthrite vertébrales peut s'obtenir avec la grande gouttière de Bonnet, le brancard-lit de Palasciano, la gouttière de Nicaise, etc.; mais avec ces appareils elle est généralement insuffisante. Dans les cas aigus, l'extension continue rendra plus de services et on l'appliquera en s'inspirant des règles données à propos des fractures de la colonne vertébrale.

Le traitement actuellement en faveur est le corset plâtré appliqué suivant la méthode de Sayre; l'immobilisation ainsi obtenue, avec ou sans extension préalable, constitue réellement une pratique excellente et à laquelle nulle autre ne peut être comparée, en raison de sa simplicité et de ses résultats; nous avons eu plusieurs fois l'occasion de l'employer chez des adultes atteints de mal de Pott dorsal ou lombaire, et l'application du corset leur a procuré un soulagement considérable en atténuant les phénomènes locaux et en permettant des mouvements qui ne pouvaient s'exécuter auparavant sans souffrance. Du reste cette question a été tranchée par de nombreux travaux en France et à l'étranger.

Nous allons exposer la méthode de Sayre, dans son application au traitement des ostéo-arthrites tuberculeuses de la colonne vertébrale ou mal de Pott; son emploi dans les déviations du rachis, scoliose, lordose, cyphose, est du ressort de l'orthopédie et ne saurait être étudié dans cet ouvrage.

Méthode et appareil de Sayre.

Cette méthode, qui est l'association de la suspension préconisée par Glisson et du corset plâtré, a été appliquée pour la première fois par son inventeur en 1874 dans le traitement du mal de Pott. Elle est tout particulièrement indiquée pour les ostéo-arthrites des vertèbres lombaires et des deux tiers inférieurs de la colonne dorsale, mais, pour les affections occupant les vertèbres cervicales et le tiers supérieur de la colonne dorsale, il faut lui préférer l'extension continue telle que nous l'avons indiquée ; cependant, même pour ces dernières lésions, certaines modifications du corset permettent d'obtenir un résultat satisfaisant.

L'application de l'appareil exige : 1° un appareil à suspension ; 2° un tricot de flanelle ou de coton bien ajusté (tricot de matelot) ; 3° des bandes de tarlatane plâtrées, de la ouate et du plâtre.

1° L'*appareil à suspension* (fig. 388) se compose d'une sorte de fronde double, constituée par deux courroies ou plaques métalliques rembourrées, destinées à saisir la nuque et le dessous du maxillaire inférieur, et dont les extrémités, réunies pour chaque côté, vont se fixer par une courroie à une petite traverse métallique ; aux bouts de cette dernière traverse aboutissent par leurs chefs deux lanières rembourrées dont le plein passe en anse sous les aisselles. La traverse est suspendue par un anneau médian à une moufle qui va s'accrocher soit à un trépied, comme dans la figure 388, soit au plafond.

2° Le *tricot* sans manches devra être bien ajusté, et fixé par des bretelles et des sous-cuisses qui seront enlevés ultérieurement après dessiccation de l'appareil. Pour les jeunes enfants, d'après Baudry, un grand bonnet de coton dont on coupe les deux extrémités peut suffire.

3° Les *bandes de tarlatane* auront 10 à 12 centim. de largeur, 4 à 5 mètres de longueur et seront préalablement saupoudrées de plâtre. Cependant des bandes de 6 mèt. trempées, au moment de s'en servir, dans une bouillie plâtrée modérément épaisse, s'imprègnent suffisamment de plâtre en 4 à 5 minutes pour donner un appareil résistant. Il en faut 5 à 6 pour les enfants jusqu'à douze ans, et 9 à 12 au-dessus de cet âge.

Application. — On revêt le malade de son tricot, puis on rembourre de ouate la saillie de la déformation, les épines iliaques et la saillie des côtes ; en outre, à hauteur du creux de l'estomac, on met sous le tricot un gros tampon de ouate enveloppé dans un linge, et attaché à une ficelle qu'on laisse pendante, afin de pouvoir la retirer facilement après application de l'appareil (au lieu de ouate, on peut employer un pessaire à insufflation de Gariel). Cette dernière disposition a pour but de ne pas entraver l'action de l'estomac pendant la digestion, en lui laissant l'espace nécessaire à son développement, et de ne pas gêner l'action du diaphragme. Sur les femmes à seins développés, on doit aussi glisser du coton entre eux et au-

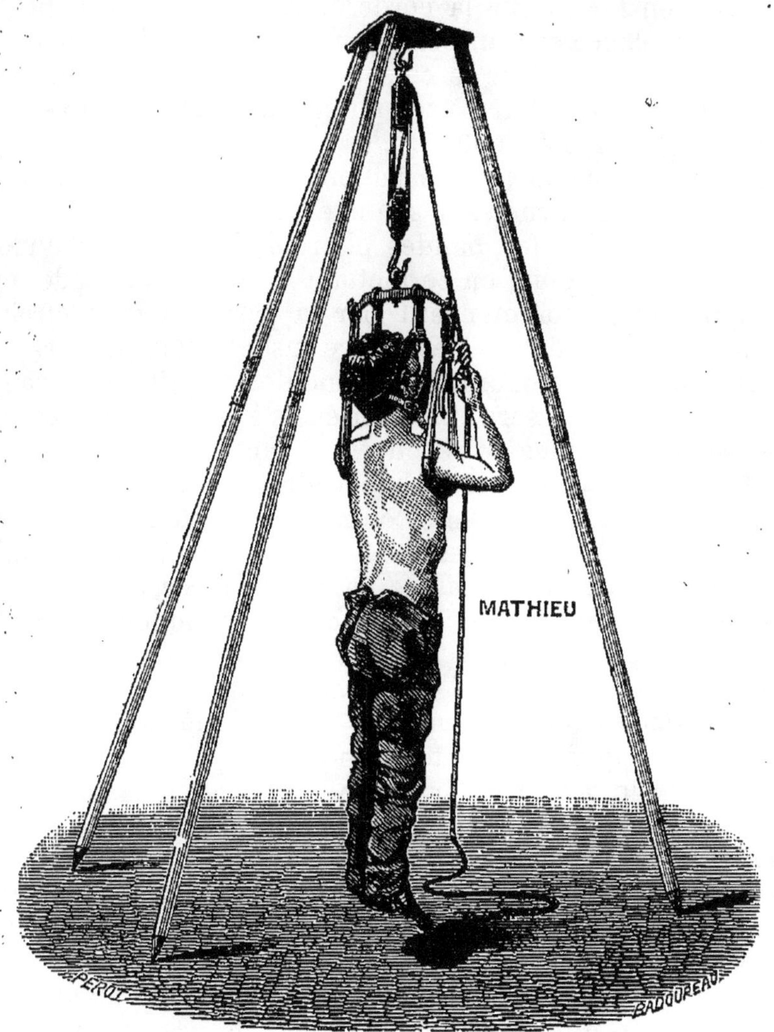

Fig. 388. — Appareil à suspension de Sayre.

dessus, mais de manière à pouvoir l'enlever avant la dessiccation complète de l'appareil; on presse alors sur le corset plâtré, au niveau du sternum, pour le déprimer et éviter ainsi la compression des seins.

L'appareil à suspension appliqué, on tire graduellement

sur la moufle de manière à élever sans secousses le malade jusqu'à ce qu'il ne touche plus le sol que par ses gros orteils. Dans le cas où la suspension est pratiquée pour une scoliose, on fera saisir la corde de traction par le patient, qui devra placer sur un point plus élevé la main située du côté de la concavité de la courbure. Le sujet respirera largement, afin de réduire à son minimum la traction exercée sur les ligaments du cou.

Un aide placé devant le patient doit le maintenir pour l'empêcher de tourner sur son axe.

On plonge alors les bandes plâtrées dans l'eau chaude, on les exprime, puis, en se mettant derrière le malade, on les applique en commençant par la partie la plus étroite du tronc, pour, de là, descendre jusqu'à deux travers de doigt du grand trochanter et remonter ensuite jusqu'aux aisselles ; le corset sera ainsi plus épais à sa partie moyenne. Les tours de bandes se recouvriront aux deux tiers, et il en faut 6 à 7 épaisseurs chez l'adulte, 4 chez l'enfant ; puis tout l'appareil est badigeonné avec du plâtre sec. Dans certains cas, il est nécessaire de conduire quelques tours de bande autour des épaules pour les attirer en arrière ; ces espèces de bretelles sont coupées et enlevées après dessiccation.

Pendant que l'appareil se durcit, il faut le modeler par des pressions exercées avec les mains ; une fois qu'il est solide (dix à quinze minutes), on redescend le patient peu à peu pour le faire asseoir sur une chaise, puis on retire le pessaire dégonflé ou le tampon de ouate qui est placé au niveau de l'estomac, on coupe les bretelles et les sous-cuisses du maillot, on échancre le corset sous les aisselles, et, s'il y a lieu, on pratique des fenêtres au niveau des plaies ou abcès.

Afin de rendre l'appareil plus solide tout en étant plus léger, on le renforce avec des attelles de zinc laminé placées des deux côtés de la colonne vertébrale et dans la ligne axillaire ; cette pratique permet d'employer moins de bandes plâtrées. En outre, en étendant ces attelles postérieures jusqu'au-dessus des omoplates, on peut prolonger facilement l'appareil jusqu'à la septième cervicale et obtenir la fixation des épaules à l'appareil par l'adjonction de tours de bande passant sur elles.

Le corset ainsi appliqué doit rester en place de deux à trois mois, sans avoir besoin d'être renouvelé.

Modifications de la méthode de Sayre. — Tout en acceptant le principe de l'emploi du corset plâtré comme bon

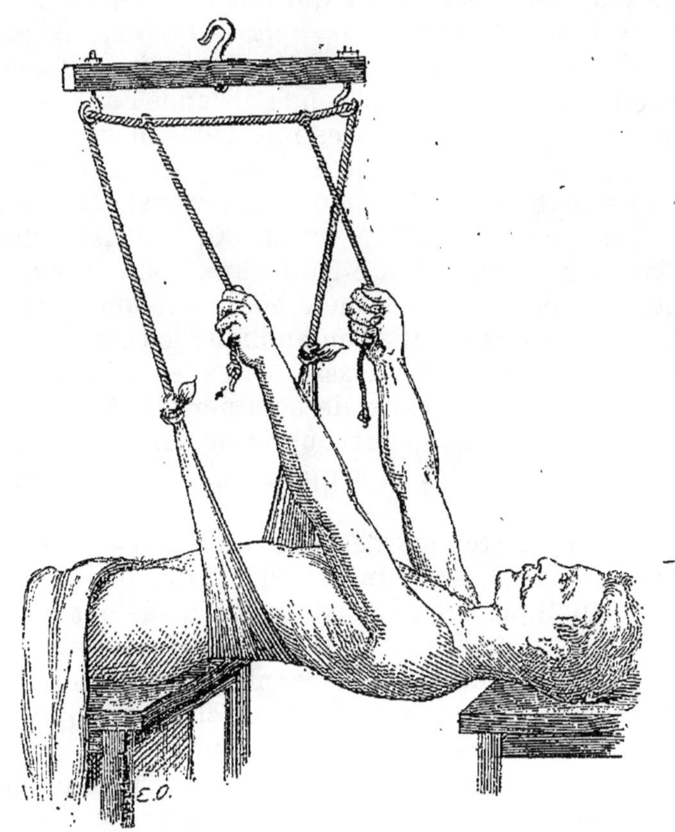

Fig. 389. — Méthode de Petersen; suspension horizontale pour un cas de cyphose.

moyen d'immobilisation de la colonne vertébrale, un grand nombre de chirurgiens sont opposés à la suspension cervicale qui, bien que ne devant pas être prolongée plus d'un quart d'heure, a produit parfois des accidents sérieux ; au delà de cinq ans, il vaut mieux y renoncer ; chez les adultes, quand la lésion siège à la colonne lombaire et n'est pas portée à un haut degré, la suspension par les aisselles est suffisante ; avec deux cravates et une moufle on arrive à ce résultat ; mais si la lésion siège plus haut, si la déformation est très accentuée, on se bornera à appliquer le corset sur le malade placé dans la position horizontale avec ou sans extension. Le procédé suivant, dû à Petersen, est un des plus simples de ceux qui ont été proposés.

Application du corset dans la situation horizontale (fig. 389). — Le malade est étendu horizontalement sur deux tables placées à une certaine distance l'une de l'autre, de manière que ses membres inférieurs jusqu'aux grands trochanters portent sur l'une d'elles, la tête sur l'autre ; le tronc sera soutenu par le plein d'une cravate (ou de larges bandes) longue de 1 mèt. à 1 mèt. 30, dont les extrémités sont fixées au moyen d'une corde aux bouts d'une tringle en métal ou en bois de 1 mèt. 50 de longueur suspendue au plafond par une moufle ; on applique le corset dans cette situation, après avoir matelassé toutes les saillies, et on le renforce avec des copeaux de tapissier intercalés dans les bandes plâtrées ; on doit recouvrir la partie de la cravate qui touche le corps, et on coupe ensuite les chefs au ras de l'appareil.

Au lieu de plâtre, on s'est servi de silicate de potasse pur ou mélangé à la magnésie, de feutre plastique, etc. ; Karewski applique sur le tricot matelassé de ouate une cuirase en toile métallique, qu'il fixe par des bandes de silicate de potasse. Mais le feutre plastique, la cuirasse de Karewski, nécessitent, pour être exactement appliqués, la préparation d'un moule plâtré du tronc et sont par conséquent d'une manipulation compliquée, car le fabricant doit presque toujours définitivement intervenir pour l'achèvement de l'appareil ; du reste, ces procédés ont surtout en vue le traitement orthopédique des déviations de la colonne.

Dans certains cas, on pourra, suivant le conseil de Sayre, rendre l'appareil amovible en l'incisant longitudinalement et en plaçant sur ses bords des crochets à agrafes ; au moyen de lacs élastiques, il est ensuite facile de serrer plus ou moins le corset et de l'enlever à volonté. Sayre repousse l'emploi de sa méthode chez les enfants qui ne peuvent pas marcher.

IMMOBILISATION DANS LES ARTHRITES CERVICALES

L'immobilisation dans les arthrites des *vertèbres cervicales* et des *premières dorsales* est très difficile à obtenir, aussi se contente-t-on parfois de les traiter par l'*extension horizontale* pratiquée sur la tête, comme nous l'avons dit à propos des fractures. Cependant Sayre et d'autres chirurgiens ont recherché des moyens pratiques d'arriver à ce résultat, sans avoir recours aux divers appareils orthopédiques mécaniques, minerves et autres.

a. *Procédé de Sayre.* — Sayre ajoute à son corset une sorte de minerve (fig. 390) consistant en trois pièces de fer malléable dont la courbure s'adapte à celle de la partie supérieure du dos, qu'elles entourent comme trois demi-cercles ; à ces pièces est fixée une tige de fer partant de leur milieu en arrière et s'élevant verticalement jusqu'à la partie supérieure de la tête, où elle se recourbe en avant vers le front ; à l'extrémité de cette dernière portion recourbée est fixée une courroie qui va passer sous le menton.

b. *Procédé de Falkson.* — R. Falkson emploie la méthode suivante. On rase le patient et on lui coupe les cheveux, puis on le fait asseoir sur une table, et, afin de l'empêcher de glisser, on l'y fixe par une cravate ou une bande qui passe dans le pli de l'aine et va s'attacher au-dessous des angles postérieurs de la table. Alors avec deux bandes de diachylon ou à l'emplâtre de céruse, larges de 4 à 5 cent. et longues de 40 cent., on construit la fronde occipito-mentonnière de Furneaux-Jourdan déjà décrite page 537 ; dans l'anneau supérieur de cette fronde on engage le crochet de la moufle et on tire jusqu'à ce que le siège du patient ait abandonné la table. Nous ferons remarquer que cette suspension cervicale n'est applicable qu'aux enfants, et que, chez l'adulte, on doit s'en abstenir et se contenter de mettre simplement l'appareil contentif. On n'applique aucun matelassage, sauf sur le devant du cou, si le larynx est très proéminent. Les bandes plâtrées sont alors trempées dans l'eau chaude et appliquées de manière à faire des croisés du cou, de la tête et de la poitrine, combinés pour recouvrir le cou, le menton, la tête, les épaules, la poitrine et laisser les oreilles et la face libres ; les entournures des aisselles seront tenues suffisamment dégagées pour ne pas gêner les mouvements des bras (fig. 391). L'appareil se termine en bas au-dessous des

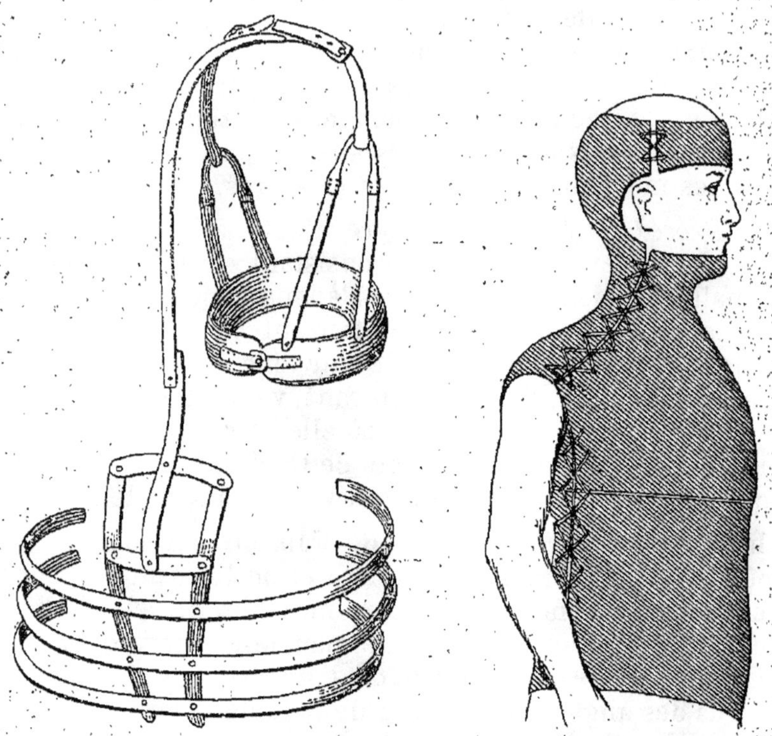

Fig. 390. — Minerve de Sayre.

Fig. 391. — Appareil silicaté de Falkson pour les lésions du rachis.

mamelons ou au niveau des épines iliaques. Si l'on a employé la suspension, on ne la relâchera que le bandage une fois sec et on coupera alors les chefs de la fronde de diachylon au ras de la tête. Si c'est nécessaire, on incise l'appareil suivant les lignes ponctuées représentées sur la figure 391 et on y place des agrafes et des lacs, de manière à le rendre amovo-inamovible.

E. Fischer applique un appareil plâtré comme ci-dessus ; après dessiccation, il l'incise, l'enlève avec soin et le referme en le resserrant par l'addition de nouvelles bandes plâtrées ; sur ce moule il fait un appareil silicaté qui est ensuite garni des agrafes nécessaires et appliqué sur le malade.

Les abcès et les fistules constituent une contre-indication à l'emploi de ces moyens d'immobilisation de la colonne cervicale.

QUATRIÈME PARTIE

OPÉRATIONS ET PRATIQUES SPÉCIALES
DE PETITE CHIRURGIE

CHAPITRE PREMIER

DES PROCÉDÉS DE LA RÉVULSION CUTANÉE
RUBÉFACTION, VÉSICATION

§ I. — Rubéfaction

La rubéfaction consiste à déterminer par des agents divers la rougeur de la peau en activant l'afflux sanguin dans les capillaires superficiels, de manière à produire une hypérémie qui engendre probablement une anémie des régions profondes ; il se développe en outre une véritable stimulation de l'innervation générale.

Les principaux agents de la rubéfaction sont : 1° les *frictions;* 2° les *révulseurs mécaniques;* 3° le *calorique;* 4° des *susbstances médicamenteuses*.

I. — **Des frictions.**

Les frictions consistent à exécuter sur une région ou sur le corps tout entier des frottements rapides par des mouvements de va-et-vient faits avec la main nue ou armée soit d'une compresse de toile ou de flanelle, soit d'appareils divers, tels que brosses, gants en crin, etc., etc. Lorsque la friction se pratique à l'aide d'agents imprégnés de liquides, le plus souvent alcooliques, elle est dite *humide ; sèche*, dans le cas contraire.

La révulsion produite par la main nue, à sec, est moins énergique que celle obtenue avec la main garnie d'une pièce de flanelle ou de toile imbibée d'un liquide excitant : alcool pur ou camphré, teintures aromatiques, essence de térébenthine, etc., etc.

Si la friction est destinée à exercer une action intense, immédiate, dans les cas de syncope ou d'asphyxie, il est nécessaire d'employer des brosses rudes en chiendent, en crin ou en flanelle, ou bien des gants de crin tressé. Le maniement de ces objets exige une grande attention, car des frottements trop rudes et trop étendus détermineraient une véritable brûlure cutanée qui, produite sur une large surface, aurait de graves inconvénients.

Les frictions sèches faites avec une pièce de flanelle sont souvent employées dans un but hygiénique, afin d'activer les fonctions de la peau ; après un bain, elles débarrassent complètement la surface cutanée des crasses et impuretés dues à la sueur, aux poussières et à la desquamation épidermique.

Quant aux frictions qui constituent une des manœuvres du massage, elles seront étudiées ultérieurement.

II. — **Révulseurs mécaniques.**

Ils sont composés essentiellement par la réunion d'un grand nombre de petites aiguilles qui agissent en produisant des piqûres multiples tout à fait superficielles. Ils ont été introduits dans la pratique par Baunscheidt.

L'instrument le plus usité est la *roue révulsive* de Mathieu (fig. 392), constituée par un cylindre armé d'une foule de pointes d'aiguilles et protégé par une chape B qui supporte l'arc et est adaptée à un manche en bois. Pour s'en servir, on fait tourner la roue A sur la peau. La sensation produite est très intense ; son action peut être accrue en faisant passer dans l'instrument un courant faradique, l'un des réophores étant fixé en D, l'autre sur le voisinage de la région à traiter.

A côté de ces révulseurs se classent les brosses et les balais électriques qu'il suffit de signaler. L'action esthésiogène des métaux (plaques de cuivre, d'or, etc.) doit être rangée dans les moyens exceptionnels de la révulsion mécanique ; leur manière d'agir est du reste fort complexe.

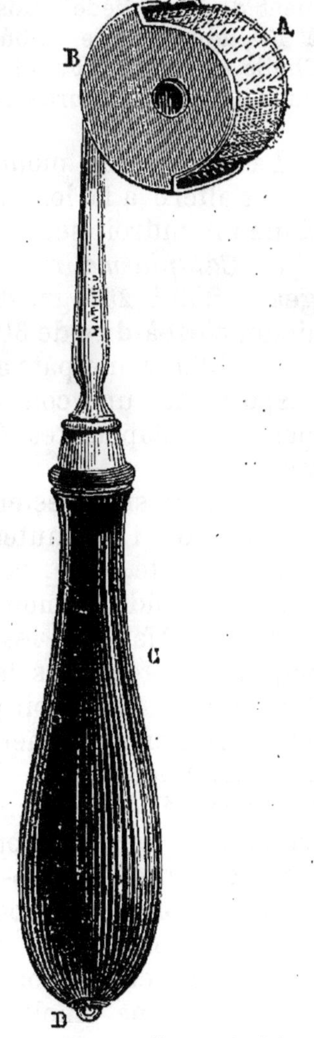

Fig. 392. — Roue révulsive de Mathieu.

III. — Calorique.

La rubéfaction par le calorique s'obtient soit avec le marteau de Mayor, soit avec la cautérisation objective ; l'emploi de ces moyens sera traité en détail au chapitre de la *Cautérisation*. On a aussi préconisé l'application sur le creux épigastrique de linges trempés dans l'eau bouillante : ce moyen doit être repoussé en raison des accidents locaux de brûlure grave qu'il peut déterminer.

IV. — Agents médicamenteux. Sinapisation.

Les substances les plus usitées sont la farine de moutarde et la teinture d'iode ; l'ammoniaque, susceptible d'être utilisée, est trop difficile à diriger dans son action.

1° Emploi de la farine de moutarde; sinapismes. — On se sert de la farine de moutarde sous forme de cataplasmes rubéfiants, de sinapismes préparés d'avance, et enfin en bains sinapisés.

La poudre de moutarde noire (*Sinapis nigra*) est la meilleure; elle doit ses propriétés à l'essence (sulfocyanure d'allyle) produite par la réaction de la myrosine sur l'acide myronique. Le développement de cette essence a lieu par l'action de l'eau, particulièrement de l'eau tiède, mais il est entravé par l'eau trop chaude, à 75°, qui coagule l'albumine, un des principes constitutifs de l'huile essentielle (Fauré et Trousseau); de même l'adjonction de vinaigre à l'eau retarde ou diminue la production de l'essence.

La poudre de moutarde doit toujours être fraîche, car elle s'altère à la longue; elle sera conservée, en tout cas, dans un endroit sec.

a. *Cataplasme rubéfiant.* — On le prépare en mélangeant 200 à 250 gr. de farine de moutarde avec de l'eau tiède, c'est-à-dire de 30 à 40° centigr., en quantité suffisante pour obtenir une pâte assez consistante. La pâte est ensuite disposée sur une compresse, comme il a été indiqué à propos des cataplasmes émollients, et appliquée à nu sur la peau.

Ce sinapisme restera en place de 15 à 30 minutes au maximum; 15 minutes suffisent ordinairement. La douleur cuisante, vive, ressentie par le malade est du reste le meilleur guide du moment où le sinapisme doit être enlevé. Chez les enfants et les personnes à peau délicate, chez les sujets plongés dans le coma, il faut veiller à ce que l'action rubéfiante ne soit pas dépassée, car on pourrait voir se produire non seulement de la vésication, mais des escarres laissant à leur suite des plaies longues à guérir. Après avoir retiré le sinapisme, on lave la peau à l'eau tiède; si la douleur persiste trop vive, on la calme par des applications de liniment oléo-calcaire, d'huile de jusquiame, etc.

Lorsqu'on veut produire une rubéfaction moins rapide, mais plus prolongée, on emploie le *cataplasme sinapisé* qui se prépare en saupoudrant avec de la farine de moutarde un cataplasme émollient ordinaire ou en l'y incorporant; cette préparation peut rester appliquée plusieurs heures.

A défaut de farine de moutarde, on s'est servi de gousses d'ail écrasées ou de feuilles de choux pour préparer des cataplasmes rubéfiants; le principe actif est de même nature.

b. *Sinapismes divers préparés d'avance.* — Le sinapisme ou papier Rigollot est la plus connue de ces préparations.

Il est composé de farine de moutarde privée de son huile grasse par le sulfure de carbone ou par le pétrole, afin d'empêcher son altération ultérieure; cette farine est rendue adhérente sur une feuille de papier fort au moyen d'une dissolution de caoutchouc dans le sulfure de carbone et le pétrole. Pour se servir de ce papier sinapisé, on le passe dans l'eau tiède ou froide et on l'applique immédiatement sur la peau; on ne doit pas le laisser en place plus de vingt minutes. Ces papiers s'altèrent par une conservation prolongée.

c. *Bains sinapisés.* — Le grand bain sinapisé se prépare en délayant 600 à 1000 gr. de poudre de moutarde dans une certaine quantité d'eau et en mélangeant ensuite le tout à l'eau à 30° contenue dans une baignoire. Trousseau et Pidoux ont fait remarquer que les malades ne tardent pas à éprouver une cuisson très vive ou un frisson violent, parfois les deux, et doivent sortir du bain dès que les sensations deviennent trop intenses.

Les bains locaux se désignent sous les noms de manuluves et pédiluves sinapisés. Pour préparer un *pédiluve sinapisé*, on délaye environ 100 gr. de farine de moutarde avec une certaine quantité d'eau tiède dans le vase choisi, puis on ajoute au bout de quelques instants un volume d'eau à 35° suffisant pour que les deux membres inférieurs plongent dans le bain jusqu'à mi-jambe. Le patient sera assis; pour lui éviter d'être incommodé par les vapeurs irritantes, et aussi pour concentrer l'action révulsive, on recouvre le vase d'une couverture qui vient se fixer autour des genoux.

La durée du pédiluve sera de 12 à 15 minutes; on doit le cesser dès qu'il se produit un afflux de sang vers la tête.

Le *manuluve*, employé rarement, se prépare de la même manière, avec 40 à 50 gr. de farine de moutarde.

d. *Sinapismes durables, secs.* — On obtient une révulsion peu intense, mais continue, en saupoudrant avec de la farine de moutarde sèche l'intérieur des bas du malade. Le principe actif se dégage lentement sous l'influence de l'humidité de la peau. Ruette a proposé, dans ce but, un sinapisme spécial formé par un mélange de chaux et de sel ammoniac qui s'emploie de la même manière.

2° **Teinture d'iode.** — Elle est fréquemment mise en usage pour produire une révulsion prolongée. On s'en sert en badigeonnages qui se pratiquent en étalant sur la peau le médicament avec un pinceau de crin ou de charpie, ou bien avec un tampon de coton fixé par un fil à l'extrémité d'une petite baguette en bois. Il est bon de recouvrir la surface ainsi badigeonnée avec une couche de ouate pour empêcher la teinture d'être enlevée par le frottement des vêtements, et de les souiller; les taches produites sur le linge disparaissent du reste facilement par un lavage à l'eau savonneuse ou par le lessivage.

Les applications réitérées de teinture d'iode déterminent assez souvent une véritable vésication, surtout chez les personnes à peau délicate.

La révulsion produite au moyen des *ventouses sèches* sera étudiée au chapitre des *Émissions sanguines.*

§ II. — Vésication

La vésication consiste à déterminer à l'aide d'agents irritants une modification de la surface cutanée, qui se traduit par l'accumulation de sérosité dans une poche formée par le soulèvement de l'épiderme. C'est un moyen énergique de dérivation et de révulsion.

Les agents les plus employés sont les vésicatoires à l'ammoniaque et aux cantharides, et le calorique.

1° **Vésication par l'ammoniaque.** — L'ammoniaque s'emploie pure ou incorporée à l'axonge sous forme de pommade de Gondret. Elle est surtout utile pour produire une vésication instantanée, soit dans un but de révulsion rapide, soit pour faciliter l'absorption de médicaments par la méthode dite endermique ; elle est aussi indiquée chez les sujets dont l'état des organes urinaires exclut l'usage des vésicatoires cantharidés.

Le *vésicatoire à l'ammoniaque liquide* se prépare en versant 10 à 12 gouttes du liquide dans un verre de montre, qu'on recouvre d'une rondelle de flanelle ou de linge fin de dimensions un peu moindres, et qu'on applique alors sur la peau en le retournant sur lui-même : on peut aussi imbiber un fragment de linge ou d'amadou d'une grandeur déterminée, qui est ensuite placé sur les téguments et recouvert de taffetas gommé ou de gutta-percha laminée, pour empêcher l'évaporation du liquide, et, par suite, un retard dans l'action vésicante. Bretonneau mettait de la ouate dans un dé à coudre, l'imbibait d'ammoniaque et retournait le tout sur la peau.

On apprécie l'action de l'ammoniaque par la formation d'une auréole rouge autour du pansement; mais il est plus sûr de soulever de temps à autre le petit appareil pour reconnaître le moment où la vésication est produite. Il faut en moyenne, un contact de 4 à 10 minutes, suivant la force du liquide et la finesse de la peau de la région.

La *pommade de Gondret*, composée de 2 parties d'ammoniaque, 1 partie d'axonge et 1 partie de suif, est excellente lorsqu'on veut déterminer la vésication sur une large surface, le cuir chevelu, par exemple. Elle doit être fraîchement préparée, car elle perd rapidement son ammoniaque par évaporation. On en étale une mince couche sur une rondelle de linge de dimensions voulues, qu'on applique ensuite sur la peau, en ayant soin de la circonscrire avec un cercle de diachylon, pour empêcher sa diffusion sur les parties voisines. L'effet vésicant, indiqué par l'apparition d'une auréole rouge, est obtenu en 10 à 20 minutes, suivant la finesse des téguments.

Pansement. — Le pansement des vésicatoires à l'ammoniaque varie avec le but cherché. Si l'on veut seulement produire une vive révulsion, on perce la bulle avec des ciseaux et on panse soit avec de la ouate, soit avec de la vaseline boriquée ou phéniquée, etc., étalée sur un linge fin ou sur de la gaze, etc. Lorsqu'on a l'intention de déterminer l'absorption de substances médicamenteuses (chlorhydrate de morphine, par ex.), c'est-à-dire d'employer la *méthode endermique*, on met le derme à nu en enlevant l'épiderme avec des ciseaux s'il est bien soulevé, ou bien en le frottant avec un linge fin ou en l'arrachant avec des pinces si le soulèvement est incomplet. Ceci fait, on verse la poudre médicamenteuse à la dose choisie et on recouvre le tout d'un morceau de silk protective, de taffetas gommé ou de gutta-percha laminée, ou même de ouate vierge. Si la médication doit être continuée, le lendemain et les jours suivants, avant de verser la poudre, on enlève, en frottant avec un linge, la couche plastique pseudo-membraneuse qui s'est produite; mais, en général, la plaie est fermée au bout de trois à quatre jours.

2° **Vésication par les cantharides.** — Les cantharides pulvérisées s'emploient incorporées à diverses substances, sous forme d'emplâtres, de taffetas vésicant, de mouches de Milan, de teinture, etc., etc.

Préparation du vésicatoire. — On se sert le plus souvent de vésicatoires préparés avec l'emplâtre vésicant de la façon suivante : étaler l'emplâtre sur un morceau de diachylon ou de taffetas un peu plus grand que la surface à recouvrir, en prenant la précaution, pour avoir une préparation régulière, d'appliquer d'abord sur le diachylon un morceau de papier épais percé d'une ouverture égale à la grandeur du vésicatoire projeté ; retirer ensuite ce papier lorsque l'emplâtre a été bien également réparti avec une spatule.

Application. — On rase préalablement la région, puis on place l'emplâtre vésicant et on le fixe avec trois à quatre bandelettes de diachylon entre-croisées, ou avec des bandelettes de tarlatane dont les extrémités sont imbibées de collodion. Par-dessus le tout on met une compresse pliée en plusieurs doubles et on maintient par un bandage approprié.

La durée de l'application varie suivant la finesse de la peau; chez les enfants elle sera moindre. Un grand nombre de praticiens ne laissent pas le topique en place jusqu'à production de l'ampoule, et le retirent au bout de 2 heures chez les enfants, de 8 heures au plus chez les autres sujets, puis au moyen de cataplasmes ou simplement de la ouate facilitent le développement de la bulle qui se forme quelques heures après. D'autres, au contraire, laissent l'emplâtre jusqu'à formation de l'ampoule, c'est-à-dire 12 à 15 heures, mais il peut arriver que, chez certains sujets à peau délicate, le vésicatoire, dépassant la mesure, produise une inflammation vive ou même des escarres. Dans tous les cas, lorsqu'en retirant un vésicatoire, l'ampoule n'est pas formée, on active son apparition par l'application d'un cataplasme.

On trouve, dans le commerce, des *sparadraps vésicants* tout préparés, qui agissent et s'emploient de la même manière que l'emplâtre dont il vient d'être question. On emploie aussi la cantharidine dissoute dans le chloroforme (1 0/0), le collodion cantharidé (collodion et teinture de cantharides à parties égales), qui sont particulièrement indiqués chez les enfants et dans certaines régions, telles que le périnée; leur action se produit en 5 ou 6 heures environ.

Pansement. — On retire le vésicatoire et on enlève soigneusement les débris d'emplâtre qui adhèrent presque toujours sur divers points; puis, suivant que l'on veut obtenir un vésicatoire volant ou un vésicatoire permanent, on panse d'une manière un peu différente.

Pour un *vésicatoire volant*, ouvrir largement d'un coup de ciseaux la bulle en son point déclive, appliquer ensuite comme pansement soit un carré de diachylon, soit de la ouate en couche épaisse, soit encore de la gaze ou un linge enduits d'une couche de vaseline simple ou boriquée, et maintenir le tout par une compresse en plusieurs doubles et un bandage convenable. Avec de la ouate, qui est un excellent mode de pansement, il n'est pas nécessaire de renouveler l'appareil aussi souvent qu'avec les linges à la vaseline, dont le changement doit être fait tous les jours. La pellicule de l'ampoule sera enlevée le premier jour ou dès le second pansement. La plaie guérit en moyenne vers le cinquième jour.

Si l'on veut établir un *vésicatoire permanent*, c'est-à-dire conserver une surface sécrétante, on arrache circulairement avec des pinces ou l'on coupe avec des ciseaux la pellicule soulevée, et on panse le premier jour avec de la vaseline ou de l'onguent basilicum. Le lendemain et les jours suivants, on se sert de pommade épispastique au garou ou aux cantharides; la quantité de substance active variera avec l'état de la surface à exciter. Aujourd'hui on préfère au vésicatoire permanent les vésicatoires répétés soit sur l'emplacement du premier, une fois sec, soit sur un endroit voisin; dans le premier cas, l'emplâtre détermine non pas une ampoule, mais seulement une plaie.

L'application d'un vésicatoire est suivie au bout de peu de temps d'une douleur vive, qui peut chez certains sujets donner de l'agitation et augmenter la fièvre, et qui cesse généralement dès que l'ampoule est formée. Une application trop prolongée produit souvent des escarres et des plaies ulcéreuses rebelles à la guérison, et, à un moindre degré, la formation de fausses membranes épaisses sur la plaie. Du reste, ces dernières peuvent se montrer sur la plaie d'un vésicatoire laissé en place un temps rationnel, lorsque pour une raison quelconque (pressions, mauvais état général, pansements défectueux) il survient de l'inflammation. On combattra cet accident par des applications antiseptiques ou des cataplasmes émollients arrosés d'huile phéniquée.

Les bourgeons charnus exubérants seront réprimés par quelques attouchements au nitrate d'argent.

Pendant l'action du vésicatoire cantharidé sur la peau, il survient assez fréquemment des phénomènes particuliers du côté des voies urinaires, consistant en mictions fréquentes, douloureuses, ténesme, urines albumineuses, parfois sanguinolentes ; ces symptômes sont dus à l'absorption de la cantharidine et à son élimination par les urines. On a proposé dans un but préventif d'arroser le vésicatoire avec de l'éther camphré ou de le saupoudrer de camphre, ou bien encore de le recouvrir d'un papier huilé ; mais ces moyens ne sont pas toujours efficaces, et le dernier retarde l'action vésicante. Ces accidents sont d'autant moins fréquents qu'on laisse le vésicatoire moins longtemps en place. On les combattra par l'application de cataplasmes sur l'hypogastre et par l'administration à l'intérieur de la décoction de graine de lin et de boissons alcalines (bicarbonate de soude).

A côté des vésicatoires doivent se placer, au point de vue de la révulsion, l'emploi de l'huile de croton, de la pommade stibiée, du thapsia, etc. Ces substances agissent en déterminant des éruptions pustuleuses, qu'on pansera avec un linge enduit d'huile phéniquée ou de vaseline antiseptique.

3° **Vésication par le chloral.** — On saupoudre un emplâtre adhésif avec de l'hydrate de chloral ; on chauffe le tout pour faire fondre le chloral, puis on applique sur la peau huilée ou graissée. En 15 minutes la vésication est obtenue (Ivanowski).

4° **Calorique.** — Il est très rarement employé comme agent vésicant, car il est difficile de limiter son action. (V. *Cautérisation.*)

CHAPITRE II

DE LA CAUTÉRISATION

La cautérisation est une opération qui consiste à désorganiser les tissus vivants par la chaleur ou par l'action des agents chimiques.

La cautérisation par le calorique est dite *cautérisation actuelle* et les instruments employés ont reçu le nom de *cautères*. On appelle *cautérisation potentielle* celle qui se pratique au moyen d'agents chimiques désignés sous le nom de *caustiques*. Avec l'électricité on peut réaliser l'un ou l'autre de ces modes de cautérisation, suivant qu'on utilise soit la propriété que possède un courant électrique d'élever la température du fil traversé, soit son pouvoir de décomposition chimique ; cette cautérisation a reçu le nom de *galvano-caustie ou caustique* dans le premier cas, et d'*électrolyse* dans le second cas. Nous avons donc à étudier : 1° la cautérisation actuelle ou par la chaleur ; 2° la cautérisation chimique ou par les caustiques.

ARTICLE PREMIER

CAUTÉRISATION ACTUELLE OU PAR LA CHALEUR

§ I. — Considérations générales

Après avoir subi les vicissitudes les plus diverses, la cautérisation actuelle tient aujourd'hui une large place dans la chirurgie, grâce aux perfectionnements apportés dans son emploi par l'invention de la galvano-caustie et surtout du thermo-cautère de Paquelin.

Action de la chaleur sur les tissus. — L'étude de cette action sera limitée à l'escarrification produite par le fer rougi.

Le fer rouge détruit les tissus organiques en les carbonisant plus ou moins complètement suivant sa température, mais en outre, en vertu de sa chaleur rayonnante, il agit sur les parties voisines du point touché en y déterminant des phénomènes de combustion incomplète, et une coagulation des sucs fibrineux et albumineux incompatibles avec la vie des éléments cellulaires. Le résultat produit est une escarre sèche, jaune brunâtre, parfois dorée et plus large que les dimensions de l'instrument employé. Avec les cautères ordinaires, cette escarre avait 7 à 8 millim. de plus en largeur que le diamètre de l'instrument et une épaisseur de 4 à 5 millim. Le faible pouvoir rayonnant du thermo et du galvano-cautère, dû à leur masse peu considérable, permet d'obtenir des escarres de 1 à 2 millim. d'épaisseur à peine, à condition qu'on ne les laissera pas en contact prolongé avec les tissus. La combustion qu'ils produisent est aussi plus complète, car, en raison de leur mode d'échauffement, leur température peut être maintenue presque constante à un degré donné. Pour déterminer une escarre aussi petite que possible, il est donc nécessaire, avec les instruments nouveaux, de procéder à petits coups, par hachures en un mot, en ne leur permettant qu'un court contact avec les tissus. On est arrivé ainsi, comme l'ont signalé Le Fort et Reclus, à obtenir dans certains cas une réunion primitive, l'escarre étant si mince qu'une partie a été entraînée par le lavage de la plaie et que le restant a pu se résorber.

Une des actions qu'il importe le plus de connaître est celle du fer rouge sur les vaisseaux. Les expériences si connues de Bouchacourt ont démontré que le cautère au rouge vif sectionne les vaisseaux comme un bistouri et détermine un écoulement sanguin, tandis que le cautère chauffé un peu au-dessous du rouge sombre ou obscur empêche l'hémorragie ou peut servir à l'arrêter. Dans ce dernier cas en effet, outre la coagulation du sang et des sucs fibrineux et albumineux des parties entourant le vaisseau, il produit le rebroussement, le recroquevillement des tuniques vasculaires sur elles-mêmes. Une autre condition essentielle pour favoriser ce résultat, c'est de ne pas laisser l'instrument trop longtemps en contact avec le point saignant, car, adhérant ainsi à l'escarre, il l'entraînerait avec lui dans son retrait. On doit aussi sécher préalablement la plaie pour éviter une déperdition de calorique. L'action hémostatique de l'anse du galvano-cautère nécessite encore, d'après E. Bœckel et U. Trélat, une précaution particulière pour être réalisée dans tout son effet : il faut la serrer fortement de manière à agir au moyen d'une véritable ligature galvanique.

La douleur par la cautérisation actuelle est variable suivant les tissus et suivant le degré de chaleur employé ; la peau est naturellement le tissu le plus sensible. Plus le fer est rouge, moins la douleur est vive, car il détruit instantanément les éléments nerveux ; un cautère volumineux laissé en contact prolongé avec les tissus produit beaucoup de douleur, surtout à cause de la chaleur rayonnante développée. Cette douleur disparaît assez vite, particulièrement sous l'influence des applications d'eau froide.

Les escarres sont longues à s'éliminer, aussi la plaie guérit lentement, et laisse, suivant son étendue et sa profondeur, soit une mince cicatrice superficielle, soit une cicatrice épaisse, douée d'une rétractilité qui est recherchée dans la cautérisation récurrente péri-articulaire.

§ II. — Des différents modes d'emploi de la chaleur

I. — Cautérisation par le fer à la chaleur obscure. Marteau de Mayor.

Au moyen d'un corps métallique, plongé à l'avance dans un liquide quelconque porté à une température plus ou moins haute, on peut produire à son gré sur une partie de la peau les phénomènes des trois premiers degrés de la brûlure : rubéfaction, vésication ou destruction. Le premier marteau venu peut être employé, et de préférence un marteau de 3 à 4 cent. de diamètre : il suffit de le plonger pendant une minute dans de l'eau à 80 ou 100° pour qu'il acquière les qualités nécessaires. On aura soin de placer le vase près du malade pour éviter le refroidissement de l'instrument.

L'application sera de 1 à 10 secondes suivant l'effet cherché, le volume du marteau, le degré de chaleur du liquide et la délicatesse des tissus. Un contact de 8 à 10 secondes d'un corps métallique à 80 ou 90° détermine une escarre par coagulation des sucs organiques ; un contact de 1 à 2 secondes n'occasionne que la rubéfaction, surtout si la température du liquide était seulement de 65° : 3 à 4 secondes suffisent avec le marteau à 70 ou 80° pour obtenir la vésication.

La douleur est moindre si l'on interpose entre le marteau et la peau une feuille de papier, un linge fin, mais le contact doit être un peu plus prolongé.

Ce mode d'emploi de la chaleur est excellent dans les cas de syncope, de collapsus, d'asphyxie ; on l'applique alors sur le creux épigastrique.

II. — Cautérisation à distance (objective ou par rayonnement).

Presque inusitée, elle s'exécute en approchant de la peau soit une masse métallique d'un certain volume portée au rouge vif, soit des charbons ardents placés sur un gril, comme le faisait Cuvellier. On obtient ainsi une rubéfaction intense pouvant aller jusqu'à l'escarrification superficielle de la peau.

III. — Moxas. Cautérisation à la flamme.

Les moxas ne s'emploient plus aujourd'hui ; c'était un mode de cautérisation fort douloureux qui se pratiquait avec un petit cylindre combustible, soit en coton trempé dans une solution d'azotate de potasse, soit en agaric, soit en moelle d'hélianthus. Le cylindre de coton, de 2 à 3 cent. de diamètre, serré fortement avec un fil ou avec un linge cousu, était placé sur la partie à cautériser, enflammé et maintenu au moyen d'une pince à pansement ou d'un des nombreux porte-moxas inventés dans ce but ; les parties environnantes étaient protégées par un linge mouillé.

La cautérisation à la flamme, employée par Nélaton à l'aide du cautère à gaz, est également tombée en désuétude.

IV. — Cautérisation actuelle proprement dite ou directe.

Le cautère actuel est constitué par un corps métallique de forme variable, porté à une température allant du rouge sombre ou gris au rouge blanc au moyen soit d'un foyer incandescent (cautères ordinaires), soit de la combustion de gaz hydrocarburés (thermo-cautère), soit d'un courant électrique (galvano-cautère).

1° *Cautères ordinaires.*

Ces instruments, d'aspect fort divers et à peu près délaissés aujourd'hui, sont formés d'une tige métallique terminée à son

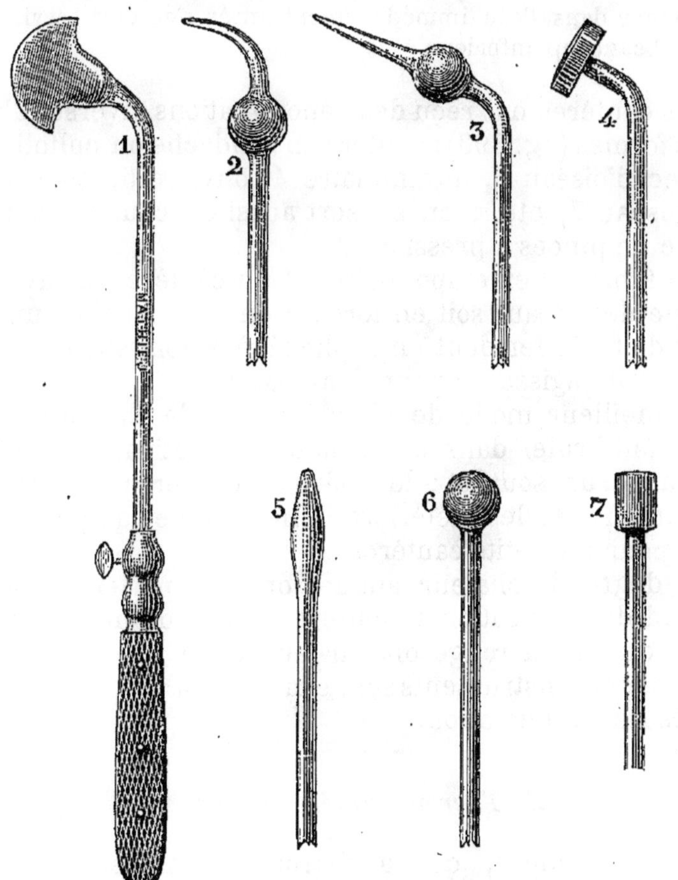

Fig. 393. — Cautères ordinaires.

extrémité agissante par un renflement de forme variée, et fixée par son autre extrémité, appelée soie, dans un manche mauvais conducteur de la chaleur, tel que le bois. Généralement un jeu de cautères peut se fixer sur un même manche creux et muni d'une vis de pression pour assurer l'instrument.

La nature du métal et la forme du cautère méritent considération : le métal doit être aussi inaltérable que possible, s'échauffer rapidement et se refroidir lentement ; son extrémité doit avoir une forme appropriée à l'indication à remplir, ne pas être trop pointue et présenter, sur une certaine étendue, un volume suffisant pour emmagasiner une notable quantité de chaleur.

L'acier est le métal qui réunit toutes les conditions exigées par la pratique ; car il est d'un prix peu élevé, possède une grande capacité pour le calorique et s'altère peu si l'on a la précaution de le plonger dans l'eau immédiatement après s'en être servi. Le fer est de beaucoup inférieur.

Les cautères ont reçu des dénominations diverses d'après leurs formes (fig. 393) : cautère en rondache ou cultellaire 1, en bec d'oiseau 3, nummulaire 4, olivaire 5, en boule 6, en roseau 7, etc. ; on se sert aussi de cautères ayant la forme de pinces à pression.

On fabrique extemporanément un cautère soit avec une tringle de rideau, soit en tordant en tire-bouchon un fragment de fil de fer dont on replie légèrement sur elle-même l'extrémité agissante pour l'émousser.

Le meilleur mode de chauffage est le charbon de bois qu'on fait brûler dans un réchaud, en activant la combustion avec un soufflet ; le charbon de terre encrasse les instruments et les détériore. Une simple lampe à alcool suffit pour les petits cautères.

Le degré de chaleur auquel on doit porter le cautère dépend de l'indication à remplir et est indiqué par la coloration qui va du rouge obscur au rouge vif. La manière d'utiliser ces instruments sera examinée à propos des divers modes de cautérisation.

2° *Thermo-cautère Paquelin.*

Cet instrument, qui a détrôné avantageusement les cautères précédents, emprunte sa chaleur à la combustion sans flamme d'une substance hydrocarbonée. Sa construction repose sur la propriété qu'a le platine ou tout autre métal de même ordre, tel encore que le bronze d'aluminium, une fois porté à un certain degré de chaleur, de devenir immédiatement incandescent au contact d'un mélange d'air et de certaines vapeurs hydrocarbonées, et de maintenir cette incandescence tout le temps que ledit mélange arrive à son contact. L'incandescence augmente au fur et à mesure que le mélange parvient sous plus haute pression.

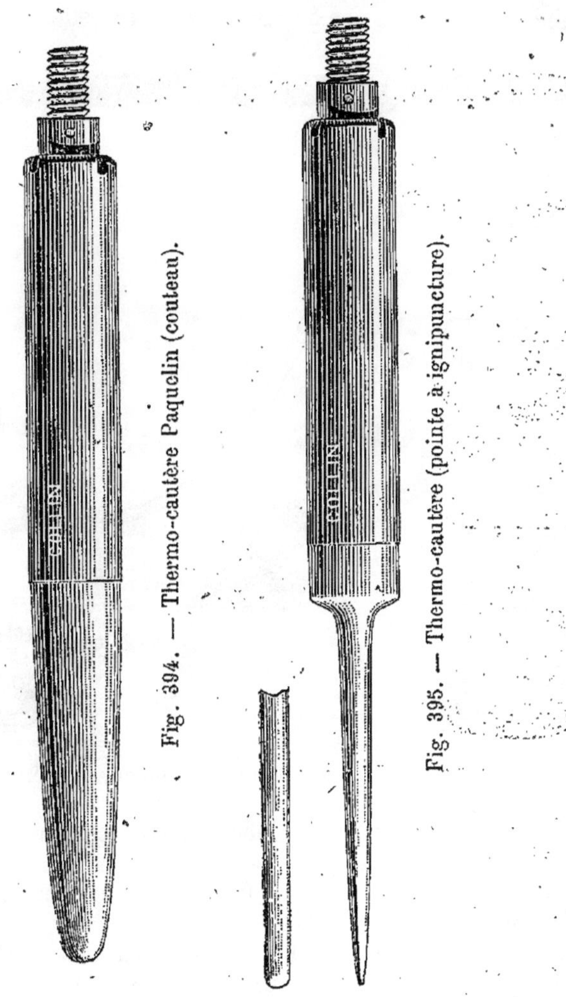

Fig. 394. — Thermo-cautère Paquelin (couteau).

Fig. 395. — Thermo-cautère (pointe à ignipuncture).

Cet instrument, qui peut affecter toutes les formes utiles en chirurgie (couteau [fig. 394], roseau, ciseaux, pointes à ignipuncture droites [fig. 395] et courbes, etc.), entre immédiatement en incandescence, peut parcourir toutes les gammes des températures suivant qu'on active plus ou moins la soufflerie, et peut être maintenu à la température voulue pendant toute la durée nécessaire à une opération.

Le thermo-cautère (fig. 396) se compose dans son ensemble de trois parties : 1° le cautère ; 2° une lampe-chalumeau à esprit-de-vin ; 3° un tube à rallonge à pas de vis mâle et femelle.

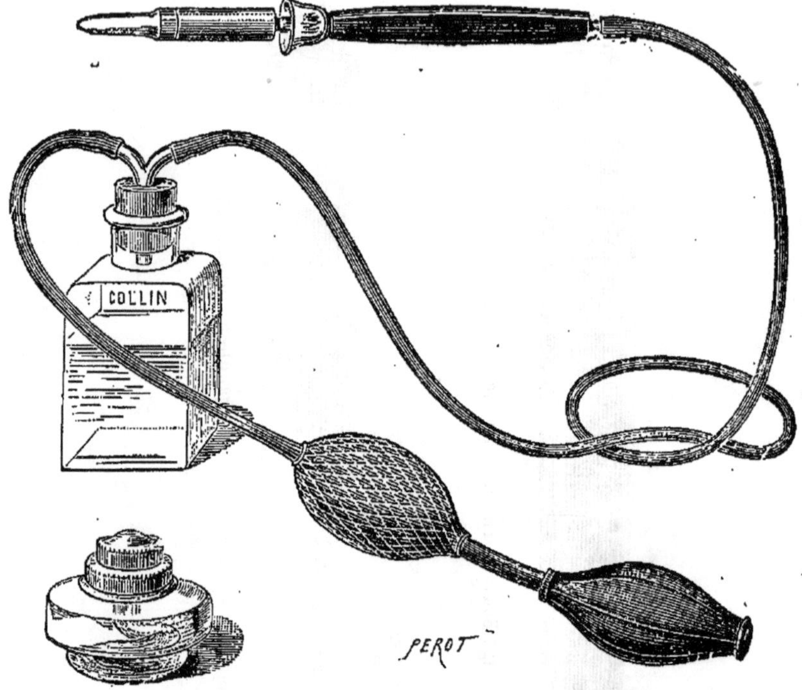

Fig. 396. — Thermo-cautère Paquelin, monté.

a. Le *cautère* comprend cinq pièces séparables : un foyer de combustion en platine ; un manche en bois canaliculé ; un tube en caoutchouc à parois épaisses ; un flacon ou récipient à hydrocarbure ; une soufflerie.

1° Le *foyer de combustion* constitue le cautère proprement dit et consiste essentiellement en une chambre de platine à grande surface sous petit volume ; nous avons vu qu'il peut affecter les formes les plus diverses. Il est monté à demeure bout à bout sur un tube en cuivre nickelé, lequel est percé de trous au voisinage de son extrémité libre pour le dégagement des résidus de la combustion ; ces deux pièces ainsi ajustées forment une sorte de chambre métallique allongée, fermée à une de ses extrémités, ouverte à l'autre.

2° Le *manche* en bois canaliculé, muni d'un pavillon à une de ses extrémités, est traversé dans toute sa longueur par un tube métallique qui le déborde à chaque bout de quelques millimètres. Du côté du pavillon, il porte un pas de vis femelle destiné à recevoir le pas de vis mâle du cautère; du côté opposé il se termine par un téton. Dans les cautères en forme de ciseaux, le tube sur lequel est ajusté bout à bout le foyer de platine fait office de manche.

3° Le *tube en caoutchouc épais* unit le cautère au réservoir; on le fixe par un bout au téton terminal du manche et par l'autre à l'extrémité d'un des tubes du bouchon du récipient.

4° Le *récipient* est un flacon portant à son col un double crochet mousse qui permet de le suspendre à une boutonnière, au cordon d'un tablier, au rebord d'une poche; il est fermé au moyen d'un bouchon en caoutchouc traversé à son centre par deux tubes métalliques juxtaposés dans leur moitié inférieure, divergents dans leur moitié supérieure. L'un des tubes reçoit le tube en caoutchouc de la soufflerie qui amène l'air atmosphérique; l'autre, sur lequel est fixé le tube en caoutchouc qui se rend au manche, livre passage à cet air saturé de vapeurs hydrocarbonées.

Le meilleur *hydrocarbure* à employer est le produit désigné dans le commerce sous le nom d'essence minérale, que l'on trouve partout et qu'on brûle communément dans les lampes à éponges dites lampes Mill. Elle doit peser 700 à 720 grammes au litre.

5° La *soufflerie* est une poire de Richardson; en adaptant à cette poire une courroie en caoutchouc, on peut la faire fonctionner avec la pression du pied.

b. La *lampe-chalumeau* à esprit-de-vin présente sur son col une tige verticale portant un chalumeau qui est disposé transversalement à hauteur de la mèche de la lampe, et dont l'extrémité externe se termine par un téton.

c. Le *tube-rallonge* s'intercale entre le foyer de combustion et le manche en bois canaliculé.

Manière de se servir du thermo-cautère. — Les différentes pièces étant agencées comme il vient d'être dit et le récipient étant rempli seulement au *tiers* avec l'essence, plonger le foyer de combustion, ou cautère proprement dit, dans la partie blanche de la flamme de la lampe à alcool sans faire jouer la soufflerie. Au bout d'une demi-minute à une minute environ, sans cesser de maintenir le foyer dans la flamme, faire fonctionner l'insufflateur doucement et par petites saccades. Une sorte de bruissement annonce que la combustion s'opère et presque à l'instant le cautère devient incandescent. L'air chassé par la soufflerie dans le récipient s'y charge de vapeurs hydrocarbonées et le mélange gazeux qui en résulte vient brûler sans flamme dans le foyer de combustion.

Dès que le cautère est rouge vif, on le retire de la flamme ; il est amorcé et l'on n'a plus besoin, pour maintenir son incandescence, que du secours de l'insufflateur et de sa propre chaleur. On peut même cesser l'insufflation pendant une demi-minute sans que pour cela le cautère s'éteigne. Il a emmagasiné intérieurement assez de chaleur pour se raviver immédiatement à l'aide de quelques insufflations. L'incandescence sera d'autant plus vive que le jeu de la soufflerie sera plus actif ; il faut plus de pression pour les cautères à petits foyers que pour les autres.

Précautions spéciales à prendre. — 1° L'alcool employé pour la lampe ne doit pas renfermer des matières salines, surtout des chlorures, car alors il se forme du chlorure de platine qui rend l'incandescence difficile.

2° L'essence sera renouvelée à chaque opération et ne doit pas occuper plus du tiers du flacon, afin de faciliter l'apport de l'air envoyé par la soufflerie ; 30 gr. suffisent pour une heure et demie. Sa température doit être pendant toute la durée de l'opération au minimum de 15 à 20° cent., ce qu'on obtient soit en appliquant la main autour du flacon, soit en mettant celui-ci dans la poche d'un vêtement en contact direct avec le corps. Éviter de l'exposer aux rayons du soleil, car l'excès de chaleur s'opposerait à l'incandescence du cautère. On évitera aussi le contact du bouchon avec l'essence, qui dissout le caoutchouc. Si le flacon vient à se briser, il faut le remplacer par un flacon de volume égal, jamais plus grand.

3° Pour amorcer l'instrument, ne faire jouer l'insufflateur que quand le foyer a acquis un certain degré de chaleur, sinon l'incandescence serait retardée. Une fois le cautère amorcé, ne pas brusquer les insufflations, mais les produire lentement, pour ne pas dépasser le degré de chaleur utile. Éviter de chauffer jusqu'au blanc lumineux, car cette température pourrait fondre le tube intérieur.

Si au cours d'une opération l'incandescence devenait défectueuse, on activerait pendant 5 à 6 secondes la combustion au moyen de quelques insufflations rapides ; au besoin, on chaufferait le cautère pendant quelques secondes sur la flamme de la lampe à alcool.

4° Après chaque opération, nettoyer le cautère *intus et extra*. Ne jamais le plonger dans l'eau.

Nettoyage interne. — L'opération terminée, avant de laisser éteindre le cautère, le porter au rouge vif au moyen de quelques insufflations rapides, afin de brûler les particules de carbone déposées dans la chambre de platine, puis, quand il est en pleine incandescence, retirer brusquement le tube de caoutchouc fixé au manche de l'instrument et laisser refroidir à l'air libre.

Nettoyage externe. — L'instrument refroidi, frotter sa surface avec un linge mouillé, afin de le nettoyer des débris salins et carbonés empruntés aux tissus.

Il arrive parfois, malgré ces dernières précautions, que l'instrument s'encrasse, fonctionne mal et ne peut être porté ou maintenu à l'incandescence. Il faut alors le chauffer fortement au rouge vif pendant 2 à 3 minutes, à l'aide du chalumeau annexé à la tige de la lampe, à moins toutefois que le tube central du foyer ne soit fondu; on aplatira la mèche pour lui donner la plus grande surface possible.

5° La soufflerie sera toujours manœuvrée avec soin; pour les hautes températures, éviter de lui imprimer des mouvements trop rapides et trop étendus, afin de ne pas distendre outre mesure la boule soufflante garnie d'un filet et de ne pas faire sauter le bouchon du récipient.

En somme, lorsque le cautère ne rougit pas, les causes peuvent être les suivantes : le platine n'a pas été suffisamment chauffé sur la lampe à alcool, le mélange gazeux arrive au foyer sous trop forte pression, l'alcool de la lampe contient des matières salines, — le cautère n'a pas été nettoyé, — le tube central est obturé ou fondu, — le tube en caoutchouc est coudé ou obstrué, — l'essence contient en dissolution du caoutchouc provenant du bouchon, ou bien elle est trop froide, ou elle est trop pauvre, faute d'avoir été renouvelée à temps, ou bien encore, elle a été exposée à l'action directe des rayons solaires.

Si le cautère s'éteint après avoir rougi plus ou moins longtemps, c'est que l'essence est trop froide ou trop pauvre ; nous rappelons qu'elle doit peser 700 à 720 gr. au litre.

Modifications. — Des perfectionnements importants ont été apportés au thermo-cautère par son inventeur. La lampe à alcool a été supprimée ; le volume des cautères a été réduit; les produits de la combustion ne se dégagent plus directement au-dessous du manche et ne l'échauffent plus grâce à un dispositif spécial.

Le manche est balayé à son intérieur par un courant d'air emprunté directement à la soufflerie et amené par un tube spécial fixé sur un robinet dit doseur-mélangeur (fig. 397). Le carburateur est en métal de forme rectangulaire ; un crochet permet de le suspendre à la ceinture. Le liquide y est emprisonné dans des éponges, ce qui le rend incombustible. Un robinet, dit doseur-mélangeur, le couronne et a pour but de mouvementer ou de fixer l'incandescence du cautère, en permettant de mélanger à volonté l'air et les vapeurs hydrocarbonées.

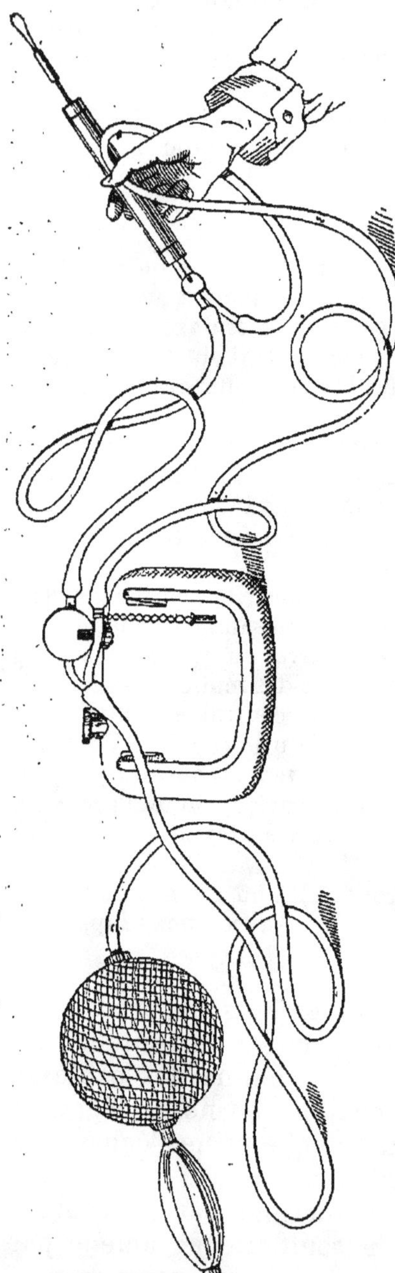

Fig. 397. — Dispositif général. Amorçage du cautère.

La soufflerie, poire de Richardson, porte en avant de sa poche régulatrice, un bourrelet qui s'oppose aux temps d'arrêts de la soufflerie.

Ces cautères nouveaux, vu leur petite masse et par le fait de la suppression de la toile de platine à leur intérieur, s'amorcent très facilement et s'encrassent rarement. Pour les amorcer, il suffit de les chauffer quelques secondes sur la flamme d'une bougie, ce qui supprime la lampe à alcool.

Le chalumeau de ce nouvel appareil est formé d'un seul tube ; sa flamme donne une température voisine de 1 800 degrés. Il sert, conjointement avec le robinet doseur-mélangeur, à vérifier préalablement à toute opération les qualités du liquide combustible ; à établir préalablement à l'amorçage une composition parfaite du mélange gazeux ; au besoin, à amorcer le cautère et à le décrasser.

M. Chazal, fabricant d'instruments de chirurgie, a imaginé une modification qui peut s'adapter aux thermo-cautères du modèle primitif et permet la suppression de la lampe à alcool : un robinet, adapté sur le flacon d'essence, est surmonté d'un chalumeau à sa partie supérieure, et porte, de chaque côté, les tubulures ordinaires pour y ajuster le tube de caoutchouc d'une part, et de l'autre la poire à insufflation. La manœuvre du robinet permet de se servir du chalumeau pour amorcer le cautère et le décrasser le cas échéant. Le flacon est garni d'éponges pour emprisonner le liquide.

M. Mathieu par une disposition ingénieuse a transformé le manche même du cautère en carburateur, ce qui supprime le récipient d'essence minérale ; la soufflerie s'adapte directement sur ce manche.

3° *Pyrophore, cautère de Baÿ.*

Cet appareil, construit par M. Collin (fig. 398), fonc-

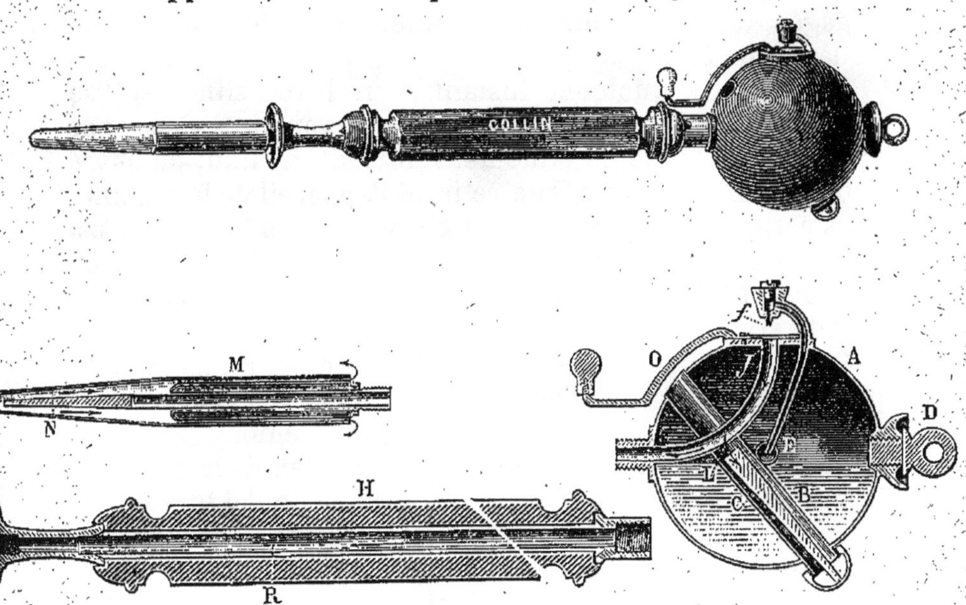

Fig. 398. — Pyrophore, cautère de Baÿ.

tionne au moyen de l'alcool mis sous pression et entraînant l'air nécessaire à sa combustion.

La génération de la vapeur est rendue automatique de la façon suivante : A. chaudière sphérique dans laquelle on introduit une dose d'alcool par l'ouverture D à bouchon métallique — E prise centrale de la vapeur d'alcool ; *F* orifice capillaire injecteur de vapeur, formant trompe et introduisant, par le conduit R, le mélange combustible jusqu'au foyer à incandescence N, contenu dans le couteau. A son passage par la chaudière, le tube adducteur des gaz mélangés s'ouvre latéralement au point L dans une chambre cylindrique B ouverte aux deux bouts et contenant un ruban de platine dont l'incandescence maintient la vaporisation de l'alcool. O est une manette gouvernant un diaphragme mobile pour régler le mélange d'air et de vapeur et donner au couteau de platine l'incandescence voulue — *accessoires* : une tige d'acier, une mesure d'alcool pouvant servir de lampe.

Mise en marche. — Saisir à pleines mains la chaudière A et dévisser le bouchon métallique au moyen d'une tige d'acier. Emplir la mesure d'alcool rectifié et verser son contenu dans la boule. Refermer le bouchon métallique D en serrant légèrement au moyen de la tige d'acier engagée dans son anneau. Chauffer la boule à la flamme de la lampe à alcool.

Au bout de quelques instants, un léger sifflement se fait entendre indiquant la sortie de la vapeur d'alcool par le joint *f* ; dès que ce sifflement devient continu, on ouvre l'obturateur à manette O en retirant l'appareil de la flamme. On s'assure alors que le spiral de platine contenu en *c* est incandescent. Il ne reste plus qu'à amorcer la pointe N en la chauffant à la flamme de la lampe à alcool jusqu'à ce qu'elle arrive au rouge blanc.

On doit toujours s'assurer avant l'emploi qu'il ne reste plus dans l'appareil d'alcool ayant servi à une opération précédente ; le niveau du liquide, exactement jaugé par la mesure, ne doit jamais dépasser le niveau de la moitié de la sphère. Si, au moment de l'ouverture de l'obturateur O, le spiral C contenu dans la boule ne devenait pas incandescent, cela indiquerait que la pression est insuffisante ; il faudrait alors refermer l'obturateur et ne le rouvrir qu'après avoir de nouveau chauffé la boule pendant quelques instants. Si, durant les opérations, de légères flammes d'alcool apparaissaient aux orifices de l'appareil il suffirait de les éteindre en soufflant. Les avantages de cet appareil sur le thermocautère sont la suppression de la soufflerie et d'un aide, l'automatisme du fonctionnement et le réglage parfait de l'incandescence.

Il existe un grand modèle de cet appareil destiné aux longues opérations.

4° Galvano-cautère et galvano-caustie thermique.

La galvano-caustie thermique est la cautérisation au moyen de la chaleur développée dans un fil métallique (galvano-cautère) par un courant galvanique suffisamment intense.

L'emploi du galvano-cautère, quoique constituant une méthode excellente, ne prendra jamais une extension pratique aussi grande que le thermo-cautère. Parmi ses inconvénients, les principaux sont la complication du matériel à employer, les manipulations diverses qu'il exige, le prix des appareils. Les perfectionnements apportés depuis quelques années dans la construction des appareils n'ont pas fait disparaître tous ces défauts, bien que les ayant atténués dans une large mesure. Le galvano-cautère est cependant l'appareil de choix pour les opérations à pratiquer dans la profondeur des cavités : vagin, bouche, etc., pour les cautérisations des fistules, des trajets glandulaires. Il peut, en effet, être réduit à un volume très petit, et par suite il donne peu de chaleur rayonnante; il jouit en outre de la propriété, si précieuse, de pouvoir être porté à la température convenable au moment voulu, après avoir été introduit à froid dans les cavités, et de pouvoir être éteint presque instantanément.

Ne pouvant passer en revue tous les appareils proposés et utilisés, tels que ceux de Middeldorpf, de Von Bruns, de Broca et Grenet, de Grenet modifié par Trouvé, de Bœckel et Redslob, etc., nous décrirons seulement l'appareil de Chardin modifié par le Dr Boisseau du Rocher, qui est d'un maniement fort simple, et surtout facilement transportable.

Il est nécessaire, pour connaître et apprécier le fonctionnement des appareils, de rappeler d'abord quelques notions essentielles d'électricité.

Il y a à considérer dans la méthode galvano-caustique trois facteurs principaux : 1° les piles ; 2° la manière de graduer le courant; 3° les instruments.

1° *Piles.* — Les piles sont constituées par des éléments zinc et charbon plongeant dans l'acide sulfurique étendu et additionné de cristaux de bichromate de potasse, ou dans du sulfate de bioxyde de mercure.

L'intensité du courant (dont l'unité est désignée sous le nom d'ampère) est la quantité d'électricité qui traverse le conducteur avec plus ou moins de rapidité. Elle dépend de la surface des éléments et augmente proportionnellement avec elle, mais avec de petits éléments on peut compenser la surface par le nombre.

La tension du courant ou potentiel est la force avec laquelle l'électricité tend à s'éloigner de sa source (ou se dégage) et varie avec le nombre des couples de la pile.

La résistance au passage du courant, dont l'unité est appelée OHM, est proportionnelle à l'étroitesse et à la longueur du fil conducteur.

La chaleur est le résultat de la résistance vaincue par le courant ; plus un fil est fin et long, plus il oppose de résistance et par suite plus il s'échauffe facilement. Le platine est le fil de choix, car il offre une grande résistance au courant et fond difficilement. Pour que le courant puisse triompher de la résistance d'un fil long, il faut, outre son intensité, qu'il soit animé d'une grande tension, ce qu'on obtient en ajoutant des couples à la pile et non pas en augmentant la surface des couples primitivement utilisés.

Il est bien évident qu'en dehors du fil à porter au rouge, la résistance des autres éléments du circuit doit être diminuée par l'accroissement de leur volume.

2° *Graduation du courant.* — Il résulte de ce qui précède que lorsque dans l'emploi du galvano-cautère, et surtout de l'anse galvanique, on vient à réduire progressivement la longueur du fil de platine, il faut simultanément diminuer la tension et l'intensité du courant pour éviter la fusion du fil. La graduation du courant destinée à produire ce résultat s'opère différemment suivant les appareils.

3° Les *instruments* seront décrits après l'examen des appareils destinés à permettre leur emploi.

Appareil de C. Chardin. — L'appareil est renfermé dans une boîte dont le couvercle et la face antérieure se rabattent à charnière.

La *pile* (fig. 399) se compose d'une série de zincs et de charbons alternés B, B, fixés aux deux extrémités de la face inférieure d'une planchette mobile A. Ces zincs et ces charbons sont tenus par des écrous I, qui peuvent être vissés et dévissés à volonté, sans aucune intervention d'outil, ce qui facilite leur nettoyage ou leur remplacement. Les charbons ont subi une triple préparation qui les rend invulnérables, et leur assure pour très longtemps une excellente communication avec les autres organes. A l'aide de diverses

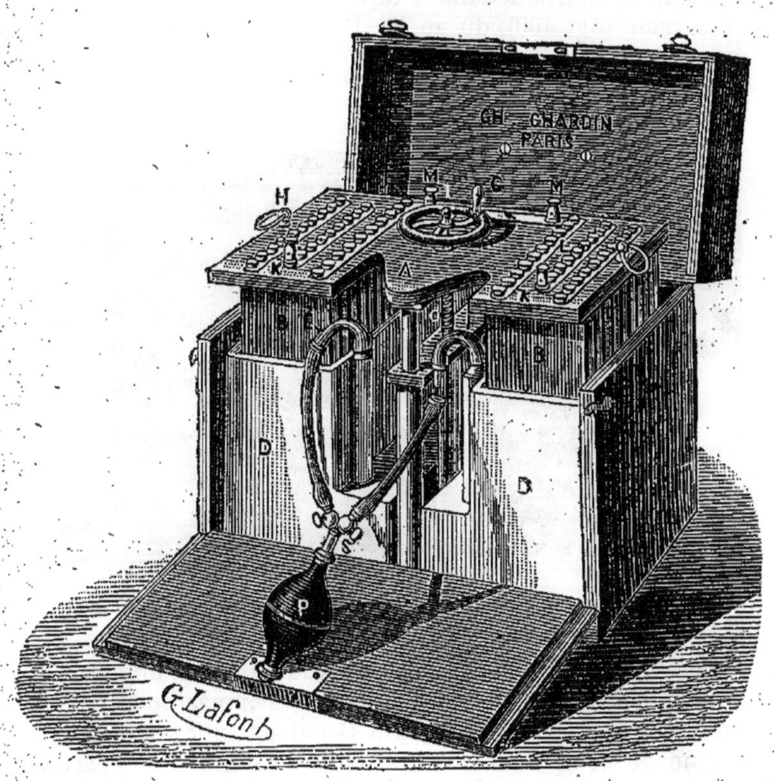

Fig. 599. — Pile à galvano-caustie, de Boisseau du Rocher.

bornes placées sur la planchette on peut, à volonté, prendre le courant total de la pile ou seulement le courant d'un seul élément, dans le cas de petites opérations demandant peu de puissance calorique. Cette pile fonctionne au bichromate de potasse et de soude.

La planchette A, à laquelle sont fixés les zincs et les charbons, est supportée à l'aide d'une armature métallique par une vis M, médiane, et deux glissières pénétrant dans les tubes verticaux, qu'on aperçoit dans le milieu de la boîte. La vis est manœuvrée par une roue à manivelle, qui permet de lui communiquer un mouvement de rotation avec ascension ou descente de la planchette, plus ou moins rapide à volonté, suivant qu'on la tourne dans un sens ou dans l'autre. C'est cette manœuvre de la vis qui, avec une grande précision, constitue le *système modérateur* de l'intensité et de la tension du courant, en faisant plonger plus ou moins les éléments zinc et charbon dans le liquide.

Le *réservoir* (fig. 400), dû au Dr Boisseau du Rocher (D de la

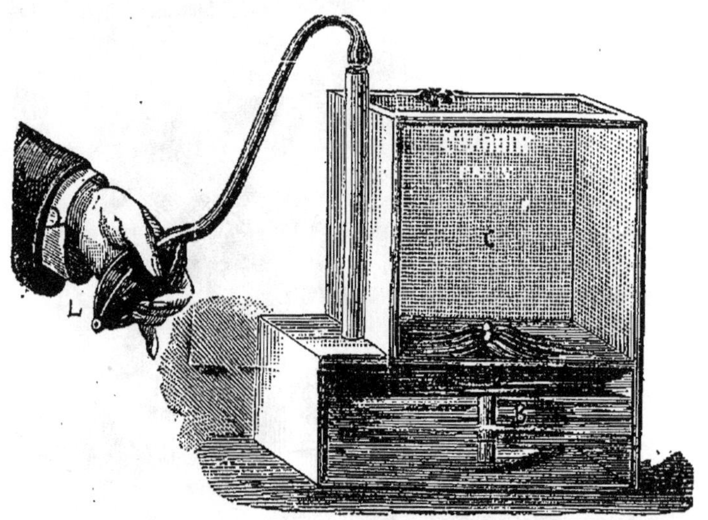

Fig. 400. — Fonctionnement de la pile (réservoir).

figure 399 et C, B, fig. 400), est constitué par deux auges en porcelaine émaillée divisées chacune en deux compartiments C et B, qui communiquent en un seul point B par un tube touchant presque le fond du compartiment inférieur. Ce dernier compartiment communique en outre avec l'air extérieur par un tube que l'on remarque sur le devant du vase. Pour faire monter dans le compartiment supérieur le liquide qui séjourne toujours dans le compartiment inférieur, on insuffle de l'air dans ce dernier au moyen d'une poire en caoutchouc L (les éléments zinc et charbon étant préalablement remontés hors de tout contact); sous l'influence de la pression ainsi produite, le liquide reflue par le tube intérieur B dans le compartiment supérieur C. Cette ascension peut être continuée ainsi jusqu'à épuisement complet de la masse liquide.

Alors, si au moyen du robinet S (fig. 399), porté par le tube à insufflation, on ferme toute communication entre le compartiment inférieur et l'air extérieur, l'équilibre établi entre l'air introduit et le liquide se maintient fixe, et le liquide reste dans le compartiment supérieur; lorsque l'opération est terminée, on ouvre de nouveau le robinet, et à ce moment le liquide redescend par son propre poids.

On comprend facilement combien la disposition ingénieuse de ces auges donne de facilité et de sécurité pour le transport du liquide excitateur, en même temps qu'elle permet, sans manipulation compliquée et sans perte de temps, une marche immédiate de l'appareil.

Des explications qui précèdent, il résulte que la manœuvre de l'appareil consiste :

1° A faire monter tout d'abord au moyen de la manivelle le système des piles, afin de les mettre provisoirement hors de l'atteinte du liquide ;

2° A faire monter, par l'insufflation d'air, le liquide du compartiment inférieur dans le compartiment supérieur ;

3° Puis, dès que l'opération va commencer, à faire descendre lentement les piles par la manivelle G, jusqu'au moment où l'intensité du courant est jugée suffisante, ce qu'indique la coloration plus ou moins rouge que prend le fil de platine du cautère ;

4° Pendant l'opération on gradue le courant au moyen de la manivelle en faisant monter ou descendre les éléments ;

5° Enfin, après l'opération, on retire la poire à insufflation, l'air du réservoir s'échappe, et le liquide descend dans le compartiment où il doit séjourner.

Lorsqu'on n'utilise que les éléments d'un seul compartiment (nous avons vu comment), on fait monter seulement le liquide de l'auge correspondante sans s'occuper de l'autre.

Des instruments ou cautères galvaniques. — Quel que soit l'appareil employé, tous les cautères galvaniques sont à peu près identiques, sauf quelques modifications de détail. La partie agissante est constituée par un fil de platine susceptible de revêtir les formes les plus diverses : cautère en bec d'oiseau dans lequel le fil forme un V plus ou moins aigu, droit ou recourbé (fig. 401), cautères scarificateurs composés soit d'une série de V filiformes situés les uns à côté des autres comme sur un râteau (fig. 402), et utilisés par E. Besnier dans le traitement des lupus, soit par une seule lame (fig. 403); le *couteau galvanique* (fig. 404), inventé par Seré, formé d'un ruban de platine de 1 millimètre de largeur recourbé sur le plat, en ellipse ou en demi-cercle; le cautère galvanique à olive, qui est

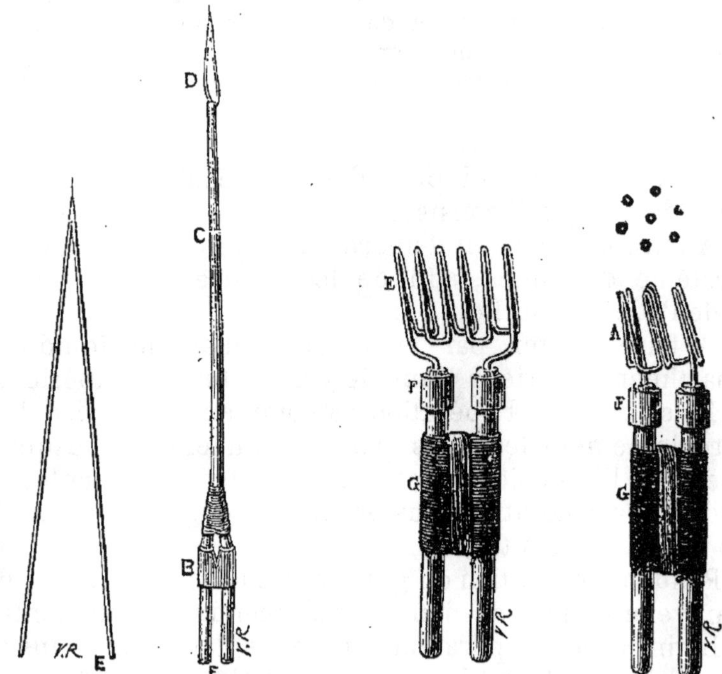

Fig. 401. — Cautère galvanique en bec d'oiseau.

Fig. 402. — Scarificateurs galvaniques.

formé d'un fil de platine roulé en spirale autour d'une olive en porcelaine (le fil s'échauffant rougit la porcelaine, ce qui

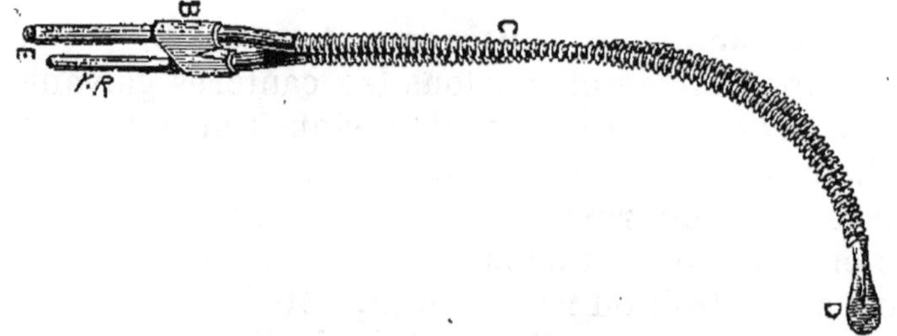

Fig. 403. — Cautère scarificateur à une seule lame.

augmente la surface du cautère, mais cette olive se brise assez facilement sous l'influence de la chaleur).

Enfin l'anse galvanique (fig. 406).

Tous ces fils sont montés sur un manche isolant ou porte-cautère (fig. 405) et reliés avec les tiges conductrices, isolées entre elles, qui traversent toute la longueur du manche. Tous les manches présentent une solution de continuité d'un des conducteurs ; l'opérateur peut la faire disparaître à son gré pour déterminer le passage du courant, au moyen d'un bouton ou d'une pédale G disposée sur la face extérieure du manche et dont le jeu

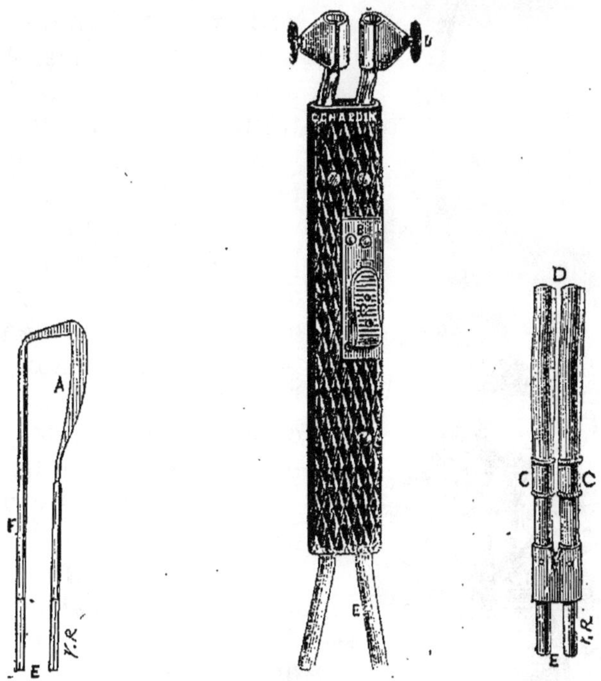

Fig. 404. — Couteau galvanique.

Fig. 405. — Porte-cautère. Le verrou C et le bouton B servent à interrompre à volonté le courant.

rapproche les deux parties isolées du conducteur. Il en résulte que ce point d'intersection est soumis aux effets destructeurs de l'étincelle due à la fermeture et à l'ouverture du courant ; il s'encrasse donc fatalement et peut devenir à un certain moment, après un usage prolongé, réfractaire au passage du courant, d'où défaut de fonctionnement de l'appareil. M. Chardin, pour remédier à ce vice, a pratiqué dans le manche un petit guichet qui permet de nettoyer avec la plus grande facilité le point d'intersection. Une autre particularité à signaler, c'est que les tiges qui supportent le cautère peuvent quelquefois se toucher en un point, ce qui intercepte tout courant et empêche le platine de rougir ; il est facile de parer à cet inconvénient.

Emploi de l'anse galvanique. — L'*anse galvanique* (fig. 406) est montée d'une manière spéciale, permettant de réduire progressivement ses dimensions pendant une opération. On arrive à ce résultat soit en fixant ses extrémités sur une sorte de barillet B, qu'on fait glisser en arrière au moyen d'un anneau dans lequel s'engage l'index, soit en les enroulant sur un treuil à manivelle dans le genre du serre-nœud de Leiter. Sédillot, E. Bœckel, v. Bruns recommandent de la confectionner avec un fil de platine de 1 millimètre d'épaisseur, pour ne pas l'exposer à être fondue; toutefois, pour les tumeurs difficilement accessibles, Bœckel préfère, en raison de sa flexibilité, le fil de 7 à 8 dixièmes de millimètre.

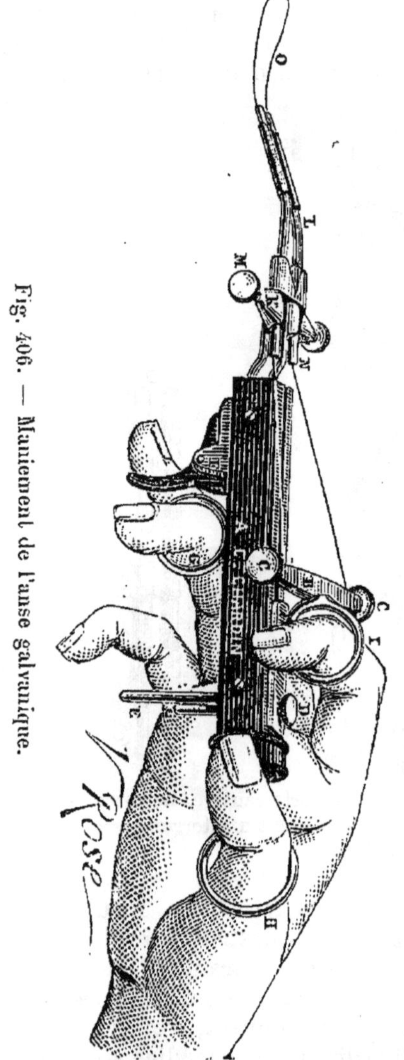

Fig. 406. — Maniement de l'anse galvanique.

Pour se servir de l'anse, on la place d'abord autour de la partie à sectionner, de manière qu'elle soit régulièrement arrondie, sans coudures susceptibles d'augmenter la résistance au courant et d'amener par suite une élévation locale considérable de température, d'où fusion possible. On la serre assez fortement, puis, lorsque tout est prêt, on fait passer le courant, et on diminue alors progressivement, lentement, la longueur de l'anse au moyen du mécanisme adapté à l'instrument. Au fur et à mesure que son étendue diminue, l'intensité du courant doit, de son côté, être diminuée en faisant remonter les éléments de la pile.

En somme, de tous ces instruments, les plus employés sont les cautères en bec d'oiseau pour les fistules, la destruction des tumeurs érectiles ; le scarificateur pour les lupus ; l'anse galvanique pour l'ablation des tumeurs de la langue, du col utérin, etc. Le couteau galvanique est inférieur au thermo-cautère, qui est aussi préférable au galvano-cautère à olive, trop fragile.

Les détails d'application, variables avec le but poursuivi par le chirurgien, seront étudiés ci-dessous avec les différents modes de cautérisation.

§ III. — Des différents modes de cautérisation par la chaleur

Les cautères sont employés comme agents de révulsion, de destruction, de diérèse et d'hémostase.

1° **Cautérisation révulsive.** — Dans ce mode de cautérisation, on ne dépasse pas la face profonde de la peau. On doit en distinguer deux variétés principales : a. la *cautérisation ponctuée ;* b. la *cautérisation transcurrente* ou *en raies.*

Nous ne reviendrons pas sur la révulsion par le marteau de Mayor, les moxas, etc.

a. *Cautérisation ponctuée.* — Connue sous le nom de pointes de feu, elle est d'un usage journalier. Que l'on se serve du cautère ordinaire ou du thermo-cautère, on choisit un instrument à extrémité assez fine, mais un peu arrondie (olivaire, bec d'oiseau, etc.) et on le chauffe au rouge vif, afin de diminuer l'intensité de la douleur. Tenant solidement le cautère, soit à pleine main, soit comme une plume à écrire suivant son volume, on touche rapidement et légèrement la surface à cautériser, de manière à ne produire qu'une escarre tout à fait superficielle. Le nombre des pointes à appliquer varie suivant les cas ; on aura soin de les disposer et de les espacer régulièrement, ce qui est facile avec un peu d'habitude. Le galvano-cautère doit être préféré pour les régions étroites et difficilement accessibles (face externe des gencives).

b. *Cautérisation transcurrente.* — Ce sont les raies de

feu recommandées par Bonnet dans le traitement des maladies articulaires, et plus souvent employées dans la pratique vétérinaire que dans la chirurgie humaine. C'est un moyen fort douloureux, mais très énergique, qui agit d'un côté par révulsion et de l'autre par la rétraction cicatricielle consécutive à la chute des escarres. Lorsque la cautérisation transcurrente doit être faite sur une surface assez étendue, on est obligé de recourir à l'anesthésie.

La manière d'appliquer ce mode de cautérisation a été exactement réglée par Bonnet et Philippeaux. On se servira soit du cautère ordinaire cultellaire, soit du thermocautère; les cautères galvaniques seront spécialement réservés à la scarification des lupus. Les raies seront faites parallèlement ou concentriquement; Malgaigne conseille de les marquer préalablement au crayon, pour assurer la régularité de la cautérisation. Elles devront dépasser en longueur les limites du mal et être écartées d'environ 2 centimètres les unes des autres, afin de ne pas porter préjudice à la vitalité des parties intermédiaires. L'escarre ne doit pas dépasser l'épaisseur de la peau. U. Trélat et Monod recommandent de porter le cautère seulement à la température rouge sombre, car avec les instruments rougis à blanc, particulièrement avec le thermo-cautère, on couperait la peau sans difficulté.

On passe d'abord une première fois l'instrument sur la partie à cautériser, légèrement et sans appuyer, puis on repasse le cautère à plusieurs reprises dans les mêmes raies, en exerçant une pression modérée jusqu'à ce que l'escarre ait prit une teinte jaune doré caractéristique et laisse suinter quelques gouttes de sérosité transparente.

Immédiatement après l'opération on recouvre la région d'une compresse mouillée, afin d'atténuer la douleur. Les escarres se détachent en quelques jours et laissent des cicatrices rétractiles.

La scarification des lupus, employée par E. Besnier à l'hôpital Saint-Louis, n'est pas autre chose qu'une cautérisation transcurrente. On la pratique avec le cautère galvanique spécial indiqué figure 402 ; en raison de la finesse des fils qui composent le scarificateur, il suffit de passer une seule fois sur le même point.

2° **Cautérisation destructive.** — Désignée sous la dénomination de *cautérisation inhérente*, dans quelques cas d'*ignipuncture*, elle est employée pour détruire les productions pathologiques, les plaies infectées par un virus, pour modifier et détruire les parois de certains trajets fistuleux ; elle sert parfois de complément à une opération commencée par le bistouri, afin d'achever la destruction complète des parties restantes de tumeurs ou de tissus morbides.

Avant de procéder à cette cautérisation, il faut protéger les parties voisines avec des linges humides ou avec du carton mouillé, particulièrement lorsqu'on opère dans les cavités buccale, vaginale, rectale. Voillemier recommandait d'appliquer préalablement une couche de collodion dans le même but ; cette pratique nous semble compliquer inutilement l'opération. On dessèche ensuite avec soin la région sur laquelle on va opérer, afin d'éviter que les liquides ne fassent subir une perte de chaleur sensible au cautère ou que, échauffés par l'instrument, ils n'aillent, en s'écoulant, brûler les parties voisines.

Le cautère, porté à une température élevée, est appliqué fortement sur la partie à désorganiser, pendant 6 à 7 secondes, et les applications sont renouvelées autant de fois qu'il est nécessaire pour atteindre largement les limites du mal. Il ne faut pas laisser le cautère appliqué trop longtemps sur le même point, sinon il adhérerait à l'escarre et l'entraînerait ensuite, d'où possibilité d'hémorragies sérieuses dans les régions fort vasculaires comme l'anus et le rectum. Inutile d'ajouter que l'opérateur doit éviter avec le plus grand soin les troncs vasculaires voisins du point sur lequel il agit.

L'*ignipuncture* est une variété de cautérisation destructive qui se pratique en faisant pénétrer dans la profondeur des tissus des cautères effilés en pointe. On l'emploie pour détruire les tumeurs érectiles ; Richet l'a préconisée contre les fongosités articulaires. Pour les tumeurs érectiles, le galvano-cautère est l'instrument de choix, en raison de la petitesse extrême qu'on peut lui donner, et doit être chauffé seulement au rouge sombre pour éviter l'hémorragie ; Amussat dans ces cas l'a utilisé sous forme de fils passés en sétons simples ou croisés. Le cautère employé par Richet contre les arthrites fongueuses est constitué par une aiguille de platine à extrémité mousse, de 5 à 6 cent. de long. et de 5 à 6 mm. de diamètre à sa base, qui est vissée sur une boule d'acier de 1 cent. de rayon ; le tout est monté à angle droit sur un manche. Porté au rouge vif, l'instrument est enfoncé rapidement des deux tiers de sa longueur dans les tissus et retiré sans violence.

La *tunnellisation*, appliquée par Ollier au traitement complémentaire des opérations pratiquées sur les arthrites tuberculeuses, rentre dans cette catégorie.

La cautérisation des trajets fistuleux ne peut bien s'exécuter qu'à l'aide du galvano-cautère à cause de son faible volume et de la possibilité de son introduction à froid. On peut soit cautériser tout le trajet à la fois, soit procéder par étapes successives (Trélat), recommençant l'opération plus profondément après chaque chute d'escarre. Martineau emploie l'action destructive du galvano-cautère pour attaquer les fines glandules périuréthrales, siège fréquent de blennorrhagie rebelle chez la femme.

3° **Cautérisation hémostatique.** — Sous cette dénomination nous comprenons l'emploi du fer rougi soit comme agent direct d'hémostase, soit pour prévenir les hémorragies pendant les opérations.

a. *Cautérisation hémostatique proprement dite.* — Cette méthode, seule employée jadis pour arrêter les hémorragies surtout après les opérations, est tombée dans un discrédit profond depuis la réhabilitation de la ligature par A. Paré. On s'en sert cependant avec succès contre les hémorragies en nappe et contre celles qui sont dues à de petites artères, particulièrement dans les cavités. Le Fort, de Saint-Germain, l'ont appliquée fructueusement aux hémorragies de la paume de la main. Pour les grosses artères et les moyennes, ou bien elle est insuffisante, ou bien elle expose à l'hémorragie secondaire lors de la chute de l'escarre.

Avicenne, Percy, Dupuytren, afin d'éviter l'adhérence du cautère à l'escarre, qui est ainsi entraînée au moment où l'on retire l'instrument, employaient le fer rougi à blanc, qui donne une escarre sèche. Mais il est reconnu, depuis les expériences de Bouchacourt, que le cautère porté au rouge obscur ou un peu au-dessous est seul réellement hémostatique.

Le sang étant bien étanché, on applique le cautère rouge sombre ; les applications seront de courte durée, 5 à 6 secondes au plus, pour empêcher l'adhérence de l'instrument à l'escarre, et il est souvent nécessaire d'en faire successivement plusieurs sur le même point.

b. *Cautérisation hémostatique préventive*. — Elle est destinée à prévenir ou à empêcher l'hémorragie dans les diverses méthodes d'exérèse et de diérèse, et elle atteint son but par l'emploi du cautère chauffé au rouge obscur et laissé peu de temps en contact avec les tissus.

4° **Diérèse et exérèse par les cautères.** — Les opérations par la méthode non sanglante, avec le fer rougi, ne sont devenues possibles que depuis l'invention du galvano-cautère, et surtout du thermo-cautère. Diminuer les chances d'hémorragies et mettre les plaies à l'abri des germes, tel était le but poursuivi par les chirurgiens dans l'emploi du cautère. L'introduction de la méthode antiseptique a permis d'arriver à ce résultat d'une manière plus sûre, et en donnant ainsi à l'instrument tranchant, dont l'action est si précise, l'occasion de reprendre ses droits, elle a considérablement réduit les applications du fer rouge.

Emploi du thermo-cautère. — Il faut se préoccuper d'éviter les pertes de substance trop grandes et de limiter la perte de sang. L'instrument, porté au rouge sombre et tenu comme une plume à écrire, divise les tissus à petits coups, par saccades, mais avec lenteur ; on le maintient le moins longtemps possible en contact avec eux, et on éponge soigneusement les liquides qui s'écoulent. Lorsqu'on opère dans les cavités, Gosselin recommande de faire de temps à autre une irrigation d'eau froide pour éviter l'action de la chaleur rayonnante.

Emploi du galvano-cautère. — Il est susceptible des mêmes applications que l'instrument précédent. Cependant le couteau galvanique a cédé le pas au thermo-cautère et aujourd'hui le galvano-cautère est surtout employé comme moyen d'exérèse sous forme d'anse galvanique.

La manœuvre de l'anse coupante nécessite, pour être hémostatique, certaines précautions sur lesquelles ont insisté E. Bœckel et U. Trélat. Une fois placée autour de la partie ou de l'organe à enlever, elle doit être fortement serrée de manière à agir au moyen d'une véritable ligature galvanique, qui aplatit les vaisseaux et ne les attaque qu'après interruption du cours du sang, puis on la rétrécit progressivement au fur et à mesure qu'elle sectionne les tissus. Elle ne rougit pas tant qu'elle étreint exactement les tissus, tout le calorique s'écoulant immédiatement dans les parties environnantes, et cependant elle conserve une température suffisante pour la section. Le fil coupe environ 10 à 15 millim. par minute par une action lente, régulière, continue. Un de ses inconvénients est de disparaître rapidement à la vue, de sorte que le chirurgien n'a plus, pour se guider, que l'odeur de chair brûlée, le dégagement de la fumée, l'intensité du bruit de crépitation dû à la combustion des tissus, le plus ou moins de résistance éprouvée à serrer la vis du serre-nœud.

L'anse ainsi fortement serrée, portée au rouge brun et coupant lentement, produit, d'après E. Bœckel, une escarre épaisse de un demi-centimètre à un centimètre. (Nous avons dit qu'il faut affaiblir le courant à mesure que l'anse se rapetisse.) Pour obtenir une escarre aussi mince que possible, tout en réalisant l'hémostase, ce chirurgien indique le procédé suivant : serrer fortement l'anse, dont le fil aura seulement 6 à 7 millim. de diamètre, puis la faire traverser par le courant maximum pendant quelques secondes seulement ; ensuite interruption, serrer de nouveau fortement l'anse et rétablir le courant. On procède ainsi par deux ou trois saccades successives jusqu'à division complète.

ARTICLE II

DE LA CAUTÉRISATION CHIMIQUE OU POTENTIELLE

§ I. — Généralités

La cautérisation potentielle se pratique au moyen de substances chimiques qui ont reçu le nom de *caustiques*. Les caustiques les plus actifs sont appelés escarrotiques, les plus faibles cathérétiques ; à côté des caustiques chimiques se place la cautérisation par le courant galvanique ou *électrolyse chimique*.

Division. Mode d'action des caustiques. — La classification de Mialhe, adoptée par U. Trélat et Monod, basée sur l'action exercée par les caustiques sur le sang et les tissus, est la plus conforme à la clinique. Elle comprend deux groupes : 1° les caustiques liquéfiants ; 2° les caustiques coagulants.

D'une manière générale, les caustiques forment avec les tissus vivants des combinaisons variables avec la substance employée et dont le résultat est une escarre.

Les *caustiques liquéfiants* donnent des escarres molles et ont de la tendance à fuser lors de leur application, c'est-à-dire qu'il faut veiller, en les employant, à ne pas dépasser le but. Leur action fluidifiante les rend impropres à la cautérisation des régions ou des tumeurs vasculaires. Ils comprennent *tous les caustiques alcalins* et l'*acide arsénieux*.

Les *caustiques coagulants* produisent des escarres généralement solides, demi-molles ou sèches ; dans leur catégorie prennent place *tous les acides* (sauf l'acide arsénieux) et *tous les sels métalliques*.

Comme tous les caustiques liquides, les *acides* fusent ; leur action coagulante offre cette particularité d'être presque toujours passagère et d'être bientôt suivie de la fluidification du coagulum ; leurs escarres sont en général demi-molles.

Les *sels métalliques* sont les coagulants par excellence ; ils ne fusent pas et donnent des escarres sèches ou tout au moins résistantes, généralement proportionnées en épaisseur à la masse de caustique employée. On doit donc les préférer pour les régions et les tumeurs vasculaires.

La cautérisation chimique peut soit être employée en nappe ou en surface, sous forme de raies ou traînées, soit être pénétrante et destructive.

§ II. — Caustiques liquéfiants

I. Caustiques alcalins

La potasse et l'ammoniaque sont les deux caustiques dont l'emploi est le plus répandu.

1° **Potasse.** — Les pastilles sèches dites pierre à cautère (potasse caustique) et la poudre de Vienne sont les formes sous lesquelles la potasse est généralement appliquée.

a. *Potasse caustique.* — Elle sert presque exclusivement aujourd'hui à l'application des cautères ou fonticules ; la poudre de Vienne l'a remplacée pour l'ouverture des abcès profonds ou des abcès viscéraux, dans lesquels il est nécessaire d'établir préalablement des adhérences, particulièrement pour les abcès du foie ; mais actuellement la méthode antiseptique a permis de revenir à l'usage du bistouri et a rejeté les caustiques au second plan.

Application du cautère ou fonticule. — Le *cautère* ou fonticule est un ulcère artificiel créé sur un point déterminé du corps, pénétrant jusqu'au tissu cellulaire, le plus souvent entretenu par un corps étranger et destiné à servir d'exutoire.

Un cautère s'établit généralement au moyen d'une cautérisation limitée faite avec une pastille sèche de potasse à la chaux (la potasse à l'alcool agit trop irrégulièrement). Il est certains lieux d'élection pour l'application d'un cautère ; le point choisi doit être riche en tissu cellulaire, situé loin de saillies osseuses, de vaisseaux et de nerfs, et ne pas gêner le libre exercice des mouvements. Les points les mieux appropriés sont : soit la partie supérieure et externe du bras dans la dépression correspondant à l'insertion du deltoïde, soit la partie supérieure et interne de la jambe entre le muscle jumeau interne et le condyle interne du tibia. Velpeau conseillait la fossette sous-occipitale à la partie supérieure du cou, mais en ce point le cautère a l'inconvénient d'être trop apparent ; on en a aussi placé sur la face interne de la cuisse, à 5 centimètres environ au-dessus du condyle interne du fémur, dans la ligne déprimée qui sépare le troisième adducteur du triceps crural. Le vrai lieu d'élection est la dépression deltoïdienne.

La peau étant préalablement rasée au point choisi, on taille dans un morceau de diachylon une ouverture moitié moins grande que la dimension voulue du cautère, en raison de ce fait que la potasse fuse et produit une escarre d'un diamètre deux à trois fois plus grand que le sien. Le diachylon est appliqué sur la peau, puis on place dans son ouverture un fragment de potasse sec, gros comme un pois, et on le fixe au moyen d'un petit carré de diachylon. La douleur est assez vive, et, au bout de six à sept heures, on peut retirer le pansement; si la douleur persiste trop intense, on appliquera quelques fomentations chaudes ou un cataplasme.

L'escarre, que l'on doit laisser tomber seule, met de dix jours à un mois pour se détacher. Lors de sa chute, on procède différemment suivant que le cautère est destiné à être *volant* ou *permanent :* dans le premier cas, on applique sur la plaie soit un carré de diachylon, soit un pansement avec la vaseline boriquée pour favoriser la cicatrisation; dans le second cas, au contraire, on empêchera la cicatrisation de la plaie à l'aide d'un pois d'iris, dit pois à cautère (on a aussi préconisé les pois d'orange et même des pois en caoutchouc). Ce pois est traversé par un fil qui l'empêche de se déplacer et surtout permet de le retirer à volonté, et on le fixe par un petit pansement antiseptique; une bande de toile lacée ou une bandelette de diachylon maintient le tout. Si l'ulcère est un peu étendu, on emploiera deux ou plusieurs pois.

Le pois fait office de corps étranger, se gonfle et entretient une irritation de la cavité en même temps qu'il constitue un obstacle mécanique à la cicatrisation; il sera renouvelé à chaque pansement. Si la suppuration ne paraît pas suffisamment abondante, ou si la plaie a une grande tendance à la guérison, on peut enduire le petit corps étranger avec de la pommade épispastique; un autre moyen, employé quelquefois, consiste à introduire de temps à autre dans l'ulcère une mince couche de potasse caustique.

La pâte de Vienne est assez souvent employée au lieu de pastille de potasse. (V. plus bas.) Un cautère peut encore être établi par une incision simple ou cruciale de la peau avec un bistouri; on introduit ensuite dans la plaie, soit un pois d'iris, soit un petit tampon d'étoupe ou de coton hydrophile. Il est évident que par ce procédé la révulsion exercée est moins intense, puisque l'irritation produite est plus faible, ce qui dans beaucoup de cas le met en état d'infériorité vis-à-vis de la méthode caustique.

b. Poudre de Vienne. — Elle est composée d'un mélange de 50 grammes de potasse caustique à la chaux et de 60 grammes de chaux vive. On doit la tenir à l'abri de l'humidité, dans un flacon soigneusement fermé avec un bouchon luté ou imprégné de cire fondue.

Lorsqu'on veut pratiquer à l'aide de cette poudre une cautérisation quelconque (ouverture d'abcès, destruction de tumeur, cautère, etc.), on taille d'abord dans un morceau de diachylon une ouverture un peu inférieure à celle que doit avoir l'escarre et on l'applique soigneusement sur la région à cautériser. Puis on délaye dans un récipient quelconque une quantité suffisante de la poudre avec un peu d'alcool concentré jusqu'à consistance de pâte molle. Piedagnel a conseillé d'ajouter une partie de chlorhydrate de morphine à 4 parties de poudre. Cette pâte est ensuite appliquée à l'aide d'une spatule sur la peau à nu, dans l'ouverture faite au diachylon, de manière à former une couche de 1 à 2 millim. En 6 à 8 minutes chez les enfants, dix minutes ou un quart d'heure chez les adultes, l'escarre est formée ; on retire le diachylon, on nettoie le pourtour de l'escarre et on applique un pansement sec; parfois on est obligé de faire une deuxième application pour atteindre la cavité. La partie escarrifiée se détache en dix ou douze jours ; dans les cas où l'on est pressé, et s'il s'agit d'un abcès, on peut inciser cette escarre au bistouri dès qu'elle est formée, quitte à faire une deuxième application immédiatement si la première n'a pas suffi. Comme on le verra plus loin, la pâte de Vienne sert souvent à tracer la voie à la pâte au chlorure de zinc.

Le *caustique Filhos* est composé de 10 parties de potasse à la chaux et de 1 à 2 p. de chaux vive, et se présente sous la forme de cylindres enveloppés de gutta-percha pour les mettre à l'abri de l'humidité. Pour l'employer, on le taille avec un canif comme un crayon et on le fait pénétrer dans les tissus.

Une combinaison peu usitée, quoique excellente, est le mélange de parties égales de gutta-percha et de potasse, dont on se sert après l'avoir trempé pendant quelques secondes dans l'alcool.

2° **Ammoniaque liquide.** — Pure, elle jouit, surtout dans le public, d'une certaine faveur contre les morsures de vipère, les piqûres d'abeilles, de moustiques, etc. On en verse quelques gouttes sur et dans la plaie ; la cautérisation produite est toujours superficielle. La préparation la plus employée en médecine est la pommade de Gondret, dont l'effet a été étudié au chapitre de la *Vésication*.

En somme, c'est un caustique peu énergique.

II. Caustiques acidès liquéfiants

Acide arsénieux. — L'acide arsénieux est le seul des acides employés en chirurgie qui jouisse de propriétés fluidifiantes, considérées presque comme spécifiques par Gubler. Il est utilisé sous forme de poudres de compositions diverses, dont la plus utilisée est celle du frère Côme, mélange composé d'acide arsénieux 1 partie, cinabre 5 parties, éponge calcinée 2 parties.

On emploie cette poudre en la délayant dans un peu d'eau ou dans une solution de gomme jusqu'à consistance de bouillie, puis on l'étale en couche fine avec un pinceau sur la surface ulcérée, et on recouvre le tout d'un morceau d'agaric mouillé ou de coton hydrophile, qui ne tarde pas à faire corps avec l'escarre et tombe avec elle du dixième au trentième jour.

Les préparations caustiques arsenicales ont été surtout appliquées à la destruction des épithéliomas ; il faut être très réservé dans leur emploi, en raison des accidents d'intoxication qui ont été signalés. Manec a recommandé de ne cautériser à la fois qu'une étendue égale tout au plus à une pièce de 2 francs pour se mettre à l'abri du danger ; il vaut donc mieux faire plusieurs applications successives à divers jours d'intervalle. L'action spécifique de l'arsenic sur les cellules cancéreuses n'a pas été démontrée.

§ III. — Caustiques coagulants

I. Caustiques acides

1° **Acide sulfurique.** — Il a été employé surtout sous forme de caustique sulfo-safrané de Velpeau (safran 10 gr., acide à 66°, q. s.), ou sulfo-carbonique de Ricord (charbon de bois pulvérisé 1 p., acide sulf. à 66°, 2 p.) ; ce dernier se conserve mieux que l'autre, auquel il est préférable, mais le chlorure de zinc les remplace avantageusement.

2° **Acide azotique.** — L'acide azotique, préconisé contre

les hémorroïdes, les loupes, doit être monohydraté et conservé à l'abri de la lumière. On s'en sert en touchant légèrement les parties à cautériser avec un pinceau d'amiante ou un bout de bois imbibé de l'acide ; dans certains cas particuliers, on en imprègne goutte à goutte un petit plumasseau de charpie qui est appliqué une fois réduit en pâte.

3° **Acide chlorhydrique.** — Cet acide, recommandé dans les stomatites et gingivites, a le grave inconvénient d'altérer les dents, aussi voudrions-nous le voir abandonné pour la cautérisation intra-buccale. On l'applique comme l'acide chromique.

4° **Acide chromique.** — On doit préférer l'acide amorphe, qu'on emploie soit étendu d'eau à parties égales, soit déliquescent, ce qui s'obtient en laissant le flacon ouvert. Pour l'application, tailler le bout d'une allumette en biseau, l'humecter d'acide et toucher les surfaces malades ; ou bien, si la plaie est un peu grande, se servir d'un petit tampon de ouate fixé au bout d'une baguette. En raison de quelques accidents généraux qui ont été signalés, il faut éviter de cautériser de vastes surfaces en une seule fois.

L'*acide phénique* pur ou concentré en solution alcoolique de 1 à 10 p. 10 d'alcool constitue un bon caustique. L'*acide lactique* a été aussi proposé par Mikulicz contre les épithéliomas, mais sans résultats bien certains.

II. Caustiques salins : sels métalliques

1° **Nitrate d'argent.** — Il est employé, soit en solutions plus ou moins concentrées, soit fondu à la lingotière sous forme de crayons appelés communément « pierre infernale ».

Pour tailler un crayon de nitrate d'argent, T. Gobby recommande de faire d'abord avec une lime douce quatre pans dont on abat ensuite les arêtes, de manière à obtenir un cône très pointu ; en prenant quelques précautions pour se protéger les doigts, on arrive au même résultat en le taillant comme un crayon ordinaire.

Avant de toucher une plaie avec le crayon, il faut préalablement la sécher si elle est humide, ou, si elle est sèche, humecter un peu le crayon. Lorsqu'on veut exciter simplement la formation des bourgeons charnus, on touche très légèrement la surface de la plaie, sans frotter; si au contraire on veut réprimer des bourgeons exubérants, il faut cautériser plus vigoureusement, appuyer un peu la pierre et la laisser quelques secondes en contact; dans tous les cas, on évitera de cautériser le limbe cicatriciel en formation sur les bords de la plaie.

Après s'être servi du crayon, on le sèche avec un peu de ouate ou un petit linge, afin d'éviter que l'humidité ne le désagrège.

Dans la cavité buccale ou vaginale, il est utile de faire suivre la cautérisation d'un lavage à l'eau fraîche pour atténuer la douleur ; après les cautérisations de la conjonctivite oculaire, il est recommandé de faire un lavage avec de l'eau salée pour neutraliser l'excès de sel. On doit se rappeler que le nitrate d'argent produit sur les dents des taches fort longues à disparaître.

Nous avons souvent employé avec avantage pour la cautérisation des plaques muqueuses, surtout anales et vulvaires, un moyen recommandé par Thorel et qui abrège leur durée : après les avoir touchées à la pierre infernale, on y passe un crayon de zinc pur ; il se forme une petite escarre noire, et la douleur produite est assez vive, par suite de l'action énergique du nitrate de zinc naissant.

2° **Nitrate acide de mercure.** — En raison de la puissance de ce caustique et pour se mettre à l'abri des accidents d'intoxication mercurielle, on ne doit pas cautériser tout à la fois une grande surface. Le liquide pur est appliqué avec un pinceau, un petit tampon de ouate ou l'extrémité d'une allumette taillée en biseau. On l'a utilisé dans les ulcères du col utérin, les loupes de la face et du cuir chevelu ; c'est aussi le meilleur moyen de guérir rapidement les plaques muqueuses buccales et les végétations.

3° **Sulfate de cuivre cristallisé.** — Il s'emploie en cristaux purs ou en crayons mitigés de la même manière que la pierre infernale.

4° **Chlorure de zinc.** — Le chlorure de zinc n'agit que sur les surfaces dépouillées de leur épiderme ; c'est un caustique énergique, dont l'action est accompagnée d'une douleur parfois assez longue.

On l'emploie, soit liquide, concentré et déliquescent, soit sous forme de pâte de Canquoin et de pâte à la gutta-percha.

a. *Chlorure de zinc concentré.* — Il est facile, en laissant le flacon ouvert, d'obtenir le sel déliquescent, concentré; à la rigueur, quelques gouttes d'eau hâteront le résultat. On l'applique avec un pinceau, un tampon de ouate, un bout d'allumette taillé en biseau ; nous l'employons depuis de longues années contre les gingivites, surtout contre la gingivite mercurielle, en faisant glisser un bout d'allumette aminci entre la gencive et le collet des dents ; ce caustique a l'avantage de ne pas altérer l'émail des dents. Richet a employé le chlorure de zinc concentré, à la dose de quelques gouttes, en injections dans l'épaisseur des loupes, goitres, adénites, etc.

b. *Pâte de Canquoin,* — C'est un mélange de zinc et de farine en proportions variables : la pâte n° 1, la plus employée, contient parties égales de chlorure et de farine de froment ; la pâte n° 2, 2 parties de farine, 1 partie de chlorure. En remplaçant une partie de farine par de la gomme arabique en poudre, on obtient des flèches caustiques plus faciles à préparer. On emploie aussi une pâte avec addition de chlorure d'antimoine : 2 parties de chlorure de zinc, 1 partie de chlorure d'antimoine et 5 parties de farine. Cette préparation est excellente pour agir sur les tumeurs végétantes.

c. *Pâte à la gutta-percha.*— Maunoury et Robiquet ont préparé cette pâte en mélangeant et faisant fondre le chlorure de zinc et la gutta-percha à parties égales ; avant de s'en servir, on la trempe pendant quelques secondes dans l'alcool.

Mode d'emploi des pates au chlorure de zinc. — Les pâtes au chlorure de zinc ont été surtout appliquées à la destruction des tumeurs, particulièrement dans les régions difficilement abordables. Girouard (1853), Maunoury et Salmon les employaient sous le nom de méthode de cautérisation circulaire, pour l'ablation des tumeurs et même pour l'amputation du bras et de la cuisse, l'os excepté; du reste Max Verduin (1741) et Wrobeiz (1784) avaient déjà proposé la cautérisation circulaire dans le même but. Mais c'est Maisonneuve (1867) qui a posé les règles les plus précises au sujet de la destruction des tumeurs par la cautérisation pénétrante ou en flèches.

Les flèches de chlorure de zinc sont employées sous trois formes : les flèches coniques, les flèches en lattes et les flèches fusiformes. Le *chlorure de zinc n'agissant pas sur la peau intacte*, il faut préalablement lui frayer le chemin en pratiquant une ponction avec un bistouri très pointu à lame longue et étroite, puis on enfonce dans la plaie une flèche de la dimension voulue. Von Bruns recommande l'emploi d'un trocart de 2 à 4 millimètres de diamètre composé d'une canule, d'un poinçon et d'un mandrin mousse : une fois la ponction faite, on retire le poinçon et on engage dans la canule la flèche, que l'on pousse dans la profondeur au moyen du mandrin mousse ; il s'est aussi servi d'une aiguille tubulée à implantation, longue de 5 à 6 centimètres.

Le nombre et les dimensions des flèches varieront suivant l'importance de la tumeur, mais elles seront toujours espacées l'une de l'autre au moins de 1 centim. et souvent de 2.

Maisonneuve a décrit trois modes de cautérisation :

1° La *cautérisation circulaire ou en rayons*, dans laquelle les flèches caustiques coniques sont enfoncées circulairement à la base de la tumeur ;

2° La *cautérisation parallèle ou en faisceaux*, réservée aux tumeurs difficilement abordables à leur base (cavité de l'aisselle, cou, rectum, col de l'utérus, etc.) ; les flèches en lattes, qui conviennent ici, sont enfoncées dans tous les points de la tumeur et parallèlement entre elles ;

3° La *cautérisation centrale*, pour les tumeurs accessibles seulement par leur surface ou pour détruire une tumeur sans endommager les parties voisines : on ponctionne le milieu de la tumeur jusqu'à son centre et on y enfonce une flèche fusiforme. On peut aussi dans certains cas pratiquer une *cautérisation croisée* en enfonçant dans la tumeur deux flèches perpendiculaires l'une à l'autre.

Il faut toujours se méfier du voisinage des vaisseaux ou des cavités importantes : Maisonneuve dans un cas de tumeur du sein ouvrit la plèvre ; on a signalé aussi des accidents d'ulcération d'artères, telles que l'artère fémorale.

Les flèches au chlorure de zinc sont aussi employées quelquefois pour ouvrir les abcès du foie; dans ce cas, on fraye le chemin avec une traînée de pâte de Vienne, dans laquelle on enfonce ensuite une flèche caustique.

Parmi les autres caustiques salins, nous mentionnerons encore le *chlorure d'antimoine* concentré, qui agit avec une grande puissance et détermine une réaction fort vive ; il a été préconisé contre les morsures d'animaux venimeux et enragés ; le *bichlorure de mercure* en poudre, vanté contre la pustule maligne.

§ IV. — Galvano-caustique chimique, électrolyse

Le galvano-caustique chimique a reçu aussi les noms d'électrolyse, électro-puncture, galvano-puncture, galvanolyse. Cependant E. Bœckel en sépare l'électrolyse, dont il considère l'action dissolvante comme un phénomène vital, dynamique : pour lui, le courant électrolytique modifie la nutrition des parties de telle façon que leurs éléments se dissolvent, subissent une évolution régressive et se résorbent facilement sans élimination des parties mortifiées. Cette manière de voir est trop absolue, car il n'y a pas de galvano-caustique chimique sans action électrolytique, et lorsqu'on cherche l'action électrolytique, seule, presque toujours l'action caustique se produit à un degré quelconque.

Le galvano-caustique chimique est basé sur l'action chimique différente que les deux pôles de la pile exercent sur les tissus organiques. Le pôle positif dégage et attire les acides des tissus, d'où coagulation et escarre sèche et solide ; au pôle négatif se rendent les bases qui n'ont aucune propriété coagulante et produisent une escarre molle sans consistance. On voit de suite quel parti on a pu tirer de ces propriétés différentes : l'action coagulante du pôle positif a été utilisée dans les anévrysmes, les tumeurs érectiles, l'action fluidifiante du pôle négatif a été appliquée au traitement des tumeurs, loupes, kystes, des rétrécissements de l'urètre, à l'épilation, etc. Quant à l'action électrolytique proprement dite, sans action caustique, elle est recherchée contre les collections liquides : hydrocèle, kystes séreux du foie, de l'ovaire; ici l'électricité, employée d'une certaine manière pour éviter l'action caustique, agirait en modifiant la composition du liquide et en excitant les propriétés absorbantes des vaisseaux périphériques, mais elle détermine aussi mécaniquement un écoulement lent de

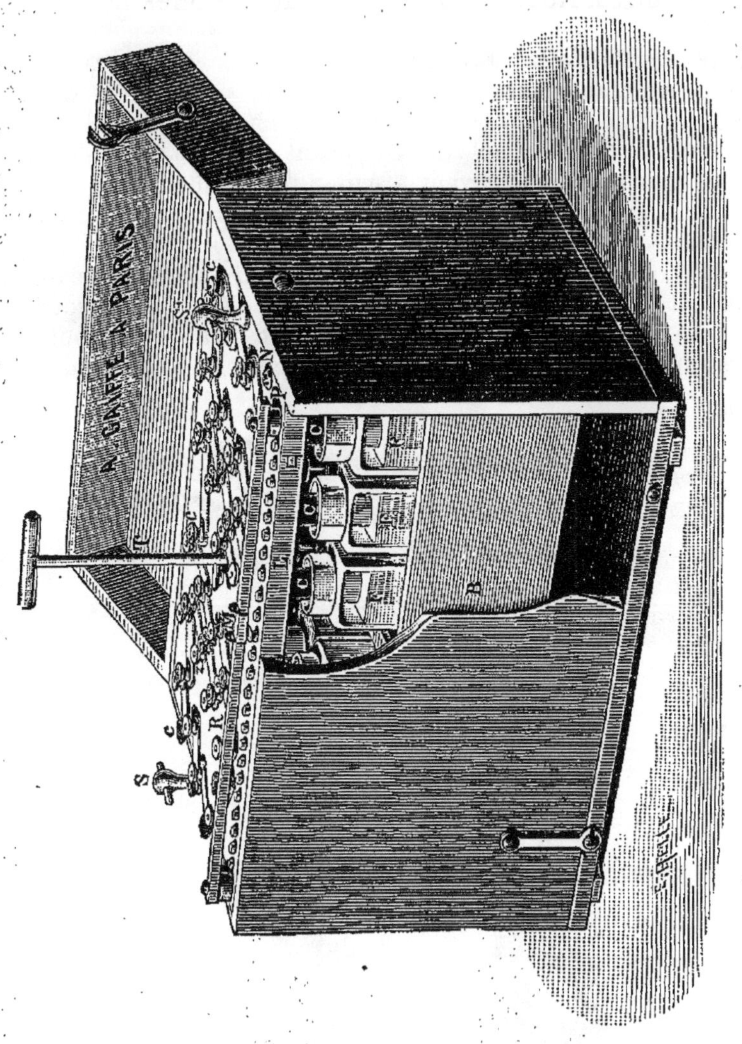

Fig. 407. — Batterie à courants continus, de Gaiffe.

liquide par l'orifice de la piqûre. On l'a encore employée contre les fibromes utérins et, sans résultat, contre les névralgies.

Instruments et appareils. — Toutes les piles à courant continu peuvent être utilisées à condition de donner une intensité dépassant facilement 50 milliampères. Généralement on se sert de piles en séries, à éléments de petite surface.

Les piles les plus employées sont celles de Gaiffe, de Chardin, de Trouvé. Nous ne parlerons que des piles portatives.

1° *Pile de Gaiffe au sulfate de bioxyde de mercure.* — Elle est composée d'un nombre variable de couples (fig. 407). Chaque couple se compose d'un cylindre creux en charbon A (fig. 408) au centre duquel est fixé un zinc Z portant en haut et en bas une bague de caoutchouc I servant à éviter tout contact entre le zinc et le charbon du même couple. Le charbon et le zinc sont fixés sous le caisson du collecteur.

La solution de sulfate de bioxyde de mercure se prépare en mélangeant 150 gr. de sulfate avec 90 gr. d'acide sulfurique au soufre ; on ajoute ensuite peu à peu un litre d'eau en agitant jusqu'à dissolution complète du sulfate. La liqueur est alors abandonnée

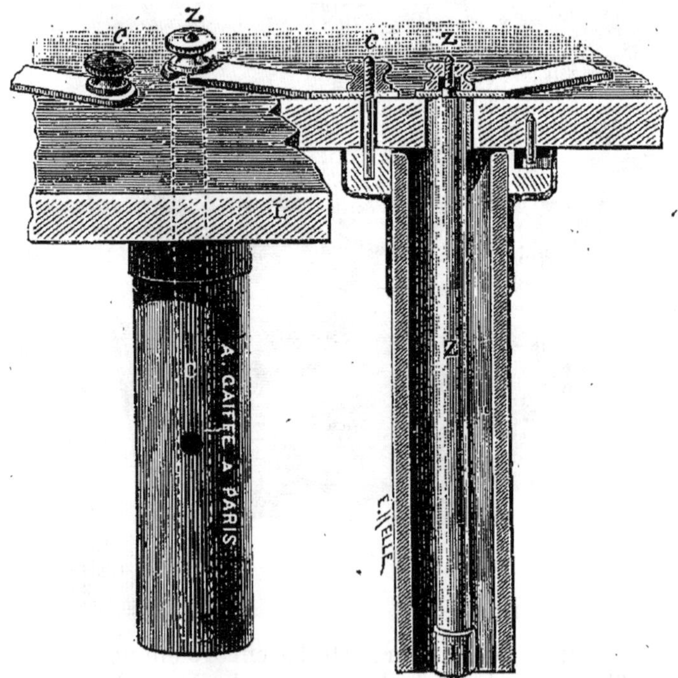

Fig. 408.

à elle-même jusqu'à ce qu'elle refroidisse et se clarifie. Les vases des couples sont remplis avec ce liquide jusqu'au milieu de la lettre gravée sur eux AG, bien essuyés extérieurement et replacés dans la batterie.

Un *collecteur double* à cadran permet de faire entrer dans le circuit les couples un à un ou deux à deux, ou un segment quelconque de la pile, ou la pile tout entière suivant l'intensité cherchée, et enfin de renverser graduellement le courant dans les excitateurs sans produire de choc voltaïque. Il permet, en outre, de vérifier par une manœuvre fort simple l'état de la pile qu'on va employer.

Un *galvanomètre* horizontal indique en degrés la puissance du courant. La graduation en milliampères permet aujourd'hui à l'opérateur de se rendre un compte absolument exact du courant employé. Le *rhéostat* placé en résistance permet de faire varier séparément la tension et l'intensité du courant.

La batterie étant chargée, il suffit pour la mettre en marche de soulever le casier par la poignée et de le soutenir en place à l'aide du croisillon. Les excitateurs étant fixés par leurs conducteurs, l'un au pôle négatif N, l'autre au pôle positif P, et appliqués sur le malade, on fera glisser lentement le curseur du collecteur de manière à augmenter graduellement le nombre des couples jusqu'à ce qu'on obtienne l'intensité voulue.

La séance terminée, on ramène lentement le curseur, on détache les excitateurs et on redescend le casier aux verres au repos. Chaque fois que les excitateurs sont recouverts de toile, peau, amadou, il est nécessaire de les tremper pendant dix minutes environ dans l'eau avant l'opération. On peut également employer une pile analogue au bioxyde de manganèse.

2° *Pile de C. Chardin*. — Le principal mérite de cette pile consiste dans sa facilité de transport en raison d'une disposition fort simple, et dans la faculté qu'a le praticien de pouvoir en renouveler les divers éléments zinc et charbon.

C'est une pile au bisulfate de mercure, enfermée dans une petite caisse (fig. 409). Les éléments zinc et charbon (fig. 410) sont vissés sous la planchette supérieure ; cette planchette supporte un *collecteur* et des bornes destinées à fixer les fils conducteurs. Une tige B traverse cette planchette et va se fixer à la boîte C, dans laquelle sont contenus les vases renfermant le liquide excitateur ; cette tige se meut au moyen d'un levier A et sert à élever ces vases et à les amener en contact avec les éléments zinc et charbon. Il est donc très facile de mettre la pile en mouvement ; pour arrêter le courant, il suffit de faire redescendre les vases. Afin d'empêcher le liquide excitateur de se répandre au dehors lors du transport de la pile, chaque flacon contient deux flotteurs L, L, qui s'opposent à la sortie du liquide par un effet de capillarité sur les parois internes du vase et servent à le faire monter, dès que les éléments zinc et charbon viennent à presser sur eux, au moment où l'on soulève les éprouvettes au moyen de la planchette mobile M.

3° *Excitateurs. Instruments.* — Les réophores varient de forme suivant le but auquel ils sont destinés (urètre, vagin, peau, tumeurs, anévrysmes, etc.). Lorsqu'on veut se borner à l'action électrolytique pure, c'est-à-dire éviter l'action chimique du courant pour ne conserver que

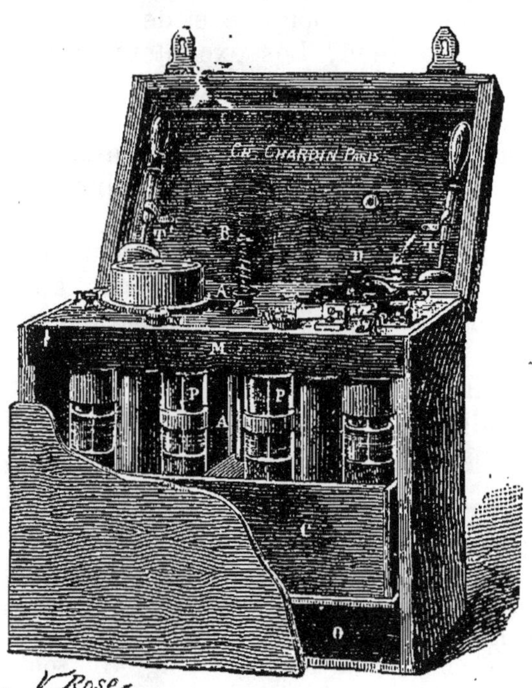

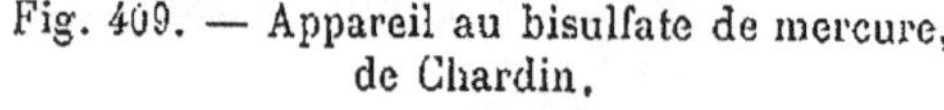

Fig. 409. — Appareil au bisulfate de mercure, de Chardin.

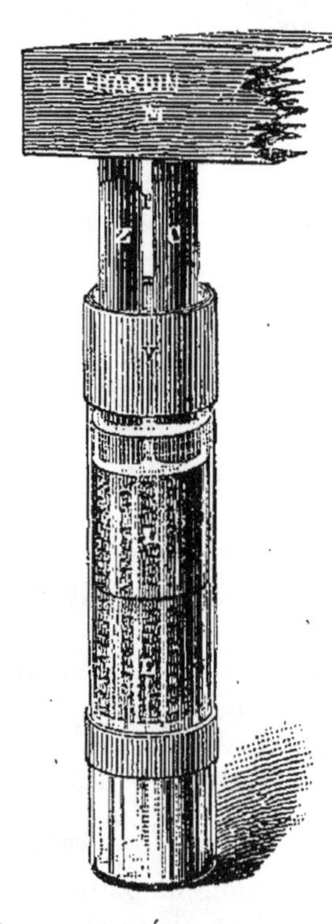

Fig. 410. — Éléments zinc et charbon de la pile Chardin.

l'ébranlement moléculaire électrique, on emploiera de préférence les électrodes en charbon de Tripier ; on pourra aussi se servir d'une plaque métallique en étain recouverte d'une couche mince d'amadou et d'une couche de peau de chamois bien imprégnées de liquide. Apostoli a proposé la terre glaise pour l'électrode qui s'applique sur l'abdomen lorsqu'on opère sur l'utérus.

Les électrodes destinés à la galvano-caustique chimique sont constitués par des aiguilles métalliques très fines en platine, en or ou fer doux, enduites d'un vernis isolant, afin de préserver les parties sur lesquelles on ne veut

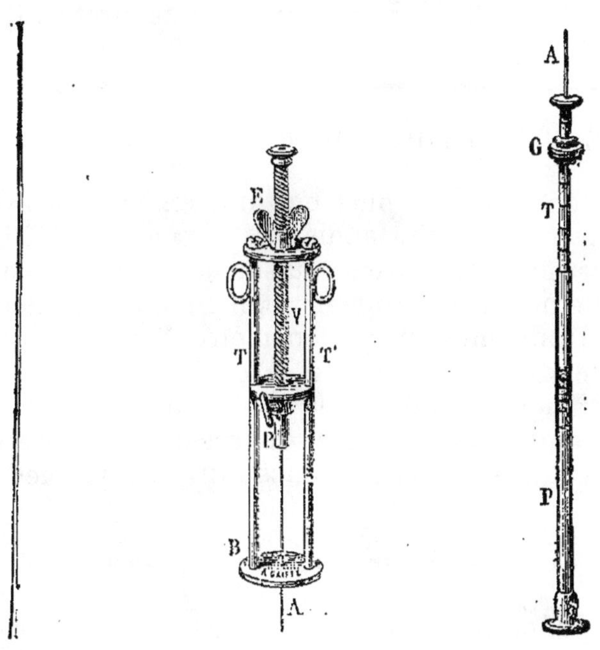

Fig. 411. — Aiguille à galvano-puncture de Dujardin-Beaumetz.

Fig. 412. — Enfonce-aiguille de Dujardin-Beaumetz.

Fig. 413. — Tire-aiguille de Dujardin-Beaumetz.

pas agir ; comme ce vernis s'écaille facilement, G. Baij préfère un revêtement fait d'une mince couche de verre. Le nombre des aiguilles à employer dépend du volume de la tumeur.

A. Tripier, pour pratiquer la *cautérisation tubulaire*, destinée à pénétrer dans les cavités des kystes, abcès, etc., emploie des trocarts de calibres divers, dans la canule desquels il introduit un mandrin plein relié au pôle négatif.

Dujardin-Beaumetz, dans la cure des anévrysmes aortiques par la méthode de Ciniselli, recommande la pratique suivante : des aiguilles de fer doux (fig. 411), de 65 millim. de long, et de 5 à 7 dixièmes de millim. de diamètre, vernies dans une grande partie de leur longueur, sont introduites dans l'anévrysme et retirées au moyen d'instruments spéciaux : enfonce-aiguilles (fig. 412) et tire-aiguilles (fig. 413); suivant le volume de la poche on enfonce 1, 2, 3 aiguilles, perpendiculairement, et sans

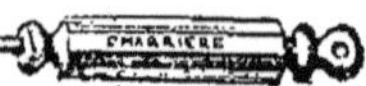

Fig. 414. — Aiguille à acupuncture.

contact entre elles; puis on met en contact avec l'une d'elles le pôle positif, tandis que le pôle négatif bien humecté est fixé sur le tronc ou sur la cuisse. On fait passer graduellement le courant en augmentant son intensité jusqu'à 45 millièmes du galvanomètre Gaiffe ; après 20 minutes de durée, on arrête le courant et on agit ensuite sur la 2e aiguille, puis sur la 3e s'il y a lieu. Cette méthode n'a donné que de médiocres succès dans la cure des anévrysmes autres que les aortiques intra-thoraciques.

§ V. — Acupuncture, électro-puncture

L'acupuncture est une petite opération qui consiste à enfoncer profondément dans les tissus une aiguille extrêmement fine (fig. 414). Cette méthode, très répandue en Chine et au Japon, est fort peu employée en France, car elle fournit des résultats pratiques plus que médiocres.

Sédillot a recommandé l'emploi d'aiguilles de 5 à 8 centim. de longueur, bien trempées, assez flexibles, en or, en acier recuit, en platine ou en fer ; on les enfonce : 1° par simple pression continue ; 2° soit mieux en tendant la peau et en agissant par pression et rotation combinées ; 3° soit quelquefois par percussion avec un petit maillet. Il faut avoir soin d'éviter les vaisseaux et les articulations. L'aiguille sera retirée avec précaution et perpendiculairement afin d'éviter sa rupture.

Cette méthode a été préconisée contre les névralgies, les contractures musculaires, etc. ; elle agit par une sorte de révulsion.

En se servant d'aiguilles semblables, ou d'aiguilles vernissées, et en les mettant en contact avec une pile à courant continu de faible intensité pendant un temps assez court, on produit l'*électro-puncture galvanique*, moyen recommandé contre les névralgies et repoussé comme dangereux et inutile par Duchenne de Boulogne. Dans l'*électro-puncture faradique* on met les aiguilles en contact avec une pile à courant interrompu ; il faut veiller à ce que les contractions musculaires ne les rompent pas. Ce dernier procédé a été utilisé dans les paralysies musculaires ; on l'a appliqué aussi à l'asphyxie, à la syncope respiratoire, pour exciter soit les nerfs phréniques, soit les muscles inspirateurs et parfois le cœur lui-même.

CHAPITRE III

DES ÉMISSIONS SANGUINES

Les émissions sanguines se pratiquent au moyen soit de la saignée générale, soit des saignées locales ou capillaires. La *saignée générale* consiste à soustraire rapidement une masse considérable de sang en incisant un vaisseau d'un certain volume ; la *saignée locale* ou capillaire est celle qui soustrait, au niveau de la région malade ou douloureuse, une quantité de sang relativement peu considérable en agissant sur des vaisseaux capillaires.

ARTICLE PREMIER

SAIGNÉE GÉNÉRALE. — PHLÉBOTOMIE

La saignée générale, qui a suivi les vicissitudes des doctrines médicales, n'est plus que fort rarement employée aujourd'hui. Elle peut se pratiquer sur les veines, *phlébotomie*, ou sur les artères de petit calibre, *artériotomie ;* cette dernière est spécialement en usage parmi les populations arabes.

La phlébotomie, suivant les époques et les idées doctrinales régnantes, a été alternativement faite sur la plupart des veines superficielles du corps : occipitales, frontales, ranines, jugulaires, lui ont payé leur tribut. On ne la pratique actuellement que sur les veines du pli du coude, à la saignée du bras, et quelquefois sur la veine saphène interne, ou saignée du pied ; la saignée de la jugulaire externe, préconisée autrefois contre les congestions cérébrales, doit être délaissée en raison de ses dangers de toute espèce et en outre parce qu'elle n'offre aucun avantage sur les précédentes. Nous décrirons donc seulement la saignée du pli du coude et celle du pied ; la première nous servira de type descriptif.

§ I. — Saignée du pli du coude

I. Considérations anatomiques. — Choix de la veine. — Il est nécessaire d'examiner rapidement la situation anatomique des veines sur lesquelles peut porter l'incision.

Les troncs veineux sous-cutanés, qui ramènent le sang du segment inférieur du membre, forment au niveau du pli du coude une sorte de M majuscule (fig. 415) constitué de la manière suivante. La veine cubitale (V. Cu) forme la jambage interne de l'M, la radiale (VR) le jambage externe ; la veine médiane (VM), située entre les deux précédentes, constitue par sa bifurcation, à 2 centim. environ au-dessous du pli du coude, les trois jambages médians en Y de l'M ; la branche de bifurcation interne (MB) prend le nom de médiane basilique et va rejoindre en haut et en dedans la veine cubitale pour constituer la veine basilique (VB) ; la branche de bifurcation externe (MC), appelée médiane céphalique, s'abouche en haut et en dehors dans la veine céphalique (V.Cé) ; en outre, au niveau de sa division, la veine médiane reçoit une anastomose des veines profondes de l'avant-bras. Telle est la disposition générale type de ces veines, disposition qui n'est pas toujours constante, l'un ou l'autre de ces vaisseaux pouvant faire défaut.

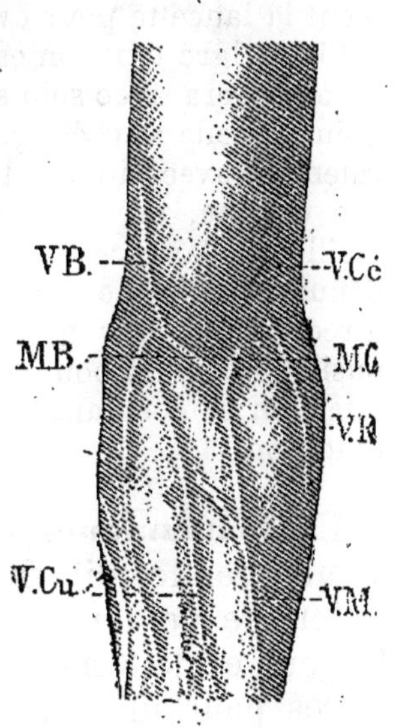

Fig. 415. — Disposition des veines au pli du coude.

On ne doit pas oublier que la veine médiane basilique est en rapport assez intime avec l'artère humérale. Ce rapport est d'autant plus important à connaître que cette veine, en raison de son volume assez considérable, a été fort souvent incisée et qu'il en est résulté des accidents fort sérieux et graves, particulièrement des anévrysmes artério-veineux. La veine médiane est à peu près parallèle à la direction de l'artère qui lui est sous-jacente et en est généralement séparée par l'expansion aponévrotique du biceps : parfois même, dans les cas d'anomalie d'origine, l'artère (radiale alors) est située en avant de cette expansion et par conséquent est en contact immédiat avec la veine.

La médiane basilique, qui est en outre entourée d'une grande quantité de filets nerveux, ne doit donc être qu'exceptionnellement le siège de la saignée.

Les veines cubitale, radiale et médiane sont généralement de trop petit volume pour fournir une quantité de sang suffisante ; elles sont aussi entourées de nombreux filets nerveux. *La médiane céphalique sera le siège de prédilection de la saignée ;* comme elle est en rapport vers sa partie inférieure avec le nerf musculo-cutané, on aura soin, si l'on incise en ce point, de mettre l'avant-bras en pronation (Lisfranc) et de ne pas enfoncer trop profondément la lancette pour éviter la lésion de ce nerf.

Si, malgré tout, on est forcé de recourir à la médiane basilique, on explorera avec soin ses rapports avec l'artère, on cherchera un point où elle s'en éloigne sensiblement en la déplaçant même latéralement avec l'index et on se rapprochera autant que possible de son origine, car à ce niveau l'artère devient plus profonde. Le meilleur, dans ce cas, serait de suivre le conseil de Tillaux : dénuder la veine au bistouri par une incision parallèle à sa direction, et la piquer ensuite à ciel ouvert ; chez les malades pusillanimes, on pourra obtenir l'anesthésie locale au moyen d'une injection sous-cutanée de chlorhydrate de cocaïne au voisinage de l'incision.

II. **Instruments et objets nécessaires.** — Ce sont : 1° une bande, dite bande à ligature, large de 3 à 4 cent. et longue de 1 mètre ; 2° une bande roulée de 5 cent. de largeur et de 3 mètres de longueur ; 3° les éléments nécessaires pour un pansement antiseptique ; 4° un vase quelconque largement évasé, une cuvette, par exemple ; dans les hôpitaux on se sert de palettes en cuivre, graduées par des rainures intérieures de manière qu'on puisse se rendre un compte exact de la quantité de sang écoulée ; 5° une lancette. La *lancette à grain d'orge*, qui permet d'inciser largement la veine, est le meilleur instrument pour pratiquer la saignée ; la *lancette à grain d'avoine*, plus aiguë, pourra être préférée dans le cas où la veine est profonde, particulièrement chez les personnes grasses. Malgaigne, après avoir lésé dans un cas l'artère humérale, préconisa une lancette en soc de charrue, tranchante seulement sur son bord oblique ; on a aussi proposé des lancettes engainées ne laissant dépasser que la longueur jugée nécessaire à l'incision du vaisseau (Colombat). Ces instruments, qui ne donnaient qu'une sécurité trompeuse, ne sont pas entrés dans la pratique.

En Allemagne, on utilise parfois un *phlébotome* mécanique (Aderlasschüpper) composé d'un étui métallique renfermant une petite lame ou flamme, qu'on fait sortir brusquement au moyen du jeu d'un ressort ; il est facile de graduer la longueur de la lame qui agit en décrivant un arc de cercle. On se sert de cet instrument en l'appliquant solidement sur la veine à ouvrir et en relâchant ensuite, au moyen d'une pression sur un levier, le ressort préalablement tendu. Cet instrument nécessite une grande pratique, car, en appuyant trop fortement l'appareil, on risque de sectionner les deux parois de la veine, et, d'autre part, si, au moment où l'on met en jeu le ressort, on fait un mouvement intempestif, on manque la veine.

Du reste il est peu employé dans le pays où il a été inventé et on lui préfère la lancette.

Il faut avoir en outre un bistouri, une pince à dissection, une pince à forcipressure, un stylet, et une paire de ciseaux pour les différents incidents qui peuvent surgir.

Tous les instruments, surtout la lancette, devront être exempts de rouille et nettoyés antiseptiquement.

III. **Opération.** — *a. Préliminaires.* — Le chirurgien, après avoir préparé les objets et instruments mentionnés ci-dessus et avoir pris les précautions antiseptiques usuelles, dispose convenablement le malade, qui doit être assis ou couché ; dans la position assise la syncope est fréquente, ce qui a été recherché quelquefois, et il faut, pour en diminuer les chances, que le sujet ait la tête et le dos bien appuyés. Le lit et le malade seront protégés par une alèze.

Le choix du bras, basé sur l'indication à remplir, est indifférent ; mais relativement à la facilité de l'opération le bras droit est plus commode pour un opérateur qui n'est pas ambidextre. Cependant il est nécessaire, avant de se décider, d'explorer soigneusement les veines pour s'assurer si l'un ou l'autre bras ne présenterait pas une disposition plus favorable à la saignée, telle qu'un volume plus considérable des veines.

La région sur laquelle doit porter la saignée sera l'objet d'une antisepsie minutieuse.

Bandage avant la saignée (fig. 416). — Le bras choisi étant à nu, débarrassé de tout vêtement qui pourrait l'étreindre, on procède à l'application du bandage dit « avant la saignée » qui a pour but de rendre les veines saillantes et de forcer le sang à jaillir. Ce bandage doit exercer une constriction circulaire suffisante pour interrompre le cours du sang veineux sans arrêter la circulation dans les artères du membre, et sera disposé de telle sorte qu'il puisse être relâché instantanément.

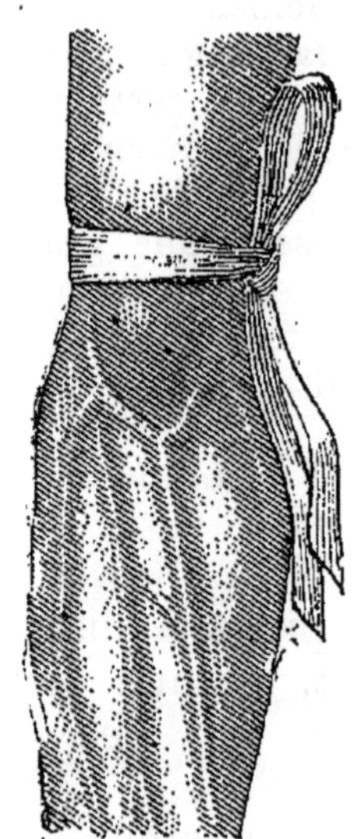

Fig. 416.— Bandage avant la saignée.

Prenant entre le pouce et l'index de chaque main le milieu d'une bande de 1 mètre de long, on l'applique transversalement à 3 cent. au-dessus du point à saigner sur la face antérieure du membre placé en extension, puis on porte les chefs l'un sur le côté externe, l'autre sur le côté interne, et on va les entre-croiser à la partie postérieure du bras, d'où on les ramène en sens inverse autour du membre pour les nouer sur son côté externe. On forme là un nœud en rosette de la manière suivante : tenant d'une main le chef antérieur tendu, on le contourne de haut en bas et d'avant en arrière, avec le chef postérieur ; ce dernier est alors replié sur lui-même en une anse à convexité supérieure qu'on introduit entre le bras et la bande, et en tirant alors d'un côté sur cette anse et de l'autre sur le chef antérieur, on serre suffisamment le nœud, dont les deux extrémités pendent en bas.

Ce bandage appliqué, on s'assure que les battements de l'artère radiale sont perceptibles au poignet. Pour le dénouer et le relâcher, il n'y a qu'à tirer sur le chef postérieur.

Les veines ne tardent pas à devenir turgescentes et très apparentes ; cependant, chez les personnes douées d'embonpoint, on ne peut pas toujours parvenir ainsi, soit à les rendre saillantes, visibles à l'œil, soit même à les sentir rouler sous les doigts comme un cordon, ce qui à la rigueur serait suffisant pour les atteindre avec la lancette. Il faut donc assez souvent faciliter la turgescence, soit en conseillant au malade de rouler un objet arrondi dans sa main de manière à contracter les muscles de l'avant-bras et à refouler le sang des veines profondes dans les veines superficielles, soit en exerçant de légères frictions de bas en haut, ou encore en immergeant pendant quelques instants l'avant-bras dans de l'eau chaude.

Si malgré ces tentatives on ne peut voir les veines ni se rendre compte de leur position, on sera obligé de rechercher si sur l'autre bras on ne réussirait pas mieux ; en fin de compte on pourra pratiquer la saignée de la veine saphène interne.

b. *Exécution de l'opération.* — Tout étant disposé, la région de la saignée bien désinfectée, l'opérateur saisit sa lancette en faisant former à la lame un angle un peu obtus avec la châsse.

S'il s'agit d'opérer sur le bras droit, l'opérateur se place en avant du malade, saisit le bras en extension et en fixe la main sous son aisselle gauche de manière que la face antérieure du membre regarde en avant et en dedans. Pour le bras gauche, la saignée peut se faire dans une position analogue, seulement ici l'opérateur sera en dehors du membre ; s'il est ambidextre, il prendra la main du patient sous son aisselle droite et saignera de la main gauche. Ainsi placé, il embrasse le coude avec la main gauche, de telle sorte que les derniers doigts soient en arrière, tandis que le pouce ramené en avant exerce une légère friction de bas en haut sur la veine choisie et vient se fixer un peu au-dessous du lieu de la saignée ; cette petite manœuvre a pour but de fixer le vaisseau, de le tendre en y emprisonnant sur un espace restreint une certaine quantité de sang.

L'ouverture de la veine se pratique en général en deux temps qui se succèdent l'un à l'autre sans interruption : 1er *temps :* ponction ; 2e *temps :* élévation.

L'incision sera transversale ou mieux un peu oblique relativement à l'axe du vaisseau. Nous rappelons que pour la veine basilique il vaut mieux faire la dissection au bistouri que de la ponctionner à travers les téguments.

1er *temps :* **Ponction.** — Saisissant le talon de la lancette entre le pouce et l'index de la main droite, l'opérateur prend point d'appui avec les autres doigts sur le membre, et enfonce un peu obliquement la pointe de l'instrument dans le vaisseau par une véritable ponction : le sang apparaît sur les faces de la lancette dès qu'elle a pénétré dans la veine, dont il faut éviter de ponctionner la paroi profonde. Il est rare que l'ouverture produite, même avec une lancette à grain d'orge, soit suffisante, et presque toujours il faut passer au deuxième temps.

2e *temps :* **Incision.** — Le deuxième temps s'exécute en retirant à soi la lancette de manière que la lame tout entière et non la pointe seule soit portée en avant, pour inciser largement la veine et la peau ; mieux vaut une ouverture large qu'une ouverture trop étroite.

Dès que la lancette est retirée, le sang ne s'échappe qu'en petite quantité tant que le pouce reste appliqué sur la veine ; pour permettre au sang de jaillir, l'opérateur, après avoir confié l'instrument à un aide et disposé convenablement le récipient, retire le pouce en cessant graduellement la compression, mais continue à soutenir le membre. Lorsque la saignée paraît suffisante (150 à 600 gr. suivant les indications), on arrête l'hémorragie en dénouant la rosette par traction sur son chef postérieur, en enlevant la bande et en fléchissant l'avant-bras ; si le sang continuait à couler, on ferait glisser la peau pour détruire le parallélisme avec la plaie. On lave ensuite la région à l'eau phéniquée et on applique un pansement antiseptique qu'on maintient, en exerçant une certaine compression, avec le bandage croisé antérieur du pli du coude, (Voir p. 187.) Nous rappelons que les premiers circulaires de ce bandage doivent être faits au-dessous et non au-dessus de l'ouverture de la veine. Le membre, fléchi à angle droit, est placé dans une écharpe moyenne ; on veille à ce que les vêtements n'exercent aucune constriction vers l'aisselle et on prescrit au patient la plus grande immobilité. La durée de la guérison de la plaie varie de 24 à 48 heures.

Si l'on est obligé de répéter la saignée le jour suivant, on pratique une incision dans un autre point et on se garde de rouvrir la plaie de la veille à l'aide d'un stylet ; ce moyen, recommandé jadis, est plein de danger et peut déterminer facilement une phlébite. Lorsque la saignée est faite sur un membre présentant une cicatrice due à une ancienne opération, on incise de préférence au-dessous de la cicatrice ou encore, comme le dit Malgaigne, sur la cicatrice elle-même, mais jamais au-dessus.

IV. **Accidents et complications de la siagnée.** — On les divise en : 1° accidents immédiats ; 2° accidents consécutifs.

I. **Accidents immédiats.** — A. *Le sang ne jaillit pas immédiatement après la ponction.* — Ce fait peut provenir de deux causes : 1° l'opérateur a manqué la veine et fait ce que l'on désigne sous le nom de *saignée blanche*, et alors il doit reporter la lancette dans l'incision et aller ouvrir la veine ; 2° la ligature est trop serrée et empêche le sang artériel d'arriver à l'avant-bras, ou au contraire elle est trop lâche et n'intercepte pas le cours du sang veineux ; il est facile d'y remédier.

B. *Le sang, après avoir jailli un instant, coule en bavant ou s'arrête.* — Les causes peuvent être les suivantes : 1° L'ouverture de la veine est trop étroite et s'oblitère facilement par la coagulation du sang infiltré à son voisinage. Par quelques pressions légères on dégage les lèvres de l'incision des caillots formés ; on l'agrandit si c'est nécesssire.

2° Il y a défaut d'activité circulatoire auquel on remédie en prescrivant au patient de rouler dans sa main un objet arrondi pour déterminer la contraction des muscles de l'avant-bras.

3° Le parallélisme de la plaie cutanée et de la plaie veineuse est détruit ; on le rétablit soit par une meilleure position du membre, soit en exerçant une légère traction sur la peau. Il peut résulter de la destruction du parallélisme des plaies une infiltration sanguine sous-cutanée constituant un thrombus ; de douces pressions permettront le plus souvent de dégager le caillot et d'achever la saignée. Le thrombus peut aussi être dû à ce qu'on a perforé la paroi postérieure du vaisseau. Dans les cas où les manœuvres restent sans résultat, on ouvrira une autre veine.

4° Il y a interposition de petits lobules adipeux entre les lèvre de la plaie ; s'ils sont peu saillants, il suffit de les refouler avec un stylet, sinon on les incise avec les ciseaux.

5° La *syncope* est enfin une dernière cause de l'arrêt du sang, de même qu'elle constitue un des accidents immédiats de la saignée. On la traitera par les moyens ordinaires : position horizontale, flagellation de la face avec une compresse mouillée, odeurs excitantes (vinaigre, acide acétique), etc. Si l'on n'a pas tiré assez de sang, une fois la syncope passée, on peut continuer la saignée.

C. *Ouverture de l'artère humérale.* — C'est l'accident le plus grave. La lésion de l'artère, à moins d'anomalie, ne peut avoir lieu que lors de la saignée de la veine médiane basilique, et nous avons indiqué les moyens de l'éviter. Lorsque cet accident se produit, on voit le sang jaillir rouge, rutilant, par saccades isochrones au pouls ; la compression exercée au-dessous de la plaie n'arrête pas le jet, tandis que la compression pratiquée au-dessus de la plaie et plus sûrement dans l'aisselle le suspend. Ces phénomènes sont la base du diagnostic et permettent d'éviter l'erreur lorsque, vers la fin de la saignée, le jet sanguin veineux prend une couleur rouge due à ce que le sang ne subit plus la transformation veineuse, par suite de l'accélération de la circulation.

Dans le cas de lésion de l'artère, si la plaie paraît petite, on peut essayer la compression permanente directe par des tampons antiseptiques serrés fortement, en remontant au-dessus de la plaie, au moyen d'une bande de toile. Mais si l'hémorragie semble s'arrêter difficilement, il faut coûte que coûte procéder sur-le-champ à la ligature du vaisseau au-dessus et au-dessous de la blessure, pour éviter la formation d'un anévrysme artério-veineux.

D. *Lésion d'un nerf.* — La lésion d'un nerf important est rare ; nous avons indiqué le conseil donné par Lisfranc pour éviter celle du musculo-cutané lors de la saignée de la veine médiane céphalique. Une douleur immédiate extrêmement vive pourra faire soupçonner cet accident, qui se manifestera surtout ultérieurement par des douleurs persistantes, s'irradiant dans le territoire du nerf atteint.

Quant à la blessure du tendon du biceps et de son expansion aponévrotique, elle a peu d'importance, surtout si la plaie cutanée est pansée antiseptiquement.

II. **Accidents consécutifs.** — 1° L'*ecchymose*, parfois étendue, est un phénomène peu sérieux. Le thrombus sera évité par une compression exacte de la plaie.

2° L'*inflammation de la plaie* mérite plus de considération, car il peut en résulter une lymphangite, un érysipèle, un phlegmon du membre ; on la préviendra en s'attachant aux règles de la stricte antisepsie.

3° La *phlébite*, qui est un accident grave de la saignée, a parfois entraîné la mort ; une rigoureuse antisepsie permettra de l'éviter.

§ II. — Saignée du pied

On se reportera pour les détails de l'opération aux règles données pour la saignée du pli du coude.

La saignée du pied se pratique généralement sur la veine saphène interne, la plus volumineuse et la mieux disposée des veines de la région. Cette veine, à parois assez épaisses, recouverte seulement par la peau et accompagnée par le nerf saphène interne, passe en avant de la malléole interne sur laquelle elle repose ; c'est à son passage en avant de cette malléole qu'on l'incise. La veine saphène externe, située en arrière de la malléole externe et accompagnée du nerf homonyme, est plus petite et plus difficile à saigner que la précédente.

Pour déterminer la turgescence veineuse, on fait plonger le membre jusqu'à mi-jambe, pendant une à deux minutes, dans un pédiluve chaud ; puis on applique le bandage circulaire immédiatement au-dessus des malléoles et on fait replonger pendant quelques instants le pied dans l'eau chaude.

Dès que les veines sont saillantes, l'opérateur, placé devant le patient, fléchit le genou droit sur un coussinet, place le talon du pied à saigner sur son genou gauche préservé par une serviette ; alors embrassant le cou-de-pied de la main gauche, le pouce placé en avant, un peu au-dessus du point choisi, les quatre autres doigts en arrière du tendon d'Achille, il ouvre la veine comme pour la saignée du bras. En pratiquant la ponction, il faut éviter d'atteindre avec la lancette la malléole, dans laquelle l'instrument pourrait se rompre ; il suffit pour cela de ne pas faire une ponction trop profonde.

Le sang coule généralement en bavant ; aussi, immédiatement après l'incision de la veine, le pied sera replacé dans l'eau chaude (25° à 30°) ; on apprécie la quantité de sang écoulée d'après la coloration du pédiluve. L'hémorragie s'arrête comme pour la saignée du bras ; la plaie nettoyée et pansée, on applique le 8 antérieur du cou-de-pied, en commençant par quelques circulaires au-dessous de la plaie (voy. p. 190).

ARTICLE II

SAIGNÉE LOCALE

Les moyens employés pour la saignée locale ou capillaire sont assez nombreux ; nous décrirons seulement ceux qui sont le plus généralement mis en usage : mouchetures, scarifications, ventouses, sangsues.

§ I. — Scarifications, ventouses et sangsues artificielles

I. — **Ventouses en général. Ventouses sèches.**

Les ventouses sont de petits vases en verre affectant la forme d'une sorte d'ampoule ou d'une cloche à corps renflé et à bords épais et arrondis ; des verres ordinaires de grandeur moyenne peuvent facilement les remplacer, surtout si leurs parois sont épaisses. La dimension de la ventouse varie suivant la conformation de la région sur laquelle on l'applique : plus la région est bombée, plus la ventouse doit avoir un orifice étroit.

On nomme *ventouse sèche* celle qui est destinée à faire une simple dérivation attirant le sang dans les capillaires superficiels ; bien que la ventouse sèche ne constitue pas une saignée locale, nous avons décrit ici son mode d'application afin d'éviter des redites. La *ventouse scarifiée* est celle qui est appliquée sur un point ayant préalablement subi des scarifications, afin de déterminer une saignée locale.

La ventouse ne peut adhérer à la peau et produire le résultat cherché qu'après la raréfaction préalable de l'air dans son intérieur. Les procédés employés pour obtenir ce résultat sont très variés et quelques-uns ne conviennent qu'à des ventouses de construction spéciale.

1° *Ventouses ordinaires* (fig. 417). — Dans les ventouses ordinaires, on raréfie l'air au moyen de la chaleur : 1° soit en plongeant la ventouse dans de l'eau chaude, le refroidissement ultérieur contracte l'air et fait le vide ; 2° soit en plaçant un instant son orifice au-dessus d'une lampe à alcool ; 3° soit enfin en projetant dans son intérieur un petit fragment enflammé de papier fin, coton, étoupe, qu'on peut imprégner d'alcool ou d'éther pour faciliter la combustion.

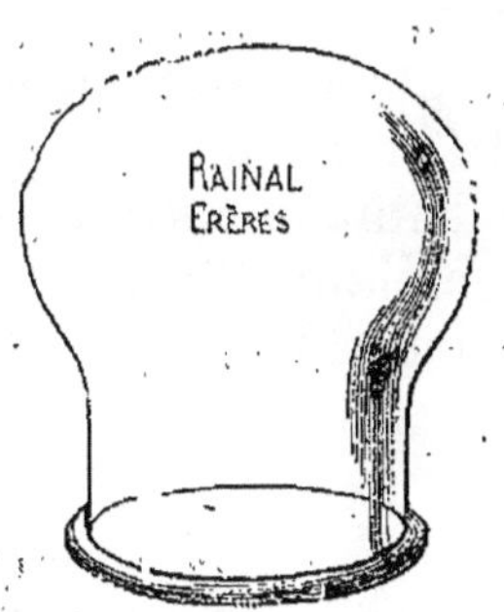

Fig. 417. — Ventouse ordinaire.

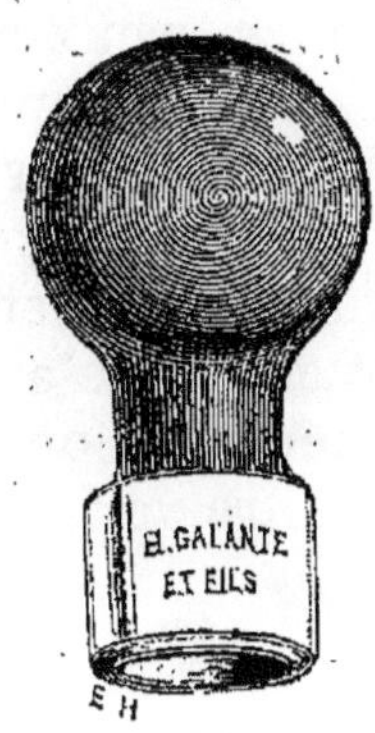

Fig. 418. — Ventouse en verre et caoutchouc (système Blatin).

Application. — La partie sur laquelle doit se placer la ventouse sera, si c'est nécessaire, préalablement rasée. Puis, l'air étant raréfié par un des moyens précédents, on applique aussitôt la ventouse en exerçant une pression légère pendant quelques instants ; si l'on a employé un fragment de papier, il faut attendre que sa combustion soit complète afin d'éviter une brûlure. On voit, aussitôt après l'application, la peau, soustraite à sa pression normale, bomber dans la ventouse et rougir par l'afflux du sang dans les capillaires dilatés. La ventouse sera laissée en place seulement de 1 à 5 minutes, pour empêcher qu'un séjour plus prolongé ne détermine une mortification superficielle de la peau.

On retire la ventouse en la saisissant d'une main par son sommet et en l'inclinant un peu de côté, tandis qu'avec un doigt de l'autre main on déprime la peau en sens inverse de l'inclinaison, afin de déterminer la pénétration de l'air dans l'intérieur du récipient.

Consécutivement à l'application de ventouses, la peau reste tuméfiée et colorée pendant un certain temps ; la coloration, assez persistante, est due en grande partie à du sang extravasé.

2° *Ventouses mécaniques ou à aspiration.* — Il existe toute une catégorie de ventouses, qu'on peut appeler mécaniques, dans lesquelles le vide est produit au moyen de l'aspiration de l'air.

Une des plus simples (fig. 418) est composée d'une sorte de cylindre creux en verre dont une extrémité est surmontée d'une ampoule en caoutchouc ; pour l'appliquer, on comprime d'abord entre les doigts le réservoir en caoutchouc, puis on place exactement l'orifice ouvert de la ventouse sur la peau et on relâche l'ampoule, qui se dilate aussitôt et raréfie ainsi l'air du récipient. C'est une modification heureuse de la ventouse Blatin.

Une autre variété, plus compliquée et par conséquent

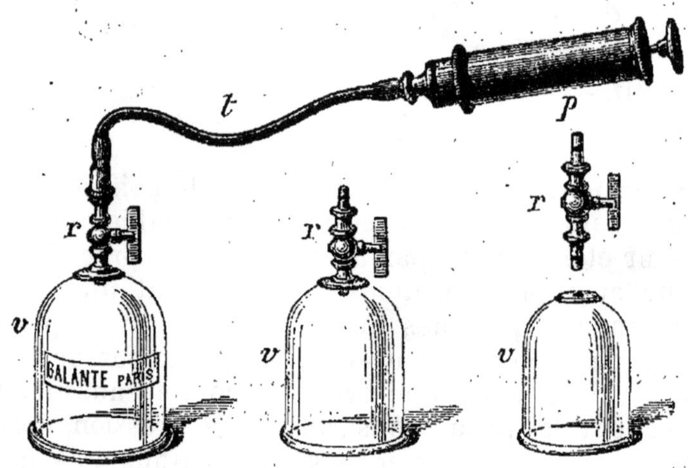

Fig. 419. — Ventouse à pompe.

plus dispendieuse, est la ventouse à pompe, dont l'emploi est assez peu répandu. Elle porte à son sommet (fig. 419) un tube en cuivre avec robinet sur lequel s'ajuste le bout d'un tube en caoutchouc qui, par son autre extrémité, va se fixer à une petite pompe aspirante. La ventouse ainsi armée est appliquée sur la peau, puis on ouvre le robinet, et, en attirant à soi le piston de la pompe, on détermine le vide. Lorsque l'aspiration est jugée suffisante, on ferme le robinet et on retire le tube en caoutchouc ; pour enlever ensuite la ventouse, on n'a qu'à ouvrir le robinet.

Nous ne ferons que mentionner le térabdelle de Damoiseau et celui de Hamon, appareils fort compliqués et inusités.

3° *Ventouse Junod.* — La ventouse Junod est destinée à produire une dérivation sanguine puissante. Elle se compose d'un cylindre métallique susceptible d'envelopper tout un membre, hermétiquement fermé à une des extrémités et garni à l'autre d'un manchon en caoutchouc qui se moule sur la circonférence du membre et empêche tout passage d'air extérieur. Au moyen d'un tube latéral à robinet, sur lequel vient s'ajuster le tube en caoutchouc d'une pompe aspirante, on fait le vide dans l'intérieur de la ventouse. L'appareil destiné au membre inférieur porte le nom de *botte de Junod* (fig. 420). Le vide sera fait progressivement afin d'éviter la production d'une syncope ; dans le même but, on ne laissera rentrer l'air que lentement en ouvrant le robinet.

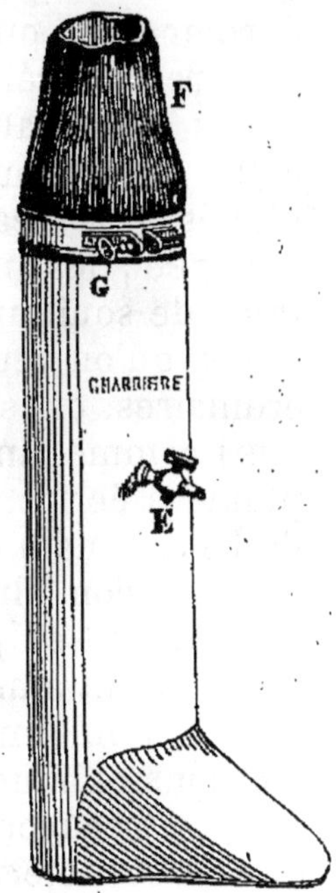

Fig. 420. — Botte de Junod.

II. — **Mouchetures. — Scarifications. — Ventouses scarifiées et sangsues artificielles.**

1° *Mouchetures.* — Les mouchetures sont de véritables ponctions pratiquées à l'aide d'une lancette ou d'un bistouri très effilé ou encore d'une aiguille en fer de lance, soit sur une partie congestionnée pour obtenir un dégorgement des vaisseaux dilatés, soit sur une région œdématiée pour donner issue à la sérosité. Ces ponctions doivent rarement dépasser la face profonde de la peau.

2° *Scarifications ; scarificateurs.* — Les scarifications sont des incisions plus ou moins étendues en longueur, mais ne dépassant pas en profondeur la couche vasculaire de la peau. On les pratique sur la peau et sur les muqueuses accessibles (paupières, cavité buccale, larynx, etc.), pour obtenir une émission sanguine locale, ou pour déterminer, par la section des vaisseaux, l'occlusion définitive de ceux-ci (par ex. dans le lupus). Dans ce dernier cas, on scarifiera le tissu à l'aide du galvanocautère, de préférence aux scarificateurs à lames.

Les scarifications cutanées se pratiquent avec une lancette, un bistouri, un rasoir ou des scarificateurs mécaniques. La peau sera toujours préalablement rasée et nettoyée ; les instruments devront être exempts de toute trace de souillure.

Lorsqu'on veut scarifier avec les instruments tranchants ordinaires, on saisit de la main droite le rasoir ou le bistouri comme un archet de violon, la lancette comme une plume à écrire, on tend la peau entre le pouce et l'index de l'autre main et on l'entame superficiellement en traçant une incision plus ou moins longue suivant le cas, mais n'atteignant en profondeur que le réseau capillaire superficiel. On fait ainsi une série d'incisions parallèles, espacées de 3 à 4 millim., qu'on peut croiser ensuite par d'autres incisions obliques ou perpendiculaires plus espacées ; on a exagéré beaucoup les dangers de mortification superficielle que peut déterminer cette série d'incisions croisant les premières faites.

Des scarificateurs. — Au lieu du rasoir ou de la lancette on emploie assez fréquemment des *scarificateurs mécaniques* qui ont l'avantage de faire toutes les scarifications d'un seul coup, mais ont l'inconvénient d'être difficiles à maintenir propres.

Le scarificateur le plus employé (fig. 421) se compose d'une petite boîte métallique ronde ou octogonale renfermant dans son intérieur généralement 12 lames parallèles ; la face destinée à s'appliquer sur la peau est percée d'autant d'ouvertures qu'il y a de lames, et sa mobilité permet de graduer à volonté la sortie de celles-ci. Les lames sont supportées en séries de 6 sur deux axes mus par un ressort à détente qu'on arme au moyen d'une tige à ailette A, placée sur la face supérieure de la boîte ; on en détermine la sortie en pressant sur un bouton B situé sur un des côtés de l'appareil.

Pour se servir de l'instrument, il faut limiter convenablement le champ de sortie des lames, l'armer au moyen de la tige à ailette et l'appliquer exactement sur la peau, puis on presse la détente. Les lames divisent les tissus par un mouvement circulaire presque instantané et rentrent aussitôt d'elles-mêmes. Pour nettoyer l'appareil, on dévisse la face mobile et on retire les deux axes portant les lames.

Collin a fabriqué un scarificateur qui agit par ponction; en pressant sur le bouton supérieur de l'appareil, on fait saillir cinq lames triangulaires qui s'enfoncent plus ou moins dans les tissus.

Ventouses scarifiées. — L'écoulement sanguin déterminé par les simples scarifications est peu abondant ; aussi est-il presque toujours nécessaire d'employer concurrem-

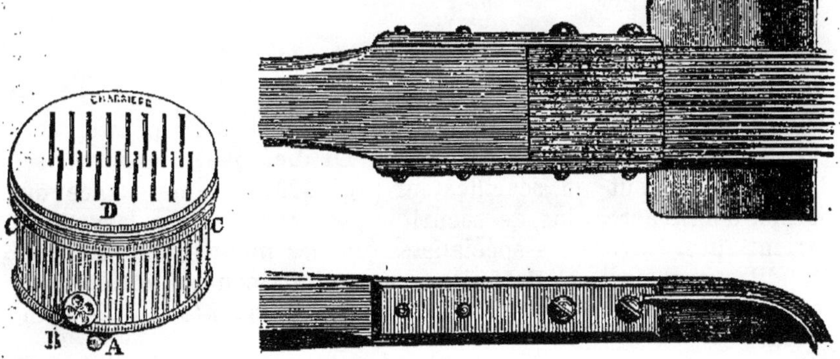

Fig. 421. — Scarificateur à lames parallèles.

Fig. 422. — Scarificateur de Balmano.

ment les ventouses. Pour cela, on applique d'abord la ventouse sèche destinée à congestionner les tissus, on la retire après 1 à 2 minutes, on scarifie la surface rougie, et enfin on replace la ventouse. La quantité de sang retirée n'est jamais considérable, car il se coagule bientôt et son accumulation dans le récipient rétablit l'équilibre de pression et arrête l'aspiration. Au bout de 7 à 8 minutes, les ventouses seront enlevées, et les surfaces scarifiées, lavées avec un liquide antiseptique froid, seront recouvertes d'un linge fin enduit d'une couche de vaseline phéniquée ou boriquée.

Scarificateurs spéciaux. — Les scarificateurs destinés à un usage tout à fait particulier, tel que scarification des lupus, du larynx, de la cavité buccale, présentent des formes spéciales sur lesquelles nous ne pouvons nous étendre ici. Pour le lupus, si l'on veut faire des scarifications sanglantes, on se sert soit d'aiguilles, soit de plusieurs lames réunies ensemble comme dans le scarificateur de Balmano-squire (fig. 422).

Pour scarifier la muqueuse conjonctivale, Desmarres a proposé une petite lame très courte et très convexe; mais une lancette effilée peut suffire, de même pour la langue et les gencives. Les scarifications du col utérin sont souvent faites avec le scarificateur de Scanzoni, composé d'une lame courte, sans pointe, convexe et montée sur un long manche. Ortille, de Lille, a proposé dans le même but un scarificateur (fig. 423) à lame cachée qui permet d'agir avec plus de sécurité. Les scarificateurs laryngiens varient aussi suivant les spécialistes (un des meilleurs est celui de Mandl); en somme, c'est toujours une sonde courbe portant dans son intérieur une lame qu'on fait saillir à volonté sur le point voulu.

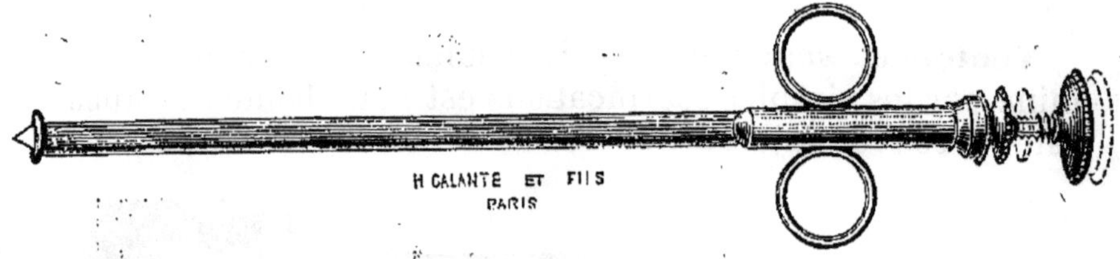

Fig. 423. — Scarificateur utérin, d'Ortille.

3° *Sangsues artificielles.* — Les sangsues artificielles constituent une variété de ventouses scarifiées. La plus employée est la sangsue Heurteloup, qui jusqu'à ce jour n'a subi que des modifications de détail. Elle se compose d'un scarificateur et d'une ventouse à pompe. Le scarificateur modèle Collin (fig. 424) est composé d'un tube métallique plus ou moins allongé suivant qu'on emploie l'instrument sur la surface cutanée ou sur le col de l'utérus. Ce tube porte à sa partie supérieure deux anneaux destinés à le fixer solidement avec les doigts. Dans son intérieur se trouve une tige en acier tournée en pas de vis à sa surface et terminée à sa partie inférieure par une rondelle creuse tranchante, véritable emporte-pièce. Sur cette tige glisse à frottement une rondelle creuse, munie intérieurement d'un pas de vis et supportée par deux tiges grêles qui vont se terminer extérieurement par un anneau destiné à la faire mouvoir comme le piston d'une seringue.

Pour se servir de l'instrument, on limite le champ de sortie de la lame au moyen d'un curseur terminal, taillé en biseau pour permettre au gré de l'opérateur une section demi-circulaire. Puis on applique soigneusement l'extrémité de l'instrument sur la peau, et par des mouvements d'ascension et de descente de la tige intérieure, on déter-

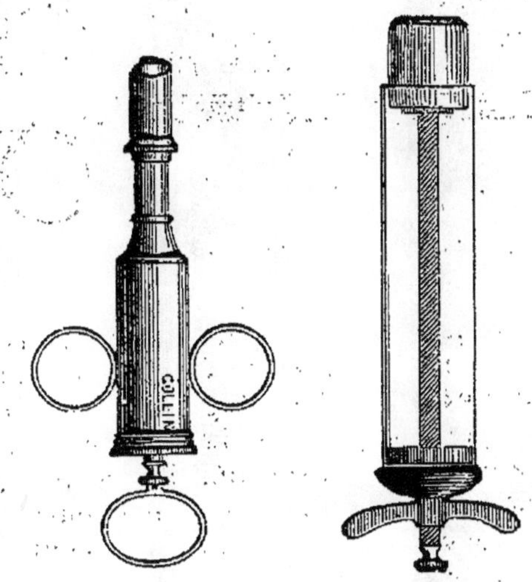

Fig. 424. — Ventouse Heurteloup et scarificateur.

mine un mouvement de rotation et de propulsion de la lame, qui fait une coupure superficielle circulaire.

La scarification ainsi pratiquée, on applique la ventouse, composée d'un tube en verre dans lequel glisse à frottement un piston mû par une tige à pas de vis dont on détermine l'ascension, pour la production du vide, en tournant lentement l'écrou placé à la partie supérieure. Pour enlever la sangsue, on dévisse d'un demi-tour le bouton placé à l'extrémité de la tige, ce qui permet l'accès de l'air et fait lâcher prise à la ventouse.

M. Collin a modifié cette ventouse de manière à faciliter son maniement et à rendre l'instrument moins encombrant (fig. 425); la lame scarifiante se loge dans l'intérieur même de la tige du piston et peut être mise en action sans qu'on ait à la retirer hors du piston; sa propulsion et sa rotation se produisent au moyen d'un ressort spiral qu'on fait agir en pressant simplement sur le bouton terminal; on peut scarifier et faire l'opération sans déplacer l'instrument. Un curseur permet de graduer

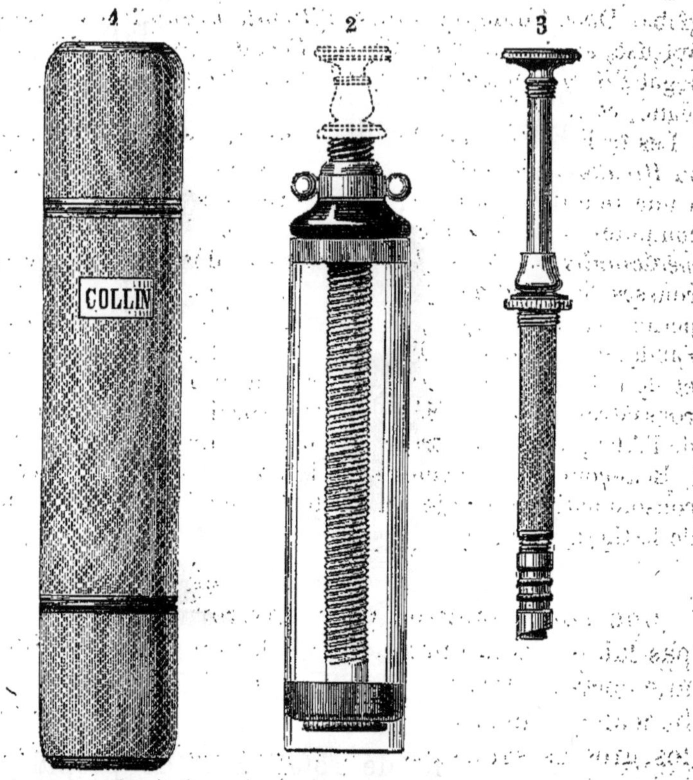

Fig. 425. — Scarificateur et ventouse de Collin.

la pénétration de la lame, qui est soit circulaire, soit en fer de lance.

§ II. — Des sangsues

La sangsue est une annélide de l'ordre des Hirudinées et se trouve dans les eaux douces des étangs, des mares et des fossés.

La véritable sangsue ne doit pas être confondue avec l'*Hæmopis sanguisorba*, dite sangsue de cheval, qui s'introduit souvent chez ce dernier dans les narines et les fosses nasales. Celle-ci, fréquente en Afrique, est brun verdâtre, parsemée de points noirs assez serrés et ne possède que des mâchoires émoussées, sans dents capables d'inciser les téguments, mais pouvant seulement inciser les muqueuses.

Les espèces de sangsues propres aux émissions sanguines sont fort nombreuses et varient dans les différentes parties du globe. Dans l'Inde, on utilise l'*Hirudo granulosa* ou sangsue granuleuse, au Japon et en Chine l'*Hirudo japonica* et *Sinica*, au Sénégal l'*H. mysomeles*, en Suède l'*H. albo-punctata* ou ponctuée de blanc, etc.

Les trois espèces employées en France sont : 1° la sangsue verte ou *Hirudo officinalis*, dont le corps garni de six bandes rousses a une teinte verdâtre et un ventre sans macules ; elle est plus commune dans le midi de l'Europe ; 2° la sangsue grise, *Hirudo medicinalis*, à corps olivâtre, dont le dos est garni de six bandes rousses longitudinales et le ventre maculé de noir, bordé d'une petite bande olivâtre ; 3° la sangsue dragon, *H. troclina*, dont l'abdomen est bordé d'une bande à bords orangés ou rougeâtres et dont le dos présente une série de 6 rangs de points noirs ou roussâtres. Cette variété semble spéciale à l'Algérie et au nord de l'Afrique, où l'on trouve cependant aussi les deux précédentes.

Beaucoup de sangsues sont importées de l'étranger, mais leur consommation est aujourd'hui fort restreinte par suite des progrès de la thérapeutique.

Une bonne sangsue pèse environ 2 grammes et ne doit pas laisser échapper de sang lorsqu'on la comprime avec une certaine force de son extrémité anale vers sa ventouse buccale ; il faut savoir, en effet, que dans un but de lucre, les grosses sangsues valant plus que les petites, certains industriels ne craignent pas de les gorger de sang de mouton, de bœuf ou de cheval.

Conservation des sangsues. — On a beaucoup écrit sur la meilleure manière de conserver les sangsues ; cette question a aujourd'hui moins d'intérêt qu'autrefois et est d'une importance restreinte pour le médecin. Le moyen le plus simple, pour un petit nombre de sangsues, une centaine au plus, est de les enfermer dans un grand bocal de 6 à 7 litres ou un vase de mêmes dimensions, dont le fond sera garni de terre argilo-siliceuse ou de sable, et qui sera rempli aux deux tiers d'eau ; on le recouvre ensuite avec un morceau de toile à trame lâche. L'eau doit être renouvelée tous les jours ; le mieux est d'installer un système de robinets qui permette un renouvellement incessant du liquide. Les sangsues nécessitent une inspection journalière : il faut rejeter celles qui sont mortes et mettre à part celles qui offrent des nodosités, signe de maladie ; les temps orageux déterminent fréquemment la mort de ces animaux, qui sont aussi en proie à des affections épidémiques.

Emploi des sangsues. — On emploiera de préférence des sangsues vierges ; celles qui ont déjà servi doivent, en règle générale, être rejetées, surtout si elles ont été appliquées pour des affections septiques ou contagieuses. Si cependant en raison de circonstances particulières, telles que la pénurie, on est obligé de faire resservir les sangsues, abstraction faite des exceptions ci-dessus, on les videra par une pression d'arrière en avant exercée avec les doigts, ou l'on activera leur dégorgement par l'eau vinaigrée, le sel ; elles seront ensuite conservées pendant environ six mois dans un récipient dont l'eau sera changée tous les jours : ce laps de temps est nécessaire en raison de la lenteur extrême de la digestion chez ces annélides.

Avant de poser les sangsues, il faut préalablement raser la peau s'il y a lieu, la laver et la dessécher avec soin en la frottant un peu rudement afin de congestionner les vaisseaux ; on doit autant que possible éviter de les appliquer, surtout chez les femmes, sur des régions exposées au regard. Pour exciter les sangsues à mordre, on les tient hors de l'eau pendant 2 à 3 heures avant le moment de s'en servir, ou bien on humecte les téguments avec du lait, de l'eau sucrée, surtout au niveau des régions enflammées, sur lesquelles elles ont de la répugnance à prendre ; dans ce dernier cas, Maisonneuve pratiquait quelques mouchetures préalables.

La manière la plus simple de poser un grand nombre de sangsues à la fois consiste à les rouler dans le fond d'une compresse que l'on applique ensuite sur la peau, en la maintenant avec la paume de la main ; on peut aussi les placer dans un verre ordinaire que l'on retourne sur la région malade et dont on refroidit le fond pour exciter les sangsues à gagner la peau ; ou encore, on enfonce préalablement le milieu d'une compresse dans un verre, et on met les sangsues dans le creux formé, on retourne le tout sur les téguments, puis on tire légèrement sur les bords et les angles de la compresse pour rapprocher les sangsues de la peau. Lorsqu'on veut appliquer seulement une sangsue, on peut la saisir entre les doigts, l'approcher de la peau et la tenir ainsi jusqu'à ce qu'elle ait mordu, mais il vaut mieux l'enfermer la tête en avant dans un tube de verre, une carte à jouer roulée sur elle-même ou un large tuyau de plume qu'on retire dès que l'animal a pris ; la carte est plus sûre, car on n'a qu'à la dérouler, et on ne risque pas d'arracher la sangsue qui a déjà mordu.

Dans l'application des sangsues, on s'écartera des gros vaisseaux superficiels : on a en effet rapporté des cas d'ouverture de la veine jugulaire externe, de l'artère temporale, etc., produites par la morsure de l'annélide. On doit aussi éviter de les appliquer sur les paupières et le scrotum, dont la peau, très fine et reposant sur une couche lamelleuse, facilite une infiltration sanguine qui peut être considérable.

Sur les gencives, il faut toujours se servir d'un tube de verre ou d'une carte roulée pour que la sangsue ne s'échappe pas et n'aille pas piquer une région autre que celle à laquelle elle est destinée ; on veillera ensuite à ce qu'elle ne se déplace pas. On emploie souvent un petit instrument, assez semblable à une seringue à injection avec piston mobile, composé d'un tube en verre légèrement recourbé et aminci à son extrémité, dans lequel on introduit la sangsue ; pendant toute la durée de son action, l'animal reste enfermé dans le tube, ce qui est moins désagréable pour le patient.

Pour poser une sangsue sur le col de l'utérus, on introduit d'abord un spéculum cylindrique dont on applique fortement l'extrémité contre les culs-de-sac du vagin pour éviter que la sangsue ne glisse entre la paroi vaginale et le spéculum, ensuite on porte la sangsue sur le col avec un tube de verre ; dans quelques cas où le col est large, dilaté, on fera bien de l'obturer momentanément avec un petit tampon de ouate. On a aussi recommandé de maintenir l'animal au moyen d'un fil attaché à son extrémité caudale.

Quand on opère sur la région anale, certains auteurs conseillent de fermer l'anus avec un petit tampon huilé ou cératé pour empêcher une pénétration dans le rectum, bien difficile du reste.

La sangsue une fois fixée ne doit plus être touchée, car elle lâche prise assez facilement ; si elle se détache dès le début, c'est qu'elle est mauvaise et il faut la rejeter. Les sangsues tombent d'elles-mêmes quand elles sont gorgées de sang, généralement après trois quarts d'heure ou une heure, quelquefois plus tôt, quelquefois plus tard, suivant leur qualité. Parfois on est obligé de déterminer leur chute, soit en les saupoudrant de sel de cuisine, de tabac, de cendres, soit en les coupant avec des ciseaux, mais il ne faut jamais les arracher de force, car on risque ainsi de briser leurs mâchoires dans les tissus ou d'enlever même un lambeau de peau. Si, après la chute des sangsues, on a intérêt à prolonger l'écoulement sanguin, on applique des fomentations chaudes, des cataplasmes, ou bien on fait plonger le malade dans un bain.

La perte de sang produite par une sangsue varie avec sa taille, avec la durée de son application et aussi avec la vascularité de la région. On peut admettre une moyenne de 15 à 16 grammes tant pour le sang tiré par la succion que pour celui écoulé ensuite. On ne dépassera pas un maximum de 20 sangsues chez l'adulte et 4 chez les enfants jeunes.

La guérison des piqûres sous un pansement antiseptique est obtenue en 2 ou 3 jours ; il persiste une cicatrice étoilée caractéristique qui parfois s'hypertrophie et nécessite alors l'excision.

Accidents de l'application. — Le premier accident est la douleur parfois fort vive, surtout au moment de la morsure, et qui chez les personnes nerveuses peut continuer à un haut degré d'intensité et déterminer des convulsions ; on la combattra, dans ce dernier cas, par des bains et des applications narcotiques locales.

L'hémorragie s'arrête assez facilement en comprimant la plaie avec le doigt pendant quelques instants ; si elle est plus tenace, on essayera un bandage compressif après application de tampons de toile d'araignée, de gaze iodoformée, de rondelles ou de coins d'agaric, ou encore de poudre de sulfate de fer. Parfois on sera obligé, si un vaisseau volumineux a été ouvert, de saisir la plaie avec une pince à forcipressure ou de faire une ligature en masse de toute la piqûre ; Sédillot conseille de percer les lèvres de la plaie avec une aiguille très fine et de les rapprocher avec un fil en 8 de chiffre qui fait suture. Chez les enfants, il faut se hâter d'arrêter ces hémorragies, car elles ont amené la mort.

L'érysipèle, la lymphangite et même les phlegmons ont été signalés, ainsi que la mortification des points d'application. Ces accidents dus soit à la mauvaise qualité des sangsues, soit au mauvais état général du sujet, seront souvent prévenus par l'application d'un pansement antiseptique.

CHAPITRE IV

HÉMOSTASE PROVISOIRE

L'hémostase provisoire consiste dans l'emploi des procédés, non sanglants, ayant pour but de suspendre momentanément le cours du sang dans un vaisseau ou dans une plaie. Elle est employée soit, dans le cas d'hémorragie, pour permettre d'attendre la ligature du vaisseau, soit, pendant les opérations, pour éviter les pertes de sang, soit encore pour la cure des anévrysmes, etc. Ces procédés peuvent même, dans les lésions des vaisseaux de petit ou de moyen calibre, particulièrement des veines, déterminer un arrêt définitif de l'hémorragie.

§ I. — Des procédés mécaniques de l'hémostase

« Le chirurgien appelé à donner ses soins à un blessé atteint d'hémorrhagie, dit Legouest, doit appliquer tout d'abord ses doigts dans la plaie, afin d'arrêter immédiatement l'écoulement du sang ; il cherche ensuite à reconnaître la source de l'hémorragie. Après avoir mis largement les parties à découvert et les avoir débarrassées de tout vêtement pouvant apporter quelque obstacle au cours du sang, il exerce sur l'artère principale de la région blessée une compression entre le cœur et la plaie : s'il s'agit d'une lésion artérielle, l'écoulement est suspendu ou modéré ; dans le cas d'une lésion veineuse, l'écoulement de sang est au contraire augmenté. »

I. **Le rapprochement et la suture des lèvres de la**

plaie sont applicables aux hémorragies capillaires, abondantes, rarement à des hémorragies qui proviennent de la blessure des veines ou artères de petit calibre.

II. **Position du membre.** — 1° L'élévation réussit souvent contre les hémorragies capillaires et veineuses ; 2° la flexion forcée du genou ou du coude est un moyen qui agit en comprimant l'artère poplitée ou l'artère humérale ; 3° l'extension forcée, exercée sur le coude, réussit aussi, pour le même motif, à suspendre momentanément le cours du sang dans le cas d'hémorragie de la main et du poignet. Ces deux dernières positions appartiennent, en réalité, à la catégorie des moyens de compression.

III. **De la compression.** — Elle est *immédiate* ou *médiate* : immédiate, directe, quand elle est faite dans la plaie sur le vaisseau divisé ; médiate, indirecte, si elle est pratiquée, à distance de la blessure, sur le trajet du vaisseau par l'intermédiaire des tissus.

a. COMPRESSION IMMÉDIATE, DIRECTE

Le nom d'immédiate lui convient spécialement quand elle est faite avec le doigt ou les pinces à forcipressure sur l'orifice même du vaisseau ; la compression exercée par le tamponnement de la plaie mérite plutôt la dénomination de directe.

1° *Compression digitale.* — Applicable seulement dans les plaies étendues, elle se pratique en plaçant le bout de l'index ou du petit doigt dans la plaie, sur l'orifice du vaisseau divisé. Ce moyen est essentiellement temporaire.

2° *Compression par les pinces hémostatiques ou forcipressure.* — Ce procédé, indiqué par C. Græfe en 1831, est entré dans la pratique chirurgicale grâce aux travaux de Péan, Kæberlé et Verneuil. On se sert pour l'appliquer de pinces, dites hémostatiques, dérivées du modèle des pinces à pansement.

Ces pinces, à cran d'arrêt, présentent des formes et des dimensions variées (fig. 426 et 427), suivant les régions sur lesquelles on opère et suivant les opérations. Les mors sont tantôt semblables à ceux des pinces à pansement, tantôt plus effilés et plus longs (pinces longuettes), tantôt, au contraire, en anneau, en cœur, en T.

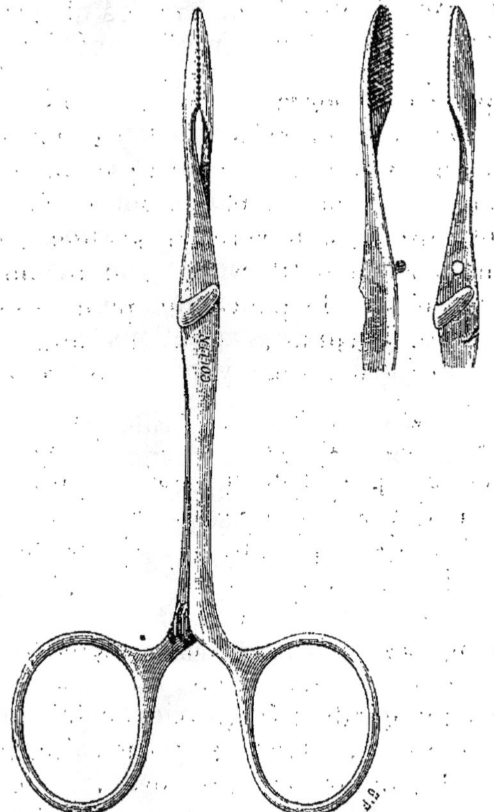

Fig. 426. — Pinces à forcipressure.

Pour les opérations dans les cavités, les pinces sont généralement à mors très allongés. Kocher emploie, pour les vaisseaux des

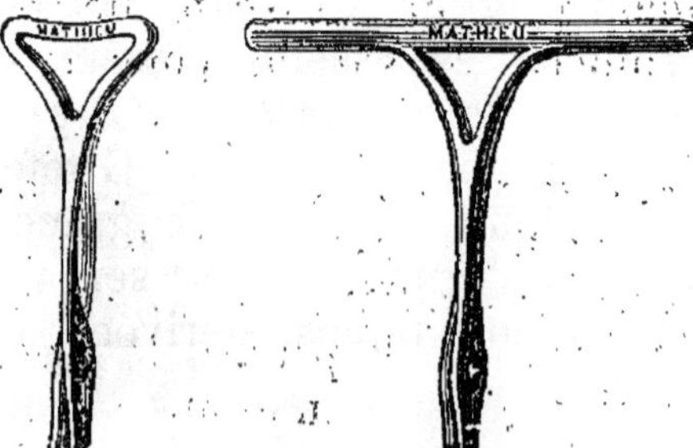

Fig. 427. — Pinces à forcipressure.

organes parenchymateux, une pince à mors allongés dont l'un est terminé par une sorte de dent ou croc qui s'emboîte dans une mortaise correspondante de l'autre mors. L'articulation des mors est tantôt à vis, fixe, tantôt à tenon, ou mieux à crochet (modèle Collin), démontable et par suite d'un nettoyage facile et plus sûr.

Lorsque, pour une opération, on n'a pas appliqué de bande d'Esmarch, chaque vaisseau divisé doit être immédiatement saisi par une pince : un coup d'éponge donné en frottant permet de découvrir facilement l'orifice des vaisseaux de petit calibre ; si le vaisseau sectionné est volumineux, il faut appliquer l'extrémité d'un doigt sur sa lumière, en attendant de pouvoir le pincer, et cela pour limiter autant que possible la perte de sang. Une fois le vaisseau saisi, la pince est abandonnée à elle-même ; quand il y en a plusieurs dans une plaie, ce qui est fréquent, on les confie à un aide qui les maintient de manière qu'elles ne gênent pas le champ opératoire. Il faut savoir que presque toujours les vaisseaux sont saisis avec une petite quantité de tissus périphériques sans aucun inconvénient. L'opération terminée, on retire les pinces successivement après avoir procédé aux ligatures nécessaires.

Dans certains cas, particulièrement dans les opérations faites dans les cavités (vagin, rectum), on laisse souvent les pinces à demeure pendant vingt-quatre à trente-six heures pour éviter de faire des ligatures parfois impossibles. On aura alors la précaution d'entourer les branches avec de la gaze iodoformée et de veiller à ce qu'elles ne pressent pas sur les parties molles, pour éviter la production d'escarres.

De même, en cas d'urgence, pour des plaies vasculaires accidentelles, l'application d'une pince hémostatique permettra d'attendre que l'on puisse pratiquer la ligature, considération importante surtout pour la chirurgie de guerre.

3°. *Tamponnement d'une plaie.* — Le tamponnement d'une plaie se pratique avec des tampons de ouate, d'étoupe ou de gaze antiseptiques. La gaze iodoformisée, ou mieux encore chargée de la poudre de Lucas-Championnière (p. 95), a une action hémostatique bien supérieure aux substances phéniquées ou au sublimé, car l'antisepsie est plus durable et les tampons peuvent rester en place jusqu'à dix jours sans inconvénient. Hénocque (1888) a aussi conseillé la ouate, l'amadou stérilisés, puis imprégnés d'une solution d'antipyrine à 5 p. 100 ou même simplement saupoudrés de ce médicament doué d'un réel pouvoir hémostatique. Gehrmann a montré par des expériences que l'action hémostatique des tampons iodoformés est beaucoup plus efficace si on les plonge préalablement dans de l'eau pure ou antiseptique très chaude.

La plaie étant nettoyée de ses caillots, placer, si c'est

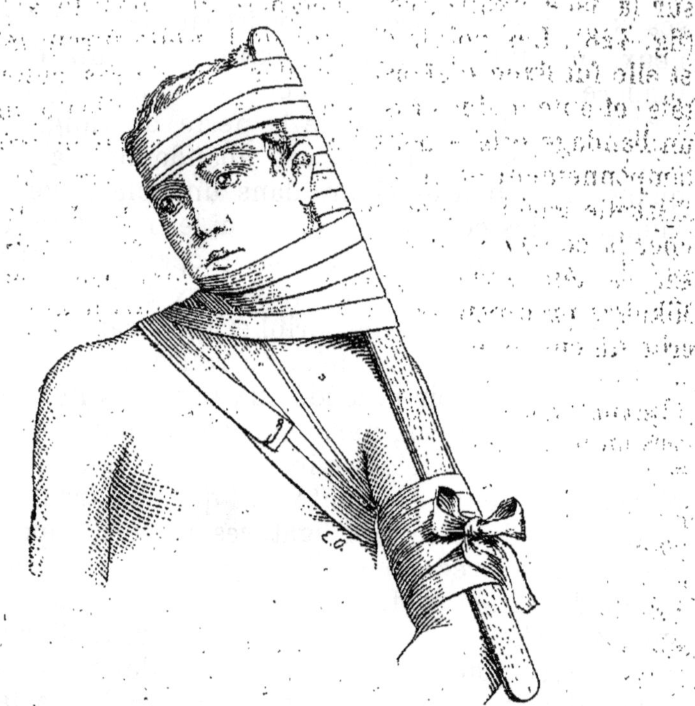

Fig. 428. — Tamponnement et compression d'une plaie de la région carotidienne (d'après Mikulicz).

possible, l'extrémité d'un doigt sur l'orifice du vaisseau ; puis, saisissant un petit bourdonnet d'étoupe, de gaze ou de coton, l'enfoncer dans la plaie où il remplace sur le vaisseau ouvert le doigt qui y était appliqué et qui va alors soutenir ce tampon ; introduire ensuite un deuxième bourdonnet plus volumineux, jusqu'à ce qu'on ait comblé la plaie par une sorte de cône à sommet sur l'artère et à base dépassant un peu les bords de la plaie. Le tout est alors fixé par des tours serrés d'une bande en toile ou élastique.

Mikulicz, dans un cas d'hémorragie veineuse abondante venant de la profondeur de la région carotidienne, a employé avec succès le mode de tamponnement suivant : la plaie étant remplie de gaze iodoformée que maintenait un aide, il a disposé du côté sain une attelle en bois, solide, longue de $0^{m},50$, large de quatre doigts, de telle manière qu'elle appuyait d'un côté sur le temporal, de l'autre sur la face externe du moignon de l'épaule et du bras (fig. 428). Les points d'appui de l'attelle furent matelassés et elle fut fixée d'abord par des circulaires autour de la tête et autour du bras, puis une bande élastique décrivit un bandage croisé dont les jets passaient d'un côté sur le tamponnement et de l'autre tantôt sur l'attelle, tantôt dans l'aisselle garnie de ouate. Cette attelle a pour but d'empêcher la constriction circulaire du cou ; ses points d'appui sur la tête seront garnis d'un matelassage épais, car Mikulicz produisit en 24 heures une mortification circonscrite du cuir chevelu.

Le tamponnement des cavités naturelles sera étudié plus loin, dans un paragraphe spécial.

b. COMPRESSION MÉDIATE, INDIRECTE

Elle s'exerce à travers les parties molles le long du trajet du vaisseau, soit en un point limité, soit sur toute son étendue.

1° *Compression digitale*. — Elle ne peut se pratiquer convenablement que dans les points où le vaisseau repose sur un plan osseux et est recouvert seulement par une faible épaisseur de tissus. On la fait avec la pulpe des quatre derniers doigts réunis, et placés parallèlement au trajet du vaisseau (fig. 429) ; une faible pression suffit pour suspendre le cours du sang, ce qui permet de la prolonger assez longtemps sans fatigue. Lorsque l'opérateur est fatigué, il applique les doigts de l'autre main sur ceux qui compriment l'artère, ou bien il fait appliquer sur eux les doigts d'un aide. Il faut éviter que la compression ne porte sur la veine collatérale d'un gros tronc artériel, car on a produit ainsi des phlébites et des périphlébites (Verneuil).

2° *Compresseurs improvisés.* — a. *Garrot* (inventé par Morel, 1674). Pour établir un garrot, on place et on noue un lien circulaire, cravate ou corde, autour de la racine d'un membre, puis, entre lui et les téguments, on glisse un bâtonnet solide, que l'on fait tourner sur lui-même pour

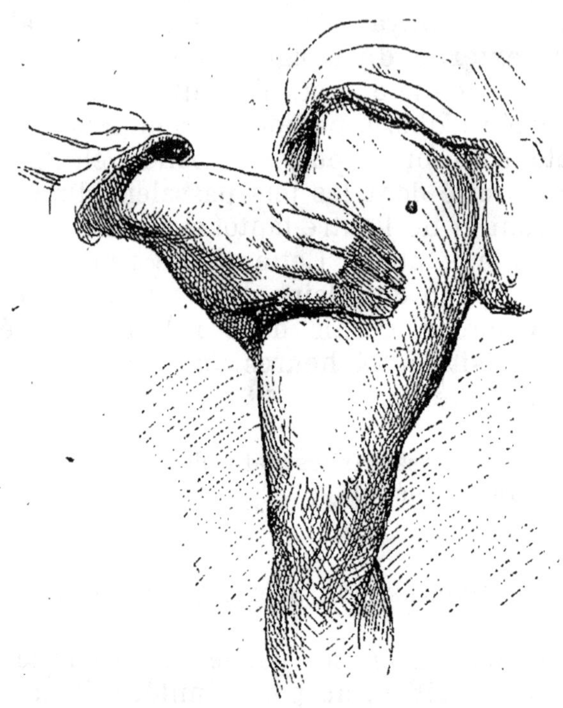

Fig. 429. — Compression digitale (Robert). La pression doit être exercée au niveau du point figuré au-dessus des doigts.

tordre le lien et le serrer ainsi autant que possible ; les extrémités du lacs dépassant le nœud servent à fixer le bâtonnet, mais souvent il vaut mieux employer un deuxième lien qui, s'attachant au bâtonnet, fera le tour du membre, la fixation sera ainsi plus solide (fig. 430). Sur les champs de bataille, un fourreau de sabre-baïonnette, un revolver, peuvent remplacer le bâtonnet.

On rendra la compression tout aussi efficace et moins douloureuse, en plaçant sur le trajet de l'artère, entre le lien et les parties molles, un globe de bande, une compresse graduée, un mouchoir plié en plusieurs doubles ou renfermant un caillou poli ; de même, sous le nœud du garrot, on interposera une plaque résistante en bois ou en métal, telle que la plaque d'un ceinturon avec sa convexité appliquée sur la peau.

Le tamponnement simultané de la plaie ne sera pas négligé.

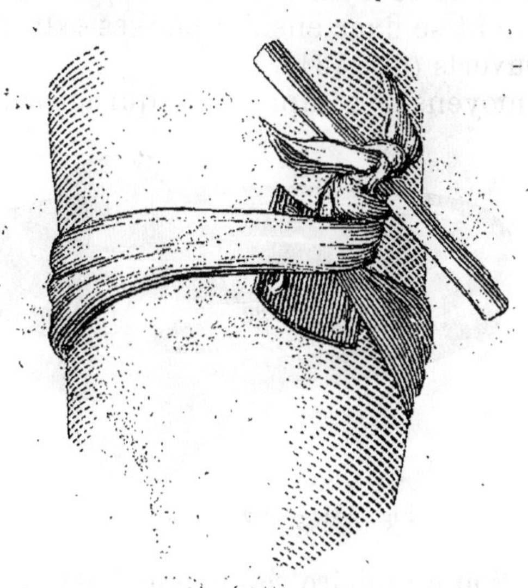

Fig. 430. — Garrot.

Le garrot est un moyen d'urgence d'une grande puissance, mais qui, en raison de son mode d'action, doit être essentiellement temporaire.

b. *Cravate de Mayor*. — Faire un ou deux nœuds bien serrés sur le milieu d'une cravate, qu'on applique de telle sorte que le nœud soit sur le trajet de l'artère, tandis que les extrémités du lien vont entourer le membre et se nouer l'une à l'autre, après avoir été ramenées sur le nœud si leur longueur le permet.

Un globe de bande ou un caillou enveloppé de linge, placé sur l'artère et maintenu par une courroie ou une bande, constitue un moyen fort simple de compression. On se sert parfois d'une petite pelote présentant sur sa face externe aplatie deux anneaux en toile (pelote de Larrey) dans lesquels passe un lacs qui va ensuite entourer le membre, et qu'on fixe soit par une boucle, soit en le tordant en garrot. Dans la marine, on fait usage d'un garrot élastique constitué par une pelote en bois dur, qui présente sur sa face plate un petit appareil fixateur formé de trois courts cylindres creux, accouplés : le médian est complet, les autres sont ouverts dans toute leur longueur (comme dans l'appareil de Foulis); un lacs en caoutchouc rond et plein passe dans le cylindre médian, serre la pelote sur l'artère et vient se fixer ensuite par ses extrémités dans les cylindres ouverts (fig. 431).

Tous les moyens de compression, qui agissent en exerçant

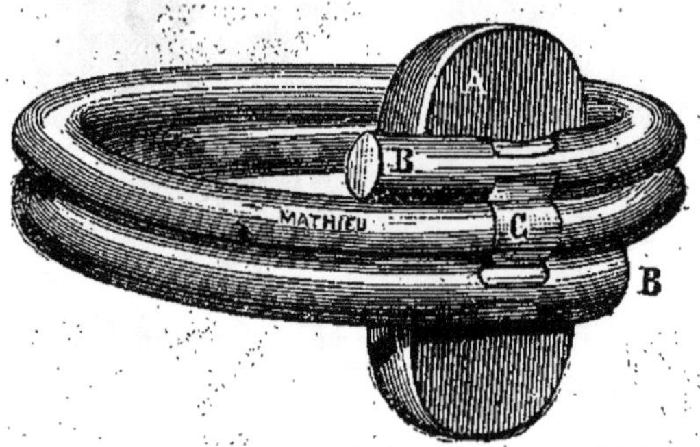

Fig. 431. — Garrot élastique.

une constriction circulaire rigide non élastique, exigent une grande surveillance, car ils ont déterminé quelquefois la gangrène. Les Américains pendant la guerre de Sécession finirent par y renoncer, et, aujourd'hui, bon nombre de chirurgiens d'armée sont opposés à leur emploi.

3° *Compresseur de Volkers.* — Spécialement applicable à l'artère humérale, il se fabrique avec deux solides et courtes baguettes de bois, placées perpendiculairement à l'axe du membre, l'une en dedans sur le trajet du vaisseau, l'autre en dehors, et dont on fixe l'une à l'autre les extrémités correspondantes, en avant et en arrière, avec des cordelettes ou des bouts de bande.

4° *Compresseur en mât de fortune.* — Lorsque le blessé est couché dans son lit, on s'adressera à la compression locale pratiquée à l'aide d'un compresseur improvisé analogue à ceux proposés par Bonnet et Garin et par Desgranges, compresseur qui n'agit que sur le trajet du vaisseau, ne compromet pas la circulation de retour et dont l'emploi peut par conséquent être prolongé assez longtemps.

L'appareil représenté figure 432 a été construit par nous

sur les indications du Pr Servier, et employé pour comprimer l'artère fessière dans un cas d'anévrysme ; il a été appliqué depuis à la compression plus facile de l'artère fémorale.

Il se compose d'un bâton de 2 à 3 centim. de diamètre, long de 45 à 50 centim. (un manche à balai est suffisant), dont un des bouts arrondi est garni d'une pelote de coton recouverte de deux morceaux d'un caoutchouc épais ; près de l'autre extrémité, on perce sur la tige deux trous ou tunnels, éloignés de 4 centim., dont les axes se croisent perpendiculairement. Deux tubes en caoutchouc, gros comme le petit doigt, longs de 40 à 50 centim., sont introduits dans ces trous, et à leurs extrémités on attache solidement une cordelette.

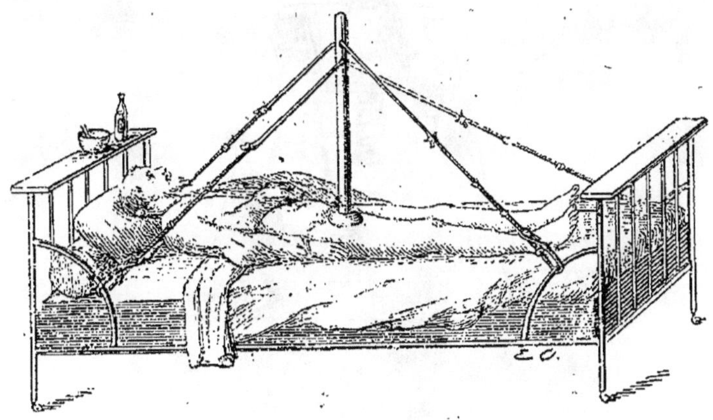

Fig. 432. — Compresseur en mât de fortune.

L'appareil, ainsi armé, est dressé verticalement, la pelote placée sur l'artère ; les cordelettes sont fixées aux quatre angles du lit et soumises à une tension suffisante pour obtenir l'arrêt du courant sanguin. Pour les compressions qui ont à s'exercer énergiquement, à travers une épaisse couche de tissu, il est préférable de mettre les cordelettes à la place des tubes ; ceux-ci, gros comme le pouce, s'attacheront alors aux angles du lit.

La compression de l'artère fémorale peut encore se pratiquer à l'aide d'une bouteille renfermant une certaine quantité de grenaille de plomb, et que le malade maintient verticalement placée, le goulot sur le trajet du vaisseau ; de même, à l'aide d'un long bâton pourvu à l'un de ses bouts d'une pelote improvisée, l'autre bout allant s'arc-bouter contre une traverse ou le plafond (Esmarch); soit encore au moyen d'un appareil inamovible présentant, au niveau de l'artère, une fenêtre dans laquelle on met un bouchon solidement maintenu par une bande (Sarazin).

5° *Compresseurs mécaniques réguliers. Tourniquet et compresseur.* — Le tourniquet, inventé par J.-L. Petit (1716), a subi de nombreuses modifications, dont une des meil-

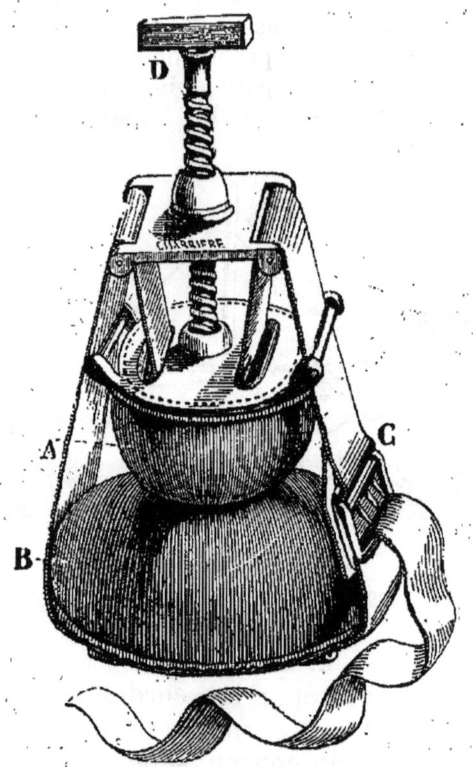

Fig. 433. — Tourniquet de J.-L. Petit, modifié.

leures est celle de D. Larrey. Dans cet instrument (fig. 433) la pelote A portée par la vis D est placée sur le trajet du vaisseau, l'autre B, plus large, est disposée sur le côté opposé du membre ; le lacs étant fixé comme l'indique la figure, on fait manœuvrer la vis de manière à éloigner la petite plaque supérieure, sur laquelle il se réfléchit, de la pelote portée par la vis, qui descend et comprime de plus en plus le vaisseau, grâce à la tension subie par le lacs. La grande pelote placée sur le point opposé à l'artère, et supportée par une plaque métallique, a pour but d'empêcher la constriction circulaire du membre, de manière à ne pas apporter une gêne trop grande à la circulation veineuse ; la compression est ainsi mieux supportée que celle du garrot, et peut être prolongée assez longtemps.

Dupuytren transforma cet appareil en un compresseur à pression continue, formé de deux pelotes unies par un arc métallique, construit de façon à limiter la pression au trajet de l'artère, pour ne pas gêner la circulation de retour.

Marcellin Duval a avantageusement modifié ce compres-

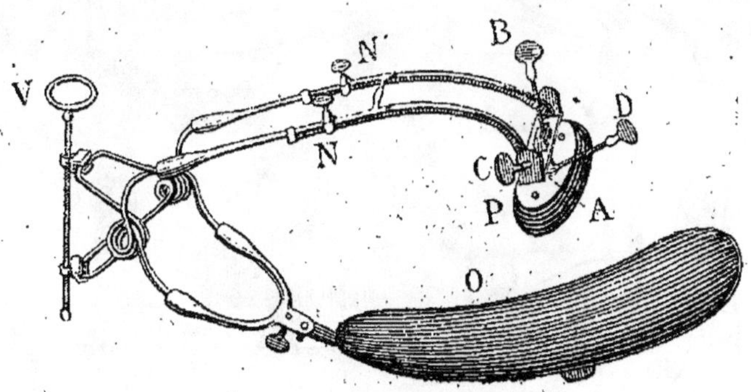

Fig. 434. — Compresseur de Marcellin Duval.

seur, en construisant l'arc métallique avec deux ressorts d'acier, dont l'élasticité peut être mise en jeu à volonté (fig. 434).

Ce compresseur, à pression élastique et graduée, se compose essentiellement : 1° de deux pelotes, une à pression P, l'autre O plus large, d'appui ; 2° d'un double ressort d'acier. Les pelotes sont unies aux ressorts par des arcs métalliques qui s'engagent dans des coulisses et y sont maintenus à la longueur voulue par des vis à pression N, N'. Les ressorts sont contournés en spirale à leur partie postérieure et terminés là par deux prolongements formant un anneau dans lequel s'engage la vis V, qui sert à graduer à volonté leur puissance de compression. La pelote P peut s'abaisser ou s'élever à volonté, sans remuer l'appareil de place, en agissant sur la vis B et en faisant ensuite glisser la pelote sur la plaque à coulisse A ; on a ainsi un jeu de 3 centim. pour faire varier le point d'appui de la pression. Elle peut aussi s'incliner pour s'adapter aux diverses régions au moyen de la vis C ; la vis D permet de la tourner en tous sens.

Cet appareil, très ingénieusement construit, est un des meilleurs compresseurs connus.

Le compresseur à pression continue de Charrière est une modification du tourniquet, consistant dans le remplacement des plaques des pelotes par des lames élastiques en acier, très longues (fig. 435). Il s'applique et se manœuvre comme celui de J.-L. Petit, en plaçant sur le trajet du vaisseau la petite pelote portant la vis, l'autre sur le côté opposé, après les avoir reliées entre elles par un lien solide qui passe dans des coulisses ménagées à cet effet sur les plaques.

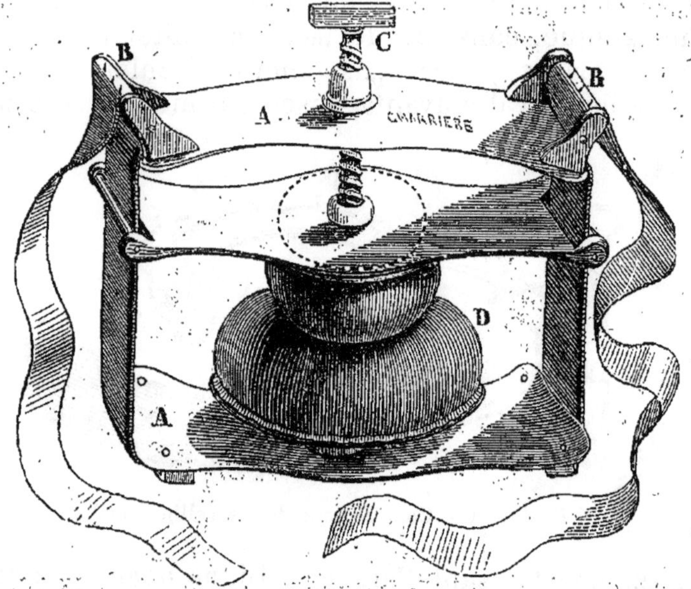

Fig. 435. — Compresseur élastique à pression continue, de Charrière.

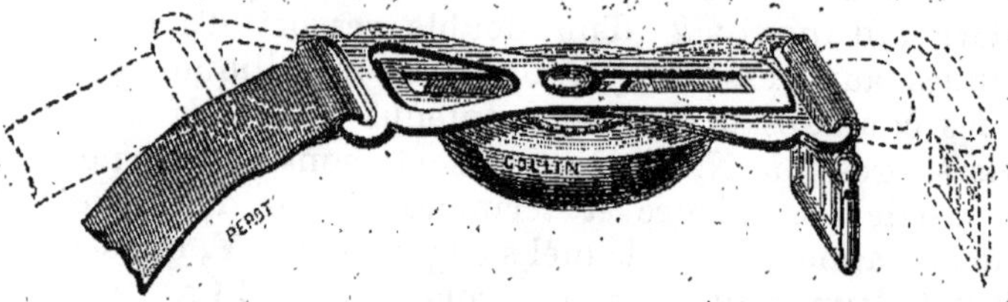

Fig. 436. — Compresseur à coulisse.

Dans un autre modèle (fig. 436), dit compresseur à coulisse, la vis de pression est supprimée ; le ressort supérieur portant la petite pelote est composé de deux lames pouvant glisser l'une sur l'autre, de manière à s'allonger proportionnellement au diamètre du membre ; la pression est produite par la tension exercée sur les ressorts par les lacs.

Ces compresseurs réduisent à son minimum la constric-

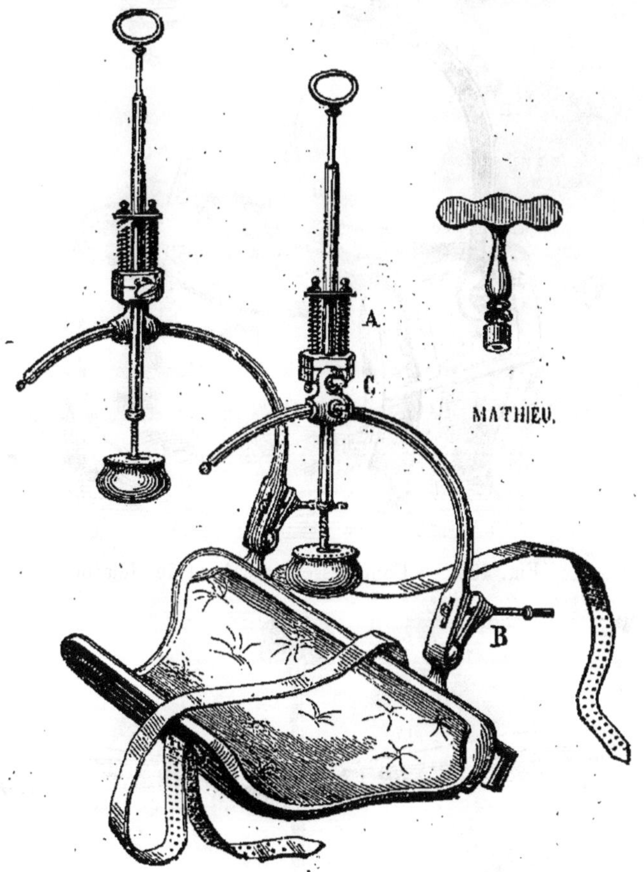

Fig. 437. — Compresseur fémoral, de Broca.

tion circulaire du membre, ce qui est un de leurs plus grands avantages.

Certains appareils compresseurs sont spécialement destinés au traitement des anévrysmes. Nous citerons : 1° le compresseur fémoral de Broca, portant deux pelotes afin de faire varier les points de pression (fig. 437) ; 2° le com-

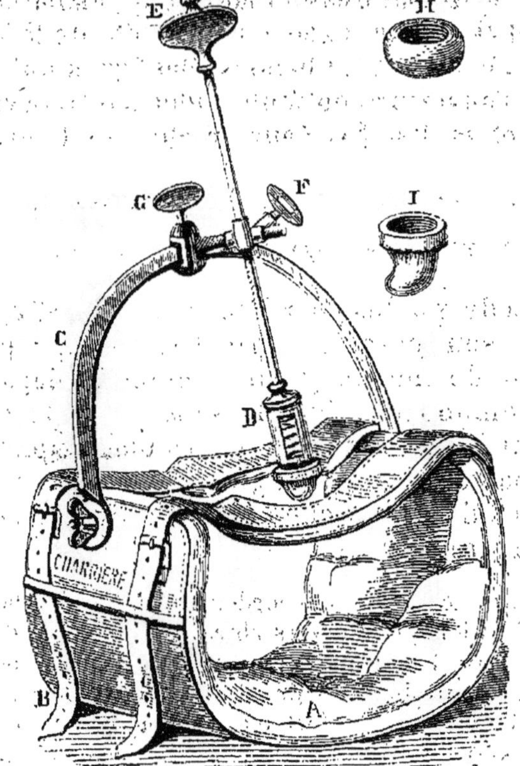

Fig. 438. — Compresseur aortique de Nélaton.

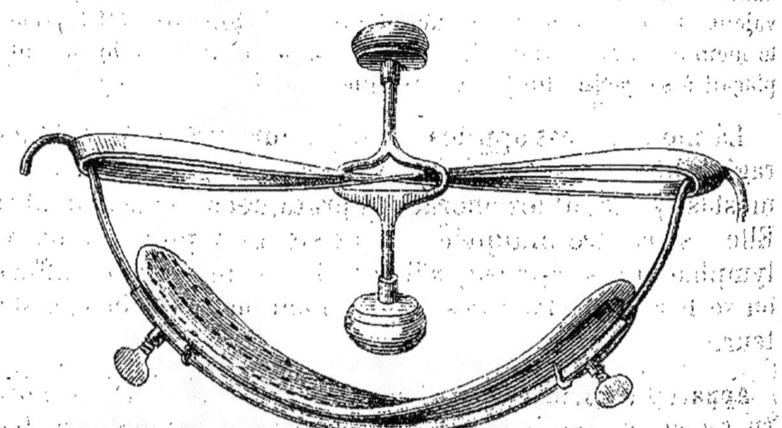

Fig. 439. — Compresseur aortique d'Esmarch.

presseur aortique de Nélaton (fig. 438) ; 3° le compresseur aortique, à béquille, de Labbé, moins compliqué que le précédent ; 4° le compresseur aortique d'Esmarch (fig. 439) dans lequel la pelote, fixée à l'extrémité de la tige, presse sur l'aorte au moyen de bandes élastiques qui passent au travers de l'ouverture en fente ménagée transversalement sur la tige et vont se fixer aux crochets de la gouttière dorsale.

§ II. — Ischémie temporaire par la méthode d'Esmarch

La méthode publiée par Esmarch, en 1872, est constituée dans son ensemble par trois temps principaux : 1° élévation du membre pour faciliter le départ du sang veineux et diminuer l'afflux du sang artériel ; 2° compression de tout le membre par un bandage spiral élastique pour en chasser tout le sang qui y est contenu ; 3° arrêt de la circulation artérielle au moyen d'un tube élastique placé circulairement.

Esmarch a eu le mérite de coordonner en une méthode régulière ces trois indications, que divers chirurgiens avaient déjà exécutées isolément : ainsi Lustreman, Guyon, élevaient le membre avant une opération pour obtenir le départ du sang veineux ; Clover (1852) mettait une bande de toile fortement serrée et appliquait un tourniquet ; Chassaignac (1856) avait, pour une hémorragie, comprimé circulairement la jambe avec un tube en caoutchouc sur deux bandes faisant pelote ; Maisonneuve, A. Richard (1867), se servaient d'une bande élastique ; Grandesso Silvestri (1871) élevait le membre, l'entourait d'un spiral fait avec une bande de toile et plaçait à sa racine un lacet élastique.

La méthode est applicable soit pour arrêter une hémorragie (le tube suffit alors), soit surtout pour assurer l'hémostase pendant les opérations pratiquées sur les membres. Elle est contre-indiquée s'il existe une phlébite ou une lymphangite suppurée, s'il y a des suppurations diffuses ; on se bornera, dans ces cas, à l'emploi du tube constricteur.

Appareil d'Esmarch (fig. 440). — Il se compose : 1° d'une bande en caoutchouc ordinaire taillée à la scie, ou en tissu élastique, longue de 8 à 9 mètres, large de 5 à 6 centim. ; 2° d'un tube en caoutchouc rouge du volume du pouce, long d'environ 65 centim., terminé à une de ses extrémités par un crochet métallique, et à l'autre par une chaînette avec barrette sur le dernier anneau.

Nicaise a avantageusement remplacé ce tube, difficile à enlever

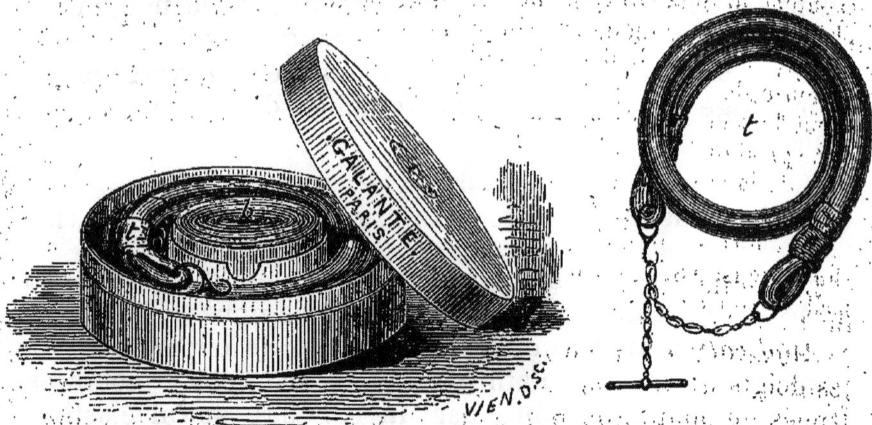

Fig. 440. — Appareil à hémostase, d'Esmarch.

et produisant une constriction trop forte et trop localisée, par une bande (fig. 441) en tissu élastique, longue de 1 mèt., large de 5 centim., portant à une de ses extrémités un crochet, et munie près de l'autre, sur sa face externe, de 10 anneaux. Cette bande per-

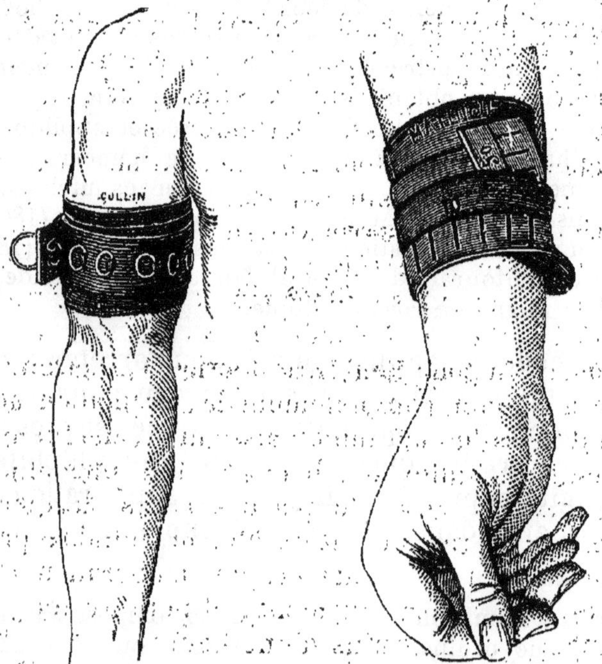

Fig. 441. — Bande de Nicaise. Fig. 442. — Bande de Houzé de l'Aulnoit.

met d'exercer une compression facile à graduer. Une bande en caoutchouc ordinaire, un peu épaisse, permet facilement d'obtenir l'hémostase en engageant simplement son extrémité libre sous le dernier tour de plusieurs circulaires superposés.

Houzé de l'Aulnoit, se basant sur ce fait qu'une bande de caoutchouc longue de 60 centim., large de 4 centim. et épaisse de 1 millim., produit l'ischémie du bras en portant sa longueur à 1 mèt. 02, celle de la cuisse à 1 mèt. 74 a fait construire une bande graduée assez commode (fig. 442).

Ces courtes bandes sont aujourd'hui préférées par la plupart des chirurgiens. On les choisira en caoutchouc taillé à la scie, plus facile à conserver que les tissus élastiques.

Application. — La main ou le pied et particulièrement les doigts et les espaces interdigitaux sont d'abord enveloppés de ouate ; on place en outre un coussinet de ouate sur les dépressions du creux poplité et du pli du coude ; les plaies seront momentanément recouvertes d'un taffetas imperméable ou de ouate et d'une compresse. Le membre sera élevé pendant 3 à 4 minutes.

Appliquer alors la bande depuis l'extrémité des doigts jusqu'au delà du champ opératoire, en décrivant lentement un bandage spiral, sans renversés, dont les tours se recouvrent au tiers et sont assez fortement serrés en exerçant une traction à chaque tour ; le chef initial est laissé libre (avec la bande en caoutchouc taillé à la scie, les jets de bande doivent se recouvrir seulement au quart pour faciliter son ablation ultérieure). Puis, au point où s'arrête la bande ou même sur ses derniers tours, appliquer circulairement le tube ou la bande de Nicaise, en les tendant vigoureusement pour leur faire décrire 3 à 4 circulaires, de manière à arrêter complètement la circulation artérielle. Saisissant alors le chef initial laissé libre, dérouler le spiral de bas en haut, enlever la bande ou la confier à un aide si le tube constricteur a été placé sur ses derniers tours. Lorsque la compression est exacte, le membre présente à ce moment une teinte cadavérique. L'opération terminée, le tube est enlevé brusquement ; il peut rester en place, sans danger, pendant plus d'une heure.

Lorsqu'on emploie un tube dépourvu de crochets, on le maintient au moyen d'une forte pince à arrêt, ou d'un petit étau, ou encore d'un court cylindre ouvert longitudinalement (fig. 443).

L'application de la bande détermine un abaissement sensible de la température et surtout une insensibilité assez grande du membre (Chauvel).

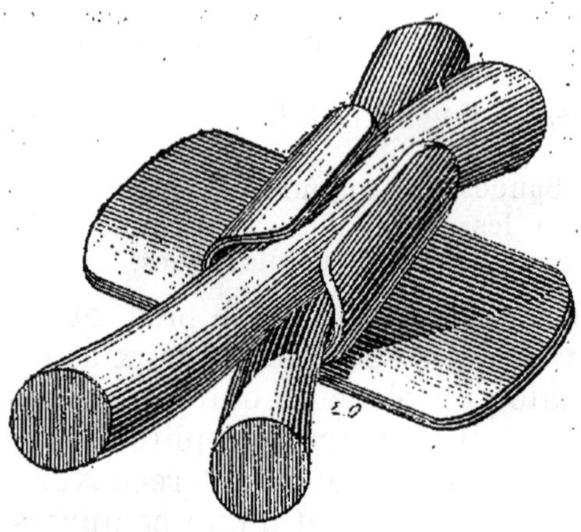

Fig. 443. — Anneau ouvert pour fixer les extrémités du tube en caoutchouc.

CAS PARTICULIERS D'APPLICATION. 1° *Doigts.* — Se servir d'un tube, gros comme le petit doigt, avec la partie moyenne duquel on décrit un circulaire à la racine du doigt, tandis que les deux chefs sont croisés sur le dos de la main et amenés circulairement autour du poignet, où on les fixe soit par un nœud, soit entre les mors d'une pince à arrêt.

2° *Avant-bras.* — Le lieu d'élection de la constriction, pour les opérations sur ce segment de membre, est la partie moyenne du bras.

3° *Épaule.* — Dans les opérations pratiquées sur la partie supérieure du bras et sur l'épaule, le tube, fortement tendu, doit embrasser l'aisselle par sa partie moyenne, et ses chefs sont maintenus unis sur l'épaule, au-dessus de l'épine de l'omoplate, soit par une main vigoureuse prenant point d'appui sur la clavicule, soit par un court tube ouvert.

4° *Membres inférieurs.* — Le lieu d'élection de la constriction est la partie moyenne de la cuisse, pour les opérations portant des orteils au genou. Dans les amputations de la partie supérieure de la cuisse, le tube est enroulé circulairement, avec force, une fois ou deux, immédiatement au-dessous du pli de l'aine, puis ses chefs sont croisés au-devant de la région inguinale, conduits comme dans le spica autour du bassin, et agrafés sur la paroi abdominale antérieure. On peut, d'après Esmarch, comprimer l'iliaque externe, en plaçant sur son trajet un globe de bande formant pelote, sur lequel se croisent les jets d'un spica fait avec une longue bande élastique.

Pour la désarticulation ou la résection de la hanche, les intestins étant préalablement vidés, on comprime l'aorte au niveau de l'ombilic avec un des compresseurs indiqués plus haut. En l'absence de tout appareil, Esmarch recommande d'improviser une pelote faite en roulant autour d'un bâtonnet, de 30 cent. de long et de l'épaisseur du pouce, une bande de toile longue de 8 m. et large de 6 cent. : cette pelote est placée immédiatement au-dessous du nombril et maintenue sur l'aorte par un aide au moyen du bâtonnet, puis vigoureusement serrée contre la colonne vertébrale par 5 à 6 tours d'une bande élastique. Brandis, afin d'éviter la compression circulaire du ventre, fabrique la pelote sur la partie moyenne d'un bâton assez long pour que ses extrémités dépassent de chaque côté les parois latérales de l'abdomen ; ces extrémités sont embrassées en anneau et attirées en bas par les tours d'une bande élastique qui passent sous la table d'opération.

Inconvénients de la méthode. — Le principal inconvénient est l'hémorragie en nappe qui, due à la paralysie vasomotrice, se produit au moment où l'on retire le tube. Esmarch conseille de la combattre en irriguant la plaie avec de l'eau phéniquée glacée (l'eau très chaude à 45 ou 50° est préférable) ; V. Langenbeck recommande la compression digitale du principal tronc artériel. Riedinger les courants induits. Il vaut mieux suivre la pratique de Nicaise : élever le membre avant d'enlever le lien constricteur, appliquer sur la plaie une large éponge phéniquée, retirer le lien et exercer une douce compression avec l'éponge jusqu'à ce que l'état congestif de la peau ait disparu.

On a signalé aussi quelques cas de paralysies musculaires, passagères, il est vrai.

Un inconvénient d'un autre genre est l'altération assez rapide du caoutchouc, qui met bientôt hors d'usage les bandes et les tubes, lorsqu'on ne s'en sert pas fréquemment. Ce fait est surtout grave pour le service de santé des armées, dont les approvisionnements doivent toujours être complets à l'avance et par conséquent restent longtemps en magasin ; aussi on a dû renoncer aux bandes en tissu élastique, trop altérables, pour adopter la bande en caoutchouc, taillée à la scie.

Lucas-Championnière, pour prévenir cette altération, conseille de conserver les bandes dans une boîte en les recouvrant d'une éponge humide : ce moyen n'est possible que dans la pratique individuelle. Balland conseille de laver tous les instruments de caoutchouc, 5 à 6 fois par an, à l'eau simple ou mieux légèrement alcaline, pour enlever l'acide sulfurique mis en liberté. Dans l'armée suisse, les bandes et tous les instruments en caoutchouc sont placés dans une petite corbeille située dans le haut des voitures et toujours exposés à l'air ; ce moyen n'empêche pas l'altération, il la retarde simplement. On a donc cherché à modifier et à simplifier les moyens d'appliquer la méthode d'Esmarch à la chirurgie de guerre.

Modifications. — Esmarch, justement frappé de ces inconvénients, avait d'abord recommandé de se servir, en chirurgie de guerre, d'une bande de toile ordinaire pour faire un spiral fortement serré autour du membre et d'établir ensuite la constriction circulaire avec une bretelle ou un tube élastique : c'est là le procédé de Grandesso Silvestri. La présence d'un tube élastique ne levait pas l'objection, aussi a-t-il proposé au quatorzième congrès des chirurgiens allemands, comme constricteur circulaire, un ressort d'acier nickelé, dont l'extrémité libre se fixe par une fermeture assez analogue à une épingle de sûreté. On peut se demander si la constriction ne sera pas trop brutale, et si le ressort ne s'altérera pas ; en tout cas, ce moyen mérite considération.

H. Hodges, pour obtenir l'hémostase, élève le membre pendant 10 minutes, refoule ensuite le sang veineux par des pressions manuelles et applique le tourniquet.

Nous conseillons de préférence, en l'absence de tout lacs élastique, la manière de faire de Kœhler, longuement expérimentée à la clinique de Bardeleben : élever le membre, disposer, avec une étroite bande en toile, un spiral sans renversés en serrant aussi fortement que possible chaque tour, mouiller ensuite lentement la bande de bas en haut et appliquer alors un lacs à boucle bien serré ou un tourniquet. Cette pratique est un retour aux anciens procédés d'économie du sang ; le mouillage de la bande, employé jadis par Maisonneuve, est inutile, d'après nos propres recherches, et constitue une perte de temps.

§ III. — Agents hémostatiques

Ils conviennent aux hémorragies capillaires, qui cèdent, du reste, facilement aux moyens les plus simples, sauf chez les hémophiliques et les sujets dyscrasiques. Leur valeur est nulle dans les plaies des vaisseaux de quelque importance, exception faite pour le fer rouge.

1° *Réfrigérants.*— L'eau froide, la glace, un courant d'air froid, agissent en resserrant les petits vaisseaux et les capillaires.

2° *L'eau très chaude*, de 45° à 50°, est un excellent hémostatique, particulièrement pour les hémorragies utérines; elle excite la contraction des parois vasculaires et des fibres de l'utérus.

3° *Styptiques.* — Les principaux sont l'eau vinaigrée, l'eau alunée, l'alcool pur, les diverses eaux hémostatiques, dont les unes renferment de l'essence de térébenthine, d'autres de l'alun (eau de Pagliari) ou de l'ergot de seigle, le perchlorure de fer et le persulfate de fer. On ne saurait trop s'élever contre l'abus si fréquent du perchlorure de fer dans les hémorragies externes : ce sel souille les plaies, masque les hémorragies, entraîne souvent des complications phlegmoneuses, et doit être proscrit. On a aussi conseillé l'antipyrine en poudre ou en solution à 5 p. 100 (Hénocque).

On emploie les styptiques soit en lavage de la plaie, soit en imprégnant des boulettes de coton, d'étoupe, qu'on introduit dans la plaie. Ils coagulent le sang et amènent la rétraction des vaisseaux et des tissus.

4° *Absorbants.* — L'agaric ou amadou assoupli en le frottant entre les doigts, la poudre de colophane, d'iodoforme, l'éponge fine, la toile d'araignée agissent mécaniquement en formant avec le sang une croûte solide qui s'oppose à la continuation de l'hémorragie. On les combine généralement avec la compression, mais ils ont l'inconvénient d'irriter les plaies.

5° *Cautérisation.* — Faite avec le fer rouge sombre, elle est excellente pour les petites artères profondes que ne peut atteindre la ligature, par exemple, après les opérations dans les cavités (rectum, bouche, etc.) : on touche le point saignant avec le fer rouge sombre sans prolonger le contact et sans essuyer ensuite la plaie pour ne pas déplacer le caillot ; on se reportera du reste aux règles indiquées au chapitre de la cautérisation.

Le nitrate d'argent solide est aussi employé pour arrêter les hémorragies provenant de tout petits vaisseaux ; il a une action coagulante.

§ IV. — De l'hémostase par tamponnement des cavités naturelles

I. Tamponnement des fosses nasales.

Cette petite opération est de pratique courante, surtout dans les services hospitaliers, pour arrêter les épistaxis qui se produisent chez des sujets atteints de maladies infectieuses.

1° *Procédé de Bertherant ou de la sonde molle en gomme.* — C'est le plus simple et le plus pratique. Il suffit, pour l'appliquer, d'une sonde en gomme élastique du n° 5 ou 6, de deux tampons de gaze iodoformée, d'étoupe ou de coton, et d'un fil. On introduit dans la sonde un mandrin courbe (il n'est pas indispensable), puis on fixe à son extrémité borgne un double fil long de 50 cent. au moyen de deux nœuds coulants pris dans sa plicature, et on en ramène les deux chefs libres le long de l'instrument.

La sonde ainsi armée, saisie de la main droite qui maintient en même temps les fils appliqués contre elle, est introduite avec précaution dans le méat inférieur et glissée, la concavité en bas, le long du plancher des fosses nasales jusqu'à ce qu'elle atteigne le pharynx. On lui fait alors exécuter un mouvement de bascule pour porter son bec vers la base de la langue, on retire un peu le mandrin et on prescrit au malade de faire un mouvement d'expiration forcée qui rapproche la sonde et permet de la saisir dans le fond de la bouche avec une pince ou avec les doigts. La sonde est alors attirée au dehors par la bouche avec son fil, tandis que le mandrin qu'elle abandonne graduellement dans les fosses nasales y est maintenu de la main droite avec les chefs libres du double lien. On dégage ensuite le nœud coulant du bec de l'instrument, on le reconstitue facilement s'il s'est défait dans ce glissement, et on y engage un tampon, pas trop volumineux, sur lequel on le serre ; il faut en outre nouer solidement sur le tampon un fil long d'environ 25 cent., qui doit rester dans la bouche et servira à le retirer après cessation de l'hémorragie. Tout étant prêt, on retire le mandrin et les extrémités libres du fil double par les narines, et on amène ainsi progressivement le tampon au fond de la bouche en le guidant avec l'index gauche, qui le fixe ensuite forte-

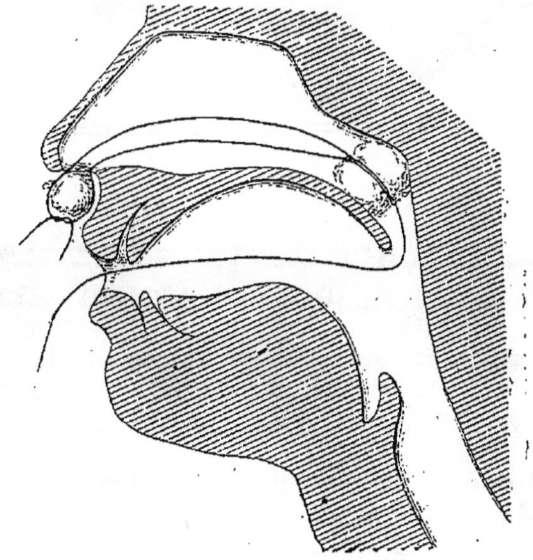

Fig. 444. — Tamponnement des fosses nasales ; disposition des tampons.

ment sur l'orifice nasal postérieur. Ceci fait, on écarte le double fil qui sort par l'orifice nasal antérieur et dans son dédoublement on dispose un deuxième bourdonnet qu'on serre par un double nœud, de manière à obturer solidement cet orifice ; les extrémités libres de ce double fil, ainsi que celles du fil qui sort par la bouche contre la commissure labiale, sont fixées sur les côtés de la région temporale par une mouche de collodion ou de diachylon (fig. 444).

Ce tamponnement doit rester en place 24 à 48 heures.

2° *Procédé de la sonde de Belloc.* — La sonde de Belloc modifiée (fig. 445) dont on se sert aujourd'hui se compose d'une sonde, d'un ressort et d'un stylet. 1° La sonde, recourbée à son extrémité, présente près de son pavillon, du côté de sa concavité, un anneau destiné à tenir fixement l'intrument et à servir d'index ; le bec est nettement coupé. Cette sonde contient dans son intérieur un ressort et un stylet. 2° Le ressort aplati, en acier ou en argent, présente du côté du bec de la sonde une sorte de bouton A en forme de cône arrondi, percé d'un trou transversal et destiné à oblitérer exactement l'extrémité ouverte de la sonde ; à son autre extrémité, il offre une courte tubulure creusée en pas de vis, dans laquelle est engagé le stylet B. 3° Le stylet C est terminé à ses

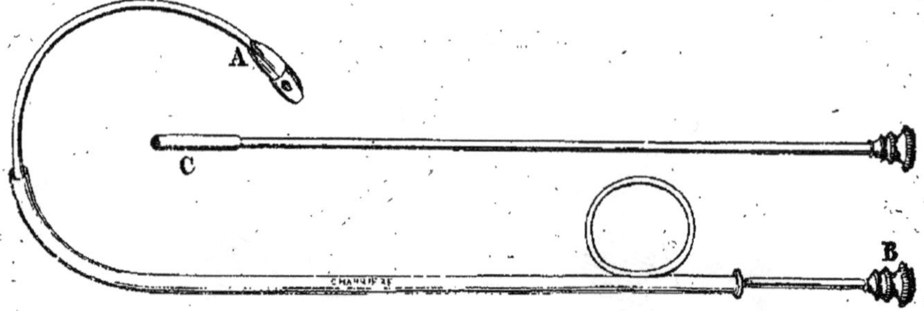

Fig. 445. — Sonde de Belloc.

deux extrémités par un pas de vis susceptible de s'adapter exactement à celui de la tubulure du ressort ; son extrémité externe porte un bouton B.

Manuel opératoire. — Préparer deux bourdonnets ou tampons de volume proportionné, l'un à l'orifice postérieur, l'autre à l'orifice antérieur de la fosse nasale à tamponner ; nouer sur le premier deux fils forts par leur partie moyenne, de manière à avoir deux chefs en avant et deux chefs en arrière.

Armer l'instrument en tournant le bouton B de droite à gauche pour dévisser le stylet qu'on attire au dehors, jusqu'à ce que son extrémité libre C s'engage dans la tubulure du ressort, dans laquelle on le serre en lui imprimant 3 à 4 tours de rotation, également de droite à gauche.

La sonde ainsi armée est introduite, la concavité en bas, dans la narine, et, lorsque son extrémité est parvenue dans le pharynx, on enfonce le stylet qui chasse ainsi le ressort dans la bouche. Le ressort, en vertu de son élasticité et de sa forme, contourne le voile du palais et présente son olive terminale qui est saisie entre le pouce et l'index de la main gauche, tandis que la main droite maintient la sonde dans la narine. Confiant alors la sonde à un aide, on engage un des chefs du fil double antérieur du bourdonnet dans le trou du bouton, on le noue à l'autre chef, puis, reprenant la sonde, on la retire par la narine, amenant ainsi le bourdonnet dans la bouche, puis sur l'orifice nasal postérieur, et on continue comme dans le procédé ci-dessus.

Lorsqu'on veut nettoyer l'instrument, on dévisse complètement le stylet, que l'on fait sortir par le pavillon de la sonde, tandis que le ressort libéré sort par l'autre extrémité ; par une manœuvre inverse on remet les choses en l'état, et l'on tourne le bouton de gauche à droite, afin de faire franchir au stylet la tubulure à vis du ressort.

Parmi les autres procédés d'hémostase, nous signalerons le rhinobion de Martin-Saint-Ange, composé d'une canule et d'un sac de baudruche que l'on insuffle après introduction dans la narine ; la pelote à insufflation de Gariel, qui se manœuvre de la même manière. Hermann conseille de ne pas tamponner toute la narine, mais de rechercher la fosse ou le méat siège de l'hémorragie et de le tamponner alors directement avec un petit tampon de ouate placé à l'aide d'une pince ; ce moyen est souvent d'une application difficile. L'élévation des bras et les inspirations profondes sont un moyen adjuvant d'hémostase fort connu.

II. Tamponnement du rectum.

On doit y recourir lorsque les lavements d'eau très chaude à 50° ou d'eau glacée, l'introduction de fragments de glace à angles émoussés, la forcipressure ou la ligature du vaisseau ouvert, etc., ont été incapables d'arrêter l'hémorragie.

Le malade sera couché dans la situation ordinaire pour l'examen du rectum, c'est-à-dire sur le côté droit par exemple, le membre droit étendu, la cuisse gauche fléchie sur le bassin, soit encore sur le dos, les cuisses fléchies. L'opération est grandement facilitée par l'emploi du dilatateur anal de Nicaise.

Les procédés de tamponnement sont : 1° l'*introduction d'un pessaire à air* de Gariel, enduit de vaseline ou d'huile, que l'on insuffle après l'avoir convenablement placé ; cet appareil est souvent mal toléré ou insuffisant ;

2° L'*introduction de bourdonnets* d'étoupe ou de charpie assez gros, reliés entre eux en queue de cerf-volant à l'aide d'un fil solide ; on les refoule successivement avec l'index le plus haut possible et en quantité suffisante pour obtenir la distension de l'ampoule rectale; il sera bon de saupoudrer d'iodoforme les tampons qui doivent être en contact direct avec la plaie;

3° *Le tamponnement par l'éponge ou procédé d'Allingham.* — On prend une éponge ordinaire ayant la forme d'un cône creux au fond duquel on fixe en anse un fort cordonnet de soie. Sur l'index préalablement introduit dans le rectum et servant de guide, on fait pénétrer l'éponge dans l'anus, la pointe la première, au moyen d'une sonde ou d'une tige rigide, et on l'enfonce à environ 12 à 15 cent. au-dessus du sphincter, en laissant pendre le fil de soie hors de l'anus. On remplit alors l'espace existant entre l'éponge et le sphincter avec de l'étoupe, de la ouate en gros bourdonnets saupoudrés d'alun, de persulfate de fer ou d'iodoforme, puis on comprime le tout, en tirant de la main droite sur le fil de l'éponge, tandis que la gauche refoule vigoureusement le tampon en sens inverse, c'est-à-dire en haut. Par suite de cette manœuvre, l'éponge s'ouvre comme un parapluie et détermine une compression exacte des parties. Ces tampons, d'après Allingham, peuvent rester huit et même quinze jours en place, si on a le soin d'administrer de l'opium à doses suffisantes pour entretenir la constipation ; généralement ils permettent le passage des gaz, et, du reste, on pourrait passer préalablement une sonde à travers l'éponge. Je pense qu'il y a tout avantage à tremper l'éponge et les tampons dans de l'eau boriquée très chaude, à 50°, et à les saupoudrer d'une petite quantité d'iodoforme pour assurer l'hémostase et l'antisepsie. Ce procédé est préférable aux précédents.

III. Tamponnement du vagin.

Il n'est guère employé que contre les hémorragies utérines ayant résisté aux autres moyens classiques (irrigations à l'eau très chaude, etc.).

Préparer un assez grand nombre de boulettes ou de bourdonnets aseptiques de ouate ou d'étoupe et entourer d'un fil, à la manière d'une queue de cerf-volant, ceux qui seront introduits les premiers et mis en contact avec l'orifice utérin ; on peut aussi fixer à chacun des bourdonnets un fil isolé pour faciliter leur extraction ultérieure. Les premiers tampons seront saupoudrés d'iodoforme ou enduits de vaseline iodoformée. On emploie également des bandes de gaze soit au sublimé à 1 p. 2000, soit iodoformées.

La malade étant placée dans la position ordinaire pour l'examen du vagin, et la vessie ayant été préalablement évacuée, on introduit un spéculum cylindrique de gros calibre ou un écarteur de Sims ; à défaut d'instrument, on se contente de placer deux doigts à la vulve, leur face dorsale refoulant en bas la paroi postérieure du vagin, tandis que leur face palmaire servira de conducteur aux tampons. On fait préalablement un lavage antiseptique à l'eau très chaude. Ensuite, avec des pinces, on met un premier tampon sur le museau de tanche, puis on en dispose d'autres successivement autour et dans les culs-de-sac vaginaux, et enfin on achève de remplir le vagin jusque vers son orifice externe. Il faut avoir à sa disposition une grande quantité de ouate, étant données les dimensions et l'extensibilité des parois vaginales ; cependant quelques gynécologistes, et en particulier Hegar et Kaltenbach, conseillent de ne pas produire une extension exagérée des parois du vagin et surtout de ne pas écarter les lèvres de l'orifice externe, en laissant libre la partie inférieure du canal vaginal, car la tension trop grande de cette partie du vagin fatigue souvent les malades, qui ne peuvent uriner. Un bandage en T maintient le tout.

Un tamponnement ainsi appliqué ne doit pas rester en place plus de douze à vingt-quatre heures.

Cette opération peut aussi se pratiquer au moyen de la pelote à insufflation de Gariel (V. fig. 182, p. 279), du colpeurynter de Siebold et Braun qui est un appareil analogue, de grosses éponges molles et humides munies de fils pour faciliter leur extraction.

IV. Tamponnement intra-utérin.

Le tamponnement intra-utérin peut être nécessité soit par une hémorragie abondante succédant au raclage ou à la cautérisation intra-utérine, soit par une hémorragie post-partum, hémorragie ayant résisté à la thérapeutique usuelle des irrigations chaudes de 45 à 50°.

Auvard conseille d'opérer de la manière suivante : Pour les hémorragies opératoires, on continue à maintenir le col avec les pinces à crochets et on enfonce soit avec un doigt, soit avec une longue pince, une longue bande de gaze iodoformée qu'on fera progressivement pénétrer jusqu'à ce que la cavité utérine soit complètement remplie. L'extrémité de la bande pend à la vulve ; il suffit de la tirer, environ 12 heures après, pour enlever le pansement hémostatique.

Pour les hémorragies qui suivent la délivrance, la femme est placée dans la position vulvaire et anesthésiée si elle est indocile. Après nettoyage antiseptique de la vulve et du vagin et après cathétérisme vésical, on saisit la lèvre antérieure du col, puis la postérieure, avec des pinces à griffes ; le col est ainsi amené à la vulve en même temps qu'un aide appuie sur le fond de l'utérus pour favoriser l'abaissement. Si le col examiné n'est pas le siège de l'hémorragie, auquel cas il y aurait lieu à ligature et à suture, on lave abondamment la cavité utérine de manière à expulser les caillots qui sont, en cas de difficulté, cueillis avec deux doigts. On porte ensuite dans la cavité utérine, à l'aide d'une pince ou des doigts, l'extrémité d'une bande de gaze iodoformée, ou de gaze ordinaire préalablement trempée dans une solution de bichlorure à 1 p. 2000 et bien exprimée à la suite ; la bande aura 5 mètres de long et $0^{m},30$ de large et sera pliée en double sur sa largeur qui devient ainsi de 15 centimètres. La cavité utérine et la cavité cervicale seront remplies ; puis on introduira dans le vagin autant de gaze que possible.

Le tampon est enlevé au bout de 12 à 14 heures ; son ablation devra être suivie d'une injection vaginale antiseptique.

CHAPITRE V

PROCÉDÉS SIMPLES D'ÉVACUATION DES COLLECTIONS LIQUIDES
(INCISION, PONCTION SIMPLE, PONCTION ASPIRATRICE)

§ I. — INCISION.

Il ne sera question dans ce paragraphe que des incisions destinées à l'ouverture des collections et des abcès superficiels, sous-cutanés ; les procédés d'incision applicables aux collections profondes appartiennent à la chirurgie générale et sont décrits dans les traités de médecine opératoire. L'emploi du thermo-cautère et des différents caustiques a été exposé au chapitre de la *Cautérisation*.

Instruments. — Les instruments nécessaires sont : 1° un bistouri légèrement convexe et ayant sa pointe dans l'axe de la lame ; le bistouri à lame fixe sur le manche offre plus de sécurité et est mieux approprié au nettoyage antiseptique que le bistouri de trousse à lame articulée ; 2° des ciseaux droits, pour agrandir les incisions en cas de besoin ; 3° une sonde cannelée ; 4° une pince à dissection. Pour l'ouverture des abcès peu volumineux, tels que les abcès gingivaux, les petits abcès furonculeux, la lancette est suffisante.

Opération. — La peau sera préalablement rasée et désinfectée. L'incision sera autant que possible placée et dirigée de manière à être masquée par les plis cutanés dans les régions exposées à la vue ; on s'efforcera de lui donner du premier coup la longueur nécessaire.

L'opérateur saisit le bistouri de la main droite soit comme une plume à écrire (fig. 446), le tranchant en haut ou en bas suivant les cas, si l'incision doit être peu étendue, soit comme un archet de violon si l'abcès doit être largement ouvert (fig. 447). De la main gauche il tend convenablement la peau entre le pouce placé d'un côté

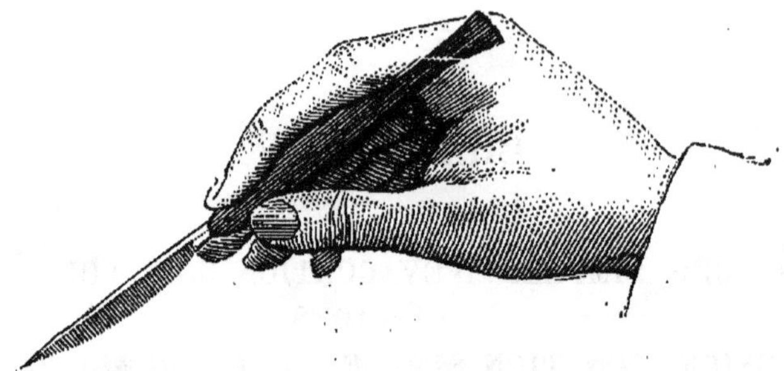

Fig. 446. — Bistouri tenu comme une plume à écrire.

de la ligne d'incision décidée et les autres doigts situés de l'autre côté (fig. 448); dans certains cas, il fera tendre la peau d'un côté par l'extrémité des quatre doigts réunis d'un aide, tandis qu'il placera ses doigts de l'autre côté.

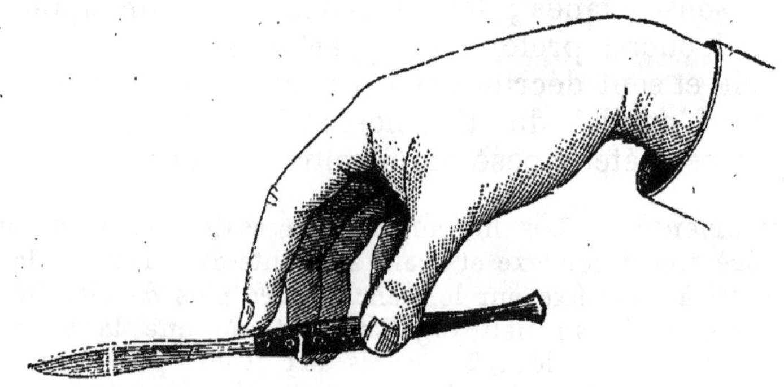

Fig. 447. — Bistouri tenu comme un archet de violon (d'après Chalot).

Enfoncer alors la pointe du bistouri perpendiculairement jusqu'à la profondeur voulue, incliner ensuite la lame à 45° environ, en même temps qu'on la fait marcher dans la ligne à inciser, et au moment de terminer, relever perpendiculairement l'instrument pour éviter les queues ou les échappées.

Si l'on emploie la lancette, sa lame étant disposée de manière à former un angle obtus d'environ 125° avec le manche, on la saisit vers son talon entre le pouce et l'index un peu fléchis, tandis que le petit doigt et l'annulaire prennent point d'appui sur les téguments : alors, étendant brusquement l'index et le pouce, enfoncer la lame perpen-

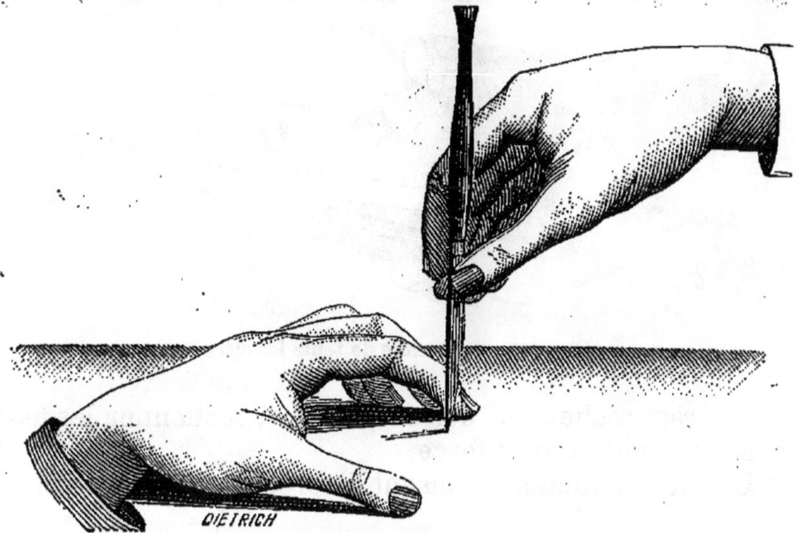

Fig. 448. — Incision des tissus (d'après Chalot).

diculairement dans les tissus, et agrandir l'incision en retirant l'instrument par un léger mouvement de supination qui porte sa pointe en avant et le manche en arrière.

Manière d'agrandir les incisions. — Les incisions et les ouvertures spontanées reconnues trop petites peuvent être agrandies soit avec le bistouri seul, soit avec le bistouri et la sonde cannelée, soit avec les ciseaux.

1° Glisser à plat le bistouri dans la cavité, le retourner le tranchant en haut lorsque la pointe est arrivée au point voulu, et inciser alors franchement les tissus du talon vers la pointe, ou bien encore faire ressortir celle-ci à travers les téguments et couper en retirant à soi l'instrument.

2° Il est plus prudent d'introduire d'abord dans la cavité la sonde cannelée, tenue par son ailette de la main gauche entre le pouce en haut et l'index et le médius sur l'autre face. Placer alors la pointe du bistouri dans la cannelure, tenir l'instrument un peu obliquement et le pousser en sectionnant les tissus devant lui jusqu'à l'extrémité de la sonde ; le redresser verticalement en terminant.

3° Si l'on se sert des ciseaux, les tenir le pouce engagé dans l'anneau supérieur, l'annulaire dans l'autre, tandis que l'index et le médius soutiennent l'instrument (fig. 449) ; glisser alors la lame inférieure sous le point à inciser et,

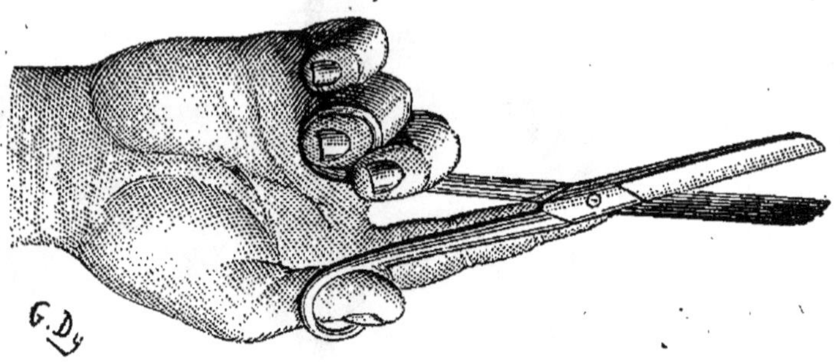

Fig. 449. — Manière de tenir les ciseaux.

par le rapprochement des deux lames, sectionner les tissus brusquement et avec force.

Les décollements s'incisent d'après les mêmes procédés.

§ II. — Ponction évacuatrice simple, ponction aspiratrice.

La ponction évacuatrice est une opération qui consiste à enfoncer à travers les tissus un instrument peu volumineux, à pointe acérée, afin de donner issue à une collection liquide. On doit toujours prendre les précautions antiseptiques les plus minutieuses à l'égard des instruments et de la région à ponctionner.

La ponction est *simple* lorsqu'on laisse écouler librement le liquide à l'air ; elle est dite *aspiratrice* lorsque le liquide est attiré par aspiration dans un récipient dans lequel on a préalablement fait le vide.

I. **Ponction simple ou ordinaire.**

Elle se pratique soit avec le bistouri ou la lancette, soit avec un trocart ou un aiguille tubulée.

1° *Ponction avec le bistouri et la lancette.* — Elle n'est guère employée que pour les petits abcès et les kystes superficiels. C'est une incision très étroite qui se fait d'après les règles données au paragraphe précédent : le bistouri tenu comme une plume à écrire, le tranchant en avant ou en arrière, tandis que le petit doigt et l'annulaire prennent point d'appui sur les téguments, est enfoncé brusquement et perpendiculairement par l'extension brusque des doigts qui le tiennent, de manière à pénétrer d'un seul coup dans le foyer ; on le retire sans modifier sa position. Avec la lancette on procède comme il a été indiqué à propos des incisions, sauf qu'on ne fait pas basculer la lame en la retirant.

2° *Ponction avec le trocart.* — On se sert du trocart pour évacuer soit les grandes collections liquides (abcès, kystes) du tissu cellulaire, des muscles, etc., soit les épanchements formés dans les cavités normalement closes (péritoine, plèvre, etc.), soit les sécrétions retenues dans les réservoirs dont le conduit excréteur est oblitéré (vessie, vésicule biliaire). La ponction simple est le plus souvent remplacée par la ponction aspiratrice.

Instruments. — Le trocart (fig. 450) se compose : 1° d'une tige en acier, appelée poinçon, fixée sur un manche solide, et à extrémité acérée en forme de pyramide à trois pans ; 2° d'une canule métallique dans laquelle glisse le poinçon, et un peu plus courte que lui. Le volume des trocarts et leur forme sont très variés.

Pour éviter qu'en pénétrant dans les tissus le rebord terminal de la canule ne forme un obstacle, M. Mathieu, sur les indications de M. Moutard-Martin, a construit le trocart de telle sorte qu'en arrière de la lame piquante se trouve une dépression circulaire, dans laquelle vient se loger l'extrémité de la canule taillée en bec de flûte mousse et ne faisant plus ainsi aucune saillie.

Opération. — Les trocarts seront nettoyés en se conformant aux règles données à la technique générale des pansements ; ils ne peuvent être bien aseptisés que par l'ébullition ou la mise à l'autoclave ; on fera dans leur lumière des injections avec la solution phéniquée forte. Après l'avoir lubrifié avec de l'huile phéniquée ou de la vaseline iodoformée, le trocart est saisi de la main droite en pronation, comme un couteau à découper, le manche fixé dans la paume de la main par les deux derniers doigts, le pouce et le médius placés un peu en avant du manche autour de la corolle du tube et l'index étendu sur la canule, de manière à limiter la longueur destinée à pénétrer. La région à ponctionner étant alors tendue, on enfonce le le trocart d'un coup sec et brusque, perpendiculairement, parfois obliquement, dans la collection à évacuer ; si la cavité est peu étendue, il est préférable de l'y faire pénétrer progressivement pour ne pas perforer les deux parois.

La ponction faite, on fixe la canule entre le pouce et l'index de la main gauche et on retire le poinçon ; il est quelquefois nécessaire de pousser un peu la canule en sens

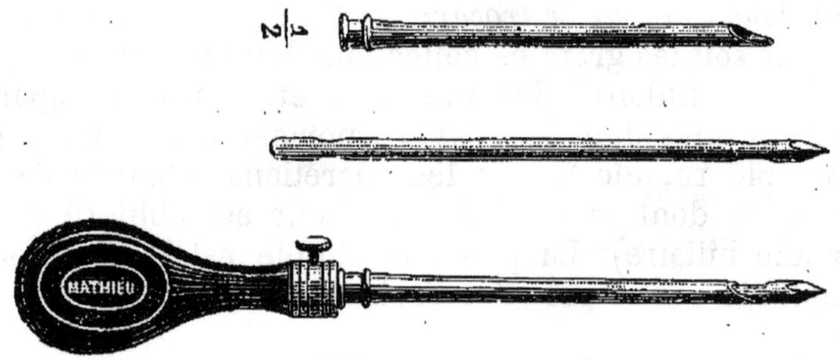

Fig. 450. — Trocart à poinçon mobile.

inverse pendant l'extraction du poinçon. On veille ensuite à ce que l'extrémité de la canule ne presse pas contre les parois de la poche et que, bien maintenue en place, elle ne sorte pas de la cavité par suite du retrait subi par celle-ci au fur et à mesure de son évacuation. Si l'écoulement s'arrête brusquement, sans que la canule se soit déplacée, on introduit dans celle-ci un stylet ou un mandrin mousse pour la désobstruer.

Lorsque le liquide est évacué, on retire la canule de la main droite sans brusquerie, parallèlement à son axe et souvent par un léger mouvement de rotation, tandis que les doigts de la main gauche fixent les tissus autour de la canule pour les empêcher d'être tiraillés. Dans les cas où l'on veut faire suivre la ponction d'une injection, on adapte sur le pavillon de la canule une seringue chargée du liquide choisi et on pousse lentement le piston en évitant de distendre les parois de la cavité ; le liquide est ensuite abandonné ou bien évacué. Guyon, pour l'hydrocèle, fait pénétrer l'injection non pas avec une seringue, mais à l'aide d'un entonnoir qu'il fixe sur la canule.

II. Ponction aspiratrice.

Elle a pour but d'empêcher la pénétration de l'air dans la cavité ponctionnée. L'aspiration des collections liquides n'est pas de date récente ; on en retrouve de nombreuses traces dans les anciens auteurs. On se servait autrefois de seringues aspiratrices diverses, pyulcons, etc. (Jean de Vigo, Dionis, etc.) ; de nos jours, Laugier, van der Corput proposèrent des instruments aspirateurs, mais, en réalité, c'est Dieulafoy qui par l'invention de son aspirateur (1869) a été le véritable promoteur de l'aspiration appliquée méthodiquement aux collections liquides. Depuis lors, un certain nombre d'appareils ont été inventés ; nous décrirons les plus usités et les plus pratiques.

Instruments aspirateurs. — Ces appareils sont basés les uns, et c'est le plus grand nombre, sur l'aspiration par le vide, d'autres sur l'aspiration par siphon hydraulique. Parmi les premiers se classent l'instrument de Dieulafoy, qui produit le vide dans une seringue servant directement à l'aspiration ; les appareils de Castiaux, de Béhier, de Potain, de Ruault, munis d'une pompe aspirante qui détermine le vide dans un récipient isolé où se rend le liquide aspiré ; ceux de Fleuret, de Régnard et Thenot, qui font le vide dans un réservoir par la condensation et la vaporisation d'une petite quantité d'eau ou d'éther (asp. de Gibard). Le siphon hydraulique de Tachard est un des rares spécimens des appareils du second groupe.

Tous ces aspirateurs nécessitent l'emploi de trocarts variés ou d'aiguilles tubulées ; ces dernières ne conviennent guère que pour la ponction exploratrice, car leur extrémité effilée fait courir le risque de léser les deux parois des cavités.

On se sert aussi de ces appareils pour faire suivre l'aspiration d'une injection dans la cavité : seul l'aspirateur de Dieulafoy donne une sécurité suffisante contre l'introduction de l'air pendant cette manœuvre.

Quel que soit l'aspirateur employé, il faut toujours le faire manœuvrer à blanc avant l'opération, afin de se rendre compte de son fonctionnement et de se remettre en mémoire le jeu des divers robinets. Les précautions antiseptiques habituelles sont prises ; la ponction s'exécute conformément aux règles données plus haut, sauf que les aiguilles tubulées doivent être introduites par un mouvement de pression combiné à la rotation.

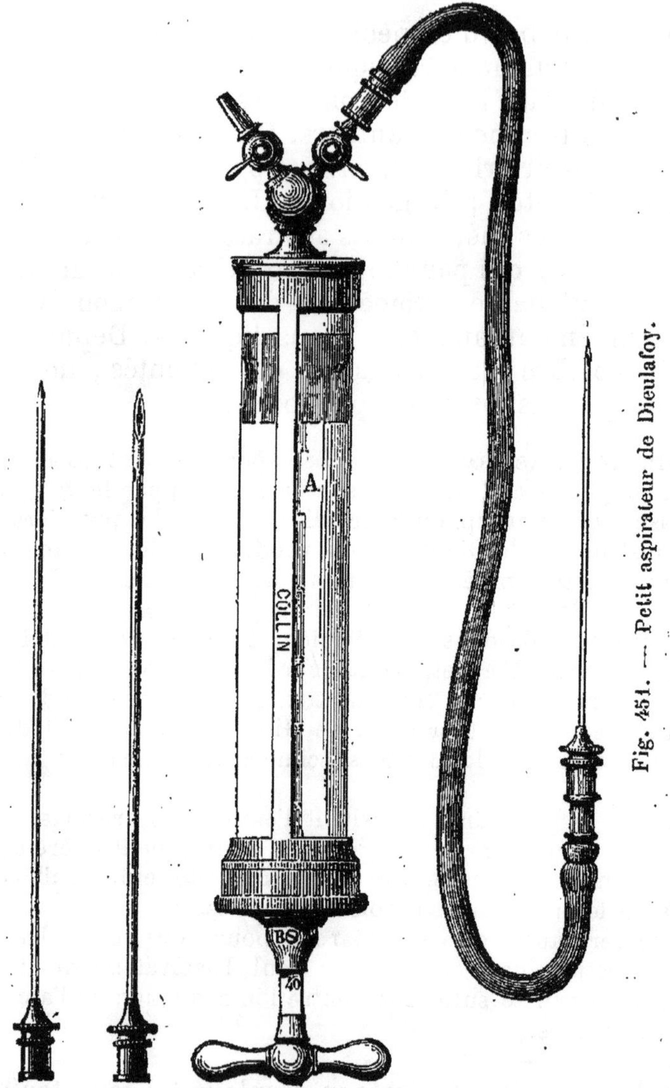

Fig. 451. — Petit aspirateur de Dieulafoy.

Il peut être utile parfois d'obtenir d'abord l'anesthésie locale.

1° **Appareil de Dieulafoy.** — Il en existe deux modèles, un petit et un grand, dont le maniement diffère légèrement ; dans les deux, les aiguilles à pointe en biseau et les trocarts se montent sur un tube en caoutchouc qui va s'adapter à frottement à un des robinets de la pompe : les trocarts ont en outre un ajutage supplémentaire indépendant et à robinet.

a. *Petit appareil* (fig. 451). — Il se compose d'un corps de pompe cylindrique en cristal, de la contenance d'environ 60 gr., dont les deux extrémités sont fermées par des armatures métalliques. L'armature inférieure est munie de deux robinets ; l'armature supérieure livre passage à la tige graduée du piston, qui possède vers sa partie inférieure une encoche, A, servant de point d'arrêt pour immobiliser le piston sur cette armature supérieure lorsqu'il est arrivé à la fin de sa course, c'est-à-dire lorsque le vide est obtenu dans la seringue.

Pour se servir de l'appareil, on ferme les deux robinets inférieurs et on opère le vide en attirant en haut le piston, qu'on fixe alors au moyen de l'encoche, en lui faisant exécuter un léger mouvement de rotation. Le tube en caoutchouc armé de son aiguille étant ensuite ajusté sur un des robinets, on ponctionne la partie malade et on ouvre le robinet, ce qui permet, comme l'a dit Dieulafoy, de marcher le vide à la main et d'enfoncer l'aiguille jusqu'à ce qu'on ait rencontré la collection. Lorsque la seringue est remplie, on ferme le robinet qui correspond au tube et on ouvre l'autre, puis, poussant le piston, on vide l'appareil. Ceci fait, si la cavité n'est pas vidée, on ferme ce dernier robinet, on fait de nouveau le vide et on rouvre le robinet correspondant au tube, et ainsi de suite jusqu'à évacuation jugée suffisante.

Si l'on veut faire suivre l'évacuation d'une injection, on adapte au second robinet un tube en caoutchouc qui va plonger dans le liquide à injecter, on ferme le robinet du côté du trocart et on aspire la solution ; ensuite, on ferme le robinet du côté du tube plongeant dans la solution, on ouvre celui du trocart et on refoule le liquide médicamenteux dans la cavité.

b. *Grand appareil.* — Il est destiné à faciliter l'évacuation des collections abondantes sans répéter aussi fréquemment qu'avec le petit appareil les différentes manœuvres. Le modèle (fig. 452) construit par M. Mathieu présente l'avantage de se monter sur la boîte même qui le renferme.

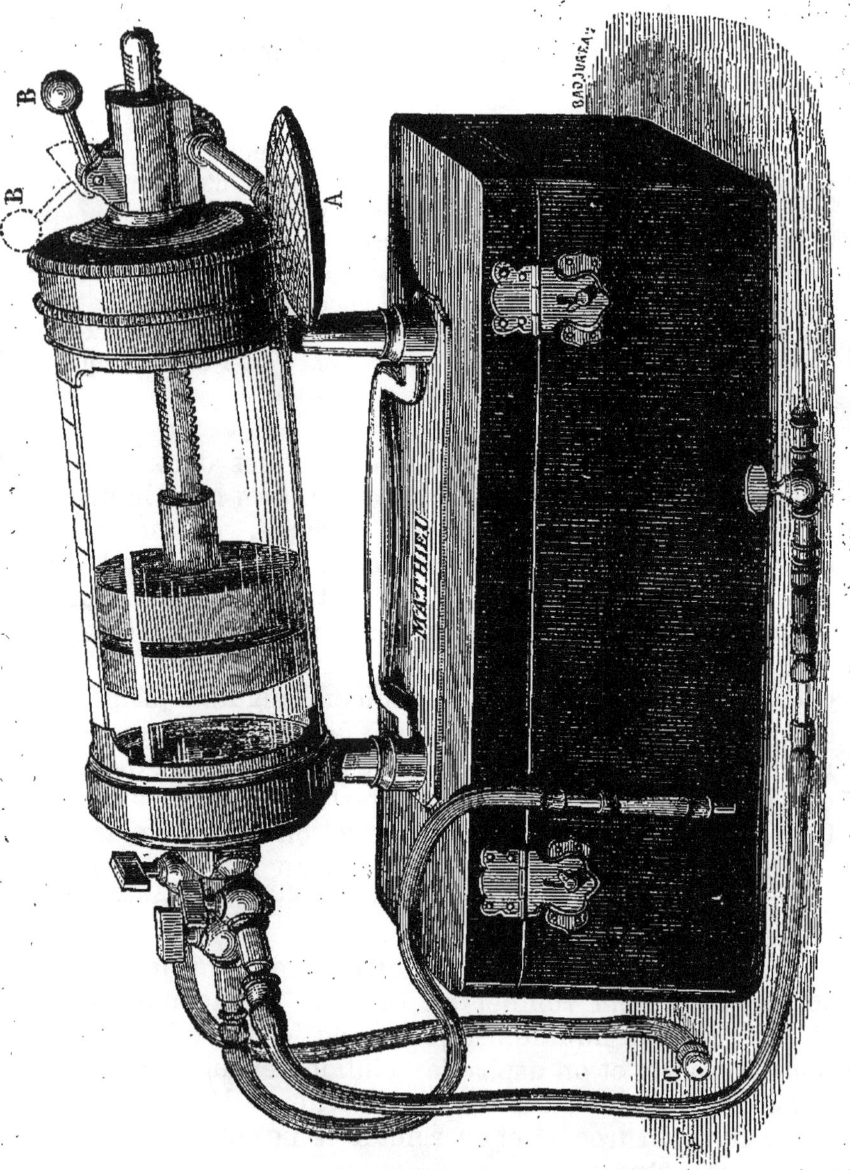

Fig. 452. — Grand appareil de Dieulafoy.

Après l'avoir mis en position, on ferme tous les robinets, on fixe le tube en caoutchouc à index en verre sur un des robinets externes, et l'on obtient le vide en faisant remonter le piston au moyen de la clef à crémaillère A, le piston parvenu au bout de sa course est fixé par le mécanisme à arrêt B. On exécute alors la ponction avec le trocart dont l'ajutage à robinet est fermé, puis on ajuste sur lui le tube en caoutchouc et on ouvre le robinet du trocart et celui de l'aspirateur qui lui correspond. L'appareil une fois rempli, on ferme ce dernier robinet et on ouvre celui du milieu pour donner issue au liquide refoulé par le piston, que l'on fait descendre à l'aide de la clef. La manœuvre est répétée suivant les besoins.

Pour faire une injection consécutive, le piston étant au bas de la pompe, fermer le robinet médian et celui du tube aspirateur, et ouvrir le robinet correspondant du tube C qui plonge dans le liquide à injecter ; aspirer la solution et, lorsque la pompe est remplie, fermer le robinet de C et ouvrir celui du tube ajusté au trocart, et enfin refouler le liquide par la manœuvre du piston.

2° **Aspirateur de Potain.** — Cet appareil est une modification des aspirateurs de Castiaux et de Béhier ; il pré-

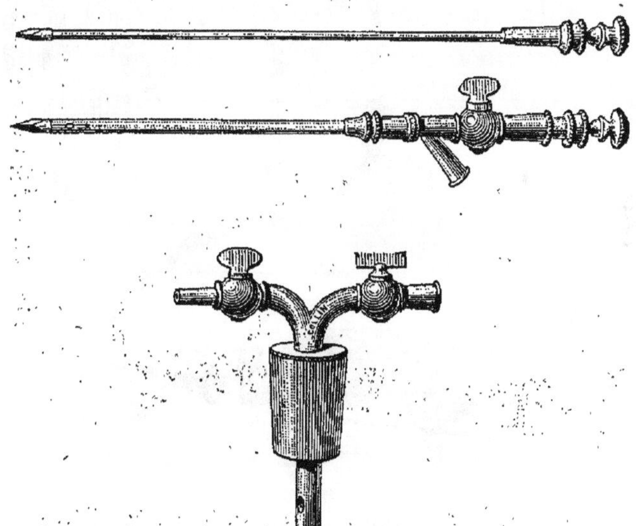

Fig. 453. — Bouchon et trocarts de l'appareil de Potain.

sente une pompe aspirante et foulante avec laquelle on fait le vide dans un flacon quelconque obturé par un bouchon de caoutchouc à deux robinets, un pour le trocart, un pour la pompe (fig. 453). Les deux figures de l'appareil construit par M. Galante (fig. 454 et 455) nous dispensent d'une longue description ; dans ce modèle l'embout terminal A de la seringue sert à faire l'aspiration, et l'embout latéral B,

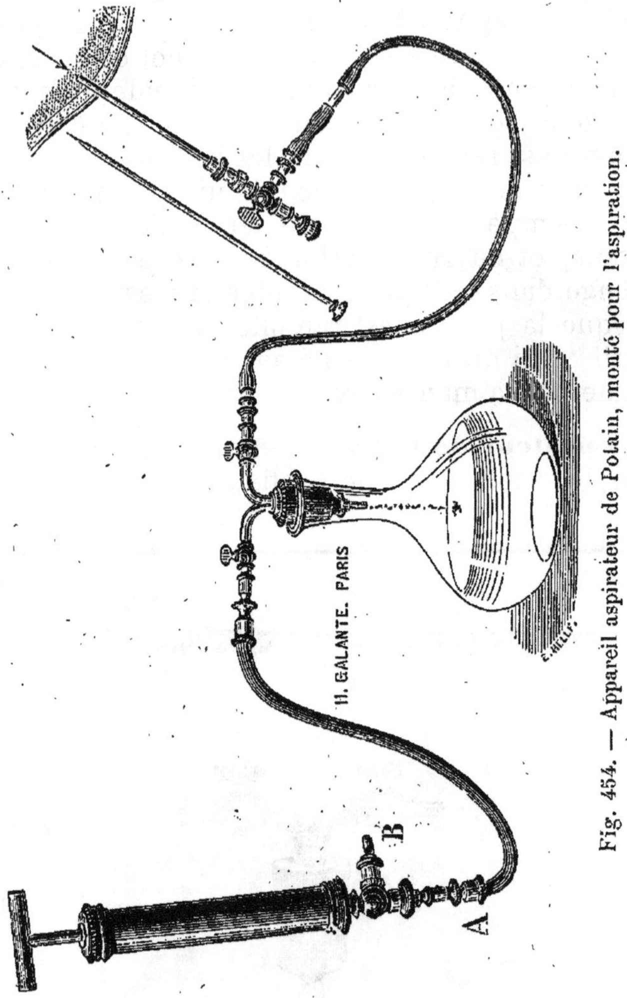

Fig. 454. — Appareil aspirateur de Polain, monté pour l'aspiration.

à l'injection, tandis que dans les modèles Mathieu et Collin, c'est l'inverse.

Pour se servir de l'appareil comme aspirateur, on le dispose suivant la manière indiquée figure 454 ; avant d'adapter sur le récipient choisi le bouchon en caoutchouc à deux tubulures, on doit retirer le tube en caoutchouc ajusté à son extrémité inférieure. Fermant le robinet du bouchon qui correspond au tube du trocart et ouvrant celui du côté de la pompe, on fait le vide dans la bouteille par des mouvements réitérés de va-et-vient du piston de la

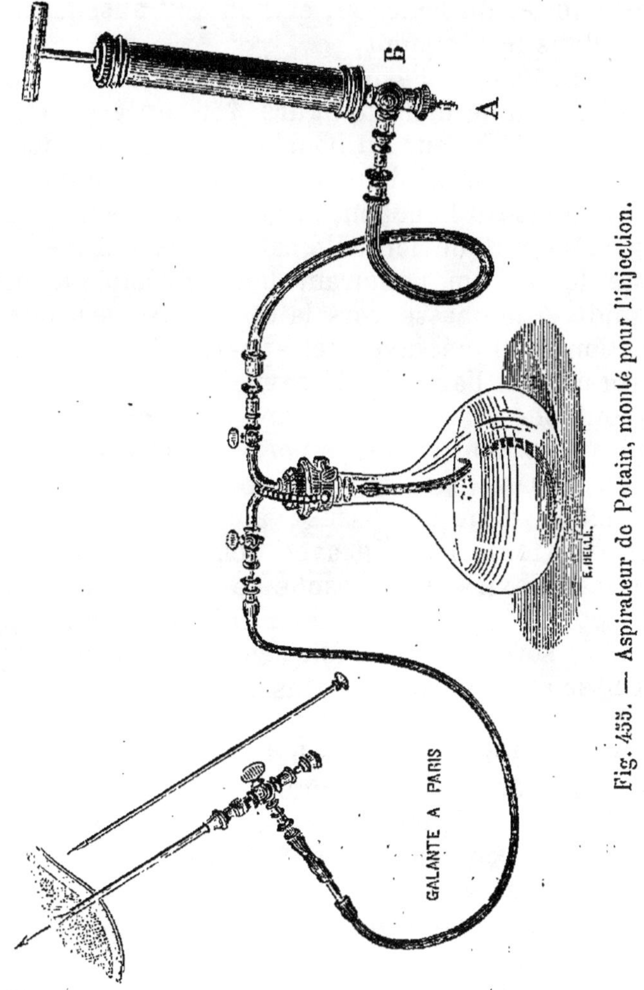

Fig. 455. — Aspirateur de Potain, monté pour l'injection.

pompe, puis on ferme son robinet. Le trocart, muni d'un petit ajutage dont le robinet est fermé, est alors enfoncé dans la cavité ; dès qu'il a pénétré, on fixe l'extrémité libre du tube en caoutchouc à index en verre sur l'embout latéral de son ajutage, on retire ensuite le poinçon qui présente vers son extrémité un renflement destiné à déterminer son arrêt dès que dans son mouvement de glissement dans la canule il a dépassé le robinet de l'ajutage : on est ainsi assuré contre l'introduction de l'air. A ce moment, on ouvre le robinet de l'ajutage et celui situé sur le tube correspondant du bouchon, et l'on voit aussitôt le liquide arriver dans le récipient.

Pour faire suivre l'aspiration d'une injection, on dispose l'appareil comme dans la figure 455, après avoir replacé sur l'embout inférieur du bouchon le tube qui doit plonger dans le liquide versé dans le récipient. On ouvre alors les deux robinets du bouchon, et au moyen de la pompe, sur l'ajutage latéral de laquelle est fixé le tube en tissu, on refoule de l'air qui, pénétrant dans le récipient, comprime le liquide et le chasse vers la cavité. Nous avons dit que l'injection pratiquée avec cet appareil fait courir le risque d'introduire de l'air dans la cavité.

Laboulbène a fait subir à l'appareil de Potain quelques modifications dont la plus importante porte sur la construction du trocart (fig. 453) et a pour but de faciliter son introduction dans les tissus : à l'extrémité de la canule existe une fente latérale avec deux yeux placés sur son trajet; cette extrémité se cache dans une rainure pratiquée sur le poinçon, en arrière du renflement qui supporte la pointe, de sorte que, une fois armé, le trocart est parfaitement lisse et pénètre avec plus de facilité.

3° **Siphon ou aspirateur hydraulique de Tachard.** — Ce siphon, dans son plus grand état de simplicité, a été inventé par M. Tachard en 1874 : il se compose (fig. 456) d'un tube en caoutchouc de $1^{m},20$ de long et du diamètre de ceux en usage pour les irrigateurs; à l'une de ses extrémités on adapte un robinet ordinaire, à l'autre on place sur un ajutage en verre un second robinet muni d'une canule tranchante. Remplir alors d'eau tout l'appareil, chasser exactement l'air qu'il contient, ponctionner et, pour produire l'écoulement régulier, ouvrir simultanément les deux robinets. Il est absolument nécessaire que le robinet inférieur plonge dans un vase plein d'eau, afin d'éviter la pénétration de l'air.

Cet appareil, dit l'auteur, peut encore être simplifié, car il suffirait, pour le faire, de deux presse-artères, d'un tube en caoutchouc et d'une aiguille tubulée solidement fixée sur le tube.

En 1876, Tachard a fait construire, par M. Galante, un appareil basé sur le même principe, mais pouvant servir au lavage après ponction.

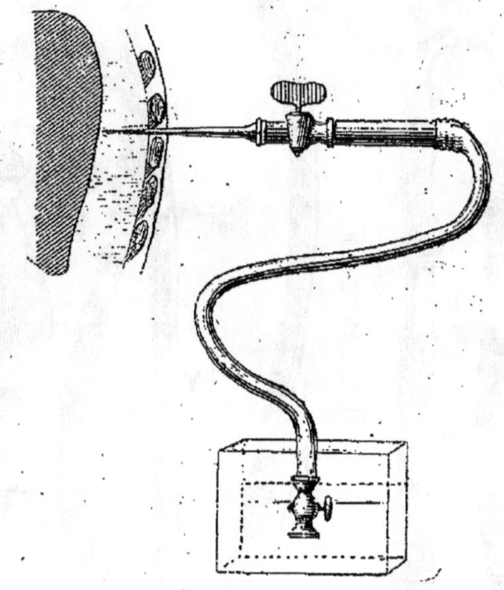

Fig. 456. — Aspirateur de Tachard.

Il se compose essentiellement (fig. 457) d'un tube en U (BC), muni sur sa convexité d'un ajutage à robinet A qui s'adapte au trocart choisi. L'une des branches de l'U (B) est mise en communication, par l'intermédiaire du robinet *r*, avec un tube NN portant une poire foulante en caoutchouc ; l'autre branche C est reliée, par le robinet *r*, au tube évacuateur MM, long de 1 mètre à 1^{m},50.

L'appareil étant monté, remplir tout le système d'eau à l'aide de quelques pressions exercées sur la poire en caoutchouc, et fermer les robinets : le siphon est amorcé. Ponctionner alors et ouvrir le robinet du tube évacuateur, dont l'extrémité plonge dans un vase rempli d'eau. Pour pratiquer ensuite le lavage, fermer le robinet d'évacuation, plonger l'extrémité du tube de la pompe dans le liquide à injecter, ouvrir le robinet de ce côté, et, par quelques pressions, chasser le liquide dans la cavité. Alors, par un simple jeu de robinets, facile à comprendre, on remet le siphon en action, en alternant les manœuvres suivant les besoins.

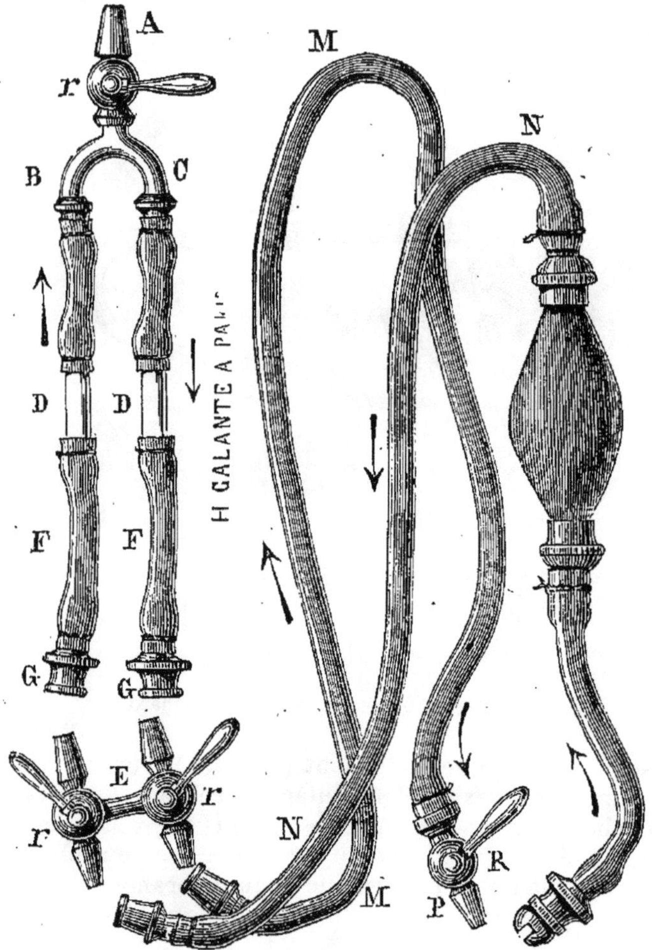

Fig. 457. — Aspirateur de Tachard.

Cet appareil, d'après E. Bœckel, est excellent pour laver la plèvre et les abcès par congestion, et offre l'avantage de ne pas renfermer de piston susceptible de se détériorer.

III. **Ponction exploratrice.**

La ponction exploratrice a pour but de s'assurer de la présence et de la nature d'une collection liquide ou d'extraire quelques parcelles d'une tumeur solide pour reconnaître sa constitution.

On la pratique avec des aiguilles tubulées ou avec des trocarts spéciaux, parfois même avec de simples aiguilles à acupuncture.

La plupart des ponctions exploratrices dirigées contre des collections liquides s'exécutent à l'aide d'une des aiguilles tubulées d'un appareil aspirateur, et on procède comme si l'on voulait faire une véritable ponction évacuatrice ; on se reportera donc au paragraphe précédent.

Lorsqu'on veut retirer un petit fragment d'une tumeur solide, on peut se servir à la rigueur de l'aiguille creuse de

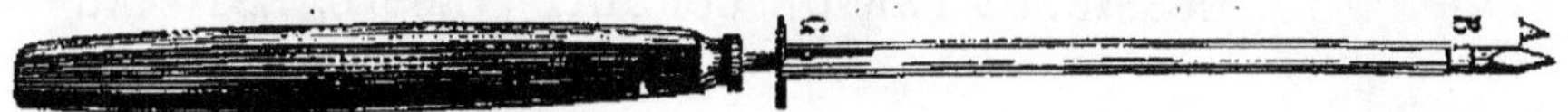

Fig. 458. — Trocart explorateur à emporte-pièce.

Dieulafoy, mais il est préférable de recourir à des trocarts spéciaux, parmi lesquels nous signalerons : 1° le kélectome de Küss, composé d'une tige à extrémité en forme de harpon ; 2° l'instrument de Middeldorpf, contitué par une tige glissant dans une canule et portant à son extrémité une petite pince à mors creux qui s'écartent ou se referment à volonté en les faisant jouer dans la canule ; cet auteur a aussi réuni en un seul instrument le sien, celui de Küss et celui de Bouisson ; 3° le trocart explorateur de Mathieu (fig. 458), disposé de telle sorte que, après introduction dans les tissus, l'extrémité de la canule, poussée en avant vers la pyramide piquante du trocart, vient sectionner un fragment de la tumeur et le maintient dans une sorte d'encoche portée sur le poinçon.

La ponction exécutée avec ces intruments ne présente rien de spécial en dehors des manœuvres tenant à leur construction.

CHAPITRE VI

PROCÉDÉS D'ÉVACUATION DES GRANDES CAVITÉS NORMALES ACCESSIBLES PAR UN CONDUIT (VESSIE, ESTOMAC)

ARTICLE PREMIER

ÉVACUATION DE LA VESSIE. CATHÉTÉRISME ET LAVAGE

L'opération exécutée dans le but d'évacuer la vessie par le canal de l'urètre a reçu le nom de *cathétérisme des voies urinaires*, nom tiré du terme générique « cathéter », servant à désigner les instruments avec lesquels on la pratiquait et qui aujourd'hui sont appelés sondes urétrales.

Le cathétérisme doit être décrit séparément pour l'homme et pour la femme, en raison de la différence des manœuvres nécessitées par la conformation spéciale du canal de l'urètre.

§ I. — Cathétérisme de l'urètre chez l'homme

La longueur de l'urètre, qui oscille entre 16 à 20 cent., n'a qu'une importance médiocre dans le cathétérisme ; seulement un fait reconnu, c'est que les sujets à verge longue sont plus difficiles à sonder que les autres. Le calibre et surtout la conformation du canal sont les facteurs qui jouent le rôle le plus sérieux. Le calibre normal n'est pas uniforme, mais admet les sondes de 5 à 6 millim. de diamètre, sans que son extensibilité soit mise en jeu ; les points les plus étroits sont le méat urinaire, le col de la vessie et le collet du bulbe.

Les principaux obstacles au cathétérisme siègent sur la paroi inférieure du canal. Celui qu'il importe le plus d'avoir présent à l'esprit est le collet du bulbe, qui succède à la dilatation bulbaire ou cul-de-sac du bulbe, siège à l'union des portions pénienne et membraneuse en arrière de la symphyse du pubis et présente une bride semi-circulaire faisant saillie sur la paroi inférieure du canal; une pression légère exercée contre ce collet avec le bec d'une sonde détermine la formation d'un cul-de-sac sur la paroi inférieure, aussi est-ce là que se font la plupart des fausses routes.

Un point qui arrête parfois le bec d'une sonde de petit calibre est la lacune de Morgagni ou valvule d'A. Guérin, située sur la paroi supérieure à environ 25 millim. du méat.

Tous les obstacles sérieux siégeant sur la paroi inférieure, on doit s'appliquer à faire suivre au bec de la sonde la paroi supérieure du canal, paroi chirurgicale de Guyon, dont la courbe décrite dans les régions profondes est uniforme et régulière, tandis que celle de la paroi opposée est plus longue et présente une ligne brisée.

I. Instruments du cathétérisme évacuateur.

Les sondes (ou algalies) sont des tubes creux, flexibles ou rigides, droits ou courbes, fermés à leur extrémité terminale ou *bec de la sonde*, et ouverts à l'autre dite *pavillon*. A quelques millimètres en arrière du bec se trouvent placés latéralement un ou deux orifices ovalaires appelés *yeux de la sonde*.

1° *Sondes rigides*. — Elles sont en argent, maillechort ou étain (Mayor). Leur extrémité inférieure présente une courbure qui doit correspondre au tiers d'une circonférence de 10 à 11 centim. de diamètre (Guyon); par conséquent la courbure de la sonde habituelle de trousse, qui n'a que le quart d'un cercle de 8 à 9 centim., en fait un médiocre instrument en des mains inhabiles. Cette sonde de trousse (fig. 459) est conçue de manière à servir à volonté de sonde d'homme ou de sonde de femme ; dans les trousses, elle est montée en sonde de femme. Elle se compose : 1° de deux portions courbes dont l'une A représente la grande courbure de la sonde d'homme, et l'autre F, le bec recourbé de la sonde de femme ; 2° d'un tube creux B qui s'ajuste à volonté sur les deux portions précédentes au moyen d'un tube inférieur dont une extrémité à pas de vis sort en C, tandis que l'autre forme la corolle du pavillon de la sonde. Pour démonter la sonde transformée en sonde de femme, on maintient solidement entre les doigts de la

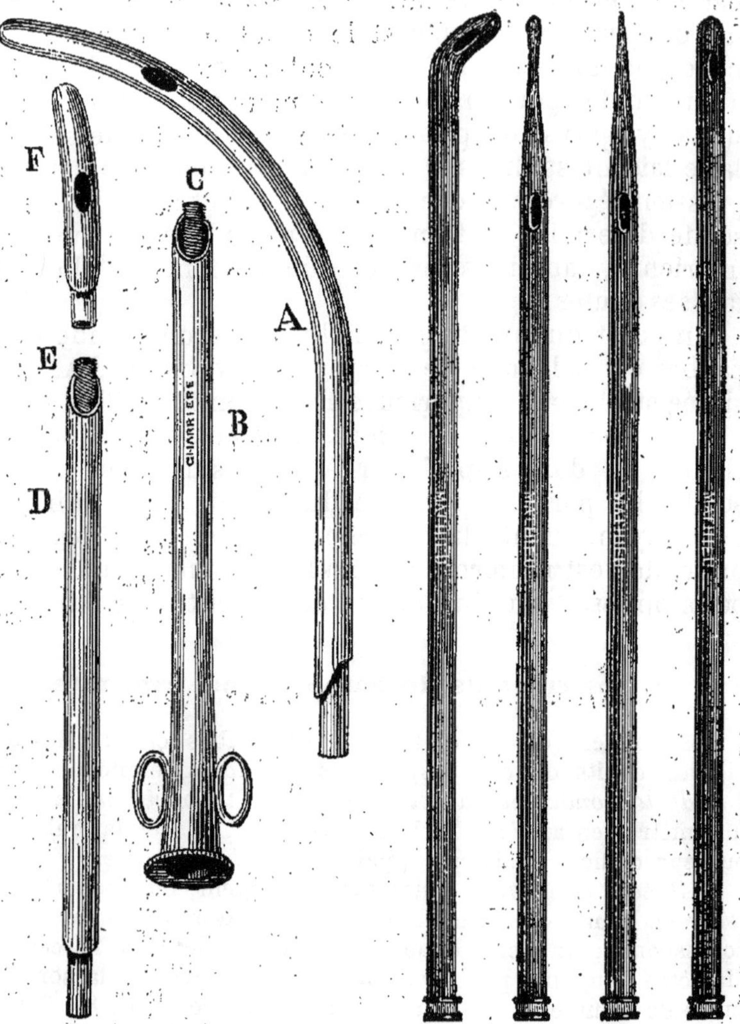

Fig. 459. — Sonde métallique dite sonde de trousse.

Fig. 460. — Sondes en gomme.

main gauche la pièce B, tandis qu'on tourne de droite à gauche la corolle du pavillon, pour dévisser le tube inférieur d'avec la pièce F, qui est ensuite retirée de son ajutage avec B. On monte alors l'instrument en sonde d'homme en engainant la grande courbure A dans l'extrémité de la pièce B, et on les unit ensemble en tournant la corolle de gauche à droite pour visser le bout C′ du tube intérieur dans le pas de vis intérieur de la portion courbe.

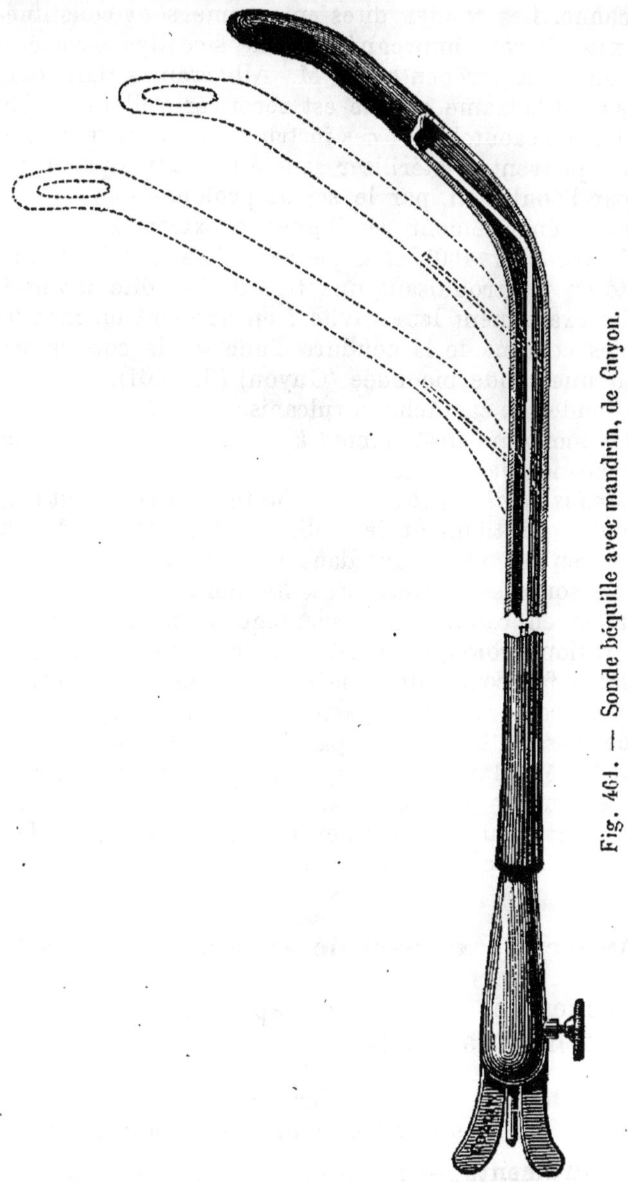

Fig. 461. — Sonde béquille avec mandrin, de Guyon.

Dans toute sonde, le bec doit faire partie intégrante de la courbure, c'est-à-dire n'être ni droit ni relevé.

Chez les individus à prostate développée, on se sert souvent de sondes à petite courbure, sondes coudées ou bicoudées de Mercier ; celles en gomme sont préférables.

2° *Sondes flexibles.* — Elles sont en gomme élastique ou en caoutchouc. Les sondes dites en gomme sont constituées par une charpente de soie imprégnée d'huile siccative associée à la résine copal ou à la térébenthine. M. Albarran a fait fabriquer des sondes dont la trame en soie est recouverte d'une couche de gutta-percha et de caoutchouc ; ces instruments, à l'inverse des sondes en gomme, peuvent se stériliser sans être altérés par l'étuve sèche à 150°, par l'ébullition, par le séjour prolongé dans une solution de sublimé. Généralement rectilignes, à extrémité arrondie, conique ou olivaire (fig. 460), elles peuvent être courbées ou coudées à volonté en y introduisant une tige de fer dite *mandrin*, qui doit remplir exactement leur cavité : en arrêtant un mandrin coudé à quelques centim. de la coudure d'une sonde coudée ordinaire, on obtient une sonde bicoudée (Guyon) (fig. 461).

Les sondes en caoutchouc vulcanisé rouge, complètement molles, sont les meilleurs instruments à employer habituellement pour le cathétérisme évacuateur.

3° *Sondes demi-rigides.* — M. Mathieu a construit des sondes en celluloïde qui tiennent le milieu entre les sondes flexibles et rigides ; en les plongeant dans l'eau chaude, on leur donne une certaine souplesse. Elles présenteraient sur les instruments en gomme et en caoutchouc l'avantage de ne pas s'altérer par une conservation prolongée, surtout dans les pays chauds.

Cusco a fait construire une sonde en argent, transformée en un ressort spiroïde sur une partie de sa longueur, ce qui permet au bec de passer facilement par-dessus la prostate hypertrophiée (fig. 462) M. Mathieu a aussi fabriqué une sonde constituée sur presque toute sa longueur par une étroite lame d'acier tournée en spirale, de manière à donner un tube creux flexible n'ayant de rigide que le bec et le pavillon.

II. Antisepsie et asepsie appliquées au cathétérisme.

Les mesures à prendre s'appliquent à l'opérateur, aux instruments et au malade.

I. Opérateur. — Il se conformera pour l'asepsie des mains aux indications données à la Technique générale des pansements.

II. Instruments. — Les procédés varient suivant que les sondes ou bougies sont en métal, en caoutchouc ou en gomme.

1° *Instruments métalliques.* Il est facile de les stériliser par l'ébullition, par la chaleur sèche à 140°-150° pendant une heure, par la mise à l'autoclave, par le flambage si on est pressé, par immersion prolongée dans la glycérine ou l'alcool phéniqués. Il est prudent pour les sondes d'injecter dans leur lumière une solution antiseptique.

Pendant les visites dans les salles, on peut les conserver soit dans le plateau habituel aux instruments, rempli d'une solution phéniquée, soit dans un flacon spécial.

Immédiatement après l'usage, on les désinfectera soigneusement ; on injectera dans les sondes creuses soit de l'alcool à 70°, soit une solution antiseptique très chaude.

2° *Instruments en caoutchouc.* Les sondes en caoutchouc rouge se stérilisent bien par l'ébullition, par la vapeur sous pression, ou par immersion dans les solutions antiseptiques ; on peut les conserver dans ces dernières.

M. Desnos conseille, pour la pratique d'urgence, de les immerger dans la solution phéniquée forte, de les frotter énergiquement avec un tampon d'ouate, puis de les maintenir plongées à nouveau dans le bain antiseptique. Il a également indiqué un autre procédé qui, s'appliquant aux sondes en gomme, sera décrit plus bas.

M. Alapy recommande d'enfermer les sondes par paquets de trois à quatre dans un papier buvard ordinaire ; ces paquets sont ensuite placés dans des tubes en verre dont l'orifice est fermé à l'ouate, et le tout est exposé à la vapeur ordinaire à 100° ; la stérilisation persisterait tant qu'on n'enlèverait pas le papier.

Ne pas omettre de les nettoyer à fond après usage : injecter dans la lumière une solution antiseptique chaude et laisser séjourner pendant une heure dans une solution de sublimé.

3° *Instruments en gomme.* Leur stérilisation est très difficile à obtenir en raison de l'altérabilité de leur tissu ; elles ne supportent pas la chaleur humide.

Le procédé de désinfection le plus sûr, d'après les expériences de Curtillet, consiste à les soumettre à la chaleur sèche à 140° pendant une demi-heure. A. Poncet (de Lyon) emploie ce procédé et conserve les sondes ainsi aseptisées, dans de la poudre de talc stérilisée préalablement pendant 30 minutes à l'étuve sèche ; avant le cathétérisme, on les essuie avec un tampon aseptique.

M. Desnos introduit les instruments en gomme ou en caoutchouc dans de longs tubes en verre, larges de 3 centimètres et demi, analogues à ceux en usage pour l'examen des urines. Les tubes, bouchés à l'ouate, sont ensuite placés dans un récipient, bain-marie, un peu profond ou allongé, de façon à ce qu'ils soient immergés presque entiers jusqu'à 3 ou 4 centimètres de l'extrémité. L'eau est portée à l'ébullition pendant une demi-heure, puis les tubes sont retirés et conservés bouchés. Il n'est pas indispensable de recommencer l'ébullition chaque fois qu'on aura ouvert un tube ; on aura soin de ne toucher qu'à l'instrument nécessaire.

En cas d'urgence, frotter les sondes pendant une minute avec un tampon stérilisé et une solution de sublimé (ou de l'eau bouillie tiède), injecter dans la lumière, à plusieurs reprises, une solution antiseptique, puis sécher avec une compresse stérilisée.

Après usage frotter les sondes avec un linge, les laver au sublimé à 1 p. 1000, irriguer la lumière avec la même solution et sécher.

Lannelongue (Bordeaux) conserve les sondes et les bougies dans une atmosphère mercurielle obtenue en plaçant dans le fond des éprouvettes où sont suspendues les sondes des rondelles de flanelle mercurielle ; les sondes ainsi rendues aseptiques sont, au moment de l'usage, lubrifiées avec de l'huile d'olive mercurielle obtenue par le séjour de l'huile dans un flacon contenant une légère couche de mercure.

III. **Malade.** — Aseptiser le gland et la verge avec une solution antiseptique chaude ; laver l'urètre antérieur avec une solution boriquée injectée à l'aide d'une seringue aseptisée dont l'embout est introduit assez peu profondément pour que le liquide de lavage reflue entre l'instrument et les parois.

Chez les malades atteints de cystite, donner à l'intérieur du borate de soude, du salol ; chez la femme on aseptisera le voisinage du méat.

III. Opération du cathétérisme.

Les instruments évacuateurs aseptisés devront, avant l'introduction, être débarrassés de toute solution antiseptique forte soit en les essuyant avec un linge stérilisé, soit en les passant à l'eau bouillie stérilisée ou dans une solution contenant 5 p. 100 d'acide borique et 0, 50 p. 100 de borate de soude, préparée à chaud. Cette mesure a pour but de ménager la muqueuse urétrale très sensible. On lubrifie ensuite l'instrument avec un corps gras, vaseline boriquée, huile phéniquée, naphtolée, mercurielle ou même simplement stérilisée par la chaleur.

Il ne faut jamais faire pénétrer une sonde sans s'être renseigné au préalable sur les antécédents urétraux du sujet, pour ne pas exposer le canal à des accidents. Dans les cas de doute, on pratique le cathétérisme explorateur avec une bougie à bout olivaire (fig. 463), en se conformant aux règles données pour l'introduction des sondes flexibles droites, et en agissant avec lenteur et délicatesse, pour se rendre compte des obstacles rencontrés.

Nous avons dit qu'on choisira de préférence une sonde molle en caoutchouc ; si elle ne passe chez les vieillards à prostate hypertrophiée, on recourra aux sondes à béquille ou bicoudées, en gomme.

Le lit sera garni d'une alèze et un vase à bords peu élevés sera préparé pour recevoir l'urine. Le malade sera

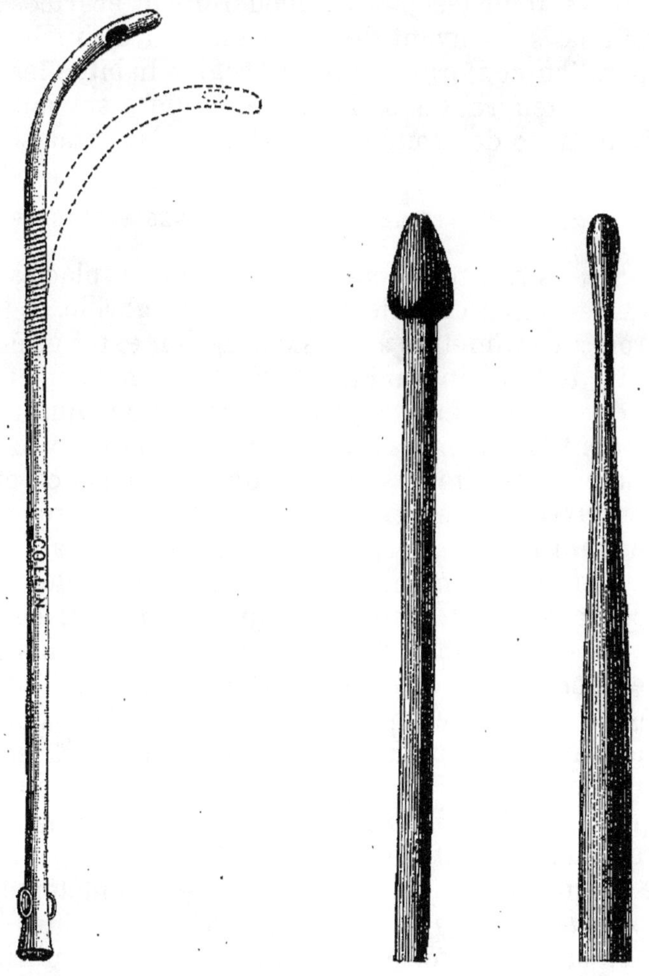

Fig. 462. — Sonde métallique, élastique, de Cusco.

Fig. 463. — Bougie à boule.

couché sur le bord gauche du lit, la tête un peu fléchie, le dos horizontal, le siège soulevé par un petit coussin ou tout autre objet, les genoux modérément fléchis et écartés en dehors, les pieds reposant sur leur face externe et appuyés l'un contre l'autre ; il doit respirer à son aise, et même fermer les yeux pour éviter la tendance à la contraction spasmodique de l'urètre.

Dans les cas exceptionnels où l'on pratique le cathétérisme debout, le malade s'appuie contre un meuble ou un mur et se tient les jambes modérément écartées; le chirurgien assis en avant de lui et un peu à gauche procède à l'opération conformément aux règles habituelles.

La manœuvre du cathétérisme diffère suivant qu'on le pratique avec des sondes flexibles ou des sondes rigides.

a. CATHÉTÉRISME AVEC LES SONDES FLEXIBLES

1° *Sondes en caoutchouc*. — L'opérateur, placé à gauche, prend de la main droite l'instrument lubrifié et le tient à environ 2 centimètres au-dessus de son extrémité ou bec; il saisit, de la main gauche, la verge au niveau et sur les côtés de la couronne du gland entre le médius et l'annulaire, dont la face dorsale regarde en bas et avec lesquels il refoule les téguments, tandis qu'avec le pouce et l'index il entr'ouvre les lèvres du méat sans les comprimer. La verge étant relevée perpendiculairement au plan du corps, il la tend modérément et y introduit la sonde, qu'il fait glisser dans l'urètre en la tenant toujours à 2 centim. du méat, de manière à la fouler pour ainsi dire dans le canal et à empêcher sa flexion sur elle-même.

Dès que la sonde a pénétré dans la vessie, l'urine sort par le pavillon, qui doit être aussitôt fermé avec l'index jusqu'à ce que le récipient soit convenablement disposé. On peut faciliter l'évacuation en appuyant sur l'hypogastre, mais il faut se rappeler qu'une vessie distendue outre mesure ne doit pas être évacuée complètement.

2° *Sondes droites en gomme élastique*. — Elles suivent toujours la paroi inférieure du canal; on leur imprime une certaine courbure avant de s'en servir. La position du patient et la manière de tenir la verge sont les mêmes que ci-dessus. La sonde, saisie comme une plume à écrire, est poussée par un mouvement lent et continu. Lorsque, chez les sujets nerveux et chez ceux qui ont la vessie malade, la production d'un spasme de la portion membraneuse empêche la sonde d'avancer, on laisse le bec de celle-ci appuyer pendant quelques instants contre l'obstacle, qui ne tarde pas à céder. La résistance peut encore venir de l'arrêt du bec de l'instrument contre la bride inférieure du collet du bulbe : il ne faut pas chercher à la franchir de force, mais retirer un peu la sonde en arrière et recommencer avec douceur le mouvement de propulsion. Dans d'autres cas, c'est la prostate hypertrophiée qui fait obstacle ; on doit alors recourir aux sondes coudées, à béquille.

3° *Sondes en gomme, coudées ou à béquille.* — Mêmes manœuvres que ci-dessus, seulement le bec sera tenu contre la paroi supérieure du canal. La conformation de la sonde coudée lui permet de glisser par son talon sur la prostate hypertrophiée et sur la lèvre inférieure du col, aussi est-elle appelée « sonde des vieillards ». Si l'on manque le collet du bulbe, on incline le bec un peu à droite ou à gauche, ou bien on retire légèrement l'instrument pour recommencer la manœuvre de glissement.

Si l'on a transformé la sonde coudée en sonde bicoudée à l'aide du mandrin, une fois le collet du bulbe franchi, la main gauche saisit la sonde et l'enfonce vers la vessie, tandis que la main droite retire progressivement le mandrin en sens inverse. L'emploi du mandrin exige une certaine prudence, pour que son bout libre ne perfore pas la paroi de la sonde et ne lèse ainsi le canal.

b. CATHÉTÉRISME AVEC LES SONDES RIGIDES COURBES

La manœuvre d'introduction est divisée en trois temps, qui, en pratique, se succèdent sans interruption.

1er *temps.* — Position du chirurgien et du patient comme il a été dit. La verge étant attirée vers l'aine gauche, la sonde, tenue comme une plume à écrire, est présentée parallèlement à l'aine gauche par sa concavité, introduite dans le méat, et poussée dans la portion pénienne ; au fur et à mesure de sa pénétration, elle est ramenée ainsi que la verge parallèlement à la ligne blanche, en même temps que la main gauche exerce sur la verge une traction, qui atteint son maximum lors de l'arrivée du bec à la région sous-pubienne. Dans ce mouvement, le pavillon est maintenu à une légère distance de la paroi abdominale, afin d'éviter des frottements, qui retentiraient douloureusement sur le canal.

2e *temps*. — Il succède sans interruption au précédent, et a pour but la pénétration du bec de la sonde dans l'orifice membraneux, pénétration qui doit se faire pendant la situation tendue et redressée de la verge, par le mouvement régulier et continu de propulsion. L'orifice franchi, on exécute l'abaissement en faisant décrire lentement au pavillon un arc de cercle qui le renverse entre les cuisses du patient, tandis qu'on continue à enfoncer la sonde dans le canal ; par cette manœuvre la sonde traverse l'urètre profond. J.-L. Petit a donné le conseil de faciliter ce temps, en plaçant la main gauche sous le périnée pour soutenir la sonde et maintenir son bec, sans pression, contre la paroi supérieure du canal.

3e *temps*. — Il se confond avec la fin du précédent et fait pénétrer la sonde dans la vessie, à mesure que le pavillon s'abaisse. L'instrument doit alors être amené parallèlement aux cuisses.

L'évacuation terminée, retirer la sonde en reproduisant en sens inverse les manœuvres d'introduction, et tenir le pavillon obturé avec l'index pour éviter la souillure du lit.

Sonde coudée et rigide. — Elle est introduite en faisant d'abord glisser le bec sur la paroi latérale gauche de l'urètre ; dès qu'elle est parvenue au collet du bulbe, on lui fait exécuter sur elle-même un demi-tour qui amène le bec en contact avec la paroi supérieure, et lui permet de franchir l'orifice membraneux. Le reste de la manœuvre comme ci-dessus.

Difficultés du cathétérisme. — Si le méat est trop étroit, le débrider avec un bistouri boutonné.

L'arrêt produit par la valvule de Guérin s'évite en dirigeant le bec de la sonde sur la paroi inférieure ou sur une des parois latérales.

L'abaissement, commencé trop tôt, fait souvent butter les sondes à grande courbure contre la symphyse du pubis ; retirer alors un peu l'instrument, et l'enfoncer ensuite davantage pour ne l'abaisser qu'après avoir dépassé la symphyse.

Le temps le plus délicat, celui où se produisent généralement les fausses routes, se trouve à la fin du premier temps de la manœuvre, et consiste à éviter le cul-de-sac du bulbe pour franchir l'orifice membraneux. Le bec de la sonde sera rigoureusement maintenu contre la paroi supérieure, afin de l'empêcher de descendre dans ce cul-de-sac; s'il y a pénétré, on l'en dégage en soutenant la sonde à travers le périnée avec la main gauche. Si l'on manque le passage, retirer un peu la sonde, et recommencer la manœuvre d'abaissement sans presser sur l'instrument pendant son exécution.

Si le spasme, déjà indiqué plus haut, ne se laisse pas vaincre en maintenant le bec de la sonde appuyé contre l'obstacle par une pression légère, il faut recourir aux calmants et aux émollients (bains, cataplasmes, lavements laudanisés, injections sous-cutanées de morphine).

Chez les vieillards, la saillie inférieure du col vésical, soulevé par une hypertrophie prostatique, arrête parfois brusquement la sonde pendant le temps d'abaissement avec propulsion : retirer alors un peu la sonde, et abaisser davantage et avec lenteur le pavillon entre les cuisses. Guyon recommande d'introduire le doigt dans le rectum, pour soutenir l'instrument et lui permettre de pivoter de telle manière que son bec demeure au contact de la paroi supérieure et passe par-dessus l'obstacle. Les sondes coudées et bicoudées sont celles qui conviennent le mieux dans ces cas difficiles.

§ II. — Cathétérisme de l'urètre chez la femme

Le canal de l'urètre chez la femme est droit, court et dilatable et ne présente aucune difficulté au cathétérisme.

Instruments. — La sonde de femme, du calibre n° 16, est longue de 12 à 15 centim., et presque complètement droite jusqu'à son extrémité, qui se relève à angle obtus de manière à former un bec long de 1 à 2 centim. Les sondes molles et flexibles sont excellentes.

Opération. — Elle se fait soit à l'aide du toucher, c'est-à-dire à couvert ; soit à l'aide de la vue, c'est-à-dire à découvert.

1° *Cathétérisme à couvert.* — La femme étant couchée dans la position indiquée pour l'homme, le chirurgien, placé à gauche, écarte les grandes et petites lèvres avec le pouce et le médius de la main gauche, porte l'index la pulpe en haut à l'entrée du vagin, et le ramène en haut et en avant, jusqu'à ce qu'il sente le point de repère fourni par la saillie du bulbe du vagin. Il glisse alors la sonde sur la face palmaire de cet index, le bec en haut, en appuyant légèrement sur la convexité pour relever ce bec, qui pénètre ainsi facilement dans le méat.

2° *Cathétérisme à découvert.* — Même position de la femme. L'opérateur met à découvert le méat, en écartant les grandes et les petites lèvres avec l'index et le pouce de la main gauche ; il introduit ensuite la sonde, qu'il tient comme une plume à écrire, la concavité du bec regardant le pubis. Exceptionnellement, la patiente sera mise dans la position de l'examen au spéculum.

§ III. — Fixation d'une sonde a demeure

La sonde laissée à demeure ne doit léser ni l'urètre ni la vessie, aussi faut-il proscrire, en règle générale, les instruments métalliques, et n'employer que les sondes flexibles en gomme ou en caoutchouc. La meilleure est la sonde à béquille, à deux yeux larges et réguliers, et d'un calibre tel qu'elle joue assez librement dans le canal. Le bec de l'instrument doit faire dans la vessie juste la saillie nécessaire à sa fixité et à l'écoulement de l'urine : pour cela, lorsque la sonde a pénétré et que l'urine coule, on la retire doucement jusqu'à cessation de l'écoulement, puis on l'enfonce derechef environ de 3 à 4 cent., et on la fixe par un des procédés suivants. M. de Pezzer a inventé une sonde en caoutchouc pur dont l'extrémité présente une sorte de renflement perforé en forme de champignon que l'on déploie à l'aide d'un mandrin une fois la sonde dans la vessie et qui empêche ainsi l'expulsion de l'instrument.

1° *Procédé de Voillemier.* — « On prend deux cordons longs d'environ 1 mètre, composés de plusieurs brins de fil de coton. On noue la partie moyenne de l'un de ces cordons sur la sonde, à 3 cent. au-dessus du méat urinaire, en faisant un double nœud, ou sur une épingle traversant la sonde s'il s'agit d'un instrument en gomme. Les deux chefs du cordon sont conduits sur un des côtés de la verge, jusqu'à la partie moyenne, passés l'un sur l'autre, comme si l'on voulait faire un simple nœud, tournés autour de la verge et enfin arrêtés autour d'elle par un nœud en forme de rosette. Le second cordon est appliqué de la même façon sur le côté opposé de la verge. » Si la sonde a deux anneaux, on peut y fixer la partie médiane des lacs par un nœud.

Lorsque le malade est tourmenté par des érections, Voillemier conseille de fixer des cordons sur la sonde comme ci-dessus, puis de les passer avec une forte aiguille à travers le bord d'un *anneau de caoutchouc* mince, souple et large de 2 centimètres, préalablement appliqué sur la partie moyenne de la verge.

2° *Fixation par le collodion* (fig. 464). — Les cordons, attachés à la sonde ainsi qu'il vient d'être dit, sont fixés à

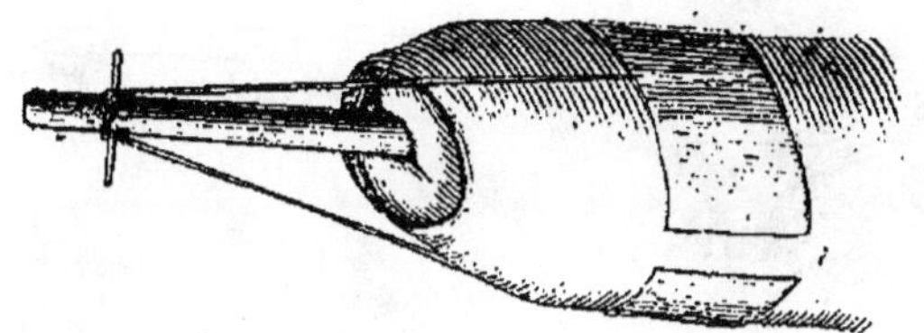

Fig. 464. — Fixation d'une sonde à demeure avec la gaze collodionnée.

la partie moyenne de la verge par une bandelette de tarlatane collodionnée, placée circulairement, puis incisée en deux points opposés, de façon à constituer un anneau à deux segments distincts permettant la production de l'érection.

On fixe parfois les chefs des cordons, sur la verge, au moyen d'une *bandelette de diachylon*, large de 2 cent., et assez longue pour faire deux fois et demi le tour de l'organe sans exercer de constriction. Ce moyen, bon pour les bougies fines, est inférieur au collodion.

3° *Procédé de Thompson* (fig. 465). — Il faut deux liens de coton, longs de $0^{m},75$ à $0^{m},80$. Un des cordons (1, 1) est assujetti par son milieu au-dessus du pavillon de la sonde, de manière à avoir deux chefs libres, qui sont ensuite conduits à la base du gland, où on les noue ensemble ; on entoure alors la verge avec l'anse ainsi formée, qu'on transforme en anneau en allant nouer les chefs sur le point de la verge opposé au premier nœud. Les chefs (1, 1) sont enfin dirigés vers le pubis, où on les fixe en les nouant solidement sur une touffe de poils qu'on replie ensuite sur elle-même pour la saisir dans un dernier nœud.

On recommence la même opération avec l'autre cordon (2, 2), en ayant le soin de superposer exactement l'anneau fait à la couronne sur celui de l'autre cordon. Ce procédé n'est pas supérieur à la fixation par le collodion.

Au lieu de nouer les chefs aux poils du pubis, on peut

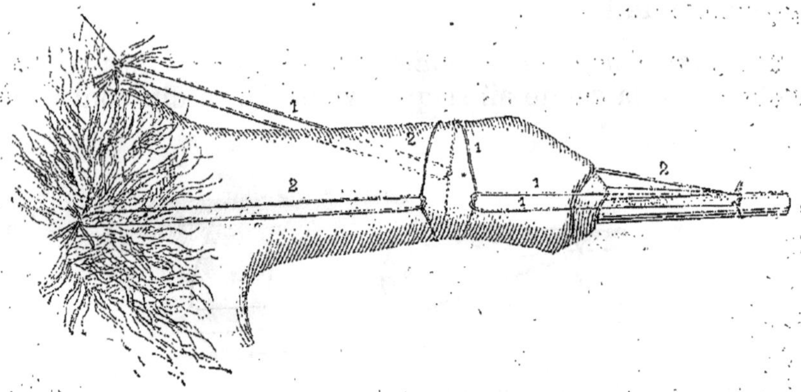

Fig. 465. — Fixation d'une sonde à demeure (procédé de Thompson).

les fixer sur un suspensoir, mais l'appareil est alors peu solide.

4° *Fixation des sondes en caoutchouc.* — Ces sondes sont difficiles à maintenir en place. On pourra soit les fixer au méat par un point de suture au crin de Florence, soit employer le procédé suivant :

Procédé de Dittel. — Il faut une épingle à insectes et un morceau de diachylon de 25 centimètres de long et de 6 centimètres de large, qu'on divise en trois parties (fig. 466).

La sonde mise en place, la verge dans sa position naturelle, on enfonce transversalement à travers le cathéter, au ras du méat, l'épingle dont on sectionne ensuite la pointe. On applique alors le morceau de diachylon A, muni d'une fente latérale, au-dessous de l'épingle, sur le sommet du gland (fig. 467) ; il a pour but d'empêcher la compression par l'épingle. On place alors la partie B, de telle sorte que le cathéter pénètre à travers l'ouverture *b* ; ses deux chefs sont ramenés le long de la verge, l'un sur la face dorsale, l'autre sur la face inférieure, et on les assujettit au moyen de circulaires faits avec la troisième bandelette C en commençant sur le gland pour empêcher son œdème.

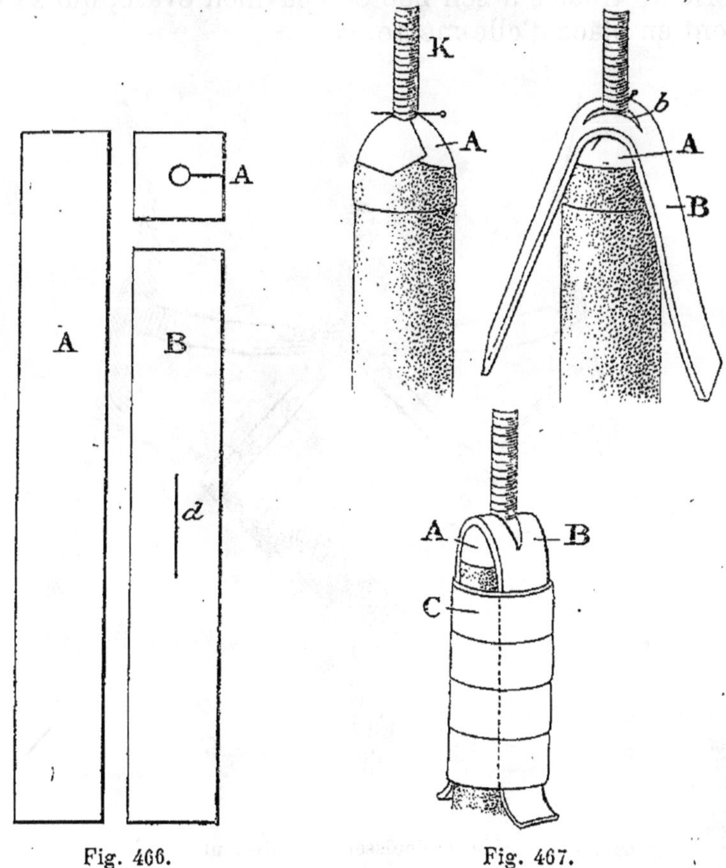

Fig. 466. Fig. 467.

5° *Fixation d'une sonde chez la femme.* — Les procédés ci-dessus ne sont évidemment pas applicables. Les chefs des cordons noués sur la sonde près du pavillon vont se fixer directement à un bandage de corps, ou aux sous-cuisses d'un bandage en T double (Boyer).

Bouisson conseille d'attacher près du pavillon de la sonde deux longs cordons ou rubans dont les chefs libres vont embrasser de chaque côté la cuisse correspondante d'avant en arrière pour revenir se fixer sur le pavillon ; ces cordons sont maintenus en avant et en arrière par deux morceaux de bande de toile qui sont noués sur une ceinture (fig. 468).

En raison de la difficulté que l'on éprouve à maintenir en place la sonde ordinaire, Sims a proposé une sonde d'aluminium en S, à courbure peu marquée, percée d'une série de trous sur son bec et à pavillon évasé, qui se maintient en place d'elle-même.

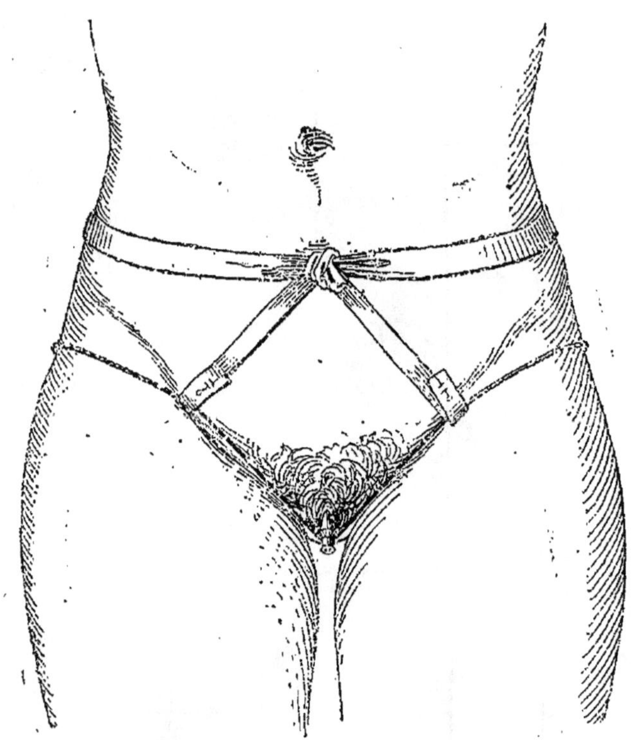

Fig. 468. — Procédé de Bouisson pour fixer une sonde de femme.

— La sonde à demeure, une fois fixée, est fermée à l'aide d'un petit bouchon en bois, dit *fausset*, ou en liège, que la malade ou un aide enlève toutes les deux heures pour permettre l'écoulement de l'urine. La verge reposera sur la cuisse gauche, mais ne devra jamais être maintenue fléchie dans un urinoir pour éviter l'ulcération du canal au niveau de la coudure qui serait ainsi formée.

Les sondes flexibles en gomme peuvent être laissées en place sept à huit jours sans être renouvelées ; les sondes métalliques, vingt-quatre à trente-six heures au plus.

§ IV. — Lavage de la vessie

Les instruments nécessaires sont : 1° une seringue de la contenance de 150 à 200 grammes, à tige graduée, et présentant à la partie supérieure de son corps deux anneaux destinés à la fixer solidement entre deux doigts pendant qu'on presse le piston avec le pouce (fig. 469) ;

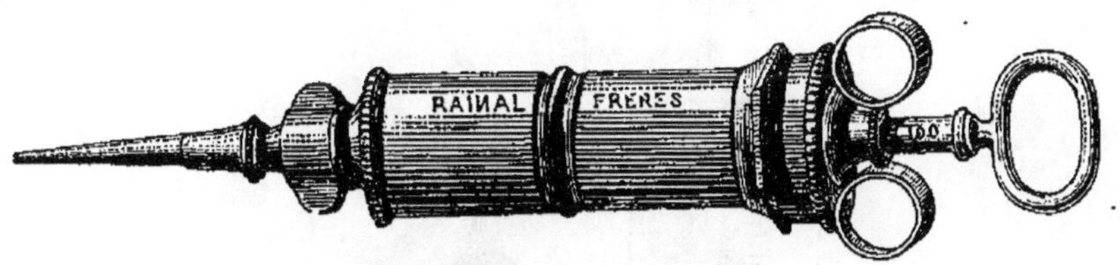

Fig. 469. — Seringue à anneaux.

2° une sonde molle ou rigide, à deux yeux latéraux bien percés ; les sondes à double courant (celle de Reliquet par exemple) ne permettent pas un lavage plus complet que les sondes ordinaires (Desnos et Guyon). On se sert pour le lavage de solutions médicamenteuses (boriquées, au nitrate d'argent, etc.), qui seront toujours employées tièdes. La seringue sera fréquemment démontée et aseptisée ; les pièces métalliques seront stérilisées par l'ébullition ou par l'étuve ; le piston bien nettoyé sera plongé dans l'huile phéniquée à 6 p. 100. Avant l'usage, aspirer et rejeter à plusieurs reprises de l'eau stérilisée bouillante.

L'embout de la seringue étant ajusté sur la sonde, on maintient le tout bien fixé et on pousse le piston avec une certaine vivacité, de manière à n'injecter qu'une assez faible quantité de liquide ; puis on retire rapidement la seringue pour permettre au liquide injecté de ressortir de suite. Guyon donne l'excellent conseil de ne pas laisser la vessie se vider complètement pour éviter une contraction pénible sur l'extrémité vésicale de la sonde.

On a aussi préconisé le lavage de la vessie sans pousser la sonde jusque dans la cavité. Taillefer fixe le tube à entonnoir de Faucher à une sonde en caoutchouc ou en gomme introduite de quelques centim. dans l'urètre, puis il remplit l'entonnoir, l'élève à une hauteur suffisante et l'abaisse avant qu'il soit vide pour obtenir l'évacuation de la vessie. M. Lavaux a beaucoup insisté, dans ces dernières années, sur les avantages du lavage de la vessie sans sonde. Son appareil (fig. 470) est constitué par un vase gradué et par un tube en caoutchouc, de 2 m. environ de longueur, destiné à former siphon ; ce dernier porte sur son parcours une poire B servant à l'amorçage et se termine par un mandrin tubulé C ayant 3 centimètres de longueur et dont il existe plusieurs numéros. Sur le tube existe également une pince d'arrêt

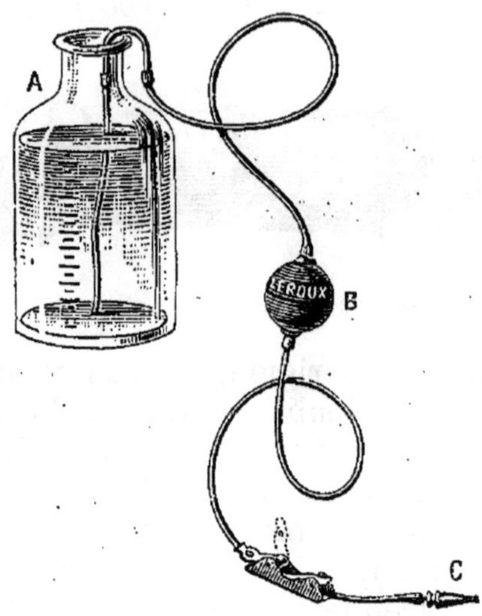

Fig. 470. — Appareil de Lavaux, pour le lavage de la vessie sans sonde.

permettant de suspendre à volonté l'injection. Le siphon étant amorcé et le récipient disposé à 1 m. 30 au-dessus du lit, on introduit le mandrin tubulé dans l'urètre et on ouvre la pince d'arrêt. La pression et la rapidité de l'écoulement varient suivant le diamètre du mandrin tubulé. On cesse l'injection dès que le malade éprouve un véritable besoin d'uriner : on retire alors la canule, on laisse ressortir le liquide de la vessie, et on recommence l'opération autant de fois qu'il est nécessaire.

ARTICLE II

ÉVACUATION ET LAVAGE DE L'ESTOMAC. — CATHÉTÉRISME DE L'ŒSOPHAGE

L'évacuation et le lavage de l'estomac, proposés par Blatin, C. Renaut et Lafargue, ont été érigés en méthode thérapeutique par Küssmaul pour le traitement de la dilatation de cet organe ; on a aussi employé cette pratique avec de bons résultats dans le cas d'ingestion trop abondante de boissons alcooliques, dans certains empoisonnements, et même dans les obstructions intestinales.

L'opération s'exécute soit avec la pompe de Küssmaul, soit le plus généralement avec le siphon de Faucher ou celui de Debove.

I. — **Evacuation par la voie buccale et lavage.**

1° *Cathétérisme de l'œsophage ; emploi de la pompe stomacale.* — Le cathétérisme de l'œsophage, qui précède naturellement le lavage, se pratique, dans le cas particulier, avec une sonde dite œsophagienne, longue d'environ 50 cent., d'un diamètre de 1 cent., présentant un œil latéral un peu en arrière de son bec fermé en cul-de-sac.

Le sujet étant assis, la tête renversée en arrière, la bouche ouverte (ou maintenue ouverte en glissant un bouchon entre les grosses molaires), le chirurgien se place vis-à-vis de lui et un peu à droite, introduit l'index gauche dans la bouche jusqu'au-devant de l'épiglotte et déprime la langue ; puis, tenant de la main droite comme une plume à écrire la sonde lubrifiée par la glycérine ou du lait, il la fait glisser sur la face dorsale de l'index gauche jusque contre la paroi postérieure du pharynx, et par une pression douce il l'engage dans l'œsophage ; alors il retire l'index et pousse lentement la sonde jusqu'à ce qu'elle ait pénétré dans l'estomac (42 à 45 cent. environ).

Cette introduction est presque toujours accompagnée d'une gêne respiratoire marquée, mais s'il survenait un violent accès de toux et de suffocation, c'est que l'instrument aurait pénétré dans la trachée.

La sonde étant bien placée, on recommande au malade de respirer largement, on adapte la pompe aspirante et foulante (fig. 471), avec laquelle on aspire le contenu de l'estomac, et on injecte ensuite le liquide destiné au lavage : le robinet placé sur l'ajutage de la pompe permet l'exécution facile de la manœuvre.

2° *Siphon de Faucher.* — Ce siphon (fig. 472) est préféré

à la pompe en raison de la simplicité de son mode d'emploi. Il est composé d'un tube en caoutchouc souple et élastique, long de 1 m. 50, de 10 à 12 millim. de diamètre, sur lequel s'adapte un entonnoir en verre ou en métal de 500 gr. de capacité. Debove, en raison de la difficulté éprouvée par

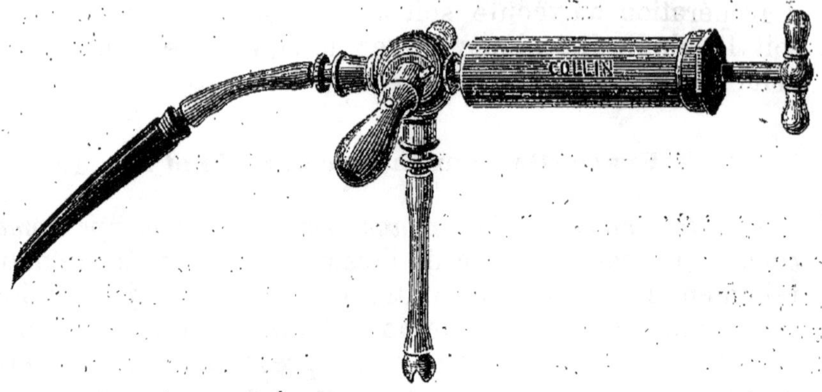

Fig. 471. — Pompe stomacale.

certains sujets à avaler ce tube trop souple, recommande un tube plus gros et plus rigide, de 1 cent. de diamètre et présentant à 45 ou 50 cent. de son bec un index qui, lors de l'introduction, doit être arrêté en avant de la bouche. L'extrémité libre du tube est percée de deux yeux latéraux.

Mode d'emploi. — Le sujet et l'opérateur placés comme ci-dessus, enfoncer dans l'arrière-bouche le tube humecté avec de l'eau tiède, du lait ou de la glycérine, et, dès qu'il atteint la base de la langue, on continue à le faire progresser lentement en prescrivant au malade d'avaler et de souffler ; ce dernier mouvement a pour but d'assurer que le tube est bien dans l'œsophage et permet au patient de vaincre la sensation de dyspnée éprouvée lors des premiers cathétérismes. Lorsque l'index du tube se trouve un peu en avant des lèvres, ajouter l'entonnoir, le remplir du liquide choisi (eau de Vichy, etc.) (fig. 473) et l'élever un peu au-dessus de la tête du patient ; dès que le liquide est sur le point de disparaître, abaisser rapidement l'entonnoir au-dessous de la ceinture du malade et le renverser dans un vase, où, par siphonnement, il fait écouler le contenu de l'organe.

L'estomac doit être lavé à plusieurs reprises jusqu'à ce

que le liquide ressorte limpide ; pour un lavage plus énergique, il faut recourir à la pompe qu'on adapte sur le tube. Le *gavage* de l'estomac au moyen du lait, d'œufs délayés, jus de viande, etc., se pratique de la même manière, sauf qu'on n'abaisse pas l'entonnoir afin de laisser les principes

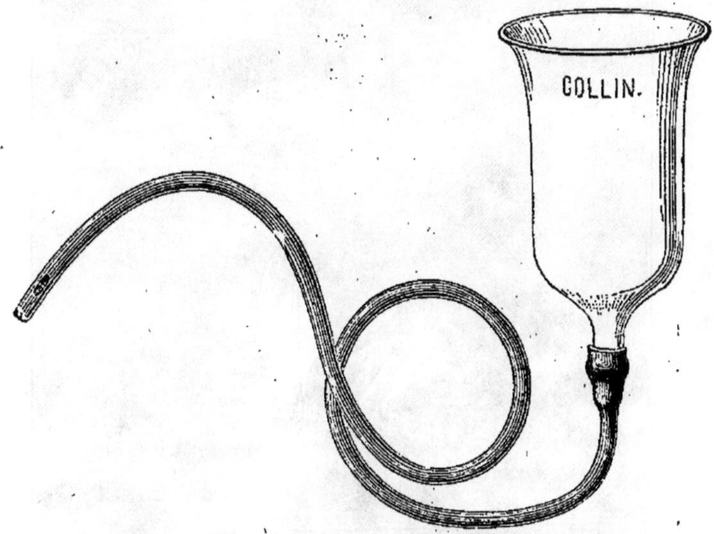

Fig. 472. — Appareil de Faucher pour le lavage de l'estomac.

nutritifs dans l'estomac ; mais il doit être précédé du lavage avec une solution alcaline.

L'introduction du tube détermine une dypsnée que l'usage suivi de l'appareil fait disparaître progressivement ; chez certains sujets, on est obligé d'employer le bromure de potassium ou de badigeonner le pharynx à la cocaïne pour atténuer la sensibilité réflexe. Dans certains cas, il faut commencer par l'emploi de tubes de 8 millim. de diamètre (n° 1), ou de 10 millim. (n° 2), réservant le n° 3, de 12 millim. de diamètre, pour le moment où le sujet supportera facilement l'opération.

Les malades parviennent assez facilement à pratiquer le lavage eux-mêmes.

Les *accidents* qui peuvent se produire sont : l'introduction du tube dans le larynx, laquelle est très rare avec les tubes volumineux ; le pelotonnement du tube dans l'arrière-gorge. Lorsque le tube pénètre dans l'estomac, il survient parfois des contractions violentes qui font refluer les liquides de la cavité soit à travers la sonde, soit à côté du tube ; on fera pencher la tête du malade en avant pour éviter la pénétration des matières vomies dans le larynx. Quelques auteurs ont signalé l'apparition de phénomènes passagers rappelant la tétanie.

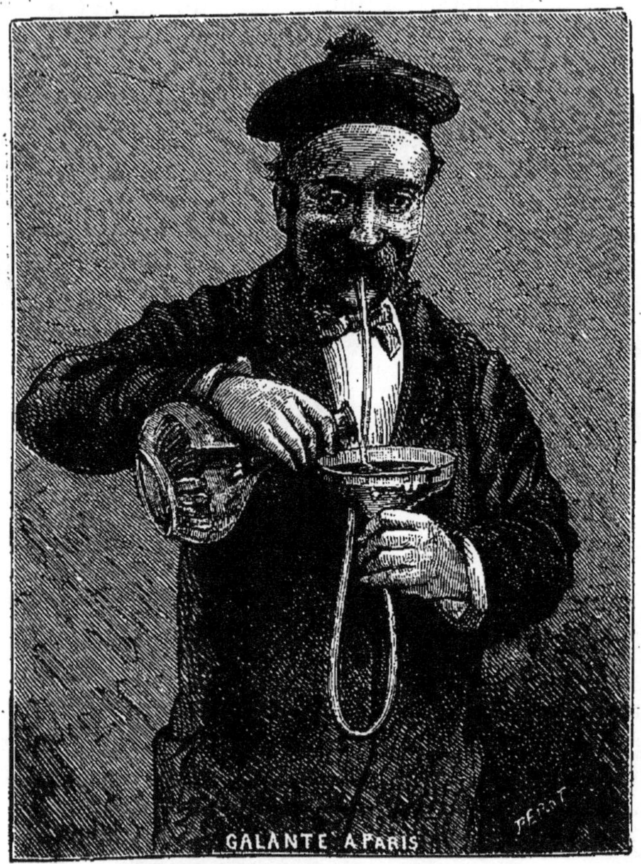

Fig. 473. — Lavage de l'estomac.

Les contre-indications du lavage sont l'ulcère rond avec hématémèse ou mœlena, le cancer de l'estomac avec vomissements noirs, les affections cardio-pulmonaires, les névroses cardiaques ; les cachexies, l'emphysème pulmonaire avec bronchite, la tuberculose avancée, exigent les plus grandes précautions.

II. — Cathétérisme et gavage par les fosses nasales.

Lorsque, pour une raison quelconque (aliénés, opérations sur la bouche), on doit recourir au cathétérisme par les fosses nasales, on peut se servir soit du tube de Faucher, soit de la sonde de Baillarger, longue de 40 cent., moins volumineuse et plus souple que les sondes œsophagiennes ordinaires. Cette sonde est armée de deux mandrins, un en fil de fer très flexible convenablement courbé, l'autre en baleine fixé dans un ajutage métallique qui se trouve au-dessous du pavillon.

La sonde est glissée, la concavité en bas, sur la paroi inférieure des fosses nasales ; puis, dès qu'elle parvient contre la paroi du pharynx, on retire le mandrin en fer, ce qui permet au mandrin en baleine de se redresser et de faire suivre à la sonde la paroi postérieure du pharynx, en évitant le larynx. Ce mandrin en baleine est retiré lorsque la sonde pénètre dans l'estomac. E. Farabeuf conseille un simple mandrin de moyenne courbure, dont le dernier centimètre est coudé à angle droit arrondi ; dès qu'on est dans le pharynx, le bec du mandrin est dirigé sur la paroi latérale du côté de la narine traversée, puis on le retire lorsque la sonde est parvenue dans l'œsophage.

Chalot recommande une sonde en caoutchouc rouge, munie d'un mandrin à courbure sigmoïde dont le bout se relève un peu en arrière.

M. Raspail emploie un tube de Faucher, long de 90 cent. et d'un diamètre de 6 millim., ouvert à son bouts tomacal, qui présente en outre deux yeux et trois rangées de trous. On introduit ce tube sans mandrin, et, quand il est parvenu dans le pharynx, on provoque quelques mouvements de déglutition, tout en exerçant une douce propulsion. Pour se rendre compte que la sonde n'est pas dans la trachée, on adapte sur le pavillon un bouchon en caoutchouc traversé par un court tube en verre sur lequel est fixé un morceau de baudruche qui se gonfle par saccades si l'on a pénétré dans le larynx, la narine libre étant, bien entendu, tenue close. La sonde introduite, il est facile, à l'aide d'un tube-siphon, soit d'évacuer l'estomac, soit d'y faire pénétrer des aliments liquides, en se conformant aux règles données dans le paragraphe précédent.

CHAPITRE VII

INSTILLATIONS. — INJECTIONS. — IRRIGATIONS DES CAVITÉS

ARTICLE PREMIER

INSTILLATIONS

L'instillation est une pratique qui consiste à laisser tomber goutte à goutte un liquide médicamenteux. On l'emploie spécialement sur des régions dont l'accès est difficile à tout autre mode de pansement (œil, conduit auditif, urètre profond).

I. — Œil.

L'appareil le plus simple pour instiller les collyres liquides est le *compte-gouttes* (fig. 474); il se compose d'un tube étroit en verre, ouvert à ses deux extrémités, dont l'une est très effilée et dont l'autre est entourée et prolongée par un manchon en caoutchouc fermé en cul-de-sac.

Pour charger le compte-gouttes, on comprime entre les doigts la monture en caoutchouc, et on plonge l'extrémité effilée dans le liquide : en relâchant la pression des doigts, on voit le liquide monter dans l'appareil. La tête du patient étant renversée en arrière et ses paupières tenues écartées, on fait tomber quelques gouttes du collyre sur la conjonctive en pressant légèrement sur le manchon en caoutchouc.

Avec une petite fiole à goulot étroit, obturé avec l'index de manière à ne laisser échapper le liquide que goutte à goutte, on arrive aussi au même résultat. Pour les lavages ou irrigations continues de la muqueuse oculaire, dans le

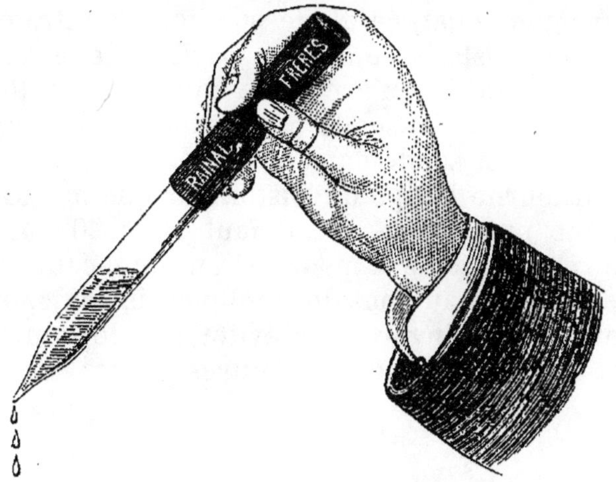

Fig. 474. — Instillation à l'aide du compte-gouttes.

cas de conjonctivite purulente grave, Gayet (de Lyon) a fait construire par Mathieu un double élévateur articulé des paupières ; cet appareil est maintenu solidement fixé autour de la tête ; le liquide arrive dans l'écarteur, creux, au moyen d'un tube en y.

II. — **Conduit auditif.**

Mêmes procédés que ci-dessus. Le malade, assis ou couché, aura la tête inclinée du côté opposé, et le pavillon de l'oreille sera attiré en haut et en arrière pour redresser la courbure du conduit.

III. — **Urètre.**

Guyon a appliqué l'instillation à l'urètre profond et au col de la vessie pour le traitement des urétrites chroniques et des cystites blennorrhagiques du col.

Les instruments nécessaires sont : 1° une seringue compte-gouttes analogue à celle de Pravaz, de la contenance de 2 gr., sur l'embout de laquelle s'adapte une canule conique à conduit filiforme et à pas de vis extérieur ; la tige du piston, graduée, est munie d'un curseur ; 2° une sonde en gomme à bout olivaire percé d'un trou filiforme à son sommet.

La seringue, chargée d'une solution de nitrate d'argent (1/30 à 1/50), est vissée dans le pavillon de la sonde, et on tourne le piston jusqu'à ce que quelques gouttes sortent par l'extrémité de la sonde pour amorcer l'instrument. On introduit alors la sonde dans le canal, et, parvenu au point voulu, ou tourne la tige du piston sur elle-même : chaque tour donne une goutte, et il faut 10 à 20 gouttes pour l'urètre profond, 3 à 4 pour le cul-de-sac du bulbe. La sonde est retirée au bout de quelques instants, en la laissant unie à la seringue pour éviter que le liquide qu'elle contient encore n'agisse sur d'autres parties du canal.

ARTICLE II

INJECTIONS ET IRRIGATIONS

Nous allons étudier : 1° les injections et irrigations faites dans les canaux et les cavités ; 2° les injections dans les tissus : injections hypodermiques et parenchymateuses ; 3° les injections de sérum artificiel dans les veines. Tous les instruments seront rigoureusement désinfectés.

Les injections et irrigations pratiquées dans les abcès, kystes, plaies, ont été examinées soit avec les pansements, soit au chapitre des *Ponctions* ; celles qui s'adressent à la vessie et à l'estomac ont été décrites avec les procédés d'évacuation de ces organes.

§ I. — Injection et irrigation faites dans les canaux et cavités

I. **Canal nasal.**

Les injections s'y pratiquent au moyen de la seringue d'Anel (fig. 475), contenant 10 à 20 gr. de liquide, et munie d'un embout sur lequel s'ajustent de fines canules, droites ou courbes, suivant qu'elles sont destinées à être introduites dans le point lacrymal inférieur ou dans le supérieur. La seringue est chargée avant d'y fixer la canule.

L'injection s'adressant en général au traitement de la dacryocystite chronique, les points et conduits lacrymaux

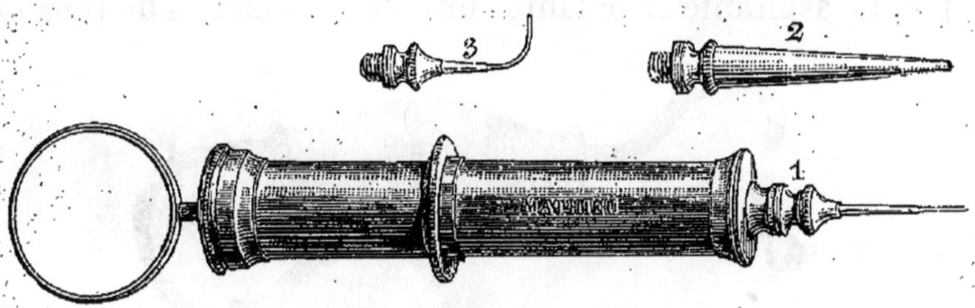

Fig. 475. — Seringue d'Anel.

ont déjà été le plus souvent incisés, ce qui facilite l'introduction de la canule : le patient ayant la tête renversée et bien soutenue, on exerce avec le pouce gauche, appliqué sur la partie moyenne de la paupière, une traction légère qui l'attire en haut (supérieure) ou en bas (inférieure) et en dehors, et met en vue l'orifice et l'immobilise ; une fois l'extrémité de la canule introduite avec les précautions voulues, on pousse lentement l'injection.

II. **Fosses nasales.**

L'*injection* se pratique avec une seringue d'une capacité de 70 à 80 gr. dont la canule est renflée en olive à son extrémité.

Le malade étant assis, la tête droite, relever légèrement le lobule du nez, introduire du côté malade la canule sur laquelle on serre l'aile du nez avec le pouce et l'index de la main gauche, de manière à obturer l'orifice nasal de ce côté ; avec la main droite, armée de la seringue, injecter lentement le liquide qui ressort par l'autre narine laissée ouverte, le voile du palais se tendant par un mouvement réflexe et fermant toute communication avec le pharynx.

On se servira toujours de liquide tiède, et on dirigera le courant bien horizontalement sur le plancher des fosses nasales. Après l'opération, le malade doit éviter de se moucher.

Au lieu de la seringue ordinaire, on peut employer l'irrigateur en caoutchouc de Coxeter ou seringue anglaise (fig. 476) : il consiste en un tube en caoutchouc portant sur son trajet un renflement en poire qni constitue une pompe aspirante et foulante ; une des extrémités du tube est

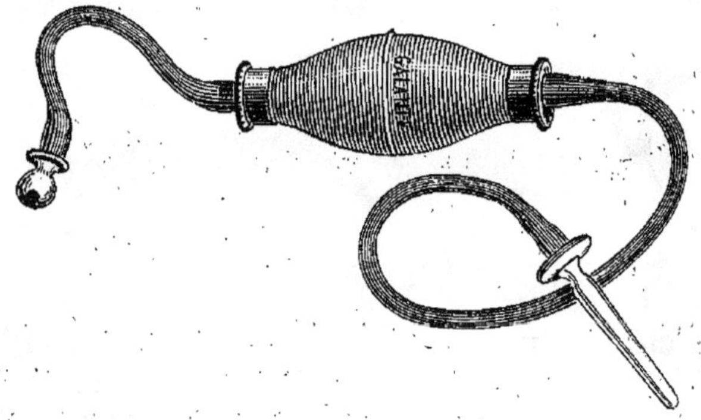

Fig. 476. — Injecteur anglais.

munie d'un embout olivaire, l'autre porte un ajutage en plomb contenant dans son intérieur un petit appareil à tige qui fait office de soupape. Pour s'en servir, on plonge le bout garni de l'ajutage dans le vase contenant le liquide et, la canule étant disposée dans la narine comme ci-dessus, on fait pénétrer l'injection par des pressions douces et régulières exercées sur la poire. En prolongeant l'opération on produit une véritable irrigation.

L'*irrigation ou lavage* s'exécute le plus généralement au moyen du siphon de Weber (fig. 477), constitué par un tube en caoutchouc long de 1 m. 50, dont une extrémité munie d'un embout olivaire en verre ou en ébonite est introduite dans une narine, tandis que l'autre porte une balle de plomb creuse servant à la maintenir plongée dans un récipient de 2 à 3 litres, qui est placé à 50 cent. ou à 75 cent. au-dessus de la tête du malade. Le siphon amorcé, la force du courant varie avec l'élévation du récipient ; on peut arrêter le courant à volonté soit en pinçant le tube avec les doigts, soit par l'adjonction d'un robinet.

Le vide-bouteilles décrit page 45 est tout à fait approprié pour ces irrigations.

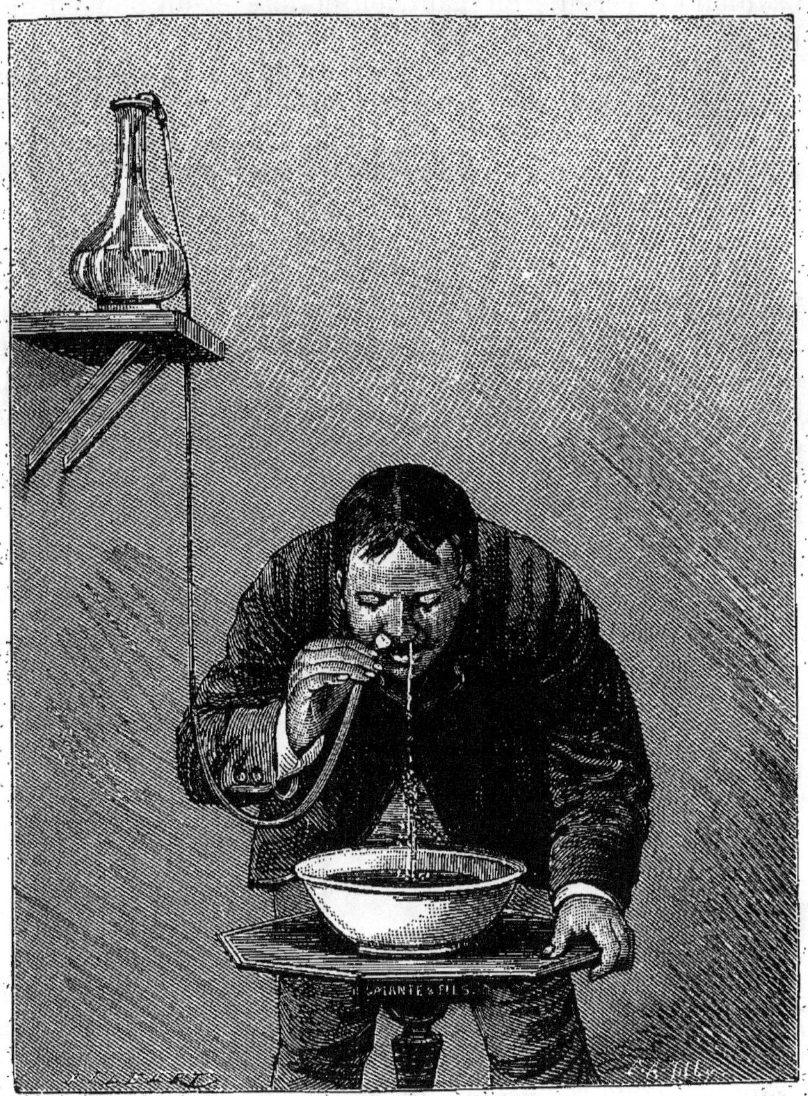

Fig. 477. — Siphon de Weber.

III. **Oreille.**

1° **Conduit auditif externe.** — On se sert d'une petite seringue en verre ou en ébonite, à bout renflé, de 15 à

20 grammes de capacité, dont on pousse le piston lentement. Il faut toujours redresser le conduit en attirant le pavillon de l'oreille en haut, en arrière et un peu en dehors.

L'*injection forcée*, qui a pour but d'expulser les corps étrangers, se fait avec une seringue en étain ou en ébonite munie d'un embout effilé, mousse, contenant 100 à 120 grammes d'eau savonneuse ou salée tiède. Une alèze ou une toile cirée passée autour du cou du patient protège les vêtements, et un bassin réniforme appuyé immédiatement au-dessous de l'oreille recueille le liquide du lavage. L'extrémité de la canule est dirigée contre une des parois, généralement la supérieure, mais sans la toucher, puis on chasse l'injection avec une certaine force ; si le jet était dirigé dans l'axe même du conduit, il pourrait déterminer du vertige et la syncope. Il est souvent nécessaire, dans le cas particulier, de pousser plusieurs injections avant de réussir.

Ladreit de Lacharrière remplace la seringue par une petite pompe à compression.

2° **Trompe d'Eustache. Cathétérisme.** — On fait à travers la trompe d'Eustache des injections de liquides ou de

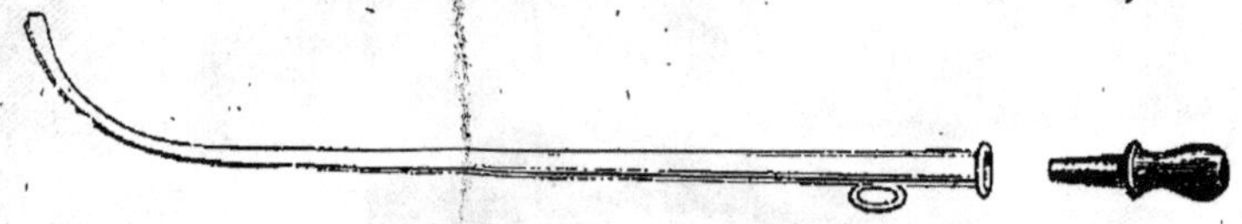

Fig. 478. — Sonde d'Itard.

gaz qui ont pour but de pénétrer dans l'oreille moyenne. Les injections liquides ne peuvent être exécutées que par l'intermédiaire d'une sonde introduite dans le conduit. La sonde la plus employée est celle d'Itard, à bec recourbé et ayant un diamètre de 2 millim. et demi à 3 millim. (fig. 478).

Le *cathétérisme* de la trompe sera pratiqué d'après le procédé suivant, décrit par Duplay : « Le malade étant assis, la tête appuyée contre le dossier d'une chaise ou soutenue par un meuble, le chirurgien introduit dans la narine le bec de la sonde, la concavité regardant en bas, En même temps qu'il pousse la sonde d'avant en arrière, il élève graduellement la main, de manière à donner à l'instrument une direction horizontale, et, par un mouvement des doigts, il lui fait exécuter un quart de rotation qui porte son bec en dehors. Par suite de cette triple manœuvre, la sonde a traversé la cavité des narines et pénétré dans le méat inférieur des fosses nasales, où elle vient se placer de telle sorte que le bec répond au-dessous du cornet inférieur. Il suffit de faire glisser doucement la sonde dans la cannelure formée par le méat inférieur, jusqu'à ce que la sensation d'une résistance vaincue indique que le bec de la sonde a dépassé l'extrémité postérieure du cornet et s'est engagé dans le pavillon de la trompe, qui répond à quelques millimètres en arrière de l'extrémité du cornet inférieur. Au moment où le bec de la sonde pénètre dans la trompe, on rapproche de la cloison l'extrémité externe de l'instrument, ce qui tend à enfoncer davantage l'autre extrémité dans le pavillon élargi de la trompe. » Si l'on dépasse cette ouverture, le bec de l'instrument tombe dans la fossette de Rosenmüller ; on l'en dégage alors en le tournant en bas, on le porte contre la paroi postérieure du pharynx, puis, ramenant à soi la sonde dans une étendue de 10 à 15 millim., on élève un peu son extrémité externe et on lui imprime un mouvement de rotation qui porte le bec en dehors et en haut, et le fait pénétrer dans l'orifice tubaire. Les déformations de la cloison et du plancher des fosses nasales peuvent être un obstacle au cathétérisme.

La sonde une fois placée, on injecte soit des liquides médicamenteux, soit de l'air ou des vapeurs médicamenteuses.

a. *Injections liquides.* — On fait d'abord deux ou trois insufflations d'air, comme il est indiqué plus bas, pour chasser les mucosités, puis on adapte sur le pavillon de la sonde une seringue de Pravaz et on pousse 8 à 10 gouttes de la solution choisie. Si la membrane du tympan est perforée, on peut ainsi faire un véritable lavage de l'oreille moyenne. Politzer recommande d'introduire dans le cathéter une longue sonde en caoutchouc pour être plus sûr de la pénétration du liquide.

b. *Injection d'air et de vapeurs.* — La douche d'air se

pratique à l'aide du ballon en caoutchouc de Politzer (fig. 479), avec un embout conique adapté sur le pavillon de la sonde. Cette poire à insufflation présente à sa base, pour l'aspiration de l'air extérieur, un orifice qu'on maintient fermé avec le pouce pendant qu'on comprime le ballon d'arrière en avant ; la douche envoyée, on retire le

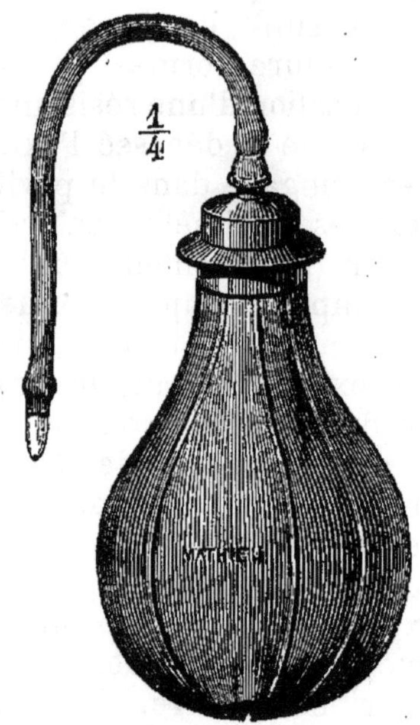

Fig. 479. — Insufflateur de Politzer.

pouce pour laisser l'air pénétrer dans le ballon et on recommence la manœuvre, si cela est nécessaire. On comprend aussi qu'il est facile de charger la poire de vapeurs médicamenteuses.

Lucæ au lieu de ce ballon emploie la poire à insufflation de Richardson, qui est tout aussi commode.

On peut encore obtenir une douche d'air sans recourir au cathétérisme, en appliquant le procédé de Politzer : il suffit d'une poire à insufflation munie d'un embout olivaire qu'on introduit dans la narine du côté malade et sur lequel on serre l'ouverture des narines de manière à les obturer complètement toutes deux. On prescrit alors au patient de faire un mouvement de déglutition en avalant un peu d'eau, et, pendant ce temps, on exerce sur la poire une pression qui envoie une douche d'air jusque dans les trompes et l'oreille moyenne. Il ne faut pas omettre de boucher avec un doigt le conduit auditif externe du côté sain pour ne pas exercer une pression trop forte sur sa membrane tympanique.

Pour éviter d'agir à la fois sur les deux oreilles moyennes,

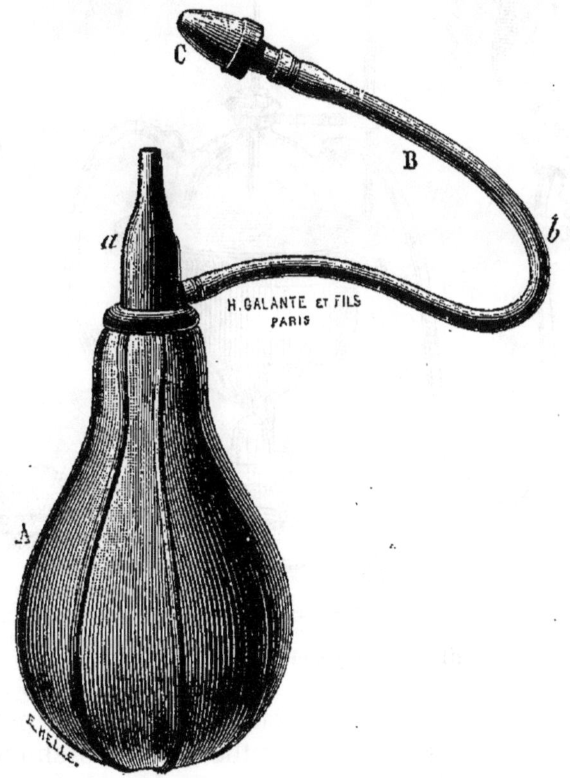

Fig. 480. — Poire à insufflation de Lœwenberg.

Lœwenberg a imaginé une poire à insufflation munie de deux embouts (fig. 480), dont l'un C, porté par un long tube en caoutchouc *b*, va s'adapter dans le conduit auditif externe du côté sain, de manière à répartir également la pression sur les deux faces du tympan de ce côté, ce qui évite sa distension.

C'est par un procédé analogue à celui de Politzer que l'on fait pénétrer dans l'oreille moyenne des vapeurs médicamenteuses ou fumigations. Duplay conseille l'emploi d'un ballon en verre à trois tubulures, chauffé au bain-marie (fig. 418) : la tubulure médiane sert à l'introduction du liquide (teinture d'iode, benjoin, etc.) et est fermée par un bouchon ; une des tubulures latérales est en communication

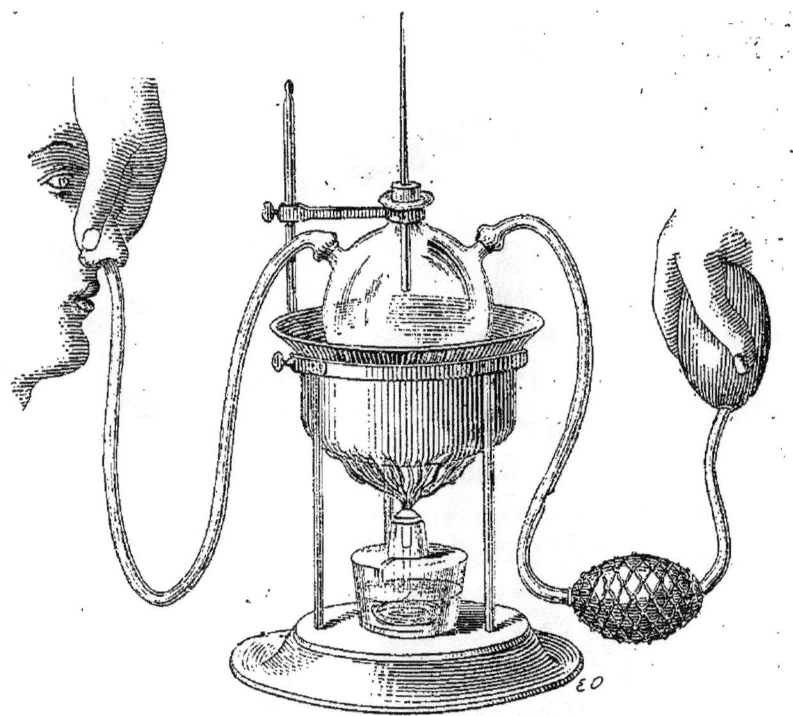

Fig. 481. — Appareil de Duplay pour douches médicamenteuses auriculaires.

avec un insufflateur de Richardson (ou un petit soufflet ordinaire), l'autre porte un tube en caoutchouc terminé par un embout olivaire qui s'adapte dans la narine, ou sur un cathéter placé dans la trompe. Le reste de la manœuvre s'exécute comme ci-dessus.

IV. **Canal de l'urètre.**

1° *Chez l'homme.* — Le meilleur instrument pour pratiquer une *injection* dans le canal de l'urètre chez l'homme, est une seringue en verre, de la contenance de 6 à 8 grammes, à bout olivaire et dont la monture est en caoutchouc durci (fig. 482).

La seringue étant remplie de liquide par aspiration, on en chasse l'air en poussant le piston jusqu'à ce que le liquide sorte par l'orifice de la canule. Puis, la tenant de la main droite entre le pouce et le médius, l'index appliqué sur l'extrémité de la tige du piston, le sujet se place debout, les jambes croisées, ou bien s'assied sur les bras d'un fauteuil, afin d'éviter la pénétration du liquide dans l'urètre profond et dans la vessie. De la main gauche, il saisit le gland près de son extrémité entre le pouce placé au-dessus et l'index au-dessous, et exerce une légère

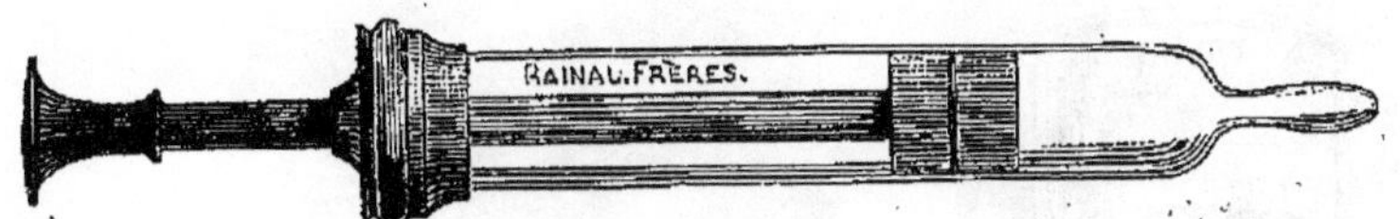

Fig. 482. — Seringue à injection urétrale.

pression pour faire bâiller le méat, dans lequel il engage le bec de la seringue qu'il enfonce doucement de 1 centimètre ; il serre ensuite modérément les lèvres du méat sur le bec de l'instrument afin d'empêcher le reflux du liquide. Le piston est alors poussé avec douceur, et, quand l'injection est complète, la seringue est retirée avec précaution en fermant le méat en arrière d'elle au fur et à mesure de son retrait, de manière à éviter la sortie du liquide. Aubert (de Lyon) a recommandé de munir l'embout de la seringue d'un tube en caoutchouc mou, suffisamment long pour aller porter le liquide jusque dans la région bulbaire ; dans ce cas, on ne doit pas fermer le méat avec les doigts, afin de permettre un véritable lavage du canal.

Le *lavage* de l'urètre se fait souvent à l'aide d'une sonde à extrémité terminée par une olive dont la base est perforée de deux trous qui permettent au liquide de prendre une direction récurrente; on n'a qu'à adapter au pavillon de la sonde un irrigateur analogue à ceux décrits plus loin pour le vagin et l'utérus, mais il faut éviter de donner trop de pression. Reliquet a conseillé pour ce lavage une sonde particulière très ingénieuse.

2° *Chez la femme.* — On se servira d'une seringue à canule longue de 5 cent. environ dont l'extrémité est percée de trois à quatre trous disposés de manière que le jet soit récurrent (Martineau). La canule est introduite avec précaution, et, quand elle a pénétré dans la vessie, on la retire à soi de façon à oblitérer le col : le piston est alors poussé lentement pour éviter la projection du liquide dans la vessie.

V. Cavité vaginale.

L'*injection vaginale* se pratique avec une seringue en verre, de la contenance de 50 à 80 gr., munie d'une

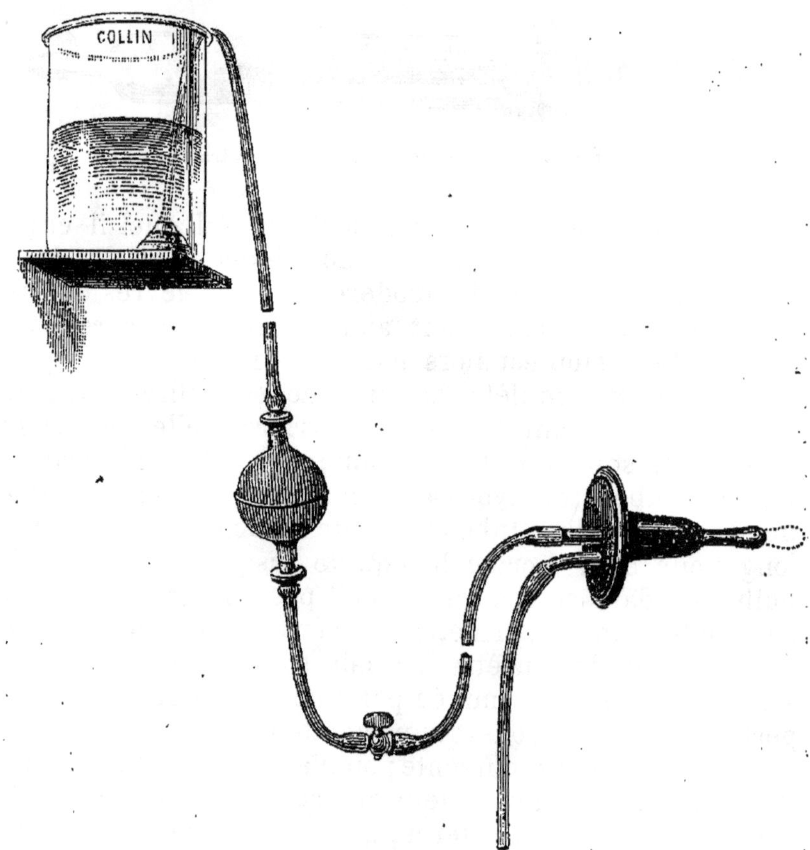

Fig. 483. — Irrigateur vaginal à double courant, d'Aran.

canule assez longue, coudée ou droite, qui est terminée par une olive percée d'un ou plusieurs orifices. Pour mieux garder l'injection, la femme devra se la donner dans la position couchée, le bassin peu élevé. On se sert souvent, au lieu de seringues, d'injecteurs spéciaux à réservoir en caoutchouc.

L'irrigation vaginale, plus fréquemment employée que l'injection, s'exécute soit dans la position couchée, soit dans la position accroupie : dans la position couchée, le contact du liquide est plus prolongé, mais le lit doit être

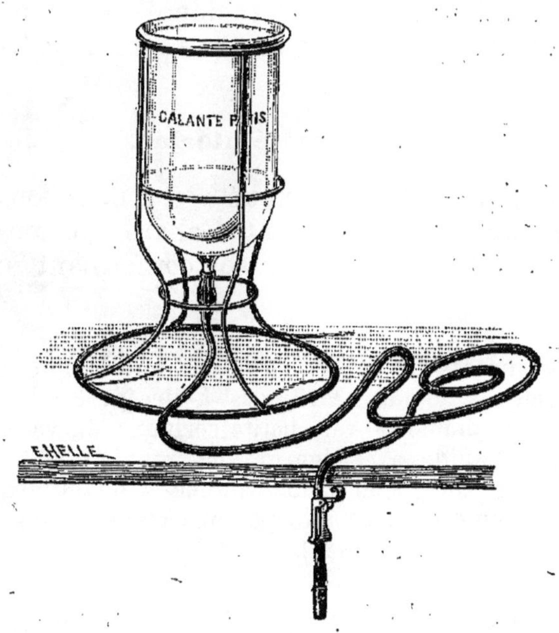

Fig. 484. — Fontaine de Mme Henry, de la Maternité de Paris.

protégé, comme on le verra plus bas; les injections faites dans un but thérapeutique doivent distendre légèrement le vagin et être données dans la position couchée. Autant que possible, il faut se servir d'appareils que la femme puisse manœuvrer elle-même; on emploiera donc soit l'injecteur de Coxeter, soit le siphon décrit à propos des fosses nasales, soit le vide-bouteilles, le bock (fig. 489), soit la fontaine de Mme Henry, de la Maternité de Paris (fig. 484), auxquels on adapte une longue canule en gomme, droite, à embout olivaire percé de trous, sauf à l'extrémité pour éviter la percussion du liquide sur le col utérin (Delioux de Savignac). Avec les solutions de sublimé, on se sert de longues canules en verre qui ont, en outre, l'avantage d'être très propres.

Aran a recommandé un irrigateur à double courant fort commode (fig. 483) ; le liquide, arrivant par le tube qui plonge dans le réservoir, pénètre dans l'intérieur du petit appareil destiné à oblitérer l'entrée du vagin, irrigue la cavité et ressort par les orifices latéraux de la canule pour s'écouler en dehors par un tube spécial.

On veillera, pour éviter les accidents, à ce que le liquide arrive sans violence et sous une pression modérée.

VI. **Cavité utérine.**

1° *Injections.* — On a attribué à ces injections des accidents fort graves ; cependant Gallard affirme que tout danger peut être écarté en se conformant aux règles suivantes.

L'outillage nécessaire est un spéculum, une longue pince à pansement, quelques sondes n° 10, c'est-à-dire de 3 millim. à 3 millim. et demi de diamètre, une petite seringue en verre contenant 4 grammes de liquide, avec tige graduée munie d'un curseur pour limiter la course du piston et déterminer la quantité de liquide à injecter ; la canule conique s'adapte exactement dans le pavillon des sondes en gomme (fig. 485).

La malade étant placée dans la position pour l'examen au spéculum, on découvre le museau de tanche à l'aide de cet instrument, puis, saisissant une sonde avec la pince, on pousse doucement à travers l'orifice du col jusque dans la cavité utérine. On s'arrête dès qu'on éprouve la moindre résistance; comparant alors la longueur encore visible de la sonde avec une autre de pareilles dimensions, on se rend compte de la portion introduite. Si l'on constate que 6 à 7 cent. ont pénétré, c'est que la sonde est bien arrivée au fond de la cavité, sinon c'est qu'il y a un obstacle qu'on doit vaincre par des manœuvres de douceur pour pénétrer plus profondément.

La sonde introduite, des mouvements de retrait et de propulsion lui sont imprimés pour s'assurer qu'elle joue dans les orifices et ne les oblitère pas de façon à empêcher le reflux du liquide. Alors on injecte, à titre d'essai, une certaine quantité d'eau à 30 ou 35° centigr. doucement et lentement, et on note le moment où elle reflue par l'orifice du col; on détermine ainsi, en examinant la graduation de la seringue, la quantité de liquide médicamenteux à introduire, qui souvent ne dépasse pas 2 à 3 centim. cubes. Ce dernier est injecté ensuite avec douceur. Ces injections sont assez souvent suivies de coliques et d'un peu de douleur abdominale qui cèdent en vingt-quatre à trente-six heures. On les a employées contre les métrites chroniques.

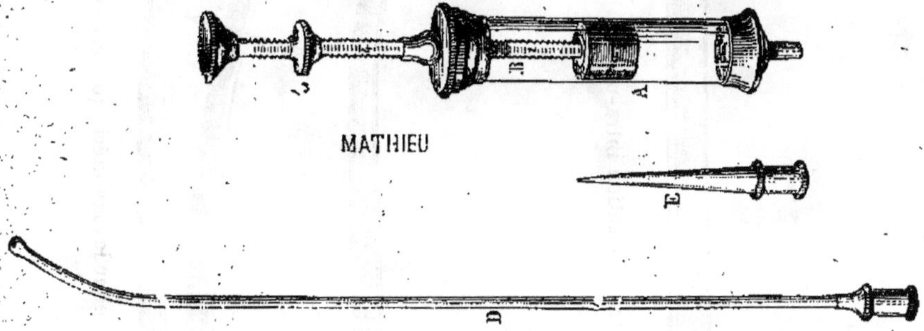

Fig. 485. — Seringue à injection intra-utérine, de Leblond.

D'autres instruments ont été proposés pour les pratiquer : sonde à jet récurrent de Pajot, sonde de Courty, de Sims, etc., etc.

2° *Irrigations et lavages*. — Les irrigations et les lavages utérins tiennent aujourd'hui, comme nous l'avons dit dans la première partie, une large place dans l'antisepsie obstétricale. Des indications suffisantes ayant déjà été données sur la valeur et le mode d'emploi des différents liquides antiseptiques, nous allons exposer seulement la manœuver opératoire.

Les sondes proposées pour porter le liquide dans l'utérus sont assez nombreuses ; nous signalerons en particulier celles de Budin et de Mathieu.

1° *Sonde de Budin* (fig. 486). — Elle est en métal nickelé, en verre ou en celluloïde ; cette dernière substance lui donne plus de souplesse, de la transparence et la rend inaltérable dans la plupart des liquides (sauf l'éther qui la dissout). La sonde est longue de 30 centim., et il en existe depuis 4 millim. de diamètre jusqu'à 15 millim. Elle affecte la forme d'un fer à cheval sur une coupe perpendiculaire. C'est l'orifice d'entrée sur lequel s'adapte un tube en caoutchouc qui communique avec le récipient du liquide ; l'autre extrémité, arrondie, présente deux ouvertures A, B, par lesquelles l'injection pénètre aisément dans l'utérus. Sur toute sa longueur

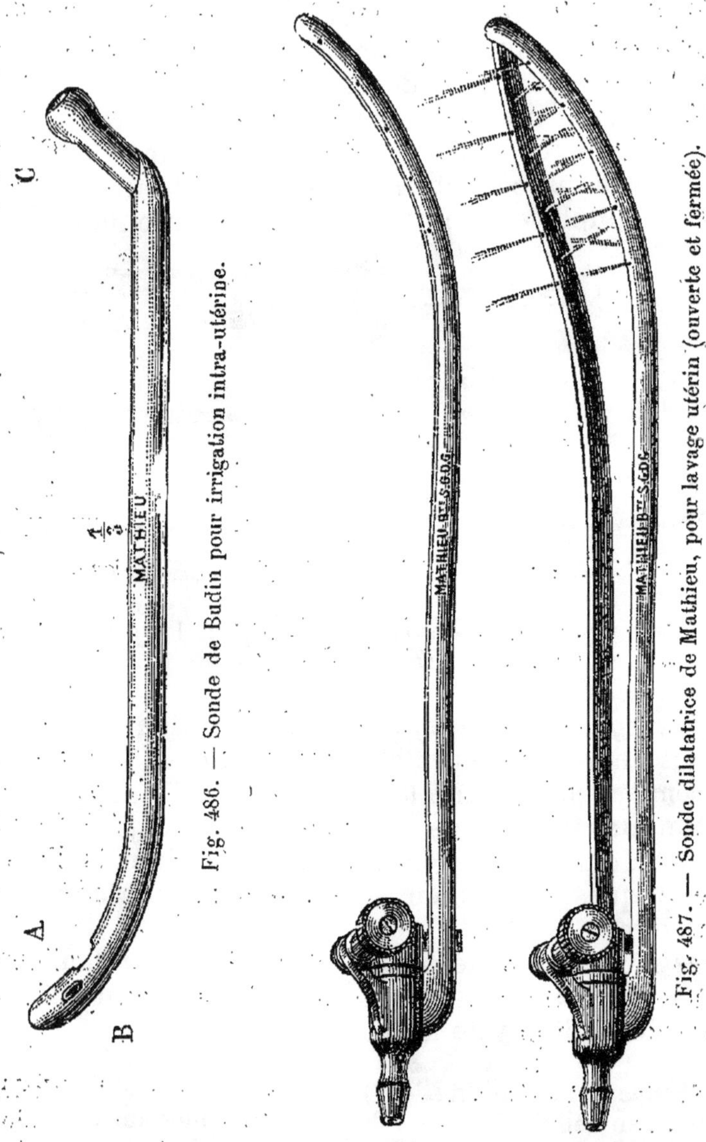

Fig. 486. — Sonde de Budin pour irrigation intra-utérine.

Fig. 487. — Sonde dilatatrice de Mathieu, pour lavage utérin (ouverte et fermée).

elle présente une cannelure ou rigole profonde qui permet le reflux facile du liquide, malgré même la contraction du col, et ne risque pas d'être obstruée par les caillots.

On peut, à la rigueur, se servir d'une grosse sonde de Mayor en étain, en lui donnant une courbure en *s*, mais le reflux du liquide est moins bien assuré.

2° *Sonde dilatatrice de Mathieu* (fig. 487). — Cette sonde en métal nickelé se compose de deux branches creuses, percées de trous près de leur extrémité. Ces branches unies à leurs deux bouts ne peuvent s'écarter l'une de l'autre que dans la partie intermédiaire à leurs extrémités. En s'écartant à l'aide d'une clef à crémaillère qui se trouve fixée sur le robinet régulateur, elles produisent la dilatation du col, de manière à permettre le reflux du liquide injecté. Le fait le plus intéressant du mécanisme est que la quantité d'eau injectée est en rapport avec l'écartement des branches, c'est-à-dire avec le courant du retour; plus les branches s'écartent, plus le courant est fort, de sorte qu'il n'y a aucune crainte de rétention. Cette sonde se démonte dans toutes ses parties et est d'un nettoyage très facile.

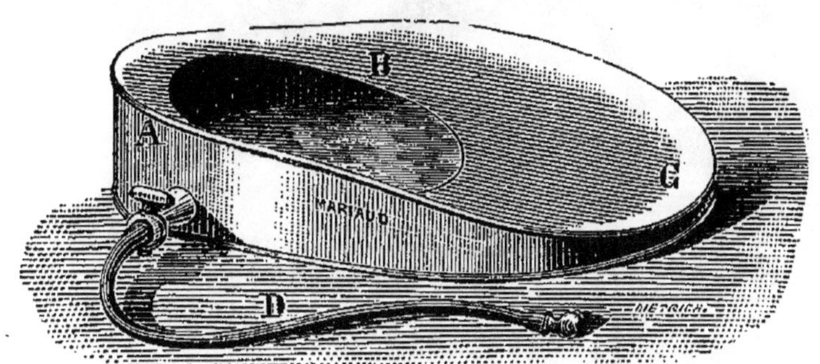

Fig. 488. — Réservoir-bidet d'Yvonneau.

Mode opératoire. — L'irrigation sera pratiquée, la femme étant soit couchée horizontalement dans la position habituelle, soit placée sur le bord du lit, en position obstétricale, les jambes légèrement écartées et le siège soulevé par un coussin dur. Dans la position couchée, on disposera sous le siège un récipient, tel que celui d'Yvonneau (fig. 488) ou tout autre du même genre, muni d'un tube en caoutchouc qui vient aboutir à un vase placé près du lit; dans la position obstétricale, une alèze cirée, convenablement disposée, conduira le liquide dans un récipient placé sur le sol.

L'application du spéculum est généralement inutile dans les lavages post-partum. Le liquide de lavage sera contenu dans le bock irrigateur de Pinard (fig. 489) ou dans tout autre appareil analogue. La vulve sera nettoyée, et la cavité vaginale préalablement lavée. La sonde étant amorcée, l'index est introduit dans le vagin jusqu'à l'orifice externe de l'utérus, servant de guide à la sonde qui glisse avec lenteur, s'engage dans l'orifice du col et est poussée dans la direction supposée du canal utérin. La main d'un aide placée sur l'hypogastre cherche pendant cette introduction à corriger l'antéflexion normale de l'utérus en refoulant en arrière la paroi abdominale.

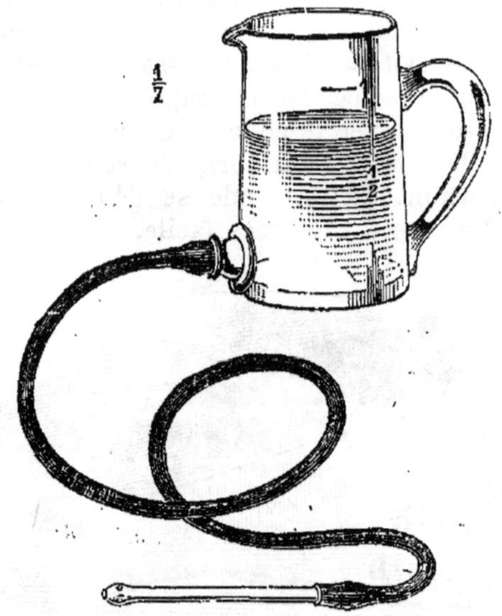

Fig. 489. — Bock irrigateur de Pinard.

Dès que la sonde est dans l'utérus, on laisse couler le liquide (eau stérilisée et chaude à 30-35° ou solution permanganate de potasse à 1 p. 2000), en quantité variable, 10 à 20 litres. Avec une main placée alors sur l'hypogastre l'opérateur appréciera la distension possible de l'utérus et l'empêchera par une compression modérée. Le récipient sera tenu à 20 ou 25 centimètres au-dessus de la malade.

La sonde sera retirée avant l'épuisement du récipient de manière à irriguer largement le vagin.

Lorsque l'irrigation est pratiquée quelques jours après l'accouchement, la manœuvre est un peu plus difficile, le col tendant à se reformer et l'opération étant souvent plus douloureuse ; quand la sonde a franchi l'orifice externe, elle rencontre à 3 ou 5 centimètres un obstacle constitué par l'orifice interne en voie de reformation et consistant en un angle formé par la paroi intérieure.

Dans un assez grand nombre de cas, on devra placer la femme en position obstétricale ; après évacuation de la vessie, l'opérateur ira saisir largement la lèvre antérieure du col avec une pince de Museux conduite sur l'index comme guide (si l'on a trop de difficulté, on emploiera le spéculum). Le col saisi est abaissé lentement jusqu'à ce qu'il apparaisse à la vulve ; on introduit alors la sonde et on pratique l'irrigation.

Il faut toujours veiller à ce que le liquide sorte avec la plus grande facilité, condition d'une extrême importance pour éviter des accidents d'intoxication. Pour les irrigations antiseptiques continues, conseillées par Pinard dans la septicémie confirmée, la sonde devra être fixée aux cuisses de la femme par des fils solides.

Dans le cas d'hémorragies utérines post-partum, l'irrigation prolongée pendant quatre à cinq minutes avec une solution antiseptique, à une température de 45 à 50° centigr., donne d'excellents résultats.

VII. **Rectum. Lavements ; injections forcées.**

1° *Lavements.* — Suivant la quantité de liquide injectée, on les désigne sous le nom de quart de lavement = 125 gr., de demi-lavement = 250 gr., de lavement entier = 500 gr. Lorsque l'injection rectale est constituée par une solution médicamenteuse destinée à être absorbée, elle ne doit pas dépasser 125 gr. (lavements nutritifs, lavements opiacés, etc.).

Inutile d'insister sur les seringues, l'irrigateur Éguisier, etc., qui servent à l'administration des lavements.

Dujardin-Beaumetz recommande de pratiquer l'irrigation du rectum avec un instrument dit entéroclyseur (fig. 490) ; on introduit la canule souple et longue, aussi haut que possible, puis on fait pénétrer le liquide, un litre environ, en maintenant le malade couché horizontalement ; le liquide doit être rendu immédiatement.

Un des temps importants de l'injection rectale est l'introduction de la canule, qui doit être exécutée suivant certaines règles dont l'ignorance a causé parfois des accidents graves. Le rectum, à sa partie inférieure, est dirigé de bas en haut et d'arrière en avant dans l'étendue de 3 à 4 cent.,

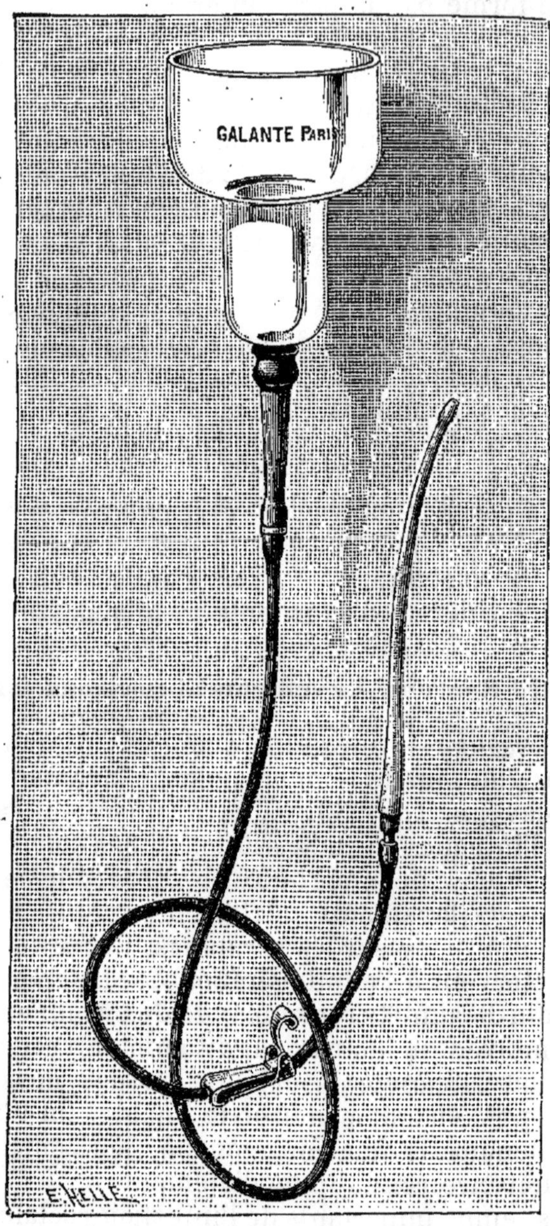

Fig. 490. — Enteroclyseur de Dujardin-Beaumetz.

puis reprend une nouvelle direction en arrière. La canule, convenablement huilée, sera donc introduite dans la direction d'une ligne allant de l'anus à l'ombilic et sur une profondeur de 3 cent. au moins, pour dépasser le sphincter, sans quoi l'injection ne pénétrerait pas; si on la dirigeait en arrière, elle pourrait traverser la paroi rectale et le liquide s'épancherait dans le tissu cellulaire du petit bassin.

Si le malade est debout, il écarte les jambes et penche le corps en avant pour relâcher les parois abdominales; s'il est dans son lit, il se couche sur le côté droit, la cuisse droite modérément étendue, la gauche fléchie et le corps légèrement penché en avant; le lit sera protégé par une alèze ou une toile cirée. La canule de l'instrument étant introduite suivant les règles énoncées, on pousse l'injection sans trop de violence.

Par suite de l'obstruction partielle de l'extrémité inférieure du rectum par des hémorroïdes internes, des matières fécales ou une production néoplasique, on est obligé parfois d'injecter le lavement à une certaine hauteur; on introduit alors une grosse sonde en gomme ou une canule en caoutchouc durci, suffisamment longue, sur laquelle vient s'adapter l'embout du tube de l'irrigateur.

2° *Injections forcées d'air ou de liquide.* — Elles ont été recommandées contre les occlusions intestinales et particulièrement contre celles du gros intestin.

Pour pratiquer une *injection* d'air, on introduit dans le rectum une grosse sonde en gomme, telle qu'une sonde œsophagienne, et on adapte à son pavillon un soufflet à main ordinaire ou une poire à insufflation de Richardson.

Les *injections forcées* de liquides peuvent se faire avec les irrigateurs ordinaires en poussant le liquide sous une pression assez élevée et en quantités notables. Un des meilleurs moyens, qui constitue à la fois une injection de gaz et de liquide, est l'emploi d'un siphon d'eau de Seltz qu'on adapte sur un tube ou sur une canule appropriée et dont on envoie le contenu dans l'intestin. L'acide carbonique se dégage rapidement et joint son action expansive à celle de l'arrivée de l'eau sous forte pression.

En administrant coup sur coup deux ou trois injections que le patient expulse aussitôt après, on obtiendra un lavage suffisant du rectum; on peut aussi se servir d'une sonde analogue à celles employées pour l'utérus, ou d'une sonde volumineuse, à double courant.

§ II. — Injections dans l'épaisseur des tissus

On les divise en : 1° injections hypodermiques ; 2° injections parenchymateuses.

I. Injections hypodermiques.

Leur but est d'introduire dans les tissus sous-cutanés de petites quantités de liquides médicamenteux destinés à agir soit sur l'organisme entier après absorption, soit sur les terminaisons nerveuses. Le nombre des solutions employées est considérable ; on consultera avec fruit sur ce sujet le Manuel des injections sous-cutanées de Bourneville et Bricon.

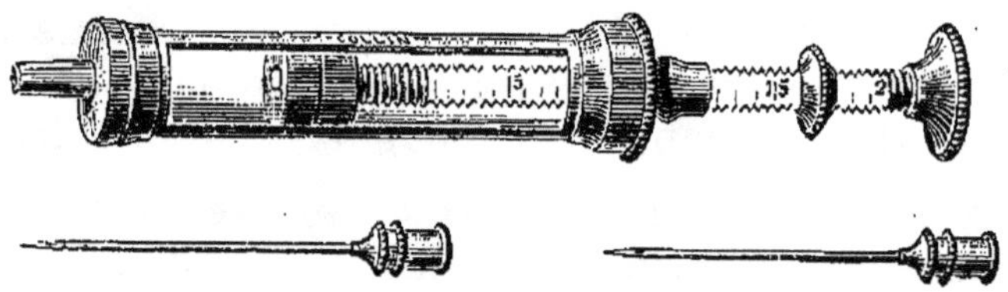

Fig. 491. — Seringue à injections hypodermiques.

Les *instruments* nécessaires varient suivant la quantité de liquide à injecter et suivant le but thérapeutique qu'on se prépare.

1° *Injections hypodermiques ordinaires.* — On emploie de petites seringues graduées, armées d'aiguilles tubulées, et dérivant toutes de la seringue de Pravaz, dont elles ne sont que des modifications.

La seringue actuellement d'un usage courant (fig. 491) a un corps de pompe en cristal maintenu par deux ajutages en argent ou en ébonite. L'ajutage inférieur porte un embout destiné à s'adapter dans le pavillon des aiguilles tubulées. Ces aiguilles en argent, or ou acier nickelé, sont de formes et de dimensions variées et s'ajustent sur l'embout de la seringue soit à vis, soit mieux à frottement. Debove a recommandé les aiguilles en platine iridié (alliage de platine et d'iridium) qui peuvent se stériliser sans détérioration par tous les modes d'emploi de la chaleur y compris le flambage.

L'ajutage supérieur livre passage à la tige du piston, qui est graduée sur le plat et porte un curseur mobile permettant de limiter la quantité de liquide à injecter. Le piston de la seringue primitive se mouvait par rotation, chaque demi-tour donnant une goutte de liquide ; dans les instruments actuels, il se meut par simple pression et chaque dixième des divisions marquées par les chiffres 1, 2, 3, fournit l'issue d'une goutte. La capacité des seringues varie de 1 à 10 et même 15 grammes.

Dans certaines boîtes ou étuis contenant la seringue, on a placé un petit flacon destiné à permettre le remplissage de l'instrument à l'abri de l'air.

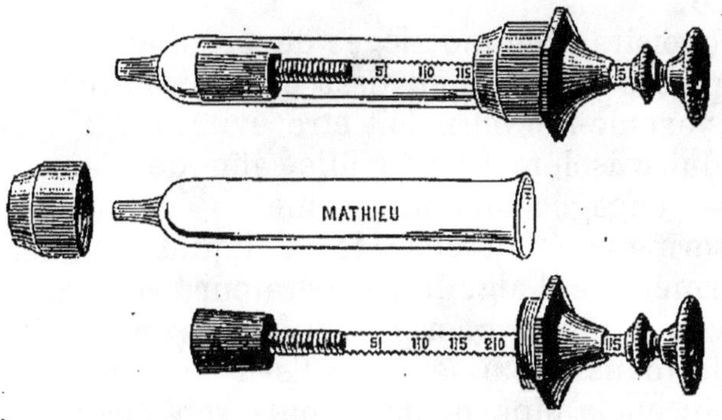

Fig. 492. — Seringue stérilisable de Répin.

Les seringues de Pravaz ordinaires sont d'une stérilisation très difficile, aussi a-t-on apporté dans leur construction des modifications assez grandes, intéressant surtout le piston en cuir. Dans la seringue de Straus le piston est en moelle de sureau et supporte l'eau bouillante et la vapeur d'eau ; dans celles de Malassez, il est en amiante ou en caoutchouc vulcanisé ; la seringue de Roux a un corps tout en verre et un piston en rondelles de sureau ; la seringue de Répin (fig. 492) a le corps de pompe en cristal et le piston en celluloïde vulcanisé.

Toute seringue doit être vérifiée, pour s'assurer de sa capacité exacte, en la pesant vide, puis pleine d'eau.

Manuel opératoire. — La seringue et les aiguilles seront toujours soigneusement désinfectées. Les seringues dont nous venons de parler et dans lesquelles le cuir du piston a été supprimé peuvent se stériliser par l'ébullition ou par l'étuve ; on peut les nettoyer à l'eau bouillante et les maintenir dans une solution phéniquée forte. Les aiguilles en acier ou en argent seront nettoyées au chloroforme, à l'éther ou à l'alcool et bouillies dans la solution de soude à 1 p. 100 ou dans l'huile, ou encore lavées à la solution phéniquée chaude, en cas d'urgence.

Pour dissoudre le médicament, on se servira d'eau distillée ou stérilisée. Les solutions de morphine, d'atropine, de cocaïne, d'ergotine, de pilocarpine étant facilement envahies par les germes, il sera bon d'ajouter 2 à 3 gouttes d'acide phénique liquéfié pour 30 centimètres cubes de liquide à injecter. Les solutions doivent être fréquemment renouvelées. La peau de la région à piquer sera aussi nettoyée.

On choisira, comme sièges de prédilection, les tissus à peau épaisse et riches en tissu cellulaire ; le voisinage des troncs vasculo-nerveux doit être évité. On a recommandé d'introduire isolément l'aiguille, afin de s'assurer qu'elle n'est pas engagée dans une veine.

La seringue étant chargée du liquide médicamenteux, puis armée de l'aiguille, l'opérateur, suivant la solution employée et le but cherché, enfonce son aiguille, jusqu'à la garde, dans l'épaisseur des tissus, ou bien il fait un pli à la peau en la pinçant dans toute son épaisseur entre le pouce et l'index de la main gauche, et, tenant l'instrument de la main droite, il enfonce l'aiguille sans trop de promptitude, perpendiculairement à la base du pli, jusqu'à l'hypoderme ; après la pénétration, il relâche le pli, maintient l'aiguille en place par une légère pression des doigts et pousse le piston lentement, avec arrêts successifs si la capacité d'une demi-seringue est dépassée. L'instrument est ensuite retiré doucement, en fixant la peau avec la pulpe de l'index gauche, qui est ensuite appliqué sur la piqûre pour empêcher une partie du liquide de ressortir ; presque toujours la piqûre laisse suinter une ou deux gouttelettes de sang.

Si l'on doit pratiquer plusieurs injections successives, on retire la seringue en maintenant l'aiguille en place, on la recharge et on la réintroduit dans le pavillon de l'aiguille. Lorsque le liquide employé est irritant, il vaut mieux changer de place.

Après chaque injection, la seringue et l'aiguille sont nettoyées et un fil de soie de sanglier ou un fil d'argent est introduit dans l'aiguille pour empêcher son oblitération.

Les injections bien faites, c'est-à-dire pénétrant jusqu'au-dessous du derme à travers une peau bien nettoyée, et pratiquées avec des instruments propres et des liquides nets de champignons et de poussières, ne déterminent pas d'abcès.

2° *Injections hypodermiques abondantes.* — Elles ont des indications limitées. Les plus employées sont les injec-

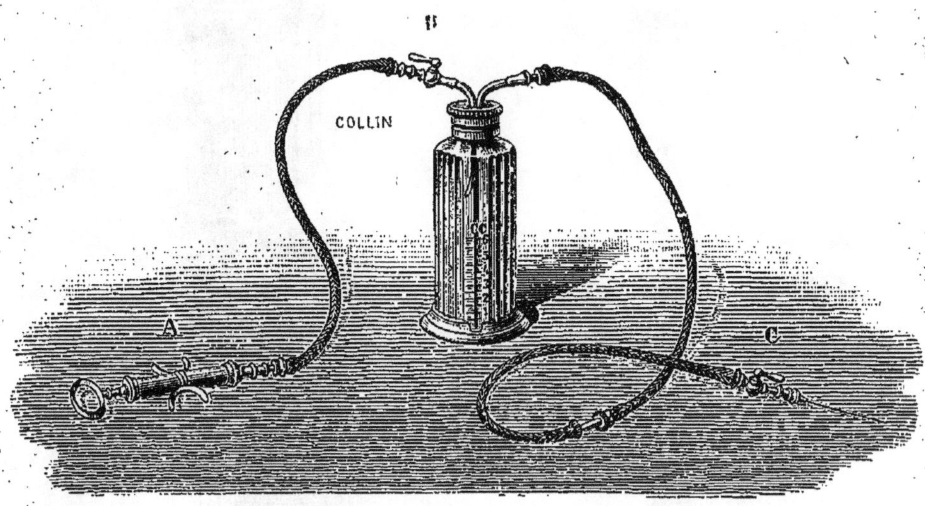

Fig. 493. — Injecteur de Gimbert.

tions d'une solution de chlorure de sodium à 0,6 p. 100 ou sérum artificiel et les injections d'huiles médicinales. La quantité de liquide injectée peut atteindre 200 à 500 gr. L'injection doit toujours être faite avec lenteur.

L'injection sous-cutanée de chlorure de sodium a été employée pour combattre l'anémie consécutive aux pertes de sang abondantes, lorsque l'injection intra-veineuse ne peut être pratiquée; Ziemssen, dans ces cas, préfère l'injection sous-cutanée de sang défibriné à la dose de 350 gr. en 14 piqûres. On la fera avec un trocart de petit calibre et une seringue ordinaire, de 25 cent. cubes, minutieusement aseptisés ; on pourra également employer un des appareils destinés aux injections d'huiles médicinales. La solution sera tiède. Les lieux d'élection sont la région des flancs et la région dorso-lombaire. On injectera suivant les cas de 200 à 500 gr. en plusieurs piqûres

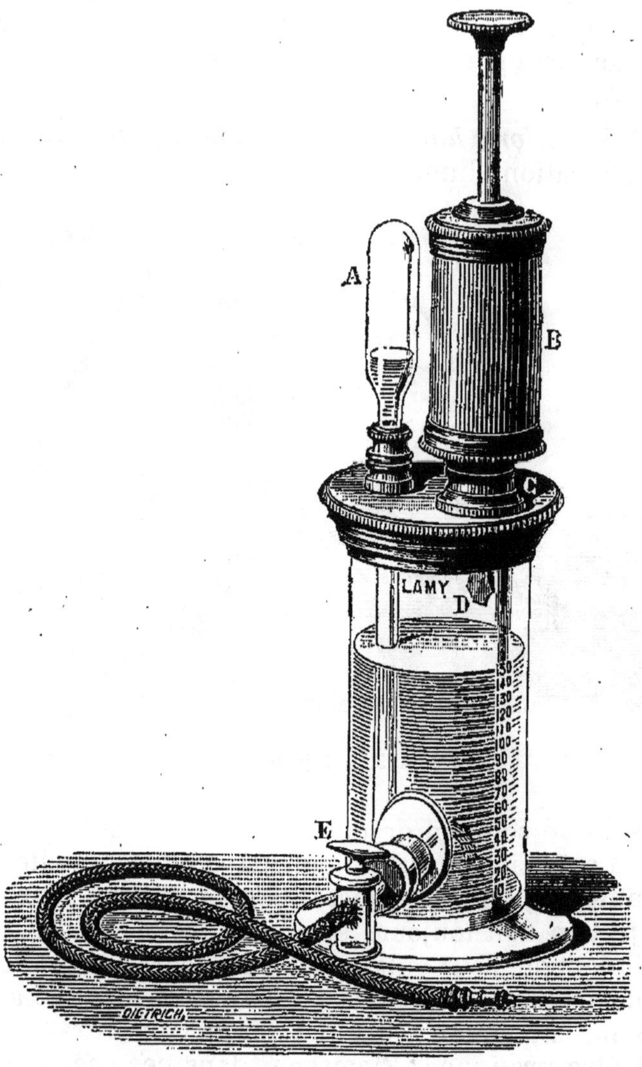

Fig. 494. — Appareil de Burlureaux.

(4 à 5) et l'on massera après l'injection pour faciliter l'absorption.

Les injections abondantes d'huiles médicinales (créosote, gaïacol, etc.) sont employées spécialement dans le traitement de la tuberculose. Gimbert, de Cannes, a imaginé le premier un appareil destiné à les pratiquer (fig. 493) ; notre collègue Burlureaux a fait construire également un appareil du même genre, mais d'un fonctionnement plus sûr et plus régulier (fig. 494). A l'aide d'une pompe foulante ou d'une poire en caoutchouc, on emmagasine de l'air sous pression dans le flacon qui contient la solution à injecter ; c'est la pression exercée par cet air qui chasse le liquide dans les tissus. Les appareils doivent être soigneusement nettoyés avant et après chaque opération. Les aiguilles sont plus longues et plus fortes que celles des seringues de Pravaz ; elles sont enfoncées dans le tissu cellulaire sous-cutané à la base d'un pli fait à la peau. Les points d'élection de ponction sont nombreux (dos, flancs, hypochondres, région fessière externe, face externe et postérieure du bras, face externe de la cuisse). L'huile employée doit être stérilisée et pure ; on la lave plusieurs fois à l'alcool à 90° et on la fait ensuite bouillir au bain-marie pour évaporer l'alcool. L'injection sera faite lentement.

Comme pour toute injection sous-cutanée on s'assurera que l'aiguille n'a pas pénétré dans un vaisseau.

II. **Injections parenchymateuses.**

On désigne ainsi les injections pratiquées dans l'épaisseur d'organes malades ou dans des tumeurs. On se sert, suivant les cas, de liquides caustiques ou de solutions antiseptiques : les ganglions tuberculeux, les tumeurs et fongosités tuberculeuses diverses, les goitres ont été traités par cette méthode, à l'aide de chlorure de zinc, de solutions concentrées d'acide phénique ou de sublimé, etc. ; la liqueur de Fowler a été utilisée avec avantage contre le lymphosarcome ganglionnaire ; on est même allé jusqu'à injecter dans les poumons tuberculeux ou pneumoniques des solutions de bichlorure de mercure (Lépine).

Les seringues destinées à la pratique de ces injections sont semblables à celles décrites plus haut, mais l'aiguille doit être plus forte et plus longue.

Prenant l'aiguille isolément, on la fait pénétrer comme un trocart en un point où la tumeur est le plus saillante et où l'on ne court aucun risque de léser des vaisseaux, on l'enfonce de 2 centim. dans l'épaisseur de la glande malade ou de la tumeur, puis on la retire un peu en arrière pour libérer son extrémité. Ceci fait, le pouce et l'index de la main gauche fixant l'aiguille, on y adapte la seringue et l'on pousse l'injection avec une certaine force. On retire l'instrument comme il a été dit à propos des injections sous-cutanées. Cette opération est assez souvent suivie de douleur, de gonflement, et parfois de suppuration, suivant le tissu attaqué et la nature du liquide employé.

§ III. — Injections intra-veineuses de sérum artificiel

L'injection ou transfusion de sérum artificiel a été employée par un assez grand nombre de médecins dans les dernières épidémies de choléra ; elle a aussi donné quelques bons résultats dans l'anémie consécutive à des hémorragies considérables. En raison de la simplicité de son manuel opératoire, elle mérite d'être classée dans les opérations de petite chirurgie.

Les divers appareils employés pour la transfusion du sang, et décrits dans les traités de médecine opératoire au chapitre de cette opération, peuvent évidemment servir pour l'injection de sérum artificiel : tels sont ceux de Moncoq, de Roussel, d'Oré, de Mathieu, Collin, etc.

Nous décrirons seulement l'appareil de Hayem et l'appareil improvisé de Rouvier.

Composition du sérum artificiel. — La solution proposée par Hayem, pour le choléra, est la suivante :

Chlorure de sodium pur. .	5 gr.	filtrer soigneusement.
Sulfate de soude	10	
Eau distillée	1000	

On l'emploie à la température de 40° centigr. environ. La quantité de liquide à injecter varie de 2000 à 4000 gr., en moyenne 1200 à 1500 gr. par opération ; dans certains cas, l'injection doit être répétée plusieurs fois dans les vingt-quatre heures.

Dans les cas d'anémie aiguë par hémorragie, on

emploiera la solution de Schwarz contenant 6 p. 1000 de chlor. de sodium avec deux gouttes de solution caustique de potasse ou de soude.

1° **Appareil de Hayem** (fig. 495). — Cet appareil se compose d'une pompe aspirante et foulante en caoutchouc sur laquelle se fixent deux tubes : celui qui correspond à l'aspiration plonge dans le vase F contenant le liquide à injecter ; il porte à son extrémité libre une petite ampoule de verre dans laquelle on introduit un fragment d'éponge fine destinée à retenir les impuretés qui pour-

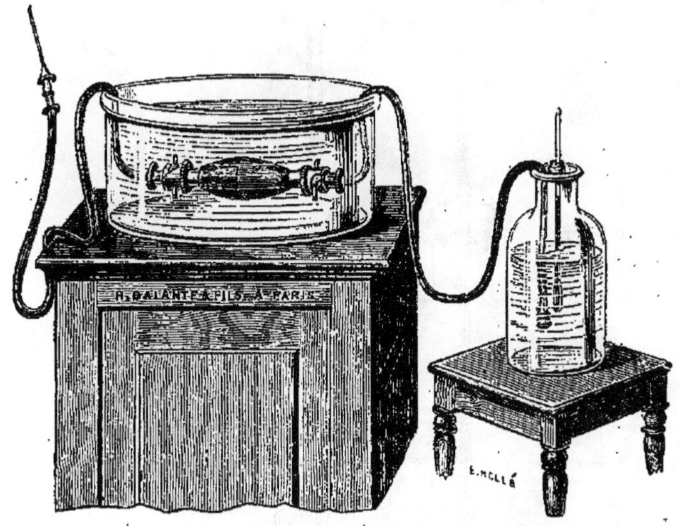

Fig. 495. — Appareil de Hayem.

raient se trouver dans le liquide. Le second tube porte la canule à injection.

La solution à injecter est mise dans un flacon de trois litres placé dans un seau d'eau assez chaude pour que le thermomètre du flacon indique 37°.

L'injecteur étant amorcé en donnant quelques coups de pompe, tandis que l'ensemble de l'appareil est tenu dans la verticale, sa canule est engagée dans la canule spéciale qui a été préalablement introduite dans la veine. La pompe est placée dans une cuvette contenant de l'eau à 39° environ ; on la fait fonctionner doucement et lentement.

Cet appareil est très facile à aseptiser par l'ébullition ou les liqueurs antiseptiques.

2° **Appareil de Rouvier** (fig. 496). — Il se compose d'un flacon à trois tubulures, gradué par des divisions extérieures et d'une capacité de 4 litres. Par une des tubulures pénètre un thermomètre enfoncé jusqu'au fond du vase ; par la seconde passe un tube

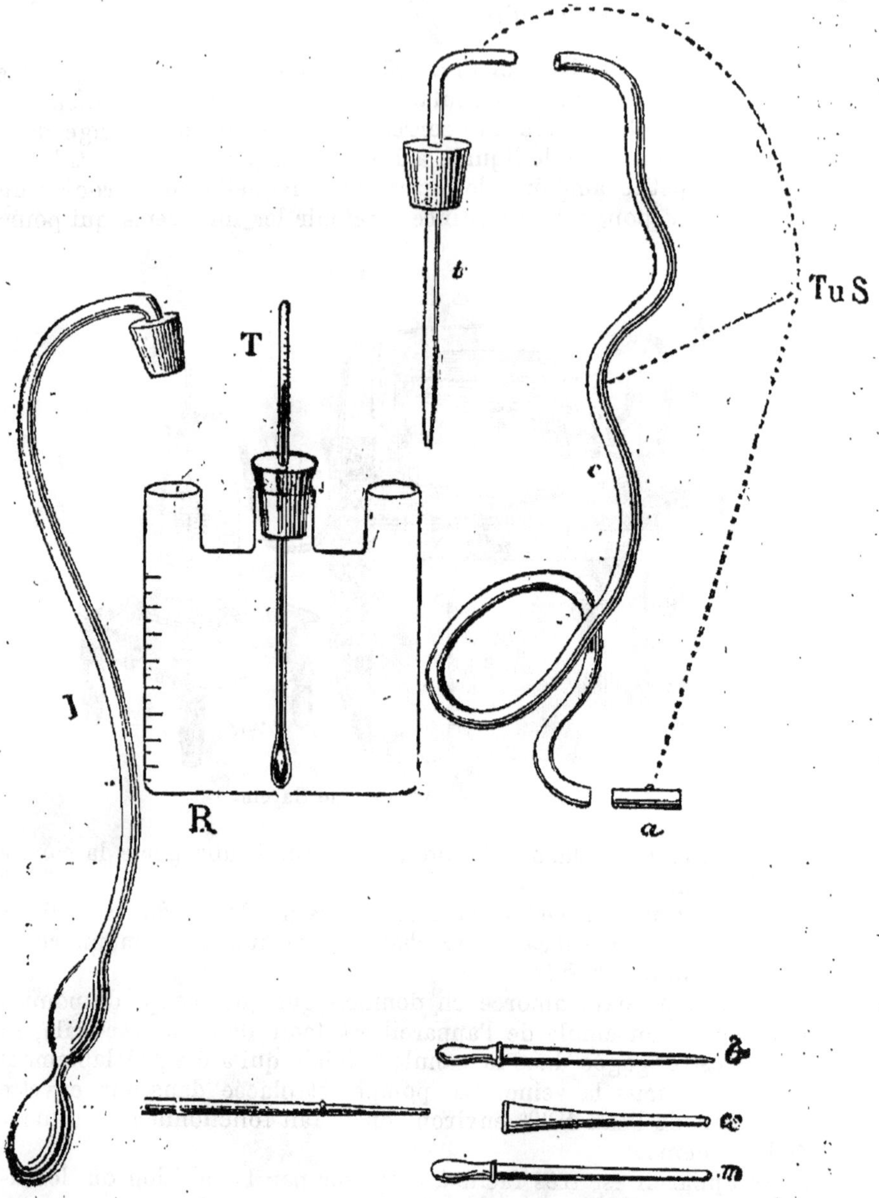

Fig. 496. — Transfuseur improvisé de Rouvier.

en verre qui plonge aussi jusqu'au fond du récipient. L'extrémité inférieure de ce tube est effilée pour empêcher le passage des impuretés accidentelles ; l'extrémité extérieure, coudée, porte un tube en caoutchouc Tu S, long de 80 centim. à 1 mèt., se continuant par un ajout en verre *a* avec une autre portion de tube en caoutchouc qui est fixé sur la canule du trocart de Collin : on a ainsi un véritable tube-siphon. Enfin à la troisième tubulure s'adapte un insufflateur de Richardson qui permet, en augmentant la pression de l'air du flacon, de faire passer le liquide dans le tube-siphon. Quand l'appareil est amorcé, il n'y a plus qu'à laisser couler le liquide, dont on règle le débit par la hauteur à laquelle on place le récipient ; on a ainsi un écoulement continu, qu'on réglera à 100 gr. par minute.

L'insufflateur ne servant qu'à l'amorçage du siphon, il n'y a pas à craindre le passage de l'air dans la veine.

Cet appareil fonctionne donc automatiquement : il suffit d'amorcer le siphon et de mettre la canule en place, pour que la transfusion s'opère d'elle-même.

On peut encore, d'après Rouvier, simplifier davantage cet appareil en employant un récipient chauffé au bain-marie et dans lequel plonge le tube-siphon qu'on amorce par aspiration; dès que le liquide arrive, on l'arrête en comprimant le tube avec les doigts ou avec un pince à pression. La graduation est inutile, l'injection devant être continuée jusqu'à ce que le malade ait recouvré un pouls perceptible et l'intelligence.

Il faut, en outre : 1° le trocart à transfusion de Collin avec son mandrin et ses canules (*a*, *b*, *c*, fig. 496 ; ce trocart est taillé en biseau à son extrémité piquante) ; 2° un bistouri et une pince à dents de souris.

Manuel opératoire. — Les instruments et le champ opératoire sont soigneusement désinfectés. L'ouverture de la veine et l'introduction de la canule peuvent s'exécuter de la manière suivante conseillée par M. Rouvier : On choisit une veine apparente, généralement une de celles du pli du bras, qu'on rend saillante en plaçant le bandage avant la saignée et en faisant quelques frictions ascendantes sur le membre. Puis, parallèlement à la veine et un peu sur le côté, on pratique avec le bistouri une incision de 2 centim. La veine étant à nu, on fait écarter les lèvres de l'incision par une légère traction exercée de chaque côté, on saisit le vaisseau avec la pince et on l'incise en travers ; par l'ouverture ainsi obtenue, on introduit la canule guidée par le mandrin, sans soulever la veine par un fil pour éviter des accidents ultérieurs (phlébite, phlegmons, etc.) ; on retire le mandrin, on laisse écouler un peu de sang pour s'assurer que l'instrument est bien placé et pour chasser l'air, et l'on introduit la canule du siphon de Rouvier ou celle de l'injecteur de Hayem dans celle de la veine après avoir bien amorcé l'appareil. La ligature du bras est enlevée et l'on procède à l'injection. Avec le siphon de Rouvier la transfusion s'opère d'elle-même ; avec l'injecteur de Hayem, on la pratique en actionnant la pompe avec la main. L'opération sera conduite très lentement.

Le procédé employé par Roussel pour l'ouverture de la veine et la fixation de la canule nous semble donner une sécurité plus grande : la veine, mise à nu et soulevée par un petit crochet, est incisée avec des ciseaux pointus en taillant obliquement un lambeau en V qui reste fixé au crochet, se relève comme un couvercle et sert de conducteur à la canule. Roussel, pour faciliter l'introduction de la canule, a proposé un phlébotome dilatateur dont l'un des mors tranchant et l'autre mousse forment, en se fermant, une pointe régulière. Cet instrument est plongé ainsi fermé dans la veine mise à nu, puis par pression sur les branches on écarte les mors qui dilatent l'ouverture de la veine et laissent entre eux un chemin assuré pour le passage de la canule. Celle-ci, une fois introduite, est fixée par un aide, puis au moyen d'une grande serre-fine portée par son talon, on pince la peau en rapprochant les lèvres de l'incision. On n'a plus ainsi à craindre que la canule ne sorte de la veine pendant l'opération.

On peut, en cas de nécessité, se servir comme appareil d'injection, soit d'une seringue à hydrocèle ordinaire, soit d'un entonnoir muni d'un tube de caoutchouc d'environ 50 centim. de long.

Une condition importante est d'employer de l'eau filtrée et bouillie, et des instruments stérilisés.

CHAPITRE VIII

DE LA VACCINATION

La vaccination est l'inoculation du virus vaccinal emprunté à l'homme ou aux animaux de l'espèce bovine (veaux et génisses). Il y a donc à examiner deux variétés de vaccination : 1° la vaccination avec du vaccin humain ; 2° la vaccination animale.

§ I. — Vaccination avec du vaccin humain

Les enfants peuvent être vaccinés à tout âge, mais chez les nouveau-nés, qui supportent très bien l'inoculation, il est nécessaire d'employer un vaccin très actif et de répéter l'opération à quelques jours d'intervalle si l'on vient à échouer. Les adultes, ayant subi dans leur enfance la vaccination avec succès, doivent être revaccinés de 17 à 20 ans, car ils ont pour la plupart perdu l'immunité conférée par la première inoculation.

Le sujet à vacciner devra être bien portant.

La période des grosses chaleurs fournit seule une contre-indication. On a fait justice aujourd'hui de l'opinion, jadis si répandue, de la non-vaccination pendant les épidémies.

I. **Vaccination de bras à bras.**

Le sujet vaccinifère sera autant que possible un enfant qu'on choisira vigoureux, bien portant, exempt de toute tare et indemne de vaccination antérieure. Il devra être âgé d'au moins 3 à 4 mois, pour qu'une syphilis héréditaire possible ait eu le temps de manifester sa présence; du reste, la santé des parents sera l'objet de recherches attentives. Le vaccin dont il est porteur doit être au sixième ou septième jour de son évolution, ou au plus tard au commencement du huitième jour, et on choisit les pustules bien formées, quoique petites parfois, délaissant celles qui sont écorchées ou enflammées.

Manuel opératoire. — 1° *Instruments.* — L'instrument le meilleur et le plus simple est la petite lancette en fer de lance, cannelée ou non; à son défaut, on emploiera la lancette ordinaire à grain d'orge ou à grain d'avoine.

On a aussi recommandé d'autres instruments parmi lesquels nous signalerons : les aiguilles de Lorain terminées d'un côté par une pointe cannelée et de l'autre par un petit anneau servant à

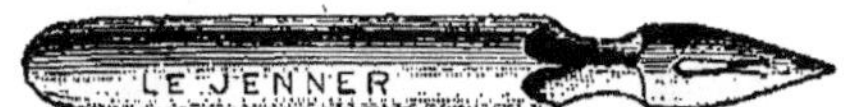

Fig. 497. — Vaccino-style, de Mareschal.

les tenir entre les doigts; l'aiguille de Depaul, semblable à celle-là mais montée sur un manche dans lequel elle peut être retirée après chaque opération; le vaccinateur de Chassagny, composé d'un système un peu compliqué de deux aiguilles montées sur le même manche, et dont l'extrémité faisant ressort permet de les enfoncer par une pression légère et de limiter leur pénétration; le scarificateur à quatre lames de Umé, modifié et transformé par Warlomont en vaccinateur-tréphine; la seringue à vaccination pour injection sous-épidermique de Bourgeois, etc.

La stérilisation, si importante en vaccination, est difficile à réaliser avec les aiguilles et les lancettes habituelles, aussi, M. Mareschal a eu l'ingénieuse idée de faire fabriquer un instrument facilement stérilisable par l'ébullition dans la solution de carbonate de soude à 1 p. 100 ou par l'étuve sèche. Cet instrument, *dit vaccino-style* (fig. 497), est une sorte de plume métallique affutée, de prix si minime qu'on peut le renouveler souvent. Il peut être soit tenu à la main, soit monté sur un porte-plume ou une pince à cran d'arrêt.

2° *Opération.* — Le vaccinifère et le patient seront déshabillés de manière à avoir le bras et l'épaule nus, pour éviter toute constriction susceptible de déterminer un écoulement sanguin. Si le vaccinifère est un enfant, il sera tenu sur les genoux d'un aide ; si c'est un adulte, il sera commodément assis, le bras soutenu par un aide lorsque cela est nécessaire.

Les soins antiseptiques ont une importance capitale pour se mettre à l'abri de toute une catégorie d'accidents ultérieurs. On lave préalablement, avec un petit tampon de ouate hydrophile ou un linge fin imbibé d'une solution antiseptique tiède (thymolée, boriquée ou d'eau ayant bouilli et chaude), les pustules et leur pourtour, ainsi que le bras du sujet à vacciner. L'instrument sera toujours nettoyé par l'eau bouillante (ou flambé) pour chaque sujet à vacciner ; dans ce but, un petit récipient sera disposé à côté de l'opérateur.

L'instrument est saisi, de la main droite, vers son talon, entre le pouce d'un côté, l'index de l'autre, le médius légèrement étendu sur la lame. De la main gauche, l'opérateur prend le bras du vaccinifère de manière à tendre la peau et à faire saillir les pustules, qu'il ouvre en différents points par des piqûres tout à fait superficielles, pratiquées obliquement avec la pointe de l'instrument sur le bord surélevé bleuâtre du bouton ; il évitera d'intéresser les vaisseaux de la pustule, pour ne pas produire une petite hémorragie, car tout bouton saignant doit être abandonné.

Dès que la lymphe vaccinale sourd en quantité suffisante, la lancette est chargée sur ses deux faces, et l'opérateur, saisissant de la main gauche le bras du sujet à vacciner, tend la peau au niveau de l'insertion du deltoïde et procède à l'inoculation, qui peut s'exécuter suivant plusieurs procédés.

a. *Inoculation par ponction.* — La pointe de l'instrument est présentée presque parallèlement au point à vacciner, et, le petit doigt servant de point d'appui sur le membre, elle est enfoncée obliquement dans la peau, par un léger mouvement d'extension du pouce et de l'index, de manière qu'elle pénètre sous l'épiderme jusqu'à la couche muqueuse de Malpighi ; puis elle est retirée, soit en la soulevant contre la surface de la peau, de façon à former un godet où elle achève d'essuyer son virus, soit en la retournant sur elle-même.

Il est admis aujourd'hui que le procédé de la piqûre est moins sûr que le suivant, lorsqu'on emploie du vaccin conservé ou du vaccin animsl.

b. *Inoculation par scarification.* — Au lieu d'enfoncer la pointe de l'instrument, on pratique sur chaque point à vacciner une ou deux scarifications ou éraillures, à 1 millim. l'une de l'autre, longues de 2 à 3 millimètres, entamant seulement l'épiderme pour arriver au corps muqueux de Malpighi. Certains opérateurs scarifient avec l'instrument à sec, puis au moyen d'une baguette de verre déposent le vaccin sur la scarification. Dans tous les cas, on ne doit pas produire d'écoulement de sang.

c. Quant à l'*inoculation par injection*, proposée par Carivenc et Bourgeois, elle ne présente aucune supériorité sur les procédés ci-dessus.

On pratique en général trois piqûres ou scarifications à chaque bras, suffisamment distantes (3 à 4 centim.) pour ne pas donner d'aréoles confluentes. Si l'on est riche en vaccin, on charge la lancette pour chaque piqûre, tout au moins pour chaque bras ; il faut toujours nettoyer l'instrument pour chaque sujet à vacciner.

Dans certaines contrées, on vaccine non pas sur le bras, mais sur la face externe de la partie supérieure du mollet, ou sur la partie supéro-externe de la cuisse, ce qui présente certains avantages pour les sujets du sexe féminin.

L'opération terminée, s'il s'agit d'un enfant, on fait maintenir ses deux mains jusqu'à dessiccation des piqûres ; si c'est un adulte, on lui recommande d'attendre jusqu'à ce moment pour remettre ses vêtements. Les points d'insertion seront ensuite recouverts de ouate vierge, qu'on fixe par une bande de tarlatane.

II. **Vaccination avec du vaccin humain conservé.**

Conservation du vaccin. — Le vaccin humain conserve sa virulence, soit à l'état sec, soit à l'état liquide, à l'abri de l'air et de la lumière dans un endroit frais, pendant un temps difficile à préciser; en général, au bout de deux mois il a perdu tout ou partie de sa virulence.

Les procédés de conservation reconnus les meilleurs sont : 1° les tubes ; 2° les pointes d'ivoire.

1° *Vaccin en tubes.* — Les tubes qui servent à recueillir et à conserver le vaccin liquide sont des tubes capillaires en verre, de 6 à 10 centim. de long, et renflés à leur partie moyenne. Pour les remplir, on ouvre les pustules vaccinales, comme il a été dit, et on présente l'extrémité effilée du tube à la goutte de vaccin, parallèlement aux téguments, et dans une position un peu déclive pour qu'à la capillarité s'ajoute l'action de la pesanteur. Quand le tube est suffisamment rempli, on ferme ses deux extrémités soit à la flamme d'une lampe à alcool ou d'une bougie, soit en les plongeant dans de la paraffine, dans de la cire à cacheter fondue, dans une solution de caoutchouc, dans l'éther, ou enfin dans un mélange froid de 1 gr. de suif pour 3 gr. de paraffine (Chambon); si l'on scelle à la lampe, on évitera que l'action de la chaleur ne coagule le contenu du tube.

Warlomont préfère le procédé de Muller : on commence par introduire dans le tube un peu d'huile d'olives ou d'amandes douces, de manière à obtenir une colonne de un demi-centim. de hauteur, puis on présente le tube au vaccin, et enfin on termine par l'introduction d'une autre gouttelette d'huile, et on scelle à la lampe.

Le vaccin humain ne se coagule pas; si le tube présente des flocons et n'est plus limpide, c'est qu'il est altéré et il faut le rejeter.

Pour se servir d'un tube chargé, on en casse les deux extrémités, et on chasse le contenu sur une plaque de verre ou dans un verre de montre, en soufflant au moyen d'un fétu de paille, ou même directement si le tube est assez long.

2° *Pointes d'ivoire : vaccin desséché.* — Ce mode de conservation est très employé à l'étranger, surtout en Belgique et en Suisse, particulièrement pour le vaccin animal. On se sert de tiges d'ivoire longues de 3 millim., larges de 6 millim., à extrémité très acérée et tranchante des deux côtés. La pointe d'ivoire enduite de virus est mise à dessécher au soleil, ou à l'étuve de 30 à 40° centigrades, puis recouverte d'une solution de gélatine, ou d'une couche de gomme arabique pour isoler le vaccin. Pour les utiliser, on les trempe dans de l'eau tiède, et on fait avec elles directement les scarifications, ou bien on les essuie sur des scarifications pratiquées avec une lancette.

§ II. — Vaccination animale

La vaccination animale a pris de nos jours une extension considérable et elle est certainement appelée à remplacer partout la vaccination avec le vaccin humain, en raison de la pureté du virus, de la sécurité qu'il offre au point de vue de la non-transmission des maladies et de la quantité considérable que peut en fournir un seul animal. Nous recommandons sur ce sujet l'excellent *Manuel* de vaccination animale de notre collègue Vaillard, auquel nous avons emprunté la plupart des renseignements suivants.

Le cow-pox peut être naturel ou obtenu artificiellement; c'est de ce dernier seul qu'il va être question.

On se sert de préférence de génisses âgées de deux à trois mois, bien portantes, surtout indemnes de diarrhée, du poids de 100 à 200 kilog. et de robe blanche ou rousse. L'animal sera mis en observation pendant 2 à 3 jours avant de procéder à son inoculation pour créer la source vaccinale.

Technique opératoire. — Pour inoculer la génisse, il est nécessaire de l'immobiliser sur une table à bascule, c'est-à-dire construite de manière que le plateau de la table puisse se renverser latéralement ; la table de Pissin (de Leipsig) est la plus simple. On fait basculer le plateau verticalement, on applique la génisse contre lui, et, après l'y avoir fixée au moyen d'une large courroie abdominale, on replace le plateau horizontalement par un brusque mouvement de bascule. On achève alors d'assujettir l'animal par des lanières de cuir placées autour de la tête et des membres en extension (fig. 498) ; il est nécessaire, quand on veut agir sur la région inguinale, la droite par exemple, de maintenir le membre inférieur de ce côté élevé verticalement et fixé en l'air à une fourche vissée contre la table.

Si l'on a besoin d'une quantité relativement modérée de vaccin, on se borne à raser la région inguinale, mais si la quantité désirée est considérable, on rase toute la région thoraco-abdominale. On coupe d'abord les poils avec des ciseaux, puis on savonne à l'eau chaude et on fait agir le rasoir en évitant d'érafler la peau. Vaillard conseille, pour

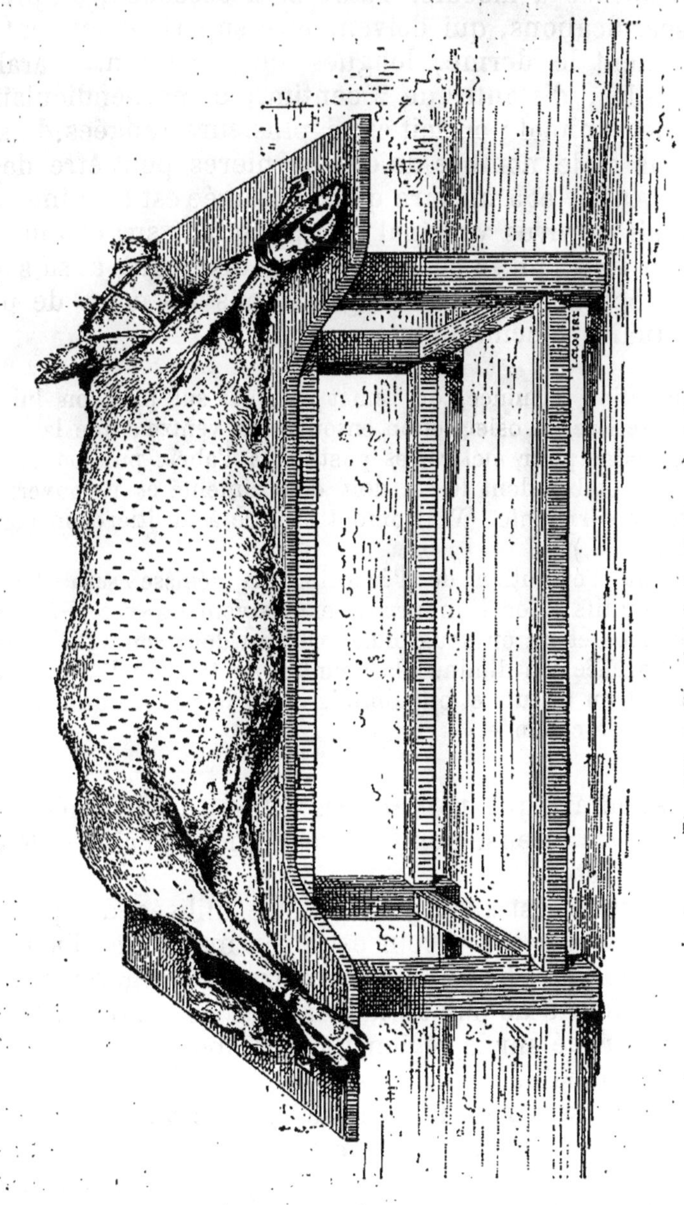

Fig. 498. — Fixation de la génisse vaccinifère.

obtenir une immobilité plus complète pendant l'opération, de placer près de la tête de la génisse un aide qui lui recouvre les yeux d'une compresse et les caresse par un frottement incessant.

La surface à inoculer étant bien asséchée, on procède aux scarifications, qui doivent être superficielles, entamer légèrement le derme, longues de 1 centim., parallèles entre elles, distantes de 2 centim., et perpendiculaires à l'axe de l'animal ; on fait ainsi plusieurs rangées de scarifications et le nombre de ces dernières peut être de 150 à 180. Au fur et à mesure qu'une rangée est terminée, on y introduit le virus vaccinal en appliquant sur chaque incision un tube qui le contient ou en disposant à sa surface une préparation molle désignée sous les noms de pulpe, d'électuaire vaccinal, etc.

L'opération terminée, on remet l'animal sur pied, on lui passe une muselière en osier, et on entoure son ventre d'une large ceinture de laine pour mettre les pustules à l'abri ; puis on l'enferme dans une étable dont le sol doit être cimenté et recouvert d'une littière non irritante. (Warlomont préfère à la litière un plancher à claire-voie.)

Pendant l'évolution de l'éruption, la génisse sera l'objet de soins attentifs et on la nourrira exclusivement avec 8 à 12 litres de lait tiède et un ou deux œufs crus, en deux repas ; s'il survient de la diarrhée, on diminue la quantité de lait, on limite l'alimentation à 3 ou 4 œufs et on administre de la poudre de bismuth ou de magnésie calcinée.

Il est admis que tout animal atteint de diarrhée rebelle ou de fièvre intense pendant l'évolution vaccinale doit être laissé de côté.

La génisse est susceptible d'être utilisée du quatrième au sixième jour ; le vaccin est à son maximum d'activité le cinquième jour, lorsqu'un liseré argenté, légèrement surélevé, est formé autour de la pustule : ce liséré est toujours moins marqué sur la région thoraco-abdominale que sur la région inguinale.

Pour se servir de la génisse comme vaccinifère, on la place sur la table, les membres dans une extension modérée. Les pustules sont alors comprimées à leur base à l'aide d'une pince à cran d'arrêt dont la mieux appropriée est celle de Chambon. « Pour la placer, on soulève d'abord la pustule par un pli fait à la peau ; puis on applique les mors très exactement à la base de la pustule et non sur la peau environnant la petite tumeur. Il est nécessaire que celle-ci soit bien dans l'axe de la pince (Vaillard) (fig. 499). » On racle ensuite la pustule avec la lancette et l'on voit bientôt suinter une lymphe abondante qu'on utilise en laissant de côté le premier jet de sérosité ; quand le suin-

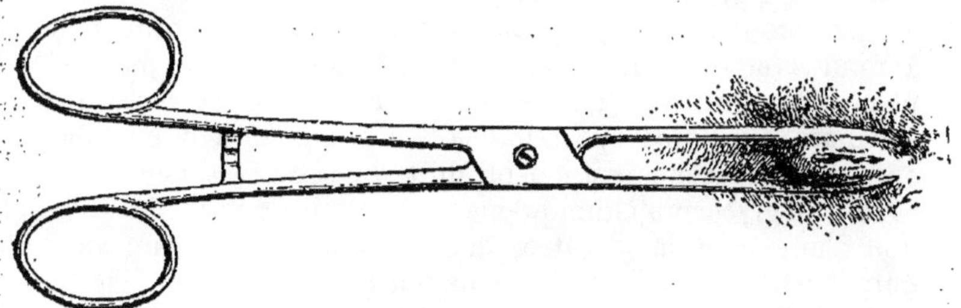

Fig. 499. — Pince appliquée sur une pustule vaccinale.

tement se ralentit, on augmente la pression exercée sur la pince. Si, pendant l'opération, l'animal vient à être trop agité avec injection des yeux et météorisme abdominal, on doit s'arrêter momentanément et le mettre en liberté pendant quelques instants.

L'insertion sur bras se fait suivant les règles données, en procédant par scarifications.

Récolte et conservation du virus animal. — On conserve ce vaccin soit liquide dans des tubes, soit en pulpe à la glycérine, soit en chargeant des pointes d'ivoire.

On lave d'abord le champ vaccinal avec de l'eau tiède, puis avec la lancette on débarrasse la surface des pustules de ses croûtes et débris épithéliaux, on place la pince et on racle la pustule. Warlomont conseille alors de recueillir la lymphe, une fois le premier jet écoulé, dans un verre de montre contenant quelques gouttes d'eau distillée additionnée de glycérine à parties égales ; on mélange ensuite le tout, on sépare le coagulum et on remplit le tube. Vaillard, pour lutter contre la coagulation rapide du virus, remplit d'abord un tube cylindrique long de 6 à 8 centim., large de 2 millim., à extrémités assez effilées (non capillaires), avec le liquide qui sourd de la pustule, en prenant le soin d'écarter à l'aide d'une aiguille la couche fibrineuse qui épaissit la lymphe. Pendant cette opération, qui dure de 8 à 10 minutes, on est souvent obligé de refouler avec un crin de cheval vers la partie renflée du tube les coagula qui l'obturent. Le tube une fois plein est laissé en repos environ deux heures pour attendre la formation du coagulum; alors on le divise à sa partie moyenne d'un trait de lime et on en verse dans un verre de montre le contenu qui sert à remplir immédiatement des tubes capillaires.

Du vaccin ainsi conservé a pu se montrer actif après trois mois.

En général il est moins actif que la pulpe et est de conservation difficile.

La pulpe glycérinée se prépare avec des pustules du cinquième au sixième jour. On place la pince, on enlève la croûte, on racle à fond avec une petite curette le contenu de la pustule et l'on place le produit dans un petit mortier ou dans un verre de montre stérilisés. La même opération se répète sur 20 à 50 pustules; alors on mélange intimement au produit du raclage à peu près parties égales de glycérine chimiquement pure, en triturant jusqu'à obtention d'une bouillie grisâtre, demi-liquide, sans grumeaux. Cette pulpe est ensuite introduite par aspiration dans des tubes de verre droits de 7 à 8 centim. de long et de 3 millim. de diamètre préalablement stérilisés par la chaleur et qu'on ferme à la flamme. Cette pulpe s'emploie telle quelle. On la conserve au frais et à l'abri de l'air. Elle est plus active que la lymphe.

On peut encore faire dessécher dans le vide le produit obtenu par le raclage de la pustule; après quoi, on le pulvérise et on le conserve dans des tubes hermétiquement fermés.

§ III. — Accidents consécutifs a la vaccination.

Les accidents observés à la suite de la vaccination sont parfois fort graves et peuvent être rapportés, soit à des altérations du virus vaccinal employé, soit à des troubles de son évolution chez le sujet inoculé ou à des prédispositions individuelles de ce dernier.

Les altérations du vaccin employé peuvent déterminer des phlegmons, des lymphangites, des érysipèles et même la septicémie; quand le vaccinifère est syphilitique, son vaccin peut transmettre la syphilis, comme l'ont montré de nombreuses épidémies. Pendant son évolution chez l'inoculé, les mêmes affections septiques apparaissent parfois, si l'on n'a pas pris le soin de protéger les plaies vaccinales; si l'individu est herpétique, on peut voir survenir de l'eczéma, de l'impétigo, etc., etc.

En se servant de lymphe limpide cueillie sur un vaccinifère sain, en employant les précautions d'une rigoureuse antisepsie pendant l'opération et en protégeant ensuite la région vaccinée, on préviendra la plupart des accidents signalés. Lorsqu'on vaccine un sujet atteint de syphilis, on doit veiller à ne pas la communiquer au vaccifère : pour cela, le vaccin ne sera pas recueilli directement avec la lancette sur le bras du vaccinifère, mais sur une plaque de verre intermédiaire, et l'on désinfectera énergiquement l'instrument après l'opération.

L'emploi d'un virus animal, bien pur, est une garantie considérable de sécurité; cependant Eichstedt et d'autres vaccinateurs allemands ont observé à la suite de l'usage d'un électuaire vaccinal à la glycérine des épidémies d'éruptions impétigineuses avec quelques cas de mort.

CHAPITRE IX

DU MASSAGE

Nous étudierons seulement le massage appliqué aux entorses, aux fractures, aux affections articulaires et à quelques affections musculaires, c'est-à-dire à des lésions pour lesquelles le praticien peut, sans se spécialiser et sans trop grande perte de temps, pratiquer lui-même facilement cette opération.

Le *massage* consiste en une série de mouvements et de manipulations exercées à l'aide des mains sur une région du corps.

Divisions des manœuvres. — Les manœuvres du massage ont été divisées pour ainsi dire à l'infini par certains auteurs et entre autres par Estradère. La division suivante, qui se rapproche de celle de Norstörm, nous paraît suffisante, tout en étant fort simple.

1° Effleurement; 2° friction et pression; 3° pétrissage, pincement des muscles et tendons; 4° tapotement, hachage; 5° mouvements actifs et passifs.

1° L'*effleurement* consiste à promener doucement la main ouverte ou parfois seulement la pulpe des doigts à la surface de la région malade en la frôlant pour ainsi dire dans une direction centripète, mais de telle sorte que les mains se suivent sans cesse l'une l'autre; toutefois, si l'on veut opérer simultanément sur toute la périphérie d'un membre, les deux mains agiront ensemble.

2° *Frictions.* — Les frictions s'exécutent toujours dans le même sens, de l'extrémité du membre vers sa racine; elles se pratiquent comme l'effleurement, mais avec une force plus considérable et surtout développée progressivement. On les applique parfois circulairement, concentriquement autour d'une articulation au moyen des doigts de la main, qui doit embrasser l'article malade.

3° Le *pétrissage* et le *pincement* sont deux manœuvres analogues. Le pétrissage s'adresse au corps charnu des muscles, dont les masses sont saisies entre les doigts enfoncés pour ainsi dire dans l'épaisseur du membre et sont comprimées fortement soit sur place, soit en suivant une marche ascendante dans la direction des muscles.

Le *pincement* s'exécute sur les muscles grêles, bien isolés, et sur leurs tendons; on les saisit entre le pouce et l'index, on les attire en avant en tâchant de les isoler le plus possible et on les comprime en les froissant avec les doigts.

4° Le *tapotement* consiste à frapper le membre dans le sens transversal on longitudinal, soit avec le bord cubital de la main (hachures de certains auteurs), soit avec le plat de la main ou même avec le poing.

5° Les *mouvements actifs et passifs* ont été érigés en méthode par Ling : actifs quand c'est le malade qui les opère, passifs quand c'est le médecin. Il est une catégorie de mouvements qu'on a appelés activo-passifs, combinés, centrifuges ou centripètes, qui ont pour but d'agir surtout sur des groupes musculaires parésiés : le malade tend à contracter ses muscles, tandis que le médecin s'oppose au mouvement, mais sans chercher à entrer en lutte et en développant moins de force que le patient, ou bien encore le médecin cherche à faire exécuter un mouvement auquel le malade doit s'opposer.

Ces manœuvres s'emploient rarement isolées, mais presque toujours elles sont combinées et se succèdent les unes aux autres dans l'ordre donné ci-dessus.

I. Du massage dans l'entorse.

Le massage est applicable à toutes les entorses et en est le traitement le plus efficace. Nous l'étudierons ici particulièrement pour les entorses tibio- et médio-tarsiennes, les plus fréquentes, les mêmes manœuvres convenant aux autres articulations.

La méthode brusque, rapide, de Lebatard, doit être abandonnée, car elle ne donne pas de meilleurs résultats que la méthode de douceur et a l'inconvénient d'être inutilement douloureuse. La méthode décrite par Girard, en 1857, et sur laquelle Bérenger-Féraud, Speckhann ont encore récemment appelé l'attention, est de beaucoup préférable.

Lorsque le patient est assis, l'opérateur s'assied en face de lui et saisit le pied malade qu'il pose sur ses genoux préalablement garnis d'une serviette ; si le patient est couché, on attire légèrement hors du lit l'extrémité inférieure du membre malade. Les téguments bien lubrifiés avec de l'huile ordinaire ou camphrée, on exécute tout d'abord avec la pulpe des doigts réunis, un peu plus tard avec la paume de la main (une main succédant à l'autre sans interruption), des frôlements ou effleurements qui, commencés à la base des orteils, passent sur le dos du pied et ensuite sur les faces antérieure, latérales et postérieure de l'articulation, en remontant vers le tiers inférieur de la jambe, c'est-à-dire au-dessus du gonflement et des parties douloureuses. Ces effleurements, de même que les manœuvres suivantes, seront toujours dirigés des orteils vers la racine du membre, en insistant plus longtemps sur les endroits les plus douloureux ; ils ne doivent pas occasionner de douleur et ont pour but d'insensibiliser, d'hypnotiser progressivement les parties sensibles pour les habituer à des manœuvres plus énergiques. On augmente progressivement la force de ces passes légères ou frôlements exécutés d'abord avec les doigts, puis en y joignant l'action des deux pouces, de manière à arriver, après dix à douze minutes, aux véritables frictions et pressions, à mesure que la sensibilité diminue. On n'oubliera pas de lubrifier de temps à autre les doigts et la région avec de l'huile, pour éviter d'excorier les téguments. Ces frictions doivent suivre soigneusement les tendons et les muscles et contourner les gouttières rétro-malléolaires. « A certains moments, on sent sous les doigts comme de petites nodosités plus ou moins volumineuses, fixes d'abord, mobiles ensuite, dont le sujet a conscience et qui donnent une impression de douleur quand on les presse un peu vivement. Il faut passer les doigts avec persistance sur elles en ayant soin de le faire assez légèrement pour ne pas faire souffrir le patient, et cependant il faut les mobiliser peu à peu pour les chasser tout doucement ensuite jusqu'aux portions charnues des muscles extenseurs des orteils et du tibial antérieur. » (Bérenger-Féraud.)

Après dix à douze minutes de ces frictions de plus en plus énergiques, on passe aux pressions exercées avec toute la main, en même temps qu'on pratique un véritable pétrissage et la malaxation de toutes les parties molles ; au moyen de la main droite embrassant circulairement l'articulation, on fait un pétrissage concentrique de cette articulation en froissant et comprimant les parties entre les doigts. On fait exécuter ensuite quelques mouvements aux diverses articulations du pied en les mobilisant successivement et progressivement. Le plus souvent le blessé peut alors marcher sans grande douleur, mais il faut lui ordonner le repos.

La durée de ces manœuvres doit être de trois quarts d'heure environ pour un premier massage. On a beaucoup discuté sur cette durée, que des chirurgiens tels que Bonnet, Servier, Girard conseillent de prolonger de une heure à trois heures : c'est rendre le massage inaccessible à la majorité des praticiens, et du reste ce laps de temps n'est pas nécessaire, à moins d'entorses graves avec gonflement considérable. On répète la manœuvre le soir pendant vingt-cinq à trente minutes si l'on a fait le premier massage le matin, et les jours suivants une fois pendant la même durée ; 4 à 5 séances au plus sont suffisantes.

Le massage terminé, on applique comme moyen de contention le bandage en 8 de Baudens (V. p. 191) en le serrant modérément, car le gonflement se reproduit peu à peu. Bérenger-Féraud conseille de faire marcher le sujet dans la limite du possible et de ne le laisser couché que si les mouvements sont trop douloureux ; la durée de la maladie serait ainsi sensiblement abrégée. Cette pratique ne nous paraît pas applicable aux degrés élevés de l'entorse. Du reste, il ne faut pas exagérer les excellents résultats attribués au massage ; il est supérieur à toutes les autres méthodes de traitement, y compris l'immobilisation par les appareils inamovibles ; mais dans les entorses graves, avec arrachements ligamenteux, nous avons pu constater, après l'avoir consciencieusement exécuté, que pendant quelques semaines les tissus péri-articulaires s'œdématiaient le soir si le malade fatiguait dans le courant de la journée ; dans ces cas graves, il faut appliquer dès le quatrième ou cinquième jour, lorsque le massage a donné tout ce qu'il pouvait, un appareil inamovible qu'on laissera en place quinze à vingt jours pour lui faire succéder des douches simples ou sulfureuses si c'est nécessaire.

II. Massage dans les fractures.

On s'était borné jusqu'à ces dernières années à appliquer le massage à certaines fractures de l'extrémité inférieure du radius sans grand déplacement, ou encore aux fractures de la rotule (Tilanus et Metzger). Lucas-Championnière, dans une série de publications auxquelles nous empruntons la plupart des éléments de ce paragraphe, a récemment insisté sur une application plus générale de cette méthode de traitement, et, se basant sur des faits nombreux, il a cherché à poser des règles et des indications précises. Disons cependant que ces conclusions, particulièrement en ce qui a trait aux fractures diaphysaires, n'ont pas été acceptées par bon nombre de chirurgiens éminents.

Lucas-Championnière divise les fractures en quatre classes au point de vue du massage (*Revue générale de clinique et de thérapeutique*, 1888, et *Bulletin médical*, n° 79, 1888) : 1° fractures à traiter immédiatement par le massage sans jamais appliquer d'appareils ; ce sont les fractures à déplacements peu marqués ou peu gênants pour les fonctions, fractures au voisinage des articulations ; 2° fractures à traiter par le massage immédiatement, mais application d'un appareil : ce sont des fractures qui ont de la tendance au déplacement (col de l'humérus, col du fémur) ; 3° fractures à déplacement lent ; ici il faut appliquer un appareil qu'on retire de temps en temps pour masser, en ayant bien soin d'immobiliser exactement le membre pendant le massage : ainsi, dans certaines fractures du corps du fémur, un aide immobilisera bien la jambe et le pied, et le chirurgien évitera de provoquer des mouvements dans le foyer ; cette catégorie demande beaucoup de délicatesse au sujet de la décision à prendre pour le massage, qui, appliqué intempestivement, pourrait avoir de sérieuses conséquences ; 4° fractures avec tendance à un déplacement facile et considérable ; on immobilisera immédiatement, et cela pendant huit à dix jours, puis on traitera uniquement la fracture par le massage.

En somme, on doit éviter le massage pour les fractures qui ont une grande tendance au déplacement, parce qu'on s'exposerait à la formation d'un cal trop difforme. Mais toutes les fractures à foyer peu mobile et toutes celles qui ne comportent qu'un déplacement médiocre devront être traitées par le massage. Les fractures au voisinage des articulations, ou celles comprenant l'articulation, sont celles dans lesquelles le massage est le plus utile pour un traitement heureux. Le massage, moins nécessaire pour les jeunes sujets, est absolument indispensable à mesure que l'âge avance.

Le membre à masser sera bien fixé pour éviter tout ébranlement. Pour masser, faire des pressions perpendiculaires aux parties molles, presser et déprimer ; les pressions circulaires sont avantageuses au début de l'opération et mieux supportées que les pressions longitudinales, qui sont excellentes ensuite ; le pouce est le meilleur agent de massage. Ne jamais masser le foyer de la fracture. Après chaque séance, qui doit durer au moins trois quarts d'heure, faire exécuter quelques mouvements aux articulations voisines.

Ainsi, pour la fracture classique du radius au poignet, on appliquera toujours le massage, sauf les cas de grands déplacements (et encore, dans ces cas très rares, Lucas-Championnière applique un appareil après avoir massé et reprend le massage au bout de six ou sept jours). L'avant-bras sera placé sur une table, en s'aidant comme support de coussins remplis de sable. Le massage commencera le plus près possible de la fracture, et l'on prêtera une grande attention aux gaines tendineuses, dont le gonflement joue un rôle considérable dans la déformation : le masseur doit insister sur cette région ; les doigts seront massés avec soin. Les séances seront répétées autant qu'il est nécessaire ; au bout de dix à quinze jours tout est terminé d'ordinaire. Pour appareil, une bande roulée. Le sujet doit se servir de sa main le plus rapidement possible.

Pour les fractures de l'extrémité inférieure du péroné, appliquer les règles données pour l'entorse. La seule contre-indication, c'est la tendance à la luxation du pied en dehors. Eviter le foyer de la fracture, masser des orteils jusqu'au genou ; une bande roulée formera tout l'appareil. Le sujet ne devra pas marcher pendant la première huitaine.

La fracture bi-malléolaire, sans grande tendance au déplacement, est un excellent sujet de massage.

Même pour la fracture de la jambe au tiers inférieur ou à la partie moyenne, on peut obtenir de bons résultats, soit qu'on traite ces fractures sans appareils quand la tendance au déplacement est médiocre, soit qu'on enlève l'appareil pour faire des massages. A peine la fracture est-elle solide que les sujets marchent sans raideur du membre ; il n'y a pas d'œdème secondaire.

Outre ces types principaux de fractures, Lucas-Championnière a encore massé des fractures d'un condyle du fémur, de la poulie humérale, de l'olécrâne, de l'extrémité supérieure de l'humérus (huit à dix jours d'appareil pour ces dernières dans des cas très rares). Le massage des fractures de la rotule ne lui a pas donné des résultats aussi satisfaisants que ceux obtenus par Tilanus. On l'applique également pour les fractures du coude.

Comme conclusions tirées de son expérience déjà longue, Lucas-Championnière établit que le massage favorise la formation du cal, éteint les douleurs, rétablit la circulation du membre, évite les enraidissements tendineux, musculaires, articulaires, assure l'avenir du membre et le rétablissement rapide des fonctions.

III. Massage dans les affections articulaires chroniques.

Dans les hydarthroses simples ou consécutives à des contusions articulaires, lorsque toute période aiguë a disparu, le massage combiné à l'hydrothérapie donne souvent de bons résultats. On emploie les frictions, les pressions et le pétrissage circulaire et concentrique exécutés avec une seule main ou les deux mains qui entourent l'articulation et la compriment entre les doigts. Dans les raideurs articulaires, on y joindra des mouvements passifs en procédant avec douceur et précaution.

IV. Massage dans les affections musculaires.

Nous avons décrit les mouvements actifs et passifs applicables aux muscles atrophiés et parésiés à la suite des lésions articulaires ou osseuses ; il faut y ajouter ici la malaxation et le pétrissage des muscles et les combiner avec l'action journalière des courants intermitents et continus.

Parmi les affections musculaires aiguës, le *lumbago* est susceptible d'être rapidement guéri par le massage, ainsi que l'a indiqué Martin en 1837. Nous empruntons à Schreiber la description des manœuvres à exécuter dans ce cas : faire coucher le malade sur le ventre, explorer les points et muscles douloureux, d'abord frottements légers avec la face palmaire des doigts réunis, pour passer progressivement des pressions légères aux pressions fortes. Quand les douleurs sont profondes et que les muscles sont trop développés, on ne peut exercer la pression nécessaire qu'avec les phalanges ou les poings, auxquels on fait supporter le poids du corps tout entier. Après quelques pressions énergiques, on fait une pause pour recommencer de nouveau, en agissant de haut en bas et de bas en haut le long des gouttières vertébrales. Ensuite on emploie le *hachage*, qui s'exécute avec le bord cubital de toute la main étendue et rigide ou seulement avec le bord du petit doigt, suivant qu'on veut agir fortement ou doucement ; ces hachures seront dirigées parallèlement à la colonne vertébrale ; 15 à 20 minutes de durée sont suffisantes pour les manœuvres. Aussitôt après, le malade, toujours étendu dans son lit, mais sur le dos, on passe aux mouvements passifs en fléchissant au maximum chaque cuisse sur le bassin 8 à 10 fois de suite ; le patient se tourne ensuite autour de son axe une dizaine de fois à droite et à gauche, puis il se met sur son séant et le médecin, saisissant le tronc, le courbe en avant à son maximum.

Ceci fait, le patient se lève et imprime à son tronc des mouvements de flexion en avant, en arrière et de côté, et enfin un mouvement de circumduction dans les deux sens.

Lorsque le lumbago est dû non plus à l'action du froid, mais à des déchirures musculaires, le traitement est plus long : il faut laisser de côté le hachage et le tapotement et ne faire pratiquer des mouvements actifs qu'après plusieurs séances.

CHAPITRE X

OPÉRATIONS DENTAIRES

Nous nous occuperons dans les détails qui vont suivre : 1° du nettoyage des dents ; 2° du limage et de la résection de ces organes ; 3° de l'obturation des cavités cariées (laissant de côté l'obturation par l'or ou aurification) ; 4° de l'extraction des dents.

§ I. — Nettoyage des dents

Le nettoyage des dents a pour but de les débarrasser du tartre qui entoure si souvent leur collet et de faire disparaître les différentes taches qui peuvent les ternir.

I. **Ablation du tartre.**

Le tartre siège, comme points de prédilection, sur la face buccale des incisives et canines inférieures et dans leurs interstices, sur la face externe des molaires supérieures et moins fréquemment des molaires inférieures ; de même, les dents qui, pour une raison quelconque, ne participent pas à la mastication, en sont souvent le siège.

Instruments. — Les *instruments nécessaires* sont des *grattoirs* ou burins de formes très variées (fig. 500), à extrémité effilée et taillée en biseau. Le grattoir courbe servira pour la face postérieure des dents, le droit pour leur face antérieure ; il en faut de très petit volume pour pénétrer dans les interstices dentaires. A la rigueur l'extrémité de la spatule élévatoire ou des ciseaux mousses peuvent les remplacer ; on peut utiliser aussi des tiges de bois dur taillées en sifflet.

Opération. — Le sujet étant assis en face de la lumière, la tête renversée et maintenue par un aide, ou appuyée contre le dossier d'un siège, se mettre en face de

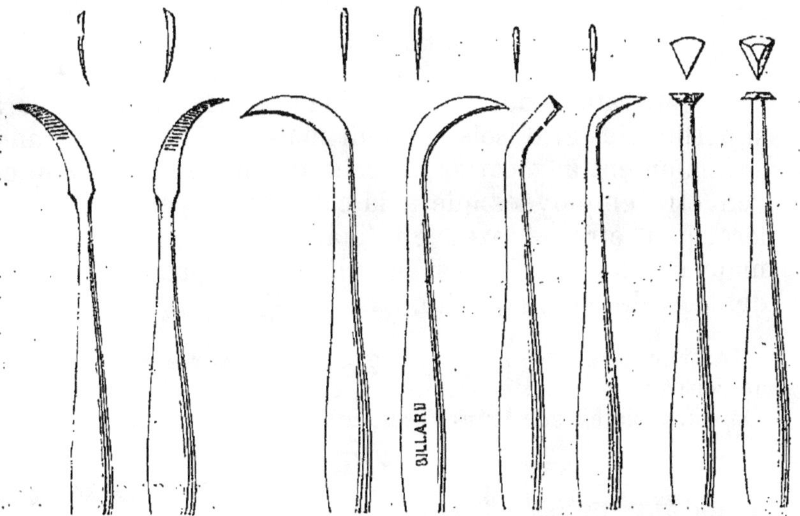

Fig. 500. — Grattoirs et burins pour le nettoyage des dents.

lui et un peu à droite, et, pour éviter les échappées de l'instrument lorsqu'on agit sur les dents médianes inférieures, fixer la dent à nettoyer entre l'index de la main gauche placé sur elle et le pouce placé sous le menton ; pour insinuer la pointe du grattoir entre la gencive et le tartre et la faire pénétrer sous l'extrémité du dépôt qu'on fait sauter par un mouvement de bascule. Agir avec soin pour ne pas trop faire saigner les gencives ou blesser les commissures des lèvres. L'opération terminée, la surface des dents est polie avec des tiges de bois blanc effilées, humectées dans l'eau ou la glycérine et chargées de pierre ponce porphyrisée.

II. **Mucosités et taches.**

Les mucosités s'enlèvent facilement à l'aide de simple tiges de bois blanc. Les taches disparaissent souvent de même en les frottant avec des tiges de bois chargées de pierres ponce porphyrisée. Si elles résistent, on frotte avec un petit tampon de coton fixé à l'extrémité d'une tige de bois résistant et imbibé d'acide chlorhydrique étendu d'un tiers d'eau; on neutralise ensuite l'excès d'acide avec un tampon imprégné d'une solution alcaline (Magitot).

§ II. — Limage et résection des dents.

Ces opérations ont pour but de faire disparaître les caries superficielles et d'isoler la dent malade. Elles conviennent spécialement aux caries latérales des incives, mais ne doivent être employées que si la carie est superficielle, indolore, peut être enlevée en totalité et ne dépend pas d'un mauvais état général, si la salive n'est pas acide et si la dent est de bonne qualité.

Instruments. — Les instruments nécessaires sont des limes, des ciseaux à émail et une fraise en poire. Les limes (fig. 501 et 502) sont plates sur leurs faces, mais présentent en général une

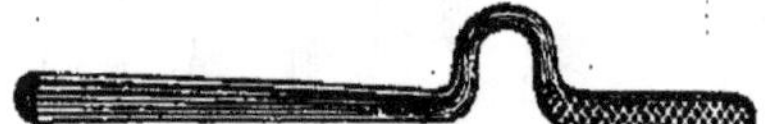

Fig. 501. — Lime à séparer en baïonnette.

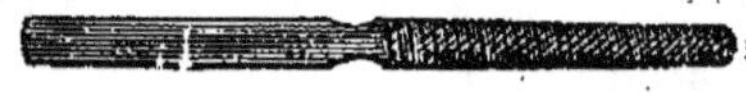

Fig. 502. — Lime à racines.

forme de coin sur une coupe transversale ; leur force augmente du n° 0 au n° 8 ; elles sont taillées de manière à agir soit à la fois par leurs deux faces et leurs bords si l'on veut opérer en même temps sur deux dents contiguës et malades, soit seulement sur une face si une seule dent est atteinte.

Les ciseaux à émail, sorte de petite rugine plate, bien trempée, sont destinés à compléter l'opération.

Opération. — La lime tenue, suivant le cas, comme un couteau à découper ou comme une plume à écrire, est mise en action par des mouvements de va-et-vient, de manière à agir surtout sur la face linguale de la dent, et en ayant soin de ne pas léser les lèvres ; on la plonge de temps à autre dans de l'eau chaude pour la nettoyer. La dent sera limée de telle sorte qu'il reste une petite portion de son bord intacte et saillante en relief près de la gencive, pour empêcher un rapprochement ultérieur de la dent voisine. Le limage terminé, compléter l'opération, si cela est nécessaire, en réséquant avec le ciseau les parties malades que la lime n'a pu atteindre et en évitant soigneusement les échappées. Ensuite, égaliser la surface avec une fraise en poire, fréquemment mouillée à l'eau tiède, dont on maintient le manche dans la paume de la main, tandis qu'on la fait tourner avec les doigts. Des frottements exercés avec une tige de bois blanc, imbibée d'eau ou de glycérine et chargée de pierre ponce porphyrisée ou même d'émeri très fin, achèvent de polir la surface.

Cette petite opération laisse après elle un certain degré de sensibilité qui ne persiste pas en général, mais parfois on est obligé de cautériser légèrement la surface avec un cautère rougi pour la faire disparaître.

§ III. — Obturation des dents

Nous nous bornerons à exposer l'obturation pratiquée à l'aide des pâtes, ciments et alliages, opération facile et ne nécessitant ni un outillage compliqué ni trop de perte de temps; quant à l'aurification, nous renvoyons aux traités spéciaux pour son étude, en raison des nombreux détails d'exécution qu'elle nécessite et qui ne sauraient trouver place dans cet ouvrage.

L'obturation est le dernier temps du traitement des caries des 2e et 3e degrés; elle doit être précédée d'une thérapeutique rationnelle que nous supposons connue et qui aura eu pour effet de calmer les douleurs, de provoquer la formation d'une zone de protection dite dentine secondaire, de détruire la pulpe s'il y a lieu, et de rendre la cavité complètement aseptique.

L'obturation est *provisoire* ou *définitive*. Elle est *provisoire* lorsqu'elle est destinée à mettre en surveillance, avant l'obturation définitive et après rugination et désinfection de la cavité, une dent qui inspire encore des craintes, surtout si elle a été atteinte de périostite alvéolo-dentaire; on la pratique au moyen de la gutta-percha ou des ciments minéraux. L'obturation *définitive* se fait avec alliages ou l'or; mais, dans les grandes cavités de carie des molaires et pour celles des incisives, on doit préférer les ciments, quitte à les renouveler à de longs intervalles. Les substances propres à l'obturation provisoire doivent seules être employées sur les dents de première dentition destinées à disparaître.

L'obturation comprend deux temps principaux : 1° la préparation de la cavité ; 2° l'obturation proprement dite.

I. Préparation de la cavité.

Elle consiste à réséquer et à enlever complètement les parties cariées.

Instruments. — Les instruments nécessaires sont : *a*. des *rugines* de formes les plus diverses (fig. 503, 6 à 11) ; elles sont droites, courbes, concaves, etc., de manière à pouvoir être maniées facilement suivant la situation de la cavité cariée ; en général elles se composent d'une tige en acier renflée et grenue à sa partie moyenne et terminée à chacune de ses extrémités par une petite lame tranchante.

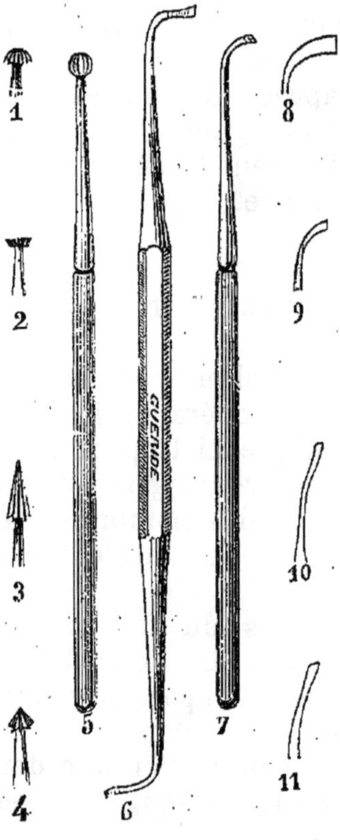

Fig. 503. — Rugines et fraises (1 à 5, fraises ; 6 à 11, rugines).

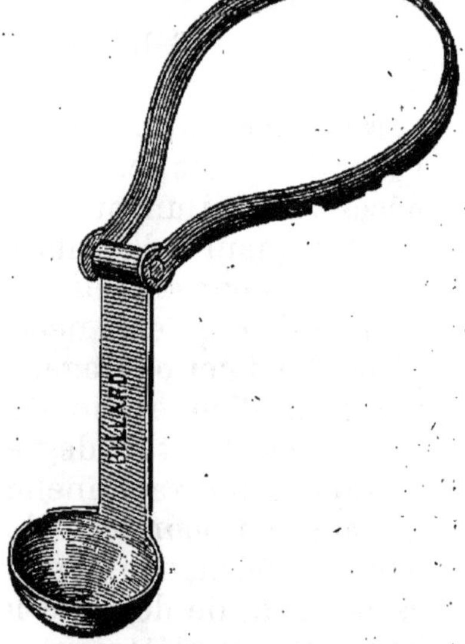

Fig. 504. — Bague de Wescott.

b. Les *fraises* (fig. 503, 1 à 5), également de formes variées, véritables limes à rotation destinées à agrandir l'ouverture de la cavité et à agir sur les points de sa paroi difficilement accessibles aux rugines. On les emploie en leur imprimant un mouvement de rotation entre les doigts de la main droite, le manche appuyé dans le creux de la main et servant de pivot ; on se sert aussi pour cela de la bague de Wescott (fig. 504), qui est munie d'une cupule dans laquelle pivote l'instrument avec moins de gêne pour l'opérateur. Nous ne parlons pas ici de l'emploi du tour de White (tour dentaire), qui est évidemment supérieur à ce mode de faire, mais n'est pas à la portée du praticien.

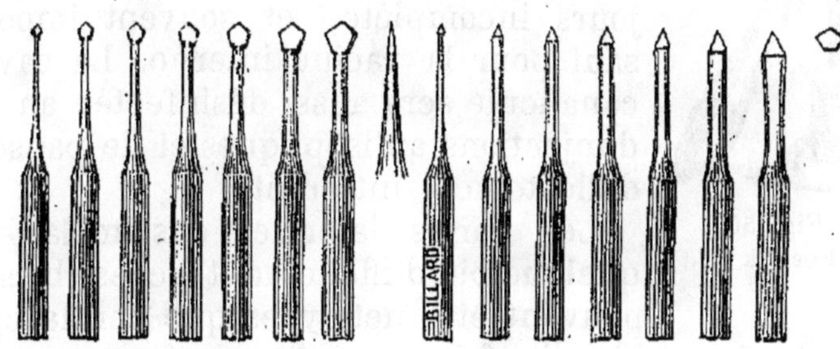

Fig. 505. — Forets divers.

c. Les *perforateurs*, *trépans*, *forets* (fig. 505 et 506), destinés soit à préparer la voie aux fraises et aux rugines, et à élargir l'orifice de la carie, soit à trépaner la chambre pulpaire dans le cas de pulpite aiguë, soit encore à pratiquer des ouvertures de drainage dans la paroi alvéolaire elle-même.

Opération. — L'emploi combiné des instruments ci-dessus permettra de préparer convenablement la cavité cariée et d'enlever toute la dentine ramollie et malade. Les rugines seront maniées avec fermeté et non point par un simple mouvement de grattage ; dans les cas où la chambre pulpaire n'est pas ouverte, on agira avec précaution sur la partie de la paroi cariée qui y correspond et même parfois il vaudra mieux laisser une légère couche cariée, mais soigneusement désinfectée. Les bords de la cavité doivent être complètement nettoyés et taillés d'une manière bien régulière, sans y laisser d'aspérités. Quant à la forme à donner à la cavité, elle sera à peu près cylindrique, à bords presque parallèles, sans aucun angle rentrant ou saillant à son intérieur ; on évitera de laisser en place des couches osseuses surplombant la cavité et qui, trop amincies, ne supporteraient pas une pression un peu forte et ne tarderaient pas à se fracturer.

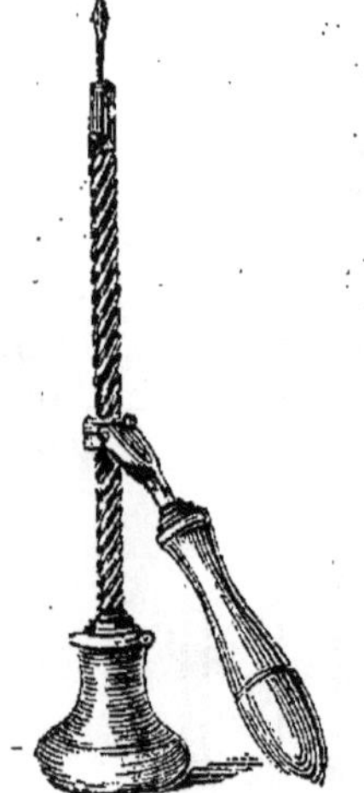

Fig. 506.
Foret à vis.

Si la chambre pulpaire est ouverte et si la pulpe a été détruite, on doit préparer dans la mesure du possible le ou les canaux dentaires. On se servira pour cela de forets, de fraises très effilées, en évitant d'arriver jusque dans l'alvéole à travers l'extrémité de la racine; pour les dents à plusieurs racines, cette préparation est presque toujours incomplète, et souvent impossible, sauf pour la racine interne. La cavité du canalicule sera aussi désinfectée au moyen d'injections antiseptiques et de pansements délicatement introduits.

Les caries latérales des molaires sont quelquefois difficilement accessibles et ne peuvent être nettoyées que par la création d'une voie artificielle faite avec les perforateurs ou trépans, soit sur la face externe, soit sur la face buccale de la dent.

La préparation convenable d'une cavité nécessite assez souvent plusieurs séances consécutives séparées par l'application de pansements appropriés au résultat cherché.

II. **Obturation proprement dite.**

1° **Instruments.** — Ce sont les *fouloirs*, les *spatules* et les *brunissoirs*.

a. *Fouloirs* (fig. 507 et 508). — Les fouloirs sont des tiges d'acier simple ou nickelé terminées par des extrémités évasées en marteau présentant des formes très variées ; la facette terminale est lisse ou grenue.

b. *Spatules.* — Les spatules servent à la manipulation des ciments et à l'égalisation de la surface des amalgames ou de la gutta-percha.

c. Les *brunissoirs* arrondis, mousses, ne sont pas à la rigueur indispensables ; on s'en sert pour polir la surface d'une obturation métallique. Il est en outre nécessaire d'être pourvu de ouate, de compresses ou de feuilles minces de caoutchouc pour empêcher la salive d'affluer dans la cavité à obturer.

2° **Matières à obturation.** — a. *Gutta-percha.* — On peut l'employer pure, mais il vaut mieux se servir de la préparation dite *pâte de Hill*, qui est de la gutta-percha mélangée à de la silice. M. Brasseur recommande d'après Collignon la préparation suivante : gutta-percha 6 grammes et oxyde de zinc 26 grammes ; chauffer dans un mortier et mélanger intimement.

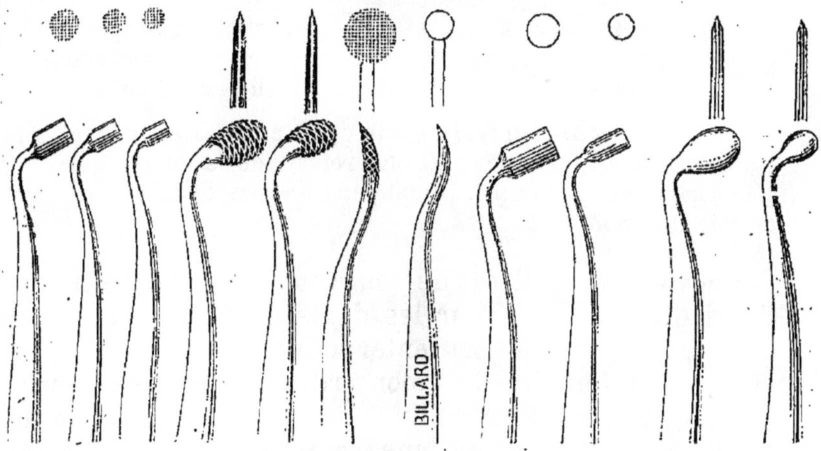

Fig. 507. — Fouloirs pour amalgames.

b. *Ciments plastiques.* — Le plus anciennement connu est le ciment Sorel, qui se prépare en mélangeant de l'oxyde de zinc avec du chlorure de zinc, de manière à obtenir une pâte molle ; il est

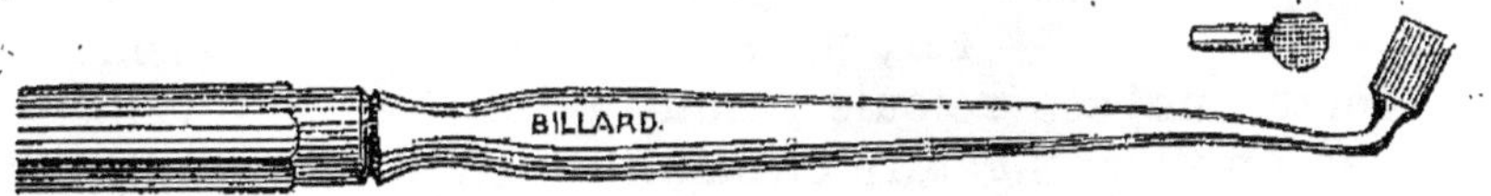

Fig. 508. — Fouloir pour amalgames.

délaissé, car il se désagrège trop rapidement par l'action de la salive. On emploie aujourd'hui surtout les pyrophosphates, dont un des plus renommés est le *ciment Poulson :* les substances nécessaires à le former sont livrées par le commerce dans deux flacons séparés, l'un renfermant des poudres de coloration variée et qui seraient de l'oxyde de zinc suroxydé, l'autre contenant un liquide en partie cristallisé, phosphate d'alumine. Le ciment s'obtient par le mélange convenable des deux produits au moment de s'en servir.

Les ciments ne conviennent guère pour les cavités situées au collet des dents, près des gencives, car leur désagrégation est alors rapide.

c. *Amalgames.* — On en a donné de très nombreuses formules. Les meilleures sont les suivantes :

Argent	20 ou 60 parties
Etain	25 ou 38 —
Or	5 ou 2 —

Magitot conseille :

Étain en larmes. . . . . . . Argent vierge réduit en limailles	parties égales, fondus au creuset et réduits en limaille fine.

Avec le mercure on transforme ces mélanges en une pâte malléable. Leur inconvénient est un retrait de la masse qui s'opère peu à peu avec le temps ; l'amalgame ne remplit alors plus son but et doit être remplacé.

Opération. — Il est de toute nécessité de se mettre à l'abri de la salive. Pour les dents de la mâchoire supérieure, on peut se contenter d'interposer entre la joue et l'arcade dentaire du coton ordinaire ou de comprimer l'orifice du canal de Stenon avec un doigt garni d'une compresse. Lorsqu'on opère sur les dents de la mâchoire inférieure, il est préférable d'employer « la digue », c'est-à-dire une feuille de caoutchouc qu'on perce de petits trous dans lesquels on engage non seulement la dent à obturer, mais les 2 ou 3 dents voisines ; le caoutchouc est refoulé jusqu'au collet et on l'y fixe soit avec un fil en ligature circulaire, soit au moyen de petits clamps spéciaux (fig. 509).

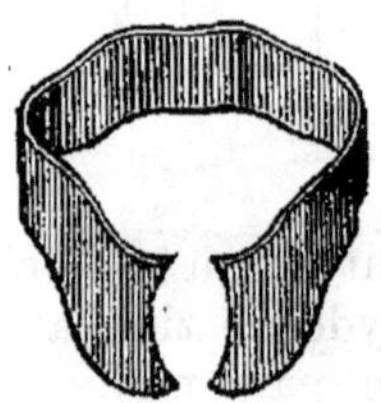

Fig. 509. — Clamp.

La dent ainsi mise à l'abri, on dessèche complètement la cavité avec de petits tampons de papier buvard, de papier à filtrer fin, ou de coton hydrophile. Les dentistes emploient aussi à cet effet un courant d'air chaud et sec projeté au moyen d'appareils spéciaux et qui a en outre l'avantage de calmer l'hypéresthésie de la dent.

Lorsque la cavité a nécessité la préparation du canal radiculaire, on doit commencer par obturer ce dernier soit avec un fragment de gutta-percha roulé en cône, employé comme nous le dirons plus bas, foulé et pressé avec un petit fouloir, soit avec quelques filaments de soie floche phéniquée, imprégnée de ciment plastique.

a. *Emploi de la gutta-percha.* — Couper un fragment de gutta-percha ou de pâte de Hill convenable et le ramollir sur une plaque métallique ou sur une soucoupe chauffée; le porter ensuite par petits blocs, au moyen de la spatule, dans la cavité où on le condense avec des fouloirs mousses jusqu'à refroidissement, puis, à l'aide d'un canif ou d'une spatule chauffée, on égalise la surface.

Cette substance est excellente pour les dents de première dentition et pour les cavités du collet en contact avec les gencives.

b. *Emploi des ciments.* — Pour le ciment Sorel à l'oxychlorure de zinc, mettre sur une lame de verre de la poudre d'oxyde de zinc et verser à côté quelques gouttes de chlorure de zinc concentré, mélanger le tout et malaxer jusqu'à obtention d'une pâte molle qui est introduite par fragments dans la cavité, à l'aide d'une spatule.

Le ciment au pyrophosphate se prépare et s'applique d'une façon analogue.

La dent une fois obturée, protéger la surface de l'obturation contre l'action de la salive en la recouvrant soit d'une couche de collodion, soit d'un tampon de ouate pure, de manière à permettre la dessiccation complète du ciment; au bout de 5 à 6 minutes, retirer l'agent protecteur et, avec un brunissoir ou une lime douce, enlever l'excédent de substance et polir la surface.

Les ciments sont excellents pour les caries des dents antérieures et les grandes cavités des molaires.

c. *Emploi des amalgames.* — La poudre métallique est versée dans un petit mortier et triturée avec du mercure liquide en quantité suffisante jusqu'à production d'une masse homogène. Magitot conseille d'ajouter ensuite un peu d'éther ou d'alcool pour débarrasser la pâte de ses impuretés, tout en continuant la trituration. La pâte est recueillie dans une peau de chamois ou dans une compresse fine dans laquelle on l'exprime avec les doigts ou des pinces pour chasser complètement le mercure, de manière à obtenir une masse plutôt cassante que pâteuse.

Introduire alors cette masse dans la cavité par fragments qui sont tassés successivement avec les fouloirs lisses et grenus.

Après vingt-quatre heures, l'obturation est suffisamment dure pour être polie avec une pierre ponce.

§ IV. — Extraction des dents

Les instruments employés pour l'extraction des dents sont la *clef de Garengeot*, les *daviers* et les *élévateurs*.

Règles générales. — L'avulsion d'une dent, d'après Tomes, exige l'accomplissement des trois conditions suivantes : 1° enlever l'organe en totalité ; 2° blesser le moins possible les tissus dans lesquels il est implanté ; 3° éviter au patient toute douleur inutile. Le davier est évidemment l'instrument qui répond le mieux à ces exigences, car il ne prend point d'appui que sur le collet de la dent et non point sur le rebord gingival, comme la clef de Garengeot. L'anesthésie locale sera obtenue par la cocaïne, par le chlorure de méthyle ou par le chlorure d'éthyle ; le protoxyde d'azote est souvent employé pour les cas d'anesthésie générale. (V. *Anesthésie.*)

Le sujet étant assis en face du jour, la tête bien maintenue par un aide ou embrassée par le bras gauche de l'opérateur, examiner avec soin la dent à extraire pour se rendre compte de ses relations avec les voisines et de l'état de résistance de ses parois, afin de pouvoir placer convenablement l'instrument et diriger le sens de la traction à exercer. Détacher ensuite avec l'extrémité d'une spatule, des ciseaux ou même d'un bistouri, la gencive de la dent si elle présente des adhérences très marquées.

La force à déployer, quel que soit l'instrument employé, doit toujours être progressive, soutenue, jamais brusque, et sera dirigée du côté où la paroi alvéolaire offre le moins de résistance : à la mâchoire supérieure, la paroi alvéolaire externe est la moins résistante et les dents ont une direction générale en bas et en dehors : à la mâchoire inférieure, sauf pour les dents médianes antérieures, la paroi interne linguale est un peu plus faible et les dents ont une direction oblique en dedans et en haut. Lorsqu'une dent est isolée, l'extraction est pénible et difficile en raison de l'effacement des cavités alvéolaires voisines, vides de leur organe.

I. Emploi de la clef de Garengeot.

Elle est constituée (fig. 510) par une tige d'acier fixée par une de ses extrémités sur un manche transversal mobile, et présentant à l'autre un coude suivi d'une partie élargie, quadrilatère et aplatie sur ses deux faces, nommée *panneton*. Le panneton est percé

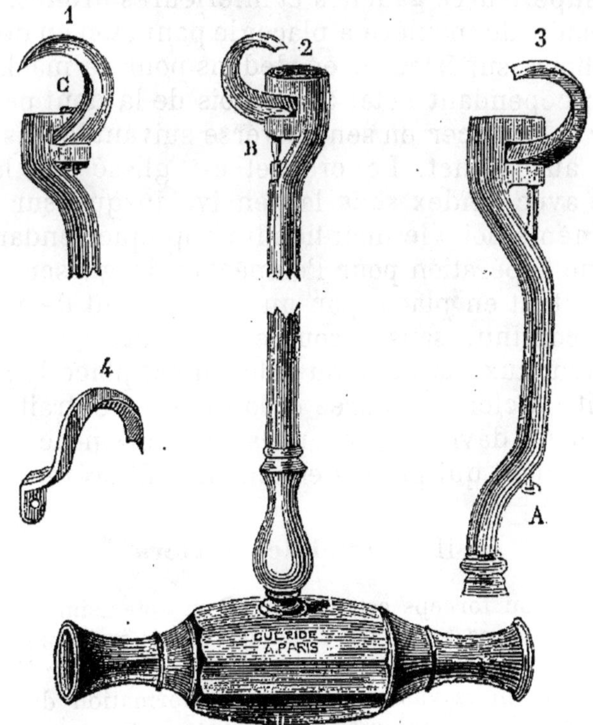

Fig. 510. — Clef de Garengeot (2 et 3, système à pompe ; 1, simple).

sur un de ses bords d'une échancrure ou mortaise destinée à recevoir la base d'un *crochet* qui s'y fixe soit par le moyen d'une vis, soit mieux par un ressort à pompe. Chaque instrument possède 3 à 4 crochets de courbure et de volume variés, à extrémité bifide ou simple suivant la forme de la dent à extraire.

La clef de Garengeot agit comme un levier du premier genre, par conséquent luxe la dent latéralement et ne la tire pas dans sa direction normale, aussi elle peut produire facilement une fracture de la dent ou du rebord alvéolaire si elle n'est pas manœuvrée avec soin ; en raison de son mode d'action, elle ne convient pas pour les incisives et canines à longue racine.

Application. — Fixer le crochet choisi et garnir le panneton en l'entourant avec une petite bande pour rendre moins douloureuse et moins contondante la pression exercée sur la gencive. L'opérateur, placé à droite pour les dents de gauche, devant pour celles de droite, saisit la clef de la main droite, la paume sous le manche pour les dents inférieures gauches et supérieures droites, au-dessus pour les dents supérieures gauches et inférieures droites. Il l'introduit ensuite de manière à placer le panneton en dehors pour la mâchoire supérieure, en dedans pour la mâchoire inférieure ; cependant l'état des parois de la dent peut parfois obliger à le placer en sens inverse suivant la prise qu'elles offrent au crochet. Le crochet est glissé sur la dent et refoulé avec l'index sous la gencive jusque sur le collet, où ce même doigt le maintiendra appliqué pendant toute la durée de l'opération pour l'empêcher de glisser.

Tout étant en place, par un mouvement de rotation régulier, continu, sans secousses, exécuté avec le poignet, l'opérateur luxe la dent du côté où est placé le panneton ; ceci fait, la clef est retirée et la dent est extraite avec une pince ou un davier, en ayant la précaution de la détacher de la gencive, qui parfois est encore adhérente.

II. Emploi des daviers.

Le davier ou forceps est une pince en acier simple ou nickelé, tantôt droite dans toute son étendue, tantôt présentant des courbures variées qui portent soit sur les mors, soit sur les branches. La forme des mors varie suivant la conformation du collet et la situation des dents auxquelles ils sont destinés, mais ils seront toujours fins, effilés, pour pouvoir facilement glisser sous la gencive, tout en étant solides et bien trempés ; fermés, ils ne doivent pas se rapprocher au contact, et, lorsque la dent est saisie, la couronne ne doit pas être touchée par leur face interne, qui sera toujours lisse. Les courbures présentées par les branches sont fort diverses, et surtout complexes dans les daviers américains (fig. 511), qui diffèrent des daviers anglais en ce que la branche qui est saisie par les quatre derniers doigts présente à son extrémité inférieure une coudure destinée à maintenir le petit doigt pour empêcher le glissement de la main. La face externe de ces branches est grenue dans le même but. Lorsque la pince est coudée dans un sens, les branches sont courbées en sens inverse pour combattre l'action de direction qui pourrait en résulter pendant l'extraction.

Il est nécessaire d'avoir un jeu de daviers permettant l'avulsion des différents groupes de dents. Sept sont au moins nécessaires : un davier droit à mors arrondis pour les incisives, canines et prémolaires supérieures ; un davier à mors coudés sur les branches pour les incisives, canines et prémolaires inférieures ; deux daviers pour les molaires supérieures ; un davier pour les molaires infé-

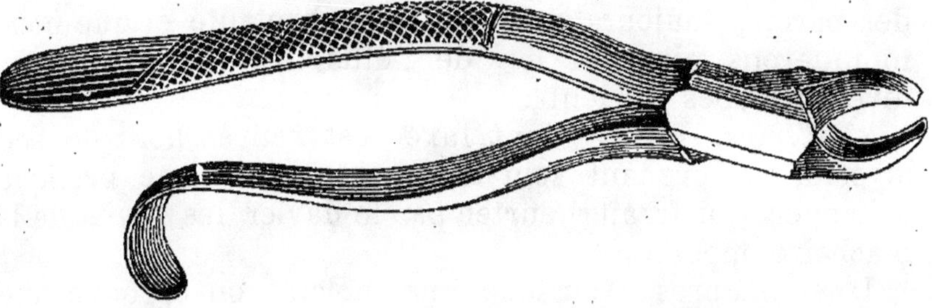

Fig. 511. — Davier américain pour canines et bicuspidées supérieures.

rieures ; deux daviers pour l'extraction des racines, un à mors droit, l'autre en forme de baïonnette. Cependant il vaut mieux ajouter un huitième davier à mors un peu coudés et un peu forts pour l'extraction des prémolaires. A propos de l'avulsion de chaque espèce de dents, nous indiquerons la forme que doit présenter la partie du mors qui saisit le collet.

Règles générales de l'extraction avec les daviers. — Il y a, d'après Tomes, trois temps à exécuter : 1° saisir la dent ; 2° détruire ses connexions avec l'alvéole ; 3° la sortir hors de l'alvéole.

L'emploi du davier nécessite plus de force et d'adresse que celui de la clef, mais il est moins douloureux. On ne doit jamais tirer une dent suivant son axe avant d'avoir détruit par des mouvements appropriés ses connexions avec l'alvéole, pour amoindrir la résistance et ne pas s'exposer à arracher un fragment étendu du rebord alvéolaire et entraîner ainsi deux ou plusieurs dents à la fois.

1er *Temps.* — *Préhension de l'organe.* — Glisser le long de la couronne les mors suffisamment écartés, les insinuer sous la gencive et les pousser alors avec une *certaine force* jusqu'au bord de l'alvéole, en pénétrant même un peu dans ce dernier si c'est possible, pour saisir le collet. Les serrer ensuite en exerçant sur les branches avec la main une pression suffisante pour les fixer, tout en évitant d'écraser la dent ; le degré de pression à donner s'acquiert par l'habitude, mais on peut la graduer en introduisant le pouce ou le petit doigt entre les deux branches de l'instrument.

2e *Temps. — Luxation de la dent.* — La tête étant bien maintenue, détacher la dent de ses connexions avec l'alvéole par une série de mouvements soit de rotation, soit de latéralité, basés sur la forme des racines et la résistance des parois, toujours exécutés sans brutalité et que nous indiquerons plus bas lors de l'étude de l'extraction des divers groupes de dents.

3e *Temps.* — La dent luxée est retirée hors de son alvéole, en prenant soin de ne pas avoir une brusque échappée qui ferait heurter par le davier les dents de la mâchoire opposée.

Lorsque après avoir luxé une molaire, on éprouve une grande résistance à la traction, c'est qu'elle est barrée ou encore qu'elle présente des racines très divergentes. On conseille en général dans ces cas, pour éviter une fracture de la paroi alvéolaire, de sectionner une des racines avec une pince coupante.

Il faut aussi veiller à ne pas forcer le passage de la dent entre les voisines trop rapprochées (pour les molaires spécialement) : dans ce cas, tantôt on tire la dent latéralement, tantôt on est obligé de la couper à la hauteur du collet et d'extraire séparément les racines en les tirant aussi en dehors et non point dans l'axe.

A. Maxillaire supérieur

1° *Incisives médianes et latérales.* — Ces dents n'ont qu'une seule racine, et la face antérieure de leur collet est un peu plus

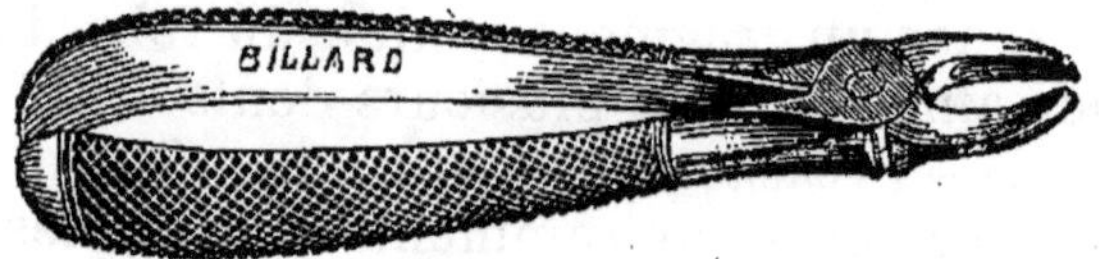

Fig. 512. — Davier pour incisives supérieures.

large que la postérieure. Le même davier peut servir (fig. 512); il est droit, l'extrémité des mors est arrondie, mais avec une courbure un peu plus grande pour l'intérieur.

Insinuer l'instrument par de légers mouvements de rotation et de glissement sous la gencive, le fixer sur le collet et lui faire exécuter à l'aide du poignet un mouvement de rotation de gauche à droite, puis, si cela est nécessaire, de droite à gauche, pour détacher ainsi la racine de ses connexions; une traction dans l'axe permet ensuite de tirer la dent au dehors.

2° *Canines supérieures.* — Même davier, qu'il faut enfoncer profondément en raison de la longueur de la couronne cachée en partie sous la gencive. Même manœuvre, seulement la force déployée doit être un peu plus grande.

3° *Bicuspidées supérieures.* — Les racines bifides à leur sommet sont entièrement fusionnées au collet, ce qui permet d'utiliser le davier des incisives ; parfois il vaut mieux employer un davier un peu plus fort et à mors recourbés (fig. 513). Ces dents sont très adhérentes et assez difficiles à extraire.

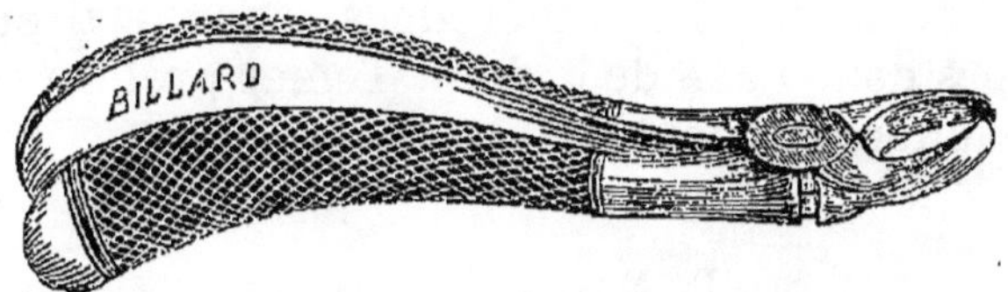

Fig. 513. — Davier pour bicuspidées des deux côtés.

Faire exécuter d'abord à l'instrument un mouvement de latéralité en dehors, de manière que la dent décrive un angle avec l'arcade dentaire, puis un mouvement de latéralité en dedans et *vice versâ*. La dent luxée est tirée directement en bas pour ne pas briser la racine.

Lorsque la deuxième bicuspidée est en surdent, elle offre beaucoup de difficultés à l'extraction ; aussi Andrieu recommande-t-il soit un instrument fort allongé, soit l'ébranlement préalable par un anneau de caoutchouc introduit jusqu'au collet et laissé huit à dix jours en place.

4° *Multicuspidées supérieures.* — Elles ont trois racines, une interne et postérieure, et deux externes dont l'antérieure est plus forte que l'autre ; divergentes à leur sommet, elles se réunissent au collet de manière à former un sillon médian sur la face externe de celui-ci, tandis que sa face interne ou linguale est constituée par la saillie arrondie de la racine interne. Il est donc nécessaire d'avoir deux daviers, un pour chaque côté de la mâchoire (fig. 514 et 515) ; le mors externe a trois griffes séparées par deux légères gouttières et dont la médiane doit s'engager dans le sillon existant entre les deux racines externes ; le mors interne est simplement arrondi. Ces mors sont coudés sur les branches, qui sont elles-mêmes courbées en sens inverse.

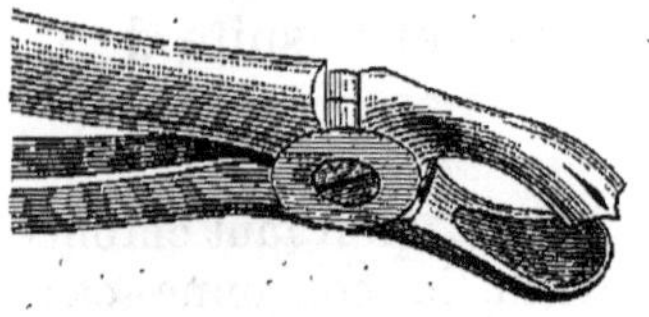

Fig. 514. — Davier pour multicuspidées supérieures gauches.

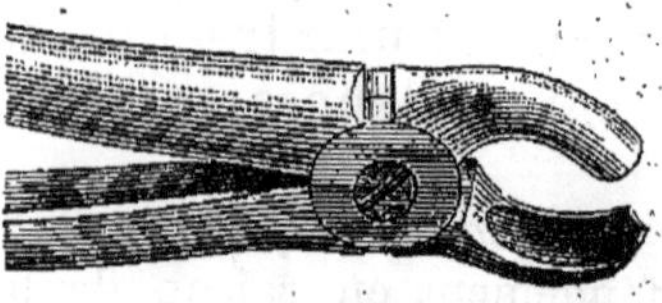

Fig. 515. — Davier pour multicuspidées supérieures droites.

La dent solidement saisie, exécuter un mouvement de latéralité en dehors pour détacher la racine interne, puis un mouvement de latéralité en dedans pour détacher de l'alvéole les deux racines externes, et ainsi de suite jusqu'à rupture de toutes les adhérences, ensuite tirer en bas et en dehors dans l'axe de la dent. Tomes préfère commencer par détacher les racines externes.

B. Maxillaire inférieur

1° *Incisives inférieures.* — Elles sont plus petites et moins larges que les supérieures, et le même davier peut servir. Il vaut mieux employer un davier (fig. 516) à mors fortement courbés ou coudés qui permet d'agir avec plus de sécurité.

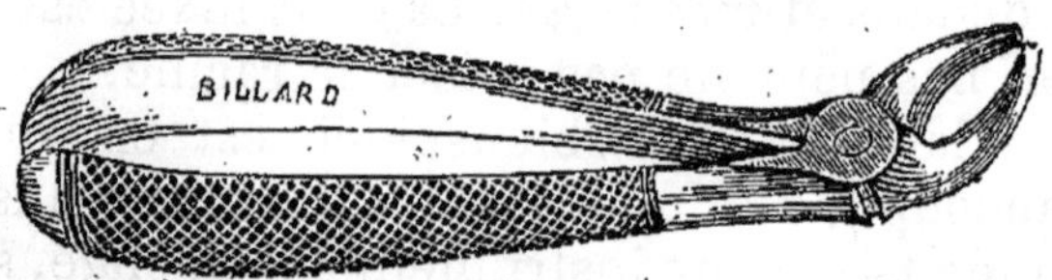

Fig. 516. — Davier pour incisives et canines inférieures.

Faire exécuter à l'instrument de très légers mouvements de rotation qui, dans le cas où les dents sont très rapprochées, demandent beaucoup d'attention et doivent alors être très limités ; en même temps exercer un certain degré de forcement en dehors et tirer en dehors et en haut pour sortir la dent de son alvéole.

2° *Canines inférieures.* — Même davier et même manœuvre que ci-dessus. Si la dent est très serrée, exécuter avec le davier de légers mouvements de latéralité en dehors suivis de légères rotations.

3° *Bicuspidées inférieures.* — Le davier précédent peut encore servir, mais préférer un davier plus fort (fig. 517).

Les racines en raison de leur conicité se détachent plus

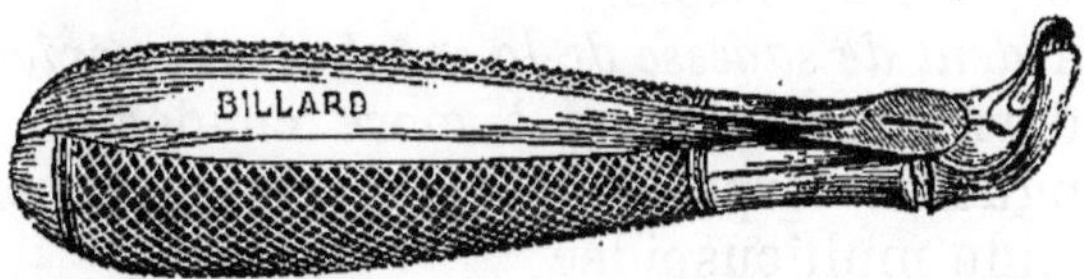

Fig. 517. — Davier pour petites molaires inférieures des deux côtés.

facilement par rotation que celles de la mâchoire supérieure ; donc quelques mouvements de rotation modérée, dans un sens et dans l'autre, aidés et suivis par des mouvements de latéralité, surtout en dehors, puis tirer l'organe en dehors et en haut.

4° *Multicuspidées inférieures.* — Elles ont deux racines, une interne et antérieure, l'autre externe et postérieure, qui par leur réunion forment un collet dont les faces externe et interne présentent un sillon séparant assez profondément ces racines. Un seul davier est donc suffisant pour les deux côtés ; chaque mors offre trois griffes séparées par deux légères gouttières, la griffe moyenne devant s'implanter dans le sillon ; les mors sont coudés sur les branches recourbées en sens inverse (fig. 518).

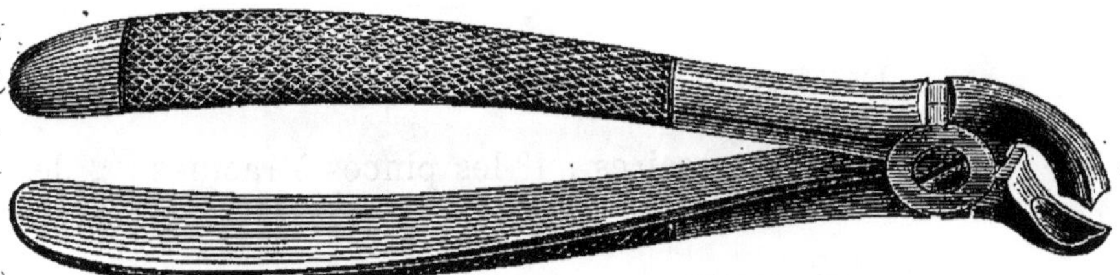

Fig. 518. — Davier pour multicuspidées inférieures.

Faire exécuter à l'instrument un mouvement de latéralité en dedans pour détacher la racine externe, puis un mouvement de latéralité en dehors pour la racine interne et en même temps tirer en haut et en dehors pour compléter l'extraction.

III. Extraction des dents de sagesse.

L'avulsion peut se faire dans beaucoup de cas avec l'aide du davier des grosses molaires supérieures ou même des bicuspidées. Une dent de sagesse isolée ne peut être extraite que par les daviers.

Pour la *dent de sagesse de la mâchoire supérieure* préférer soit un davier spécial long à mors coudés en baïonnette, soit la langue-de-carpe ou l'élévateur introduit entre la dent et la seconde multicuspidée.

La *dent de sagesse inférieure* a ses racines recourbées en arrière vers la branche montante, ce qui nécessite assez souvent, pour compléter l'extraction, une manœuvre spéciale consistant, après luxation, à porter la couronne en arrière de manière à lui faire décrire un arc de cercle. Le davier à mors coudés peut être employé, mais il vaut tout autant se servir des élévateurs, surtout quand la dent est difficilement accessible par constriction des mâchoires. L'élévateur, tenu et manœuvré comme nous le dirons plus loin lors de l'extraction des racines, est enfoncé entre la racine et l'alvéole aussi profondément que possible, ou bien entre la dent et la molaire voisine, et par un mouvement de bascule on expulse la dent ; l'extraction est complétée au davier. Parfois, pour l'aborder, la deuxième molaire doit préalablement être enlevée.

IV. Extraction des racines et chicots.

Instruments nécessaires : 1° les pinces à racines ; 2° les leviers.

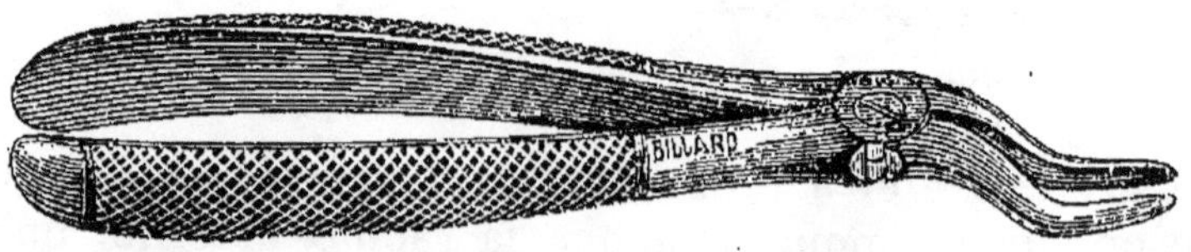

Fig. 519. — Davier-baïonnette pour racines du haut.

Emploi des pinces à racines. — Elles présentent des conformations de mors très diverses (fig. 519 et 520) rappelant celles des daviers correspondants; leur extrémité est très effilée pour pénétrer facilement dans la cavité alvéolaire. Nous avons dit qu'avec deux pinces à mors fins, une droite, l'autre en forme de baïonnette, et

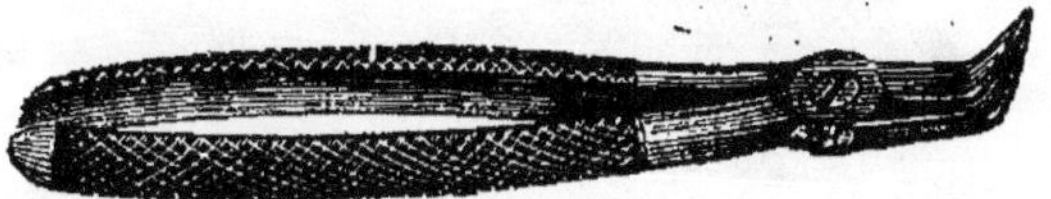

Fig. 520. — Davier pour racines inférieures.

un élévateur on pouvait venir à bout de toutes les racines. On se sert parfois d'un davier particulier pour les racines des grosses molaires (fig. 521).

Les gencives étant bien détachées, ce qui est important surtout pour les chicots, glisser les mors sur la racine et les enfoncer dans la cavité alvéolaire à une profondeur suffisante pour saisir un point résistant, puis par une simple traction combinée à un léger mouvement de rotation on

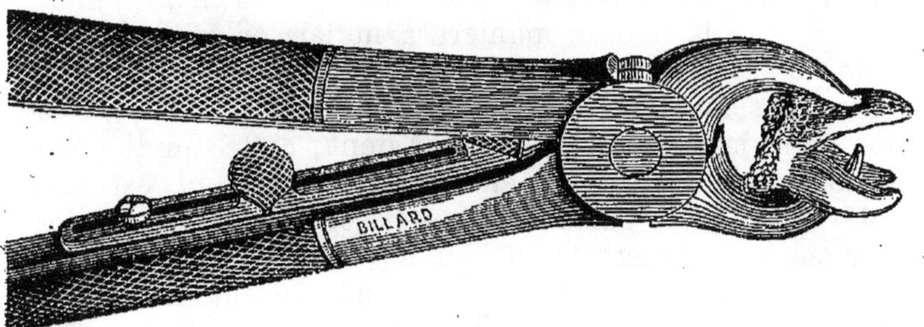

Fig. 521. — Davier pour racines des grosses molaires.

extrait assez facilement la racine, en général peu solide. Il est parfois nécessaire de glisser un mors entre la gencive et la paroi alvéolaire d'un côté, et l'autre mors entre la gencive et la paroi alvéolaire de l'autre côté, de manière à saisir en même temps l'organe et un morceau d'alvéole qui est ainsi arraché, du reste, sans inconvénient.

Sur les restes de dents à plusieurs racines, on peut appliquer des mors effilés à plusieurs griffes ou séparer les racines avec une petite cisaille et les extraire alors séparément avec les daviers dont il a été question un peu plus haut; le levier est généralement préférable.

Emploi des leviers. — Les seuls leviers communément employés aujourd'hui sont les *élévateurs* (fig. 522), qui ont remplacé l'antique pied-de-biche et la langue-de-carpe. Ils sont droits ou

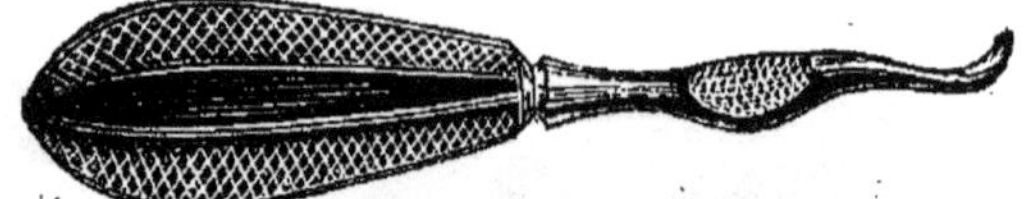

Fig. 522. — Élévateur.

courbes, montés sur un manche en bois fort et solide et se terminent par une extrémité arrondie, tranchante sur son bord et à faces lisses, dont l'une est légèrement convexe et l'autre plate ou un peu concave.

Pour se servir de l'élévateur, l'opérateur garnit son index ou son pouce gauche (suivant le côté à opérer) avec une pièce de linge résistante, et place ce doigt sur le côté lingual de l'alvéole à libérer, afin de protéger la voûte palatine ou le plancher de la bouche contre des échappées possibles. Puis, saisissant l'instrument à pleine main, l'index allongé sur la tige de manière à ne laisser saillir l'extrémité que de deux centimètres environ, il l'enfonce par une forte pression accompagnée de légers mouvements de rotation entre la paroi alvéolaire et la dent; cette simple pénétration suffit parfois à détacher la racine, qui est alors enlevée avec une pince, mais assez souvent il faut transformer en levier l'instrument bien enfoncé, en prenant point d'appui sur le rebord alvéolaire et en le faisant alors basculer le manche en dehors. Dans d'autres cas, on introduit l'élévateur le long de la racine entre elle et une dent voisine qui sert ainsi de point d'appui au levier.

V. Accidents de l'extraction.

Nous signalerons la fracture de la dent, la luxation et la fracture de dents voisines, la fracture partielle ou complète des maxillaires, la luxation de la mâchoire inférieure, la lésion des parties molles de la bouche, la pénétration de la dent dans les voies aériennes ou digestives, accidents presque toujours imputables à l'opérateur ayant agi avec trop de brutalité et sans précaution; l'ouverture du sinus maxillaire lors de l'extraction des molaires supérieures, dans le cas où leurs racines font saillie dans cette cavité ; la production d'attaques d'épilepsie chez les sujets atteints de cette affection, etc., etc. L'extraction est parfois suivie de fluxion, d'abcès, de névralgies, etc.

Un des accidents les plus graves est l'*hémorragie* qui, par sa persistance, chez des sujets hémophiliques ou diathésiques, peut entraîner la mort ; on a observé aussi deux fois cet accident à la suite de la déchirure d'anévrysmes de l'artère dentaire. Généralement l'hémorragie est peu sérieuse et quelques lavages de la bouche et de l'alvéole, avec de l'eau alcoolisée ou chloroformée ou avec de l'eau très chaude, suffisent à l'arrêter. Mais quand elle persiste abondante, il faut recourir au *tamponnement de la cavité alvéolaire.* Cette cavité étant débarrassée de ses caillots et esquilles, on y introduit un morceau de gutta-percha ramollie dans l'eau chaude et mélangée intimement à parties égales de coton ou d'étoupe, etc., et on l'y maintient jusqu'à durcissement en exerçant une forte pression ; on place ensuite sur la partie saillante une plaque de plomb ou de liège suffisamment élevée pour que, dans l'occlusion des mâchoires, les dents similaires de la mâchoire opposée exercent une compression permanente, et on complète le pansement par l'application d'une fronde. Cette pratique est due à Magitot, qui l'a préconisée à la Société de chirurgie comme infaillible. A défaut de gutta-percha on se servira de ouate imprégnée d'une teinture résineuse, de cire vierge ou de cire à cacheter ramollie à l'eau chaude ; on a aussi proposé d'obturer la cavité avec du plâtre gâché, avec un alliage, un cône d'éponge préparée, etc., etc.

CHAPITRE XI

ANESTHÉSIE CHIRURGICALE ET ANESTHÉSIQUES

L'*anesthésie dite chirurgicale*, par opposition avec l'anesthésie médicale ou morbide, consiste dans l'abolition de la sensibilité, provoquée par l'emploi méthodique d'agents spéciaux nommés *anesthésiques*. Lorsqu'on détermine ainsi l'insensibilité générale et la résolution musculaire, l'anesthésie est appelée *générale ;* si la perte de sensibilité obtenue ne porte que sur un territoire limité, elle reçoit le nom d'anesthésie *locale*. Beddoes (1796), d'après M. Perrin, doit être regardé comme le promoteur de la méthode anesthésique.

ARTICLE PREMIER

ANESTHÉSIE GÉNÉRALE

§ I. — CONSIDÉRATIONS SUR LES EFFETS DES ANESTHÉSIQUES

L'administration des deux anesthésiques les plus usuels, le chloroforme et l'éther, provoque une série de phénomènes généraux qu'on peut, avec M. Perrin, diviser en trois périodes : 1° *période d'excitation ;* 2° *période d'anesthésie chirurgicale ;* 3° *période d'anesthésie organique*.

1° *Période d'excitation*. — Elle présente à considérer deux temps : dans le premier temps, qui constitue l'*excitation dite initiale*, désignée par F. Gross (de Nancy) sous le nom de « phénomènes du début de la chloroformisation », l'inhalation des premières bouffées de vapeurs anesthésiques irrite les muqueuses et détermine du larmoiement, du crachotement et de la toux ; par suite de cette irritation locale, le malade s'agite, cherche à repousser la compresse ou à se lever sur son séant ; les muscles, surtout ceux du thorax et du cou, sont le siège de contractions toniques, d'où parfois suffocation. Ce temps est d'autant plus marqué qu'on a donné d'emblée de fortes doses de chloroforme.

Dans le second temps, *excitation secondaire*, les phénomènes dépendent de l'action de l'anesthésique sur les hémisphères cérébraux et le cervelet : la sensibilité est exaltée, il se produit des bourdonnements dans les oreilles, de la congestion de la face ; les yeux, d'abord fixes, se convulsent bientôt en haut ; la pupille, qui reste parfois très dilatée, présente, en général, des alternatives de resserrement et de dilatation ; le thorax s'immobilise par intermittence avec tétanisation des muscles respiratoires, d'où des stases veineuses ; la respiration est irrégulière, le plus souvent accélérée, et le pouls suit ses irrégularités, devenant irrégulier, rapide. Il y a parfois un resserrement spasmodique de la glotte et un grand nombre d'observateurs admettent que la langue se rétracte en arrière. On observe assez souvent, dans cette période, des nausées et des vomissements ; l'excitation cérébrale amène l'ivresse chloroformique fréquemment accompagnée d'une grande loquacité avec incohérence des idées exprimées, de larmes et de rires, et des mouvements désordonnés des membres.

Cette période est fort variable suivant l'anesthésique employé et suivant les sujets ; l'éther détermine une excitation plus grande que le chloroforme, et l'excitation est portée à son plus haut degré chez les alcooliques et les hystériques.

2° *Période d'anesthésie chirurgicale* (tolérance anesthésique de Chassaignac). Bientôt les phénomènes précédents se calment, le pouls devient lent, un peu plus mou, quelquefois déprimé, la respiration est plus régulière, large, ralentie, parfois stertoreuse, ronflante, la résolution musculaire est complète et la sensibilité est abolie. On reconnaît le moment d'agir, lorsque la conjonctive reste insensible aux excitations mécaniques qui ne déterminent plus de contraction réflexe des paupières (réflexe palpébral). La pupille est alors contractée et immobile, le visage décoloré et souvent couvert d'une sueur froide. Pendant l'acte opératoire on voit se produire fréquemment, quand on opère sur l'abdomen, des nausées ou même des vomissements au moment où le bistouri ouvre le péritoine.

3° *Période d'anesthésie organique ou de collapsus.* — C'est une période à laquelle on ne doit jamais atteindre, car il faut suspendre l'emploi de l'anesthésique dès l'établissement de la période précédente. La respiration se ralentit de plus en plus, il se produit une sorte de râle trachéal, les battements du cœur faiblissent, le pouls devient mou, très lent, la pupille se dilate brusquement ; le patient est en danger de mort si l'on n'intervient pas énergiquement.

Le réveil du malade s'opère lentement après l'anesthésie, et sa durée est proportionnelle à la durée de la narcose. On observe assez fréquemment dans la journée des vomissements attribués à l'influence de l'anesthésie et aussi, par un certain nombre de chirurgiens, à l'emploi d'un chloroforme impur.

§ II. — Anesthésie par le chloroforme

I. Qualités du chloroforme anesthésique.

Le chloroforme a été découvert par Soubeiran en 1831 ; Flourens, en expérimentant sur les animaux, montra en 1847 ses propriétés anesthésiques, mais c'est Simpson qui, la même année, l'employa le premier chez l'homme.

Le chirurgien doit toujours vérifier ou faire vérifier avec soin les qualités du chloroforme qu'il destine à l'anesthésie. Malgré les divergences d'opinions qui se sont produites lors de la discussion à l'Académie de médecine sur le plus ou moins d'influence qu'aurait l'état de pureté de cet anesthésique, nous croyons qu'on ne saurait se départir de cette règle, afin de réduire à leur minimum les chances d'accident ; il est, du reste, reconnu que le chloroforme bien rectifié, absolument pur, détermine plus rarement des vomissements.

Le chloroforme, outre la purification insuffisante qu'il peut avoir subie, se décompose graduellement sous l'influence des radiations de la lumière et dégage alors des vapeurs acides et chlorées très irritantes.

Le professeur J. Regnauld a donné des règles très précises pour s'assurer de la pureté de cet agent : le bon chloroforme, incolore, limpide, de saveur sucrée, d'odeur suave de pomme de reinette, doit avoir une densité de 1,48, à la température de 18° et son point d'ébullition entre 60 et 61°. Agité avec de l'eau distillée, il reste transparent, ce qui démontre l'absence d'alcool ; il ne doit ni rougir ni décolorer le papier de tournesol, ni donner de précipité ou de trouble avec une solution de nitrate d'argent à 1 p. 100, et dans le cas contraire il renferme de l'acide chlorhydrique ou tout autre et du chlore libre ; il ne doit pas se colorer par son mélange avec son volume d'acide sulfurique à 1,84, à la surface duquel il nagera, réaction qui prouve l'absence de matières organiques ; enfin, quand il est privé d'aldéhyde, il ne brunit pas en en chauffant 1 à 2 centim. cubes avec une solution concentrée de potasse ou un fragment de pierre à cautère dissous dans quelques gouttes d'eau. Le chloroforme pur, dont on verse quelques gouttes sur une feuille de papier blanc ou dans le creux de la main, s'évapore en gardant jusqu'au bout son odeur suave caractéristique et sans laisser de traces ; s'il est impur, les dernières vapeurs ont une odeur désagréable, irritante. Altéré par la lumière, il exhale une odeur acide et chlorée, vive et pénétrante, et ronge alors les bouchons de liège.

II. Modes d'administration ou chloroformisation.

Règles générales. — « Éviter par tous les moyens possibles la production de la syncope », telle est, pour M. Perrin, la formule dans laquelle peuvent se résumer toutes les règles de l'anesthésie par le chloroforme.

Convaincus que les accidents observés pendant la chloroformisation provenaient de l'emploi irrégulier de l'agent anesthésique et de l'absorption de doses trop fortes, un certain nombre de chirurgiens se sont servis d'appareils destinés à doser le chloroforme (appareils de Duroy, Junker, Skinner, Luer, Charrière, etc.). Mais on n'a pas tardé à reconnaître que le dosage ainsi obtenu était illusoire, et on a continué à voir se développer des accidents graves. Tout récemment, R. Dubois a fait construire sur les indications de P. Bert un appareil permettant l'absorption de doses titrées, le dosage portant sur la vapeur anesthésique et non plus sur le liquide ; la description en sera donnée plus loin. Malgré les nombreuses recherches et expériences faites dans ces dernières années, il faut reconnaître qu'on est loin d'être fixé sur la quantité de chloroforme à administrer pour déterminer l'anesthésie et éviter les accidents; cette quantité est fort variable suivant les sujets, plus forte chez les alcooliques, moindre chez les malades débilités. Avec la compresse on dépense plus de chloroforme qu'avec les appareils, en raison de la déperdition par évaporation. La quantité nécessaire à produire le sommeil varie de 8 à 100 grammes. P. Bert a cherché à déterminer ce qu'il a appelé la *dose maniable*, c'est-à-dire l'intervalle compris entre la dose anesthésique et la dose mortelle, et qu'on ne doit pas dépasser; mais cette dose maniable ne peut être exactement fixée pour l'homme, en raison de la manière d'être de chaque individu.

Quoi qu'il en soit, le chloroforme sera toujours donné de manière à le mélanger à l'air en assez grandes proportions, et comme si tous les sujets étaient des plus susceptibles à son action. Losqu'on est contraint de donner le chloroforme dans une pièce éclairée à la lumière artificielle, il se produit des décompositions consistant surtout dans la formation d'acide chlorhydrique, d'où des phénomènes de dyspnée, de toux, de larmoiement chez l'opéré et chez les assistants. On remédiera à ces inconvénients, d'après Kunkel, en ventilant la salle, ou bien en absorbant l'acide par des solutions alcalines de soude ou d'eau de chaux réparties dans des récipients ou imbibant des linges qu'on suspend près des lampes.

Avant toute chloroformisation, on doit obtenir le consentement du malade, qui sera soigneusement examiné au point de vue des tares organiques pouvant constituer des contre-indications à l'anesthésie. On évitera autant que possible la chloroformisation dans la salle commune d'un hôpital, en raison d'un accident possible, et pour ne pas donner aux autres malades le spectacle souvent pénible de la première période de l'anesthésie. Pour des motifs de dignité professionnelle, le médecin ne pratiquera jamais l'anesthésie sans témoins.

Le malade devra être à jeun, ou tout au moins n'avoir pris aucun aliment solide, depuis 6 à 7 heures. Cependant, chez les personnes très affaiblies, soit par des hémorragies, soit par des suppurations de longue durée, il sera bon d'administrer, une demi-heure avant l'opération, 100 grammes d'un vin généreux, afin d'obtenir, sur la circulation, un effet excitant destiné à combattre la dépression anesthésique.

Il sera étendu horizontalement, la tête peu élevée ; il sera débarrassé des vêtements qui peuvent serrer le cou et l'abdomen, entraver la respiration, et aura la poitrine ou l'épigastre à découvert, pour qu'on puisse surveiller les mouvements respiratoires. La position assise doit être proscrite, parce qu'elle facilite la syncope.

L'aide chargé de la chloroformisation devra être familiarisé avec la méthode et la marche de l'anesthésie, afin de pouvoir parer immédiatement aux accidents qui pourraient

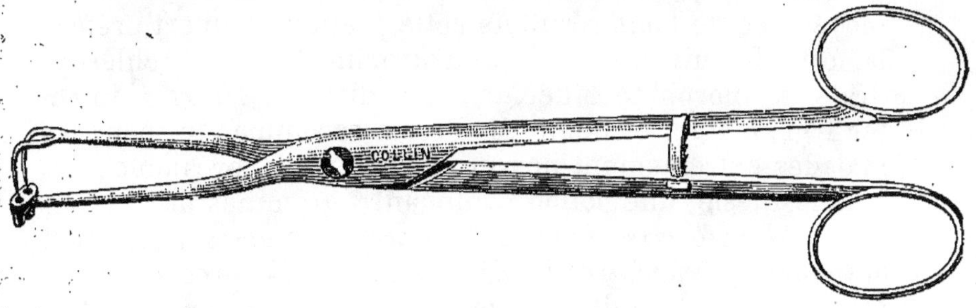

Fig. 523. — Pince à langue, de Lucas-Championnière.

se produire ; il tiendra le pouls du malade, et aura l'œil sur la respiration et le visage, et ne s'occupera en aucune façon de l'acte opératoire.

Il est bon d'avoir à sa disposition un coin en bois pour maintenir la bouche ouverte, dans le cas où il y aurait de la tendance à la contracture des maxillaires inférieurs, ce qui se présente assez souvent chez les alcooliques, et une pince pour attirer la langue, si elle venait à se rétracter dans la première période, ou si elle s'affaissait en arrière dans la deuxième ; une pince à pansement peut à la rigueur suffire pour ce dernier but, mais une pince à griffes, surtout celle de Lucas-Championnière, est préférable (fig. 523). Un gros fil d'argent passé à travers la langue à l'aide d'une aiguille peut rendre le même service. Pour faciliter la répartition du chloroforme sur la compresse ou l'appareil, on se servira d'un flacon ordinaire pourvu d'un bouchon échancré longitudinalement, ou mieux d'un flacon spécial gradué (fig. 524).

Afin de diminuer la période d'excitation, et surtout les chances d'accidents, on a proposé, il y a déjà plusieurs années, de pratiquer, 15 à 20 minutes avant l'opération, une injection sous-cutanée de chlorhydrate de morphine ; cette pratique n'a donné que de médiocres résultats. Plus récemment, Dastre et Morat ont conseillé de faire 20 minutes avant la choroformisation ou l'éthérisation une injection sous-cutanée de sulfate d'atropine (sulfate d'atropine 1 centigr., eau 10 gr. ; injecter 1 gr. de la solution), afin de prévenir l'excitation produite par le chloroforme sur le pneumogastrique et sur le noyau modérateur des centres cardiaques, et par suite l'arrêt du cœur. Nous avons employé avec de bons résultats cette pratique. Aubert préfère la formule suivante : sulfate d'atropine 1 centig., chlorhydrate de morphine 1 décigr., eau distillée 10 gr. ; injecter 1 gr. à 1 gr. et demi. M. Perrin recommande, pour les malades extrêmement nerveux, de donner, préalablement à l'anesthésie, une potion contenant 2 grammes de chloral.

1° *Chloroformisation par le procédé des doses massives et des intermittences avec la compresse.* — Le procédé de la compresse, introduit dans la pratique par Simpson, est le plus simple de tous et le plus employé : la compresse sera roulée en forme de cornet assez grand pour que l'ouverture puisse recouvrir la bouche et le nez ; ainsi préparée, l'aide peut la tenir d'une main, et explorer de l'autre le pouls ; il est inutile de mettre dans le fond du cornet soit une petite éponge, soit un peu de charpie ou d'étoupe. Beaucoup de chirurgiens se servent simplement d'une compresse repliée à plat deux à trois fois sur elle-même ; mais, ainsi, les deux mains de l'aide sont nécessaires pour maintenir la compresse, et, outre qu'il se produit une grande déperdition de chloroforme, on n'a pas une sécurité plus grande.

On commence par verser environ 1 gramme et demi à 2 grammes de chloroforme dans le cornet ou sur le milieu de la compresse, de manière, dit Gosselin, à avoir une tache ayant à peu près l'étendue d'une pièce de cinq francs ; la quantité de 4 à 5 grammes d'emblée, conseillée par M. Perrin, nous paraît trop forte. La compresse sera tenue à environ 5 à 6 cent. de la face, et on procédera à l'inhalation par gradations insensibles. On a beaucoup discuté sur la technique de l'anesthésie, Gosselin revendiquant la plus grande innocuité pour les inhalations à intermittences réglées, la plupart des chirurgiens avec M. Perrin préférant les inhalations continues à intermittences exceptionnelles répondant à des indications exceptionnelles. Il faut reconnaître que l'emploi des intermittences réglées est assez difficile en pratique, et souvent dérangé par la marche de l'anesthésie ; en outre, les inhalations continues ne le sont pas au sens propre du mot, attendu que, chaque fois qu'on recharge la compresse de chloroforme, on fait une intermittence, et que, s'il survient un incident, on doit aussi suspendre l'inhalation. Il nous paraît qu'en procédant par gradations insensibles, comme l'a dit M. Perrin, on se place dans d'excellentes conditions.

Pendant les premières inhalations, l'aide, maintenant la compresse à 5 ou 6 cent. de la bouche, laisse aspirer avec la vapeur une assez grande quantité d'air ; il engagera le malade à respirer naturellement, entretiendra avec lui une conversation ou le fera compter une série de chiffres, afin qu'il ne cherche pas à se défendre contre l'anesthésique et qu'il l'inhale régulièrement. Il jugera du moment où il doit renouveler la provision de chloroforme sur la compresse en l'examinant de temps à autre, pour voir si elle est desséchée ou si elle a perdu toute odeur ; il augmentera progressivement la quantité versée, en ne dépassant pas 4 grammes, et accroîtra l'absorption en rapprochant la compresse de la face, au fur et à mesure que se manifestera la tolérance des voies respiratoires.

Avec la compresse employée à plat, on renouvelle la provision de chloroforme de la manière suivante : on glisse la main gauche entre la compresse et la bouche et on verse 3 à 4 grammes de chloroforme sur la face libre de la compresse, qu'on retourne ensuite pour mettre cette face imbibée en regard des voies respiratoires, et ainsi de suite jusqu'à anesthésie complète, moment où l'on suspend l'inhalation.

Si la période d'agitation se présente avec un état congestif très marqué de la face, avec une tétanisation musculaire intense, ou avec de violentes quintes de toux, on retire quelque peu la compresse et on attend un instant que le calme se rétablisse par une profonde inspiration avant de continuer l'inhalation. Lorsque le malade respire mal, irrégulièrement ou trop lentement, on l'engage à mieux respirer, et on flagelle légèrement la poitrine ou le creux de l'estomac. Dans le cas où la respiration vient à se suspendre avec congestion de la face, on éloigne la compresse et on fait des frictions sèches avec la main sur le thorax. Lorsque des vomissements se produisent, on doit écarter le cornet et tourner un peu de côté la tête du malade; on aura soin ensuite de nettoyer la cavité buccale. Souvent les nausées disparaissent par l'inhalation soutenue du chloroforme.

Si le pouls est serré, petit, on éloigne un peu l'appareil; mais s'il faiblit brusquement, devient filiforme, intermittent, avec pâleur de la face, on doit supprimer l'inhalation, mettre la tête déclive et faire des frictions sèches sur la poitrine et le ventre, et des aspersions d'eau froide. Lorsque la syncope se déclarera, on la traitera comme il sera dit plus loin ; on ne reprendra la chloroformisation que lorsque tout danger aura disparu.

Dans les opérations de longue durée, et parfois aussi vers la fin de la période d'agitation, il peut arriver que la langue se rétracte ; on saisit alors celle-ci avec la pince dont il a été question, et quelquefois il est nécessaire d'interposer le coin en bois entre les molaires supérieures et les inférieures, s'il y a en même temps contracture marquée des maxillaires.

A mesure que l'anesthésie avance, l'aide explore la sensibilité, soit en pinçant la peau de la région temporale, soit en touchant la conjonctive oculaire ; dès que le réflexe de contraction ne se manifeste plus, la période chirurgicale est établie et la compresse est éloignée. On ne doit opérer qu'à cette période où l'anesthésie est complète. Pendant toute la durée de l'opération, l'aide surveillera le pouls et surtout la respiration, et donnera une dose de chloroforme de temps à autre pour entretenir le sommeil anesthésique au degré voulu.

2° *Procédé dosimétrique ou des doses faibles et continues.* — Ce procédé, conseillé par Peyraud (de Libourne), en 1883, tend à se substituer au précédent, sur lequel il présente l'avantage d'amener une anesthésie plus facile, avec moins d'agitation et avec une faible quantité de chloroforme. Il a été soigneusement décrit par M. Baudoin (*Gazette des hôpitaux*, 1890). La compresse étant repliée, on verse au centre de l'une des faces, pour commencer, 2 à 4 gouttes de chloroforme avec un flacon compte-gouttes, puis on applique la compresse sur les narines et sur la bouche en la plissant de telle sorte qu'elle prenne la forme d'un petit cornet ou de trémie. Pendant les premières inspirations, il faut avoir soin de ne pas obstruer complètement la bouche et les narines pour ne pas surprendre les muqueuses d'une façon trop brusque et pour éviter la toux. Au bout d'un quart de minute environ, les 3 ou 4 gouttes de chloroforme sont évaporées ; on en verse de nouveau 4 ou 5 gouttes sur la compresse au point le plus élevé correspondant au bout du nez, c'est-à-dire à son centre, sans l'élever ni la changer de place ; puis, brusquement, le plus vite possible, pour ne pas permettre au malade de respirer de l'air, on la renverse et on la réapplique très rapidement de la même façon qu'au début. Si le malade a bien supporté la première dose, on applique plus hermétiquement la compresse sur le visage, à savoir sur les narines et sur la bouche. Une demi-minute après, environ, on refait la même manœuvre, en versant toujours 4 à 5 gouttes d'anesthésique, rarement plus ; la compresse doit être bien appliquée sur le visage, de manière à restreindre, autant que possible, l'entrée de de l'air.

On continue ainsi pendant un quart d'heure ou vingt minutes ; ce n'est qu'après ce temps moyen que l'anesthésie est complète ; 7 à 9 grammes de chloroforme ont suffi pour arriver à ce résultat.

L'anesthésie obtenue, on la maintient en donnant le chloroforme comme au début, mais il suffit de verser sur la compresse, hermétiquement appliquée sur les narines et la bouche, à l'aide des deux mains placées l'une sur l'autre, 2 à 3 gouttes de chloroforme, chaque fois qu'on retourne la compresse, environ une fois par minute ; quand on la renverse moins souvent, il faut quelques gouttes de plus pour maintenir le sommeil ; l'on dépense à peine, pendant cette seconde période, 30 centigr. d'anesthésique par minute.

Si l'on veut que le sujet ne se réveille pas, il ne faut pas cesser un instant de verser du chloroforme, et surtout ne jamais enlever la compresse. Il suffit de laisser entrer quelques bouffées d'air pour que le réveil survienne aussitôt.

M. Nicaise (*Revue de Chirurgie*, 1892) préfère le masque en flanelle à la compresse, car tout en employant le procédé des doses faibles, il tient à ce que le malade respire facilement, ce qui n'est pas le cas avec la compresse hermétiquement appliquée autour de la bouche et des

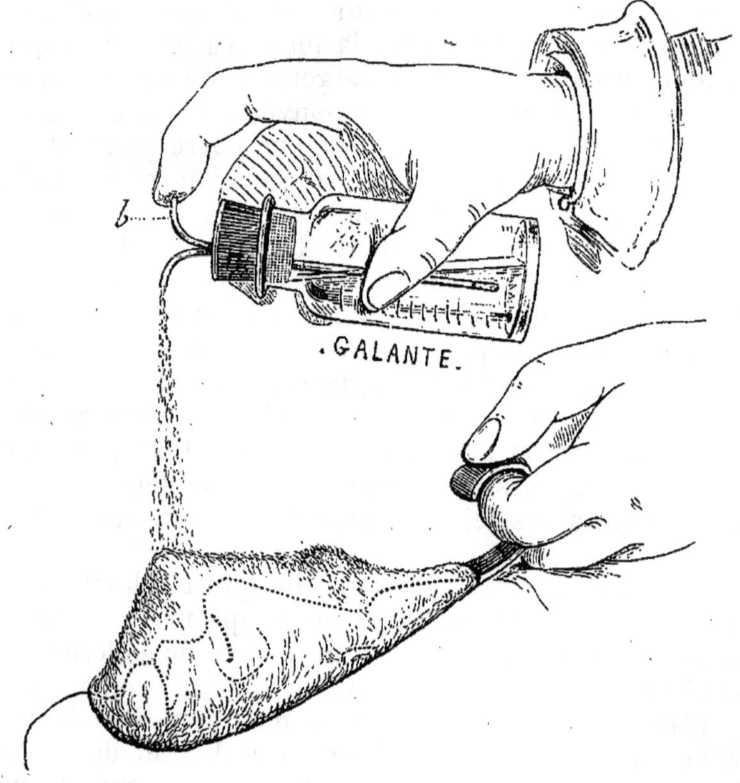

Fig. 524. — Masque à anesthésie et flacon compte-gouttes.

narines. Le chloroforme est versé goutte à goutte sur le masque à l'aide d'un flacon gradué. L'anesthésie est rapidement obtenue sans excitation, sans angoisse, et sur tout sans cyanose, l'air entrant en quantité suffisante.

L'opération terminée, on ne doit abandonner le malade que lorsqu'il est complètement revenu à lui ; si le réveil est trop lent, quelques aspersions froides sur la face et la poitrine, quelques appels à haute voix retireront le patient de sa torpeur. Afin de restreindre, autant que possible, les vomissements qui se produisent parfois dans les douze ou vingt-quatre heures qui suivent l'anesthésie, on n'administrera que des boissons froides et des aliments froids, surtout du bouillon en petites quantités à la fois.

Chloroformisation avec les masques, les cornets, etc. — a. *Masque.* — Le masque (fig. 524), dont il existe de nombreux modèles (Demarquay, Guyon, Skinner, Esmarch, etc.), consiste essentiellement en un cadre léger en fil métallique sur lequel on tend et on fixe, soit avec des épingles, soit avec quelques points de couture, une pièce de flanelle ou même de toile. Il s'emploie comme la simple compresse, sur laquelle il présente l'avantage d'être d'un maniement plus facile; on verse le chloroforme sur sa face extérieure convexe.

b. *Cornet de Reynaud* (de Toulon). — Cet appareil (fig. 525) permet l'arrivée d'une quantité suffisante d'air tout en tenant à une

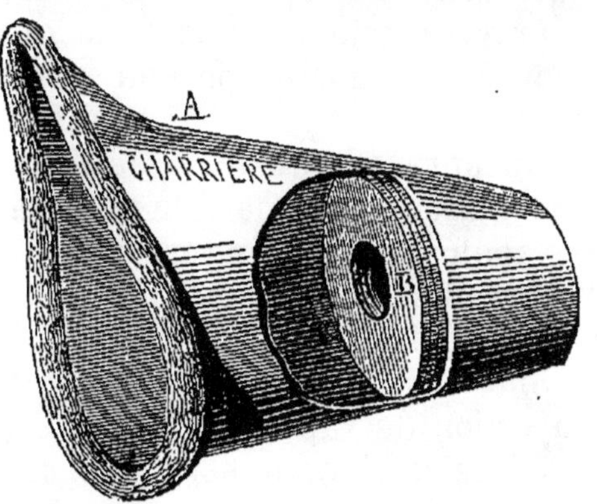

Fig. 525. — Cornet de Reynaud.

distance réglée de la bouche la partie imprégnée de chloroforme. Il consiste en un cornet tronqué, en carton résistant, long de 15 centim.; la base, à pourtour garni de molleton épais, est assez large pour embrasser les saillies du menton et du nez, ce que facilite une sorte de bec façonné à la partie supérieure de sa circonférence; le sommet tronqué présente une ouverture de 4 centim. Dans l'intérieur de ce cornet et à 9 centim. de la base, existe une séparation constituée par un diaphragme percé à son centre d'une ouverture égale à celle du sommet; ce diaphragme est formé de deux à trois rondelles de molleton réunies par quelques points de couture et dont les bords sont cousus ou collés à la paroi interne de l'appareil.

Le chloroforme ou l'éther est versé sur la surface du diaphragme tournée du côté de la base. Cet appareil est simple et commode, mais nous sommes d'accord avec Le Fort pour le considérer comme malpropre après un certain temps d'usage. Aussi Le Fort préfère un cornet ou boîte de maillechort percée de deux trous pour permettre l'arrivée de l'air et présentant sur sa paroi supérieure un ressort en fer à cheval qui sert à fixer quelques rondelles de linge, faciles à changer et sur lesquelles on verse le chloroforme; les inhalateurs de Parker et Morris employés en Angleterre sont du même genre.

3° *Méthode des mélanges titrés de Paul Bert. Appareil de R. Dubois.* — P. Bert, par ses recherches sur les conditions dans lesquelles apparaissent les accidents graves avec l'emploi du chloroforme, était arrivé à la conviction que l'activité toxique est intimement liée à l'état de tension de la vapeur anesthésique dans le mélange d'air et de chloroforme. Les accidents les plus graves, à savoir la syncope respiratoire, proviendraient moins de la quantité du médicament employée que de la proportion suivant laquelle il se trouve mélangé à l'air respiré en vapeur. Ce n'est pas en pesant ou en mesurant la quantité de l'anesthésique qu'on peut apprécier l'effet utile, mais en se basant sur l'état de dilution des vapeurs dans l'air respiré, c'est-à-dire la tension des vapeurs. Paul Bert a indiqué la dose moyenne de 8 parties de chloroforme pour 100 parties d'air. Il faut ajouter que Snow, en 1858, avait déjà cherché à déterminer la proportion de vapeurs au-dessus de laquelle l'atmosphère respirée devient irrespirable, mais sans arriver à des conclusions bien nettes.

Description de l'appareil de R. Dubois. — L'anesthésie, pratiquée suivant cette méthode, a donné de nombreux et excellents résultats. Elle nécessite seulement un appareil spécial, assez compliqué en apparence, qui, grâce aux perfectionnements successifs apportés par R. Dubois, son inventeur, et par M. Mathieu, est devenu d'une manipulation facile et a pu être réduit à un volume relativement peu considérable.

Le nouveau modèle de cet appareil (fig. 525), ou machine à anesthésier, présente dans son ensemble un volume un peu moindre que celui d'un seau ordinaire, du poids de 10 kilog., et est très facilement transportable.

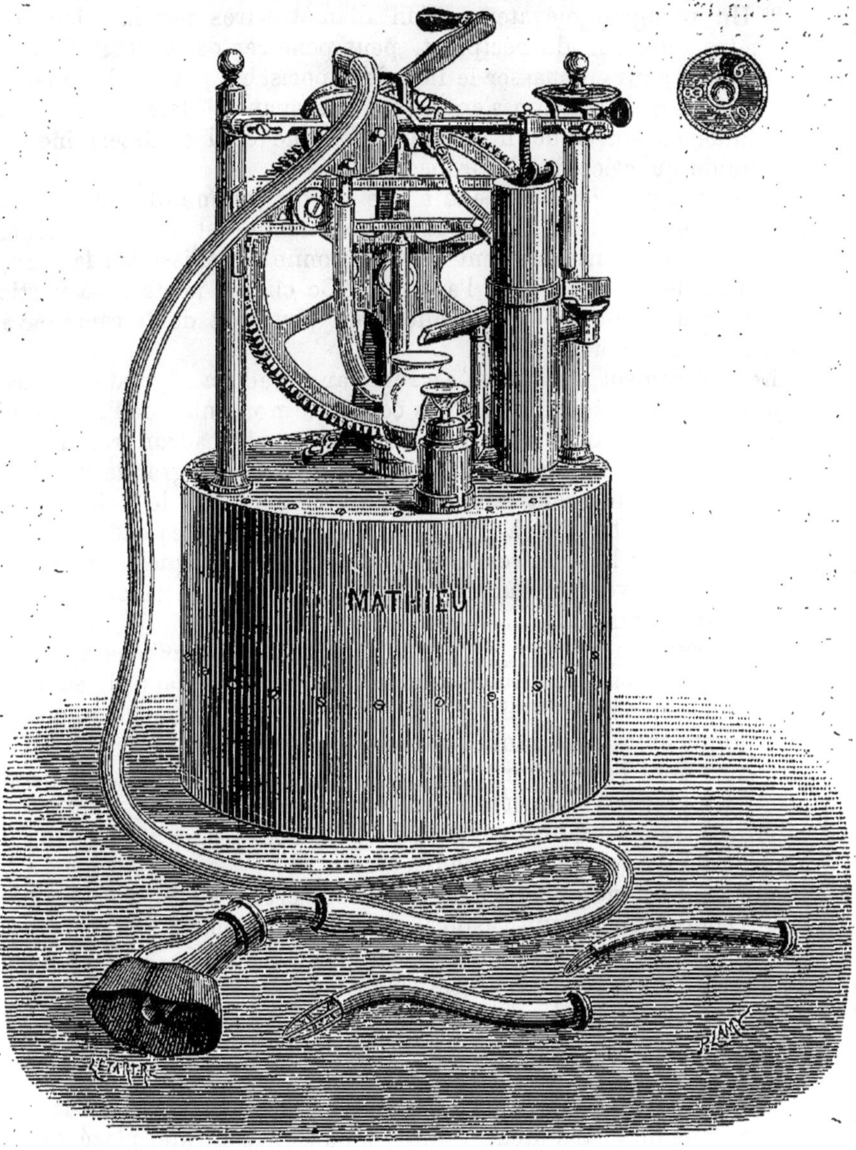

Fig. 526. — Machine à anesthésier, de R. Dubois.

Le système de dosage comprend : 1° un récipient du liquide vaporisable, cylindrique, en métal, d'une contenance variable avec les dimensions de l'appareil, et mis en relation par sa partie inférieure avec un bec verseur à nivellement; il porte vers son bord supérieur, à la partie opposée, un entonnoir avec bouchon métallique percé d'un trou.

2° Un plongeur élévateur, d'un diamètre très peu inférieur au diamètre intérieur du récipient, peut pénétrer dans celui-ci sans frottement pour en chasser le liquide vaporisable par déplacement; chaque fois que le piston s'enfonce d'une quantité déterminée dans le liquide anesthésique, il chasse un volume égal et déterminé de ce liquide qui s'écoule par le bec verseur.

Ce piston plongeur est relié à une vis de commande au moyen d'un double papillon. Cette vis de commande est mise en action par un cliquet d'entraînement qui fonctionne à coulisse sur la barre transversale supérieure de l'appareil. Ce cliquet porte à sa partie moyenne un contrepoids articulé ayant pour but de le ramener à son point de départ.

Le mouvement du cliquet est régi par le cadran régulateur placé à la partie supérieure d'une des colonnes montantes de l'appareil; il est plus ou moins accentué suivant que le cadran régulateur indique par son chiffre la quantité plus ou moins grande de chloroforme que l'on veut faire évaporer. Comme on le voit sur la projection (en haut et à droite de la figure 526), ce cadran porte un index avec les chiffres 6, 8 et 10, sur l'un desquels on le fixe suivant qu'on veut mélanger 6, 8 ou 10 parties de chloroforme à 100 parties d'air.

La mesure du volume de gaz se fait par une soufflerie à parois métalliques fixes, constituées par un tambour en métal (tôle étamée) de la contenance de 10 litres. Dans ce tambour, se meut un piston métallique entraînant dans sa course le bord mobile d'un cuir souple, préparé, dont l'autre bord est fixé à la partie moyenne de la paroi (c'est le système connu en hydraulique sous le nom de pompe des prêtres). Ce piston est commandé par deux tiges qui pénètrent dans le tambour par deux boîtes à étoupes.

Les deux montants de l'appareil sont creux et servent ainsi de tubes conducteurs pour l'aspiration et le refoulement des mélanges titrés. L'un est en communication avec la partie inférieure du tambour, l'autre avec la partie supérieure. C'est, en partie, grâce à cette combinaison ingénieuse, que le modèle actuel de la machine à anesthésier a pu être simplifié et surtout diminué de poids et de volume.

Ces deux montants creux, tubes conducteurs, amènent le mélange dans un distributeur rotatif, à cloison centrale, placé sur la barre transversale supérieure de l'appareil et commandé par une croix de Malte qui entre en jeu toutes les fois que les battoirs de la grande roue motrice rencontrent le bras mobile du distributeur.

Deux tubes, très nets sur le plan antérieur de la figure 526, partent de ce distributeur : l'un, situé à la partie supérieure, court et coudé à angle droit, sert à conduire le mélange titré de chloroforme et d'air dans un long tube mobile en caoutchouc que l'on peut mettre en communication avec diverses pièces accessoires (masque inhalateur, tubes écarteurs des mâchoires, tube nasal, tube laryngien, etc.); l'autre, opposé au précédent, quitte la partie inférieure du distributeur et vient s'aboucher avec le barboteur. Ce dernier est constitué par un vase conique qui porte une tubulure latérale et un tube intérieur; la tubulure latérale reçoit le tube dont il vient d'être question, tandis que le tube intérieur sert à conduire l'air extérieur dans le récipient du barboteur.

Le barboteur est soutenu par un support métallique avec plaque de chauffe qui l'entoure en partie. Une lampe à alcool est destinée à chauffer le barboteur par l'intermédiaire de cette plaque afin d'activer l'évaporation ; elle a, en outre, pour but d'empêcher la formation de petits glaçons dans le barboteur, par congélation du chloroforme, lorsqu'un débit rapide de l'appareil se joint à une température ambiante peu élevée.

Tout l'appareil est mis en mouvement par une manivelle qui commande la roue d'engrenage par l'intermédiaire d'un pignon. Cette roue dentée commande à son tour le piston par une glissière dans laquelle glisse un coulisseau fixé à la roue elle-même; elle fait également entrer automatiquement en action le verseur et le distributeur.

Les pièces servant à permettre l'administration du mélange anesthésique titré varient suivant les indications opératoires. Ce sont, entre autres : 1° un masque inhalateur, mobile sur le tube, ne possédant aucune soupape, mais seulement un trou de sortie pour l'air expiré, et s'adaptant sur la face au moyen de lames flexibles de caoutchouc ; 2° et 3°, un tube buccal, et un tube nasal, représentés au bas de la figure 526 ; ces derniers facilitent grandement l'anesthésie dans le cas où l'opération porte sur la bouche et sur la face.

Mode d'emploi. — L'appareil sera placé sur une table près du lit du malade. Il faut, pour le faire fonctionner, commencer par remonter le piston plongeur au moyen du papillon qui se trouve à la partie supérieure et que l'on relève en le serrant entre les doigts.

Le récipient qui doit contenir le chloroforme est ainsi dégagé ; on y verse alors le liquide anesthésique par l'entonnoir jusqu'à ce que le récipient soit plein, c'est-à-dire jusqu'à ce que le liquide apparaisse au bec verseur à nivellement. Ceci fait, on replace le bouchon de l'entonnoir, puis, en tournant la manivelle, on amène la surface inférieure du piston en contact avec le chloroforme, et on allume la petite lampe à alcool, ce qui a pour but d'activer l'évaporation du chloroforme et d'empêcher la formation de cristaux.

Le cadran régulateur est amené sur l'index 10 pour assurer le mélange de 10 parties de chloroforme pour 100 parties d'air.

On applique alors le masque inhalateur et on tourne la manivelle, toujours dans le même sens, de droite à gauche, par un mouvement lent et régulier, qui fait descendre progressivement le piston plongeur dans le récipient, d'où il chasse la quantité voulue de chloroforme dans le vase barboteur.

Suivant les cas, une fois l'anesthésie produite, on peut, pour la facilité des opérations sur la face, substituer au masque, soit le tube buccal, soit le tube nasal.

Dès que la résolution complète est obtenue (ce qui a lieu au bout de sept à dix minutes au maximum), on fait tourner le cadran du régulateur sur le numéro 8 (mélange à 8 p. 100) sans interrompre le jeu de la manivelle. Si l'opération doit être de longue durée, on substitue, après cinq minutes environ, le numéro 6 (mélange à 6 p. 100) avec lequel l'anesthésie est maintenue sans danger pendant toute la durée de l'opération.

Il est possible que, pendant l'opération, la provision de chloroforme s'épuise, ce qui sera indiqué par la pénétration totale du plongeur dans le récipient. Il suffit alors de le relever, comme il a été indiqué plus haut, et de remplir le récipient d'anesthésique par l'entonnoir.

Il faut, qu'il s'agisse d'un enfant, d'un adulte, d'un vieillard, d'une femme, commencer par le mélange à 10 p. 100, en ayant soin toutefois, suivant les cas, de changer la proportion, dès que l'anesthésie est complète.

Cette machine peut être appliquée non seulement à la fabrication des mélanges titrés d'air et de chloroforme, mais encore à tout autre mélange d'un liquide vaporisable, à différentes températures, et d'un volume de gaz déterminé.

Appréciation. — C'est à l'avenir à prononcer sur la valeur de la chloroformisation par les mélanges titrés ; on sait, en effet, que, par le procédé de la compresse, Simpson eut son premier cas de mort après 50 000 chloroformisations. R. Dubois a, du reste, eu la précaution de dire qu'il n'est pas démontré que les mélanges titrés aient le pouvoir d'empêcher une syncope cardiaque due à l'action réflexe produite par l'acte opératoire même, mais la syncope respiratoire, la seule due au chloroforme, serait évitée par cet appareil. On devra donc, pour obéir aux règles de la prudence dont l'emploi de la machine ne saurait affranchir, suspendre l'inhalation et au besoin recourir aux moyens ordinaires propres à ranimer la respiration dès que celle-ci aurait subi, pour une raison quelconque, des perturbations capables d'inspirer des craintes.

III. **De la chloroformisation la tête renversée.**
(Méthode de Rose.)

Cette méthode a pour but de prévenir l'asphyxie par l'introduction et l'accumulation du sang dans les voies respiratoires pendant les opérations pratiquées dans les cavités buccale et nasale. Le malade étant plongé dans une narcose complète, faite dans la position horizontale, on attire sa tête au delà du bout de la table à opérations, suffisamment pour qu'elle pende naturellement ; la tête, en extension forcée, est alors maintenue par un aide, et après avoir attiré la langue au dehors au moyen d'une pince, on pratique l'opération. Dans cette position le sang n'a aucune tendance à s'introduire dans le larynx ; il s'écoule au dehors ou peut facilement être épongé. L'opération terminée, on replace très lentement le blessé dans la position horizontale, afin d'éviter une syncope.

Un certain nombre de chirurgiens ont utilisé cette méthode avec d'excellents résultats. Th. Weiss et Bœckel ne la recommandent que dans le jeune âge, et exceptionnellement à partir de vingt-cinq à trente ans, parce que la position pendante de la tête facilité les hémorragies veineuses, qui peuvent parfois être considérables comme dans un cas de P. Berger ; aussi ce dernier chirurgien le repousse absolument. Verneuil, au lieu de cette méthode, emploie le tamponnement des fosses nasales, pour les opérations faites sur le maxillaire supérieur.

IV. De la chloroformisation obstétricale.

Les accoucheurs sont d'accord pour regarder, comme la règle, l'anesthésie complète dans les accouchements dangereux, pour la pratique des opérations, et dans certains accidents plus ou moins graves qui compliquent la grossesse, le travail ou les suites de couches ; le chloroforme, administré méthodiquement et rationnellement, n'entrave pas en général les contractions utérines. Mais l'accord n'est plus parfait pour la ligne de conduite à tenir dans les accouchements naturels. Dans le but d'atténuer alors la douleur, un assez grand nombre d'accoucheurs donnent le chloroforme de manière à obtenir seulement une insensibilité incomplète : c'est la chloroformisation « à la reine », c'est-à-dire une demi-anesthésie suivant la méthode de Snow; pour cela, on fait respirer à la parturiente quelques gouttes de chloroforme sur un mouchoir au début de chaque douleur, suspendant l'emploi dès que la douleur disparaît. On obtient ainsi une analgésie suffisante. Le professeur Pajot, traitant cette manière de faire de vain simulacre et de duperie, la repousse absolument en principe ; il ne l'admet à la grande rigueur et exceptionnellement que dans certains cas de nervosisme extrême et alors pendant l'achèvement de la dilatation de l'orifice du col, en raison des dangers qu'on peut faire courir au périnée et à l'enfant dans le dernier temps de l'accouchement, sans compter le danger du chloroforme lui-même. Cette opinion nous paraît extrême et il y a lieu de tenir compte du degré de nervosisme et de sensibilité aux douleurs. Si, pendant l'anesthésie, les contractions utérines venaient à faiblir, il faudrait la suspendre immédiatement. Il est prudent de ne pas recourir à l'anesthésie chez les femmes épuisées par un travail prolongé pendant plusieurs jours.

§ III. — Anesthésie par l'éther

L'éther a été employé pour la première fois comme anesthésique général par M. C. Long (d'Athènes) en 1842, mais le véritable créateur de ce mode d'anesthésie est Morton, qui commença ses essais en 1846 d'après les conseils de Jackson.

Les phénomènes de l'éthérisation sont identiques à ceux que produit le chloroforme, seulement la période d'agitation est plus longue et plus marquée, et le sommeil est plus lent à obtenir (10 à 15 minutes).

Mode d'administration. — On ne doit jamais oublier que les vapeurs d'éther sont inflammables et contre-indiquent absolument l'emploi du thermo-cautère et du galvano-cautère dans la crainte d'accidents graves dont quelques exemples ont été publiés.

L'éther peut s'administrer en faisant respirer soit une éponge, soit une compresse imbibée du liquide ; mais, en raison de sa grande diffusibilité, il est préférable d'employer un appareil dont le plus simple et le plus usité est celui de J. Roux.

Appareil de J. Roux (fig. 527.) — Il est constitué par un sac, en étoffe de soie ou de laine doublée d'une vessie de porc, dans laquelle on place quelques boulettes de coton, des morceaux d'éponge ou de papier froissé. Son ouverture est munie d'un cordon qui glisse dans une coulisse et permet de l'adapter au visage du malade. A la partie moyenne d'une des faces du sac, se trouve un robinet ou une canule en bois qu'on peut ouvrir ou fermer à volonté au moyen d'un bouchon en buis, suivant qu'on veut permettre ou non l'accès de l'air extérieur.

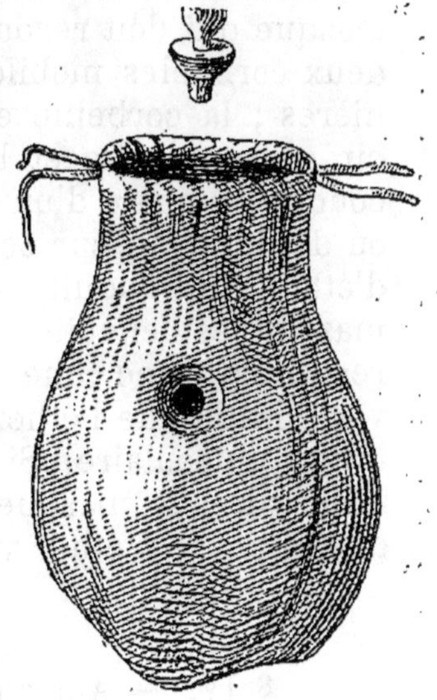

Fig. 527. — Sac à éthérisation de J. Roux.

Pour employer cet appareil, on verse 15 à 20 grammes d'éther dans son intérieur et on place ensuite son ouverture de manière que, en serrant le cordon, on embrasse le menton et le nez du patient. On recommande au malade de souffler et d'aspirer dans le sac ainsi maintenu par un aide. Le robinet est laissé ouvert pendant les premières inhalations, afin de permettre le mélange d'une certaine quantité d'air avec l'éther ; il sera fermé dès que commencent les bourdonnements, et maintenu fermé tant qu'il ne survient pas de symptômes particuliers : irrégularité de la respiration, congestion intense ou cyanose de la face ; si ces phénomènes se produisent on l'ouvrira pendant trois à quatre respirations.

L'anesthésie obtenue, on éloigne l'appareil, qu'on ne replace que si le malade témoigne de la sensibilité.

Lorsqu'on emploie la compresse roulée en cornet, on procède comme avec le chloroforme. On peut aussi se servir des appareils de Junker, de Clower, etc.

Julliard et Dumont (de Genève) emploient une sorte de masque qui doit recouvrir tout le visage et se compose de deux corbeilles mobiles l'une sur l'autre à l'aide de charnières ; la corbeille extérieure est recouverte d'une toile cirée ; entre elle et la corbeille intérieure on place une couche de ouate d'un demi-centimètre enveloppée de gaze ou de flanelle ; sur cette couche on verse 50 cent. cubes d'éther chez l'adulte, la moitié en moins chez l'enfant. Le masque est ensuite rapproché peu à peu du visage et recouvert avec une compresse, pour limiter encore la volatilisation de l'éther ; on laisse en place jusqu'à la résolution musculaire. Si le renouvellement de la dose est nécessaire, le masque est rapidement retiré et on y verse une quantité d'éther variant de 25 à 50 gr.

§ IV. — Anesthésie par le protoxyde d'azote

Les propriétés exhilarantes du protoxyde d'azote ont été découvertes en 1799 par Humphry Davy dans l'institut pneumatique de Beddoes à Clifton; Horace Wells l'appliqua le premier à l'anesthésie en 1844. On a cherché à diverses reprises un moyen pratique d'utiliser, dans le cours des opérations chirurgicales de longue durée, le protoxyde d'azote, dont l'emploi restait limité à l'insensibilité nécessaire à l'extraction des dents; mais les propriétés asphyxiantes de cet agent en rendaient l'administration fort difficile et périlleuse, car il fallait procéder par une série d'anesthésies successives et de courte durée. Dans ces dernières années, les recherches de P. Bert ont permis d'obtenir une anesthésie générale durable en mélangeant le protoxyde d'azote avec de l'oxygène qui empêche l'asphyxie et ne laisse subsister que les propriétés anesthésiques du gaz ; malheureusement les appareils nécessaires à ce mode d'emploi sont très dispendieux et très encombrants et n'ont pas permis à cette méthode de se généraliser.

Le protoxyde d'azote ne peut s'employer qu'enfermé dans des récipients et au moyen d'inhalateurs spéciaux.

1° *Anesthésie chirurgicale par la méthode de P. Bert.* — Le gaz est administré sous pression et mélangé à l'oxygène de manière à constituer une atmosphère ayant une tension supérieure de 1/5 à celle de l'atmosphère normale, et composée par 21 parties d'oxygène pour 100 parties de protoxyde. Cette méthode a été expérimentée sur l'homme par L. Labbé, Péan, etc., et a permis de pratiquer des opérations de longue durée sans avoir à craindre la production de phénomènes d'asphyxie. On trouvera dans la thèse de Blanchard (Paris, 1880) la description détaillée de la chambre spéciale et de l'outillage nécessaires à l'application de ce procédé fort compliqué.

P. Bert, en 1883, a cherché à simplifier sa méthode de manière à administrer le gaz à la pression ordinaire : il fait respirer d'abord le protoxyde d'azote pur, puis continue avec un mélange de 20 parties d'oxygène avec 100 parties de protoxyde, et termine avec le protoxyde d'azote pur ; deux ballons en caoutchouc sont suffisants. Aubeau, toujours dans le même but, emploie un mélange à 40 p. 100 d'oxygène et se sert du gazomètre spécial de Heymen-Billard : cet appareil se compose de deux sacs en caoutchouc dont chacun communique d'une part avec les bouteilles renfermant l'oxygène et le protoxyde, et d'autre part avec l'inhalateur ; on peut interposer, sur le trajet des tuyaux qui conduisent le gaz des bouteilles dans les deux ballons, soit un sac de capacité plus petite et connue, un litre par exemple, soit un gazomètre marquant les litres ; on fait arriver dans l'un des ballons du protoxyde pur et on remplit l'autre avec le mélange. L'anesthésie commencée avec le gaz pur est continuée avec le mélange.

En Allemagne, J. Neudœrfer a aussi préconisé le mélange à la pression ordinaire : 20 vol. d'oxygène p. 80 vol. de protoxyde qui seraient renfermés dans un ballon en caoutchouc. Klirowitz a employé ce procédé à la maternité d'Erlangen : il produit le protoxyde en chauffant l'azotate d'ammoniaque pur dans de grands pots de fer; de là le gaz se rend dans un gazomètre à cloche de 250 litres.

qui contient l'oxygène et dans lequel s'effectue le mélange respirable ; on a pu maintenir ainsi l'anesthésie pendant une heure.

Malgré tous ces efforts, la méthode est encore trop compliquée pour devenir d'un usage réellement pratique.

Braine emploie à Londres l'anesthésie ainsi faite : on commence par le protoxyde d'azote, puis on continue par l'éther : on éviterait par ce procédé la période d'excitation.

2° *Anesthésie dentaire ; méthode ancienne.* — Les appareils les plus employés sont ceux de Johnston, G. Barth, Codmann et Shurtleff, Fred. Hewitt.

Le protoxyde d'azote livré par le commerce est généralement à l'état liquide et enfermé dans des bouteilles en

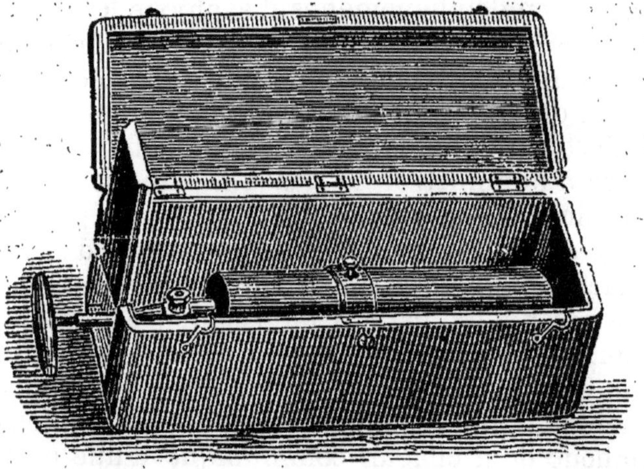

Fig. 528. — Bouteille à protoxyde d'azote.

fonte à la pression de 70 atmosphères (fig. 528). Le récipient, fermé par une vis, doit toujours être maintenu dans un mélange réfrigérant afin d'éviter des explosions dangereuses. Pour faire l'anesthésie, on se sert d'un sac en caoutchouc muni de deux tubes dont l'un se fixe sur la bouteille, tandis que l'autre aboutit à l'inhalateur. Cet inhalateur, dont la forme est variable, s'adapte exactement sur la bouche et le nez du patient, de manière à ne laisser passer aucune quantité d'air ; il est pourvu d'une ouverture particulière avec soupape pour livrer passage à l'air expiré. Ce masque maintenu en place, on ouvre légèrement le robinet de la bouteille.

Préterre, au lieu de l'appareil précédent, se sert d'un gazomètre à eau dans lequel se rend, après avoir traversé trois flacons laveurs, le protoxyde d'azote fabriqué en chauffant de l'azotate d'ammoniaque pur ; un long conduit relie le gazomètre à l'inhalateur.

L'anesthésie s'obtient en 30 ou 40 secondes, mais elle est de courte durée ; si l'opération se prolonge, on doit recourir à une série d'inhalations successives, c'est-à-dire qu'on attend l'effet de la première inhalation avant de passer à la seconde. Dès les premières inspirations de gaz, le pouls devient petit, fréquent, le malade ressent une sorte de vertige ; lorsque l'inhalation est trop prolongée, il survient de la cyanose et des phénomènes d'asphyxie qui nécessitent l'enlèvement immédiat de l'appareil et disparaissent alors rapidement.

Le protoxyde d'azote ainsi employé a déterminé des cas de mort et d'autres accidents sérieux ; il serait contre-indiqué chez les diabétiques, les femmes enceintes et les jeunes filles à la période de formation. Les applications de l'emploi de la cocaïne, du chlorure de méthyle, ont beaucoup restreint l'anesthésie par le protoxyde de l'azote.

§ V. — De quelques autres anesthésiques ; anesthésie mixte

1° *Chlorure de méthylène.* — Cet agent a surtout été employé en Angleterre, particulièrement dans la chirurgie oculaire, car il jouirait de la propriété de ne pas déterminer de nausées ou de vomissements. L. Le Fort le regarde comme excellent ; cependant J. Regnauld a montré que le produit vendu dans le commerce sous ce nom n'était pas le vrai chlorure de méthylène, agent dangereux, mais un simple mélange de chloroforme et d'alcool méthylique. D'après Kappeler (1888), il y aurait eu 14 cas de mort depuis 1879. On doit l'administrer avec l'appareil de Juncker ou tout autre analogue, mais non pas avec une compresse, pour que la composition de l'anesthésique reste constante.

2° *Chloroforme et alcool.* — Snow employait un mélange de 1 p. d'alcool pour 4 p. de chloroforme, la présence de l'alcool ayant pour but de diminuer la tension des vapeurs de chloroforme. En Allemagne, dans ces dernières années, on avait fondé quelques espérances sur le chloralchloroforme, qui contient 1,5 à 2 p. d'alcool, mais on a signalé plusieurs cas de morts.

3° *Chloroforme, alcool et éther.* — Cette mixture, proposée par la commission du chloroforme en Angleterre, où elle est connue sous la marque ACE et assez souvent employée, contient 1 p. d'alcool, 2 p. de chloroforme et 3 p. d'éther ; on a eu par son emploi des cas de mort. M. Perrin la repousse comme une complication inutile.

4° *Chloroforme et oxygène.* — Neudörfer a préconisé l'anesthésie par le mélange d'oxygène et de vapeurs de chloroforme. Kreutzmann a appliqué cette méthode à l'aide de l'appareil à chloroforme de Junker (flacon à 2 tubulures dont l'une est reliée à un masque spécial et dont l'autre s'adapte avec une soufflerie de Richardson). Au lieu d'air, il envoie, au moyen de la soufflerie, de l'oxygène contenu dans un grand ballon en caoutchouc, lequel se charge de vapeurs de chloroforme dans le flacon.

5° *Diméthyl-acétal et chloroforme.* — Le mélange s'obtient avec 1 volume de chloroforme pour 2 vol. de diméthyl-acétal ; proposé par Mering, il a été employé un assez grand nombre de fois par E. Fischer à Strasbourg.

Fischer l'a administré au moyen du masque de Skinner-Esmarch, analogue à celui de Guyon. Le mélange est versé goutte à goutte et d'une manière continue sur le masque, précaution sans laquelle le malade se réveillerait rapidement. Au début de la narcose, le masque est tenu éloigné de la bouche, puis rapproché peu à peu.

L'aspiration de ce mélange n'occasionne ni irritation des muqueuses, ni toux ; la période d'excitation est insignifiante et n'est pas accompagnée de nausées ; les vomissements sont rares. L'activité du cœur se maintient mieux qu'avec le chloroforme ; la respiration surtout est beaucoup plus régulière ; accélérée au début, elle ne se ralentit que modérément. Le réveil a lieu sans laisser à sa suite de la céphalée. Il faut, pour obtenir l'anesthésie, 15 minutes chez les hommes vigoureux, moins chez les femmes et les enfants. On n'a pas toujours été très satisfait de son emploi.

6° *Anesthésie par le chloral et la morphine.* — L'association du chloral et de la morphine, suivant la méthode de

Trélat, donne une insensibilité générale suffisante pour pratiquer de courtes opérations : fistule à l'anus, quelques opérations sur la face, etc. On fait prendre au malade 4 à 10 gr. d'hydrate de chloral et 30 à 40 gr. de sirop de morphine dans 120 gr. d'eau, en deux fois à un quart d'heure d'intervalle; au bout de 30 à 40 minutes, le malade est plongé dans un engourdissement, une torpeur profonde. Cependant certains sujets sont réfractaires et on devra alors faire aspirer quelques bouffées de chloroforme.

Cette méthode, si simple, est réellement excellente, et nous avons eu souvent l'occasion de nous louer de son emploi.

Il est inutile d'étendre davantage cette énumération; la plupart des autres agents susceptibles de provoquer l'anesthésie générale ont été abandonnés après quelques tentatives (amylène, kérosolène, bromure d'éthyle, éthers acétique, chlorhydrique, injections intraveineuses de chloral), ou sont encore à l'étude comme le pental.

§ VI. — Choix de l'anesthésique

Le chloroforme est l'anesthésique le plus généralement employé, surtout en France et en Allemagne; l'Ecole de Lyon lui préfère l'éther, qui jouit aussi d'une grande faveur en Angleterre et en Amérique, où cependant on administre assez fréquemment le chloroforme.

Si l'on s'en rapporte aux statistiques, le chloroforme semble être plus dangereux à manier que l'éther, bien que ce dernier ait fourni un contingent assez élevé de cas de mort : ainsi, d'après Weir, il y aurait eu 6 décès sur 10,791 éthérisations à l'hôpital de New-York. Le premier de ces agents offre l'avantage d'être beaucoup plus actif et de ne nécessiter aucun outillage spécial; en outre, les progrès dans son mode d'administration ont été fort sensibles et ont diminué ses dangers sans toutefois les faire disparaître. Les causes de mort par le chloroforme sont multiples et encore assez obscures pour que l'on n'ait pas à redouter des accidents de ce genre; aussi ne saurait-on accepter sans restriction les aphorismes de Sédillot et de Gosselin « que le chloroforme pur ne tue jamais — que le chloroforme bien administré ne donne jamais la mort ».

L'éther, s'il paraît moins dangereux, agit à doses plus considérables, détermine une période d'excitation très intense, cause plus souvent des vomissements que le chloroforme et nécessite toujours un appareil spécial; en outre, il offre le grave inconvénient d'être inflammable et par conséquent incompatible avec les opérations au thermo-cautère.

Pour notre part, nous trouvons l'emploi du chloroforme beaucoup plus simple que celui de l'éther. En chirurgie de guerre il doit tenir la première place en raison de la rapidité avec laquelle il amène l'anesthésie et de la faible quantité nécessaire.

Dans les cas de shock, de débilitation considérable par les suppurations prolongées ou les hémorragies, l'éther paraît moins redoutable; par contre, dans les cas d'inflammation pulmonaire, d'emphysème, à cause de son pouvoir irritant, il doit céder le pas au chloroforme, de même chez les enfants. Gerster repousse l'éther lorsque les reins sont malades, car il semble avoir une action particulièrement irritante sur ces organes.

Quant au protoxyde d'azote pur, il doit être banni de la pratique chirurgicale; on ne devrait, en tout cas, l'employer que conformément aux règles posées par P. Bert.

Nous avons dit que, pour certaines opérations de courte durée, l'ingestion de chloral et de morphine donnait une insensibilité suffisante.

Indications et contre-indications. — Les anesthésiques sont indiqués dans toutes les opérations de longue durée et les explorations douloureuses dans tous les cas où il faut vaincre des résistances musculaires énergiques ou forcer brusquement des articulations.

On ne doit jamais les employer en raison d'un danger possible, pour déjouer les simulations.

Les affections pulmonaires chroniques, les affections cardiaques, l'état graisseux du cœur, l'épuisement considérable par cachexie ou hémorragie, sans être des contre-indications absolues, commandent la plus grande prudence dans l'emploi de l'anesthésique pour éviter la syncope. Chez les sujets épuisés ou relevant de choc traumatique, il sera bon d'administrer, une demi-heure avant l'anesthésie, 60 à 100 grammes d'un vin généreux. Chez les alcooliques on doit redoubler d'attention.

Les affections organiques de l'encéphale et de la moelle, le choc traumatique sont considérés comme des contre-indications absolues; Fischer (de Breslau) repousse le chloroforme dans l'urémie et dans les affections vésicales avec complications rénales; Rose, dans les trépanations, emploie rarement l'anesthésie.

L'épilepsie a été regardée comme une contre-indication par un certain nombre de chirurgiens. M. Perrin ne partage pas cette opinion, bien que fort souvent l'anesthésie détermine un accès; dans ce cas, on continuera les inhalations avec prudence.

§ VII. Accidents produits par les anesthésiques

Les irrégularités et les incidents qui peuvent survenir pendant l'administration des anesthésiques ont été étudiés plus haut ainsi que la manière d'y remédier ; il ne sera donc question dans ce paragraphe que de l'accident le plus redoutable, la syncope.

La *syncope est cardiaque ou respiratoire ;* la première est la plus dangereuse et la plus fréquente, malgré l'avis de quelques physiologistes qui, d'après leurs expériences sur les animaux, considèrent la syncope respiratoire comme étant d'observation plus commune.

On a observé la syncope mortelle à toutes les périodes de l'anesthésie ; assez souvent, quand elle s'est produite, les débuts de la chloroformisation avaient été pénibles et la période d'agitation violente.

a. *Syncope dans la narcose incomplète.*— Celle qui se produit au début de la chloroformisation a reçu de Duret le nom de « syncope cardiaque laryngo-réflexe ou primitive » : il y a arrêt brusque du pouls, puis du cœur, le visage devient pâle ou blanc bleuâtre, la respiration ne tarde pas à s'arrêter après être devenue superficielle ou bien après quelques respirations profondes et bruyantes. Cette syncope, due à l'irritation réflexe de la membrane laryngée transmise au bulbe (action inhibitoire) et de là au pneumogastrique et sur le cœur, provient, d'après Gosselin, de ce que, ne tenant pas compte de la tolérance du sujet, on a administré trop de chloroforme à la fois.

A un moment plus avancé dans la narcose, mais toujours dans la période d'excitation, il peut se produire une syncope respiratoire : le sujet cherche à se dresser sur son séant, entre en contraction musculaire tétanique avec la face congestionnée, il est pris de spasme de la glotte, puis tombe à la renverse, mort ; ici les mouvements respiratoires thoraciques sont abolis avant qu'on ait perçu des troubles cardiaques, et le pouls cesse de battre bientôt après.

A la fin de cette période, la mort par asphyxie peut survenir par suite de la pénétration dans la trachée, d'aliments vomis par le malade.

b. *Syncope dans la narcose complète.* — Elle est le plus souvent cardiaque : le pouls devient brusquement petit et misérable, puis disparaît, la plaie cesse de saigner, la face prend une pâleur cadavérique, les pupilles sont dilatées au maximum et bientôt les mouvements respiratoires s'abolissent.

La syncope se manifeste parfois aux premiers instants de l'acte opératoire et est souvent due à une action réflexe sur le bulbe ; bien que Vulpian ait prétendu que l'anesthésie la favorisait, il est généralement admis, au contraire, qu'elle a plus de chance de se produire dans une anesthésie incomplète, et c'est alors plutôt une mort sous le chloroforme que par le chloroforme.

Lorsque la syncope est respiratoire, les mouvements thoraciques s'abolissent avant qu'on ait perçu des troubles cardiaques qui ne se produisent qu'ultérieurement ; la face devient livide, cyanosée.

Dans cette période, la syncope peut survenir par action directe du chloroforme sur le bulbe, par une sorte d'empoisonnement local; la mort ainsi déterminée s'observe parfois même après que le malade a repris ses sens, et aussi dans les vingt-quatre heures qui suivent la chloroformisation.

L'éther et le chloroforme produisent ces accidents de la même manière, et l'opinion que le premier agirait surtout sur la respiration est peu démontrée, quoique certains auteurs aient admis que la plupart des cas de mort par l'éther sont le fait d'œdèmes pulmonaires aigus.

Prophylaxie et traitement. — Une administration de doses progressives de chloroforme, conforme aux règles données, permettra d'éviter la syncope du début. L'examen constant du pouls et de la respiration pourra souvent avertir du danger : dès que le pouls faiblit, devient intermittent, irrégulier, que la respiration devient difficile, se ralentit, qu'il y a pâleur marquée de la face, il faut immédiatement suspendre les inhalations, tirer la langue au dehors s'il y a spasme de la glotte, et pratiquer des frictions sèches sur la base du thorax, des flagellations avec une compresse mouillée sur le visage et le creux épigastrique ; on peut aussi faire l'inversion recommandée par Nélaton, c'est-à-dire renverser la tête en bas. Burral a recommandé (1874), contre la syncope, les inhalations des quelques gouttes de nitrite d'amyle ; cet agent a eu ses succès et ses revers ; Liebreich croit à l'efficacité des injections sous-cutanées de 1 milligr. et demi à 6 milligr. de sulfate de strychnine. Les injections sous-cutanées d'éther constituent un bon moyen de traitement.

Mais, comme le dit M. Perrin, il ne faut pas s'attarder à ces manœuvres, souvent insuffisantes, et on doit recourir rapidement aux moyens destinés à ranimer la respiration artificiellement et les continuer avec persévérance. Lucas-Championnière emploie les inhalations d'oxygène concurremment avec la respiration artificielle (voy. le chapitre suivant). La trachéotomie est une *ultima ratio* qui offre peu de chances de succès.

ARTICLE II

ANESTHÉSIE LOCALE

I. Anesthésie locale par réfrigération.

1° *Ether*. — L'éther agit par réfrigération, en vertu de sa grande volatilité.

Simpson et Nunnely, en 1848, ont les premiers recherché l'anesthésie locale par les applications d'éther. Ensuite Richet et Guérard, en activant à l'aide du soufflet l'évaporation de l'éther versé goutte à goutte, marquèrent un grand progrès ; mais c'est grâce à l'invention de l'appareil de Richardson, en 1865, que la méthode s'est généralisée.

L'éther employé doit être chimiquement pur. Richardson a conseillé, comme agissant plus rapidement un mélange de 0 gr. 25 d'acide phénique pour 25 grammes d'éther anhydre.

L'éther est projeté en pulvérisation sur la partie à inciser avec l'appareil de Richardson (fig. 529). La pulvérisation doit être faite rapidement.

L'extrémité du tube sera tenue à environ 10 centim. de la peau; au moyen d'un petit mécanisme spécial, adapté aujourd'hui à la plupart des appareils, on peut régler le jet à volonté.

La sensation éprouvée par le patient est fort variable, généralement plus ou moins douloureuse, mais d'autant oins que l'anesthésie est plus rapide. Il faut souvent 10 à 15 minutes avant d'obtenir l'insensibilité, quelquefois davantage, parfois même elle est incomplète, ce qui provient soit de ce que l'éther est mal rectifié, soit de ce que le tégument, surtout s'il est vascularisé par l'inflammation, est pour ainsi dire réfractaire. Dès que l'anesthésie se produit, on voit la peau pâlir brusquement sur toute l'étendue frappée par la pulvérisation. Vidal, pour accélérer l'anesthésie, recommande de placer sur la région un petit morceau de ouate dont le bord est assez floche pour laisser un libre passage à l'éther; le jet du pulvérisateur sera dirigé sur le bord de la ouate qui ne tarde pas à se recouvrir de cristaux de glace. En pulvérisant alors plus directement sur la peau, on la voit presque immédiatement blanchir et

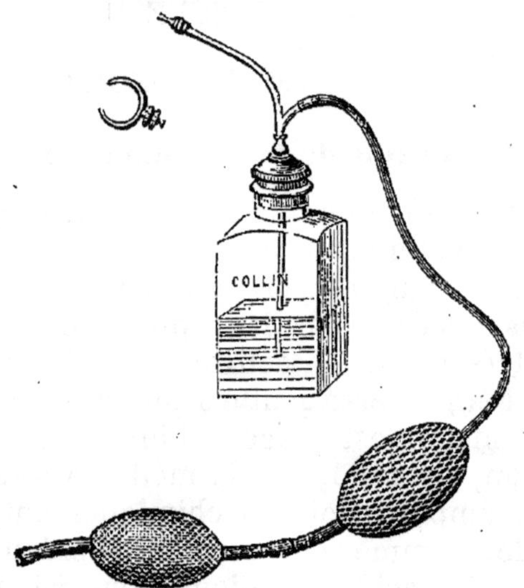

Fig. 529. — Appareil de Richardson.

arriver au degré voulu. En piquant ou en incisant légèrement la peau, suivant le procédé de Letemandi et Cardenal, on précipite aussi l'arrivée de l'anesthésie.

Dans les ablations d'ongle incarné, on hâte encore l'anesthésie en entourant la racine du doigt avec un tube en caoutchouc ou un ruban de fil. Pour les membres, on arrive au même résultat en appliquant le tube d'Esmarch.

Les tubes de l'appareil de Richardson s'obturent assez facilement si on ne prend pas soin de les nettoyer et si l'éther tient en suspension des matières étrangères ; ils sont alors fort difficiles à désobstruer en raison de leur calibre et de leur forme coudée.

Lesser (1882) a proposé un mode de réfrigération locale sans pulvérisation. Son appareil (fig. 530) consiste en une caisse métallique en nickel, à fond légèrement concave pour pouvoir s'appliquer sur les saillies des régions et à couvercle convexe pour les dépressions, telles que le creux de l'aisselle, de la main, etc., les autres faces de la boîte sont plates. Deux tubes débouchent dans l'appareil. On remplit celui-ci aux trois quarts d'éther par l'un des tubes et, sur l'autre, on adapte l'insufflateur ordinaire ; puis la caisse est appliquée sur la région et on y fait

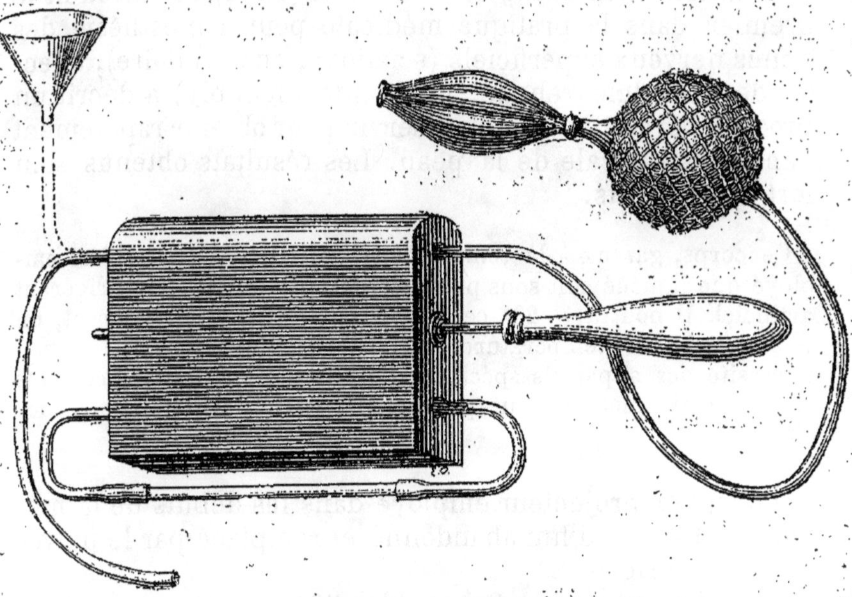

Fig. 530. — Appareil à anesthésie locale de L. Lesser.

passer un courant d'air à l'aide de l'insufflateur. L'air, en traversant l'éther, détermine sa vaporisation rapide et sort par l'autre tube ; cette évaporation produit un refroidissement des parois suffisant pour déterminer l'anesthésie.

2° *Bromure d'éthyle.* — Ce corps, préconisé à l'étranger par Lewis et en France par Terrillon, s'emploie comme l'éther. Il agit plus rapidement que ce dernier, sur lequel il a l'avantage de ne pas être inflammable ; son prix élevé l'a probablement empêché de se répandre dans la pratique.

3° *Chlorure d'éthyle.* — Le chlorure d'éthyle qui bout à 10° a été préconisé par Redard (de Genève), et tend à se répandre dans la pratique comme anesthésique local. On le trouve tout prêt à être employé, renfermé dans des ampoules en verre dont une extrémité se termine par un effilement capillaire parfois recourbé à angle droit ; chaque am poule contient 10 gr. d'éthyle. Pour l'usage, on brise l'extrémité capillaire et l'on tient le tube verticalement dans la main dont la chaleur suffit pour donner un jet de 15 à 20 centimètres que l'on dirige sur la surface à insensibiliser, l'anesthésie est très rapide. Les peaux délicates seront recouvertes d'un corps gras (vaseline, glycérine).

4° *Chlorure de méthyle.* — Debove (1884) l'a introduit le premier dans la pratique médicale pour l'anesthésie des troncs nerveux superficiels (sciatique, sus-orbitaire), affectés de névralgie rebelle. Bailly (de Chambly) a décrit un procédé permettant de s'en servir pour obtenir rapidement l'anesthésie locale de la peau. Les résultats obtenus sont fort satisfaisants.

Ce corps, gazeux à la température ordinaire, ne peut être employé que liquéfié soit sous pression, soit par un moyen réfrigérant artificiel. Il bout à — 23° centigr. et produit, en s'évaporant, un abaissement de température pouvant atteindre 40°. Son emploi nécessite des appareils spéciaux que les fabricants d'instruments de chirurgie mettent tout préparés à la disposition des médecins.

Le siphon projecteur employé dans les débuts de la méthode est aujourd'hui abandonné et remplacé par le pulvérisateur de Debove.

a. *Pulvérisateur de Debove* (fig. 531). — Cet appareil se présente sous la forme d'un tube métallique enveloppé de caoutchouc, à l'extrémité inférieure duquel se trouve une ouverture filiforme par où s'échappe le jet de chlorure de méthyle.

Pour l'employer on le tient la vis, en bas comme l'indique la figure 532 (si on le tenait en sens inverse, on n'aurait que du gaz). Après avoir enlevé le bouchon qui bouche le trou filiforme, on tourne le bouton à gauche pour permettre au jet de s'échapper. Pour fermer l'appareil, tourner le bouton à droite en serrant fortement. Ces tubes doivent être conservés dans un lieu dont la température est peu élevée.

Le jet est manié comme un pinceau sur la région douloureuse, mais ne doit pas être dirigé perpendiculairement afin d'éviter la production d'une dépression cupuliforme et la formation d'une escarre. L'application du jet sur le même point ne dépassera pas en moyenne 4 à 5 secondes ; comme l'a indiqué Debove, la durée totale d'une séance de

Fig. 531. — Pulvérisateur de Debove.

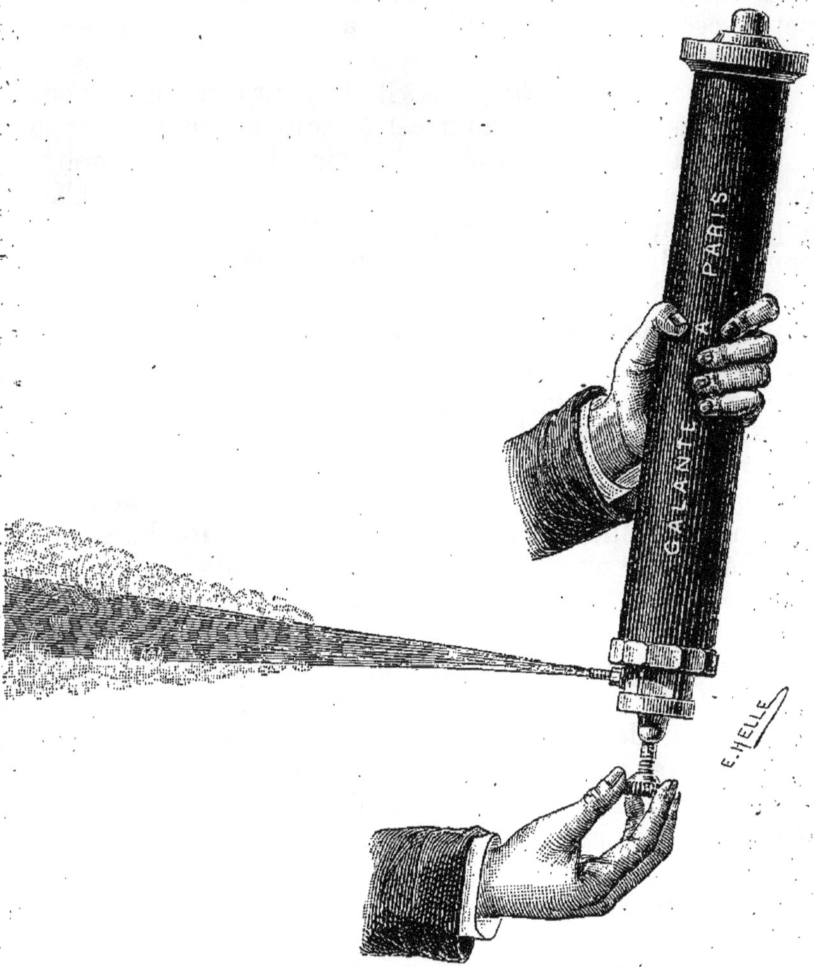

Fig. 532. — Pulvérisateur de Debove, en action.

pulvérisation varie suivant l'étendue de la région sur laquelle on projette le chlorure de méthyle, étendue qui doit être souvent assez vaste ; mais pour chaque point de tégument en particulier, on trouve un guide sûr dans la coloration blanche que prend la peau lorsqu'elle est congelée ; il faut s'arrêter aussitôt.

La douleur provoquée n'est pas extraordinairement intense ; parfois on devra faire deux à trois applications successives à deux ou trois jours d'intervalle.

Les accidents qui peuvent survenir sont soit un érythème local, sorte de gelure, durant plusieurs jours, soit une petite escarre si la pulvérisation a agi d'une manière trop intense.

b. *Stypage de Bailly.* — M. Bailly a proposé deux modes opératoires dont le premier est le plus pratique : 1° pour obtenir une anesthésie cutanée, bien limitée, permettant l'application de pointes de feu, l'incision de panaris, d'abcès superficiels, etc., le jet du siphon est projeté sur des tampons cylindriques formés au centre de deux tiers de ouate sèche et à la périphérie d'un tiers de bourre de soie, le tout revêtu de gaze de soie. Le tampon, tenu à l'aide de pinces en bois ou en ébonite ou fixé sur une tige de 25 centim. de longueur (stype), est exposé pendant quelques secondes au jet de chlorure de méthyle, puis promené sur la peau : la tache blanche est le signe de l'anesthésie commençante ; en maintenant l'application 4 à 5 secondes, l'anesthésie devient complète, durable. Le tampon conserve ses propriétés de 15 à 45 minutes. 2° Dans le second procédé, on trempe le tampon dans le chlorure de méthyle liquéfié, qui peut se conserver à l'état liquide pendant près de trois heures dans un récipient spécial. Ce récipient, dit thermo-isolateur, se compose d'un tube de verre, long de 15 centim., placé concentriquement dans une éprouvette à pied, à laquelle il est soudé par le bord de son ouverture ; dans le reste de son étendue, il en est séparé par un espace dans lequel le vide a été fait soit par la machine pneumatique, soit par l'acide carbonique et la potasse. En fermant l'appareil avec un bouchon de liège traversé par un tube capillaire, on peut aisément transporter le liquide frigorifique au domicile des malades. On se servira soit du tampon, soit du pinceau. Ce dernier procédé basé sur le thermo-isolateur est, pour le praticien, bien inférieur au premier, car le pulvérisateur de Debove conserve beaucoup plus longtemps le chlorure de méthyle que le thermo-isolateur. Lorsqu'on veut agir sur une muqueuse (bouche, vagin, etc.), il faut recouvrir la partie à anesthésier avec de la baudruche à travers laquelle agit le tampon, pour éviter des escarres.

Bardet (*Soc. thérapeut.*, 14 nov. 1888), en recouvrant la peau d'une couche de glycérine sur toute la surface à révulser, est parvenu à limiter aussi facilement l'action du chlorure de méthyle qu'avec le tampon de Bailly. Il suffit de passer deux à trois fois, rapidement, le jet sur la glycérine. Le chlorure de méthyle est absorbé par celle-ci qui se prend en glace, et c'est seulement alors que le malade éprouve une vive cuisson. La révulsion peut ainsi être un peu plus prolongée ; on la limite en enlevant avec un linge les parties du mélange réfrigérant qui débordent la région à révulser.

M. Lebrun emploie pour obtenir l'*anesthésie dentaire* un stype à deux branches, car il faut agir à la fois sur les deux côtés du collet de la dent. Les stypes sont plongés dans l'anesthésique recueilli dans le thermo-isolateur, puis recouverts, avant l'application, d'un morceau de gutta-percha laminée. L'apparition d'une tache blanche, parcheminée, indique que l'anesthésie est produite.

5° *Mélanges réfrigérants*. James Arnott, le premier, en 1845, employa un mélange constitué par 2 p. de glace et 1 p. de sel marin aussi intimement unis que possible. Gosselin mêle les deux corps à parties égales et procède de la manière suivante : on prépare un petit sac de mousseline ou de tissu très poreux, et on pile la glace; on introduit ensuite celle-ci dans le sac en versant successivement une cuillerée à bouche de glace et une de sel marin, on secoue le tout de manière à obtenir un mélange intime et on applique le sac immédiatement sur la partie malade, de manière à en recouvrir toute la surface, et en ayant soin de protéger les parties voisines avec de la ouate. Le malade éprouve d'abord une sensation de froid suivie d'une sensation d'engourdissement. Au bout de deux minutes, on soulève le sac pour voir la couleur de la peau : quand toute la partie est blanche, c'est que l'anesthésie est obtenue et il faut opérer immédiatement.

Cette méthode exige beaucoup de prudence pour ne pas

dépasser les limites d'une simple anesthésie et déterminer ainsi de la gangrène par gelure.

6° Nous mentionnerons encore le sulfure de carbone, le rhigosolène, qui s'emploient en pulvérisations comme l'éther.

II. Anesthésie locale par action directe ou spécifique.

Cocaïne. — L'anesthésie obtenue avec cette substance est produite par son contact direct avec les éléments terminaux des nerfs.

La cocaïne, extraite des feuilles de l'*Erythroxylon coca* du Pérou, a été isolée en 1859 par Niemann. A la découverte de son action anesthésique se rattachent les noms de Fauvel, Coupard et Laborde, et surtout de Karl Koller ; ce sont les communications de ce dernier à la Société allemande d'ophtalmologie (1884) qui ont véritablement déterminé la généralisation de l'emploi de la cocaïne.

Le chlorhydrate de cocaïne est employé de trois manières pour obtenir l'anesthésie : 1° en instillation ; 2° en badigeonnages ; 3° en injections dermiques, hypodermiques ou cavitaires.

La solution habituellement employée pour obtenir l'anesthésie des muqueuses en instillation ou en badigeonnage est la suivante :

Chlorhydrate de cocaïne	1 gr.
Eau distillée	20

Elle n'agit bien que sur les muqueuses à épithélium délicat.

Pour l'anesthésie par injection, on se contentera d'une solution de 2 gr. p. 100 faite avec de l'eau stérilisée ou du sublimé à 1 p. 5000. On emploie aussi la solution de cocaïne pure dans l'huile de vaseline.

1° *Œil.* — Pour anesthésier la conjonctive, on laisse tomber quelques gouttes de la solution au moyen d'un compte-gouttes ; au bout d'une à deux minutes, l'anesthésie est obtenue, et, en répétant les instillations de cinq en cinq minutes et pendant un temps suffisamment long, on peut produire une insensibilité complète de quinze à vingt minutes de durée.

Les opérations diverses qui se pratiquent sur le globe de l'œil ont heuseusement bénéficié de ce mode d'anesthésie. Dor (de Lyon) a pu ainsi procéder plusieurs fois à l'énucléation de l'œil sans trop de douleur : il baigne la conjonctive avec la solution à 1/20, puis la sectionne, met à nu l'insertion des muscles droits, écarte les lambeaux et introduit directement la solution sous la conjonctive ; les muscles droits sectionnés, il pousse à l'aide d'une seringue de Pravaz à canule boutonnée un demi-gramme de la solution dans la capsule et, quelques minute après, il procède à la section opto-ciliaire. Les lavages antiseptiques ne seront faits qu'après l'obtention de l'anesthésie, afin de ne pas entraver sa production.

2° *Larynx, pharynx, vagin*, etc. — La même solution sera employée pour obtenir l'anesthésie superficielle des muqueuses facilement accessibles, qu'on badigeonnera avec un pinceau à deux ou trois reprises. On a aussi préconisé cette solution pour favoriser la dilatation du col utérin, sans douleur, pendant l'accouchement

3° *Urètre*. — Pour l'urètre, on recourra à l'injection faite avec 3 à 4 grammes d'une solution à 4 p. 100.

4° *Vessie*. — Dubuc, Wdowikowky, Phélip, ont préconisé la cocaïne pour l'exploration de la vessie et pour de courtes séances de lithotritie. On commence par vider la vessie et la laver à l'eau boriquée, puis on injecte 30 grammes environ d'une solution tiède à 3 ou 4 p. 100 si la vessie est malade à 8 ou 10 p. 100 si elle est saine et ne présente pas de danger d'absorption. Au bout de 8 minutes, on ajoute 90 à 100 grammes de solution boriquée sans évacuer la cocaïne et on pratique l'opération. S'il survient des accidents d'intoxication, évacuer la vessie, combattre le collapsus, etc.

5° *Anus*. — Pour la dilatation de l'anus et pour les opérations de fistules peu étndues, on injectera en divers points, sous la peau et sous la muqueuse, une ou deux seringues de Pravaz d'une solution à 2 p. 100. Nous n'avons pas toujours obtenu pour la dilatation des résultats satisfaisants.

6° *Extraction des dents*. — On émousse la douleur en injectant une solution de 3 à 4 centigrammes de chlorhydrate de cocaïne dans 50 centigr. de solution phéniquée à 2 p. 100. L'injection sera faite en un point situé entre le collet de la dent et l'endroit présumé de l'extrémité de la racine, moitié sur la face labiale, moitié sur la face palatine. Pour éviter les accidents d'intoxication signalés, faire immédiatement laver la bouche et cracher, et mettre autant que possible le patient dans la position horizontale. On se méfiera dans les cas de gencives fongueuses et saignantes.

7° *Hydrocèle.* — Bazy, Théry ont conseillé d'injecter de 1 à 3 seringues de Pravaz (suivant le volume de la collection), d'une solution à 10 p. 100, dans la cavité vaginale, avant la ponction d'une hydrocèle, afin d'éviter la douleur qui suit l'injection iodée. La ponction sera faite dix minutes après. Nous avons vu un cas d'intoxication, et depuis on a signalé des cas de mort.

8° *Anesthésie cutanée, musculaire et parenchymateuse.* — La cocaïne n'agit pas sur la peau, même dépouillée de son épiderme. L'anesthésie s'obtient en injectant dans le tissu cellulaire sous-cutané ou mieux dans la peau le contenu d'une seringue de Pravaz pleine d'une solution à 2 p. 100, qu'on répartit, par 2 ou 3 piqûres, aux deux extrémités et sur la partie moyenne de la ligne d'incision, suivant sa longueur. L'insensibilité s'obtient en quatre à cinq minutes et dure environ un quart d'heure. On peut ainsi ouvrir des abcès, pratiquer la pleurotomie, extirper des tumeurs superficielles. Si l'on veut aller plus profondément sur les membres, il faut opérer uu peu différemment ; suivant la pratique de Corning ot de J. Roberts, on injecte la cocaïne d'abord sous la peau à la manière précédente, puis on applique la bande et le tube d'Esmarch, ou le tube seul. L'insensibilité est alors plus marquée et on peut pratiquer des débridements étendus. Une fois la peau incisée, on n'a qu'à injecter, au fur et à mesure qu'on veut aller plus profondément, la solution de cocaïne dans les tissus sous-aponévrotiques et dans les muscles. On se met ainsi dans une certaine mesure à l'abri de l'intoxication, car d'un autre côté le tube d'Esmarch modère ou empêche l'absorption et d'un autre côté les incisions donnent issue à la plus grande partie de la cocaïne injectée. En nous conformant à ces règles, nous avons presque toujours obtenu une analgésie suffisante dans de très nombreuses petites opérations sans jamais observer d'intoxication (incisions, débridements au bistouri ou au thermo-cautère, phimosis, ablations de lipomes, etc., etc.).

Dans les régions enflammées, lorsque la peau devient adhérente, on se contentera de faire des injections à la périphérie, mais on devra toutefois préférer alors pour les incisions la pulvérisation d'éther, de chlorure de méthyle ou de chlorure d'éthyle.

On ne devra jamais dépasser la dose de 5 centigrammes de chlorhydrate de cocaïne injectés en une seule fois, afin d'éviter des phénomènes d'intoxication, parfois fort graves ; Hugenschmidt conseille même de ne pas dépasser 2 centigr. à 2 centigr. et demi. On sera prudent chez les sujets anémiés et chez les gens âgés; lorsque les malades seront très effrayés d'avance ou dans un état marqué de dépression nerveuse, on repoussera l'emploi de la cocaïne. L'angine de poitrine, les affections aortiques, sont des contre-indications.

Les *accidents* signalés à la suite de l'emploi de la cocaïne débutent en général de 30 à 40 secondes après l'injection ou le badigeonnage. Ce sont : une sensation étrange dans la tête, du vertige, de la pâleur de la face, du malaise général, une sensation de froid ou même des sueurs froides, un ralentissement de la respiration qui devient saccadée et irrégulière, l'accélération et la petitesse du pouls ; d'autres fois, des troubles de l'idéation, de la loquacité, parfois de l'agitation. La syncope est rarement complète. On a cité quelques cas de mort.

On les combattra par les flagellations faites avec des linges imbibés d'eau froide, par des frictions, des injections d'éther, la respiration artificielle; l'inhalation de 3 à 4 gouttes de nitrite d'amyle, de vapeurs d'ammoniaque, a donné de bons résultats.

Un grand nombre de substances ont été essayées (Canadol, sténocarpine), mais les résultats obtenus ont été inférieurs à ceux donnés par la cocaïne. M'Neill, pour ouvrir les abcès, rend la peau insensible en la frictionnant avec de l'huile d'olive contenant 60 p. 100 d'acide phénique ou de la glycérine avec 80 p. 100 d'acide phénique.

On a tout récemment conseillé la tropacocaïne extraite d'une variété de coca de Java. Cette substance aurait tous les avantages de la cocaïne, agirait à doses moindres et posséderait une toxicité deux fois moins forte.

CHAPITRE XII

RESPIRATION ARTIFICIELLE

La respiration artificielle est l'ensemble des manœuvres par lesquelles on tente de suppléer à la respiration naturelle brusquement suspendue par une cause quelconque : asphyxie, immersion, anesthésie, etc. Parmi les procédés nombreux proposés dans ce but, nous n'avons choisi que les plus simples et ceux qui nous semblent le mieux établis tant par leurs résultats qu'au point de vue physiologique.

Soins préliminaires. — Quelle que soit la méthode employée, on doit toujours prendre préalablement à l'égard du patient les précautions suivantes : le malade, placé dans une atmosphère pure et abondante, est dépouillé rapidement de ses vêtements, tout au moins jusqu'à la ceinture ; on écarte de force les mâchoires et on maintient l'écartement, si c'est nécessaire, par un coin en bois placé entre les molaires ; le pharynx, la bouche et les fosses nasales sont débarrassés des mucosités au moyen de l'index ou de petites boulettes de coton montées sur des pinces, et la langue, saisie entre le pouce et les doigts garnis d'un linge quelconque pour éviter le glissement, est attirée hors de la bouche et maintenue contre un des angles de la commissure, afin de laisser passage à l'air. Labordette a inventé un spéculum particulier qui sert à la fois d'écarteur des mâchoires et d'abaisseur de la langue, mais, outre qu'on n'a pas toujours à sa disposition cet instrument, il est plus sûr d'attirer la langue au dehors que de l'abaisser simplement. Si l'on a affaire à un noyé, on exécutera le premier temps de la méthode de Howard, indiqué plus loin et qui est le moyen le plus certain d'évacuation de l'eau qui a pu pénétrer dans l'estomac ou dans les poumons.

Les méthodes proposées pour la respiration artificielle peuvent se classer en trois groupes :

1° Faradisation des nerfs phréniques ;

2° Méthodes manuelles ou respiration artificielle proprement dite ;

3° Insufflation.

Le précepte le plus important est de continuer la respiration artificielle avec la plus grande persévérance et de ne pas craindre de l'exécuter pendant une demi-heure ou une heure, parfois davantage : à cette condition est le succès.

§ I. — Faradisation des nerfs phréniques

Cette méthode a été surtout employée dans les syncopes anesthésiques. Appliquer un des pôles de l'appareil d'induction vers le milieu du bord externe du muscle sterno-mastoïdien, point correspondant au nerf phrénique, et l'autre pôle à la base du thorax, au niveau des insertions du diaphragme, puis interrompre le courant à intervalles réguliers, quinze à dix-huit fois par minute. Avec certains appareils on peut dédoubler les pôles ou réophores et exciter les deux phréniques en même temps. Certains auteurs se contentent de placer les deux pôles un de chaque côté sur le bord postérieur du sterno-mastoïdien : l'inspiration obtenue est alors suivie immédiatement d'une expiration provoquée en comprimant le thorax avec les mains.

La faradisation des nerfs phréniques présente le grand avantage de mettre en action le diaphragme et de fournir une respiration aussi profonde et aussi complète que possible.

§ II. — Respiration artificielle proprement dite

Nous ne ferons que signaler le procédé de Marshall-Hall, qui ne donne qu'une respiration incomplète et doit être rejeté.

1° *Procédé de Sylvester.*

Ce procédé permet une dilatation assez considérable de la poitrine et l'aspiration d'une grande quantité d'air, ainsi que l'ont montré les expériences entreprises à la Société médico-chirurgicale de Londres. Le malade étant étendu sur le dos, soulever ses épaules au moyen d'un coussin résistant ou d'un rouleau formé avec ses vêtements, et attirer la langue hors de la bouche. Alors, l'opérateur placé du côté de la tête du patient saisit les deux bras à hauteur des coudes, les amène en haut le long des deux côtés de la tête les maintient dans cette position pendant deux secondes, puis il les abaisse lentement sur les côtés de la poitrine et un peu en arrière et exerce par leur intermédiaire contre la cage thoracique une pression sans violence durant deux secondes ; les mouvements seront répétés seize fois par minute.

Le premier temps dilate le thorax par l'intermédiaire des muscles et détermine l'inspiration ; le second temps produit l'expiration par compression.

2° *Procédé de Pacini.*

Pacini, en 1867, a conseillé d'agir au moyen de tractions exercées sur la clavicule. Les expériences faites à Londres ont montré que la quantité d'air introduite dans la poitrine par ce procédé est supérieure à celle donnée par la méthode de Sylvester.

« L'asphyxié est étendu sur un plan légèrement incliné, la bouche ouverte est débarrassée des corps étrangers qu'elle pourrait contenir, le thorax et le bas-ventre sont libres de toute entrave et la tête est maintenue dans la direction ordinaire du tronc ; l'opérateur se plaçant derrière celle-ci saisit fortement la partie supérieure des deux bras près du moignon des épaules, plaçant le pouce en avant sur le bord de l'épaule et les quatre autres doigts en arrière, et alors il attire à lui et soulève en même temps le moignon des épaules, cherchant à se servir de l'articulation de la clavicule avec le sternum pour élever cet os en même temps que les côtes correspondantes. Il est facile de comprendre qu'à l'aide de ce mouvement on augmente les trois diamètres du thorax, quoique le diaphragme n'y participe que passivement, restant immobile. En effet, on entend aussitôt l'air qui pénètre bruyamment dans les poumons par le larynx en produisant l'inspiration ; on cesse alors l'action inspiratoire et on attend que l'élasticité des côtes produise l'expiration, ce qui arrive naturellement.

« On répète alternativement ces mouvements avec le rythme ordinaire de la respiration ou avec un rythme plus rapide lorsqu'on le croira opportun.

« Si l'asphyxié est un enfant, il est nécessaire que quelqu'un le tienne par les jambes afin qu'il résiste à la traction inspiratoire ; si le sujet est lourd et pesant, les manœuvres ci-dessus indiquées doivent être exécutées par deux personnes : chacune d'elles saisira avec les deux mains la partie supérieure des bras, près de l'aisselle, et cherchera à exécuter en même temps que l'autre les mouvements décrits plus haut. »

W.-B. Bain a proposé d'exécuter les manœuvres en plaçant les mains sur la partie antérieure des moignons des épaules et les doigts dans la cavité des aisselles, mais Pacini trouve trop faible la traction ainsi opérée.

3° *Procédé de B. Howard.*

La description de cette méthode a été donnée pour la première fois par son auteur en 1871 à l'Association médicale américaine sous le nom de Méthode directe ; elle est rès employée en Amérique et en Angleterre. Les manœuvres sont plus compliquées que dans les procédés précédents.

Règle première. — Cette règle n'est applicable qu'à l'asphyxie par submersion et est destinée à débarrasser l'estomac et les poumons de l'eau qu'ils contiennent.

1° *Position du patient.* — Les vêtements du patient étant immédiatement enlevés jusqu'à la ceinture, en faire un coussin solide ; alors tourner rapidement le patient, la face vers le sol, le front appuyé sur son avant-bras ou le poignet pour éloigner un peu la bouche de la terre, et disposer le coussin sous l'épigastre, qui doit ainsi constituer un point plus élevé que la bouche.

2° *Position et action de l'opérateur.* — Avec la main gauche bien étendue sur la base du thorax, à gauche de l'épine dorsale, et la droite placée sur cette épine un peu au-dessous de la gauche dans la région correspondant à la partie inférieure de l'estomac, l'opérateur exerce une compression en avant de tout son poids (tenir compte cependant de l'âge et du sexe), maintenue vigoureusement pendant deux à trois secondes, puis il donne une impulsion brusque à l'aide de laquelle il se redresse. Cette manœuvre est répétée deux à trois fois à de courts intervalles et a pour but de faire évacuer le contenu aqueux de l'estomac et du poumon en comprimant ces organes entre le coussin et les mains ; elle nous paraît supérieure à tout ce qui a été proposé jusqu'à présent.

Règle II. 1° *Position du patient.* — Retourner le patient sur le dos et placer sur la région dorsale opposée à l'épigastre le coussin, de manière que la tête et les épaules ne touchent le sol que légèrement. La langue, attirée au dehors au moyen de la main garnie d'un mouchoir, est confiée à un aide, qui la tient fixée d'une main contre un des angles des lèvres, tandis que de l'autre main il maintient contre le sol les bras du patient, allongés dans la plus grande extension possible et croisés derrière la tête.

2° *Position de l'opérateur.* — L'opérateur s'agenouille à califourchon sur les hanches du patient, et dispose ses mains de chaque côté sur la base de la poitrine, de telle sorte que la pulpe du pouce, placée près de l'appendice xyphoïde, le petit doigt appuyant sur le bord libre des cartilages costaux, les autres doigts pénètrent naturellement dans les axes intercostaux ; alors, serrant les coudes contre ses côtés et usant de ses genoux comme d'un pivot, il exerce, en jetant tout le poids de son corps en avant, une pression lente et continue pendant deux à trois secondes jusqu'à ce que sa face touche presque celle du patient ; à à ce moment il donne une impulsion brusque à l'aide de laquelle il se rejette en arrière dans sa position verticale primitive. Il attend deux à trois secondes (on peut compter

1, 2, 3), puis répète la manœuvre précédente, en continuant ainsi 8 à 10 fois par minute.

Lorsqu'il s'agit de jeunes enfants, on les prend sur la main gauche, la tête et les épaules retombant en arrière ainsi que les bras, la pulpe du pouce faisant office de coussin et les autres doigts supportant les fesses et les cuisses ; avec la main droite on répartit et règle à volonté la pression sur la cage thoracique.

Parmi les autres procédés proposés dans ces dernières années nous signalerons celui de Flashar, qui place de chaque côté de la cage thoracique le plein d'une écharpe pliée en cravate de la largeur de la main ; le thorax est ainsi embrassé par deux anses dont les chefs libres à droite et à gauche sont confiés à deux aides qui, tirant simultanément, soutiennent la traction pendant deux secondes, puis la relâchent. Ces mouvements sont méthodiquement répétés quinze à seize fois par minute.

Celui de Schüller (1875) consiste, le malade étant sur le dos, à saisir avec les mains le bord inférieur des arcs costaux à droite et à gauche et à attirer par ce moyen toute la cage thoracique vigoureusement vers la tête, puis à la ramener vers les pieds, de manière à produire quinze à seize respirations par minute. Cette méthode n'est pas supérieure à celles décrites plus haut.

Une simple mention suffit pour le spirophore de Woillez, appareil très ingénieux, mais volumineux et encombrant, qui peut trouver sa place dans les postes de secours aux noyés.

M. Laborde (1892) a conseillé, chez les noyés, d'attirer fortement la langue en dehors, en écartant les mâchoires, et de lui faire exécuter des mouvements énergiques d'avant en arrière ; il a, du reste, employé avec succès ce moyen qui a donné d'excellents résultats en d'autres mains, non seulement dans l'asphyxie par submersion, mais aussi dans l'asphyxie par les gaz méphitiques (Billot) et même dans la syncope chloroformique.

§ III. — Insufflation pulmonaire

L'insufflation de bouche à bouche et l'insufflation pharyngienne sont illusoires. Seule, l'insufflation laryngienne présente des chances de succès, surtout chez les nouveau-nés, auxquels elle est spécialement réservée.

Les appareils les plus usités sont le tube de Chaussier, modifié par Depaul, et le tube de Ribemont.

Le *tube de Ribemont*, conseillé par Tarnier (fig. 533),

présente une extrémité pharyngienne de forme conique allongée, aplatie latéralement, et qui pénètre ainsi dans le larynx jusqu'à ce que l'orifice sus-glottique et la glotte soient obturés ; une poire en caoutchouc ayant à peu près la capacité du poumon du nouveau-né y est adaptée.

L'enfant étant couché sur un coussin, la tête un peu plus élevée que le bassin et un peu inclinée en arrière, introduire l'index aussi loin que possible dans le pharynx, de façon que sa pulpe soit en rapport avec la face posté-

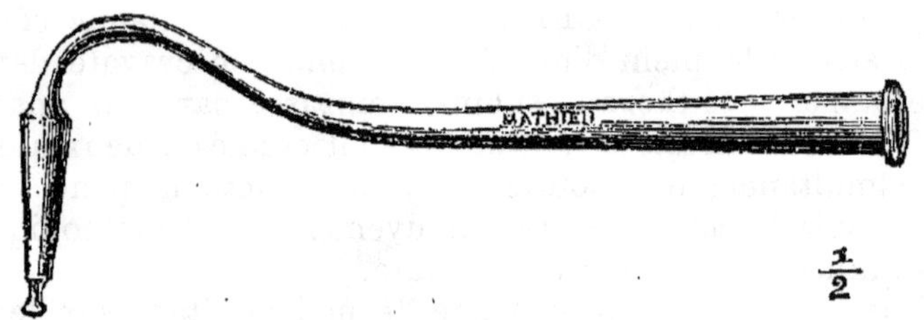

Fig. 533. — Tube laryngien de Ribemont.

rieure des cartilages aryténoïdes ; diriger ensuite sur la ligne médiane le tube tenu de la main droite comme une plume à écrire, jusqu'à ce que son bouton terminal soit en rapport avec la pulpe du doigt ; en l'abaissant un peu, il pénètre sans peine dans le larynx. Insuffler alors de l'air avec la poire en caoutchouc sans donner des impulsions trop fortes, pour éviter la déchirure des vésicules pulmonaires. Dès la première insufflation, l'opérateur sait s'il est dans la trachée, l'air ne refluant avec gargouillement que dans le cas où le tube est engagé dans l'œsophage. A défaut de poire à insufflation, on agirait avec la bouche comme pour le tube de Chaussier.

FIN

TABLE ALPHABÉTIQUE

A

B

C

D

E

H

I

R

S

T

U

V

Z

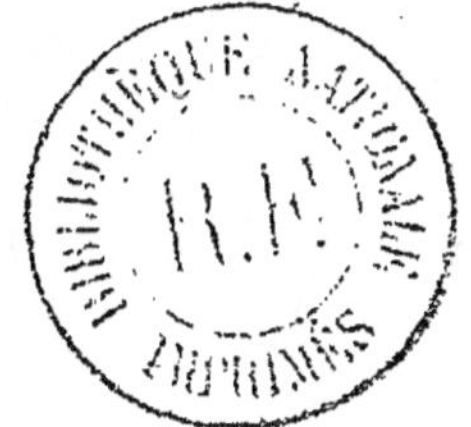

FIN DE LA TABLE ALPHABÉTIQUE

TABLE DES MATIÈRES

DEUXIÈME PARTIE

Des bandages.

TROISIÈME PARTIE

Des appareils.

DES APPAREILS A FRACTURES EN PARTICULIER

QUATRIÈME PARTIE

Opérations et pratiques spéciales de petite chirurgie.

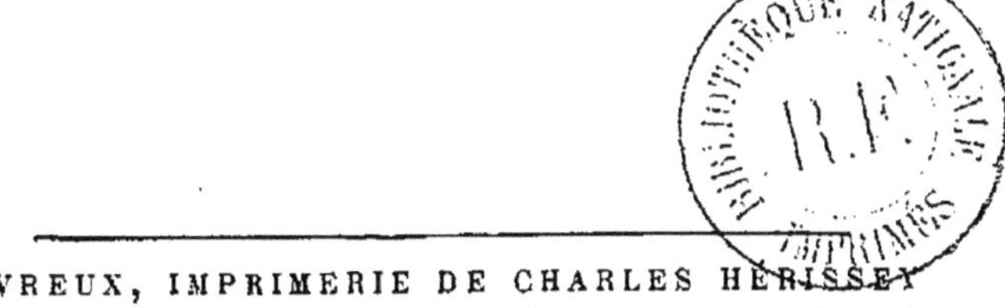

ÉVREUX, IMPRIMERIE DE CHARLES HÉRISSEY